Handbuch der experimentellen Pharmakologie

Handbook of Experimental Pharmacology

Heffter-Heubner New Series

Herausgegeben von / Edited by

O. Eichler
Heidelberg

A. Farah
Syracuse, N. Y.

H. Herken
Berlin

A. D. Welch
New Haven, Conn.

Vol. XVI/4

Springer-Verlag Berlin Heidelberg GmbH 1965

Erzeugung von Krankheitszuständen durch das Experiment

Teil 4

Niere, Nierenbecken, Blase

Bearbeitet von

H. Haase · K. O. Rother · H. Uebel

Redaktion

Oskar Eichler

Mit 167 Abbildungen

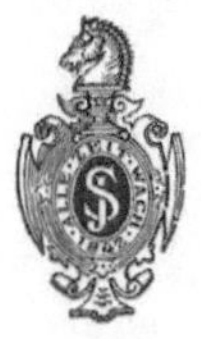

Springer-Verlag Berlin Heidelberg GmbH 1965

ISBN 978-3-662-22226-3 ISBN 978-3-662-22225-6 (eBook)
DOI 10.1007/978-3-662-22225-6

Ursprünglich erschienen bei Springer-Verlag 1965
Softcover reprint of the hardcover 1st edition 1965

Library of Congress Catalog Card Number AGR 25—699

Titel-Nr. 5713

Mitarbeiter

HELMUT HAASE, Dr. Dr., 2 Hamburg-Wandsbek, Schimmelmann Allee 20.

KLAUS O. ROTHER, Dozent Dr., New York University Medical Center, New York University School of Medicine, Department of Pathology, 550 First Avenue, New York 16, N. Y./USA.

HORST UEBEL, Dr. med., 506 Bensberg-Refrath, Am Zaarshäuschen 24.

Inhaltsverzeichnis

Experimentelle Nierenkrankheiten

Von Klaus O. Rother

Die Erzeugung von Harnsteinen im Tierversuch

Von Helmut Haase

Die Methodik der experimentellen Entzündung und der Harnstauung in den ableitenden Harnwegen
Anhang: Experimentelle Reizblase und Papillennekrose

Von Horst Uebel

Experimentelle Nierenkrankheiten

Von

KLAUS O. ROTHER

Mit 167 Abbildungen

Einleitung

Dieses Kapitel soll dem am Tierexperiment arbeitenden Untersucher die wesentlichen für Untersuchungszwecke geeigneten und reproduzierbaren experimentellen Nierenschädigungen als Arbeitswerkzeug in die Hand geben. Besonderer Wert wurde dabei auf die Wiedergabe methodischer Details gelegt, die ein Nacharbeiten auch ohne Aufsuchen der Originalliteratur erlauben sollen. Der Verfasser hat sich bemüht, Einzelheiten der jeweiligen Schädigung und deren Wirkungsmechanismus, soweit er bekannt und seine Kenntnis für das Verständnis der

Tabelle 1. *Einige im folgenden nicht behandelte Schädigungen*

Schädigung durch	Schädigung	Literatur
Apresolin	exp. visceraler Erythematodes (umstritten)	MIESCHER (1961)
Bakterielle Endotoxine	bilaterale Rindennekrosen (Shwartzman-Phänomen)	
Cantharidin	diffus mit vorwiegend tubulärer Schädigung	FRANDSEN (1925), MCNIDER (1912)
Cyanide	Lähmung der intrarenalen Kreislaufregulation	GROSS, Bd. 16, Teil 3 dieses Handbuches
Diäthylen-Glykol	tubulär, distale Teile der Hauptstücke, absteigender Teil der Henleschen Schleife	OLIVER et al. (1951)
Entblutungsschock	Störung der glomerulären Filtration	KRAMER u. DETJEN (1962)
Harnleiterunterbindung ("stop flow technic")	aufsteigende Schädigung der Tubuli	
Hormone (z. B. Testosteron)	uneinheitlich	
Methylcellulose	nephrotisches Syndrom	HALL u. HALL (1962a, b, c)
Nierenvenendrosselung	nephrotisches Syndrom	siehe Bd. 16, Teil 3 dieses Handbuches (Nieren-Kreislauf)
Oxalat	vorwiegend tubulär; Ausfällung im Lumen	DUNN, HAWORTH u. Jones (1924)
Phlorrhizin	Blockierung der Zuckerrückresorption im proximalen Tubulus	WALKER u. HUDSON (1936), WALKER, BOTT, OLIVER u. MCDOWELL (1941)
Polyvinyl-Alkohol	nephrotisches Syndrom	HALL u. HALL (1963)
Tetrachlorkohlenstoff	tubulär, terminaler Teil des prox. Tubuluskonvoluts mit Übergang auf die Henlesche Schleife	OLIVER et al. (1951)
Vitamin D	Nephrocalcinose	

Schädigung notwendig ist, zu erläutern. Er hat sich aber andererseits hierbei im Hinblick auf die Absicht des Kapitels auch beschränken müssen und keine toxikologische Detailbeschreibung versucht. Ebenso muß sich die Beschreibung der Krankheitsbilder auf die Wiedergabe der wesentlichen funktionellen und anatomischen Folgen der Schädigungen beschränken, ohne dabei die Physiologie oder die Orthologie der betroffenen Funktion abhandeln zu können.

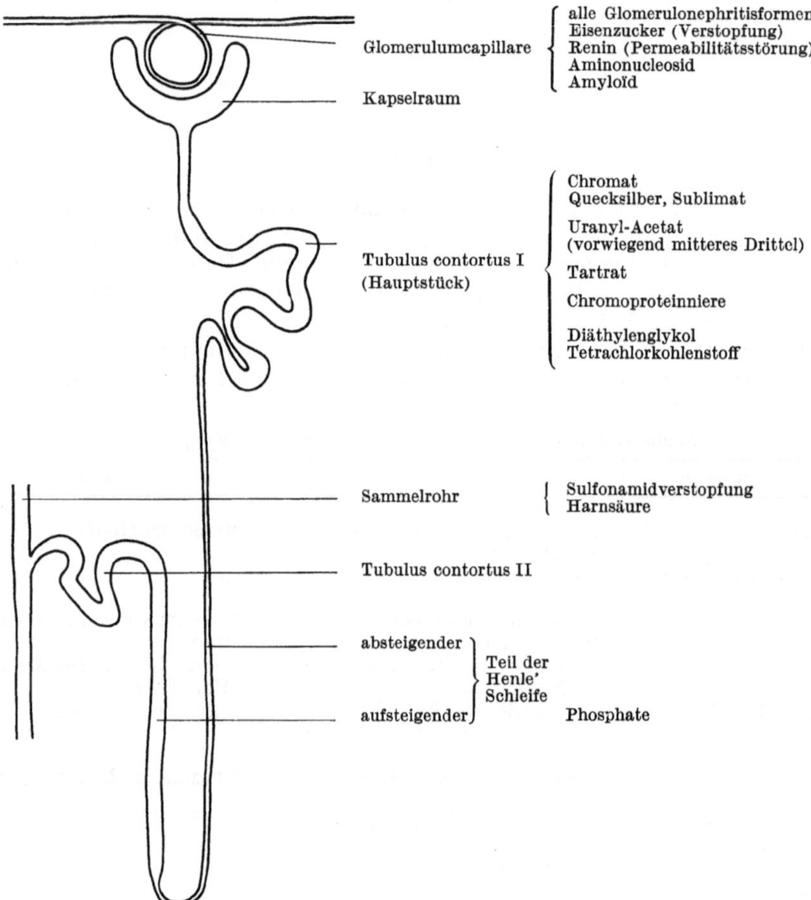

Abb. 1. Vorwiegende Lokalisation einiger experimenteller Nierenschädigungen

Die Möglichkeiten, Nieren zu schädigen sind nahezu unbegrenzt, und auch die Anzahl mehr oder weniger scharf definierter experimenteller Krankheitsbilder ist groß. Bei der Auswahl wurde zunächst geprüft, ob die Methode zuverlässig ist und sich bei Nachuntersuchungen bewährt hat. Ein weiteres, notwendigerweise subjektives Kriterium war die Meinung des Autors über die wissenschaftliche Bedeutung der betreffenden Schädigungsmethode und ihre Verwendbarkeit alsUntersuchungswerkzeug. Die folgende Tabelle (Tab. 1) enthält einige hier aus unterschiedlichen Gründen nicht behandelte Schädigungsmethoden, z. T. mit Literatur-Hinweisen.

Eine Abgrenzung erfolgte weiterhin auch gegenüber Nierenschädigungen, die primär über den Kreislauf ausgelöst werden, wie z. B. die Goldblatt-Hochdruck-Technik, die Zellophan-Nephritis, die Schockniere oder ähnliches. Diese Schädigungen sind im Band 16 Teil 3 dieses Handbuchs (GROSS) abgehandelt. Experimentelle Niereninfektionen, Pyelonephritiden und Steinbildungen finden sich in diesem Bandteil (UEBEL, HAASE).

Die Stoffeinteilung erfolgte nach Art und Lokalisation der Läsionen. Die Abb. 1 läßt die Zuordnung einiger Schädigungsmethoden zu der betreffenden vorwiegenden Lokalisation der Läsionen erkennen. Abb. 2 ist der Arbeit von OLIVER, McDOWELL und TRACY (1951) entnommen und gibt die Feinlokalisation einiger Vergiftungsschäden bei mäßiger Dosierung wieder. Die Schädigungen können dabei sehr scharf begrenzt lokalisiert sein, solange die optimale, meist eine etwa mittlere Dosierung eingehalten wird. Bei vielen Vergiftungen zeigt sich aber, daß sich mit zunehmender Dosierung die primäre Lokalisation immer weiter ausdehnt und die Grenzen des Schadens diffuser werden. Darüber hinaus werden mit zunehmender Dosierung auch sekundäre, über die Blutversorgung ausgelöste Schädigungen auffällig, was am Beispiel der Sublimatvergiftung besonders deutlich wird. Die Giftwirkung auf die Zirkulation führt hier zu irregulär verteilten ischämischen Bezirken, darstellbar mittels der Fluorescenzmethode von SCHLEGEL (1949) und SCHLEGEL und MOSES (1950). Als Folge hiervon wiederum entstehen wahllos lokalisierte Gebiete mit schwersten tubulären Schädigungen (Tubulorhexis), die sich zu der primär-toxischen Wirkung des Giftes auf die Hauptstücke hinzugesellen (OLIVER, McDOWELL und TRACY 1951) und die pathogenetischen Zusammenhänge schließlich unübersichtlich werden lassen. Wenn daher im folgenden von bestimmter und umschriebener Lokalisation einzelner Schädigungen die Rede ist, geschieht dies immer unter dieser allgemein gültigen Einschränkung.

Tabelle 2 stellt die wichtigsten im Experiment nachgeahmten menschlichen Nierenerkrankungen zusammen.

Tabelle 2

Menschliche Nierenerkrankung	annähernde experimentelle Reproduktion durch
diffuse Glomerulonephritis — akute — chronische — — mit Übergang in Schrumpfniere — nephritische („vasculäre") Verlaufsform — nephrotische Verlaufsform („Lipoid-Nephrose")	Masugi-Nephritis (durch heterologe nephrotrope Antiseren) Fremdeiweißnephritis gelöste Ag-Ak-Komplexe chronische Sensibilisierung
Herdnephritis	Injektion von Bakterien oder Vaccinen
Pyelonephritis — akute — chronische — — mit Übergang in Schrumpfniere	Kombination von i.v. Injektion von Keimen oder Vaccinen + Harnstau (+ Vorsensibilisierung)
Bilaterale Nierenrindennekrose	Sanarelli-Shwartzman-Phänomen
Strahlenschädigung („Röntgennephritis")	Röntgenbestrahlung (Ganzbestrahlung oder Bestrahlung luxierter Nieren)
Chromoproteinurie bis zur Anurie („Crush-Niere", „Hämolyse-Niere")	intravasale Hämolyse; i.m. Injektion von Glycerin
Schock-Niere	Entblutungsschock
Nephrocalcinose	mehrere Möglichkeiten; z. B. Vitamin D
Diabetes renalis	Phlorrhizin
Sulfonamid-Verstopfung der Tubuli	Sulfonamid-Gaben
Vergiftungen mit Tubulusschädigung	s. Tab. 1 und Abb. 1

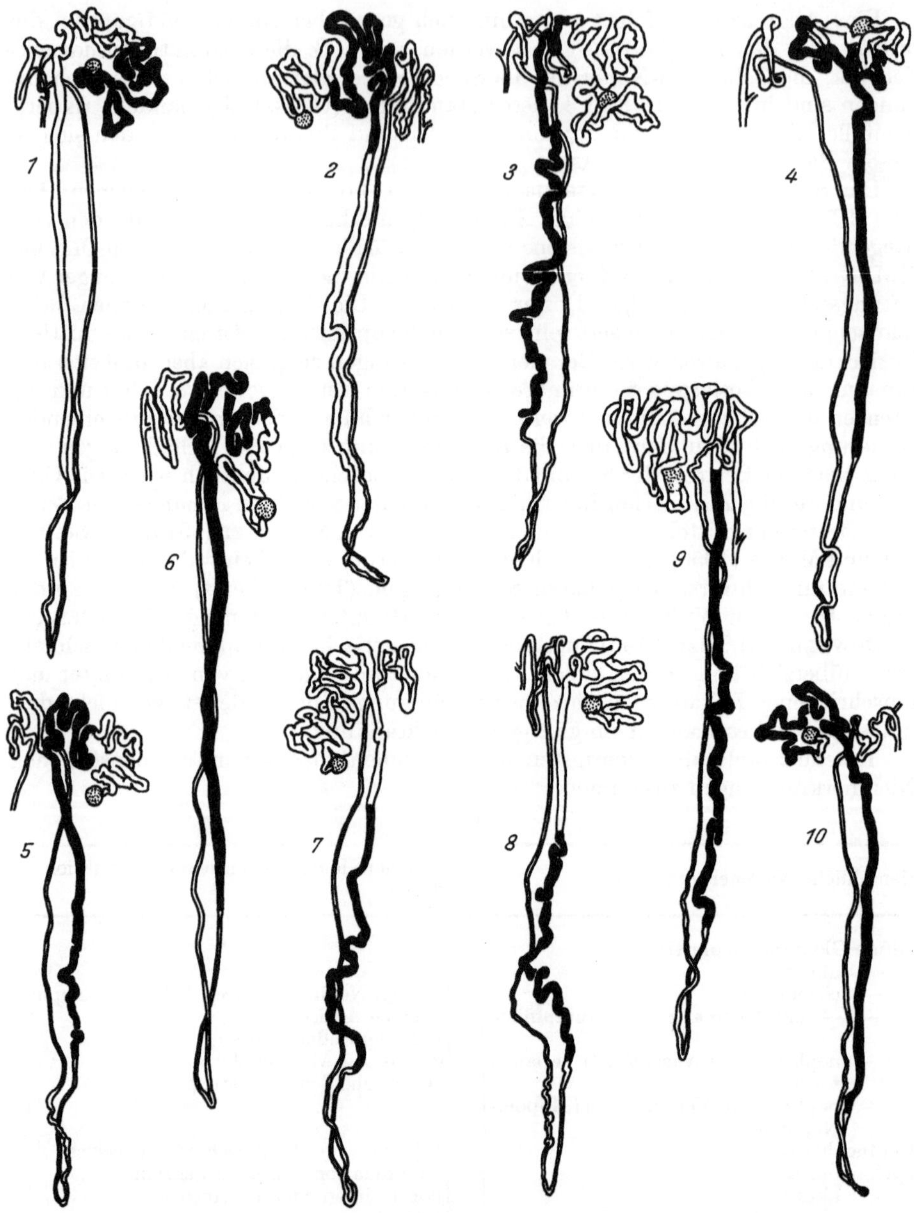

Abb. 2. Lokalisation der tubulären Schädigungen im Nephron bei verschiedenen Vergiftungen. 1. Kaliumbichromat (S. 54), 2. Uranyl-Nitrat (S. 42), 3. Sublimat (S. 25), 4. Natrium-Kaliumtartrat (S. 61), 5. Kaliumchlorat, 6. Diäthylenglykol, 7. Tetrachlorkohlenstoff, 8. Pilzvergiftung, 9. Serin, 10. Sulfonamide. Lokalisation der vorwiegenden Schädigung bei mittlerer Dosierung durch Schwarzfärbung des Tubulusanteils markiert. Aus: Oliver et al. 1951

Literatur

Dunn, J. S., and C. J. Polson: Experimental uric acid nephritis. J. Path. Bact. **29**, 337 (1926).

Frandsen, J.: Studies on chronic artificial nephritis. Skand. Arch. Physiol. **46**, 193 (1925).

Hall, C. E., and O. Hall: Glomerulonephritis and hypertension produced by parenteral administration of methylcellulose. Amer. J. Path. **40**, 167 (1962).

HALL, C. E., and O. HALL: Nephritis and hypertension caused by methylcellulose; relationship of response to dose administered. Tex. Rep. Biol. Med. **20**, 185 (1962).
— — Dependency of hypertension induced by methyl cellulose upon sodium chlorid excess. Ibid. p. 587.
— — Polyvinyl Alcohol Nephrosis: Relationship of degree of polymerization to pathophysiologic effects. Proc. Soc. exp. Biol. (New York) **112**, 86 (1963).
KRAMER, K., u. P. DEETJEN: Hämorrhagischer Schock und akutes Nierenversagen. In: SARRE-ROTHERS Akutes Nierenversagen, Stuttgart: Thieme 1962.
MCNIDER, W. DEB.: A study on the renal epithelium in various types of acute experimental nephritis and of the relation which exists between the epithelial changes and the total output of urine. J. med. Res. **26**, 79 (1912).
MIESCHER, P.: Der viscerale Erythematodes. In: MIESCHER-VORLAENDER: Immunopathologie in Klinik und Forschung, 2. Aufl. Stuttgart: Thieme 1961.
OLIVER, J., M. MCDOWELL, and A. TRACY: The pathogenesis of acute renal failure associated with traumatic and toxic injury. Renal ischemia, nephrotoxic damage and the ischemuric episode. J. clin. Invest. **30**, 1307 (1951).
SCHLEGEL, J. U.: Demonstration of blood vessels and lymphatics with a fluorescent dye in ultraviolett light. Anat. Rec. **105**, 433 (1949).
—, and J. B. MOSES: A method of visualization of kidney blood vessels applied to studies of the crush syndrome. Proc. Soc. exp. Biol. (New York) **74**, 832 (1950).
WALKER, A. M., and C. L. HUDSON: The reabsorption of glucose from the renal tubule in amphibia and the action of phlorizin upon it. Amer. Physiol. **118**, 130 (1936).
— P. A. BOTT, J. OLIVER, and M. C. MCDOWELL: The collection and analysis of fluid from single nephrons of the mammalian kidney. Amer. J. Physiol. **134**, 580 (1941).

I. Vorwiegend toxisch-degenerative Nierenerkrankungen

1. Aminonucleosid-Nephrosen

(Nephrotisches Syndrom durch Aminonucleoside)

Seit der ersten Beschreibung der Aminonucleosid-Nephrose durch FRENK, ANTONOWICZ, CRAIG und METCOFF (1955) hat diese besondere Form der experimentellen Reproduktion des nephrotischen Syndroms schnell Eingang in die Nephroseforschung gefunden. Wegen der technisch sehr einfachen Zugänglichkeit und der Sicherheit der Auslösung oder Unterhaltung der Erkrankung wird die Aminonucleosid-Nephrose von vielen Nephrologen als Modellfall einer Capillarschädigung der Glomerulumcapillaren mit allen Folgen eines nephrotischen Syndroms: Proteinurie, Hypoproteinämie, Dysproteinämie, Hyperlipämie und Ödemen angesehen.

A. Methodik

Die Aminonucleosid-Nephrose wird meist bei Ratten erzeugt. Sie ist aber auch bei Hunden beschrieben worden (s. u. bei „Einseitige Nierenschädigung durch Aminonucleoside"). Ebenso hat sich durch Aminonucleosid ein typisches nephrotisches Syndrom auch bei Affen (Macacus rhesus) hervorrufen lassen (MICHAEL, VENTERS and GOOD 1961). Andererseits sind aber Versuche bei Meerschweinchen, Mäusen und Kaninchen bisher mißlungen.

Wie bei allen experimentellen Nierenläsionen mit nephrotischem Syndrom ist das Geschlecht der Versuchstiere von Einfluß auf das Versuchsergebnis, worauf im Abschnitt über die Therapie der Masugi-Nephritis-Nephrose (S. 117) besonders eingegangen wird. Die gleichen geschlechtsabhängigen Unterschiede der Eiweiß-Stoffwechselstörungen (s. u.) sind auch für die Aminonucleosid-Nephrose nachgewiesen. Weibliche Ratten zeigen in jeder Hinsicht schwerere Veränderungen als männliche (HOCH-LIGETI 1960).

Zur Erzeugung der Erkrankung wird 6-aminonucleosid verwendet, nach der auf Abb. 3 wiedergegebenen Formel chemisch auch als 2-6-dimethylaminopurin-3-amino-d-ribose zu bezeichnen. Die Substanz ist ihrer aus dem Bakterienstamm Actinomyces alboniger gewonnenen antibiotisch wirksamen Muttersubstanz Puromycin nahe verwandt (s. Abb. 3). Beide Substanzen wiederum sind dem Adenosin verwandt, worauf hinsichtlich der Pathogenese noch zurückzukommen ist.

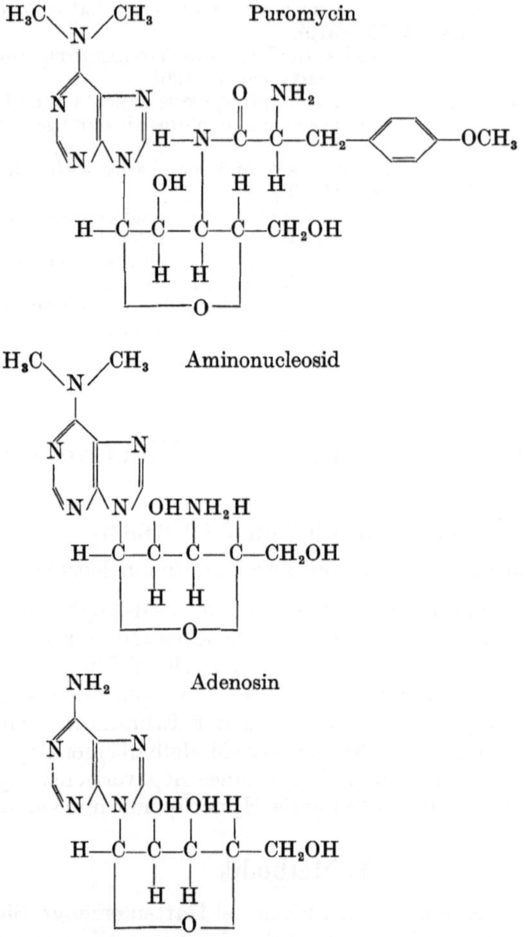

Puromycin

Aminonucleosid

Adenosin

Abb. 3. Strukturformeln von Puromycin, Aminonucleosid und Adenosin. Aus: DUBACH und RECANT (1960b)

Die Substanz wird zu 0,5% in Wasser gelöst. Nach den inzwischen von vielen Nachuntersuchern gesicherten Angaben von DUBACH und RECANT (1960b) injiziert man hiervon Ratten subcutan Mengen, die 1,5 mg Substanz pro 100 g Körpergewicht entsprechen. Bei Rhesusaffen gaben MICHAEL, VENTERS and GOOD (1961) 10–15 mg pro kp Körpergewicht über 10–15 Tage. Bei täglicher Injektion entwickelt sich innerhalb von 6–7 Tagen ein nephrotisches Syndrom, welches nach 10tägiger Behandlung voll ausgeprägt ist. Statt durch Injektion des Aminonucleosids läßt sich die Erkrankung auch durch Fütterung des Nucleosids hervorrufen, wobei jedoch die Erkrankung erst nach 2–3 Wochen Fütterung auftritt.

B. Klinischer Verlauf

Ratten weisen schon physiologischerweise eine leichte Proteinurie auf, die bei männlichen Tieren etwas stärker ist als bei weiblichen (ADDIS, MCKAY and MCKAY 1926). Dies macht eine Vorbeobachtung der Versuchstiere notwendig, so daß nicht die natürlicherweise auch in den ersten Versuchstagen schon zu beobachtende Proteinurie als Krankheitszeichen gewertet wird. Erst um den 6. Tag nach Aminonucleosid-Behandlung kommt es zum Einsetzen der charakteristischen und nunmehr massiven Proteinurie. Im Hinblick auf die bei pathogenetischen Überlegungen zum nephrotischen Syndrom beim Menschen oft aufgeworfene Frage, ob dysproteinämische Veränderungen der Proteinämie folgen oder vorausgehen, erscheint es wichtig, daß die Relation der einzelnen Proteinkomponenten bei der Aminonucleosid-Nephrose bis zum Einsetzen der Proteinurie gleich bleibt (Normoproteinämie) (HOCH-LIGETI 1960). Auch der Spiegel der Serum-Lipoproteine bleibt bis zum Einsetzen der Proteinurie unverändert.

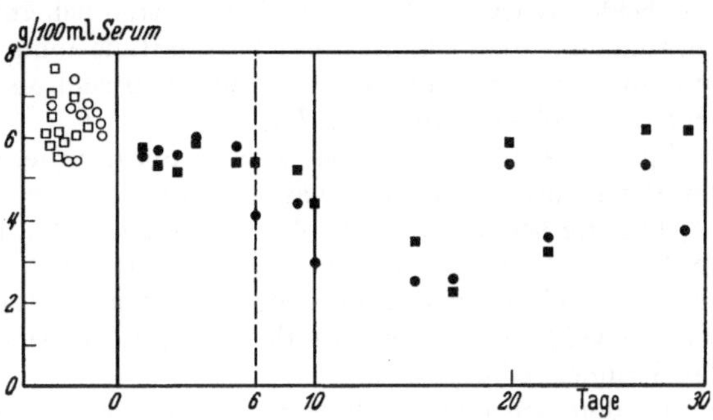

Abb. 4. Gesamt-Serumprotein-Werte bei gesunden und bei aminonucleosidvergifteten Ratten. □ = gesunde männliche Tiere; ■ = vergiftete männliche Tiere; ○ = gesunde weibliche Tiere; ● = vergiftete weibliche Tiere. Aus: HOCH-LIGETI (1960)

Auffällig ist aber immerhin eine schon in den ersten Tagen nach der Injektion von HOCH-LIGETI (1960) beobachtete Absenkung des Gesamtserumeiweiß-Spiegels auf Werte im unteren Normbereich (s. Abb. 4). Diese leichte Verschiebung ist

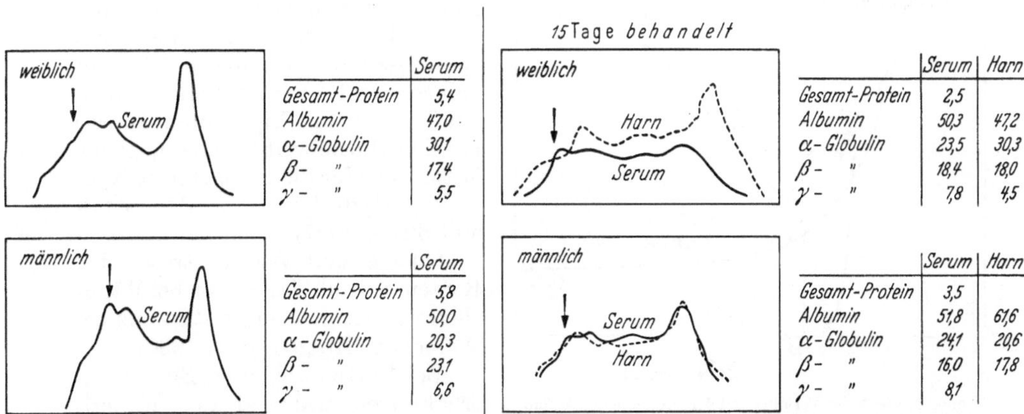

Abb. 5. Das Serumelektrophorese-Diagramm normaler weiblicher (links oben) und männlicher Ratten (links unten), verglichen mit den Diagrammen aminonucleosidvergifteter Tiere (rechts). Die miteingezeichneten Diagramme der Harnproteine lassen den gleichmäßigen Verlust aller Fraktionen der Serumeiweiße erkennen. Aus: HOCH-LIGETI (1960)

nach Meinung der Autorin möglicherweise durch Hydrämie während der ersten Tage der Aminonucleosid-Behandlung nur vorgetäuscht. Erst nach Einsetzen der großen Proteinurie kommt es auch zu signifikantem Absinken des Gesamtserumeiweiß-Spiegels (s. Abb. 4). Schon um den 10.–15. Tag werden Minimalwerte erreicht. Dabei sinken alle Serumprotein-Anteile in gleicher Weise ab. Dies ist wohl durch den alle Fraktionen in gleicher Weise betreffenden Proteinverlust mit dem Harn zu erklären. Auf Abb. 5 ist dem Eiweiß-Spektrum normaler weiblicher und männlicher Ratten dasjenige von 15 Tage lang mit Aminonucleosid behandelten weiblichen und männlichen Ratten gegenübergestellt. Auf der rechten Seite der Abb. 5 ist gleichzeitig auch das Elektrophorese-Diagramm des mit dem Harn ausgeschiedenen Proteins eingezeichnet. Man erkennt deutlich die Superponierbarkeit beider Kurven. Bei weiblichen Ratten scheint die charakteristische relative Verschiebung der Serumprotein-Bestandteile zugunsten der α- und β-Proteine und zuungunsten der Albumine deutlicher zu sein als bei männlichen Tieren. Lipoproteine erscheinen nicht im Urin.

Später (Abb. 4) steigt der Gesamt-Serumprotein-Spiegel trotz Weiterbestehen der Proteinurie wieder an, was wohl am ehesten durch kompensierende Protein-Neubildung bei erhöhtem Proteinumsatz zu erklären ist. Ein ähnliches Verhalten der Gesamt-Serumproteine ist von Kluthe (1959) bei Experimenten mit Plasmapherese beschrieben worden. Auch hier kam es trotz fortlaufender Entnahme von Serumeiweiß nach einem initialen maximalen Absinken wieder zu einem Anstieg des Serumeiweiß-Spiegels.

Mit dem Ausmaß der Proteinurie geht ein Anstieg der Serum-Cholesterin-Werte einher. Diese Abhängigkeit wird man nach den Ergebnissen der Untersuchungen von Rosenman, Friedman und Byers (1956) am ehesten als Folge des Albumin-Verlustes erklären können. Albumin ist Vehikel für den Transport der Fettsäuren, die bei der Hydrolyse der Neutralfette durch Lipoprotein-Lipase frei werden (Nikkilä und Hashti 1954). Ein Albuminmangel führt daher zur Anschoppung von Fettsäuren und zur Blockierung der Fetthydrolyse. Tatsächlich läßt sich auch (s. S. 88) am Beispiel der Masugi-Nephritis zusammen mit dem Abfall derAlbumin-Werte ein steiler Anstieg der Plasma-Triglyceride als erster Fraktion der Plasma-Lipide beobachten (Rosenman, Byers und Friedman 1957). Der gleiche Mechanismus dürfte wohl auch bei der Aminonucleosid-Nephrose vorliegen, überprüft ist er jedoch nicht. Ferner könnte auch ein Verlust an Lipoprotein-Lipase mit den Harneiweißen eine mögliche Mitursache für die mangelhafte Neutralfett-Hydrolyse sein (Rosenman and Smith 1957).

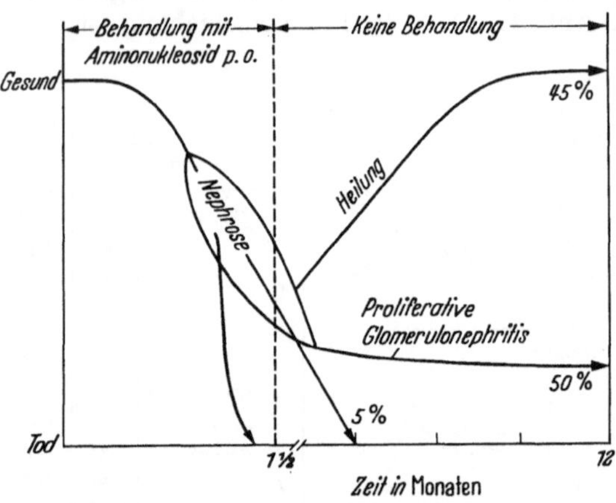

Abb. 6. Statistik des Verlaufs und der Prognose der Aminonucleosid-Nephrose bei Ratten. Aus: Dubach und Recant (1960b)

Ödeme und Ascites treten bei Ratten vom 10. Tag an auf, bei Männchen wiederum weniger stark als bei Weibchen (Hoch-Ligeti 1960).

Bei Ratten wird über Blutdruckerhöhungen während der Experimente nichts berichtet. Blutdrucksteigerungen gehören auch nicht zum Bild des nephrotischen Syndroms. Messungen mit normalen Blutdruckwerten liegen bei den Hunde-Versuchen mit einseitiger Aminonucleosid-Nephrose vor (s. S. 17).

Setzt man die Aminonucleosid-Gaben ab, so wird der weitere Verlauf und die Prognose uneinheitlich. Die der Arbeit von Dubach und Recant (1960b) entnommene graphische Darstellung der Abb. 6 läßt die Statistik der Erkrankung und der Prognose erkennen. Wie man sieht, kommt es regelmäßig und mit

Sicherheit zum Auftreten eines nephrotischen Syndroms. 5 % des Tiermaterials geht während der Aminonucleosid-Zufuhr ein (Borowsky, Kressner, Hartroft, Recant und Koch 1961). Bei etwa der Hälfte der Tiere kommt es nach Absetzen der Vergiftung zur völligen Restitution, die andere Hälfte geht in eine chronische proliferative Glomerulonephritis über.

C. Pathologische Anatomie

Makroskopisch erscheinen die Nieren während des ausgebildeten nephrotischen Syndroms blaß und geschwollen.

Als erste *feingewebliche Veränderung* lassen sich bei *elektronenmikroskopischer Untersuchung* Schädigungen im Glomerulum nachweisen. Die elektronenoptische Abbildung (Abb. 7) zeigt als früheste Veränderung bei einer Ratte 24 Std nach Aminonucleosid-Gabe eine bei einzelnen (den mittleren der drei der Abb. 7) Pedikelchen der Epithelzellen einsetzende Schwellung. Dieses Bild entspricht noch fast dem eines normalen Glomerulum. Nach 5tägiger Aminonucleosid-Vergiftung sind die Veränderungen deutlicher. Die Pedikelchen sind jetzt deutlich geschwol-

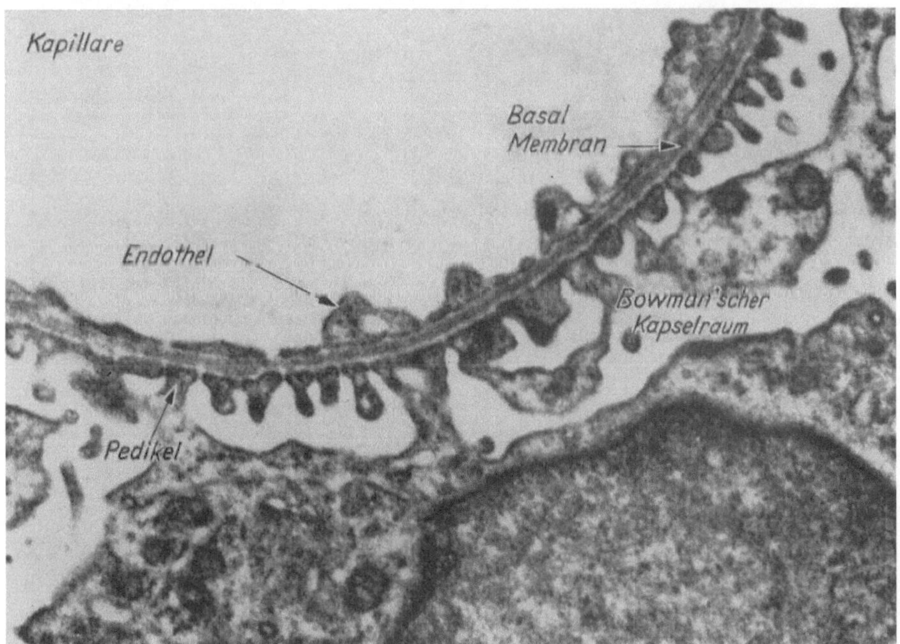

Abb. 7. Elektronenmikroskopische Aufnahme eines Rattenglomerulum nach einem Tag Behandlung mit Aminonucleosid. Er ähnelt dem Glomerulum einer unbehandelten Ratte. Die meisten epithelialen Pedikel erscheinen gleichförmig, die 3 in der Mitte des Bildes sind jedoch etwas vergrößert. Nach 24 Std ist die Zahl der vergrößerten Pedikel höher als in Kontrolltieren. Aus: Harkin und Recant (1960)

len, verplumpt und fließen z. T. ineinander über (Abb. 8), während die Basalmembran noch unverändert ist. Diese Veränderungen sind mehrere Tage vor dem Auftreten der Proteinurie zu beobachten. Zu diesem Zeitpunkt sind tubuläre Veränderungen noch nicht zu beobachten (Harkin und Recant 1960). Um den 9. Tag nach Beginn der Vergiftung mit 1,5 mg Aminonucleosid pro 100 g Körpergewicht und Tag fallen Veränderungen auch an der Basalmembran der Glomerula auf. Gegenüber einer üblichen Dicke von etwa 600 Å trifft man jetzt auf Gebiete von nur etwa 100 Å Dicke (SPIRO, CAULFIELD and CRAIG 1961). Später finden sich neben diesen verdünnten Stellen auch solche mit umschriebener Verdickung der Basalmembran.

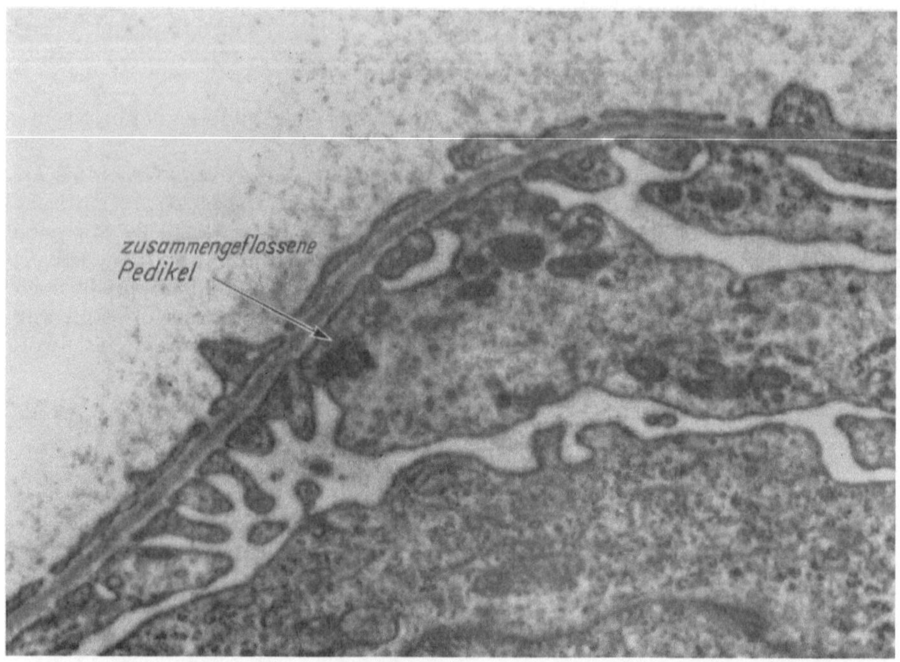

Abb. 8. Rattenglomerulum 5 Tage nach Beginn der täglichen Aminonucleosid-Behandlung. Man sieht mehrere vergrößerte Pedikel. Im Cytoplasma der Glomerulumepithelzelle sieht man einige Mitochondrien, die etwa 0,5 bis 1 cm Durchmesser auf dem Bild haben. Bei wenigstens einem hiervon ist eine begrenzende Membran nicht zu erkennen. Aus: HARKIN und RECANT (1960)

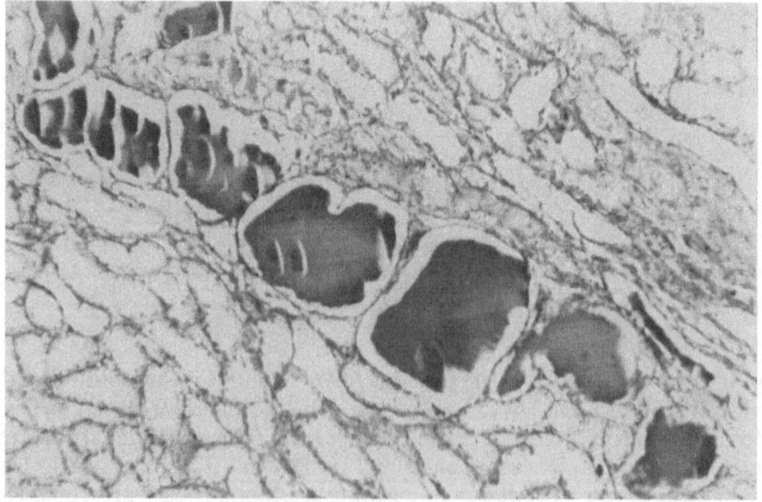

Abb. 9. Nierentubuli einer nach Aminonucleosid akut nephrotischen Ratte. Große, PAS-positive Cylinder füllen und erweitern das Lumen. Andere Lichtungen sind ebenfalls z. T. deutlich erweitert. Aus: DUBACH und RECANT (1960b)

Demgegenüber sind **lichtmikroskopische Veränderungen** der Glomerula zunächst und auch während des akuten Stadiums des nephrotischen Syndroms nicht nachweisbar. Im Vordergrund stehen vielmehr mit und nach Einsetzen der großen Proteinurie tubuläre Veränderungen mit Erweiterung des Lumens und Abflachung des Epithels. In der Tubuluslichtung finden sich Eiweiß-Niederschläge, z. T. als Cylinder. Die Erweiterung des Tubuluslumens ist oft sehr ausgeprägt (Abb. 9), so daß in der angelsächsischen Literatur von „interner Hydronephrose" gesprochen wird (HOCH-LIGETI 1960) was unserem Begriff der nephrohydrotischen Tubuluserweiterung entspricht. Die Tubuli zeigen typische nephrotische Veränderungen, wie sie nach vermehrter Eiweiß-Rückresorption im Abschnitt über die experimentelle Nephritis-Nephrose vom Masugi-Typ (s. S. 92ff.) im einzelnen beschrieben werden. Als erstes Zeichen findet man häufig im Bereich des proximalen Tubulus contortus (Hauptstück) eine Zunahme der Zahl und der Größe der PAS-positiven Granulationen. Nach dem 10. Tag finden sich häufig auch Fett-Tröpfchen im Epithel des proximalen Tubulus contortus. Die Tröpfchen liegen kernnahe. Die PAS-positiven Granulationen in den gleichen Zellen sind inzwischen geringer geworden.

Etwa vom 8. Tag an sind auch im Bereich der Glomerula lichtmiskroskopische Veränderungen zu sehen (HOCH-LIGETI 1960). Es finden sich Fetttröpfchen im Capillarendothel der Glomerula. Die glomerulären Basalmembranen erscheinen verdickt. Oft läßt sich mit PAS-Färbung auch eine Aufsplitterung der Membran nachweisen. Später, etwa mit dem 10. Tag beginnend, sind die Veränderungen der Basalmembran weiter fortgeschritten, die parietale Basalmembran der meisten Glomerula erscheint jetzt gespalten.

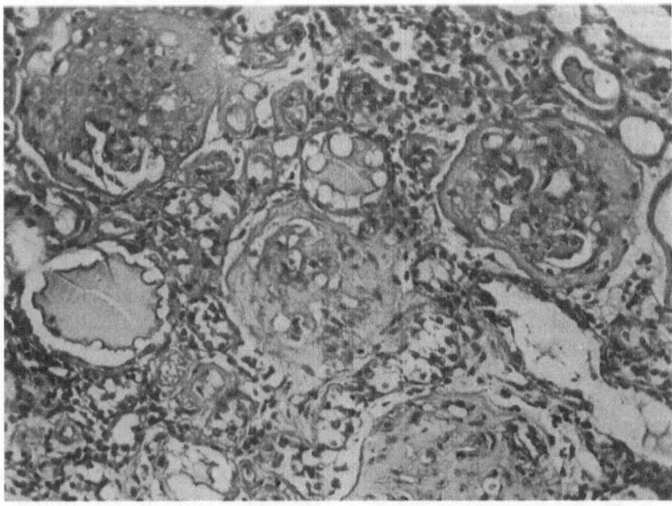

Abb. 10. Niere einer Ratte mit chronischer Proteinurie. Die Aminonucleosid-Nephrose ist in eine chronische Glomerulonephritis übergegangen. Fast vollständige Hyalinisierung vieler Glomerula. Aus: BOROWSKY, KESSNER, HARTROFT, RECANT und KOCH (1961)

Wie aus der Übersicht der Abb. 6 ersichtlich, geht ein großer Teil der Aminonucleosid-Nephrosen in die proliferative Glomerulonephritis über (s. Abb. 10). Um diese Zeit treten dann proliferative epitheliale Halbmondbildungen im Bereich der Glomerula auf, die mit den Veränderungen bei menschlicher Glomerulonephritis zu vergleichen sind (s. Abb. 11). Ebenso kommt es bei weiter fortschreitendem Verlauf auch regelmäßig zur Ausbildung hyalinisierter Glomerula (BOROWSKY, KESSNER, HARTROFT, RECANT und KOCH 1961).

Extrarenale Veränderungen sind nur im Bereich der Leber gefunden worden. Gleichzeitig mit der Fett-Deposition in der Niere (s. o.) ließ sich Fett auch in den Lumina der Zentral- und interlobulären Venen nachweisen. Etwa um den 8. Tag erschienen phagocytierte Fetttröpfchen in den Kupfferschen Sternzellen.

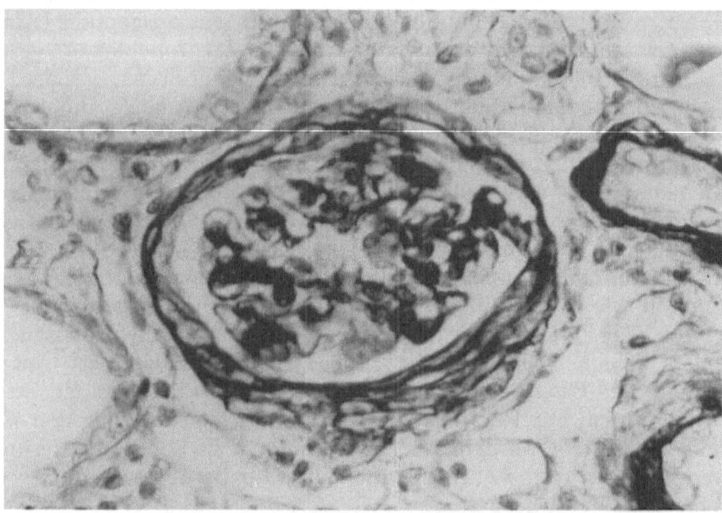

Abb. 11. Glomerulum im subakuten Stadium der Aminonucleosid-Glomerulonephritis. Vergrößerung 1:500. Die Basalmembran der Bowmanschen Kapsel erscheint verdickt, und die epithelialen Zellen sind in typischer Halbmondbildung gewuchert. Aus: DUBACH und RECANT (1960b)

D. Pathogenese

Im Hinblick auf die bekannte allergische Pathogenese vieler Formen der experimentellen Nephritis-Nephrose (s. S. 76 bis S. 163) lag es nahe, auch für die Aminonucleosid-Nephrose zunächst eine allergische Pathogenese zu überprüfen. Zwar ist mit einem direkten antigenen Reiz der Aminonucleoside wegen ihrer relativ geringen Molekulargröße (s. Formel S. 6) nicht zu rechnen, doch wäre es möglich, in dem Aminonucleosid ein Halbantigen (Hapten) zu vermuten, welches nach „Komplettierung", nach Bindung an ein größeres Trägermolekül, sensibilisierend wirken könnte. Diese Vermutung schien zunächst eine Stütze in der Beobachtung von DUBACH und RECANT (1960b) zu finden, die bei Aminonucleosid-vorbehandelten Tieren nach einer Zweitbehandlung die oben beschriebene Proteinurie ohne die sonst auftretende 6tägige Latenzperiode auslösen konnten (s. Abb. 12).

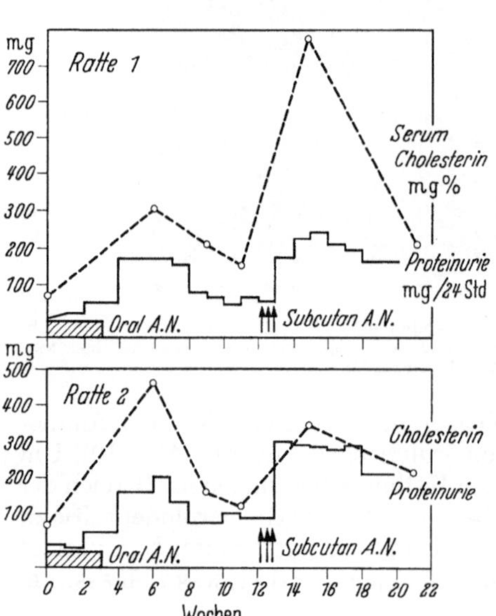

Abb. 12. Die Wirkung einer Zweitbehandlung mit Aminonucleosid auf das Serum-Cholesterin und auf die Proteinurie bei zwei nephrotischen Ratten. Aus: DUBACH und RECANT (1960b)

Der Nachweis einer allergischen Pathogenese ist aber nie gelungen. Zu keinem Zeitpunkt ließ sich eine Antikörper-Bildung gegen Aminonucleoside nachweisen (HEYMAN 1956), wobei Komplementfixations-Methoden, Präcipitin-Teste und passive Übertragung der Erkrankung mit dem Serum vergifteter Tiere vergebens versucht worden sind (ALEXANDER 1961). Eine Unterdrückung oder Beeinflussung des nephrotischen Syndroms durch Röntgenbestrahlung läßt sich nicht erreichen (WILSON, HACKEL, HORWOOD, NASH and HEYMAN 1958), obwohl diese Behandlung, wie z. B. bei der Masugi-Nephritis (s. S. 113) durch Unterdrückung der Antikörper-Bildung allergische Phänomene blockiert. Stickstoff-Lost, ein weiteres Mittel zur Unterdrückung der Antikörper-Bildung, blockiert ebenfalls die Entwicklung einer Aminonucleosid-Nephrose nicht. Ebenso beeinflussen auch Steroidhormone die Entwicklung der Aminucleosid-Nephrose nicht (BOROWSKY, KESSNER, HARTROFT, RECANT und KOCH 1961), was jedoch hier nur von geringerer Beweiskraft ist, weil sich auch bei der Masugi-Nephritis-Nephrose eine Unterdrückung durch Steroidhormone nur in Ausnahmefällen, und auch dann nur mit extrem hoher Dosierung hat erreichen lassen (s. S. 117).

Demgegenüber spricht vieles für die von der Arbeitsgruppe RECANT entwickelte Hypothese einer spezifischen Fermentblockierung als primärer Ursache für die Entwicklung der Schädigung. Über die Aminonucleosid-Nephrose hinaus wirft diese Hypothese aber auch neues Licht auf die Entstehung anderer experimenteller Krankheitsbilder, bei denen es nach einer primären Schädigung der Glomerulum-Capillare zur Ausbildung eines nephrotischen Syndroms kommt, wie z. B. bei der Masugi-Nephritis (s. S. 76ff.).

DUBACH und RECANT (1959 und 1960) untersuchten zunächst die Aktivität einzelner Fermente aus isolierten normalen Glomerula. Geprüft wurden Äpfelsäure-Dehydrogenase (MDH) und Isocitronensäure-Dehydrogenase (ICDH) neben Hexokinase (HK) und Glucose-6-Phosphat-Dehydrogenase (G-6-PDH) sowie die

Tabelle 3. *Fermentaktivitäten im normalen und aminonucleosidgeschädigten Glomerulum der Ratte. In beiden Gruppen wurden je 6 Tiere untersucht. Die Aktivität ist ausgedrückt in Mol Substrat umgesetzt/kg Trockengewicht/Std bei 37° C.* Aus: DUBACH und RECANT (1960b)

Ferment	Normal	Nephrotisch	P
Alk. P'tase .	3,07 $\pm$ 0,33[1]	2,24 $\pm$ 0,30	< 0,01
HK	0,534 $\pm$ 0,028	0,690 $\pm$ 0,078	n. s.
G-6-PDH .	1,190 $\pm$ 0,098	1,600 $\pm$ 0,084	< 0,005
LDH . . .	26,6 $\pm$ 3,0	32,2 $\pm$ 2,4	< 0,05
MDH . . .	32,0 $\pm$ 1,7	40,3 $\pm$ 2,5	< 0,01
ICDH . . .	4,92 $\pm$ 0,49	5,59 $\pm$ 0,61	n. s.

[1] Mittelwert $\pm$ Standardfehler des Mittelwertes.

P = Wahrscheinlichkeit. n.s. = statistisch nicht signifikant verschieden.

alkalische Phosphatase. Wie aus den Ergebnissen, die auf Tab. 3 wiedergegeben sind, zu entnehmen ist, kann auf einen recht intensiven oxydativen Stoffwechsel (MDH und ICDH) geschlossen werden bei nur geringem glykolytischem (HK und LDH). Wenig bedeutsam erscheint der Hexose-Monophosphat-Übergang, dargestellt an der G-6-PDH-Aktivität (DUBACH und RECANT 1960b).

Bei den nephrotischen Tieren ist aber gerade die G-6-PDH am stärksten vermehrt. Ebenfalls, aber weniger als die G-6-PDH, vermehrt sind die übrigen Fermente mit Ausnahme der alkalischen Phosphatase, die eine starke Erniedrigung zeigt (DUBACH und RECANT 1960a). Die prozentuale Veränderung der Fermente ist auf Abb. 13 graphisch dargestellt. Wesentlich ist, daß die Zunahme der G-6-PDH-Aktivität und die Abnahme der alkalischen Phosphatase-Aktivität parallel zur Zunahme der Proteinurie läuft (DUBACH und RECANT 1960a).

Diese Beobachtungen waren Ausgangspunkt für die Annahme einer spezifischen Fermentwirkung der Aminonucleoside. Sie wird weiter durch die chemische Verwandtschaft des Aminonucleosids mit Adenosin (vgl. Formel S. 6) gestützt, die Anlaß zur Vermutung kompetitiver Hemmungen im Adenosin-Stoffwechsel durch das Aminonucleosid gibt. Tatsächlich ließ sich auch bei in vitro-Untersuchungen über die Synthese des Adenosintriphosphates (ATP) feststellen, daß sich die ATP-Synthese aus Adenosin mittels Bierhefe durch Aminonucleosid fast vollständig hemmen läßt (KESSNER, BOROWSKY und RECANT 1958). Dem entspricht eine Erniedrigung des Adenosindiphosphat (ADP) und des Adenosinmonophosphat (AMP) in aufgearbeiteten Extrakten aus aminonucleosidnephrotischen Rattennieren, verglichen mit Nierenextrakten von normalen Rattennieren.

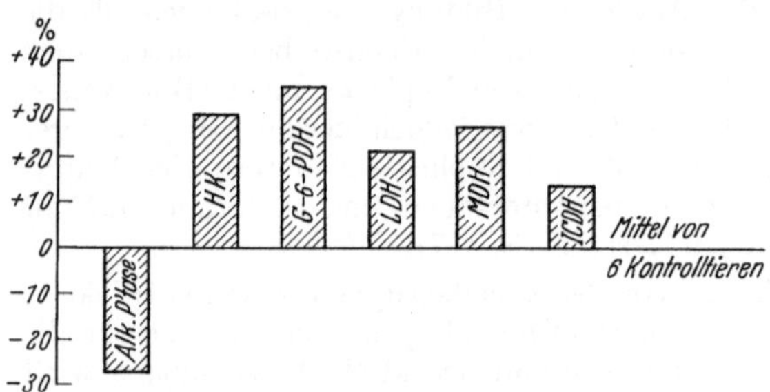

Abb. 13. Fermentaktivitätsveränderungen in den Glomerula von 6 nephrotischen Ratten, die mit Aminonucleosid behandelt wurden. Die 0%-Linie stellt die in 6 Kontrolltieren gefundenen Werte dar. Aus: DUBACH und RECANT (1960b)

Auch die Pyridinnucleotid-Synthese ist bei den aminonucleosidnephrotischen Ratten gestört. Sowohl in der Leber (um 67%), als auch in der Niere (um 32%) findet sich eine deutliche Herabsetzung des Gesamt-Pyridinnucleotid-Gehaltes (DUBACH und RECANT 1960b). Möglicherweise hemmt das Aminonucleosid durch Einwirkung auf Adenosin also auch den Aufbau des Triphosphopyridinnucleotid (TPN) und den des Diphosphopyridinnucleotid (DPN). Diese Möglichkeit wird noch besonders deutlich, wenn man den Aminonucleosid-kranken Tieren das zum Aufbau von TPN und DPN nötige Nicotinamid injiziert. Beide, DPN und TPN, ändern sich bei den nephrotischen Tieren kaum, während bei gesunden Kontrollratten ein Anstieg auf das 2–3fache der Ausgangswerte beobachtet wird.

Die Beeinflussung oxydativer Enzymsysteme läßt sich auch histochemisch darstellen. Die Abb. 14 und 15 sind einer Arbeit von HESS (1960) entnommen und in den Unterschriften im einzelnen beschrieben. Man erkennt die Lokalisation der Enzymstörung als solche nicht nur im Glomerulum, sondern auch in den Epithelzellen der Tubuli. Tubuläre Veränderungen folgen, wie wir oben gesehen haben, aber erst den glomerulären, so daß diese Befunde an der primären Läsion der Glomerulumcapillare als entscheidendes pathogenetisches Prinzip für die Entstehung der Proteinurie nichts ändern.

Die ursächliche Bedeutung einer Störung des Adenosin- und Pyridinnucleotid-Stoffwechsels bei der Aminonucleosid-Nephrose geht auch aus der Möglichkeit hervor, den Krankheitsverlauf bei Ratten durch Injektion von Adenin wesentlich abzuschwächen bzw. den Beginn der Erkrankung hinauszuzögern (HARTMAN, HARTMAN und BALDRIDGE 1959), was auf einer Verdrängung des störenden Aminonucleosids beruhen könnte. Ist das nephrotische Syndrom nach Aminonucleosid-Gabe erst einmal voll entwickelt, so bleibt zusätzliche Adeningabe ohne Wirkung. Andere RNA-Vorstufen als Adenin bleiben überhaupt ohne Einfluß (ALEXANDER, HUNT und NAGASAWA 1961).

Beim Versuch einer Zusammenschau der bisher vorliegenden Untersuchungsergebnisse wird man mit DUBACH und RECANT (1960b) den primären Schaden

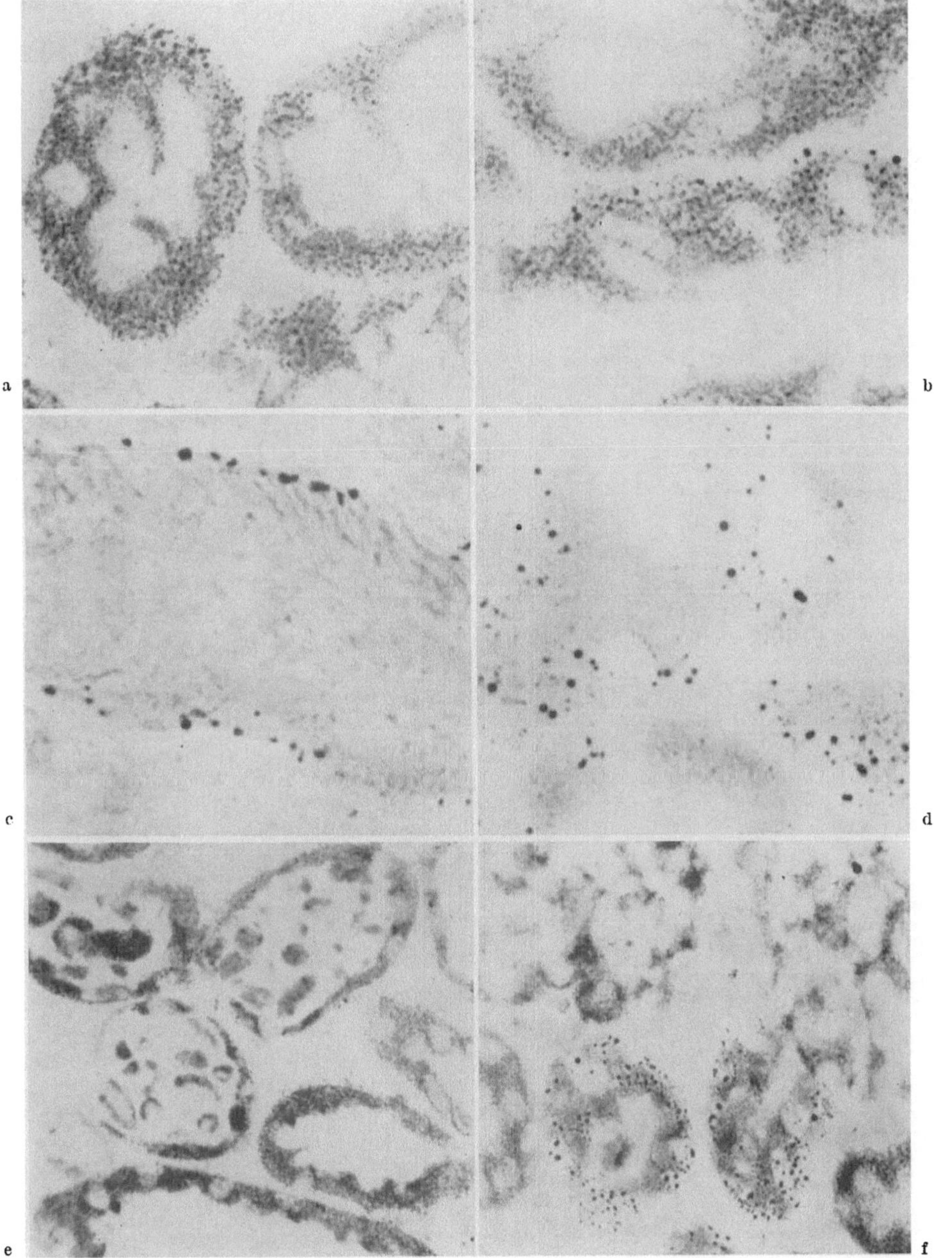

Abb. 14a—f. a Leichte Schwellung der Mitochondrien in den Zellen des proximalen Tubulus nach 4tägiger Behandlung mit Aminonucleosid. DPN-Diaphorase-Reaktion. b Am 6. Tag ist die Schwellung der Mitochondrien ausgeprägter und hauptsächlich an der Basis der Zellen lokalisiert. Succin-Dehydrogenase-Reaktion. c Parallelschnitt zu b. Fetttröpfchen an den Stellen der geschwollenen Mitochondrien. Ölrotfärbung. d Nach 8tägiger Behandlung mit Aminonucleosid weiterer Fortschritt der Schwellung der Mitochondrien in den proximalen Tubuluszellen. Succinicdehydrogenase Reaktion. e Dieselbe Niere wie in der Ansammlung von enzymatisch aktiven abgestoßenen Epithel in den erweiterten proximalen Tubuli. DPN-diaphorase Reaktion. f Nach 8tägiger Behandlung sieht man die Schwellung der Mitochondrien im ganzen proximalen Tubulus. Die Glomerulumzellen zeigen gesteigerte Aktivität. DPN-diaphorase Reaktion. Aus: HESS (1960)

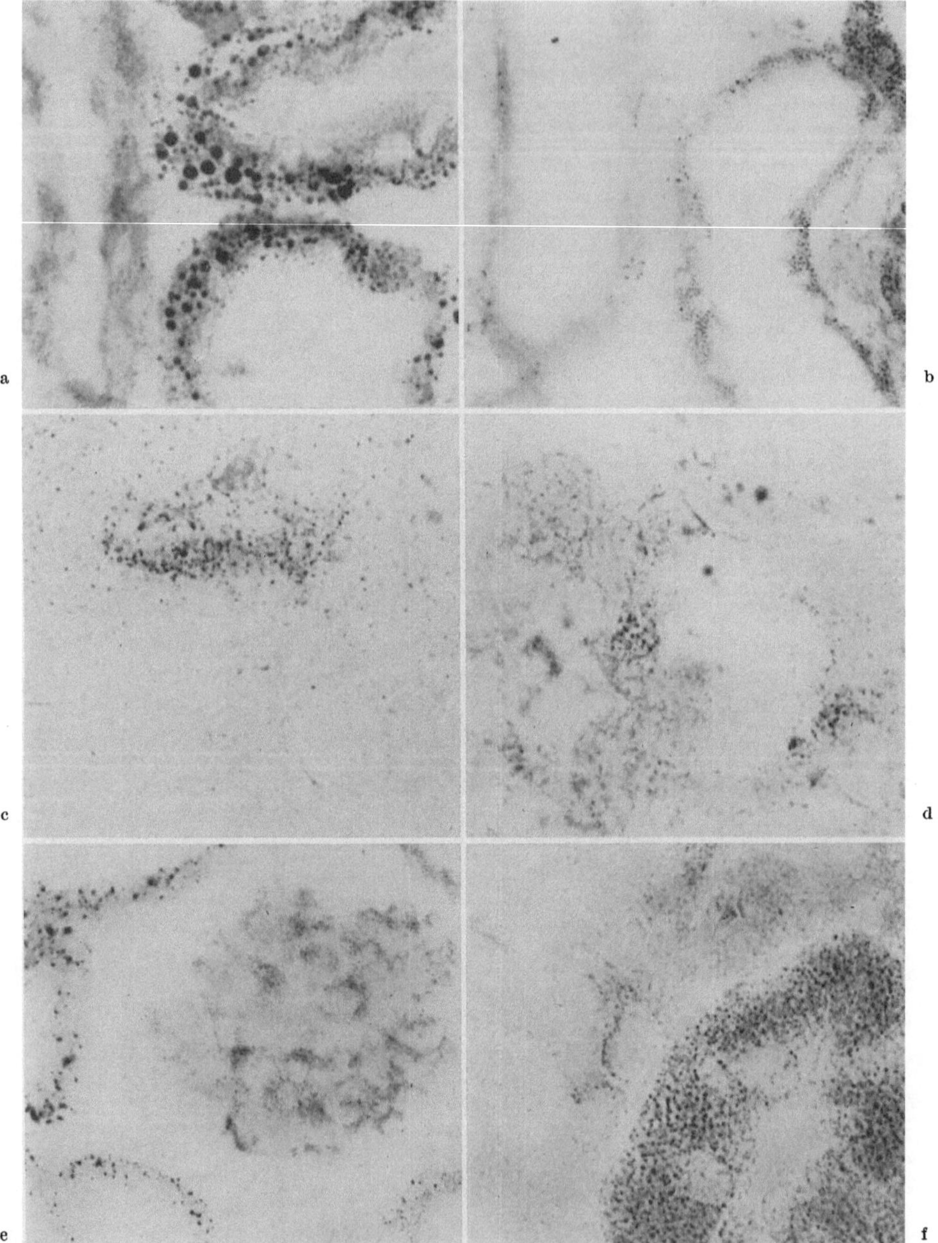

Abb. 15a—f. a Die Cytochrom-Oxydase-Aktivität ist nach 9 Tagen Behandlung mit Aminonucleosid erhalten. Das enzymatisch gebildete Indonaphtolpurpur löst sich teilweise in den Fetttröpfen der veränderten proximalen Tubuluszellen. b Verminderung der succinic Dehydrogenase-Aktivität in Teilen des proximalen Convoluts. 12 Tage Behandlung. c In der Lamina densa des distalen Tubulus sieht man nach 9 Tagen Behandlung eine normale Aktivität der Glucose-6-Phosphat-Dehydrogenase. d Teil eines Glomerulum mit gesteigerter Aktivität der Glucose-6-phosphat-Dehydrogenase in einzelnen Glomerulumzellen nach 9tägiger Behandlung. e Nach 12 Tagen: Hohe TPN-Diaphorase-Aktivität in den Glomerulumzellen. Die intakten Mitochondrien des Glomerulum stehen im Gegensatz zu den geschwollenen in den angrenzenden Teilen des proximalen Tubulus. f Kontrolltier: normale Mitochondrien in den Zellen des proximalen Tubulus. Links ein benachbarter Glomerulus mit geringer Aktivität in den Zellen. DPN-Diaphorase-Reaktion. Aus: HESS (1960)

durch Aminonucleosid im Eingriff in lebenswichtige oxydative Enzymsysteme der Niere suchen müssen. Die morphologische Feinlokalisation des Primärschadens müßte nach den elektronenmikroskopischen Untersuchungen in die Pedikel der Epithelialzellen oder in die filtrierende Membran des Glomerulum verlegt werden. Hierdurch kommt es dann zu einer gesteigerten glomerulären Durchlässigkeit und damit zur großen Proteinurie und im Gefolge davon wiederum zur Ausbildung des nephrotischen Syndroms.

Der Mechanismus der Enzymblockade bzw. der Blockade des Enzymaufbaus ist dabei möglicherweise komplizierterer Natur als eine einfache und direkte stöchiometrisch ausdrückbare Enzymblockade, weil die injizierten Aminonucleosidmengen (zwischen 1,5 und 0,5 mg pro 100 g Ratte) nach Untersuchungen mit C_{14}-markierten Aminonucleosiden außerordentlich schnell wieder ausgeschieden werden. Zwischen 65 und 70% der Radioaktivität erscheinen nach s.c. Injektion innerhalb 8 Std bereits im Harn und 15–26% im Stuhl. Dabei entsprach 55% der Harn-Radioaktivität unverändertem Aminonucleosid (ALEXANDER, HUNT and NAGASAWA 1961).

E. Therapie

Versuche zur therapeutischen Beeinflussung sind noch kaum unternommen. Auf die Hemmung der Aminonucleosidschädigung durch Injektion von Adenin wurde schon oben hingewiesen. Ebenso ist auf den Fehlschlag der Versuche, das nephrotische Syndrom durch Steroidhormone (BOROWSKY, KESSNER, HARTROFT und RECANT 1961) oder durch Röntgenbestrahlung (WILSON, HACKEL, HORWOOD, NASH and HEYMAN 1958) günstig zu beeinflussen, schon im Abschnitt über die Pathogenese eingegangen worden.

F. Anhang: Einseitige Nierenschädigung durch Aminonucleoside

Die Aminonucleosid-Schädigung läßt sich auch einseitig auslösen. Diese Versuchsanordnung mit einseitiger Schädigung bei intakter kontralateraler Niere bietet insbesondere für funktionelle Studien wesentliche Vorteile gegenüber dem Verfahren mit doppelseitiger Nierenschädigung. Durch die volle funktionelle Leistungsfähigkeit der nicht geschädigten Niere lassen sich bei Funktionsuntersuchungen mit getrennten Clearances unerwünschte zusätzliche Beeinflussungen der erkrankten Niere durch Urämie oder Präurämie, durch Störungen des Wasserhaushaltes sowie durch Störungen des Elektrolytstoffwechsels ausschalten.

Technik

Die Methode ist von BRICKER, STOKES, LUBOWITZ, DEWEY, BERNARD und HARTROFT (1958) bei Hunden entwickelt worden. Man prüft zunächst die funktionelle und anatomische Intaktheit beider Nieren. Unter Barbituratnarkose werden von einem ventralen Medianschnitt aus beide Nieren freigelegt. Evtl. Biopsie. Wegen der leichteren Katheterisierbarkeit der rechten Niere von der Vena cava her mobilisiert man am besten die rechte Niere und legt Arterie und Vene frei. Wesentlich ist die Unterbindung der Blutversorgung der Kapsel, da evtl. Kollateralversorgung das Ergebnis beeinträchtigt. Durch eine mit kleinen Gummischläuchen (Ventilgummi) versehene Dieffenbach-Klemme wird dann die Nierenarterie abgeklemmt. Die Niere muß völlig und gleichmäßig blaß werden. Dann wird auch die Vena cava oberhalb und unterhalb des Abgangs der Vena renalis abgeklemmt und eine kleine Incision nahe der Abgangsstelle gesetzt. Durch diese Incision wird ein Polyvinylkatheter in die Nierenvene vorgeschoben und durch eine leichte Umschlingung gesichert (s. Abb. 16). Jetzt wird distal von der Arterienklemme eine Nadel in die Arterie eingeführt und etwa 30 min nach Beginn der arteriellen Abklemmung mit der Durchspülung begonnen.

Bei Hunden zwischen 10 und 20 kp wurde etwa 10 min perfundiert mit 100 ml einer isotonischen Kochsalzlösung, die zwischen 0,75–3,0 g Aminonucleosid enthielt. Die Perfusion tropft durch den Venenkatheter ab. Nach der Perfusion wird die Venennaht wieder geschlossen, die Niere reponiert, die Klammern werden wieder geöffnet. Kontrolle der wiedereinsetzenden Blutversorgung anhand der gleichmäßig wieder auftretenden normalen Farbe der Nierenoberfläche. Die Gesamtdauer der Ausschaltung der Niere aus der Zirkulation beträgt etwa 60 min. Kommt es zu größeren Blutverlusten, so wird Blut transfundiert.

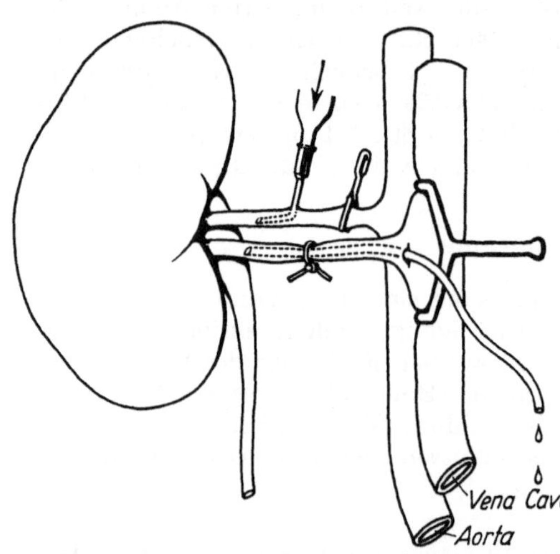

Abb. 16. Injektionstechnik zur Erzeugung einer einseitig bleibenden Aminonucleosid-Nephrose beim Hund. Aus: BRICKER, STOKES, LUBOWITZ, DEWEY, BERNARD und HARTROFT (1958)

Sollen Clearance-Studien durchgeführt werden, so empfiehlt sich aus Gründen der Exaktheit und technisch guten Zugänglichkeit auch über lange Perioden die Anlage einer Trennblase für jeden Ureter nach DESAUTEL (1957). Hierbei wird die Blase und der proximale Teil der Urethra in Längsrichtung geteilt, jeder Teil für sich wieder geschlossen und die beiden Ausgänge mit einem in der Bauchwand befestigten Polyvinylkatheter versehen.

Die Abklemmung und einseitige Durchspülung der Niere mit Aminonucleosid führt zum Endstadium einer einseitigen Schrumpfniere, wobei die Ursache der Schrumpfung unklar bleibt. Es handelt sich wohl um ein Zusammenwirken von Anoxie und Aminonucleosid-Wirkung. Führt man eine Kontrolloperation durch, bei der anstelle der aminonucleosidhaltigen Kochsalzlösung reine Kochsalzlösung durchgespült wird, so tritt nur initial eine funktionelle Schädigung auf, die der Anoxie entsprechen dürfte. Nach 6–8 Wochen hat sich die Nierenfunktion aber dann wieder erholt. Umgekehrt führt die Durchspülung der Niere mit Aminonucleosid bei funktionierender Kollateralversorgung zu nur sehr leichten Schädigungen.

Die histologischen Bilder der einseitig geschädigten Nieren ähneln denen bei chronischer menschlicher Glomerulonephritis (BRICKER, STOKES, LUBOWITZ, DEWEY, BERNARD and HARTROFT 1958).

Literatur

ADDIS, T., E. M. MCKAY, and L. L. MCKAY: J. biol. Chem. **71**, 139 (1926).

ALEXANDER, C. S., V. R. HUNT, and H. T. NAGASAWA: On the mechanism of aminonucleoside-nephrosis in rats. Fed. Proc. **20** (1961).

— — Inhibition of aminonucleosidenephrosis in rats. II. Effect of nucleic acid precursors and 1-triiodothyronin. Proc. Soc. exp. Biol. (N. Y.) **108**, 706 (1961).

BOROWSKY, B. A., D. M. KESSNER, W. S. HARTROFT, L. RECANT, and M. B. KOCH: Aminonucleoside-induced chronic glomerulonephritis in rats. J. Lab. clin. Med. **57**, 512 (1961).

BRICKER, N. S., J. M. STOKES, H. LUBOWITZ, R. R. DEWEY, H. R. BERNARD, and P. M. HARTROFT: Experimentally induced permanent unilateral renal disease in dogs. J. Lab. clin. Med. **52**, 571 (1958).

DESAUTEL, R. E.: Hemisection of the bladder for the collection of separate urine samples. Surg. Gynec. Obstet. **105**, 767 (1957).
DUBACH, U. C., and L. RECANT: Enzymatic activity of the isolated glomerulus in normal and nephrotic rats. J. Lab. clin. Med. **54**, 808 (1959).
— — Enzymatic activity of isolated kidney glomeruli in two types of experimental nephrosis. J. clin. Invest. **39**, 981 (1960a).
— — Aminonucleosid-Nephrose; Versuch einer biochemischen Erklärung ätiologisch verschiedener Nephroseformen. Klin. Wschr. **38**, 1177 (1960b).
FRENK, S., J. M. ANTONOWICZ, J. M. CRAIG, and J. METCOFF: Experimental nephrotic syndrome induced in rats by aminonucleoside; renal lesions and body electrolyte composition. Proc. Soc. exp. Biol. (N. Y.) **89**, 424 (1955).
HARKIN, J. L., and L. RECANT: Pathogenesis of experimental nephrosis; electron microscopic observations. Amer. J. Path. **36**, 1, 303 (1960).
HARTMAN, M. E., G. C. HARTMAN, and R. C. BALDRIDGE: Inhibition of aminonucleoside-nephrosis by adenin. Proc. Soc. exp. Biol. (N. Y.) **100**, 152 (1959).
HESS, R.: Renal histochemistry of oxydative enzyme systems in aminonucleoside-nephrosis. Amer. J. Path. **37**, 2, 583 (1960).
HEYMAN, W.: Proceedings of the 8th annual conference on the nephrotic syndrome, New York 8 (1956).
HOCH-LIGETI, C.: Sequence of tissue, serum and urine changes in rats treated with aminonucleoside. Brit. J. exp. Path. **41**, 119 (1960).
KESSNER, D. M., B. A. BOROWSKY, and L. RECANT: Effect of 6-dimethylaminopurine-3-amino-d-ribose on adenosine triphosphate formation in yeast. Proc. Soc. exp. Biol. (N. Y.) **98**, 766 (1958).
KLUTHE, R.: Experimentelle Beiträge zur Pathogenese des „nephrotischen Syndroms“: I. Die Dysproteinämie und Hypercholesterinämie bei experimentellem chronischem Eiweißentzug durch Plasmapherese beim Kaninchen. Z. ges. exp. Med. **130**, 613 (1959).
MICHAEL, A. F., H. VENTERS, and R. A. GOOD: Aminonucleoside and nephrotoxic serum nephrosis in monkeys. Fed. Proc. **20** (1961).
NIKKILÄ, E. A., and E. HASHTI: On the mechanism of the heparin induced lipemia clearing reaction. Acta chem. scand. **8**, 363 (1954).
ROSENMAN, R. H., M. FRIEDMAN, and S. O. BYERS: The causal role of plasma albumin deficiency in experimental nephrotic hyperlipemia and hypercholesterinemia. J. clin. Invest. **35**, 522 (1956).
— S. O. BYERS, and M. FRIEDMAN: Plasma lipid interrelationships in experimental nephrosis. J. clin. Invest. **36**, 1558 (1957).
—, and M. K. SMITH: Relationship between concentrations of albumin and lipids in plasma of experimentally nephrotic rats. Amer. J. Physiol. **191**, 40 (1957).
SPIRO, D., J. B. CAULFIELD, and J. CRAIG: Comparison of fine structural alterations in aminonucleoside nephrosis with human nephrosis. Fed. Proc. **20** (1961).
WILSON, S. G., D. B. HACKEL, S. HORWOOD, G. NASH and W. HEYMAN: Aminonucleoside nephrosis in rats. Pediatrics **21**, 963 (1958).

2. Eisenzucker-Schädigung

(Nephrotisches Syndrom durch Eisenzucker-Injektion)

1956 veröffentlichte ELLIS Beobachtungen über experimentelle glomeruläre Läsionen nach intravenöser Injektion von Eisenzuckern. Im weiteren Verlauf entwickelte sich bei den behandelten Tieren ein nephrotisches Syndrom.

A. Methode

Als Versuchstiere verwendete ELLIS ausschließlich Kaninchen. Weitere Untersuchungen an anderen Tieren liegen bisher nicht vor.

Eisenzucker wurde von der Firma Sherp und Dohme, einer Abteilung der US-Firma Merck und Co., Westpoint/Pa. zur Verfügung gestellt. Er wurde als präcipitatfreie Lösung von sacchariertem Eisenoxyd („Proferrin“) mit einer Konzentration von 20 mg Eisen/ml verwendet, die Zuckerkonzentration beträgt dabei 33%. Der p_H-Wert der Lösung ist 10,8. Es ist schon lange bekannt, daß Eisenzucker durch Verschiebung des p_H zum Sauren hin vom Sol in den Gel-Zustand übergehen, während andererseits die Lösungen durch Zugabe von Alkali oder Zucker stabilisiert werden (Mannich und Rojahn 1922; Slack und Wilkinson 1949). Versetzt man daher die Lösung nach Verdünnung 1:20 in Aqua dest. mit einigen Tropfen Schwefelsäure, so erfolgt eine schnelle Bildung eisenhaltiger Präcipitate. Das gleiche erfolgt, wenn Serum oder Plasma zugegeben wird oder wenn die Lösung intravenös in die Blutbahn injiziert wird. Die Ausfällungen sind allein auf die – wenn auch geringe – hiermit verbundene Verschiebung des p_H-Wertes zum Sauren hin zurückzuführen. Diese Neigung zur Präcipitation ist Ausgangspunkt des Schädigungsmechanismus, worauf im Abschnitt Pathogenese (s. u.) näher eingegangen wird.

Die Auslösung der Erkrankung kann durch einmalige Injektion geschehen, wobei relativ große Dosen sehr langsam und vorsichtig injiziert werden müssen, z. B. 20 ml der genannten Konzentration für ein 2 kg schweres Kaninchen. Man kann aber auch mehrmals kleinere Mengen injizieren, z. B. bei einem 625 g schweren Tier in 10tägigen Abständen 5 oder 10 ml. Einzelheiten s. Abb. 18. Die Auslösung der Proteinurie und Hypoproteinämie ist bei wiederholten Injektionen zuverlässiger als bei einmaliger Injektion.

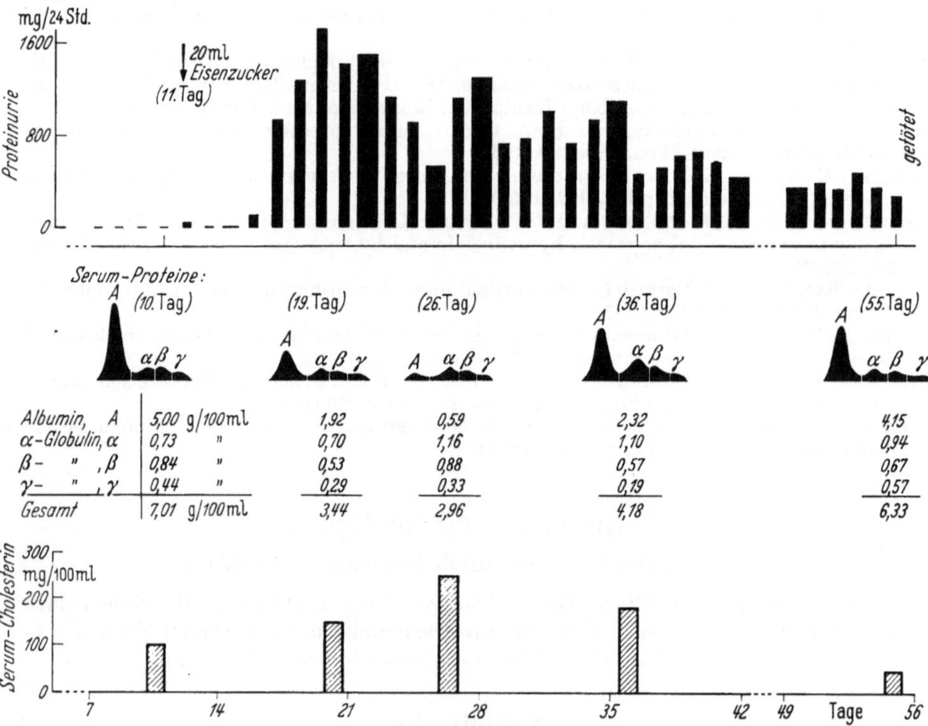

Abb. 17. Verlauf bei einem Kaninchen nach einmaliger i.v. Injektion von 20 ml Eisenzucker am 11. Beobachtungstag. Aus: Ellis (1956)

B. Klinischer Verlauf

Die wesentlichen Befunde der klinischen Beobachtung sind in der Abb. 17 schematisch wiedergegeben. Unmittelbar nach Injektion des Eisenzuckers fällt zunächst die Wirkung auf den Harnfluß auf. Innerhalb der ersten 48 Std geht die Harnsekretion deutlich zurück. Die Diurese nimmt dann langsam wieder zu, um schließlich nach einigen Tagen wieder die Werte der Zeit vor der Injektion zu erreichen.

Im Harn läßt sich Eisen schon unmittelbar (innerhalb 60 min) nach Injektion des Eisenzuckers nachweisen. Wichtig ist, daß offenbar keine gröberen Läsionen der Glomerulummembran stattfinden. Niemals werden Erythrocyten – weder mikroskopisch noch mittels Benzidin-Reaktion – nachweisbar. Ebenso fehlen Cylinder im Sediment.

Während zunächst kaum Eiweiß ausgeschieden wird, tritt um den 5. Tag eine bereits recht hohe Eiweißausscheidung auf, im Beispiel des Tieres der Abb. 17 bis zu mehr als 1,6 g pro 24 Std (!). Die Proteinurie wird schließlich langsam wieder geringer, bleibt aber noch über viele Wochen bei Werten zwischen 200 und 600 mg bestehen. Diese geringeren Mengen können offenbar von den Tieren wieder ersetzt werden, so daß die Eiweißbilanz, wie die Abb. 17 zeigt, nach den ersten Tagen des stürmischen Eiweißverlustes schließlich trotz weiterbestehender Proteinurie wieder ausgeglichen oder sogar positiv wird.

Den hohen Proteinverlusten entspricht das Absinken des Serumprotein-Spiegels sowie die relative Verschiebung der Serumproteinbestandteile, dargestellt am Serumelektrophorese-Diagramm nach GRASMAN, HANNIG und KNEDEL (1951). Bei einem Ausgangswert der Serumproteine von 7,0 g/100 ml besteht bereits am 8. Tag post injectionem eine Hypalbuminämie von 1,9 g-% (!). Die für das nephrotische Syndrom typische relative Vermehrung der α- und β-Globuline tritt jedoch erst später, etwa nach dem 20. Tag, in Erscheinung.

Auch das zum nephrotischen Syndrom gehörende Ansteigen der Serumlipoide ist sehr charakteristisch, was nicht verwunderlich ist, nachdem die Abhängigkeit des Serum-Cholesterin-Anstiegs von der Albumin-Verminderung am Beispiel des nephrotischen Syndroms bei der experimentellen Masugi-Nephritis-Nephrose (S. 88) nachgewiesen werden konnte. Albumin ist Vehikel für den Transport der Fettsäuren, die bei der Hydrolyse der Neutralfette durch Lipoprotein-Lipase frei werden (NIKKILÄ und HASHTI 1954). Ein Albuminmangel führt daher zur Anschoppung von Fettsäuren und damit zur Blockierung der Fetthydrolyse. Nach dem Triglyceridanstieg folgt dann später auch der Anstieg der Plasma-Phospholipide und des Cholesterin (ROSENMANN und SMITH 1957). Mit Wiederanstieg der Albuminfraktion sinkt auch der Serum-Cholesterin-Spiegel wieder ab (vgl. Abb. 17).

Wie auch bei andersartig ausgelösten nephrotischen Syndromen bei Ratten beschrieben (z. B. bei der Masugi-Nephritis-Nephrose; s. S. 88) tritt ein subcutanes Ödem bei Kaninchen nur ausnahmsweise auf, obwohl die Hypoproteinämie extreme Werte erreicht.

Die Ausscheidungsfunktion der Niere, gemessen am Spiegel des Harnstoff-Stickstoff im Serum, bleibt zu allen Zeiten normal. Es liegt also klinisch eine „reine“ Nephrose ohne wesentliche Funktionsstörungen vor.

Die Letalität ist aus Ursachen, die nicht in der Niere liegen, hoch. Mehr als die Hälfte der mit einer einmaligen Injektion von 20 ml der Eisenoxyd-Zuckerlösung behandelten Tiere sterben nach der Injektion, und zwar unmittelbar im Zeitraum bis zu $2^1/_2$ Tagen nach der Injektion. Alle diese Tiere haben Präcipitate (s. u.; Histologie) in den Alveolarcapillaren und weisen ein Lungenödem auf.

Der klinische Verlauf bei den Tieren mit wiederholten Injektionen von Eisenoxydzuckern ist ähnlich und wird am besten am Beispiel des ebenfalls der Arbeit von ELLIS (1956) entnommenen Schemas der Abb. 18 wiedergegeben. Auch hier beherrscht wieder die große Proteinurie das Bild. Sie besteht aber immer nur, solange Eisenoxydzucker gespritzt werden. Nach Absetzen der Injektionen klingt die Proteinurie wie bei den Tieren mit einmaliger Injektion langsam wieder aus.

Die Serumprotein-Werte normalisieren sich und ebenso die Werte des Blutcholesterins.

Während funktionelle Schädigungen bei den einmalig injizierten Tieren nicht auftreten, kommt es bei den Tieren mit wiederholter Injektion von Eisenoxydzuckern häufig zum Anstieg der Reststickstoff-Werte. Einige Tiere gehen an Urämie ein, obwohl der Harnfluß nur bei wenigen der urämischen Tiere eingeschränkt ist.

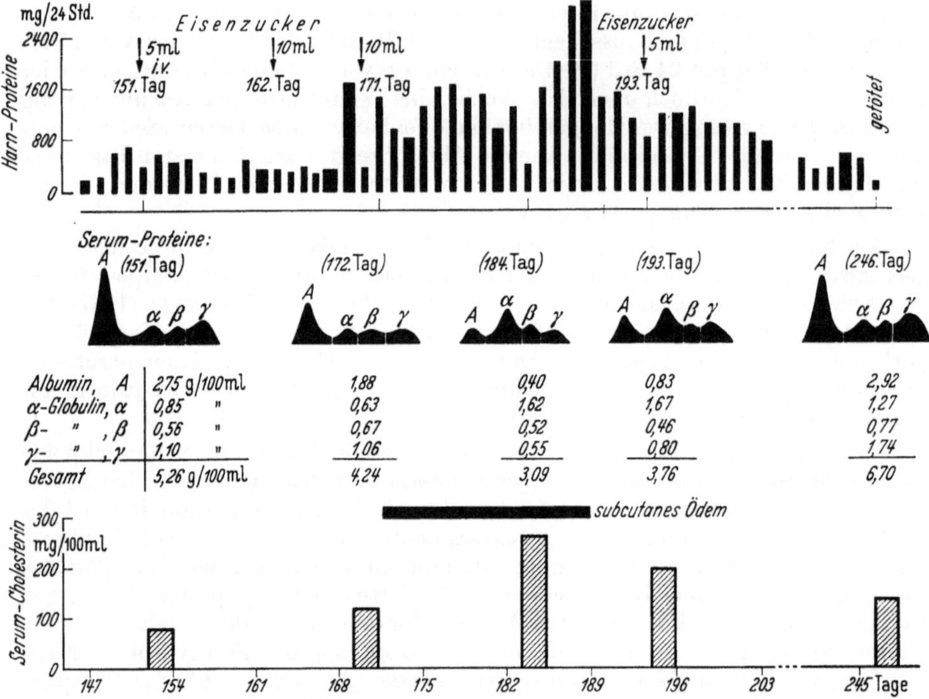

Abb. 18. Langfristiger Verlauf bei einem Kaninchen, welches am 1., 12., 58., 65., 77. und 90. Versuchstag je 5 ml Eisenoxydzucker intravenös erhalten hatte. Abscisse: Versuchstage, gerechnet vom ersten Injektionstag an. Aus: ELLIS (1956)

C. Pathologische Anatomie

Die im alkalischen Mileu bei p_H 10,8 (s. Methodik) noch eben löslichen Eisenoxydzucker fallen nach Injektion der Lösung ins strömende Blut sofort aus. Es entstehen intravasale Präcipitate. Diese lassen sich im Gewebsschnitt regelmäßig als bräunliche, eisenhaltige Präcipitate in den Capillaren der Lungen, der Nieren, im Gefäßbett der Leber und der Milz sowie manchmal auch in den Capillaren der Nebennieren nachweisen. Geringe Präcipitatmengen lassen sich oft auch im Gefäßbett des Pankreas und des Myokard finden. Dem Eisengehalt der Präcipitate entspricht eine intensive Blaufärbung nach Behandlung mit Ferrocyanid nach GOMORI (1936). Die intravasalen Präcipitate in den Capillaren der Lunge können durch Gefäßokklusion zum Lungenödem und damit zum Tod der Tiere in der akuten Phase führen (s. o.).

Schon 15 min nach i.v. Injektion findet man braune Präcipitate in den Glomerulumcapillaren (s. Abb. 19) und ebenso auch in den peritubulären Capillaren von Rinde und Mark der Nieren. Wichtig für die hypothetische Pathogenese der Entwicklung des nephrotischen Syndroms (s. u.) ist die Tatsache, daß die intravasalen

Präcipitate für 4–6 Tage nach der Injektion praktisch unverändert in den Capillaren der Glomerula anzutreffen sind. Sie geben nach der Färbemethode von GOMORI mit Ferrocyanid eine intensive Blaufärbung. Nach dem 7. Tag post injectionem nehmen die Präcipitate in den Glomerulumcapillaren wieder ab. 8 Tage nach der Injektion findet man die Bowmanschen Kapseln mit homogenem Eiweißmaterial angefüllt (Abb. 20), welches sich ebenso in den Lumina des proximalen Tubuluskonvolutes, der Henleschen Schleife und den distalen Tubuli findet. In manchen

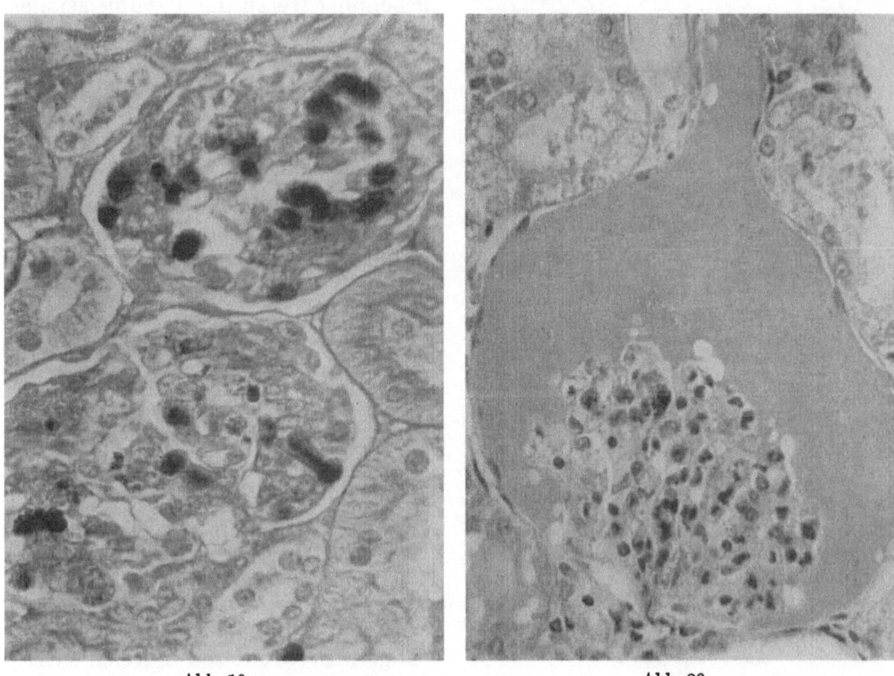

Abb. 19 Abb. 20

Abb. 19. Kaninchenniere 15 min nach Injektion von Eisenoxydzucker. Bräunliche (hier dunkel getönte) Präcipitate füllen die Capillarlichtungen der Glomerula völlig aus. Aus: ELLIS (1956)

Abb. 20. Kaninchenniere 8 Tage nach Injektion von Eisenoxydzucker. Eiweißniederschläge im Bowmanschen Kapselraum. Aus: ELLIS (1956)

Glomerula beschreibt ELLIS polymorphonucleäre Leukocyten sowie Karyorhexis und Pyknosis einiger Endothelialzellen. Die Epithelzellen sind in Größe und Zahl vermehrt und spreizen in einigen Glomerula die Capillaren auseinander. Veränderungen der Basalmembranen wurden lichtmikroskopisch bei PAS-Färbung nicht beobachtet. In etwa jedem vierten Glomerulum sind auch jetzt noch eine oder mehrere Capillaren durch Massen von bräunlichem Präcipitat verstopft.

Bei späteren Untersuchungen (17., 20. oder 26. Tag nach Beginn der Proteinurie) nehmen proliferative Veränderungen der glomerulären Epithelzellen weiter zu (Abb. 21). Die glomerulären und kapsulären Epithelzellen sind vermehrt und vergrößert. Oft kommt es zu Verklebungen der Capillaren mit den visceralen Epithelzellen, manchmal verbunden mit Teilobliteration der Bowmanschen Kapsel. Glomeruläre und kapsuläre Basalmembran bleiben aber auch in diesen Fällen unverändert.

Die meisten Glomerulumcapillaren bleiben intakt und enthalten Erythrocyten. In manchen Fällen erscheinen sie aber auch undurchgängig und frei von Erythrocyten. Feinkörnige braune Pigmente mit positivem Ferrocyanidtest für Eisen finden sich in den Endothelzellen. Intracapillare Ausgüsse fehlen. Kollagen läßt sich mit der Trichrommethode im Gebiet der Epithelproliferation nicht nachweisen.

Mit fortschreitender Chronizität der Schädigungen nehmen die Proliferation der glomerulären Epithelien sowie Fibrose und Siderose weiter zu. Es kommt zur Halbmondbildung und zu interstitieller Fibrose in der Cortex.

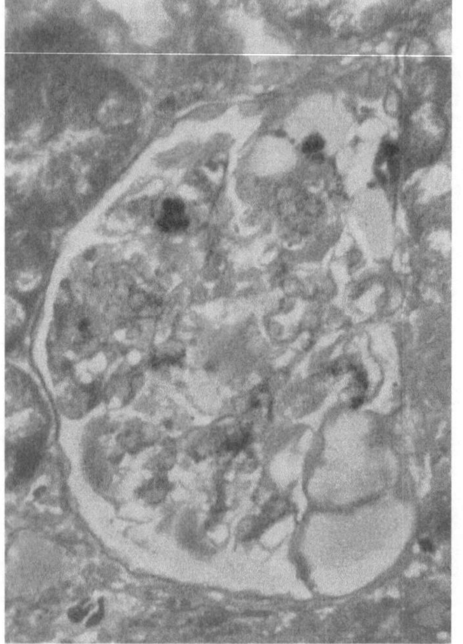

Abb. 21. Kaninchenniere in der 4. Woche nach i.v.-Injektion von Eisenoxydzucker. Einzelheiten siehe Text. Aus: ELLIS (1956)

Den glomerulären Schädigungen gegenüber treten die Tubulusläsionen zurück. Man beobachtet unmittelbar nach Injektion des Eisenzuckers vorübergehende hydropische Veränderungen in den tubulären Epithelzellen, ähnlich wie sie auch nach Injektion hypertonischer Zuckerlösungen (vgl. auch S. 52) beobachtet werden. Schon vier Stunden nach Injektion kann man diese Schwellung sowie eine diffuse Vacuolisierung der Tubuluszellen des proximalen Tubulus beobachten. Das Tubuluslumen ist eingeengt (s. Abb. 19). 5 Tage nach Injektion sind die tubulären Veränderungen aber wieder völlig zurückgebildet. Die tubulären Veränderungen dürften tatsächlich auf dem hohen Zuckeranteil des injizierten Materials (33%) beruhen, weil man mit Injektion von Zucker (Sucose) allein bei Verwendung derselben Quantität histologisch und zeitlich völlig gleichartige Veränderungen im tubulären Bereich erhält (vgl. S. 52).

Diese aus der Arbeit des Erstuntersuchers ELLIS (1956) entnommene Beschreibung der histologischen Befunde wurde von Nachuntersuchern im wesentlichen bestätigt (J. METCOFF 1959).

D. Pathogenese

Während sich bei anderen Versuchsanordnungen (vgl. S. 5 u. S. 76ff) ein nephrotisches Syndrom durch toxische oder anaphylaktische Schädigung der Glomerulumcapillaren bzw. deren Basalmembran erzeugen läßt, spricht vieles dafür, bei der vorliegenden Versuchsanordnung das entscheidende pathogenetische Moment in Zirkulationsstörungen innerhalb der Glomerulumcapillaren zu sehen. Es liegt nahe, die erst nach etwa 5 Tagen einsetzende Proteinurie mit dem langsamen Verschwinden der eisenhaltigen Präcipitate aus dem Lumen der Glomerulumcapillaren in Zusammenhang zu bringen. Dabei kann es offen bleiben, ob sich die Präcipitate wieder gelöst haben, oder ob sie durch Phagocytose beseitigt worden sind.

Wesentlich ist, daß in den ersten Tagen nach der Injektion die Eisenzuckerausfällung offensichtlich zu einer Verstopfung der Capillaren führt. Der Blutstrom durch die Capillaren wird unterbrochen, es resultiert infolge Stoffwechselstörungen (Anoxische Schädigung ?) eine Läsion der für die normale Permeabilität wesentlichen Strukturen. Erreicht nun nach Beseitigung des Strömungshindernisses (der Eisenzucker-Präcipitate) der Blutstrom wieder die geschädigten Capillarbereiche, so erweisen sie sich als undicht. Serumproteinbestandteile passieren die Capillarwandung und erscheinen im Primär- und schließlich im Endharn.

Als Folge der großen Proteinurie kommt es dann zum Absinken des Serumprotein-Spiegels und überhaupt zu allen Symptomen des nephrotischen Symptomenkomplexes, wie oben beschrieben. Diese Pathogenese – primäre Läsion der Glomerulumcapillare – würde auch den Vorstellungen, wie sie heute für die Entstehung des nephrotischen Syndroms beim Menschen allgemein angenommen werden (Übersicht bei SARRE 1959), entsprechen. Dieser Fragenkreis ist im übrigen im Abschnitt über die Masugi-Nephritis (s. S. 76ff.) ausführlich diskutiert.

Einer theoretisch vielleicht möglichen alternativen Erklärung der Hypoproteinämie durch Bindung der Serumproteine an die Eisenoxydzucker-Präcipitate ist entgegenzuhalten, daß die Hypoproteinämie, überhaupt die Serumeiweiß-Veränderungen, erst nach Einsetzen der großen Proteinurie auftreten und nicht etwa zeitlich mit der intravasalen Ausfällung des injizierten Materials zusammenfallen.

Literatur

ELLIS, J. T.: Glomerular lesions and the nephrotic syndrome in rabbits given saccharated iron oxyde intravenously. J. exp. Med. **103**, 127 (1956).

GOMORI, G.: Microtechnical demonstration of iron. Amer. J. Path. **12**, 655 (1936).

GRASSMANN, W., K. HANNIG u. M. KNEDEL: Über ein Verfahren zur elektrophoretischen Bestimmung der Serumproteine auf Filtrierpapier. Dtsch. med. Wschr. **76**, 333 (1951).

MANNICH, C., u. C. A. ROJAHN: Über die kolloidale Natur des Eisenzuckers. Ber. pharm. Ges. **32**, 158 (1922).

METCOFF, J. (Editor): Proc. 10th Annual conference on the nephrotic syndrome 1959.

NIKKILÄ, E. A., and E. HASHTI: On the mechanism of the heparin induced lipemia clearing reaction. Acta chem. scand. **8**, 363 (1954).

ROSENMAN, R. H., and M. K. SMITH: Relationship between concentration of albumine and lipids in plasma of experimentally nephrotic rats. Amer. J. Physiol. **191**, 40 (1957).

SLACK, H. G. B., and J. F. WILKINSON: Intravenous treatment of anemia with iron sucrose preparation. Lancet **1949 I**, 11.

3. Quecksilber-(Sublimat-)Vergiftung

Sublimat ($HgCl_2$)- oder Quecksilber-Cyanit ($HgCN_2$)-Vergiftungen kommen beim Menschen in suicidaler Absicht vor. 0,2–1 g der Substanzen können tödlich sein. Die hauptsächlichen klinischen Erscheinungen sind Stomatitis, hämorrhagische Enterocolitis und Anurie mit Urämie (SARRE 1959). Der letale Ausgang ist meist Folge der Anurie.

Pathologisch-anatomisch zeigen die Nieren eine Tubulo-Nekrose hauptsächlich der Tubuli contorti I (Hauptstücke), z. T. mit Kalkeinlagerungen (sog. Kalknephrose). Diese Nekrosen sind auf direkte Einwirkungen des Giftes gegenüber der Quecksilber-resorbierenden Tubuluszelle zurückzuführen und möglicherweise, vor allem bei schwersten Schädigungen, auch auf arterielle Durchblutungsstörungen innerhalb der Niere (NAKATA 1922).

Die tierexperimentelle Sublimatvergiftung reproduziert das aus der Klinik bekannte Bild. Sie wird aber auch für Untersuchungen über die Rolle der Niere im Elektrolythaushalt herangezogen. Mit Hilfe der Sublimat-Vergiftung sind ferner auch die Rolle der Niere im Eiweißstoffwechsel (ROTHER, SARRE, KLUTHE, FISCHER und SCHÜTTE 1957) oder therapeutische Fragestellungen wie z. B. die Regenerationsfähigkeit des Tubulusepithels (s. S. 31) untersucht worden.

A. Methodik

Die Erzeugung einer Sublimat-(Quecksilber-)Nierenschädigung ist nicht ganz einfach, weil die Versuchstiere individuell auch innerhalb der Species sehr unterschiedlich empfindlich sind und weil andererseits beim einzelnen Tier eine sehr schnelle Gewöhnung eintritt, die zu Steigerung der Dosen zwingt.

Die rasche „Gewöhnung" insbesondere der Nieren der Versuchstiere nach kleinen Dosen ist schon frühzeitig aufgefallen und hat zu ausgedehnten Untersuchungen über dieses früher als „Immunisierung" angesehene Phänomen geführt (Gil y Gil 1924). Wesentlich ist, daß die durch kleinere Gaben zu erzeugende Sublimat-Toleranz sich nicht gleichmäßig an allen Nephronen ausbildet, sondern daß bei späterer höherer Dosierung Nephrone oder Nephron-Gruppen mit schweren Schäden neben anderen Gruppen mit nur leichten Störungen beobachtet werden können.

Standard-Dosierungen können infolgedessen nicht angegeben werden. Bei Versuchen mit Kaninchen haben wir uns der Enterocolitis (s. o.) als Anhaltspunkt bedient und die Dosierung so eingerichtet, daß sie eben unter der Diarrhoe-auslösenden Menge lag. Die durchschnittliche tägliche Sublimatdosis betrug dabei etwa 5 mg pro kg Körpergewicht und wurde täglich über Zeiträume bis zu 50 Tagen gegeben. Die Applikation erfolgte durch Schlundsonde in den Magen als 1‰ige Lösung in Wasser.

Bei Ratten richtete sich Gessler (1960) nach der Harnausscheidung und gab am ersten Tag durchschnittlich etwa 0,3 mg Sublimat pro 100 g Körpergewicht. Wegen der raschen Gewöhnung wurde die Dosis täglich oder jeden zweiten Tag um 0,1 mg pro 100 g Körpergewicht gesteigert bei einer Versuchsdauer zwischen 3 und 14 Tagen. Die Applikation erfolgte in diesem Fall durch subcutane Injektion einer 1%igen Lösung.

Stämmler (1956), Gayer (1962) u. a. (s. u.) verwendeten feindisperses Quecksilber-Sol, welches nach der Methode von Sauer und Steiner (1935) hergestellt wird:

100 ml Gummiarabicum 1:1000, 5 ml 2-normale Natronlauge und 3 Tropfen konzentriertes Hydrazinhydrat werden vermischt. Unter ständigem Umschütteln werden 100 ml einer 0,04 molaren Quecksilberchlorid-Lösung zugegeben. Das entstehende Quecksilber-Sol ist feindispers und muß unmittelbar vor jedem Injektionsversuch neu hergestellt werden.

B. Klinisches Bild

Am augenfälligsten ist von Anfang an die Wirkung der Quecksilber-Gaben auf die *Diurese*, so daß diese verschiedentlich (Übersicht bei Gessler 1960) zum Maßstab der Wirkung genommen wurde. Man kann danach die Vergiftungswirkung wie folgt unterteilen:

1. „Normurie". Änderung der Harnausscheidung bezogen auf die Vorbeobachtungsperiode maximal $\pm$ 30%.
2. Kurzdauernde Polyurie.
3. Langanhaltende Polyurie.
4. Oligurie und Anurie.

Die Oligurie und Anurie können sowohl im Anschluß an eine Polyurie auftreten als auch unmittelbar aus der Normurie hervorgehen.

Die *funktionellen Schäden* nach Quecksilber-Vergiftung erstrecken sich von völlig normalem Verhalten der Serumwerte harnpflichtiger Substanzen bei Polyurie bis zum kompletten Nierenversagen mit Tod in Urämie. Die Retention harnpflichtiger Substanzen ist aber nicht an die Größe des Harnflusses gebunden. Man findet z. B. bei Kaninchen Niereninsuffizienzen mit kompensierter Retention

(SARRE, GAYER und ROTHER 1957) und sogar Übergang in die Urämie auch bei Polyurie und nicht erst nach Versiegen des Harnflusses in der oligo-anurischen Phase (v. WESTHOVEN 1956). Dies wird aus der Natur der anatomischen Läsionen (s. u.) sowie aus den Ergebnissen der Clearance-Untersuchung auch verständlich. Infolge Herabsetzung des Glomerulumfiltrates kommt es zur Ausscheidungsminderung der glomerulär filtrierten harnpflichtigen Substanzen (z. B. Harnstoff), während gleichzeitig infolge des tubulären Schadens die Wasserrückresorption so beeinträchtigt sein kann, daß trotz unzureichender Harnstoffausscheidung eine Polyurie resultiert. Auf die viel diskutierte Frage einer evtl. Harnstoffausscheidung auch durch die (hier vergifteten) Tubulusepithelien kann hier nicht im einzelnen eingegangen werden. Eine Übersicht über dieses Problem findet sich bei SARRE und GAYER (1959). Verschiedene Funktionsschädigungen bei Kaninchen mit Sublimat-Nekronephrosen gibt die Tab. 4 wieder.

Tab. 4. *Das Verhalten des Glomerulusfiltrates und der tubulären Rückresorption bei der Sublimatnephrose.* Aus: GUCKELBERGER und TSCHUMI (1944)

Substanz	Absolute Ausscheidung in mg pro min			Relative Ausscheidung (Clearancewerte) in cm^3 Plasma pro min			Prozentuale Rückresorption		
	normal	Nephrose	Diff. %	normal	Nephrose	Diff. %	normal	Nephrose	Diff. %
H_2O .	504	375	—24,4	0,504	0,375	—24,4	92,8	89,0	—3,8
Na . .	0,27	0,26	— 3,8	0,085	0,079	— 7,1	98,8	97,2	—1,6
Cl . .	0,35	0,28	—20,0	0,113	0,084	—25,7	98,9	96,6	—2,3
P. . .	0,067	0,027	—59,7	1,91	0,29	—85,0	73,8	83,6	+9,8
Harnstoff .	0,404	0,179	—55,7	2,35	0,73	—69,0	68,9	69,6	+0,7
Inulin .	0,963	0,359	—62,9	14,33	3,85	—73,0	—	—	—

Fast regelmäßig kommt es nach Quecksilber-Vergiftung zur Entwicklung einer *Hypochlorämie*, die man von den übrigen Elektrolytstörungen hinsichtlich ihrer Entstehung abtrennen muß. Sie geht nach peroraler Aufnahme auf die schon erwähnten schweren gastro-intestinalen Störungen und nicht auf die Nierenläsion zurück (GESSLER 1960).

Die Hypochlorämie ist oft zur Erklärung der Kalkablagerungen in den Tubuli (s. u.) herangezogen worden. Es hat sich aber erwiesen, daß einerseits im Tierexperiment nach subcutaner Sublimat-Injektion auch bei Vorhandensein von Verkalkungen die Serum-Chloridwerte meist nur gering um den Normalbereich schwanken (s. Abb. 22), während andererseits STAEMMLER (1956) gezeigt hat, daß abgesehen hiervon auch eine Anreicherung des Blutes mit Kochsalz die Sublimat-Kalknephrose nicht hindert.

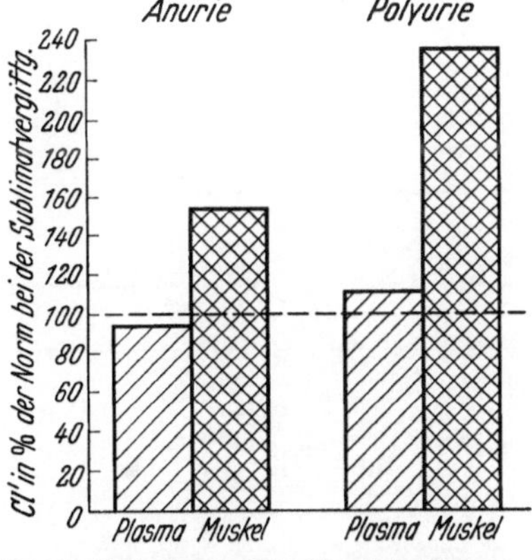

Abb. 22. Verhalten der Chloridwerte im Plasma und im Muskel bei Sublimat-Vergiftung nach subcutaner Injektion Aus: GESSLER (1960)

Alle übrigen Elektrolytstörungen sind Folge der Nierenschädigung. Glomeruläre Filtrationsstörung (vgl. auch unten, pathologische Anatomie) und Funktionsausfall mehr oder weniger ausgedehnter Tubulusabschnitte sind bei der Entstehung in wechselndem Verhältnis beteiligt.

Bei konstanter Ionenzufuhr führt die durch Salyrgan (Salicyl-(3-oxymercuri-2-methoxypropyl)-amid-o-essigsaures Natrium und Theophyllin) provozierte

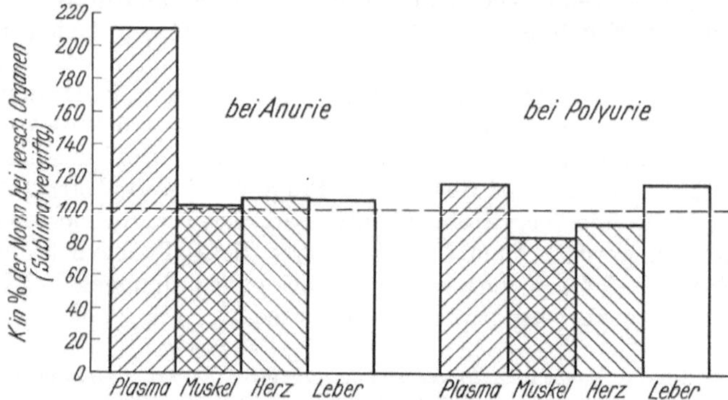

Abb. 23. Kaliumverschiebungen in verschiedenen Organen nach Quecksilber-(Sublimat-)Vergiftung von Kaninchen. Aus: GESSLER (1960)

Polyurie mit zunehmender Diurese zum Anstieg der Kaliumausscheidung, während sich Natrium- und Chloridausscheidung vermindern (GESSLER 1960). Bei anurischen Tieren findet man oft auch schon in der polyurischen präanurischen Phase eine Verminderung der Ausscheidung von Natrium, Kalium und Chlorid. Dem entsprechen bei mäßig (Polyurie) bzw. stark (Anurie) erhöhten Kaliumspiegeln im Plasma die auf Abbildung 23 dargestellten Kaliumverschiebungen in verschiedenen Organen. Man sieht, wie bei Kaliummobilisation aus der Muskulatur noch eine gewisse Speicherung in der Leber stattfindet.

Die Elektrolytverschiebungen in Plasma und Muskulatur, einschließlich der Herzmuskulatur führen zu charakteristischen *Veränderungen im Elektrokardiogramm.*

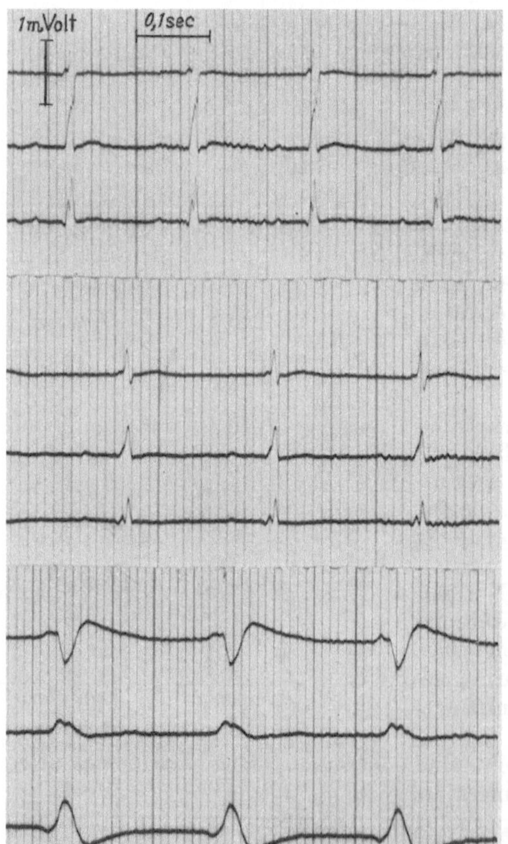

Abb. 24. EKG-Veränderungen bei einer Ratte mit Anurie nach primärer Polyurie nach Sublimatvergiftung. Gewicht bei Versuchsbeginn 351, bei Ende 321 g. Sublimatdosis bei viertägiger Vergiftung: 0,3—0,3—0,4—0,4 mg/100 g Körpergewicht. Wasserdiurese: Vorbeobachtung (Durchschnitt) 10,5 ml, 1. Tag 42 ml, 2. Tag 13 ml, 3. Tag 2 ml, 4. Tag ∅. Bei der Tötung: Kalium (Plasma) 9,1 mVal/l Kaliumquotient (Quadriceps) 14,6, (Psoas) 16,6 EKG am letzten Tag der Vorbeobachtung (a), am 2. (b), am 4. Tag (c) der Sublimatvergiftung. Eichung 1 mVolt. Bandgeschwindigkeit 120 mm/sec. Wegen der abgeänderten Bandgeschwindigkeit ist die Zeitmarkierung ungültig. Aus: GESSLER (1960)

Die QT-Dauer nimmt zu, die T-Amplitude vergrößert sich. In manchen Fällen kommt es zu schwersten Veränderungen mit QRS-Verbreiterung bis zum Block, Verschwinden der T-Zacken und Bradykardie. Die Abb. 24 läßt die EKG-Veränderungen im Verlauf einer Sublimat-Vergiftung bei einer Ratte erkennen, die zunächst polyurisch und dann anurisch wurde.

Im Plasma beobachtet man eine *metabolische Acidose* des Extracellulärraums. Die Zunahme der Acidose ist mit Anstieg des Plasma-Kalium (arterielles Blut) verknüpft und erreicht extrem hohe Werte bei den anurischen Tieren (GESSLER 1960). Mit Anstieg der Acidose und des Kalium ist meist ein Natriumabfall verbunden. Das Chlorid ist nur wenig verändert. Eine Übersicht über die Plasma-Elektrolyt- und Säureverhältnisse erlaubt die Tab. 5. Die Verschiebung des extracellulären Kalium-Natrium-Quotienten zusammen mit den veränderten Verhältnissen in der Muskelzelle selbst sind Ursache für die oben erwähnten EKG-Veränderungen.

Das *Harnsediment* bleibt meist unauffällig. Gelegentlich beobachtet man bei Kaninchen und Ratten einzelne oder auch vermehrt Leukocyten, selten Erythrocyten, wenig Cylinder. Eine *Proteinurie* kann völlig fehlen oder gering bleiben.

Tabelle 5. *Das Verhalten verschiedener Plasmawerte (arterielles Blut) bei Ratten nach Sublimat-Vergiftung.* Werte in mVal/l. K = kurzfristig; L = langfristig; M = Mittelwert; n = Zahl der Tiere der betreffenden Untersuchungsgruppe. Aus: GESSLER (1960)

		Kontrollen	Normurie	Polyurie K	Polyurie L	Anurie
Kalium	M	3,88	3,81	4,1	4,42	8,0
		±0,59	±0,65	±0,60	±0,79	±1,35
	n	17	8	8	12	5
Natrium	M	149,2	143,2	140,2	157,3	134,1
		±7,8	±8,3	±10,1	±15,6	±3,1
	n	17	7	9	8	6
Chlorid	M	106,3	114,7	117,1	118,2	99,6
		±4,86	±9,5	±8,2	±11,6	±7,2
	n	10	5	9	12	5
Alkali	M	27,1	19,8	18,7	15,2	18,1
Reserve		±1,7	±2,2	±2,6	±2,4	±2,7
	n	8	5	5	8	4
pH	M	7,41	7,30	7,31	7,21	7,28
		±0,08	±0,1	±0,09	±0,05	±0,07
	n	7	5	5	4	4

Auffällig sind aber die *Serumeiweißverschiebungen*, die bei längerer Beobachtungsdauer trotz der in vielen Fällen nur mäßigen Proteinurie auftreten können und an das Bild des „nephrotischen Syndroms“ erinnern (ZOLLINGER 1955; ROTHER, KLUTHE, FISCHER und SCHÜTTE 1957). Die Verschiebung der Serumeiweißverhältnisse bei verschiedener Versuchsdauer geht aus der Tab. 6 hervor.

Tabelle 6. *Serumeiweißverschiebungen bei 6 Kaninchen nach Sublimatvergiftung.* Aus: ROTHER, SARRE, KLUTHE, FISCHER und SCHÜTTE (1957)

Beobachtungsdauer Tage	Serumalbumine (% des Gesamteiweiß)	α-Globuline (% des Gesamteiweiß)	β-Globuline (% des Gesamteiweiß)	γ-Globuline (% des Gesamteiweiß)	Albumin-Globulin-Quotient
49	39,5	9,5	22,5	28,0	0,65
49	48,8	8,5	27,2	15,3	0,95
10	51,0	18,9	18,0	12,1	1,4
8	50,8	21,5	14,3	13,3	1,3
12	49,8	13,4	25,0	11,6	0,99
30	49,5	19,5	16,4	14,8	0,97

Trotz dieser charakteristischen Verschiebungen werden die von NONNENBRUCH (1942) für den „nephrotischen Symptomenkomplex“ postulierten Symptome aber z. T. vermißt. Es fehlten bei unseren Kaninchen Ödeme und Lipoidurie, während Hyperlipämie vorhanden war. Untersucht man die Serumalbumine von über längere Zeit mit Sublimat vergifteten Tieren, die stärkere Verschiebungen des Albumin-Globulin-Quotienten aufweisen, auf ihre Ultraviolettabsorption bei 280 mμ in alkalischem p_H, so weisen sie höhere Absorptionswerte auf als Albumine aus normalen Tieren. ROTHER, SARRE, KLUTHE, FISCHER und SCHÜTTE (1957) haben hieraus auf eine Verschiebung der Aminosäurerelation und damit auf eine Änderung der Aminosäureperiodik in den Albuminen der Sublimat-behandelten Tiere geschlossen, weil die Absorption des UV-Lichtes durch gelöste Proteine selektiv auf die darin enthaltenen aromatischen Aminosäuren (Tryptophan, Phenylalanin, Tyrosin) zurückzuführen ist. Die Tatsache, daß solche Verschiebungen aber stets erst in Spätstadien auftreten, ist zusammen mit anderen gleichsinnigen Befunden zu einer wesentlichen Stütze unserer heutigen Auffassung über die Pathogenese des nephrotischen Syndroms geworden. Am Anfang steht die Ausscheidung normaler Eiweiße durch die geschädigte Niere und nicht, wie vielfach vermutet, die Ausscheidung abnormer Eiweiße durch die zunächst noch gesunde Niere. Einzelheiten s. bei SARRE und GAYER (1959).

Die intrarenalen Druckverhältnisse bei den Sublimat-Nekronephrosen sind von Interesse, weil vermutet wurde, daß die Ausbildung der Urämie vielleicht durch einen Anstieg des intrarenalen Drucks mit Sistieren der Filtration ausgelöst werden könnte. Dieser Druckanstieg wiederum könnte Folge eines interstitiellen Ödems sein (s. pathologische Anatomie). REUBI (1956) hat diese Vermutung aber eindeutig widerlegen können. Er fand vielmehr bei Kaninchen völlig normale Drucke zwischen 9 und 21 mm Hg (durchschnittlicher Normalwert 14 mm Hg). Die Dekapsulation der bei Kaninchen recht weichen und nachgiebigen Nierenkapsel führte zwar manchmal zu geringer Minderung des intrarenalen Druckes, änderte aber an der mit Clearancemethoden untersuchten Nierenfunktion nichts. Vergleiche auch die Überlegungen zur Bedeutung des intrarenalen Drucks bei der Entstehung der Anurie bei Chromoproteinurie auf S. 184ff.

C. Pathologische Anatomie

Makroskopisch unterscheiden wir nach Befunden bei menschlicher Quecksilber-(Sublimat)-Vergiftung in Übereinstimmung mit experimentellen Beobachtungen folgende Phasen, die von NAKATA (1922) in Zusammenarbeit mit ASKANAZI abgetrennt und beschrieben wurden:

1. Das rote (hyperämische) Initialstadium.
2. Das Stadium der grau-weißen (anämischen) Sublimatniere und
3. das Stadium der roten Sublimatniere.

Auf Einzelheiten wird im Abschnitt über die Pathogenese näher eingegangen.

Mikroskopisch: Die nach Quecksilber-Vergiftung vorwiegende lokal umschriebene Schädigung des tubulären Apparates ist auf Abb. 2 halbschematisch dargestellt. Charakteristisch sind *Tubulonekrosen* hauptsächlich der Hauptstücke (Tubulus contortus I), wie sie auf den montierten Abb. 25a, b und c gut zu erkennen sind. Hier im Bereich der Hauptstücke wiederum ist der gegen Quecksilber empfindlichste Teil das gerade Segmentstück (SUZUKI 1912; REBER 1953; SARRE und GAYER 1959; FARAH und KRUSE 1960).

Mit zunehmender Sublimatdosierung und längerer Dauer der Giftwirkung wird aber die Begrenzung des Schadens diffuser. Auf Abb. 26 sind nach Dissektion remontierte Nephrone wiedergegeben, die die lokale Variationsbreite der Nekrosen noch 4 Monate nach Injektion von 16 mg $HgCl_2$ bei einem Kaninchen belegen. Die Läsionen reichen bei dem Nephron rechts oben von x bis x bzw. (im unteren Teil der Abb.) in einem Fall vom Glomerulum bis x. Bei den beiden Nephronen oben links sind die dünnen Partien der Tubuluskonvolute die geschädigten. Beachte insbesondere das Ausmaß der Schädigung beim dritten Nephron von links in der oberen Reihe. Hier ist der letzte Teil unten eine normale dünne Henlesche Schleife. Die beiden Nephrone auf der unteren Hälfte der Abb. 26 sind einer Rattenniere entnommen.

Die nekrotischen Partien zeigen schon früh die Tendenz zu Kalkeinlagerungen, es entwickelt sich dort die sog. „Kalknephrose", die oft schon makroskopisch erkennbar ist. Die Abb. 27 gibt eine Lupenvergrößerung einer Rattenniere nach Sublimat-Vergiftung mit Verkalkung tubulärer Nekrosen wieder. Bei dem Tier ist klinisch eine Anurie nach primärer Polyurie beobachtet worden.

Solange die Basalmembran noch erhalten ist, können aber auch

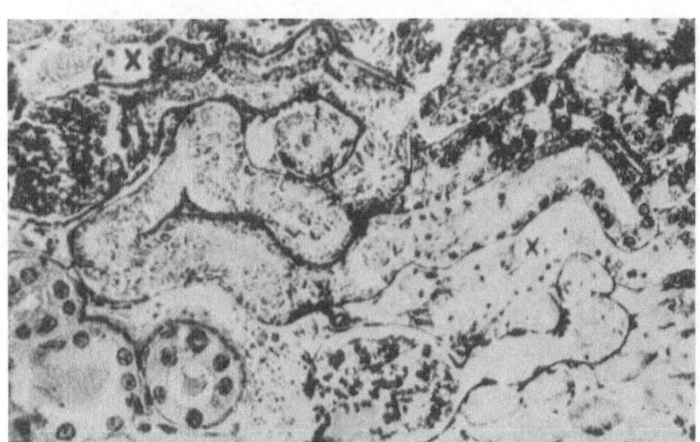

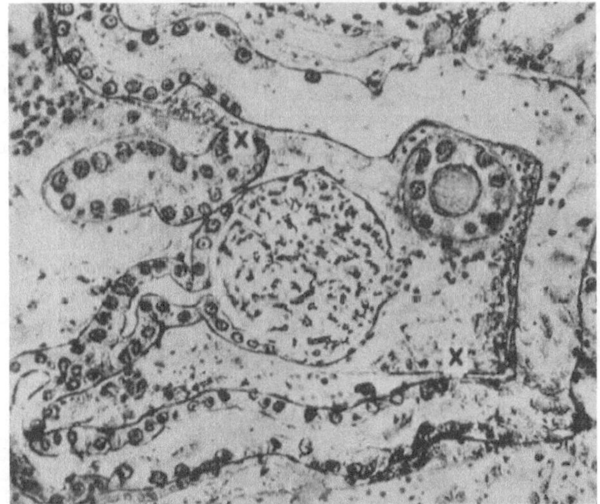

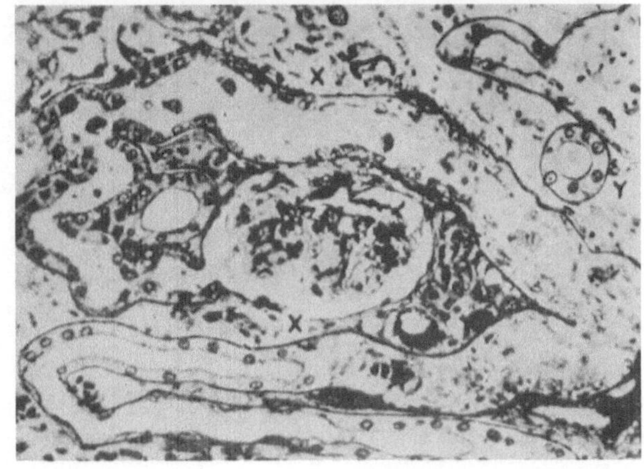

Abb. 25. Quecksilbervergiftete Rattenniere. Von x bis x und ebenso rechts vom unteren Glomerulum erkennt man den typischen, etwa die ersten fünf Achtel des Konvoluts ausmachenden nekrotischen Abschnitt. Oberhalb des x auf der rechten Seite ist der Übergang vom nekrotischen zum normalen Bezirk gut zu erkennen. Links unten Querschnitte durch einen distalen Tubulus contortus sowie zwei aufsteigende Henlesche Schleifen. Die Abb. a, b und c aus: EDWARDS (1942). Sie sind durch Zusammensetzen von mehreren Schnittbildern jeweils des gleichen Tubulus contortus I entstanden. b Nochmals bei doppelter Vergrößerung (1:300) die gleichen abrupt begrenzten Veränderungen bei einem anderen Nephron. Links des Glomerulum, an der Kapsel beginnend, folgende Teile eines proximalen Konvolutes: a teilweise nekrotisch und typisch für das erste Viertel; b total nekrotisch (vom x oberhalb bis zum x unterhalb des Glomerulum), typisch für das zweite und dritte Viertel; c der relativ ungeschädigte terminale Teil, der unterhalb des Glomerulum die obere linke Hälfte der Schleife bildet. Er geht am Scheitelpunkt über in den Teil des dünnen Segmentes, der die untere linke Hälfte bildet. Dann folgt rechts der Anfangsteil des ansteigenden Schenkels. Einen Schnitt dieses Schenkels sieht man links vom y rechts oben im Bild.

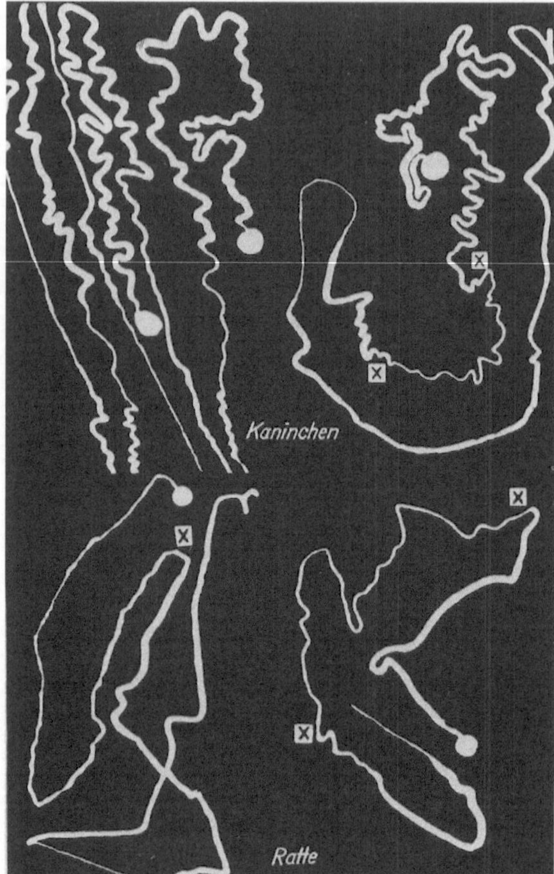

schwere Tubulusnekrosen wieder regenerieren. Interessanterweise kann das regenerierende noch flache Tubulusepithel durch Quecksilber zunächst nicht vergiftet werden (s. u.; Pathogenese). Ebenso bleiben auch experimentell hydronephrotisch gemachte Nieren bzw. nephrohydrotisch geschädigte Nephrone von der Sublimat-Vergiftung verschont (STAEMMLER 1956).

Die nach Quecksilber-Intoxikation nekrotisierten Tubulusabschnitte sind die gleichen, bei denen sich auch eine Aufnahme des Giftes in die Epithelzellen nachweisen läßt. Bei spektrochemischer Untersuchungstechnik fand STAEMMLER (1956) eine Anreicherung des Quecksilbers in

Abb. 26. Ausmaß und Lokalisation der Schädigung bei Kaninchen und Ratten. Dissektionspräparate. Einzelheiten siehe Text. Aus: EDWARDS (1942)

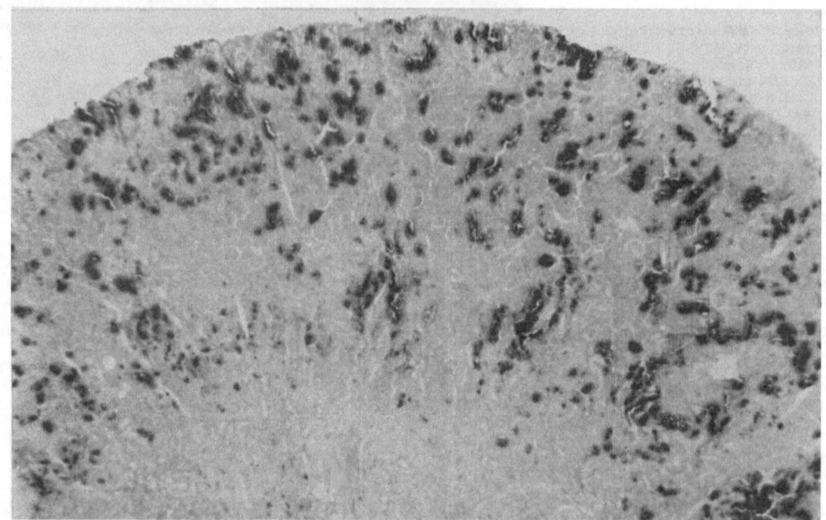

Abb. 27. Ratte mit Anurie nach initialer Polyurie bei Sublimat-Vergiftung. Verkalkungen tubulärer Nekrosen (Lupenvergrößerung). Färbung nach COSSA. Kalk schwarz dargestellt. Aus: GESSLER (1960)

den Epithelien der Hauptstücke und dort nach intraperitonealer oder intravenöser Zufuhr an der Basis der Zellen. Die intraepitheliale Speicherung des Metalls nach Injektion kolloidalen Quecksilbers (Methode nach SAUER und STEINER

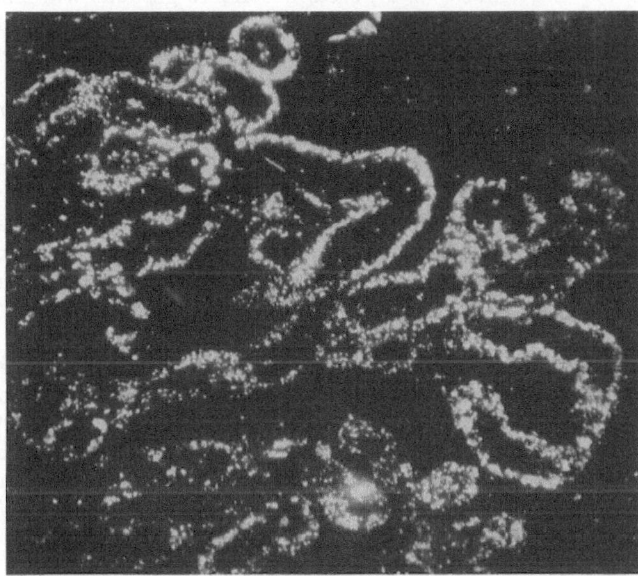

Abb. 28. Injektion von kolloidaler Quecksilberlösung. Speicherung des Metalls in den Epithelien der Hauptstücke. Dunkelfeldaufnahme des ungefärbten Präparates. Aus: STAEMMLER (1956)

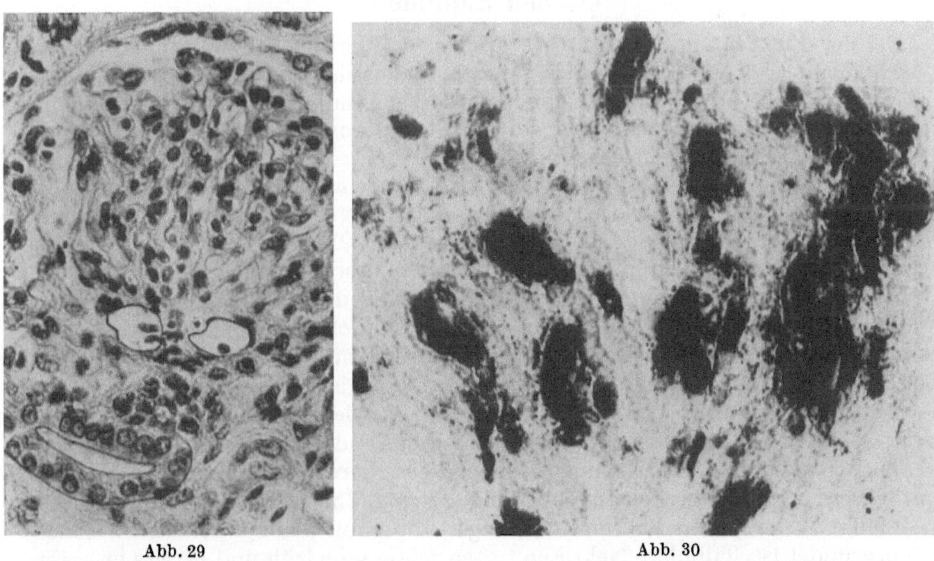

Abb. 29 Abb. 30

Abb. 29. Menschliches Glomerulum nach tödlicher Quecksilber ($HgCl_2$)-Vergiftung. Halbmondbildung nach Hyperplasie der Zellen eines Teils der äußeren Schicht der Bowmanschen Kapsel. Links im Bild ein obliterierter normaler Tubulus vom Anfangsteil des Mittelstückes (Tubulus contortus II). Aus: EDWARDS (1942)

Abb. 30. Phosphatase-Reaktion in den Cylindern, welche die Tubuluslumina ausfüllen. Die Reaktion spricht für die epitheliale Herkunft der Cylinder. Aus: STAEMMLER (1956)

(1935); s. o.) läßt sich aber auch sehr einfach am ungefärbten Präparat im Dunkelfeld nachweisen, wobei die Partikelchen aufleuchten. Die Abb. 28 gibt eine mit dieser Methode gewonnene Dunkelfeld-Aufnahme wieder.

Glomeruläre Läsionen sind lange umstritten gewesen, obwohl sie hinsichtlich des Ursprungs der Proteinurie (s. u.) stets besonders gesucht wurden. So wiesen BÜCHNER (1955) und LAPP und SCHAFÉ (1960) auf Grund lichtmikroskopischer Untersuchungen gerade in diesem Zusammenhang auf die Intaktheit der Glomerula hin. Mit elektronenoptischer Technik lassen sich aber doch Schädigungen des Filtrationsapparates schon in Frühstadien nachweisen. Man findet ein Ödem des Capillarendothels der Glomerula, eine Verdickung der Basalmembran sowie Ausziehungen und Auftreibungen der Deckzellfortsätze (SCHÖRCHER und LÖBLICH 1960). Das Tubulusepithel war zu diesem Zeitpunkt noch nicht irreversibel geschädigt. In diesem Licht gewinnen dann auch die älteren Befunde wieder an Gewicht, die in postakuten Stadien eine für Quecksilber-Vergiftung typische Hypertrophie und Hyperplasie der Zellen der Glomerulumkapsel fanden (s. Glomerulum auf Abb. 25b) und noch später häufig reaktive proliferative Halbmondbildungen, besonders deutlich bei menschlichen Nieren (s. Abb. 29).

Auf das mit den glomerulären Veränderungen verbundene Problem der Herkunft der massenhaft sich im Tubuluslumen findenden Eiweißcylinder wird im folgenden Abschnitt noch besonders eingegangen. Hier soll nur auf die histochemisch nachweisbare besondere saure und alkalische Phosphatase-Aktivität der Eiweißcylinder hingewiesen werden (Abb. 30). In Zusammenhang mit dem fehlenden Nachweis von Protein im Kapselraum leitet STAEMMLER (1956) hieraus die Auffassung her, in den Cylindern Eiweißresiduen zerfallener Epithelien zu sehen.

D. Pathogenese: Verknüpfung der funktionellen mit den morphologischen Befunden

Bei der Entstehung der oben beschriebenen funktionellen Störungen wirken Durchblutungsstörungen und direkte toxische Schädigung der Tubulusepithelien zusammen. Diese beiden Mechanismen sind voneinander trennbar. In Abhängigkeit von Intensität und Dauer der Intoxikation kann der eine oder der andere überwiegen und das Bild beherrschen.

Die Bedeutung der *Durchblutungsstörung* ist vor allem von ELBE (1905) aufgezeigt worden und wurde später u. a. von NAKATA (1922) gesichert und weiterentwickelt. ELBE (1905) und später auch WEILER (1913) aus der Schule RICKERs nehmen eine direkte Giftwirkung der Quecksilberverbindungen (des Sublimats) auf das Gefäßnervensystem an, wodurch es in bestimmten Gefäßbezirken zu einer Änderung der Weite der Strombahn und der Durchströmungsgeschwindigkeit kommt. Die mit fortschreitender Dauer wechselnden Regulationsstörungen der Nierendurchblutung charakterisieren den morphologischen Befund, bei dem zunächst eine Hyperämie, dann eine Anämie, dann wieder eine Hyperämie imponieren (s. o.; pathologische Anatomie). Wie wir aus anderen Versuchsanordnungen (s. den Beitrag über Durchblutungsstörungen der Niere) wissen, sind die Tubulusepithelien die gegen Durchblutungsstörungen empfindlichsten Elemente der Niere, so daß die Verknüpfung der Durchblutungsstörung mit den epithelialen Läsionen gut begründet ist. Tubuläre Nekrosen treten schon sehr früh und bereits im roten Initialstadium auf, was von NAKATA (1922) auf das Absinken des Blutdrucks in dieser Phase zurückgeführt wird. Tatsächlich haben auch die Clearance-Analysen von GUCKELBERGER und TSCHUMI (1944; s. o.) die starke Einschränkung der glomerulären Filtration nachgewiesen. Zunächst oder in leichteren Fällen kann die

Einschränkung der glomerulären Filtration durch die gleichwertige oder sogar überwiegende Störung der tubulären Rückresorption überdeckt sein, so daß es zur Normurie oder Polyurie bei schlecht konzentriertem Harn (s. o.; klinisches Bild) kommt. Die Filtrationsstörung kann sich bis zum völligen Versiegen der Primärharn-Produktion mit kompletter Anurie fortentwickeln. Hierbei könnten sowohl das hyperämische Absinken des Blutdruckes bei Gefäßlähmung als auch nerval ausgelöste intrarenale Gefäßspasmen ursächlich sein, wie sie KRAMER und seine Schule (KRAMER und DEETJEN 1962) für die Pathogenese der Schockniere vermuten.

Dem Sistieren der Filtration entspricht die eiweißfreie Leere des Kapselspaltes und der Tubuluslumina bei schwerst geschädigten Nieren (SCHÖRCHER und LÖBLICH 1960). Eine wichtige Stütze sind ferner die Befunde GESSLERs (1962), der im polyurischen Stadium der Sublimatvergiftung nach Injektion von Inulin eine Verdoppelung der Inulin-Konzentration in der Rinde bei nur geringer Verminderung im Mark fand. Im anurischen Stadium dagegen ist das Inulin in der Rinde gering vermindert bei stärkerer Verminderung im Nierenmark. Einzelheiten dieser Befunde sind der Tab. 7 zu entnehmen.

Tabelle 7. *Inulinverteilung bei sublimatgeschädigten Ratten mit unterschiedlichen Funktionsstörungen.* Inulinkonzentration in mg/g Feuchtsubstanz. M = Mittelwert der Tiergruppe; n = Zahl der Tiere in der betreffenden Gruppe; σ = Statistische Variationsbreite des Kollektivs; P = Statistischer Signifikanzwert. Aus: GESSLER (1962)

		Serum	Rinde	Mark
Kontrolle	M	0,555	0,866	1,621
(n = 10)	σ	± 0,27	± 0,46	± 0,97
	M	1,057	0,681	0,419
Anurie	σ	± 0,37	± 0,37	± 0,21
(n = 7)	P	—	—	< 0,005
Polyurie	M	0,456	1,755	1,323
(n = 7)	σ	± 0,41	± 2,0	± 1,6
	P	—	—	—

Nach diesen Ergebnissen GESSLERs muß man auch eine evtl. totale Rückresorption oder Rückdiffusion des (möglicherweise herabgesetzten) Glomerulumfiltrats als Ursache für die Anurie ablehnen, weil hierbei eine Anreicherung von Inulin in der Niere zu erwarten wäre, während doch – wie oben gezeigt – gerade umgekehrt eine Verminderung beobachtet wird. Eine passive Rückdiffusion von Inulin und Wasser durch evtl. tubulo-venöse oder tubulo-lymphatische Aneurysmen scheidet trotz der im anurischen Stadium besonders schweren Tubulusschäden (GESSLER und BASS 1960) aus, weil das hierzu notwendige Diffusionsgefälle von der Markzone zum Extracellulärraum fehlt.

Die von KAUFMANN (1888) inaugurierte und früher gelegentlich vertretene Auffassung, nach der die Durchblutungsstörungen nicht auf nervöse Dysregulation der Strombahn, sondern auf intracapilläre Blutgerinnung infolge der Quecksilberwirkung zurückgeführt wurde, ist allgemein aufgegeben worden, weil sich solche intrarenalen Gerinnungen bei Nachuntersuchungen (NAKATA 1922 und spätere Nachuntersucher) nicht nachweisen ließen. Auch die von PONFICK (1875) vorgetragene und am Beispiel der Chromoprotein-Niere (s. S. 175ff.) entwickelte Verstopfungstheorie zur Begründung der Anurie muß fallengelassen werden, nachdem sich gezeigt hat, daß sich gerade bei den schwerst geschädigten Nieren mit Anurie häufig weite und lichtmikroskopisch leere Tubuluslumina finden. Diese Leere imponiert auch bei elektronenmikroskopischen Untersuchungen solcher schwerst geschädigter Nieren (SCHÖRCHER und LÖBLICH 1960). Die „Verstopfung“ fehlt also gerade bei den anurischen Fällen besonders häufig.

Neben den Durchblutungsstörungen steht in der Pathogenese die *direkte toxische Wirkung der Quecksilberverbindungen gegenüber den Tubulusepithelien.* Die Zellen der betroffenen Hauptstücke (s. o., Abb. 28) nehmen das Quecksilber auf, an dem sie zugrundegehen. Das Quecksilber greift dabei in wichtige enzymatische Abläufe ein, wobei es die proteingebundenen Sulfhydrilgruppen der Enzyme blockiert (FARAH, CAFRUNY und DISTEFANO 1955). Zu der Gruppe der sulfhydrilgruppenhaltigen Enzyme zählt z. B. die Bernsteinsäure-Dehydrogenase, auf deren Aktivitätsverminderung nach Quecksilberdiuretica MUSTAKALLIO und TELKKÄ (1953), RENNELS und RUSKIN (1954) sowie WACHSTEIN und MEISEL (1954) hin-

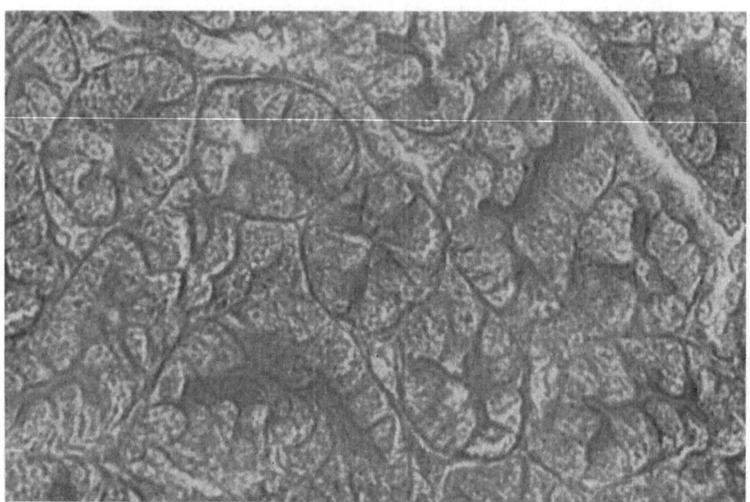

Abb. 31. Rattenniere. Gehalt der Tubuluszelle einer normalen Niere an proteingebundenen Sulfhydrilgruppen. Vergrößerung etwa 480fach. Aus: GAYER (1962)

wiesen. Innerhalb der Epithelzellen sind die sulfhydrilhaltigen Gruppen wiederum besonders an der Basis angereichert, wo sie sich histochemisch als parallelstehender Stäbchenapparat der Mitochondrien nachweisen lassen (REBER 1953). Morphologisch stimmt dies mit der besonders reichlichen Quecksilber-Deposition an der Zellbasis (s. o.; STAEMMLER 1956) gut überein.

Der Aktivitätsverlust der sulfhydrilgruppenhaltigen Enzyme ist keine nur für bestimmte Quecksilberdiuretica spezifische Wirkung, sondern offenbar auf das metallische Quecksilber als solches zurückzuführen. Man beobachtet gleiche Veränderungen auch nach Sublimat (LAPP und SCHAFÉ 1960). Im Hinblick auf die Blockierung der Sulfhydrilgruppen im geraden unteren Teil des proximalen Tubulus (s. pathologische Anatomie) bestehen dabei zwischen dem als Diureticum verwendeten Quecksilberpräparat Mersalyl und Sublimat bei niederer Dosierung auch quantitativ keine Unterschiede (FARAH, CAFRUNY und DISTEFANO 1955; CAFRUNY, FARAH und DISTEFANO 1955). GAYER verglich das in Deutschland verbreitete Quecksilberdiureticum Salyrgan mit Sublimat und Quecksilber-Sol im Hinblick auf die Blockierung proteingebundener Sulfhydrilgruppen und fand ebenfalls gleiche Wirksamkeit (GAYER 1962). Die Abb. 31, 32 und 33 sind der Arbeit von GAYER entnommen und zeigen (Abb. 31) die normale Verteilung proteingebundener Sulfhydrilgruppen in der Nierenrinde von Ratten. Abb. 32 zeigt eine Sublimatgeschädigte Niere, bei der sich stark sulfhydrilhaltige Proteine in den Lumina der Tubuli (!) und andererseits eine erhebliche Abnahme des Gehaltes dieser Enzyme in den Tubuluszellen nachweisen lassen. Bei plötzlich und abrupt durch große Quecksilbermengen geschädigten Nieren kann sich die Reduktion der Sulfhydrilgruppen offenbar nicht mehr entwickeln. Man findet in solchen Nieren (Abb. 33) noch starke Anfärbbarkeit der proteingebundenen Sulfhydrilgruppen in den nekrotisch gewordenen Zellen.

Nur das intakte und funktionierende Tubulusepithel läßt sich durch Quecksilber schädigen. Bei experimenteller Hydronephrose bleiben die Tubuli vor der Sublimatschädigung bewahrt (STAEMMLER 1956). Ähnlich sind auch Viomycin-geschädigte Tubuli bis zum Abschluß der Regeneration und funktionellen Ausreifung des neu

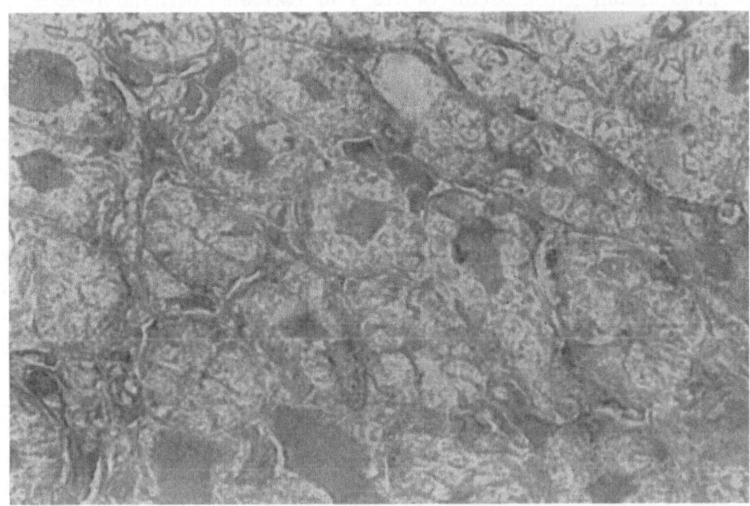

Abb. 32. Abnahme des Gehaltes an proteingebundenen Sulfhydrilgruppen 12 Std nach Vergiftung mit 0,1 ml 0,04 mol Sublimat. Vergrößerung etwa 480fach. Aus: GAYER (1962)

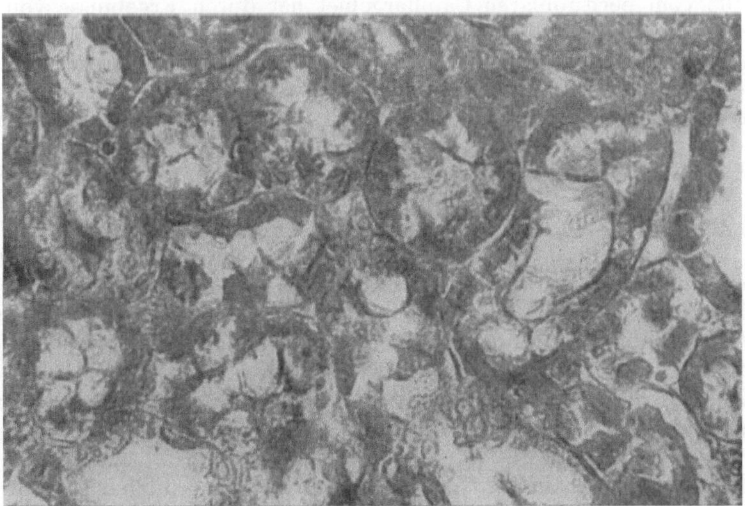

Abb. 33. Coagulationsnekrosen der Nierentubuli mit starker Anfärbbarkeit der proteingebundenen Sulfhydrilgruppen nach starker Zellschädigung. Vergiftung mit 0,5 ml 0,04 mol Hg-Sol. Vergrößerung etwa 480fach. Aus: GAYER (1962)

sich bildenden Epithels (etwa bis zu 20 Tagen nach Viomycingabe) selbst durch hohe Sublimatdosen nicht zu schädigen (STAEMMLER 1957). Das nach Quecksilber-Vergiftung und Tubulonekrose neu sich bildende noch flache und funktionsuntüchtige Epithel läßt sich ebenfalls durch neuerliche Quecksilbergaben zunächst nicht schädigen (STAEMMLER 1956), was alles auf Mangel an schädigungsfähigen Sulfhydrilgruppen in solchen Epithelien (GAYER 1962) zurückzuführen sein könnte.

Daß im übrigen nicht alle Fermentsysteme wahllos mitgeschädigt werden, geht aus Befunden WACHSTEINs hervor, der die intracelluläre Lipase-Aktivität nach Quecksilber unbeeinflußt fand. Sie läßt sich selbst in völlig nekrotischen Epithelzellen des proximalen Tubulusconvolutes von Ratten noch nachweisen (WACHSTEIN 1946).

Was nun den Weg des Quecksilbers in die Tubuluszellen anlangt, so ist hierüber eine abschließende Meinungsbildung noch nicht möglich. Während an der glomerulären Filtration und somit wohl auch der tubulären Rückresorption des relativ niedermolekularen Sublimats nicht zu zweifeln ist, liegen die Verhältnisse nach kolloidalen Quecksilbergaben sicher anders. Zunächst fällt übereinstimmend allen Untersuchern auf, daß das Quecksilber nach Quecksilberkolloidgaben vor allem an der Basis der Tubuluszelle (s. o.) und nicht zum Lumen hin angereichert ist, welch letzteres bei einer Rückresorption vom Tubuluslumen her naheliegen würde. Mit einer Einwanderung des Quecksilbers nicht nur vom Lumen, sondern auch von den peritubulären Capillaren her muß also gerechnet werden. Tatsächlich wurde für die auf die Sulfhydrilgruppen in gleicher Weise wie Quecksilberkolloid wirksame, als Diureticum verwendete organische Quecksilberverbindung Chlormerodrin eine tubuläre Sekretion im proximalen Tubulus auch bereits nachgewiesen (KESSLER, HIERHOLZER, GURD und PITTS 1958).

Die Gleichartigkeit sowohl der intracellulären Deponierung des Quecksilbers als auch des Schädigungsmechanismus gegenüber Sulfhydrilgruppen nach Quecksilberkolloid und nach organischen Quecksilberverbindungen veranlaßte GAYER (1962), eine Überprüfung des Weges des Kolloids in die Tubuluszelle mit indirekter Methodik zu versuchen. Der Autor sieht sich in der Annahme einer Einwanderung in die Zelle vom peritubulären Capillargebiet her durch Ergebnisse von Ultrafiltrationsversuchen (allerdings an toten und somit in der Porengröße im Vergleich mit dem lebenden Filter der Glomerulummembran unplastischen Filterporen) bestätigt, bei denen sich kolloidales Quecksilbersol als nicht ultrafiltrabel erwies, wenn Filter mit Porengrößen zwischen 50–100 Å verwendet wurden. Dies ist aber die aus Molekül-Siebungs-Versuchen (WALLENIUS 1954; PAPPENHEIMER 1953 und 1955 und RENKIN 1954) für normale Glomerulummembranen errechnete effektive Porengröße.

Da kolloidales Quecksilber als solches keine Blockierung von Sulfhydrilgruppen bewirkt, muß eine (intracelluläre?) Oxydation der Kolloide zu Quecksilberionen angenommen werden. Für das kleinmolekulare und somit auf jeden Fall filtrationsfähige Sublimat kann neben der glomerulären Filtration eine gleichzeitige tubuläre Sekretion nur in Analogie zu den oben beschriebenen Befunden vermutet werden. Deponierung des Quecksilbers sowie Lokalisation und Ausmaß der Sulfhydrilgruppen-Blockierung sind bei organischen Quecksilberverbindungen und Sublimat in niederer Dosierung, wie schon erwähnt, gleich (FARAH und KRUSE 1960).

Im Hinblick auf die umstrittene Pathogenese der Proteinurie wurde oben (s. pathologische Anatomie) schon auf die neueren elektronenoptischen Untersuchungen hingewiesen, die eine Schädigung der filtrierenden Glomerulummembran schon in Frühstadien erkennen lassen. Während man einerseits also mit einer Schädigung der Filtrationsflächen und Passage von Serumproteinen durch die lädierte Membran rechnen muß, hat aber andererseits GAYER (1962) darauf hingewiesen, daß eine solche Annahme zur Erklärung der Proteinurie nicht unbedingt notwendig ist. Bei Ratten haben SELLERS, GRIGGS, MARMORSTON und GOODMAN (1954) mittels Farbstoffkoppelungs-Versuchen mit Evansblue gezeigt, daß etwa

5 mg Protein pro Stunde in gesunden Nieren rückresorbiert werden, was einer täglichen Filtration und Rückresorption von etwa ein Drittel des gesamten zirkulierenden Plasmaeiweißes entspricht. Die Proteinurie könnte also auch bei intakten Glomerula allein durch eine Störung der Eiweiß-Rückresorption in den geschädigten Tubuli erklärt werden. Wie dem auch sei, so möchte man jedenfalls an der Vorstellung festhalten, es bei der Proteinurie mit Serumeiweißkörpern zu tun zu haben, die durch die Glomerulum-Membran in den Harn gelangt sind.

Die oben (s. pathologische Anatomie) erwähnte Auffassung, es handle sich bei den im Tubuluslumen nachweisbaren Proteinen immer nur um Eiweißreste aus Zell-Leichen, würde eine Erklärung für die Entwicklung des nephrotischen Syndroms mit allen charakteristischen quantitativen Verschiebungen der Serum-Eiweißkörper (s. o.; Klinik) sehr schwierig werden lassen. Die Serumdysproteinämie kann nur Folge des Verlustes von Serum-Eiweißkörpern sein.

E. Medikamentöse Beeinflussung

Die Blockierung der Sulfhydrilgruppen durch Quecksilber-Bindung ist mittels hoher Dosen von Cystein, Glutathion (Glutaminyl-Cysteinyl-Glycin) oder durch ein anderes Mercaptan, das 2,3-Dimercaptopropanol (BAL = British Anti-Levisit) zu verhindern oder aufzuheben (Farah und Kruse 1960). BAL ist in der klinischen Therapie gebräuchlich und in Deutschland unter dem Firmennamen Sulfactin (Homburg) käuflich. Über die klinischerseits (Sarre 1959) empfohlene Behandlung von Quecksilber-vergifteten Patienten mit dem Calciumsalz der EDTA (Äthylendiaminotetraessigsäure), im Handel als Calciumversenat ® bzw. Mosatil ®, liegen experimentelle Ergebnisse noch nicht vor. EDTA ist ein starker Komplexbildner, so daß mit einer entgiftenden Komplexbildung zwischen diesem chelierenden Agens und Hg auch intravital zu rechnen ist.

Die Sublimatnephrose ist von verschiedenen Autoren zum Studium des sog. „renotropen“ Effektes des Testosteron benutzt worden. Seit den Arbeiten Korenchevskys (Korenchevsky und Ross 1940) und Selyes (1939–1940) ist der Zusammenhang zwischen Nierenatrophie und Gonadonentfernung detailliert studiert worden. Unter den Steroidhormonen weist nur das Testosteronpropionat einen sog. „renotropen“ nierenhypertrophischen Effekt neben den bekannten anabolen Wirkungen auf den Stickstoffhaushalt auf. Durch Testosteronpropionat läßt sich schon bei gesunden Ratten eine z. T. erhebliche Nierenhypertrophie erzielen. Bei sublimatbehandelten Tieren führt Testosteronpropionat darüber hinaus nicht nur zu einer allgemeinen Widerstandssteigerung des Körpers gegenüber dem Gift, sondern es entfaltet offenbar auch eine direkte Schutzwirkung gegenüber den tubulären Epithelien. Unter Testosteronpropionat kommt es sogar zu einer Hypertrophie der epithelialen Zellen der Tubuli und des parietalen Blattes der Bowmanschen Kapsel. Die Glomerula bleiben unverändert (Kochakian 1951). Die Hormonwirkung bei der Sublimatnephrose ist in der Folgezeit teils bestätigt, teils vermißt worden. Bei einer Überprüfung der widersprüchlichen Ergebnisse konnte v. Westhoven (1956) die Ergebnisse von Selye und Korenchevsky bestätigen. Die Widersprüche in der Literatur führt die Autorin möglicherweise sowohl auf Unterschiede in der Dosierung (zu hohe Dosierung ist eher schädlich) als auch auf unterschiedliche Zeitpunkte der Medikation zurück. Von Westhoven gab bei sublimatvergifteten Kaninchen 3,5 mg Testosteronpropionat pro kp Körpergewicht. Dabei war nur bei einer vor dem 5. Versuchstag einsetzenden Medikation eine positive Beeinflussung des Krankheitsverlaufs zu erkennen. Nicht nur war bei der Autorin das histologische Bild bei den testosteronpropionatbehandelten Tieren günstiger, auch der klinische Verlauf wies deutlich Unterschiede auf, die in der Tab. 8 zusammengefaßt sind. Hervorzuheben ist vor allem die günstige Wirkung auf die Nierenfunktion, ausgedrückt als Reststickstoffwert des Serum der sublimatvergifteten und hormonbehandelten Tiere.

Tabelle 8. *Der Einfluß von Testosteron-Gaben auf die Nierenfunktion und die Serum-Elektrolytverschiebungen bei experimentellen Sublimat-Nekronephrosen bei Kaninchen.* Aus: v. WESTHOVEN (1956)

Tiergruppe		Reststickstoff mg-%	Natrium mg-%	Kalium mg-%	Calcium mg-%
Ausgangswerte	*M*	25,8 ± 5,6	338,3 ± 15,2	18,4 ± 4,2	4,6 ± 2,9
Sublimatserie (12 Tiere)	*M*	130,3 ± 98,6	277,0 ± 19,7	28,5 ± 4,6	10,9 ± 2,9
Sublimat-Testosteron (6 Tiere)	*M*	61,3 ± 26,7	319,5 ± 43,9	29,6 ± 7,4	13,7 ± 1,5

Literatur

BÜCHNER, F.: Allgemeine und spezielle Pathologie. München und Berlin: Urban & Schwarzenberg 1955.

CAFRUNY, E. J., A. FARAH and H. S. DI STEFANO: Effects of mercurial diuretic mersalyl on proteinbound sulfhydril groups in cytoplasm of rat kidney cells. J. Pharmacol. exp. Ther. **115**, 390 (1955).

EDWARDS, J. G.: The renal tubule (nephron) as affected by mercury. Amer. J. Path. **18**, 2, 1011 (1942).

ELBE, A.: Die Nieren- und Darmveränderungen bei der Sublimat-Vergiftung des Kaninchens in ihrer Abhängigkeit vom Gefäßnervensystem. Virchows Arch. path. Anat. **182**, 445 (1905).

FARAH, A., E. J. CAFRUNY and H. S. DI STEFANO: Histochemical studies on site of action of mercurial diuretics. J. Histochem. Cytochem. **3**, 271 (1955).

—, and R. KRUSE: The relation of mercurial diuresis to cellular proteinbound sulfhydril changes in renal cells. J. Pharmacol. exp. Ther. **130**, 13 (1960).

GAYER, J.: Das Verhalten der proteingebundenen Sulfhydrilgruppen der Niere nach Quecksilbervergiftung. In: SARRE-ROTHERs Akutes Nierenversagen. Stuttgart: Thieme 1962.

GESSLER, U.: Intra- und extrazelluläre Elektrolytveränderungen bei experimenteller und klinischer metabolischer Azidose. Habil. schr. Freiburg (1960).

—, u. L. BASS: Mineralhaushaltstörungen bei der experimentellen Sublimatvergiftung. Z. ges. exp. Med. **133**, 18 (1960).

— Experimentelle Untersuchungen zur Entstehung der akuten Anurie. In: SARRE-ROTHERs Akutes Nierenversagen. Stuttgart: Thieme 1962.

GIL y GIL: Die Immunität im Nierenepithelgewebe. Beitr. path. Anat. **72**, 621 (1924).

GUCKELBERGER, M., u. H. TSCHUMI: Nierenfunktion bei der Sublimatnephrose. Schweiz. med. Wschr. **2**, 33 (1944).

KESSLER, R. H., K. HIERHOLZER, R. S. GURD and R. F. PITTS: Localization of diuretic action of Chlormerodrin in the nephron of the dog. Amer. J. Physiol. **194**, 540 (1958).

KOCHAKIAN, CH. D.: Wirkung der Androgene auf den Stoffwechsel. Schweiz. med. Wschr. **81**, 41 (1951).

KORENCHEVSKY, V., and M. A. ROSS: Kidneys and sex hormones. Brit. med. J. **1940 I**, 645.

KRAMER, K., u. P. DEETJEN: Hämorrhagischer Schock und akutes Nierenversagen. In: SARRE-ROTHERs Akutes Nierenversagen. Stuttgart: Thieme 1962.

LAPP, H., u. K. SCHAFÉ: Morphologische und histochemische Untersuchungen bei der Sublimatnephrose der Ratte. Beitr. path. Anat. **123**, 77 (1960).

MUSTAKALLIO, K. K., and A. TELKKÄ: Histochemical localization of the mercurial inhibition of succinic dehydrogenase in rat kidney. Science **118**, 320 (1953).

NAKATA, T.: Pathologische Beschreibung des makroskopischen und mikroskopischen Aussehens der Sublimatniere. Einteilung in drei Stadien. Beitr. path. Anat. **70**, 282 (1922).

NONNENBRUCH, W.: Das „nephrotische Syndrom". Klin. Wschr. **21**, 805 (1942).

PAPPENHEIMER, J. R.: Passage of molecules through capillary walls. Physiol. Rev. **33**, 387 (1953).

PAPPENHEIMER, R.: Über die Permeabilität der Glomerulummembranen in der Niere. Klin. Wschr. **33**, 362 (1955).

PONFICK: Experimentelle Beiträge zur Lehre von der Transfusion. Virchows Arch. path. Anat. **62**, 273 (1875).

REBER, K.: Blockierung der Speicherfunktion der Niere als Schutz bei Sublimatvergiftung. Z. Path. Bakt. **16**, 755 (1953).

RENKIN, E. M.: Filtration, diffusion and molecular sieving through porous cellular membranes. J. gen. Physiol. **38**/2, 225 (1954).

RENNELS, E. G., and A. RUSKIN: Histochemical changes in succinic dehydrogenase activity in rat kidney following administration of mercurial diuretics. Proc. Soc. exp. Biol. (N. Y.) **85**, 309 (1954).

REUBI, F.: La signification de la pression intrarénale en pathologie médicale. Schweiz. med. Wschr. **86**, 385 (1956).
ROTHER, K., H. SARRE, R. KLUTHE, E. FISCHER u. A. SCHÜTTE: Über immunserologische und spektralphotometrische Untersuchungen von Serumproteinen beim experimentellen nephrotischen Syndrom. Z. ges. exp. Med. **129**, 87 (1957).
SARRE, H.: Nierenkrankheiten. Stuttgart: Gg. Thieme Verlag 1959.
—, u. J. GAYER: Funktionelle Orthologie und Pathologie der Nierenausscheidung. In: BÜCHNER-LETTERER-ROULET, Hdb. d. allg. Path. V/2. Berlin-Göttingen-Heidelberg: Springer 1959.
— — u. K. ROTHER: Das Wesen der „kompensierten Retention" bei chronischen Nierenerkrankungen. Dtsch. med. Wschr. **82**, 1093 (1957).
SAUER, E., u. D. STEINER: Kolloid-Z. **73**, 42 (1935).
SCHÖRCHER, C., u. H. J. LÖBLICH: Elektronenmikroskopische Nierenbefunde bei akuter Sublimatvergiftung. Ein Beitrag zur Morphogenese der akuten Nephrose. Virchows Arch. path. Anat. **333**, 587 (1960).
SELLERS, A., N. GRIGGS, J. MARMORSTON and H. C. GOODMAN: Filtration and reabsorption of protein by the kidney. J. exp. Med. **100**, 1 (1954).
SELYE, H.: The effect of testosterone on the kidney. J. Urol. (Baltimore) **42**, 637 (1939).
— On protective action of testosterone against kidney damaging effect of sublimate. J. Pharmacol. exp. Ther. **68**, 454 (1940).
STAEMMLER, M.: Die akuten Nephrosen; 1. Die Sublimat-Nephrose. Virchows Arch. path. Anat. **328**, 1 (1956).
— Die akuten Nephrosen; 4. Tubuläre Schädigung und Wiederherstellung. Virchows Arch. path. Anat. **330**, 139 (1957).
SUZUKI, T.: Zur Morphologie der Nierensekretion. Jena: Fischer 1912.
WACHSTEIN, M.: Influence of experimental kidney damage on histochemically demonstrable lipase activity in the rat. Comparison with alkaline phosphatase activity. J. exp. Med. **84**, 25 (1946).
—, and E. MEISEL: On the histiochemical localization of the mercurial inhibition of succinic dehydrogenase in rat kidney. Science **119**, 100 (1954).
WALLENIUS, G.: Renal clearance of dextran as measure of glomerular permeability. Acta Soc. Med. upsalien. **59**, 1 (1954) Suppl. 4.
WEILER, F.: Die anatomischen Veränderungen bei der Sublimatvergiftung des Kaninchens in ihrer Abhängigkeit vom Gefäßnervensystem. Virchows Arch. path. Anat. **212**, 200 (1913).
v. WESTHOVEN, W.: Die Beeinflussung der experimentellen Schwermetall-Nephrose durch Verabreichung von Testosteronpropionat. Inaug. Diss. Freiburg 1956.
ZOLLINGER, H. V.: Autoptische und experimentelle Untersuchungen über Lipoidnephrose, hervorgerufen durch chronische Quecksilber-Vergiftung. Schweiz. Z. allg. Path. **18**, 155 (1955).

4. Uranvergiftung

Uran, als Uranylnitrat ($UO_2(NO_3)_2 \times 6\,H_2O$) oder Uranylacetat führt innerhalb des tubulären Apparates, wie OLIVER, McDOWELL and TRACY 1951 zeigen konnten, zu fast selektiver Läsion der Epithelien des mittleren Drittels des Tubulus contortus I (vgl. Abb. 2 in Einleitung) mit den entsprechenden Funktionsausfällen (s. u.). Neben der tubulären Wirkung hat das Uran aber auch glomeruläre Schäden mit Permeabilitätsstörung für Serumproteine zur Folge, so daß die Uran-Vergiftung wiederholt auch zur experimentellen Erzeugung eines nephrotischen Syndroms benutzt worden ist. Je akuter und intensiver die Schädigung – in Abhängigkeit von der Dosis – einsetzt, desto mehr treten die glomerulären Läsionen (BENCOSME, STONE, LATTA and MADDEN 1960) hervor.

A. Methodik

Man unterscheidet zwischen der akuten und einmaligen Uranvergiftung und der chronischen Form. Die exakte Steuerung der Schädigung ist ähnlich schwierig wie bei der Sublimatnephrose (s. S. 25), weil die Vergiftbarkeit der Tiere individuell schwankt. Hinzu kommt, daß z. B. bei Kaninchen ältere Tiere meist schwerere Schäden aufweisen als junge (McNIDER 1917). Ebenso führt auch Trächtigkeit zu besonderer Empfindlichkeit gegenüber Uran, was McNIDER, HELMS und

Helms 1927 an Hunden zeigten. Die Dosierung richtet sich bei wiederholten Urangaben je nach Versuchszwecken nach dem Ausmaß der Proteinurie, nach dem evtl. Auftreten der Polyurie, dem Nierenversagen oder Elektrolytverschiebungen.

Bei Kaninchen führen tägliche Gaben von 7–8 mg/kp Uranylacetat zu chronischen Verläufen, während andererseits bei Mengen zwischen 9 und 11 mg akute Vergiftungen mit tödlichem Ausgang auftreten (v. Westhoven 1956). Die Verabreichung erfolgte hier durch Schlundsonde in 1%iger Lösung der Substanz in Wasser. Nephrotische Verlaufsformen erzielten Emmrich und Pferner (1955) durch 1,5 mg Uranylnitrat intravenös als 0,5%ige Lösung (0,25 bzw. 0,35 ml Lösung) in 2–3tägigen Abständen über bis zu 32 Tage, während Keller (1953) schon mit 0,4 mg/kp in 2–3tägigen Abständen auskam. Nach einmaliger subcutaner Injektion von 4 mg Urannitrat pro kp Körpergewicht erhielt McNider (1929) bei Hunden Schäden, die entweder zum schnellen Tod, zum chronischen Nierenschaden oder zur Erholung nach Initialschaden führten. Ebenfalls bei Hunden gaben Bobey, Longley, Dickes, Price and Hayman (1943) 2 mg Uranylacetat pro kp Körpergewicht einmalig subcutan. 14,4 mg Uranylnitrat pro kp Körpergewicht, einmalig subcutan injiziert, benutzten Bencosme, Stone, Latta and Madden (1960) und erzielten damit schwere Nierenschäden.

Ähnlich wie das Sublimat führen auch die Uransalze zu Toleranzerscheinungen, die die Steuerung der Vergiftung bei chronischen Versuchen schwierig machen können. Wiederholte kleine Dosen führen zur Toleranz der Hauptstück-Epithelien (Gil y Gil 1924). Die Toleranz ist ungleichmäßig von Nephron zu Nephron verteilt und variiert auch innerhalb des einzelnen Nephron insofern, als die mehr distalen Anteile der Hauptstücke (s. u.; path. Anatomie) bei den Beobachtungen Gil y Gils offenbar mehr tolerant wurden als die hauptsächlich geschädigten mittleren Drittel. Bei den mehr resistenten Tieren fehlten auch glomeruläre Veränderungen. Die Toleranz, die auch von anderen Untersuchern bestätigt wurde (Hunter 1929), wird in der Literatur wechselweise als „Toleranz", „Immunität" oder „erworbene Resistenz" bezeichnet, ohne daß nähere Vorstellungen über ihren Mechanismus entwickelt wurden.

Kombiniert man Uran- mit Ephedrin-Behandlung, so findet man bei Hunden, Kaninchen und Meerschweinchen gleichartige Schäden wie bei der Behandlung mit Uran allein, nur sind diese sehr viel ausgeprägter (Sachs 1903). Das Resultat ist wohl als Überlagerungseffekt aufzufassen, bei dessen Zustandekommen Uran und Gefäß-Spasmen zusammenwirken.

B. Klinisches Bild

Das zunächst auffälligste klinische Symptom ist eine Polyurie mit Proteinurie. Sie setzt 2–3 Tage nach Urangabe oder in Abhängigkeit von der Dosierung manchmal auch erst etwas später ein. Diese initiale Polyurie ist so charakteristisch, daß sie von manchen Autoren als Leitfaden für die Urandosierung benutzt wird. Sie geht nach Vergiftung mit hohen Urandosen schnell in Oligo- und schließlich in Anurie über. Weniger schwer geschädigte Tiere erholen sich wieder. Die Polyurie und die damit verbundene Hyposthenurie spricht auf Adiuretin nicht an, was auch nicht zu erwarten ist, da die Polyurie Folge der durch Epithelzerstörung fehlenden Wasserrückresorption im proximalen Tubulus ist. Erst nach Wiedererholung bzw. Regeneration eines neuen Epithels setzt auch die Adiuretinempfindlichkeit wieder ein.

Im Harn findet sich nicht selten auch Zucker, was der Orthologie der Glucose-Rückresorption in den geschädigten Hauptstücken entspricht.

Der Sedimentbefund ist sehr unterschiedlich und kann selbst bei schwerkranken Tieren nur wenig Formelemente aufweisen, während umgekehrt bei weniger schwer geschädigten der Befund sehr massiv sein kann. Man findet Erythrocyten, Leukocyten und Epithelien. Hyaline Cylinder sind spärlich. Eine Lipoidurie habe ich im Gegensatz zu KELLER (1953), der sie bei stärkerer Proteinurie regelmäßig fand, nur ausnahmsweise gesehen.

Die in Abhängigkeit vom Untersucher oft widersprüchlichen Harnbefunde sind wohl mit KELLER (1953) auf eine trotz gleichbleibender Uranzufuhr auftretende merkwürdige Periodik der Blut- und Harnveränderungen zurückzuführen; mit anderen Worten, die Befunde hängen auch vom Untersuchungszeitpunkt ab. Die Abb. 34 ist der Arbeit von KELLER (1953) entnommen und läßt 2 proteinurische Perioden bei 35tägiger Versuchsdauer erkennen.

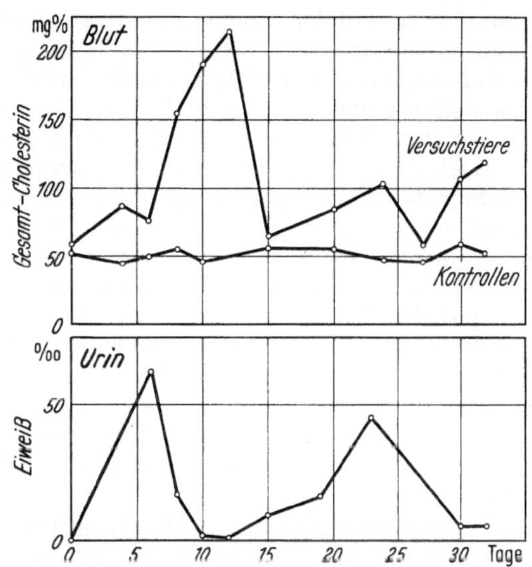

Abb. 34. Schematische Zusammenfassung der Serum-Cholesterin-Spiegel und der Proteinurie bei 18 protrahiert uranvergifteten Kaninchen (Dosierung: 0,4 mg Uranylnitrat pro kp Körpergewicht in 2—3tägigem Abstand über 32 Tage). Aus: H. KELLER (1953)

In Abhängigkeit von der Dosierung (s. o.) lassen sich unterschiedlich schwere Funktionsstörungen hervorrufen. Nach einmaliger Urangabe kommt es bei Kaninchen schnell zu einem etwa über 2–3 Wochen anhaltenden Reststickstoffanstieg (BAUER, JOHNSON, CARBONARO and HIRSCH 1951), der sich später aber wieder normalisiert, während sich durch protrahierte Vergiftung ein kontinuierlicher Reststickstoffanstieg mit Ausgang in Urämie erzwingen läßt (v. WESTHOVEN 1956). Ebenso verhalten sich auch die Kreatininwerte (HAYMAN, SHUMWAY, DUNKE and MILLER 1939). Vgl. hinsichtlich der Funktionsstörungen auch Abb. 36.

Dem entsprechen die Ergebnisse bei Clearance-Untersuchungen. Bei Hunden (Uran-Dosierung s. o., Methodik) nähert sich die Diodrast-Ausscheidung den Werten der Inulin-Clearance oder sinkt sogar noch darunter (BOBEY, LONGLEY,

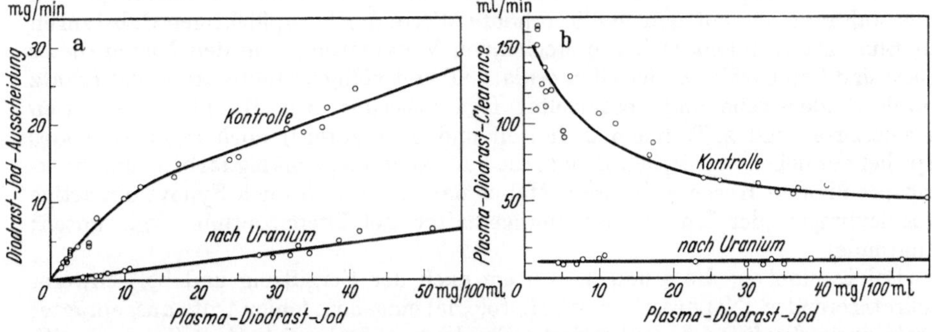

Abb. 35a u. b. a Das Verhältnis von Diodrast-Jod-Ausscheidung zum Plasmaspiegel vor (A) und nach (B) Uranvergiftung beim Hund. b Das Verhältnis von Plasma-Diodrast-Clearance zu Plasma-Diodrast-Jod vor (A) und nach (B) Uranvergiftung beim Hund. Aus: BOBEY, LONGLEY, DICKES, PRICE and HAYMAN (1943)

DICKES, PRICE and HAYMAN 1943). Vergleichende Untersuchungen der Diodrast-Clearance vor und nach Uranvergiftung gibt die Abb. 35 wieder. Die Verschlechterung wird mit dem u. U. fast vollständigen Verlust der Fähigkeit der Tubuli erklärt, Diodrast zu sezernieren. Die Einschränkung auch der glomerulären Filtration (Inulin-Clearance) erklärten die Untersucher durch Rückdiffusion durch die geschädigten Tubuli und weniger durch eine glomeruläre Schädigung als solche. Doch wird man in Kenntnis neuerer Beobachtungen über Schädigungen auch am glomerulären Apparat (s. Histologie) die Minderung der Inulin-Clearance heute als Ausdruck der direkten Glomerulumschädigung durch das Uran ansehen müssen. Die Ergebnisse raten aber doch immerhin zur Vorsicht bei der Verwendung der Diodrastplasma-Clearance als Maß des renalen Plasmastroms und der Inulin-Clearance als Maß der Glomerulumfiltration bei Uran-vergifteten Nieren. Wegen Inulin- und Kreatinin-Clearance bei Uran-vergifteten Hunden s. auch Tab. 9.

McNider (1929a) verfolgte den Verlauf der Uranvergiftung bei 86 gleichartig behandelten Hunden (s. o.; Methodik), die er hinsichtlich der Schädigung in drei Gruppen unterteilte. Aus der Gruppe der Hunde mit schweren intrarenalen Schäden überlebte keiner die ersten beiden Versuchswochen. Bei kontinuierlicher Wasserzufuhr von 500 ml/Tag überstieg das Harnvolumen diese Menge erheblich und betrug bei einem Tier z. B. 1450 ml. Die Proteinurie erreichte Werte bis zu 2,5 g/l. Im Sediment relativ spärliche Befunde mit vereinzelten granulierten und hyalinen Cylindern. Die funktionellen Störungen entsprachen der vorwiegenden Zerstörung der Epithelien der proximalen Tubuli contorti mit mäßiger Glucosurie und Anstieg der Blutharnstoff-Werte auf 150 mg-% bei Abfall der Alkalireserve. Die Tiere starben unter den Zeichen der Urämie mit Reststickstoff-Werten um 200 mg-% bei ebenfalls stark erhöhten Kreatinin-Werten. Die Sulphtalein-Ausscheidung versiegte schon nach wenigen Tagen. Anatomisch (Details s. u.) ist für diese Tiere das Fehlen jeder Regeneration innerhalb der schwerst geschädigten Hauptstücke charakteristisch.

Bei der zweiten Gruppe handelt es sich um Hunde, die sich nach dem Initialschaden wieder erholen. Hier fanden sich gleichartige funktionelle Störungen wie oben beschrieben, nur mit dem Unterschied, daß sie sich vollständig wieder zurückbildeten. Bei einem Tier z. B. mit einem Reststickstoff-Wert von 133 mg-% am 6. Tag war bereits am 19. Tag nach der Vergiftung ein Normalwert von 22 mg-% wieder erreicht. Die Wiederherstellung ist aber von Tier zu Tier ungleich und kann sich über längere Zeiträume erstrecken. Die feingeweblichen Charakteristica bei diesen Tieren waren Regeneration der geschädigten Tubulusepithelien bei zunehmender Fibrose im Bereich der Glomerula.

Die dritte Gruppe schließlich umfaßte die chronisch kranken Hunde. Sie hatten über Jahre permanent und mäßig erhöhte Werte der harnpflichtigen Substanzen im Blut. Die histologisch hervorstechenden Veränderungen in den Nieren dieser Tiere sind Capillarfibrose der Glomerula, z. T. mit völliger Obliteration und Ersatz durch Bindegewebe und vereinzelter Hyalinisierung. Die Hauptstücke weisen regeneriertes und z. T. (nach 2 Jahren und 8 Monaten!) noch regenerierendes Epithel auf neben atypischen Zellen, die flach sind, gleichmäßig färbbar und deutlich prominente Kerne aufweisen. Manchmal finden sich auch Syncytium-artige Auskleidungen der Tubuli mit mangelhafter Zelldifferenzierung (vgl. unten; Anatomie).

Bei Kaninchen, die schon 3–8 Tage nach der Vergiftung und bei schwerer nekrotisierender „Nephrose" (s. u., Histologie) eingehen, fehlen trotz ausgeprägter Proteinurie die für das nephrotische Syndrom charakteristischen Serumeiweißverschiebungen. Sie lassen sich erst nach längerer Versuchsdauer, vom 10. Tag etwa an, nachweisen. Nach 36tägiger Versuchsdauer fand sich z. B. der Albuminwert bis auf 41,6% des Gesamteiweißwertes erniedrigt. α-Globuline sind mit 12,2 wenig und β-Globuline mit 24,4 stark erhöht. 21,8% γ-Globuline. Der Albumin-

Globulin-Quotient ist entsprechend mit 0,71 stark erniedrigt (ROTHER, SARRE, FISCHER und SCHÜTTE 1957).

Es fiel aber auf, daß selbst bei diesen schwer geschädigten Tieren die von NONNENBRUCH (1942) für den „nephrotischen Symptomenkomplex" postulierten übrigen Symptome nur z. T. ausgebildet waren. Auf die gleiche Beobachtung wurde schon im Abschnitt über die Sublimatnephrose (s. S. 30) hingewiesen. Es fehlten Ödeme und Lipoidurie, und auch die Proteinurie war nur relativ gering. Vorhanden sind Hypoproteinämie mit Hypalbuminämie und Hyperbetaglobulinämie sowie Lipämie (ROTHER, SARRE, FISCHER und SCHÜTTE 1957).

Das Verhalten der Serum-Fettfraktionen zeigt die Abb. 36. Die Veränderungen wurden nach einmaliger Gabe von 10 mg Uranylacetat subcutan bei Kaninchen erzielt (BAUER, JOHNSON, CARBONARO und HIRSCH 1951). Zusammen mit den bei diesen Tieren beobachteten Fetteinlagerungen in der Leber und in den Nieren und mit den Nierenschädigungen an sich halten die Autoren eine Allgemeinstörung des Fettstoffwechsels durch die Uranvergiftung für die Ursache. Der Mechanismus des Neutralfettanstieges erscheint jedoch in einem anderen Licht, seitdem durch ROSENMAN, BYERS und FRIEDMAN (1957) bei der Magusi Nephritis-Nephrose gezeigt wurde, daß der Albuminverlust als solcher eine mangelhafte Fähigkeit des Plasmas zur Fetthydrolyse nach sich zieht. Dies beruht auf der Vehikelfunktion des Albumins für den Transport der Fettsäuren, die bei der Hydrolyse der Neutralfette durch Lipoproteinlipase frei werden (NIKKILÄ und HASHTI 1954). Albuminmangel führt auf diese Weise zur Anschoppung von Fettsäuren im Plasma und damit zur Blockierung der weiteren Fetthydrolyse. Wahrscheinlich spielt als zusätzlicher Faktor bei der mangelhaften Neutralfett-Hydrolyse auch noch ein Verlust an Lipoproteinlipase durch die Nieren eine Rolle (ROSENMAN and SMITH 1957). Der Fettsäureumsatz der Leber, gemessen an der Freigabe von Triglyceriden ins Blut, ist bei experimenteller Nephrose erheblich beschleunigt (MALMENDIER 1962), was durch Kohlenhydraternährung unbeeinflußt bleibt.

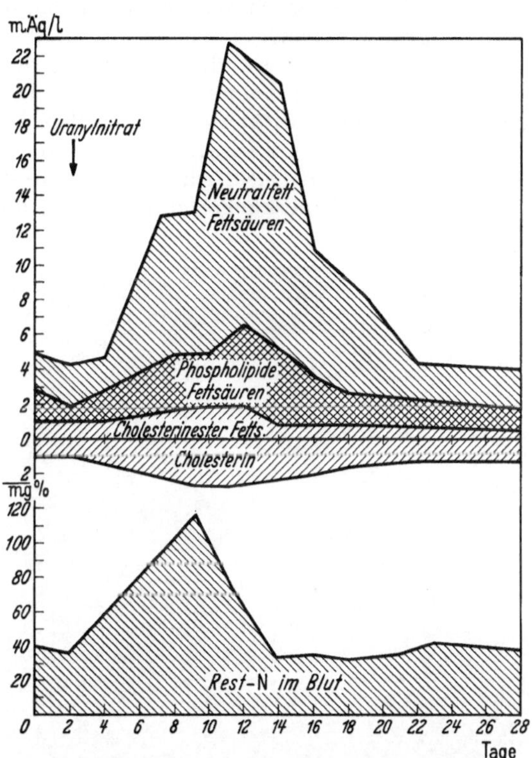

Abb. 36. Veränderungen des Serumspiegels verschiedener Lipoidfraktionen und des Reststickstoffs bei einem Kaninchen nach subcutaner Injektion von 10 mg Uranylnitrat. Aus: BAUER, JOHNSON, CARBONARO and HIRSCH (1951)

Die bei Kaninchen nach Uran beobachteten starken Elektrolytverschiebungen entsprechen denen bei Sublimatnephrose (s. S. 27). Bei meist vorherrschender Hyperkaliämie beobachtet man eine Minderung der Natrium- und Calciumwerte im Blut (vgl. aber weiter unten Histologie wegen Verkalkung). v. WESTHOVEN (1956) fand bei Kaninchen Normalwerte (31 Tiere) von 338

± 19,7 mg-% Na, 28,5 ± 4,6 mg-% K und 10,9 ± 1,5 mg-% Ca. Bei akut vergifteten Tieren fiel der Na-Wert auf 269 mg-% ab, der Ca-Wert auf 9,0 mg-%, während der K-Wert auf 26,5 mg-% erhöht war. Bei chronischen Vergiftungen lagen die Verschiebungen etwa in gleicher Höhe.

C. Pathologische Anatomie und Pathogenese

Makroskopisch sind die Nieren uranvergifteter Tiere je nach Schweregrad der Schädigung unauffällig oder ödematös vergrößert. Die Kapsel ist im letzteren Fall gespannt. Durchschneidet man solche Nieren, so tritt die Schnittfläche hervor und ist leicht grau verfärbt.

Histologisch überwiegt die Schädigung der Tubuluszellen des Hauptstückes (Tubulus contortus I). Bei mittlerer Dosierung beschränkt sie sich fast ausschließlich und scharf umschrieben auf das mittlere Drittel (Suzuki 1912; Oliver 1915). Diese vorwiegende Lokalisation ist auf der Zusammenstellung auf Abb. 2 (s. S. 4) dargestellt. Hinsichtlich der Lokalisation verweise ich wiederum auf die allgemeinen Bemerkungen in der Einleitung (zusätzliche sekundäre Schäden

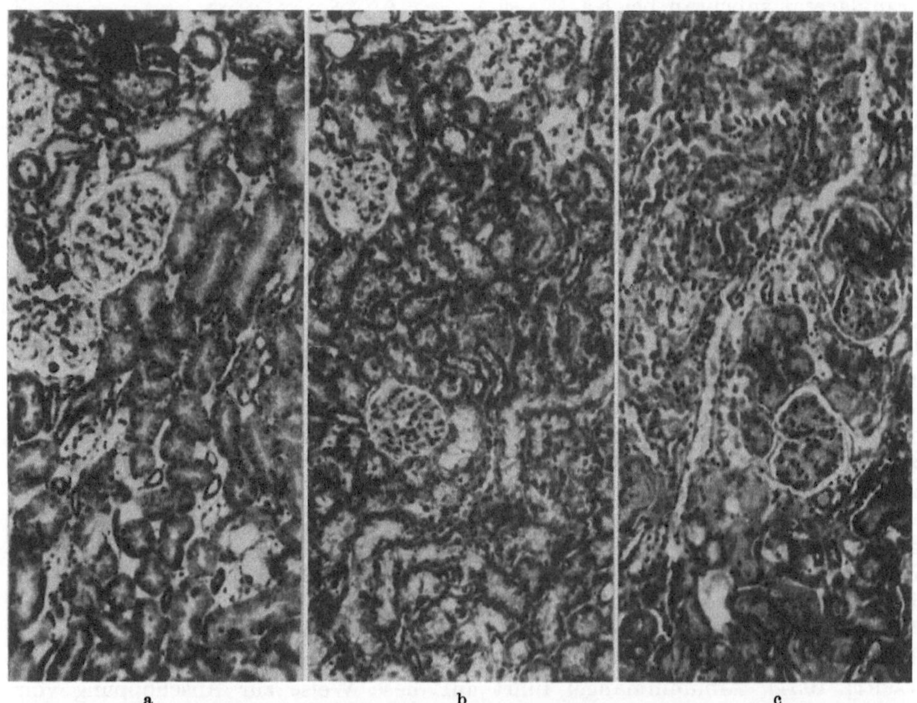

Abb. 37a—c. a Nierenrinde einer normalen Ratte. b Niere einer Ratte 48 Std nach Vergiftung mit 2 mg $UO_2(NO_3)_2 \times 6\ H_2O$ pro kg Körpergewicht. Auf der unteren Hälfte fleckförmiges Gebiet mit Hauptstücken, deren Epithelien schwer geschädigt sind. c Rattenniere 72 Std nach Behandlung wie auf Abb. 37b. Die Nekrobiose der gleichen Tubulusabschnitte wie dort ist jetzt weiter fortgeschritten. Noch keine Regenerationstendenz. Abb. 37 – 40 aus: Dahl (1953)

durch Kreislaufstörung!). Man findet zu Beginn der Vergiftung oder bei niedriger Dosierung trübe Schwellung im Bereich der Hauptstückepithelien mit vereinzelter hyalin-tropfiger Entartung. Bei schwereren Schädigungen kommt es zur Verfettung mit doppelbrechenden Lipoiden, wiederum auf den Bereich der Hauptstücke beschränkt. Die geschädigten Zellen können völliger Nekrobiose verfallen. Überleben die Tiere den Schaden, so findet man häufig ein atypisches flaches Epithel im Bereich der Hauptstücke mit länglichen und farbintensiven Kernen. Immer wieder sind auch Mitosen zu beobachten, so daß es sich hier wohl um regenerierendes Epithel handeln dürfte.

McNider (1929b) unterscheidet bei uranvergifteten Hunden zwei unterschiedliche Regenerationsmodi. Der eine besteht darin, daß sich in den geschädigten Bereichen neue und schließlich funktionierende Epithelien ausbilden, die von ursprünglichen und vereinzelten Epithelzellen ausgehen, die der Vergiftung entgangen sind. In anderen Nephronen, insbesondere nach völliger Zerstörung des Bestandes an Hauptstückepithelien findet man Auskleidungen der Tubuli mit flachbleibenden, manchmal syncytiumähnlichen Zellverbänden. Hier scheint es

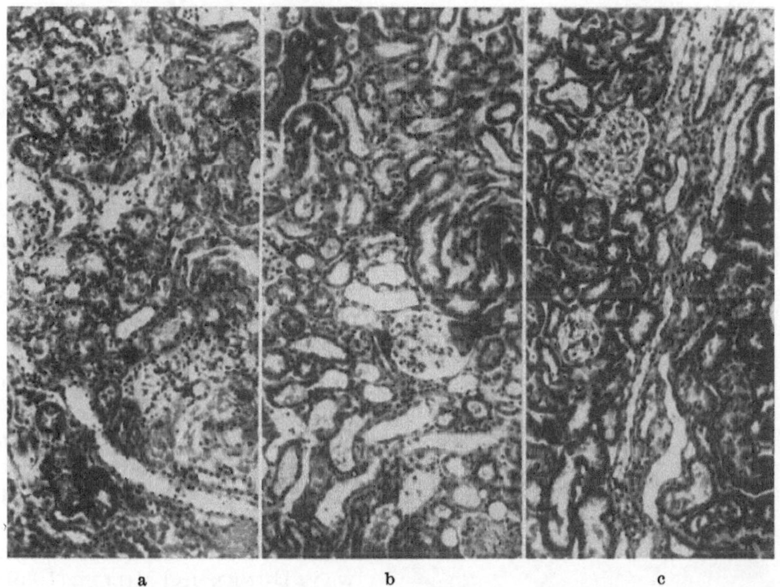

Abb. 38a—c. a Rattenniere 120 Std nach Behandlung wie auf Abb. 37. Kräftige Regeneration der Epithelien der nekrobiotisch veränderten Bezirke im Bereich der Hauptstücke. Die Mittelstücke (Tubulus contortus II) zeigen nur geringe Veränderungen. b 8 Tage nach der Vergiftung. Über das ganze Bild verstreut regenerierendes Epithel. c 12 Tage nach der Vergiftung. Fast normales Bild. Von oben nach unten zieht sich ein Streifen mit Tubuli, deren noch etwas flaches regenerierendes Epithel deutlich sichtbar ist

sich um Epithelien zu handeln, die vom terminalen Teil des Tubulus contortus I oder vom oberen Teil des absteigenden Schenkels der Henleschen Schleife in das zerstörte Tubulusgebiet heraufgewachsen sind (McNider 1929b). Diese Zellen sind durch neuerliche Urangaben nicht mehr zu schädigen, während die ersteren vergiftbar sind wie das ursprüngliche Epithel.

Die Abb. 37 und 38 lassen die Entwicklung der Schädigung in den proximalen Tubulusanteilen von Ratten nach 2 mg Urannitrat pro kg Körpergewicht erkennen. Man sieht hier deutlich die Entwicklung der Nekrose (Abb. 37b), den Untergang der Zellen (Abb. 37c) und schließlich die wiedereinsetzende Regeneration (Abb. 38).

In den schwer geschädigten Zellen läßt sich bei hoher Urandosierung (über 10 mg Urannitrat pro kp Körpergewicht bei Ratten) schon nach 24 Std eine beginnende Calciumeinlagerung beobachten (s. Abb. 39). Die Verkalkung schreitet schnell fort und kann erhebliches Ausmaß annehmen (s. Abb. 40). Sie ist nicht an die Anwesenheit von Phosphaten gebunden. Man findet Phosphate in der calciumbeladenen Zelle entweder gar nicht oder erst nach der Calciumablagerung (DAHL, 1953).

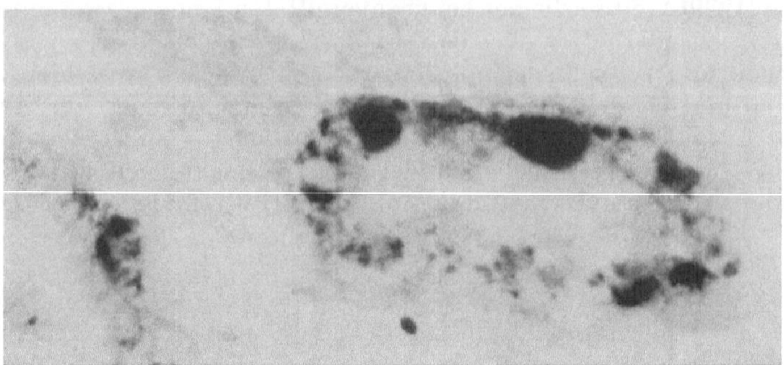

Abb. 39. Beginnende Calciumablagerungen in den Hauptstückepithelien einer Rattenniere 24 Std nach Vergiftung mit 10 mg $UO_2(NO_3)_2$ pro kp Körpergewicht

Die funktionelle Schädigung und insbesondere die Polyurie und Hyposthenurie mit Verlust der Konzentrationsfähigkeit auch nach Adiuretin ist auf die Läsion der Tubuluszellen des proximalen Tubulus contortus I zurückzuführen. Hierdurch sind auch alle hier lokalisierten Funktionen betroffen, u. a. die Zuckerrückresorption. Daß diese Funktionsstörungen nicht auf Durchblutungsstörungen innerhalb der Niere zurückgeführt werden können, haben HAYMAN, SHUMWAY, DUNKE und MILLER (1939) mit verschiedenen Methoden nachgewiesen. Die Tab. 9 ist der Arbeit von HAYMAN, SHUMWAY, DUNKE und MILLER (1939) entnommen und läßt die Veränderungen der Inulin- und Kreatinin-Clearance sowie die Konstanz der normalen Nierendurchblutung erkennen. Interessanterweise schädigt das Uran aber die Lipase-Aktivität der Tubuluszellen nicht. Sie läßt sich selbst in völlig nekrotischen Epithelien des proximalen Tubuluskonvolutes von Ratten noch nachweisen (WACHSTEIN 1946). Eine ebenfalls unveränderte Aktivität fanden HEPLER, SIMONDS und GURLEY (1940) für die alkalische Phosphatase bei Untersuchungen an uranvergifteten Hunden.

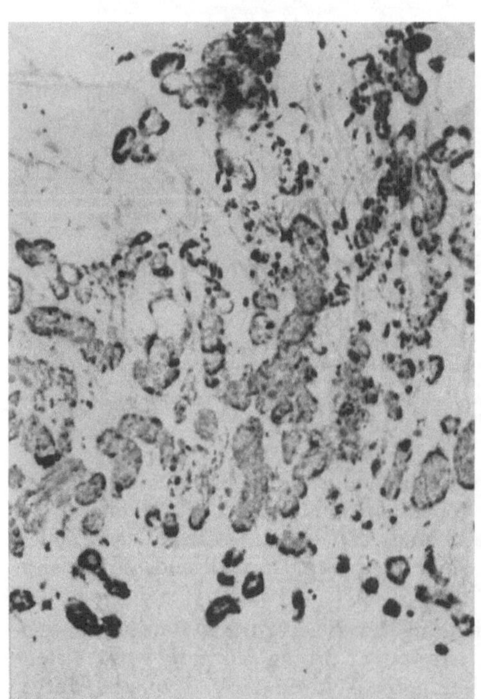

Abb. 40. Fortgeschrittene Calcifizierung im Rindenbereich, nicht aber in der Medulla (unterer Bildrand) einer Rattenniere. 72 Std nach Vergiftung wie auf Abb. 37

Ein besonderes Problem stellt die Schädigung auch der Glomerula dar. Bei hoher Urandosierung ist sie deutlich und nicht zu übersehen. Man findet schon frühzeitig eine Quellung der Basalmembranen. Im akuten Stadium kann man bei

Tabelle 9. *Inulin- und Kreatinin-Clearance sowie hieraus berechnete Werte für die Nierendurchblutung bei zwei Hunden vor und nach Vergiftung mit Uranylacetat. Bei Hund 2 war vor der Vergiftung rechtsseitige Nephrektomie erfolgt.* Aus: HAYMAN, SHUMWAY, DUNKE und MILLER (1939)

Hund	Inulin			Kreatinin			Zell-Volumen	Durchblutung		Kreatinin / Inulin	Bemerkungen
	Clearance	A-V Differenz		Clearance	A-V Differenz			Aus Inulin	Aus Kreatinin		
	ml pro min	mg	%	ml pro min	mgm	%	%	ml pro min	ml pro min		
1	49,5			53,0						1,07	Kontrolle
	45,7	30	31,5	45,4	2,3	24,7	20,0	181	230	0,99	
	51,6	21	29,0	57,2	2,6	29,1	20,0	223	246	1,11	
	5,2	16	4,0	4,4	0,7	2,8	23,8	170	201	0,84	nach Uran
	5,3	10	2,8	4,2	0,6	2,5	24,0	246	224	0,80	
	5,0	8	2,4	4,2	0,4	1,7	25,5	276	324	0,84	
2	37,4	50,0	31,2	36,0	4,0	26,3	38,2	245	221	0,97	Kontrolle
	39,7	33,5	29,5	38,8	3,2	23,6	37,1	211	256	0,98	
	36,2	63,0	26,2	33,2	4,7	25,3	36,1	216	206	0,92	22 Tage nach Nephrektomie rechts
	32,5	44,0	26,5	30,2	4,4	25,3	38,4	198	192	0,93	
	35,3	30,0	25,0	33,1	4,0	24,3	36,1	220	212	0,94	
	35,0	50,0	23,5	31,9	3,8	20,8	35,3	230	237	0,91	nach Vergiftung mit 0,5 mg Uranylacetat pro kp Körpergewicht
	36,3	38,0	25,0	29,1	4,2	23,8	35,8	226	190	0,86	
	38,2	28,5	24,2	32,9	4,1	24,9	36,4	249	208	0,86	
	32,9	46,0	27,0	25,5	4,8	24,4	29,7	174	149	0,78	nach 1 mg Uranylacetat pro kp Körpergewicht
	35,9	25,5	23,4	26,4	4,3	23,5	33,0	228	168	0,74	
	27,0	20,0	24,7	21,3	3,7	22,1	35,5	169	149	0,79	

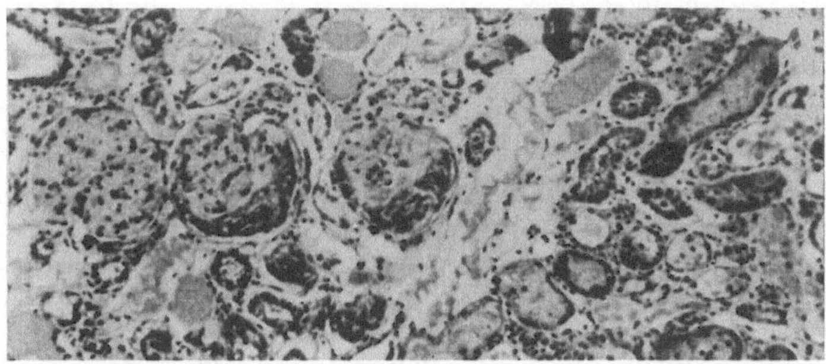

Abb. 41. Nierenrinde einer Ratte 6 Tage nach Vergiftung mit 30 mg $UO_2(NO_3)_2 \times 6\ H_2O$ (!) pro kg Körpergewicht. Neben den tubulären und interstitiellen Veränderungen deutliche Schädigungen der Glomerula, z. T. mit Halbmondbildung

Kaninchen oft auch Zellnekrosen im Bereich der Glomerula mit Abstoßung untergegangener Kapselepithelien beobachten. Ischämische Glomerula werden neben solchen mit intraglomerulären Mikrohämorrhagien gefunden bei zunächst oft herabgesetztem Zellgehalt. Später überwiegen dann regenerative Zellvermehrungen. Gelegentlich kommt es auch zur Halbmondbildung (Abb. 41).

Bei Fröschen beobachteten OLIVER und SMITH (1930) Niederschläge granulierten Materials im subkapsulären Raum. Bei schweren Schädigungen fanden sich

Ansammlungen von Fibrinoid im Kapselraum, oft auch ausgeprägte Anschoppungen der Glomerulumcapillaren mit hyalinen, agglutinierte Erythrocyten enthaltenden Thromben. Auch bei diesen Tieren fand sich im übrigen die vorwiegende Schädigung wie bei den Säugernieren im Bereich der Hauptstücke. Bei geringerer Urandosierung kann eine Glomerulumschädigung unter dem Lichtmikroskop fehlen. Dies hat zu Schwierigkeiten bei der Erklärung der Proteinurie, die auch in solchen Tieren ausgeprägt sein kann, geführt.

Zunächst muß in diesem Zusammenhang darauf verwiesen werden, daß eine Glomerulumläsion zur Erklärung der Proteinurie theoretisch nicht unbedingt nötig ist. Berechnet man auf der Grundlage unserer heutigen Kenntnisse über die Proteinbeimengung des Primärharns die täglich tubulär rückresorbierte Eiweißmenge, so könnte bei Blockierung der tubulären Rückresorption eine quantitativ befriedigende Erklärung für die Proteinurie des Endharnes gegeben werden, worauf im Abschnitt über die Proteinurie bei der Sublimatnephrose (s. S. 27 ff) schon hingewiesen wurde.

Dies ist aber wohl nicht die Erklärung für die Proteinurie bei den Uran-Nephrosen. Es scheint vielmehr so zu sein, daß auch die lichtmikroskopisch intakten Glomerula hinsichtlich ihrer Eiweißpermeabilität geschädigt sind. Hierfür spricht die mit höherer Dosierung immer deutlicher werdende Glomerulumschädigung als solche, ferner die Beobachtung, daß auch bei niederer Urandosierung ohne erkennbare Glomerulumschäden allgemeine Gefäßläsionen beobachtetwerden (s.u.) und schließlich auch eine gewisse Parallelität zu den Beobachtungen bei der Sublimatnephrose. Bei dieser letzteren Vergiftung haben ebenfalls erst elektronenmikroskopische Untersuchungen, die für die Urannephrose noch ausstehen, eine Schädigung der filtrierenden Membran aufgedeckt, selbst wenn sie lichtmikroskopisch noch nicht zu erkennen war (vgl. S. 34).

Leber und Milz der vergifteten Tiere sind vergrößert. KELLER (1953) beschreibt in einem Fall sogar Zeichen einer Lebercirrhose. Er fand ferner Leberparenchymnekrosen bei starker Verbreiterung der Glissonschen Scheiden sowie Infiltrate. Die Parenchymzellen zeigen bei schwererer Schädigung Verfettung.

Uran führt auch zu allgemeinen Gefäßschäden. Bei längerer Beobachtung entwickeln sich unterschiedlich starke sklerotische Veränderungen der Aorta und hier insbesondere im Bereich des Arcus aortae. Kontrolltiere haben solche Veränderungen nicht (KELLER 1953).

D. Versuche zur therapeutischen Beeinflussung

Der klinische Verlauf und der histologische Schweregrad der Urannephrose lassen sich durch anabole Hormone günstig beeinflussen. Hierbei sind Zeitpunkt und Dosierung des Hormones, die Stoffwechsellage des Eiweiß-Stoffwechsels zu Beginn der Behandlung sowie auch die verwendete Species von Einfluß (KOCHAKIAN 1951, LUDDEN, BRUGER and WRIGHT 1941, SELYE 1939).

v. WESTHOVEN (1956) gab zwischen 3,3 und 6,2 mg Testosteronpropionat pro kp Körpergewicht bei uranvergifteten Kaninchen und fand gegenüber unbehandelten Urannephrosen einen günstigeren Verlauf. Das histologische Bild zeigte einen weniger schweren Schädigungsgrad, und auch die Serumeiweiß-Verschiebungen waren weniger ausgeprägt. Der geringeren morphologischen Schädigung bei den Testosteronpropionat-behandelten Tieren entspricht auch eine geringere funktionelle Schädigung der Tiere mit niederen Rest-Stickstoffwerten, verglichen mit den unbehandelten Tieren, sowie ein günstigerer Verlauf der Hyponatriämie und der Hypocalciämie. Bei höherer Dosierung wird der Effekt des Testosteronpropionats wieder ungünstiger.

Einen milderen Verlauf der Uranvergiftung fand KELLER (1954) auch nach Behandlung mit Lipocaic factor, einem Pankreasstoff, der aus Rinderpankreas mittels Alkohol extrahiert wird und pankreaslose, insulinbehandelte Hunde vor der Leberverfettung schützt (DRAGSTEDT, v. PROHASKA and HARMS 1936). Der Faktor greift auf im einzelnen unbekannte Weise regulierend in den Fettstoffwechsel und

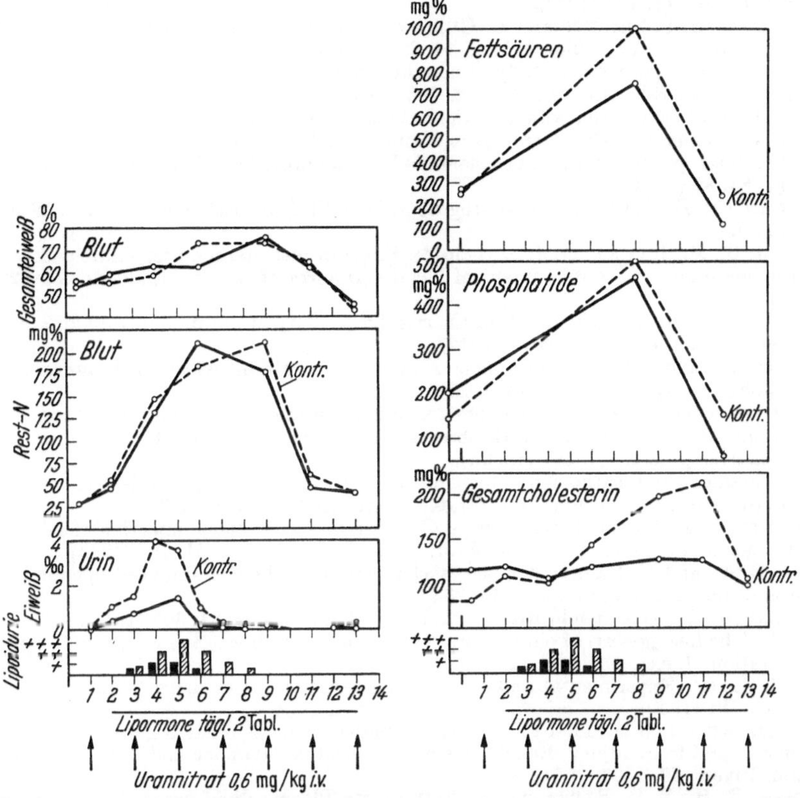

Abb. 42. Urin- und Blutuntersuchungen bei chronischer Urannitrat-Schädigung am Kaninchen mit und ohne Behandlung mit Lipocaic factor. Durchschnittswerte. Durchgezogene Linie: Behandelte Tiere. Gestrichelte Linie: unbehandelte Tiere. Aus: KELLER (1954)

-transport ein. Aus der Abb. 42 läßt sich der Einfluß von Lipocaic factor auf Proteinurie, Hyperlipämie, Reststickstoff und Serum-Gesamteiweiß entnehmen. Der Verfasser gab 2 × 1 Tablette Lipormone[1] pro Tag.

Literatur

BAUER, F. C., G. J. JOHNSON, L. CARBONARO and E. F. HIRSCH: Changes in serum lipids of rabbits with acute uranylnitrate poisoning. Arch. Path. **51**, 441 (1951).

BENCOSME, S. A., R. S. STONE, H. LATTA and S. C. MADDEN: Acute tubular and glomerular lesions in rat kidneys after uranium injury. Arch. Path. **69**, 470 (1960).

BOBEY, M. E., L. P. LONGLEY, R. DICKES, J. W. PRICE and J. M. HAYMAN. The effect of uranium poisoning on plasma diodrast clearance and renal plasma flow in the dog. Amer. J. Physiol. **139**, 155 (1943).

DAHL, L. K.: The stages in calcification of rat kidney after the administration of uranium nitrate. J. exp. Med. **97**, 693 (1953).

[1] Firmenpräparat des Laboratoire Choay, Paris.

DRAGSTEDT, L. R., J. VAN PROHASKA and H. P. HARMS: Relation of pancreatic juice to fatty infiltration and degeneration of liver in depancreatized dogs. Amer. J. Physiol. **117**, 166 (1936).
EMMRICH, R., u. CH. PFERNER: Bluteiweißveränderungen bei experimentell erzeugter toxischer Nephrose. Z. ges. inn. Med. **10**, 355 (1955).
GIL y GIL, C.: Die Immunität im Nierenepithelgewebe. Beitr. path. Anat. **72**, 621 (1924).
HAYMAN, J. M., N. P. SHUMWAY, P. DUNKE and M. MILLER: Experimental hyposthenuria. J. clin. Invest. **18**, 195 (1939).
HEPLER, O. E., J. P. SIMONDS and H. GURLEY: Renal phosphatase in experimental nephropathies. Proc. Soc. exp. Biol. & Med. **44**, 221 (1940).
HUNTER, W. C.: Experimental study of acquired resistance of the rabbit's renal epithelium to mercuric chloride. Ann. int. Med. **2**, 796 (1929).
KELLER, H.: Blutcholesterin, Albuminurie und histologische Veränderungen bei einer chronischen Vergiftung mit Urannitrat beim Kaninchen. Helv. med. Acta **20**, 157 (1953).
— Einfluß von Lipocaic auf die experimentelle Urannephrose beim Kaninchen. Schweiz. med. Wschr. **84**, 81 (1954).
KOCHAKIAN, CH. D.: Wirkung der Androgene auf den Stoffwechsel. Schweiz. med. Wschr. **81**, 41 (1951).
LUDDEN, J. B., M. BRUGER and J. S. WRIGHT: Effect of testosterone propionate and estradiol dipropionate on cholesterol content of blood and aorta of rabbits. Endocrinology **28**, 999 (1941).
MCNIDER, W. DE B.: A consideration of the relative toxicity of uranium nitrate for animals of different ages. J. exp. Med. **26**, 1 (1917).
— S. T. HELMS and S. C. HELMS: Course of uranium nitrate intoxications in pregnant dogs. Bull. Johns Hopk. Hosp. **40**, 145 (1927).
— The development of the chronic nephritis induced in the dog by uranium nitrate. A functional and pathological study with observations on the formation of urine by the altered kidneys. J. exp. Med. **49**, 387 (1929a).
— The functional and pathological response of the kidney in dogs subjected to a second subcutanous injection of uranium nitrate. J. exp. Med. **49**, 411 (1929b).
MALMENDIER, C. L.: Tissue distribution of C^{14} after the intravenous injection of labeled free fatty acids and chylomicrons in nephrotic rats. J. clin. Invest. **41**, 185 (1962).
NIKKILÄ, E. A., and E. HASHTI: On the mechanism of the heparin-induced lipemia clearing reaction. Acta chem. scand. 8, 363 (1954).
NONNENBRUCH, W.: Das „nephrotische Syndrom". Klin. Wschr. **21**, 805 (1942).
OLIVER, J.: The histogenesis of chronic uranium nephritis with especial reference to epithelial regeneration. J. exp. Med. **21**, 425 (1915).
—, and P. SMITH: Experimental nephritis in frog; anatomical evidence of damage. J. exp. Med. **52**, 181 (1930).
—, M. MCDOWELL and A. TRACY: The pathogenesis of acute renal failure associated with traumatic and toxic injury. Renal ischemia, nephrotoxic damage and ischemuric episode. J. clin. Invest. **30**, 1307 (1951).
ROSENMAN, R. H., S. O. BYERS and M. FRIEDMAN: Plasma lipid interrelationships in experimental nephrosis. J. clin. Invest. **36**, 1558 (1957).
—, and M. K. SMITH: Relationship between concentrations of albumin and lipids in plasma of experimentally nephrotic rats. Amer. J. Physiol. **191**, 40 (1957).
ROTHER, K., H. SARRE, E. FISCHER u. A. SCHÜTTE: Über immunserologische und spectralphotometrische Untersuchungen von Serumproteinen beim experimentellen nephrotischen Syndrom. Z. ges. exp. Med. **129**, 87 (1957).
SACHS, H.: Die Cytotoxine des Blutserums. Biochem. Centralbl. **1**, 573 (1903).
SELYE, H.: The effect of testosterone in the kidney. J. Urol. (Baltimore) **42**, 637 (1939).
SUZUKI, T.: Zur Morphologie der Nierensekretion. Jena: Fischer 1912.
WACHSTEIN, M.: Influence of experimental kidney damage on histochemically demonstrable lipase activity in the rat. Comparison with alkaline phosphatase activity. J. exp. Med. **84**, 25 (1946).
v. WESTHOVEN, W.: Die Beeinflussung der experimentellen Schwermetallnephrose durch Verabreichung von Testosteronpropionat. Inaug. Diss. Freiburg 1956.

5. Die experimentelle sogenannte osmotische Nephrose

(Glucose- oder Lävulose-„Intoxikation")

Von pathologisch-anatomischer (LANZ und ZOLLINGER 1955) sowohl als auch von klinischer Seite (HAMBURGER, HALPERN und FUNK-BRENTANO 1954, MORARD

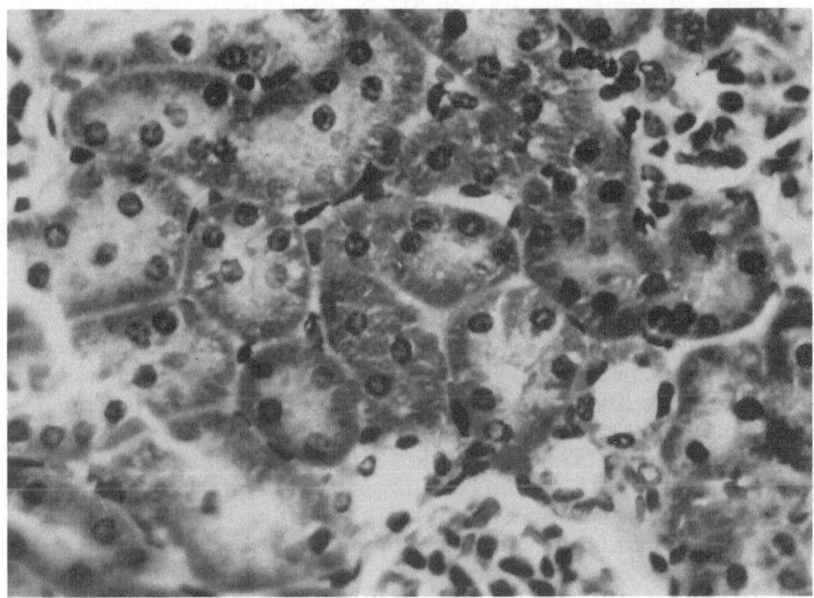

Abb. 43. Kaninchen nach Infusion von 100 ml 20%iger Glucoselösung. Tötung 2 Std nach der Infusion. Ausschnitt aus der Nierenrinde. Veränderungen der osmotischen Nephrose schwächeren Grades: Starke hydropische Schwellung des Cytoplasmas der Hauptstückepithelien bis zum Verschluß der Lumina, vereinzelt Vacuolen. (Vergrößerung 520fach. Hämalaun-Eosinfärbung.) Aus: SARRE und KNORR (1963)

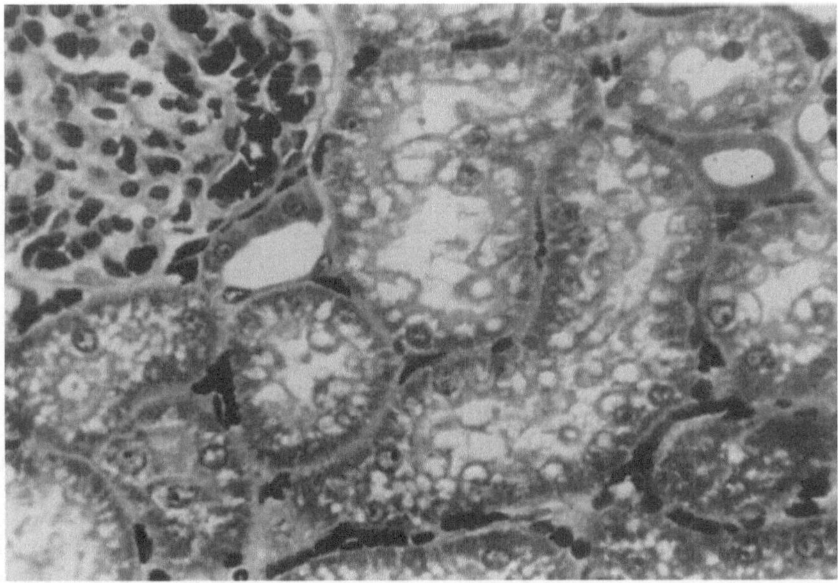

Abb. 44. Kaninchen nach Infusion von 100 ml 50%iger Glucoselösung. Das Tier starb nach Infusion. Ausschnitt aus der Nierenrinde. Veränderungen der osmotischen Nephrose stärksten Grades: Das Cytoplasma der Hauptstückepithelien ist dicht mit Vacuolen angefüllt, die sich teilweise auch in den Lumina befinden. (Vergrößerung 520fach. Hämalaun-Eosin-Färbung.) Aus: SARRE und KNORR (1963)

1956) ist vermutet worden, daß die von ALLEN (1951) als sog. osmotische Nephrose bezeichnete Schwellung der Hauptstückepithelien mit Entwicklung von Resorptionsvacuolen nach Zuckerinjektion möglicherweise die Ursache für bestimmte Fälle des akuten Nierenversagens sein könnte, eine Auffassung, in der man sich noch bestätigt fühlen könnte, nachdem BOHLE, ATZLER, SANWALD, KLESMANN und PLEWA (1962) zeigten, daß bei der osmotischen Diurese „die Hauptstücklichtungen in der Tat so eng sein können, daß die Bürstensäume der Epithelien sich fast berühren".

Nun hat sich zwar das von ALLEN (1951) gezeichnete Bild der Schwellung der Hauptstückepithelien nach Zuckerinfusionen (Abb. 43 u. 44) bestätigen und in Einzelheiten weiter präzisieren lassen (BOHLE 1962; HOFFMANN und LANG 1962; SARRE und KNORR 1963). Eine „Nephrose" im klinischen Sinne oder gar eine Anurie sind aber selbst nach extrem hoch dosierten Zuckergaben nie beobachtet worden, solange solche Infusionen nicht mit Maßnahmen verbunden waren, die an sich schon (wie z. B. Kreislaufkollaps) zum Nierenversagen führen können. Harnfluß, Harnkonzentration, Sedimentbefund und Reststickstoffwerte bleiben bei Kaninchen selbst nach Injektion von je 13 g Glucose pro kg Körpergewicht an einem oder an mehreren Tagen im Normbereich. Die Glucose wurde hier in 25 bis 50%iger Lösung intravenös injiziert (SARRE und KNORR 1963). Gleiche Ergebnisse hinsichtlich der Funktion fanden vorher schon HOFFMANN und LANG (1962) am Institut von BOHLE nach intraperitonealer und 4 Std später auch intravenöser Injektion von je 0,4 ml einer 50%igen Saccharoselösung bei Mäusen.

Die hydropische Schwellung der Hauptstückepithelien sowie die Entwicklung der Vacuolen (s. Abb. 44) sind als Ausdruck gesteigerter resorptiver Funktionsleistung anzusehen, so daß die „osmotische Nephrose" ein Funktionsbild, nicht aber eine experimentelle Nierenerkrankung darstellt.

Literatur

ALLEN, A. C.: The kidney, medical and surgical diseases. New York: Grune & Stratton 1951.

BOHLE, A., CH. ATZLER, R. SANWALD, E. KLESMANN u. J. PLEWA: Beitrag zur Morphologie der Niere bei osmotischer Diurese. Zit. nach BOHLE (1962): im Druck.

— Zur Morphologie der Niere beim akuten Nierenversagen. In: SARRE-ROTHERs Akutes Nierenversagen. Stuttgart: Thieme 1962.

HAMBURGER, J., B. HALPERN et J. L. FUNK-BRENTANO: Une varieté d'anurie provoquées par l'hydratation excessive des cellules rénales. Presse méd. **62**, 972 (1954).

HOFFMANN, P., u. T. LANG: Beitrag zur Frage der Anurie bei osmotischer Nephrose. Zit. nach BOHLE, A. (1962): im Druck.

LANZ, R., u. H. U. ZOLLINGER: Ein Fall von postoperativer Anurie bei hydropischer Degeneration des Nierentubulus durch Zuckerspeicherung. Schweiz. med. Wschr. **85**, 1078 (1955).

MORARD, J. CL.: Contribution expérimentale à l'étude des nephroses osmotiques. Surcharge glucosée-surcharge hydrique hyponatremie aigue. Helv. med. Acta **23**, 215 (1956).

SARRE, H., u. R. KNORR: Führt die sog. osmotische Nephrose oder Zuckerspeicherniere zur Niereninsuffizienz? Klin. Wschr. **41**, 311 (1963).

6. Chromat-Vergiftung

Chromsalz-Vergiftungen führen zu tubulären Schäden. Sie betreffen wie auch viele andere Vergiftungen vor allem die Hauptstück-Epithelien, hier aber zum Unterschied gegenüber der Sublimat- oder Uran-Vergiftung vorwiegend den proximalen Anteil des Tubulus contortus I, unmittelbar unterhalb des Glomerulum einsetzend. Die Chromatschädigung ist früher ihrer Zuverlässigkeit wegen experimentell viel verwendet worden. Sie ist in jüngerer Zeit aber mehr in den Hintergrund getreten, offenbar, weil es an Nachuntersuchungen unter modernen physiologischen Gesichtspunkten über Einzelheiten der Funktionsausfälle fehlt.

A. Methode

Bei Kaninchen gibt man pro Injektion 1–1,3 g Kaliumchromat ($K_2Cr_2O_2$)/kg Körpergewicht i.v. Jedoch sind für wiederholte Injektionen bei chronischer Vergiftung oft auch geringere Dosen ausreichend. In der Tat besteht eine Hauptschwierigkeit bei der Erzeugung der chronischen Chromatschädigung darin, die wiederholten Einzelschädigungen jeweils so gering zu halten, daß ein akutes Eingehen der Tiere vermieden wird. FRANDSEN (1925a) richtete sich bei Experimenten mit chronischer Vergiftung nach dem Gewicht der Tiere als Indicator, wobei er beginnende Gewichtszunahme als Zeichen der Erholung wertete und zu diesem Zeitpunkt neu injizierte. Im allgemeinen lagen die Injektionsintervalle zwischen 6–10 Tagen.

Wirkung des Giftes und Schweregrad des Schadens lassen sich unmittelbar an der Proteinurie ablesen. Je länger eine Injektionsserie fortgesetzt wird, desto unvollständiger wird die nach jeder neuen Schädigung einsetzende Regeneration, so daß schließlich irreparable Schäden entstehen. Folgt man der oben angegebenen Methode, so ist nach 3–4 Monaten ein irreversibles chronisches Stadium erreicht, welches dann keine weiteren Injektionen mehr nötig macht.

Bei Hunden orientierten SIMONDS und HEPLER (1945) ihre Dosierung nach dem Blutvolumem, welches sie nach der Formel:

Gewicht in g mal 0,0925 = Blutvolumen in ml

errechnen. 1,5–2 mg Kaliumdichromat/100 ml Blut war die untere Dosisgrenze, mit der sich tubuläre Nekrosen erzeugen ließen. Bei dieser Dosis war die Lokalisation im proximalen Teil des Tubulus contortus I distinkt und scharf umschrieben. 3 mg Kaliumdichromat/100 ml Blut hat eine Ausdehnung der Nekrose fast über das gesamte Epithel der Hauptstücke zur Folge.

Chromatschädigungen lassen sich auch einseitig durch Injektion in eine Nierenarterie auslösen, doch wird das Chromat bei einmaliger Nierenpassage offenbar nicht völlig aus dem Blut extrahiert. Es kommt daher immer auch zur geringen Mitbeteiligung der kontralateralen Niere (BARDIER und FRENKEL, 1901).

B. Klinik

Unmittelbar nach der Chromat-Injektion kommt es zur ausgeprägten Proteinurie (dies und die im folgenden nicht besonders gekennzeichneten Stellen nach FRANDSEN 1925), deren Ursache nicht genügend geklärt scheint. Vergleiche auch die Überlegungen bei der Entstehung der Proteinurie nach Sublimatvergiftung auf S. 25ff. Man findet im Harnsediment, beginnend schon am 1. bis 3. Tage nach der Vergiftung, granulierte und Epithelcylinder sowie Leukocyten und gelegentlich auch Erythrocyten. Wichtig ist, daß diese Harnveränderungen flüchtig sind und daß sich schon kurz nach jeder Injektion der Harnbefund wieder völlig normalisiert. Nur bei lang dauernden Versuchen mit vielmals wiederholten Chromatgaben wird die Rückbildung der Proteinurie immer unvollständiger mit schließlich permanenter, über Monate anhaltender Proteinausscheidung. Bei oligo-anurischen Verläufen wird das Maximum der Sediment- und Proteinmengen oft erst mit Wiedereinsetzen der Diurese beobachtet.

Funktionell findet man bei chromatvergifteten Kaninchen entsprechend der Lokalisation der vorwiegenden Schädigung im proximalen Tubulus contortus eine Störung der Wasser-Rückresorption mit Produktion eines annähernd isosthenurischen Harns. Bei leichten Verläufen und im Anfangsstadium schwererer Vergiftungen besteht deutliche Polyurie. Sie wird bei schwereren Vergiftungen bald durch eine Oligo- bis Anurie abgelöst. Überleben die Tiere dieses Stadium, so kommt es in

Tabelle 10. *Chloridausscheidung nach kontrollierter Chlorid-Zufuhr durch Magenschlauch bei im übrigen chloridfreier Diät und unter konstanter Füssigkeitszufuhr.* Obere Hälfte der Tabelle: gesundes Kaninchen. Untere Hälfte: Kaninchen mit chronischer Chromatnephritis. (Erste Chromat-Injektion 6 Monate, letzte 1 Woche vor Versuchsbeginn. Proteinurie, Ernährung mit Haferflocken und Wasser.) Aus: FRANDSEN 1925b

Zeit nach Versuchsbeginn Std	Urinmenge Gesamt- ml	Urinmenge in 30 min ml	Chlorid im Urin (in g) Gesamt-	Chlorid im Urin (in g) in 30 min	Chlorid im Urin (in g) %	Wasser-aufnahme ml
unmittelbar zuvor	—	—	—	—	—	100
0—25	164	3,3	0,2008	0,0040	0,1224	100
25—48	84	1,8	0,0308	0,0007	0,0367	100
48—72	71	1,5	0,0097	0,0002	0,0137	
unmittelbar zuvor	—	—	—	—	—	100
0—24	217	4,5	0,5117	0,0107	0,2358	100
24—48	121	2,5	0,2052	0,0043	0,1696	100
48—72	92	1,9	0,0690	0,0014	0,0750	100
72—96	91	1,9	0,0533	0,0011	0,0586	100
96—120	81	1,7	0,0273	0,0006	0,0337	

der Regenerationsphase – wie bei Verläufen nach anderen Vergiftungen des proximalen Tubulusconvolutes auch – zu einem wieder mehr polyurischen Verhalten. Dieses ist auf die mangelhafte Funktionstüchtigkeit (Wasserrückresorption) des regenerierenden Epithels (s. u.) zurückzuführen. Die Schwierigkeiten bei der Erklärung der oligo-anurischen Phase sind im Abschnitt über die Chromoproteinniere ausführlich erörtert (s. S. 181). Man wird unter den dort besprochenen Gesichtspunkten die Meinung von MCNIDER (1907) oder KABIERSKE (1880), nach der die Anurie durch Verstopfung der Tubuluslumina durch Zelldetritus verursacht wird, nicht mehr kritiklos übernehmen, sondern zu prüfen haben, ob nicht auch hier Durchblutungsstörungen eine Rolle spielen (vgl. auch pathologische Anatomie hinsichtlich der Chromwirkung auf die Glomerula). Wichtig ist jedenfalls, daß nephrohydrotische Harnstauung in anurischen Chromatnieren nie beobachtet wurde.

Die Chlorid-Rückresorption ist während des ganzen Schadensverlaufs deutlich gestört, was augenfällig wird, wenn man die Chloridbehandlung durch gesunde oder vergiftete Kaninchen vergleicht, die alle über mehrere Tage nahezu chloridfrei mit Haferflocken, deren Chloridgehalt um 0,03 Gewichtsprozent liegt (KÖNIG, zit. nach FRANDSEN 1925) ernährt wurden. Tab. 10 ist der Arbeit von FRANDSEN (1925b) entnommen und läßt die mangelhafte Chloridretention eines chromatvergifteten Kaninchens (untere Hälfte der Tabelle), verglichen mit einem gesunden Tier (obere Hälfte) erkennen.

Die Schädigung der proximalen Tubuli beeinträchtigt auch die dort lokalisierte Glucose-Rückresorption. Glucosurie nach Chrom ist bei Huhn, Taube, Kaninchen, Hund und Pferd von KOSSA (1902) beschrieben worden. Besonders zuverlässig gelingt die Störung der Zucker-Rückresorption offenbar bei Hunden, bei denen nach 0,01 g K_2CrO_4/kp Körpergewicht Ausscheidungen von mehr als 1% Glucose im Endharn nachgewiesen werden konnte. Die Vergiftung der renalen Zucker-Rückresorption mit Glucosurie des Endharns nach Chromat bleibt im übrigen bei Kaninchen über längere Zeit bestehen als die Proteinurie (CEDIVALLI, zit. n. EICHLER 1934).

Die renale Stickstoffbehandlung ist frühzeitig gestört, was sich an chromatgeschädigten Kaninchen schon zu einem Zeitpunkt nachweisen läßt, zu dem die

Serum-Rest-N-Werte unter Normalkost noch ausgeglichen sind. Belastet man solche Tiere mittels Harnstoffverfütterung, so zeigt sich, daß die chromatvergifteten Tiere hinsichtlich der Harnkonzentration und auch absolut pro Zeiteinheit weniger Harnstoff ausscheiden als gesunde Tiere, obwohl sie eine vermehrte Polyurie entwickeln. Die Ausscheidung des verfütterten Harnstoffs zieht sich über ängere Zeit hin als bei den gesunden Tieren, und infolgedessen braucht auch die Normalisierung der im Blut angestiegenen Reststickstoff-Werte eine längere Zeit.

Unter normaler Fütterung kommt es erst in fortgeschrittenen Stadien der Schädigung zur Erhöhung der Serum-Reststickstoff-Werte mit Übergang in Urämie, und auch dann erst, wenn sich die Polyurie wieder zurückbildet und der Harnfluß infolge der zunehmenden glomerulären Schädigung schließlich versiegt. Mit der Retention von Harnstoff geht im übrigen auch die von Kreatinin und Harnsäure einher (Major, 1922, zit. n. Eichler 1934).

Führt man andererweise moribunden chromatvergifteten Kaninchen reichlich Kochsalz und Wasser zu, so lassen sich 70% der behandelten Tiere im Vergleich zu einer Kontrollgruppe retten. Die Zuführung von Wasser erlaubt der Niere eine kompensatorische Polyurie, während die NaCl-Gabe den Natriumaustausch bei der Stickstoffausscheidung wesentlich verbessert. Die therapeutische Gabe von NaCl-Lösung ist natürlich nur so lange sinnvoll, als noch ein ausreichender Harnfluß besteht. In Oligo-anurischen Stadien führt Wasser- und Kochsalzgabe zu schweren Ödemen mit erhöhter Letalität. Diese Befunde wurden von Mazgon (1932) erhoben, der bei Kaninchen 1–2 g NaCl über 3–5 Tage in 10% oder 0,9%iger Lösung gab, wobei die physiologische NaCl-Lösung überlegen war.

Solange eine Polyurie noch auf eine gute glomeruläre Filtration hinweist, läßt sich diese durch Theophyllin (als Theophyllin-Natrioaceticum) weiter verstärken. Mit der gesteigerten Polyurie wird dann auch zusätzlich Stickstoff ausgeschieden (Weber 1906).

Beim Versuch einer Erklärung der Harnstoffausscheidungsstörung bei chromatvergifteten Tieren stößt man auf Schwierigkeiten. Da wir heute davon überzeugt sind, daß Harnstoff gänzlich oder im wesentlichen glomerulär filtriert wird, müssen Zweifel an den sonst sehr sorgfältigen Beobachtungen Frandsens über die Intaktheit der Glomerula und die Beschränkung der Funktionsstörung allein auf die Tubuli auftauchen. Tatsächlich sind die Befunde in dieser Hinsicht (s. Anatomie) auch widersprüchlich und bedürfen einer elektronenoptischen Kontrolle vor allem in den Frühstadien. Im ganz ähnlich gelagerten Fall der Quecksilber-Vergiftung hat eine solche Überprüfung schließlich doch die lichtoptisch zunächst vermißten frühen glomerulären Läsionen nachgewiesen (s. S. 34). Will man aber solchem Verdacht zuwider an der Unversehrtheit der Glomerula zum Zeitpunkt der Reststickstoff-Retention festhalten, so müßte dies eine Revision oder Modifikation der heute allgemein akzeptierten Vorstellungen über die intrarenale Harnstoffbehandlung einschließen, was hier nicht diskutiert werden kann. Eine ausführliche Abhandlung über die funktionelle Orthologie der Harnstoff-Ausscheidung und die damit verbundene Frage der Primärharnbildung findet sich bei Sarre und Gayer 1959.

Im polyurischen Reparationsstadium ist die Konzentrationsfähigkeit der Nieren noch immer gestört. Erst mit völliger Regeneration des Tubulusepithels (s. u.), etwa 2–3 Wochen nach Aufhören der Proteinurie, wird die normale Nierenleistung wieder erreicht.

Die durch Chromat schwer beeinträchtigte sekretive Funktion der Tubulusepithelien ist von Austin und Eisenbrey (1911) auch mittels Phenolsulphtalein-Ausscheidung nachgewiesen worden. Während normale Hunde durchschnittlich

70% der injizierten Menge innerhalb 2 Std ausscheiden, ging dieser Prozentsatz bei einem chromat-vergifteten Hund am 1. Tag auf 40,9 und schon am 2. Tag auf nur 3,5 zurück.

C. Pathologische Anatomie

Makroskopisch: Die Nieren erscheinen während der ersten Versuchswochen blaß und von glatter Oberfläche mit schwach rötlichen Flecken, später mehr granuliert. Keine Kapseladhäsionen. Auf der Schnittfläche ist die Mark-Rinden-Grenze scharf abgesetzt. Bei blasser Rinde erscheint die Medulla, insbesondere zur Rinde hin, rot.

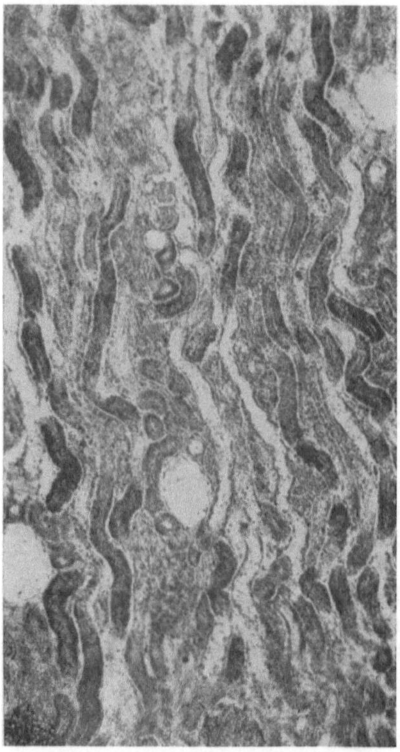

Mikroskopisch finden sich bei den meisten Warmblütern etwa gleichartige Schädigungen mit Ausnahme des Igels (Suzuki 1912), dessen Tubulusepithelien offenbar besonders resistent sind. Die Schädigung betrifft vorwiegend die Epithelien der Hauptstücke (Tubulus contortus I) und hier vor allem die proximalen Anteile. Suzuki (1912) stützte sich bei dieser Angabe auf die von Aschoff und Suzuki (1912) entwickelte Vitalfärbungsmethode mit Phenolrot, die die Unterteilung des Tubulus contortus I in drei Abschnitte erlaubt. Später ist die Feinlokalisation der Chromatschädigung im proximalen Anteil des Tubulus contortus I von Simonds und Hepler (1945) mittels Sudan III-Färbung bestätigt worden (Abb. 45). Hierbei läßt sich der Fett enthaltende distale Hauptstückanteil deutlich vom fettfreien proximalen abgrenzen. Eine endgültige Bestätigung schließlich erfolgte durch Oliver u. Mitarb. (1951) mittels Microdissectionsmethode (s. Abb. 2).

Abb. 45 Hundeniere nach Kaliumdichromat. Sudan III Färbung. Schwere ausgedehnte nekrobiotische Veränderungen der Tubulusepithelien, die z. T. auch die distaleren Tubulusanteile mit ergriffen haben, erkennbar an der Schädigung auch der schwarze Tröpfchen (Fett) enthaltenden Zellen. Aus: Simonds und Hepler 1945

In Frühstadien fand McNider (1912) im betroffenen Tubulusbereich eine trübe Schwellung der Epithelien, die sich in das Lumen vorwölben und die Lichtung u. U. völlig ausfüllen. Die Zellen erscheinen granuliert, und die Kernfärbbarkeit der häufig ebenfalls vergrößerten Kerne nimmt ab. Oft kommt es auch zur Vacuolenbildung. Diese Schädigungen können sich bis zu völligem nekrobiotischem Zelluntergang steigern, doch wird dann die Lokalisation der Schädigung zunehmend diffuser.

Wie bei allen Vergiftungen kann der Schaden nach hohen Dosierungen die für mittlere Dosen charakteristische Lokalisation überschreiten und sich über das ganze Nephron hin ausdehnen. Pearce, Hill und Eisenbrey (1911) beschrieben nach schweren Vergiftungen sogar fettige Degeneration der Epithelien der Henleschen Schleife. Hier wie bei allen anderen nephrotoxischen (Sublimat-Uran- usw.) Nierenschädigungen (vgl. S. 25ff) wird zudem das pathologisch-anatomisch-funktionelle Krankheitsbild durch das Hinzutreten einer zweiten, von der direkt tubulotoxischen unabhängigen, Schädigungsform überlagert. OLIVER et al. (1951) haben die durch Kreislaufstörung verursachten Schädigungen klar von der Giftwirkung des Chromates auf den proximalen Tubulus abgrenzen können. Man findet z. B. 19 Std nach i.v. Injektion von 30 mg Kaliumbichromat/kg Körpergewicht bei Kaninchen eine deutliche Ischämie der Cortex. Bei Fein-Untersuchungen lassen sich hier ischämische Bezirke nachweisen mit sowohl innerhalb der Niere als auch innerhalb der Nephrone wahllos verteilter Tubulorhexis (vgl. auch S. 3).

FRANDSEN (1925) beschreibt bei vier Monate alter chronischer Chromatvergiftung von Kaninchen extensive degenerative Zellveränderungen mit Nekrobiose und Desquamation der Epithelien in das Lumen. Der Zelldetritus führt häufig zur Bildung von Cylindern, die teilweise mit Fibrinfäden durchzogen sind (WEIGERT 1878). Die Cylinder können, wenn auch weit weniger als nach Sublimat (s. S. 32), mit Kalk imprägniert sein (NEUBERGER 1890). Die bei schweren Schädigungen anzutreffende Ausfüllung fast aller Nephrone mit solchen Detrituscylindern hat KABIERSKE (1880) und MCNIDER (1907) veranlaßt, oligo- oder anurische Verläufe auf mechanische Verstopfung der Tubuli zurückzuführen. Auf die unübersichtliche Pathogenese der Anurie ist oben schon hingewiesen worden.

Oft finden sich anstelle der Tubuli nackte, völlig zellfreie Schläuche. An anderen Stellen sind einzelne isolierte Epithelzellen erhalten geblieben. Die Schädigung betrifft diffus alle Nephrone. Nur ausnahmsweise erscheinen einzelne Hauptstücke einigermaßen erhalten.

Auch bei den über längere Zeit (bis zu 9 Monaten) beobachteten Tieren sind die Tubulusschädigungen im wesentlichen die gleichen. Man erkennt die schwer geschädigten Tubuli contorti I mit riesig erweitertem Lumen, welches häufig mit hyalinen Massen und Zelldetritus angefüllt ist. Oft sind die Tubuli anstelle der sonst typischen Epithelien mit flachen Zellen ausgekleidet (vgl. auch die Regenerationscharakteristika bei der Uranvergiftung S. 47). Auffällig ist in diesen Nieren die massive Bindegewebsvermehrung. Als Folge hiervon wiederum kann es zur Kompression von Glomerula und Tubuli kommen. Manchmal finden sich aber in bindegewebig umgewandelten Bezirken auch enorm dilatierte Tubulusreste. Die Henleschen Schleifen sind meist gut erhalten, soweit sie nicht in Gebieten bindegeweblicher Reaktion Kompressionsschäden erlitten haben.

Hier wie bei den früher besprochenen anderen Vergiftungsformen liegt wiederum in der möglichen Mitbeteiligung der Glomerula eine Schwierigkeit, die die Interpretation funktioneller Befunde insbesondere bei chronischen Vergiftungen kompliziert (vgl. oben). Bei Kaninchen, die nach der Methode FRANDSENs (1925a; s. o.) relativ kurzfristig (über 4 Monate) beobachtet wurden, konnte dieser Autor lichtmikroskopische glomeruläre Veränderungen noch kaum festzustellen, abgesehen von gelegentlich anzutreffender capillärer Hyperämie, HUNTER und ROBERTS (1932) dagegen beschreiben — ebenfalls bei Kaninchen — Fragmentation der glomerulären Basalmembran als geradezu charakteristischen Frühschaden. Wenn sich auch die Interpretation von HUNTER und ROBERTS, die das Übergewicht der Chromatschädigung in den glomerulären Läsionen sehen, nicht bestätigt hat, so ist doch an der, wenn auch gegenüber der tubulären Schädigung zurücktretenden späteren Mitbeteiligung der Glomerula nicht zu zweifeln. Dies wird nach wiederholten Chromatgaben und längerer Beobachtungszeit noch deutlicher. Man findet dann häufig zunehmende Schädigungen mit nekrobiotisch veränderten vorwiegend epithelialen Zellen und Abschilferung derselben in den Kapselraum, Veränderungen, deren Intensität von Glomerulum zu Glomerulum schwankt. Bei Beobachtungen über 9 Monate fand im übrigen auch FRANDSEN bei der nach seiner Methode behandelten Kaninchen schwere und fortschreitende glomeruläre Veränderungen mit Untergang der Mehrzahl der Glomerula und Ersatz durch Bindegewebe. Während ein Teil der Glomerula noch erhalten war und zu funktionieren schien, war ein anderer Teil klein und atrophiert.

Die Gefäßschädigung beschränkt sich aber nicht nur auf die Glomerula, sondern erfaßt auch die kleinen Gefäße innerhalb der Niere, an denen man nicht weiter beschriebene „Wandveränderungen" erkennt (FRANDSEN 1925). Die Störungen des Zirkulationsapparates spiegeln sich in einer deutlichen Schädigung der Gefäßfunktion wieder. Die Dilatationsfähigkeit der Nierengefäße auf Coffein oder 5%ige NaCl-Lösung ist bei voll ausgeprägtem Krankheitsbild völlig aufgehoben (gemessen mittels Onkometrie) (PEARCE, HILL und EISENBREY 1910; SCHLAYER und HEDINGER, 1907), während die Kontraktionsfähigkeit auf Adrenalin (1 Tropfen 1 : 1000) weniger beeinträchtigt ist. Ein evtl. Nierenödem als Ursache für die Störung der Gefäßdilatation schließen die Autoren aus, weil Abbinden der Ureteren mit dadurch hervorgerufenem starkem Ödem die Dilatationsfähigkeit nicht beeinträchtigt.

Die Chromatschädigung beim Frosch (Rana cates biana) ist von der des Warmblüters insofern etwas unterschiedlich, als hier glomeruläre Veränderungen besonders stark hervortreten. Die Läsion der Tubuli ist im übrigen aber die gleiche wie oben für die Warmblüter beschrieben.

Literatur

ASCHOFF, L., and T. SUZUKI: Verh. dtsch. path. Ges. **15**, 199 (1912), zit. n. EICHLER (1934).

AUSTIN, S. H., and A. B. EISENBREY: Experimental acute nephritis: The elimination of nitrogen and chlorides as compared with that of phenolsolphonephthalein. J. exp. Med. **14**, 366 (1911).

BARDIER, E., et H. FRENKEL: Etude sur la sécretion urinaire dans la nephrite expérimentale, 2e mémoire: injection d'acid chromique dans l'artère rénale. J. Physiol. Path. gén. **3**, 749 (1901).

EICHLER, O.: Chrom in: HEFFTER-HEUBNERs Handbuch f. Pharmakologie Band III, Teil 3, S. 1503 (1934).

FRANDSEN, J.: Studies on chronic artifical nephritis. Skand. Arch. Physiol. **46**, 193 (1925a).

— Investigations into the renal functions of rabbits affected with chronic tubal nephritis. Skand. Arch. Physiol. **46**, 203 (1925b).

— The occurence of uremia in rabbits affected with chronic tubal nephritis. Skand. Arch. Physiol. **46**, 223 (1925c).

HUNTER, W. C., and J. M. ROBERTS: Glomerular changes in the kidneys of rabbits and monkeys induced by uranium nitrate, mercuric chloride and potassium bichromate. Amer. J. Path. **8**, 665 (1932).

KABIERSKE, E.: Die Chromniere, Dissertation, Breslau 1880, zit. n. EICHLER (1934).

KÓSSA, J.: Über Chromsäure-Diabetes. Pflügers Arch. ges. Physiol. **88**, 627 (1902), zit. n. EICHLER (1934).

MCNIDER, W. DEB.: A study of the renal epithelium in various types of acute experimental nephritis and of the relation which exists between the epithelial changes and the total output of urine. J. med. Res. **26**, 79 (1912).

MAZGON, R.: Z. ges. exp. Med. **84**, 702 (1932), zit. n. EICHLER (1934).

NEUBERGER, J.: Über Kalkablagerungen in den Nieren. Arch. f. exper. Path. Pharmak. (Leipzig) **27**, 39 (1890).

OLIVER, J., M. MCDOWELL, and A. TRACY: The pathogenesis of acute renal failure associated with traumatic and toxic injury. Renal ischemia, nephrotoxic damage and the ischemuric episode. J. clin. Invest. **30**, 1307 (1951).

PEARCE, R. M., C. HILL, and A. B. EISENBREY: Experimental acute nephritis: the vascular reactions and the elimination of nitrogen. J. exp. Med. **12**, 196 (1910).

SARRE, H., u. J. GAYER: Funktionelle Orthologie und Pathologie der Nierenausscheidung. In Handbuch der allgemeinen Pathologie, Bd. V/2. Berlin-Göttingen-Heidelberg: Springer 1959.

SCHLAYER u. HEDINGER: Dtsch. Arch. klin. Med. **90**, 1 (1907), zit. n. EICHLER (1934).

SIMONDS, J. P., and O. E. HEPLER: Experimental nephropathies. I. A Method of producing controlled selective injury of renal units by means of chemical agents. Arch. Path. **39**, 103 (1945).

Suzuki, T.: Morphologie der Nierensekretion unter pathologischen Bedingungen. Jena: G. Fischer 1912.
Weber, S.: Experimentelle Untersuchungen zur Physiologie und Pathologie der Nierenfunktionen. Arch. exper. Path. Pharmak. (Leipzig) **54**, 1 (1906).
Weigert, C.: Über einige Bildungsfehler der Ureteren. Virchows Arch. path. Anat. **72**, 130 (1878).

7. Tartrat-Vergiftung

Eine weitere Methode zur Schädigung der Hauptstück-Epithelien besteht in der Injektion von Natrium- oder Kaliumsalzen der Weinsteinsäure. Sie wird trotz eines wichtigen Nachteils (s. u.) hier angegeben, weil sie seit ihrer Einführung von verschiedenen Untersuchern vor allem wohl wegen ihrer guten Dosierbarkeit immer wieder benutzt worden ist, z. B. von Demopoulos, Kaley und Zweifach (1960) zu Studien über die intrarenale Lokalisation von Renin oder von Gayer (1959) zu Untersuchungen über die Rolle der Hauptstücke bei der Inulin-Ausscheidung.

A. Methodik

Doppelseitige typische umschriebene Tartratschädigungen fanden Demopoulos, Kaley und Zweifach (1960) bei Ratten und Kaninchen. Die Autoren injizierten 2–3 g racemische Weinsteinsäure, die mit Natriumcarbonat auf pH 5,5 bis 7,7 eingestellt war, pro kp Körpergewicht Ratte. Bei Kaninchen lagen die entsprechenden Werte zwischen 1,5 und 1,7 g Säure. Die Vergiftung erfolgte bei beiden Tierarten durch subcutane Injektion an mehreren Stellen. Der toxische Effekt ist ausgeprägter, wenn die Tiere vorher 2 Tage gehungert und gedurstet haben.

Oliver, McDowell und Tracy (1951) injizierten 400 mg Natrium-Kaliumtartrat pro kp Körpergewicht bei Hunden.

Die 1936 von Nicholson, Urquhart und Selby angegebene Methode der einseitigen Nierenschädigung hat den besonderen Vorteil, daß unter sonst gleichen experimentellen Verhältnissen jeweils gesunde und kranke Nieren eines Tieres verglichen werden können. Als Versuchstiere dienen mittelgroße weibliche Hunde. Eine Niere wird unter Narkose durch Flankenschnitt exponiert und Arterie und Vene werden freigelegt, wobei das perivasculäre Nervengeflecht nach Möglichkeit geschont wird. Nach Abklemmung von Arterie und Vene werden durch eine großkalibrige Nadel 200–250 ml einer 0,9%igen Kochsalzlösung, in welcher wasserfreies Natriumtartrat zu 7,5% und Natriumcitrat zu 1% gelöst sind, in die Nierenarterie injiziert. Die Injektion erfolgt unter gleichmäßigem Druck von 200 mm Hg bei Innehaltung einer Infusionsrate von 35–40 ml/min. Anschließend werden 50 ml einer 1%igen Natriumcitratlösung in Kochsalz injiziert. Die Injektionsflüssigkeit läßt man durch eine Venenpunktion ablaufen, wobei Sorgfalt darauf zu verwenden ist, keine Durchspülflüssigkeit in die Bauchhöhle gelangen zu lassen. Anschließend wird die Blutzirkulation wieder freigegeben, die Niere wieder versenkt und die Wunde vernäht. Der Harn aus beiden Nieren wird getrennt aufgefangen, entweder durch Ureteren-Kateterismus oder, insbesondere bei länger dauernden Untersuchungsperioden, durch Anlegen einer Blasentrennwand mit folgender getrennter Blasenkatheterisierung.

B. Klinisches Bild

Bei ihren Hundeversuchen fanden Nicholson, Urquhart und Selby in Abhängigkeit vom Diuresezustand erhebliche Störungen in der Wasser-, Chlorid-, Stickstoff- und Zuckerausscheidung. Das Harnvolumen kann aber, z. B. im

Zustand der Glucosediurese, erheblich (bis zu 120% gegenüber der Gegenseite) gesteigert sein. Im Zustand fast fehlender Diurese ist das Harnvolumen in der geschädigten Niere durchweg noch geringer als in der gesunden, was von den Autoren auf vermehrte Rückdiffusion des Glomerulumfiltrates zurückgeführt wird (s. aber unten). Die Chloridausscheidung auf der geschädigten Seite ist überwiegend größer als die auf der gesunden Seite.

Die Clearance-Werte für Kreatinin und Inulin können normal sein, sind aber meist herabgesetzt, was von NICHOLSON, URQUHART und SELBY auf Inulin-Rückdiffusion aus dem Glomerulumfiltrat infolge der Vergiftung zurückgeführt wird, eine Auffassung, der sich auch GAYER (1959) bei Nachuntersuchung dieses Problems anschließt. Inulin läßt sich nach Tartrat-Vergiftung vermehrt innerhalb der Niere nachweisen (BALINT 1958; GAYER 1960). Auch die Harnstoff- und Phenolrot-Clearances sind überwiegend eingeschränkt.

Im Harnsediment der vergifteten Niere finden sich Protein sowie granulierte und hyaline Cylinder und auch solche, welche aus desquamierten Tubuluszellen bestehen.

C. Pathologische Anatomie

Die Tartrat-Schädigung ist bei mittlerer Dosierung schon etwa 4–5 Std nach der Vergiftung nachweisbar. Sie ist in Ratten, Kaninchen und Hunden gleichartig. Es finden sich lichtmikroskopisch normale Glomerula. Die Schädigung beschränkt sich streng auf den Bereich des Hauptstückes (Tubulus contortus I). Man erkennt Veränderungen der Epithelien vom Zustand sog. „trüber Schwellung", z. T. mit Zerstörung des Bürstensaumes über alle Stadien der Nekrobiose bis hin zur Desquamation der untergegangenen Zellen in das Tubuluslumen.

Wie OLIVER, McDOWELL und TRACY (1951) anhand der Fluorescenzmethode von SCHLEGEL (1949) und SCHLEGEL und MOSES (1950) nachgewiesen haben, hat das Tartrat aber ganz besonders ausgeprägte Wirkungen auch auf die Blutzirkulation, was ein evtl. Versiegen der glomerulären Filtration als Ursache des oben erwähnten reduzierten Harnflusses möglich erscheinen läßt. Die einzelnen Nephrone können dabei unterschiedlich schwer betroffen sein. Man findet innerhalb einer Niere bei tartratvergifteten Hunden neben normalen schwerst ischämische Bezirke, so daß hier in besonderem Maße auch mit wahllos verteilter ischämiebedingter Tubulorhexis zu rechnen ist (vgl. Einleitung). OLIVER et al. (1951) haben diese durch Kreislaufstörung verursachten Schädigungen klar von der direkten Giftwirkung des Tartrates auf den proximalen Tubulus abgrenzen können. Man findet z. B. 19 Std nach 0,4 g Na-Ka-tartrat/kg Körpergewicht s. c. bei Kaninchen wahllos über die gesamte Niere verteilte ischämische Bezirke mit ischämiebedingter Tubulorrhexis.

Literatur

BALINT, P.: Symposion über Nierenphysiologie, Freiburg 17./18. 10. 1958, zit. n. GAYER (1959).

DEMOPOULOS, M. D., G. KALEY, and B. W. ZWEIFACH: The histologic distribution of renin in the kidneys of the rat and rabbit. Amer. J. Path. **37**, 443 (1960).

GAYER, J.: Der Einfluß einseitiger Nierenvergiftung auf den Inulingehalt der Nieren und die Inulinausscheidung. Z. ges. exp. Med. **132**, 34 (1959).

NICHOLSON, T. F., R. W. I. URQUHART, and D. L. SELBY: Renal function as affected by experimental unilateral kidney lesions. I. Nephrosis due to sodiumtartrate. J. exp. Med. **68**, 439 (1938).

OLIVER, J., M. McDOWELL, and A. TRACY: The pathogenesis of acute renal failure associated with traumatic and toxic injury. Renal ischemia, nephrotoxic damage and the ischemuric episode. J. clin. Invest. **30**, 1307 (1951).

SCHLEGEL, J. U.: Demonstration of blood vessels and lymphatics with a fluorescent dye, in ultraviolet light. Anat. Rec. **105**, 433 (1949).

—, and J. B. MOSES: A method for visualization of kidney blood vessels applied to studies of the crush syndrome. Proc. Soc. exp. Biol. (New York) **74**, 832 (1950).

8. Phosphatvergiftung

(Phosphatschädigung der Niere)

Eine umschriebene Schädigung des distalen Tubulussystems (Mittelstücke; s. u.) läßt sich durch Vergiftung mit Phosphatsalzen erreichen. Die Methode geht auf HIRSCH (1923) zurück und kann durch zusätzliche Gaben von Vitamin D intensiviert werden (DUGUID 1935), so daß Übergänge in chronische und progressive Formen mit glomerulären zusätzlichen Schäden und Hochdruck auftreten. Diese letztere Methode kann aber als beispielhafte experimentelle Nierenerkrankung nicht empfohlen werden, weil infolge der pathogenetischen Unübersichtlichkeit des Kombinationsverfahrens klare Interpretationen nicht mehr möglich sind. Phosphatsalze und Vitamin D sind — jedes für sich — distinkte Noxen mit charakteristischen Schädigungsfolgen.

A. Methode

MAC FARLANE (1941) gibt für Ratten folgende Vorschrift:

NaH_2PO_4 wird als 20%ige Lösung in Wasser angesetzt. Hiervon gibt man 0,1 bis 0,36 g (bezogen auf NaH_2PO_4) pro 100 g Körpergewicht intraperitoneal.

Die gleichen Schädigungen (s. u.) lassen sich aber auch durch orale Applikation auslösen. Hierzu wird NaH_2PO_4 als 3,3%ige Lösung in Milch angesetzt. Bei freigestelltem Trinken nehmen Ratten davon zwischen 0,34 und 1,2 g Phosphat pro 100 g Körpergewicht pro Tag auf.

B. Pathologische Anatomie

Makroskopisch: Etwa 17 Std nach Phosphatzufuhr erscheinen auf der Nierenschnittfläche kleine weiße Fleckchen am Übergang zwischen äußerer und innerer Markzone. Diese Fleckchen laufen etwa am zweiten bis dritten Tag nach der Vergiftung ineinander über und stellen schließlich eine schmale weiße Linie dar mit radiär angeordneten feinen weißen Streifen (vgl. Abb. 46), die schließlich ineinander überlaufen, bis die ganze Markzone in ein breites weißes Band umgewandelt ist.

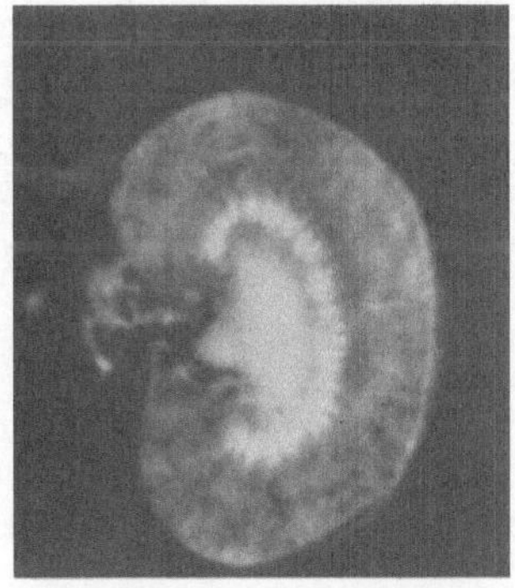

Abb. 46. Längsschnitt durch eine Rattenniere 4 Tage nach Phosphat-Vergiftung. Man erkennt die bandförmige, radiär gestreifte Läsion am Übergang zwischen äußerer und innerer Markzone als weißen Streifen. Aus: MAC FARLANE (1941)

Mikroskopisch sieht man im Bereich der äußeren Markzone 12—17 Std nach Zufuhr des Phosphats Kernpyknosen, Coagulationsnekrosen und Nekrobiosen der Epithelien des dicken (aufsteigenden) Schenkels der Henleschen Schleife. Diese Schädigungen nehmen (ermittelt an Serienschnitten) 200—400 μ der Länge nach ein. Die übrigen Anteile des dicken Teils der Henleschen Schleife bleiben unverändert. Im proximalen Tubulus findet man Zellschwellung und gelegentlich auch Detritus, aber keine Dilatation, Kernpyknose oder Zellnekrose. Im dünnen (absteigenden) Teil der Henleschen Schleife findet man hyaline oder auch granulierte Cylinder.

2 Tage nach Phosphatzufuhr hat die Degeneration der Tubulusepithelien in dem beschriebenen Bezirk weiter zugenommen. Zellkerne sind oft nicht mehr nachweisbar. Nekrotische Zellen bilden granulierte Cylinder. Diese Cylinder füllen das Lumen der geschädigten Tubuli aus und

weisen unterschiedlichen Calcifizierungsgrad auf. Um die geschädigten Tubuli herum kann man jetzt Infiltrationen durch kleinere Rundzellen erkennen.

Im Rindenbereich findet man häufig Dilatation des absteigenden Teils der proximalen Tubuli, ebenso zeigen auch einige aufsteigende (dicke) Schenkel der Henleschen Schleife im Rindenbereich Erweiterungen. Die Epithelien der dilatierten Tubuli zeigen nekrobiotische Veränderungen.

4–7 Tage nach Phosphatzufuhr findet man hyperplastische Veränderungen, sowohl bei dem überlebenden Tubulusepithel als auch im Interstitium um die am schwersten geschädigten Tubulusanteile. Vielkernige Riesenzellen erscheinen. Auffällig ist die Dilatation des absteigenden Teils der Henleschen Schleife (Abb. 47).

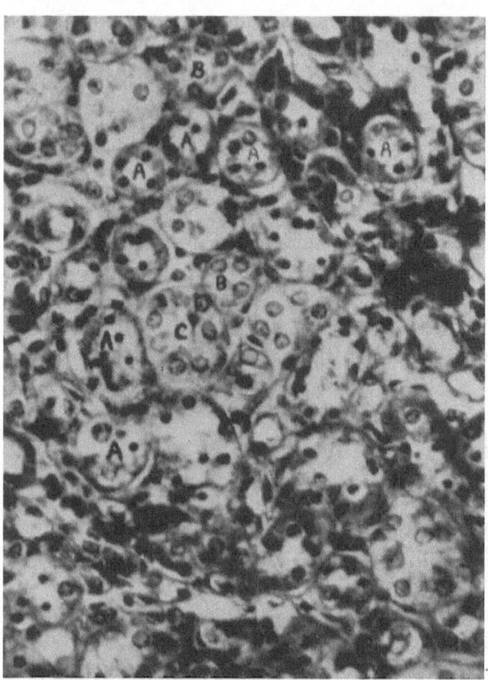

Abb. 47. Querschnitt durch die äußere Markzone, etwa 200 μ von der inneren Markzone entfernt. Pyknose der Zellkerne der breiten Henleschen Schleife (A); normale Henlesche Schleife (B) und Sammelrohr (C). Vergrößerung 1:300. Aus: MAC FARLANE (1941)

Diese Beschreibung der Läsionen von MACFARLANE (1941) entspricht nur z. T. den früheren Befunden anderer Autoren, z. B. denen von DUGUID (1934, 1935 und 1936), doch besteht zwischen den Beschreibungen insofern kein Widerspruch, als die Untersuchung MACFARLANEs besonderes Gewicht auf die spezifische Lokalisation der Phosphatläsionen gelegt hat. Diese ist aber nur in den Anfangsstadien (oder bei niederer Dosierung) erkennbar. Gerade die primären Läsionen sind aber bei DUGUID (1934, 1935, 1936) nicht beschrieben. Bei höherer Dosierung und nach längerer Dauer verwischt sich nach Phosphat wie auch bei anderen gezielten Läsionen die Lokalisation, der Schaden dehnt sich entlang der Nephrone aus, und auch die interstitielle Mitbeteiligung wird immer uncharakteristischer. Hier stimmen die Autoren dann wieder überein. Ein Widerspruch besteht aber zu den Befunden von MACKAY und OLIVER (1935), die zwar eine ähnliche Beschreibung des Schädigungsbildes gegeben haben, die primären Nekrosen aber in den terminalen Anteil des absteigenden Teils der Hauptstücke (Tubulus contortus I) lokalisieren.

C. Pathogenese

Daß tatsächlich das PO_4-Ion und nicht der Kationenrest oder das Na_2PO_4-Salz als solches für die Schädigung verantwortlich ist, geht aus Experimenten von MACKAY und OLIVER (1935) hervor, die bei Vergiftungen mit verschiedenen Salzen der Phosphorsäure stets die gleichen oben beschriebenen Läsionen gefunden haben. MACFARLANE (1941) bringt die selektive und streng umschriebene Lokalisation der Primärschäden mit der in diesem Bereich stattfindenden Harnsäuerung in Zusammenhang. Die Phosphate würden demnach auf im einzelnen noch unbekannte

Weise in den Harnsäuerungsmechanismus eingreifen und zur Nekrobiose der am Säuerungsprozeß beteiligten Nephronabschnitte führen. Auf Einzelheiten des Harnsäuerungsmechanismus und seine mögliche Störung durch Phosphate kann hier nicht eingegangen werden. Ich verweise auf den Handbuch-Artikel von SARRE und GAYER (1959).

Literatur

DUGUID, J. B.: Cardiac hypertrophy in experimental nephritis. Lancet **1935 II**, 421.
— The primary lesion in phosphate nephritis. J. Path. Bact. **43**, 321 (1936).
—, and T. HARE: Discursion on chronic nephritis. Proc. roy. Soc. Med. **27**, 789 (1934).
HIRSCH, E. F.: Hydrogen-Ion Studies. VII. Experimental nephritis in rabbits with monobasic sodium phosphate. Arch. intern. Med. **31**, 862 (1923).
MACFARLANE, D.: Experimental phosphate nephritis in the rat. J. Path. Bact. **52**, 17 (1941).
MACKAY, E. M., and J. OLIVER: Renal damage following the ingestion of a diet containing an excess of inorganic phosphate. J. exp. Med. **61**, 319 (1935).
SARRE, H., u. J. GAYER: Funktionelle Orthologie und Pathologie der Nierenausscheidung. In: Handbuch der allg. Pathologie. Berlin-Göttingen-Heidelberg: Springer 1959.

9. Harnsäure-Schädigung

Durch i.v. Injektion größerer Harnsäuremengen in der Form des Lithiumsalzes (Lithiummonourat) gelingt es, bei Kaninchen eine selektive Schädigung der proximalen Anteile der Sammelröhrchen zu erzeugen. Das Verfahren ist von DUNN und POLSON (1926) eingeführt worden.

Das histologische Bild entspricht nicht dem der Gichtniere, überhaupt keinem aus der menschlichen Klinik bekannten Krankheitsbild. Die Methode wird vielmehr aufgeführt, weil sie die gezielte Schädigung eines bestimmten Nephronanteils erlaubt.

A. Methode

Zu einer Suspension von Harnsäure in Wasser wird unter Erwärmung vorsichtig eine Lösung von gesättigtem Lithiumcarbonat zugegeben (entnommen der Arbeit von SMITH und YIN CHEN LEE 1957). Etwa 18 ml gesättigter Lithiumcarbonatlösung sind ausreichend, um etwa 1 g suspendierter Harnsäure in eine übersättigte Lösung zu überführen, mit einem Endvolumen von etwa 20 ml. Man fügt Lithiumcarbonat bis zum annähernden Klarwerden der Mischung zu. Evtl. Unsauberkeiten werden abgefiltert. Da bei Zimmertemperatur ein Teil des Lithiummonourats wieder ausfällt, darf die Mischung nicht unter 37°C abgekühlt werden. Sie steht dann zur Injektion bereit. Injektionsdauer von 20 ml Lösung etwa 5 min. Sollen größere Mengen gegeben werden, so wiederholt man die Injektion 30 oder 60 min später.

1 g Harnsäure pro kg Körpergewicht ist bei Kaninchen eine ausreichende Dosierung. Gibt man weniger, so bleiben die Läsionen sehr gering, spritzt man die relativ große Menge zu schnell, so stirbt das Tier innerhalb weniger Stunden.

B. Krankheitsbild

Funktionelle und klinische Untersuchungen über die Auswirkung der Harnsäurevergiftung sind mir nicht bekannt. Es ist aber mit Erkrankungsbildern zu rechnen, die denen nach Sulfonamidverstopfung der Sammelröhrchen ähneln könnten. SMITH und YIN CHEN LEE (1957) fanden bei Stichproben Serumharnstoff-Erhöhungen in den ersten 2 Tagen nach der Harnsäure-Injektion.

Pathologisch-anatomisch findet man etwa 2 Std nach der Injektion eine diffuse Nierenschwellung bei blasser Niere. Mikroskopisch findet sich ebenfalls schon jetzt eine Nekrose der Epithelien der proximalen Sammelröhrchen. Das Lumen dieser Abschnitte ist mit eosinophilen Zelltrümmern angefüllt und gelegentlich auch mit pyknotischen Zellkernen (s. Abb. 48).

$8^1/_2$ Std nach Injektion ist die Schwellung der Medulla wieder zurückgegangen. Im Bereich der äußeren Medulla und des unteren Teils der Rinde finden sich schwere, z. T. vollständige Nekrosen der oberen Abschnitte der Sammelröhrchen (Abb. 49) z. T. auf Einmündungen mehrerer Sammelröhrchen übergehend (s. Abb. 50). Die ursprüngliche Ansicht von DUNN und POLSON (1926), nach der die Schädigung vor allem den ansteigenden Teil der Henleschen Schleife und Teile des Tubulus contortus II träfe, ist nach diesen neueren Untersuchungen mittels der verfeinerten Technik der Mikrodissektion (SMITH und YIN CHEN LEE 1957) nicht mehr zu halten. Abgesehen von den Sammelröhrchen sind die übrigen Teile des tubulären Apparates, insbesondere der absteigende und der aufsteigende Schenkel der Henleschen Schleife sowie auch der Bereich des Tubulus contortus II (Mittelstück) vielmehr gut erhalten (s. Abb. 51), obwohl sich an einigen Stellen ebenfalls Ablagerungen des injizierten Materials finden.

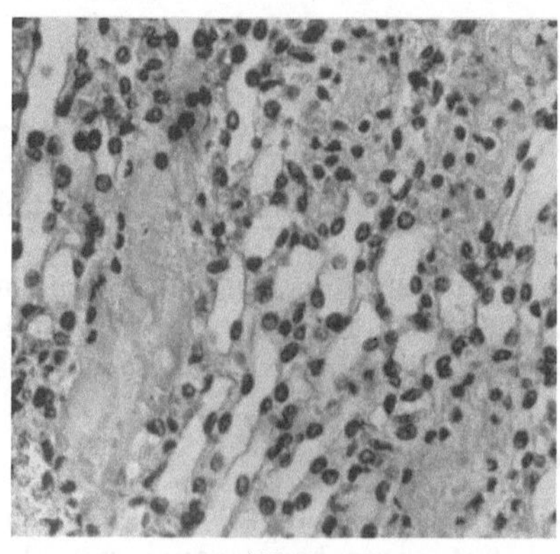

Abb. 48

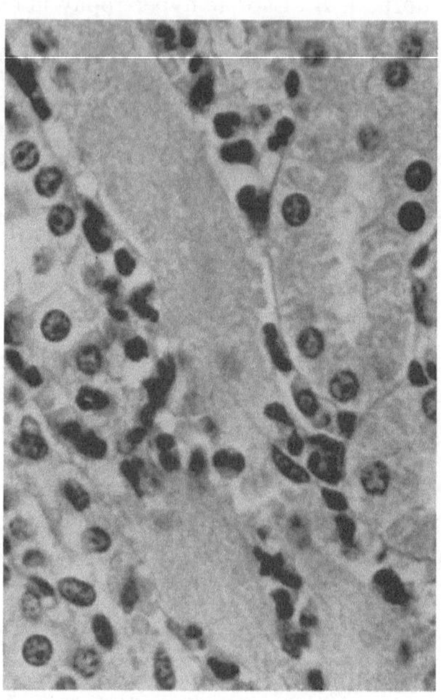

Abb. 49

Abb. 48. Kaninchenniere 2 Std nach Injektion von Lithiummonourat. Nekrotische Tubuli im Bereich des äußeren Markes. HE. 335 mal. Aus: SMITH und YIN CHEN LEE (1957)

Abb. 49. Kaninchenniere 8 Std nach Injektion von Lithiummonourat. Tubuli mit nekrotischen Epithelien an der Mark-Rinden-Grenze. HE. 650 mal. Aus: SMITH und YIN CHEN LEE (1957)

C. Pathogenese

Übereinstimmend führen sowohl die Erstuntersucher DUNN und POLSON (1926) als auch SMITH und YIN CHEN LEE (1957) die Schädigungen auf mechanische Wirkungen der im geschädigten Bereich präcipitierten Uratkristalle zurück. Toxisch-chemische Schädigungsmechanismen sind weniger wahrscheinlich, weil diese in den oberen Nephronabschnitten, in denen die Uratsalze noch in Lösung sind, vorherrschen müßten. Tatsächlich findet man sie aber am Übergang zu den Sammelröhrchen, wo – wahrscheinlich durch Änderung des p_H-Wertes an dieser Stelle bedingt – eine starke Ausfällung der Harnsäure einsetzt. Dieser Vorstellung entsprechen auch die außerordentlich großen Mengen von Uratsalz, die man zur Auslösung der Schädigung braucht, verglichen mit den weit niedereren Mengen, die z. B. bei den Sublimat- oder Uranylacetat-Vergiftungen (s. S. 25 u. S. 41) nötig sind.

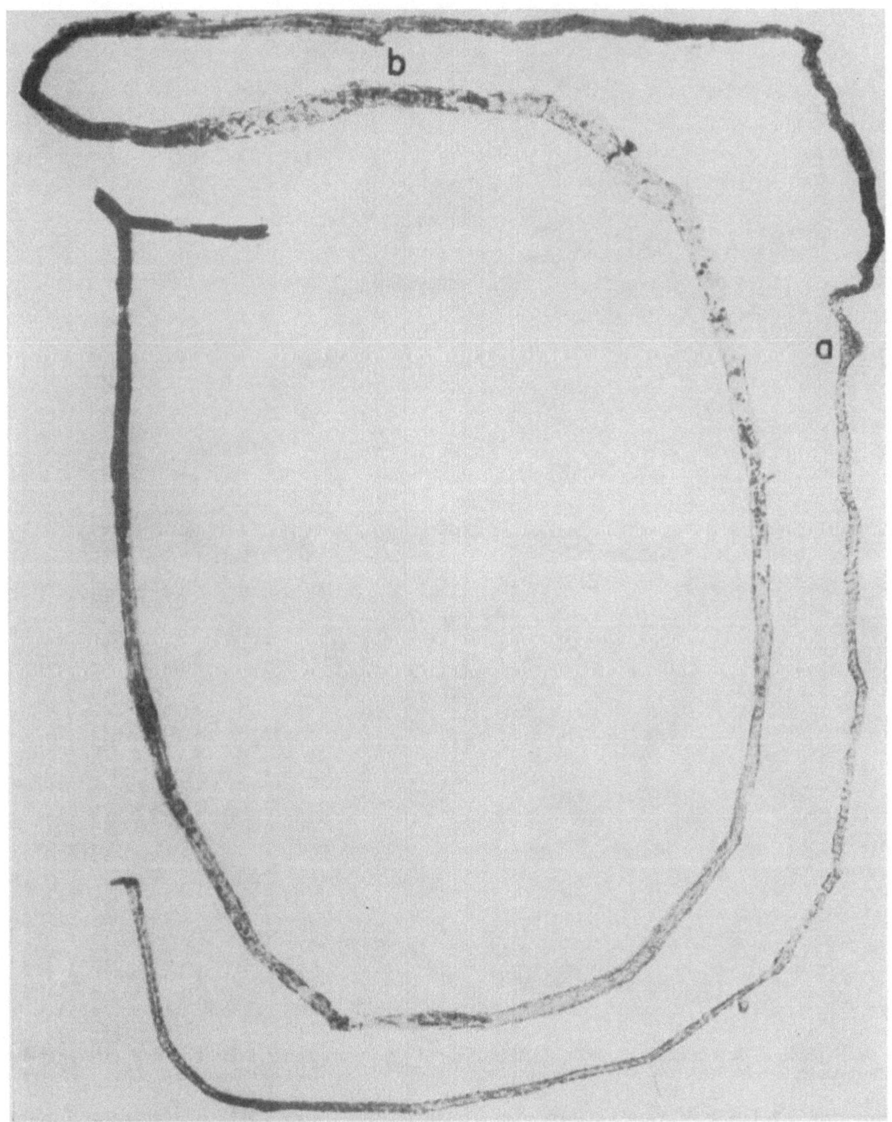

Abb. 50. Nephron eines Kaninchens 2 Std nach Injektion von Lithiummonourat. Mikrodissektionstechnik. Aufsteigender Teil der Henleschen Schleife von unten links bis *a*, distales Konvolut von *a* bis *b*, Sammelrohr von *b* bis zur Vereinigung mit einem anderen Sammelrohr links oben. Völliger Verlust der Zellgrenzen im Bereich des Sammelrohres, im Lumen Zelltrümmer. An der aufsteigenden Henleschen Schleife und am distalen Konvolut keine sichtbaren Veränderungen. Aus: SMITH und YIN CHEN LEE (1957)

Genauere Kenntnisse über die Lösungsverhältnisse von Harnsäure in Serum, Blut oder Harn fehlen leider (PETERS und VAN SLYKE 1946).

Die Schädigungen werden als Folge der Injektion von Harnsäure und nicht als Lithiumvergiftung angesehen, weil man mit Lithiumchlorid selbst bei tödlicher Dosierung keine Nierenschädigungen erreichen kann. Andererseits aber werden die gelegentlich bei zu schneller Injektion auftretenden Nebenwirkungen, die nicht

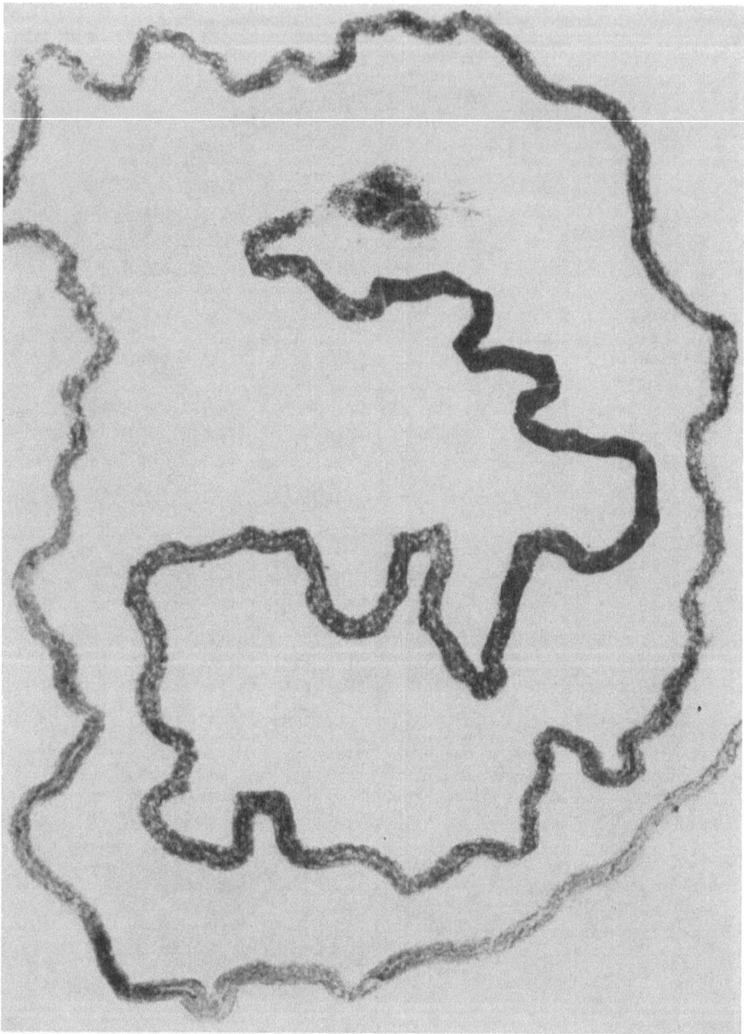

Abb. 51. Nephron eines Kaninchens 2 Std nach Injektion von Lithiummonourat. Dissektionstechnik. Proximaler Tubulus. An einigen Stellen etwas veränderte Mitochondrien-Verteilung. Aus: SMITH und YIN CHEN LEE (1957)

selten den Tod der Versuchstiere zur Folge haben, dem Lithium zugeschrieben. Hierzu gehören excessive Salivation, Diarrhoe, Lungenödem und allgemeine Kreislaufstörungen, insbesondere Stauungen mit Hämorrhagien im Bereich des Magen-Darm-Traktes.

Literatur

DUNN, J. S., and C. J. POLSON: Experimental uric acid nephritis. J. Path. Bact. **29**, 337 (1926).

PETERS, J. P., and D. D. VAN SLYKE: Quantitative clinical chemistry, Vol. 1, 2nd edition. Baltimore: Williams & Wilkins Co. 1946.

SMITH, J. F., and YIN CHEN LEE: Experimental uric acid nephritis in the rabbit. J. exp. Med. **105**, 615 (1957).

10. Sulfonamid-Verstopfung der Sammelröhrchen

(Experimentelle Nephrohydrosen)

Durch die Weiterentwicklung der Sulfonamide und insbesondere durch die Verbesserung ihrer Löslichkeit sind die früher häufig beobachteten Sulfonamidschädigungen durch Auskristallisation des Medikaments im Tubulussystem zu Raritäten geworden. Man kann die schlechten Löslichkeitsverhältnisse bestimmter Sulfonamide, insbesondere im sauren Milieu, aber tierexperimentell benutzen, um durch Tubulusverstopfung Nierenschäden zu setzen. Klinisch entsteht hierbei wie auch morphologisch das Bild eines je nach Versuchsanordnung mehr oder weniger kompletten intrarenalen Harnstaus in Höhe der Sammelrohre.

Diese Sulfonamidschädigungen sind nicht mit allergischen bzw. allergo-toxischen Schädigungen zu verwechseln, wie sie bei Überempfindlichkeit gegen bestimmte Medikamente beobachtet werden. Allergische Nierenschädigungen laufen unter obligater Beteiligung von Antikörpern ab (Übersicht bei SARRE und ROTHER in HANSEN 1957), was bei den hier zu behandelnden Schädigungen nicht der Fall ist.

A. Methodik

Als besonders geeignetes schwerlösliches Sulfonamid wurde von LEHR und CHURG (1952) sowie von GEISER (1957) das N_4-Acetyl-Sulfathiacol (AST) angegeben. Dieses kann als wasserlösliches Natriumsalz (Natrium-N_4-Acetyl-Sulfathiacol = NAST) parenteral injiziert werden. NAST ist im Handel nicht erhältlich und wurde für die Untersuchungen von GEISER von der Firma Ciba AG Basel speziell hergestellt.

NAST zerfällt im sauren wäßrigen Milieu unter Abspaltung von Natrium zu AST, einem weißlichen, schwer löslichen, feinkristallinen Niederschlag. AST hat keine bakteriostatische Wirksamkeit. Es kann aber bei Sulfathiazol-Medikation im Korper entstehen und durch die Niere ausgeschieden werden. Wie bei Acetyl-Derivaten anderer Sulfonamide auch, können hierbei Kristallablagerungen in den Tubuli entstehen.

NAST wird in physiologischer Kochsalzlösung aufgeschwemmt und kann intravenös oder intraperitoneal injiziert werden. Folgende Einzeldosen erwiesen sich als wirksam (GEISER 1957).

Kaninchen . . .	0,3—0,4 g NAST pro kg Körpergewicht
Meerschweinchen	0,3—0,4 g NAST pro kg Körpergewicht
Ratten	0,2—0,3 g NAST pro kg Körpergewicht
Goldhamster .	0,15—0,25 g NAST pro kg Körpergewicht

Die Einzeldosen werden in 5–14tägigen Abständen wiederholt (s. klinischer Verlauf).

B. Klinisches Bild

Die Ausscheidung und Auskristallisation des injizierten Sulfonamids setzt unmittelbar nach der Applikation ein, so daß auch klinische Veränderungen schon am selben oder folgenden Tage nach der Injektion zu beobachten sind. Im Harn finden sich oft, aber nicht regelmäßig, Blutbeimengungen bis zur Makrohämaturie und ebenso häufig auch Proteinurie mit positiver Esbach-Reaktion. (Diese und die folgenden Angaben nach GEISER 1957.)

Die Blutdruckwerte steigen bei Ratten etwa um den 5. Tag nach NAST-Injektion an, sinken aber dann schnell wieder ab und bleiben bei allen Tieren im Normalbereich, der um den 9.–10. Tag nach Injektion wieder erreicht ist (s. Abb. 52). Auffallenderweise bleiben die RR-Werte auch dann im Normbereich, wenn nach neuerlichen NAST-Injektionen alle übrigen Zeichen der Nierenschädigung neu wieder auftreten. Tiere, die in der akuten Schädigungsphase an Anurie eingehen, zeigen keine oder nur eine sehr geringe Erhöhung der Blutdruckwerte.

Als klinische Folge der NAST-Injektionen steht die Wirkung auf den Harnfluß im Vordergrund. Regelmäßig kommt es schon am Tage nach der Injektion zur Oligurie, die aber rasch durch eine Polyurie abgelöst wird. Komplette Anurie ist selten, kommt aber vor. Infolge Versiegens des Harnflusses kommt es zur Retention harnpflichtiger Substanzen im Serum, die schon am ersten oder zweiten Tag nach Injektion ihren Höhepunkt erreicht, um dann mit Einsetzen der Polyurie rasch wieder abzufallen. Die wesentlichen klinischen Folgen der Sulfonamid-Verstopfung der Tubuli bei Ratten sind auf Abb. 52 zusammengefaßt.

Besonders interessant ist die häufige Wiederholbarkeit der Verstopfung mit jeweils rascher und vollständiger klinischer, funktioneller (u. a. Phenolrot-Clearance) und morphologischer (s. u.) Erholung, was für die rein mechanische Natur (Harnstau) der Läsion spricht. Diese Wiederholbarkeit gilt indessen nur für Kaninchen und Meerschweinchen, bei denen 32 bzw. 41 Cyclen mit

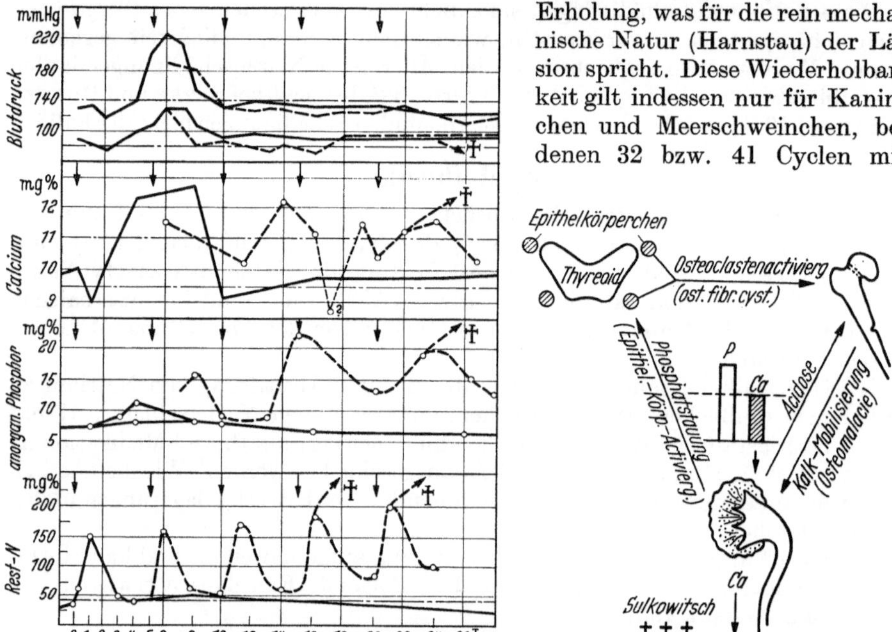

Abb. 52 Abb. 53

Abb. 52. Verhalten von Blutdruck- und Serumwerten bei Ratten nach einmaligen (Kurven ausgezogen) und wiederholten (Kurven gestrichelt) Injektionen von 0,25 g NAST pro kg Körpergewicht. Senkrechte Pfeile markieren die Injektionen, strichpunktierte Linien höchste und kleinste Normalwerte. Beim Blutdruck begrenzen je 2 Kurven die zahlreichen gemessenen Werte nach oben und unten. Das komplizierte Verhalten von Phosphor und Rest-N mußte infolge Vorliegens relativ weniger Werte (6 und 9) schematisch rekonstruiert werden. Aus: GEISER (1957)

Abb. 53. Schematische Darstellung der Kalkmobilisation durch Acidose und Phosphatstauung. Aus: SARRE (1959)

Schädigung und Erholung erfolgreich versucht wurden. Bei Ratten und Goldhamstern dagegen kommt es nach 5–10maliger Wiederholung der NAST-Injektion zur Ausbildung einer progressiven chronischen interstitiellen Nephritis und zum Tod der Tiere an Urämie bei acidotischer Stoffwechsellage (s. Abb. 52). Bei längerer Dauer der Retention harnpflichtiger Substanzen und der hiermit verbundenen Acidose kann es zur Hyperphosphatämie und im Gefolge hiervon wiederum zu einem sekundären Hyperparathyreoidismus mit Hypercalcämie und intrarenalen Verkalkungen kommen (Abb. 52). Die Zusammenhänge zwischen Acidose, Phosphatstauung und Kalkmobilisation, die zur Calciurie oder zur intrarenalen Kalkablagerung führen kann, sind schematisch auf Abb. 53 wiedergegeben.

Läßt man die Tiere (Ratten) zusätzlich dursten, so ist der Verlauf prinzipiell der gleiche, doch tritt der Spontantod an Urämie schon viel früher, z. T. schon nach 4 Injektionen ein, was wohl mit der vermehrten Ausfällung unter diesen Verhältnissen zu erklären ist. Umgekehrt läßt sich durch eine Kombination der NAST-Gaben mit Wasserstoß ein günstigerer Verlauf erreichen. Der Wasserstoß wird in diesem Fall als Injektion einer gleichen NAST-Menge in einem größeren Flüssigkeitsvolumen gegeben.

C. Pathologische Anatomie

Makroskopisch fällt schon etwa 30 min nach Injektion von NAST regelmäßig eine weißlich-glänzende und radiär verlaufende Streifung auf dem Nierenschnitt auf (der ganze Absatz im wesentlichen nach GEISER 1957). Diese Streifung entspricht kristallinen Ausfällungen des NAST und ist auf die

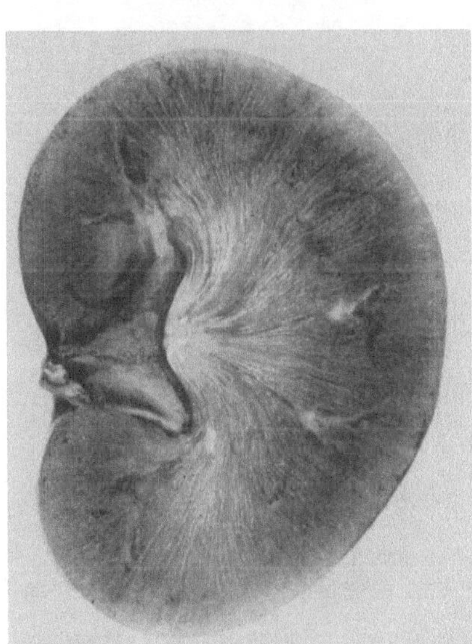

Abb. 54

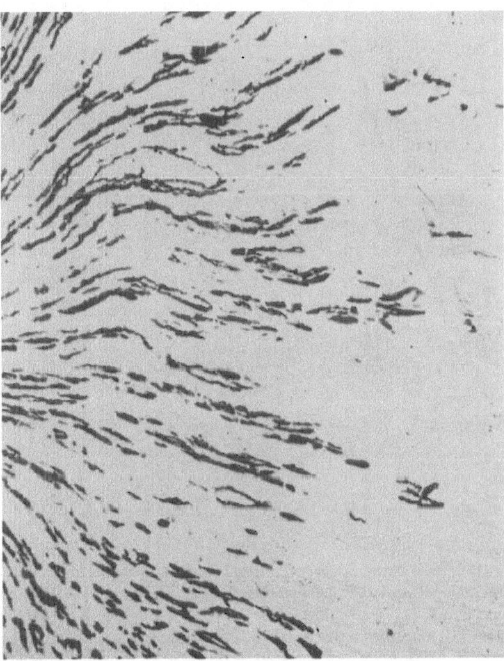

Abb. 55

Abb. 54. Kaninchenniere drei Tage nach Injektion von 0,5 g NAST/kg. Niere groß. In Papille und Zona intermedia deutliche Kristallstreifen. Aus: GEISER (1957)

Abb. 55. Intratubuläre Kristallablagerungen von AST 45 min nach intraperitonealer Injektion. Die Hämalaunanfärbung läßt die ausschließliche Lokalisation in den Sammelrohren nachweisbar werden. Aus: GEISER (1957)

Papille und die Zona intermedia (s. Abb. 54) beschränkt, was schon makroskopisch auf eine Anhäufung der Substanz in den Sammelrohren hinweist. Dies bestätigt sich bei Lupenvergrößerung (Abb. 55). Die intratubulären Kristallablagerungen betreffen ausschließlich die Sammelrohre, die von ihnen verstopft werden.

Diese Lokalisation der Ausfällungen gilt im übrigen nicht nur für das besonders intensiv präcipitierende NAST, sondern in gleicher Weise auch für die in der Klinik verwendeten Sulfonamide, so daß eine prinzipielle Übertragung des intrarenalen Schädigungsmechanismus oft diskutiert worden ist. Die Abb. 56 ist einer Arbeit von AUGUSTIN (1951) entnommen und läßt die Gleichartigkeit der Lokalisation von Marfanil-Prontalbin im Vergleich zu Abb. 55 gut erkennen.

Mikroskopisch: Der histologische Sulfonamid-Nachweis ist schwierig, weil die Sulfonamid-Kristalle in Alkohol und auch in Wasser sehr leicht und schnell löslich sind. Nach AUGUSTIN (1950 und 1951) kann man die Kristalle jedoch mittels Gefrierschnitt-Methodik mikroskopisch darstellen. Man überträgt die Schnitte direkt vom Messer auf den Objektträger. Evtl. vorsichtige Hämalaunanfärbung.

Wie schon makroskopisch zu vermuten, befinden sich die Kristallniederschläge fast ausschließlich in den Sammelrohren und verstopfen dort das Lumen. In anderen Tubulusabschnitten sind sie nicht eindeutig nachweisbar. Das Epithel der verstopften und dilatierten Sammelrohre wird abgeflacht und z. T. herdweise nekrotisch. Im Interstitium findet sich Ödem mit Fibrinexsudation und oft auch kleinen Blutungen. Schon früh erscheinen polynucleäre Leukocyten im interstitiellen

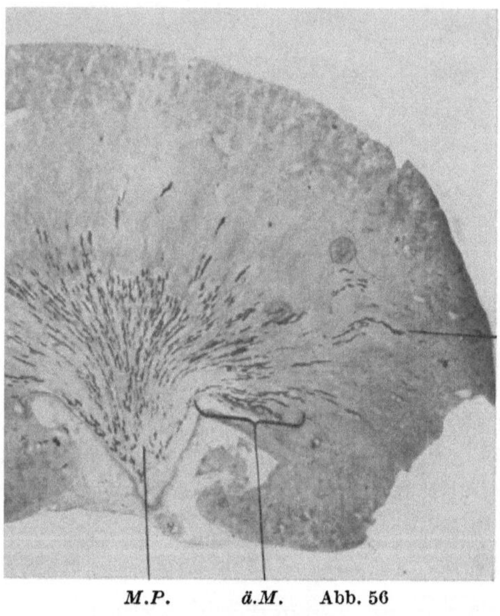

Abb. 56

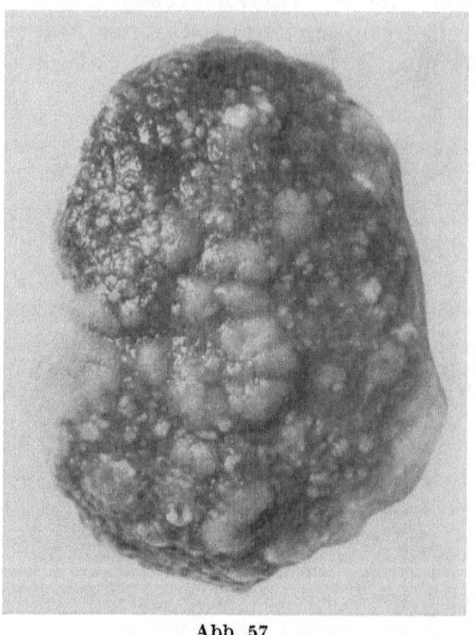

Abb. 57

Abb. 56. Marfanil-Prontalbin-Vergiftung einer Ratte durch viermal tägliche subcutane Injektion von je 100 mg über 16 Tage. Unfixierter Gefrierschnitt. HE. *MStr* = Markstrahlen; *ä.M.* = äußere Markzone; *M.P.* = Markpapille. Aus: AUGUSTIN (1951)

Abb. 57. Chronisch interstitielle Nephritis der Ratte (durch NAST). Die hellen Buckel der Rinde entsprechen hochgradig erweiterten Tubuli contorti I (Nephrohydrose). Nieren verkleinert. Aus: GEISER (1957)

Exsudat. Diese herdförmigen entzündlichen Exsudate können stellenweise die Tubuli einengen und sind bei den progredient chronischen Verläufen bei Ratten (s. u.) wohl die Ursache für die persistierenden nephrohydrotischen Veränderungen.

Oberhalb der verstopften Abschnitte der Sammelröhrchen kommt es zu nephrohydrotischen Erweiterungen der betroffenen Nephrone, die bis auf den Kapselraum übergehen können. Diese Erweiterung kann gering bleiben, kann aber auch groteske Ausmaße annehmen mit makroskopischer Blasenbildung an der Oberfläche (s. Abb. 57).

3–4 Tage nach NAST-Injektion sind die verstopfenden Sulfonamid-Kristalle nicht mehr nachweisbar, was klinisch der um diese Zeit bereits voll ausgeprägten polyurischen Phase entspricht.

In den Sammelrohren findet man jetzt reichlich leukocytär durchsetzten Detritus und hyaline Cylinder. Die Tubulusepithelien der Hauptstücke (Tubulus contortus I) und der Henleschen Schleifen zeigen starke degenerative Veränderungen z. T. bis zu nekrobiotischem Untergang. Oft findet man insbesondere im Bereich der Sammelrohre über den noch mit Detritus verstopften Nephronen in den erweiterten Lumina Zelldetritus, durchsetzt mit Leukocyten und hyalinen Cylindern. Schon bald setzen sekundär kräftige Regenerationen von der Basalmembran her ein. Vorwiegend betroffen sind im Bereich der höheren Tubulusabschnitte die gewundenen und die geraden Teile der Hauptstücke. Hier finden sich, etwa vom 4. Tag an, noch Nekrose, auch vorwiegend Kalkablagerungen, die außerdem auch in den Sammelrohren zu beobachten sind. Die Ablagerungen geben Eisenreaktion (Berlinerblau-Färbung). Bei Kaninchen und Meerschweinchen sind die Veränderungen nach 10–12 Tagen völlig zurückgebildet.

Anders dagegen bei Ratten und Goldhamstern. Die bei ihnen, nicht aber bei Meerschweinchen und Kaninchen, nach fortgesetzten NAST-Gaben sich entwickelnde progressiv-chronische interstitielle Nephritis ist im klinischen Teil

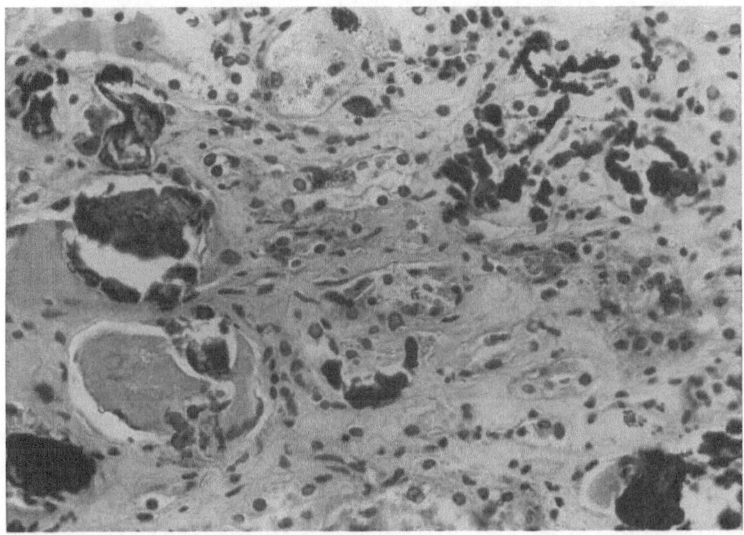

Abb. 58. Intratubuläre und interstitielle Kalkablagerungen in der Niere. Einzelne Tubuli durch Sklerose des Interstitiums hochgradig komprimiert. Epithelien z. T. nekrotisch (Ratte, 1. Tag nach 9 Injektionen von 0,2 g/kg). Aus: GEISER (1957)

bereits erwähnt worden. Schon makroskopisch erscheinen solche Nieren von Ratten und Goldhamstern schwerst verändert mit grobhöckeriger Oberfläche, wobei die blasenartigen Höcker (s. Abb. 57) hochgradig nephrohydrotisch erweiterten Hauptstücken (Tubuli contorti I) entsprechen. Die mikroskopische Untersuchung läßt dann die unterschiedlichen Verläufe — Ausheilungstendenz bei Kaninchen u. a. und chronische interstitielle Nephritis bei Ratten — verständlich werden. Sie sind auf die stärkere interstitielle Reaktion der Rattenniere (und der Goldhamsterniere) zurückzuführen. Hier finden sich die oben schon beschriebenen interstitiellen Veränderungen (s. Abb. 59) und darüber hinaus oft Infiltrate, bei denen lympho- und plasmacelluläre Elemente das Bild beherrschen. Auch diese Infiltrate können sich zurückbilden. Oft tun sie dies aber nicht, sondern hinterlassen kleinere Bezirke mit Ansammlung von Fibroblasten, Histiocyten, Lymphocyten und Plasmazellen. Diese Herde (s. Abb. 58) führen zusammen mit der bald sich entwickelnden Bindegewebsproliferation zu einem sekundären Druck auf die Tubuli mit Einengung der Lichtung und hierdurch wiederum zu schweren nephrohydrotischen Erweiterungen der darüber liegenden Tubulusabschnitte. So entsteht bei diesen Tieren die schwere, zur Urämie führende interstitielle Nephritis mit intrarenalem Harnstau (Nephrohydrose). Die Glomerula sind auch in diesen Nieren klein und wenig durchblutet, aber nie hyalin verödet oder entzündet. Auffällig sind auch bei diesen Nieren wiederum die oben schon beschriebenen Kalkablagerungen, die sowohl intratubulär als auch interstitiell auftreten können (Abb. 58) und der im klinischen Teil beschriebenen Kalkmobilisation bei sekundärem Hyperparathyreoidismus entsprechen.

Die Nierenveränderungen sind nicht die einzigen Schäden nach NAST-Gabe. LEHR und CHURG (1952) fanden vielmehr bei Albinoratten häufig schwere und

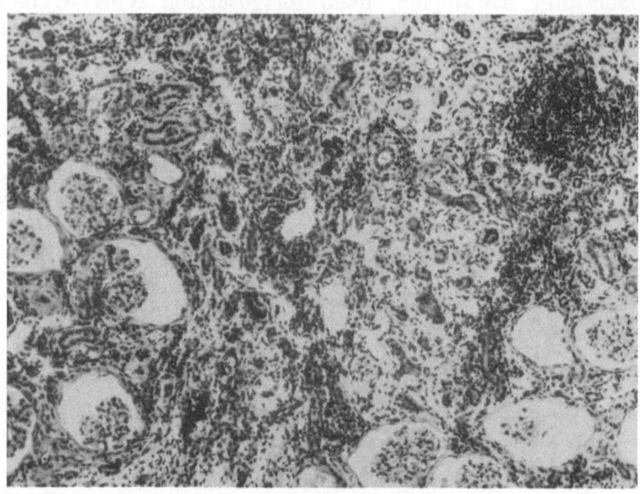

Abb. 59. Hochgradige chronisch-interstitielle Nephritis (Ratte). Kapselräume erweitert. Tubuli komprimiert. Ausgedehnte herdförmige Infiltrate im verbreiterten Interstitium. Aus: GEISER (1957)

Tabelle 11. *Wichtige Organveränderungen bei männlichen Albinoratten nach einer einzelnen intraperitonealen Injektion von N^4-Acetylsulfathiazolnatrium (NAST) 0,5 g/kg Körpergewicht.* Aus: LEHR und CHURG (1952)

Organ	Herz	Aorta	Magen	Thymus	Nebennieren	Nieren
Art der Läsion	Myokardnekrose perivasculäre Infiltrationen	Medianekrose	Nekrose und Verkalkung der Muskulatur	Atrophie Fibrose	Hypertrophie	Ödem Pyelonephritis Verkalkende Nekrose
Ratte Nr.						
1	****	**** A	—	***	***	****
2	****	**** A	**	***	***	****
3	****	*** A	—	***	**	****
4	***	*** A	***	***	***	****
5	**	*	—	***	***	****
6	***	**** A	—	***	**	****
7	*	**	—	***	**	****
8	*	**	—	***	**	***

— = Organ normal (makroskopisch und mikroskopisch).
* = Definitiver bis beträchtlicher Schaden, unter dem Mikroskop erkennbar.
** = Ausgeprägter Schaden, mit freiem Auge erkennbar.
*** = Fortgeschrittener Schaden, bei oberflächlicher Betrachtung leicht erkennbar.
**** = Schwerster Grad der Abnormalität.
A = Aneurysma des Aortenbogens.

schwerste arterielle Gefäßläsionen in fast allen Organbereichen. Vorwiegend handelt es sich um Medianekrosen, denen z. T. extreme Verkalkungen (s. o.; Hypercalcämie) folgen, so daß die großen und größeren Arterien zwischen den Fingern zerreibbar werden. Die wichtigsten Organveränderungen bei den Untersuchungen dieser Autoren finden sich auf Tab. 11. LEHR und CHURG führen die arteriellen Veränderungen einschließlich der extrem sich entwickelnden Arteriosklerose indirekt auf die auch bei diesen Versuchen primäre und im Vordergrund stehende Nierenverstopfung mit Oligo-Anurie zurück. Die arteriellen Läsionen waren so eindrucksvoll, daß die NAST-Vergiftung geradezu als „einfache und verläßliche kurzfristige Methode zur Erzeugung disseminierter Nekrosen und Verkalkungen des kardiovasculären Systems von Albinoratten“ beschrieben wird (LEHR und CHURG 1952). Demgegenüber fanden sich Gefäßläsionen bei den von GEISER (1957, s. o.) verwendeten

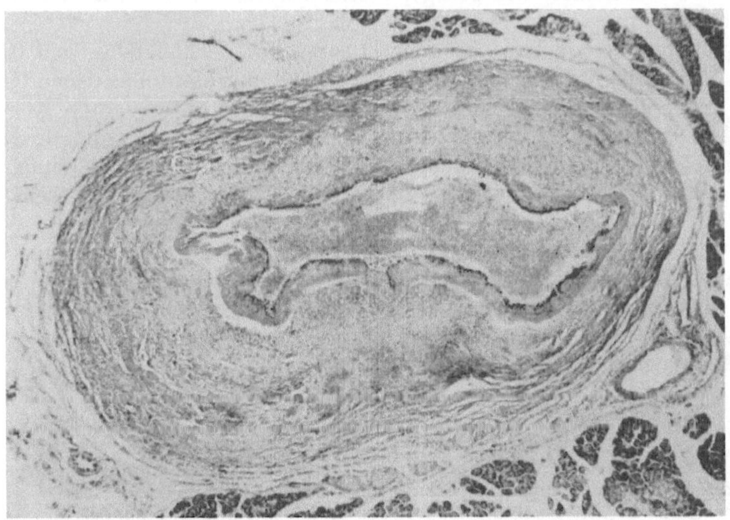

Abb. 60. Adventitielles Granulom nach Wandnekrose einer Mesenterialarterie bei einer Ratte. Bei der chronisch interstitiellen Nephritis durch NAST ein sehr seltener Befund. Aus: GEISER (1957)

Tieren nur ausnahmsweise und auch dann nur als adventitielle Granulome ähnlich der Periarteriitis nodosa (s. Abb. 60), was eine allergische Genese *dieser* Läsionen nicht ausschließen läßt.

D. Pathogenese

Hier sei zunächst betont, daß die NAST-Verstopfung der Sammelrohre keine ins einzelne gehende Reproduktion der Nierenläsionen sein will, wie sie bei Patienten nach Sulfonamidtherapie früher gelegentlich beobachtet werden konnten. NAST weist gegenüber den klinisch verwendeten Sulfonamiden nicht nur den Unterschied der extrem schlechten Löslichkeit auf, ihm fehlt auch jede antibakterielle Wirkung. Es ist zum Studium der Toxikologie der Sulfonamide ungeeignet und wird hier experimentell nur wegen der guten und umschrieben intratubulären Ausfällung verwendet. NAST-Injektionen sind eine zuverlässige Methode zur experimentellen Erzeugung von Nephrohydrosen bei Verlegung des Harnflusses in Höhe der Sammelrohre.

Es kann kein Zweifel daran bestehen, daß die Auskristallisierung des AST im Bereich der unteren Tubulusabschnitte, die schließlich zur Verstopfung der Sammelröhrchen führt, die primäre Ursache für die Nephrohydrose darstellt. Die Auskristallisation erfolgt bei ungestörter Nierenfunktion. Sie tritt ein, wenn bei guter renaler NAST-Clearance infolge der Wasserrückresorption im Tubulusbereich die Löslichkeitsschwelle für das im Tubuluslumen befindliche Sulfonamid unterschritten wird.

Alle weiteren Schädigungen, insbesondere die Läsion des oberhalb des Harnstaus gelegenen Tubulusepithels, sind diesem Primärvorgang nachgeordnet und mechanisch bedingt.

Auf eine Diskussion der selbst in der menschlichen Pathologie sehr zweifelhaften (LEHR 1957) evtl. primär-toxischen Wirkung der Sulfonamide auf Tubulusepithelien, wie sie z. B. von AUGUSTIN (1951) diskutiert wird, kann hier verzichtet werden. NAST entbehrt, wie gesagt, bakteriostatischer Wirksamkeit und wird therapeutisch nicht verwendet.

Pyelonephritiden als Ursache oder Mitursache scheiden aus, weil die histologischen Veränderungen, insbesondere die der Glomerula, nicht denen bei Pyelonephritis entsprechen und weil die von GEISER (1957) untersuchten Nieren bzw. intrarenalen Infiltrate bei Gramfärbung nie eine evtl. ascendierende Infektion erkennen ließen. Auch die Schleimhaut von Blase und Ureteren ließ keinen Hinweis auf eine evtl. Keimascension oder bakterielle Entzündung in diesem Bereich erkennen.

Eine evtl. allergische Genese der Nierenschäden (vgl. o.; Einleitung) entfällt von vornherein, weil die Nierenschäden bereits unmittelbar nach erstem Kontakt mit dem Sulfonamid auftreten und weil somit selbst die für evtl. indirekte allergische Mechanismen notwendige Latenzzeit (die Zeit der Antikörperbildung) bis zum Ausbruch der Erkrankung fehlt.

Literatur

AUGUSTIN, E.: Der histochemische Sulfonamid-Nachweis in parenchymatösen Organen, insbesondere der Niere. Geburtsh. u. Frauenheilk. **10**, 289 (1950).

— Tierexperimentelle Untersuchungen zur Frage der Entstehung und Lokalisation von Nierenschädigungen nach Sulfonamid-Medikation. Arch. Gynäk. **179**, 220 (1951).

GEISER, W.: Experimentell erzeugte chronisch-interstitielle Nephritis. Virchows Arch. path. Anat. **330**, 463 (1957).

LEHR, D.: Clinical toxicity of sulfonamides. Ann. N. Y. Acad. Sci. **69**, 417 (1957).

—, u. J. CHURG: Eine Methode zur Erzeugung disseminierter Nekrosen und Verkalkungen im kardiovasculären System von Albinoratten. Wien. klin. Wschr. **1952**, 639.

SARRE, H., u. K. ROTHER: Allergische Erkrankungen der Niere und der ableitenden Harnwege. In: HANSEN: Allergie. Stuttgart: Thieme 1957.

II. Entzündliche diffuse Nierenerkrankungen durch Antigen-Antikörper-Reaktion

Als Modell diffuser entzündlicher Nierenerkrankungen und ihrer verschiedenen Verlaufsformen haben die im folgenden beschriebenen experimentellen allergischen Nephritiden andere Verfahren, wie z. B. das radiologische (S. 207) weitgehend verdrängt. Die Zuverlässigkeit der Auslösung der Entzündung, die Steuerbarkeit der Schwere des Schadens und schließlich sogar die Möglichkeit, vorwiegend sog. vasculäre oder nephrotische Verlaufsformen der Nierenentzündung wahlweise reproduzieren zu können (s. S. 87), haben den immunologischen Methoden ihre Vorzugstellung gesichert. Obwohl die immunologisch ausgelösten Nephritiden der menschlichen akuten postinfektiösen diffusen Glomerulonephritis mit oder ohne Übergang in die chronische Verlaufsform und auch den sog. primär-chronischen Glomerulonephritiden in manchen Species bis in die Einzelheiten entsprechen, soll doch hier schon vorweggenommen werden, daß bis heute keine Sicherheit darüber besteht, ob auch die Pathogenese, wie sie auf den folgenden Seiten beschrieben wird, für die menschliche Glomerulonephritis gültig ist.

Die folgenden Nierenläsionen sind dem Typus der anaphylaktischen („Früh"-) Reaktion zuzuordnen.

1. Die Nephritis durch heterologe nephrotrope Antikörper (sog. Masugi-Nephritis)

Die Masugi-Nephritis ist als Versuchsmodell in einer kaum noch übersehbaren Zahl von Publikationen zum Studium pathogenetischer, anatomischer, funktioneller und therapeutischer Probleme der diffusen Nephritiden benutzt worden. Sie ist bei Befolgung der methodischen Vorschriften auch in der Hand Ungeübter mit Sicherheit reproduzierbar. Sie ist der menschlichen diffusen Glomerulonephritis in allen Verlaufsformen klinisch und histologisch außerordentlich ähnlich (Fahr 1936).

A. Geschichtliches

1900 veröffentlichte Bordet seine „Theorie der cytolytischen Seren". Ihm war es gelungen, durch Injektion von Erythrocyten in eine fremde Species Seren zu erzeugen, die die Erythrocyten der Spenderspecies aufzulösen vermochten. Dieses Prinzip ist bald auf andere Zellen und Organe übertragen worden. Lindemann (1900) injizierte fein zerstoßene Nieren in eine andere Tierart und führte das gewonnene Serum dieser Species in die Blutbahn der ersteren Species ein, wobei sich zeigte, daß das injizierte Serum zu einem „kräftigen Nierengift" geworden war. Ein solches Serum nannte Lindemann „nephrolytisch".

Im Vordergrund des Interesses standen bei Lindemann und seinen Nachfolgern zunächst die tubulären Schädigungen (vgl. Abb. 86 auf S. 104), bis durch die Arbeiten von Masugi in den Jahren 1933–1935 das Interesse auf die glomerulären Veränderungen gelenkt wurde. Wir wissen heute, daß tatsächlich die glomerulären Veränderungen pathogenetisch (s. S. 112) und im Hinblick auf die Entwicklung der klinischen Symptomatik die Hauptläsion darstellen, welche durch die „nephrotoxischen Seren" hervorgerufen wird.

Ein besonderes Verdienst Masugis und seiner Arbeitsgruppe ist auch die Einführung der besonders günstigen Tierkombination von Kaninchen als Nierenantigen-Spender und Versuchstier und Enten als Lieferanten des „nephrotoxischen" Serums. Es ist nicht zuletzt diese besonders zuverlässige und gleichmäßig reproduzierbare Anordnung, die zur heutigen Beliebtheit der Methode beigetragen hat.

B. Nomenklatur

Die ursprüngliche und von Lindemann vorgeschlagene Nomenklatur „nephrolytisches Serum" ist später durch „Nephrotoxin" ersetzt worden, was aber auch wieder zu Verwirrung geführt hat, weil diese Seren tatsächlich nicht im engeren Sinne „toxisch" sind. Es handelt sich vielmehr um Immunseren, welche Antikörper gegen Nierenbestandteile enthalten. Die Bezeichnung „Antinierenserum" oder „nephrotropes Antiserum" wird darum den pathogenetischen Abläufen eher gerecht. Es wäre daher besser, dem allgemeinen Sprachgebrauch der Immunologie zu folgen und von Antinierenseren (ANS) oder von nephrotropen Antiseren (Rother und Sarre 1961) zu sprechen.

C. Verwendete Tierkombinationen

Masugi-Nephritiden lassen sich bei vielen Säuger-Species auslösen. Eine Zusammenstellung der bisher erfolgreich benutzten Tiere gibt die Tab. 12. Ebenso lassen sich auch die renotropen Antikörper (Einzelheiten s. u.) in zahlreichen – auch nicht-Säuger- – Tierarten herstellen (s. ebenfalls Tab. 12). Eine prinzipielle Unmöglichkeit, in bestimmten Arten Masugi-Nephritis auszulösen, ist nicht bekannt, doch können gelegentlich Schwierigkeiten durch schwache Antiseren auftreten. Solche Seren mit unzureichendem Gehalt an renotropen Antikörpern können Folge unsachgemäßer Antigen-Aufbereitung, ungenügender Immunisierung (zu wenig, zu kurz) oder schlechter Antikörperbildungsfähigkeit der als Antiserumspender gewählten Species sein. Als Faustregel hat sich bewährt, bei der Auswahl der Tierkombination phylogenetisch möglichst entfernt verwandte Tiere zu benutzen, wobei ein mit zunehmender phylogenetischer Verwandtschaft immer geringer werdender Antigenstimulus unterstellt wird. Diese Annahme ist aber im Hinblick auf die Erzeugung nephrotroper Antiseren bisher methodisch nicht überprüft.

Tabelle 12. *Übersicht über die bisher benutzten Tierkombinationen zur Erzeugung einer Masugi-Nephritis*

Nieren liefernde Species	Antiseren liefernde Species	Autor
Kaninchen	Enten	MASUGI (1934)
Meerschweinchen	Enten	BLOCH (1941)
Schweine	Enten	BLOCH (1941)
Ratten	Kaninchen	MASUGI (1933)
Ratten	Enten	HEYMAN, LUND, and HACKEL (1952)
Ratten	Schafe	WINEMILLER, STEBLAY, and SPARGO (1961)
Kaninchen	Gänse	ARAGONA (1939)
Ratten	Hunde	RODA, JIMENEZ DIAZ und LINAZASORO (1950)
Kaninchen	Hunde	RODA, JIMENEZ DIAZ und LINAZASORO (1950)
Hunde	Kaninchen	GREENSPOON and KRAKOWER (1950)
Mäuse	Kaninchen	PRESSMAN (1949)
Kaninchen, Hunde, Ratten	Hühner	HASSON and SEEGAL (1954)
Kaninchen	Hammel	PAVKOVA (1958)
Hunde	Hammel	KÜCHMEISTER (1953)
Schwein	Kaninchen	BRIOT, NGUYEN-TRONG, DE BRUX et BAILLET (1961)
Macacus rhesus	Kaninchen	MICHAEL, VENTERS, and GOOD (1961)

Die erfolgreichste und daher auch häufigst verwandte Tierkombination geht auf MASUGI (1933) zurück. Man wählt Kaninchen als Nierenantigenspender und Antiserumempfänger und Enten als Produzenten des Antinierenserum. Soweit im folgenden nicht besonders bezeichnet, ist immer diese Kombination zugrundegelegt.

Eine wichtige Beschränkung bei der Auswahl der Tierkombination ergibt sich aus dem Fehlen oder Vorhandensein des heterophilen Antigens von FORSSMAN bei bestimmten Species. Ist es vorhanden, so findet es sich oft ubiquitär in den Geweben der betreffenden Tiere. Würde man in Forssman-Antigen-freien Tieren ein Antinierenserum gegen Nieren einer Forssman-Antigen-haltigen Species herstellen, so würde man mit den zur Immunisierung verwendeten Nieren (Einzelheiten der Immunisierungstechnik, s. S. 80) immer auch Forssman-Antikörper produzieren. Die entstehenden Antinierenseren würden daher auch ubiquitär reagierende

Forssman-Antikörper enthalten, was die Auswirkung der nephrotropen Antikörper-Komponente dieser Seren in den Empfängertieren unübersichtlich macht. Die Tab. 13 ist der Übersichtsarbeit von FORSSMAN (1930) entnommen und soll eine Orientierung über das Vorkommen des heterophilen Antigens erlauben.

Tabelle 13. *Die Verbreitung des heterophilen Antigens von* FORSSMAN *in verschiedenen Species.* Aus: FORSSMAN in KOLLE-KRAUS-UHLENHUT (1930)

F.-Antigenhaltige oder Meerschweinchengruppe	F.-Antigenfreie oder Kaninchengruppe
Hammel (Blutkörperchen), FORSSMAN u. HINTZE, DOERR u. PICK.	Kaninchen, DOERR u. PICK
Ziege, ORUDSCHIEW	Rind, FORSSMAN
Meerschweinchen (Organe), FORSSMAN	Schwein, FORSSMAN u. HINTZE
Meerschweinchen (Blutserum), ORUDSCHIEW	Reh, GAEHTGENS
Meerschweinchen (Blutplättchen), SPÄT	Damhirsch, GAEHTGENS
Meerschweinchen (Fibrinogen), DAVIDE	Schimpanse, GAEHTGENS
Ozelot (Organe), GAEHTGENS	Ratte, FORSSMAN
Mensch (Blutkörperchen der Gruppen A und A B), SCHIFF u. ADELSBERG	Mensch
Mensch (Fibrinogen), DAVIDE	Taube, DOERR u. PICK
Pferd (Organe), FORSSMAN u. WIDÉN	Gans, DOERR u. PICK
Perd (Blutserum), TANIGUCHI	Kuckuck, GAEHTGENS
Togopony (Organe), GAEHTGENS	Bachstelze, GAEHTGENS
Katze (Organe). FORSSMAN u. WIDÉN	Kreuzschnabel, GAEHTGENS
Katze (Erythrocyten), FRIEDE u. GRÜNBAUM	Ohreule, GAEHTGENS
Hund (Organe), DOERR u. PICK	Turmfalke, Sperber, GAEHTGENS
Hund (Erythrocyten), JANTZEN	Frosch, GAEHTGENS
Kamel (Fleisch), GAEHTGENS	Erdkröte, japanische, AMAKO
Hamster (Organe), GAEHTGENS	Hering, GAEHTGENS
Aguti (Organe), GAEHTGENS	Kabeljau, GAEHTGENS
Maus (Niere, Muskel, Hirn, Leber, Lunge), DOERR u. PICK	Schellfisch, GAEHTGENS
Walfisch (Fleisch), GAEHTGENS	
Taube (Organe), AMAKO	
Huhn (Organe), DOERR u. SCHIFF	
Huhn (Blutkörperchen), KRITCHEVSKY	
Diamantfasan (Organe), GAEHTGENS	
Strauß (Organe) GAEHTGENS	
Truthahngeier (Organe), GAEHTGENS	
Schildkröte (Organe), AMAKO, DOERR u. PICK	
Karpfen (Kiemen), TSUNEOKA	
Hecht (Kiemen), TSUNEOKA	
Aal (Kiemen), TSUNEOKA	
Schleie (Kiemen), TSUNEOKA	

Soll aus irgendwelchen Gründen von den auf Tab. 12 aufgezeigten bewährten Tierkombinationen abgegangen werden, so sind ferner wegen des Vorkommens der sog. primären Serumtoxicität mancher Species gegenüber anderen diesbezügliche Vorversuche unerläßlich. Zum Beispiel besitzt Rinderserum eine primäre Toxicität gegenüber Meerschweinchen (H. SCHMIDT 1955).

Mit der Wahl des Tiermaterials wird auch schon eine gewisse Vorentscheidung über den Krankheitsablauf getroffen. Dies gilt für den Zeitpunkt des Auftretens der Nephritis (Latenz, vgl. S. 89), für die Pathogenese (vgl. S. 112) sowie für Eigenheiten des histologischen Bildes (vgl. S. 92ff.). Besonders augenfällig wird der Einfluß der verwendeten Species bei Vergleich der Tierkombination Kaninchen-Ente einerseits und Ratte-Kaninchen andererseits, worauf unten näher eingegangen wird.

D. Herstellung von Antinierenseren

Prinzip

Nieren einer Tierart A werden zermahlen und der Nierenbrei einer Tierart B injiziert. Die Tiere B bilden dann Antikörper gegen das eingebrachte Nierenmaterial, die im Blut zirkulieren. Spritzt man nun das Serum der Tiere B intravenös in Tiere der Species A, so reagieren die gegen Niere gerichteten Antikörper mit den Nieren der Empfängertiere und lösen eine Nephritis aus.

Das im Nierenbrei enthaltene pathogenetisch relevante Antigen (s. u.) ist unbekannt. Eine exakte Kontrolle des Immunisierungsvorgangs (Titer) ist daher nicht möglich. In der Tat macht die von Untersucher zu Untersucher und selbst von Charge zu Charge wechselnde Intensität der nephrotropen Antiseren Vergleiche insbesondere bei therapeutischen Untersuchungen oft unmöglich. Die meist übliche Einstellung der Seren nach ihrem nephritogenen Wirkungsgrad ist unbefriedigend, weil evtl. notwendige größere Variationen des Volumens der injizierten Antiseren unterschiedliche Fremdeiweißbelastungen der Versuchstiere bedeuten, die bei manchen Versuchszielen nicht unbedenklich in Kauf genommen werden dürfen. Vergleiche auch den Absatz über die Fremdeiweiß-Nephritiden (S. 128).

Die Schwierigkeiten der Standardisierung haben uns (Moench, Rother, Sartorius, Kronenberg 1955) veranlaßt, eine Methodik der Antiserumherstellung als Standardverfahren vorzuschlagen, die sich im Hinblick auf die Konstanz der Ergebnisse bei uns gut bewährt hat. Durch genormte Verfahrenstechnik bei Einbeziehung größerer Kollektive an Antigenspendern und an immunisierten Tieren lassen sich individuelle Unterschiede sowohl in Hinsicht auf die Antigenität der Nieren, als auch auf die Antikörperbildungsfähigkeit der Tiere weitgehend ausschalten. Kommt es dem Untersucher nicht so sehr auf ein standardisiertes Verfahren an, so lassen sich die oben angegebenen Tierzahlen je nach Versuchsziel auch reduzieren.

Im folgenden die Einzelheiten des Verfahrens nach Moench, Rother, Sartorius und Kronenberg (1955).

I. Gewinnung des Nierenantigens

Etwa 60 Kaninchen beiderlei Geschlechts im Gewicht zwischen 2 und 3 kp werden geschlachtet, entblutet und die Nieren exstirpiert. Durchspülung der herausgenommenen Nieren durch die Arteria renalis mit 2 mal 20 ml 0,9 % Kochsalzlösung. Hierdurch wird weitgehend Blutfreiheit erreicht. Die Nieren werden dann von der Kapsel und dem anderen Bindegewebe des Nierenstieles befreit. Zerkleinern der Nieren im Fleischwolf oder in der Gewebsmühle. Erhaltenes Gesamtgewicht etwa 850 g. Weitere Zerkleinerung im Multimix oder im Mörser mit Seesand. Fraktionierte Acetonextraktion des Nierenbreis zur Beseitigung störender Lipoidsubstanzen mit insgesamt etwa der doppelten Gewichtsmenge Aceton. Bei der letzten Acetonextraktion nutscht man den Nierenbrei am besten über einer Saugflasche ab, um damit gleichzeitig einen Trocknungseffekt zu erzielen. Die letzten Feuchtigkeitsreste werden im Vakuumexsiccator beseitigt. Erhaltenes Trockengewicht 155 g. Aus dem getrockneten Brei werden nochmals die sichtbaren bindegewebigen Anteile heraussortiert und der Rest im Mörser zermahlen. Das nunmehr staubartige Trockenpulver wird in 20 Portionen aufgeteilt und über Kieselgel in zugeschmolzenen Ampullen aufbewahrt. Jede Ampulle entspricht also 6 Nieren. Die histologische Untersuchung des wiederaufgeschwemmten Pulvers ergibt Komplexe von einigen Zellen bis zu etwa Glomerulumgröße.

II. Immunisierung bei Enten

Der Inhalt einer Ampulle wird in 40 ml Kochsalzlösung aufgeschwemmt und den Enten intraperitoneal durch eine dicke Kanüle injiziert. Vorsicht vor Verletzung der Leber, weil diese bei Enten sehr tief reicht. Pro Injektion werden 2 ml der Aufschwemmung gegeben, insgesamt können also 20 Enten in einer Serie immunisiert werden. Das zeitliche Immunisierungsschema gibt die Abb. 61 wieder. Eigene Untersuchungen bei Enten haben ergeben, daß durch zusätzliche Immunisierungsperioden keine weitere Steigerung der Antikörpertiter mehr erreicht

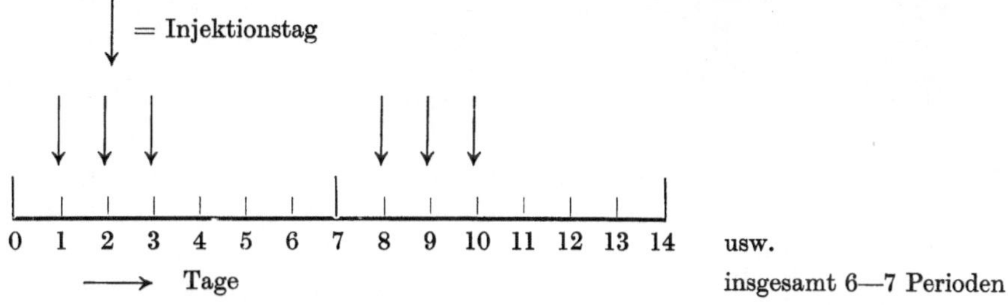

Abb. 61. Zeitliches Injektionsschema zur Erzeugung von nephrotropen Antiseren

wurde. Nach dem hier wiedergegebenen Schema würde also eine Ente nach durchschnittlich 20 Injektionen eine Menge an Nierenbrei erhalten haben, die 6 Kaninchennieren entspricht.

Bei der Tierkombination Ratte-Kaninchen haben wir die hier angegebenen Gewichtsrelationen (Niere und Körpergewicht) übertragen und das zeitliche Injektionsschema unverändert beibehalten. Die Wirkung der Immunseren auf die Rattenniere entsprach der oben für die Kaninchenniere angegebenen.

III. Gewinnung des Antiserums

Um eine möglichst vollständige Entblutung der Tiere zu erreichen, empfiehlt sich eine Heparinisierung mit 15000 I.E. pro Tier i.p. einige Minuten vor der Tötung der Enten. Dekapitation und Entblutung aus den Carotiden. (Vorsicht vor Verunreinigungen durch Mageninhalt bei durchtrenntem Oesophagus!)

Übliche Serumgewinnung: Die Seren der einzelnen Tiere werden zusammengegossen und zur Ausschaltung wärmelabiler Bestandteile (Komplement u. a.) für 60 min bei 56°C inkubiert. Evtl. Trübungen abzentrifugieren. Die Seren sind einige Tage im Eisschrank bei 0° haltbar. Sollen sie länger aufbewahrt werden, so ist Lyophilisierung (Gefriertrocknung) oder Aufbewahrung in Tiefkühltruhen bei Temperaturen unter −20° nötig.

IV. Vorbereitung der Seren für die Injektion

Für die Injektion werden die Antiseren einheitlich auf 4 g-% Eiweiß eingestellt, was der physiologischen Konzentration bei Enten entspricht. Ungelöste oder wieder ausfallende Serumanteile zentrifugieren oder abfiltrieren. Die Abb. 62 zeigt das Elektrophoresediagramm eines wie oben hergestellten injektionsbereiten nephrotropen Antiserums in Vergleich mit dem Diagramm des Serums einer normalen unvorbehandelten Ente.

V. Aktivitätsprüfung der Seren

Eine allgemein anerkannte und zuverlässige Methode zur in vitro-Bestimmung der Wirksamkeit nephrotroper Antiseren steht bisher nicht zur Verfügung, was auf die Unkenntnis des pathogenetisch wirksamen Antigens zurückzuführen ist. (Einzelheiten hierüber s. Kapitel auf S. 119.) Insbesondere hat sich keine Übereinstimmung zwischen Präcipitationstiter der nephrotropen Antiseren gegenüber Nierenextrakten und nephritogener Wirkung ergeben. Auch der neuerdings (ROTHENBERG, STAVITSKY und HEYMAN 1956; VOGT 1962) vorgeschlagenen indirekten Hämagglutination als Test zur in vitro-Beurteilung der nephritogenen Potenz von

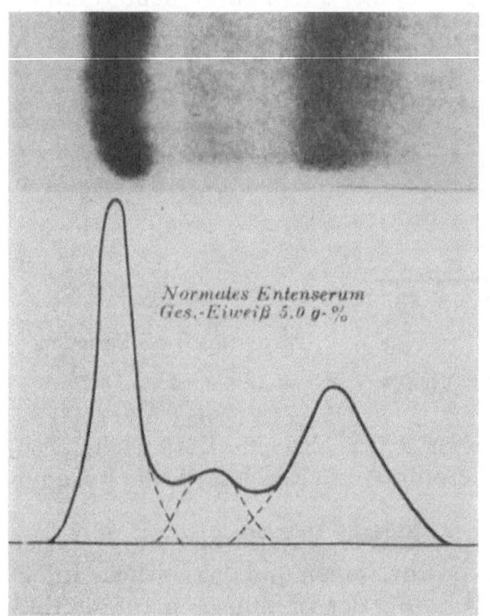

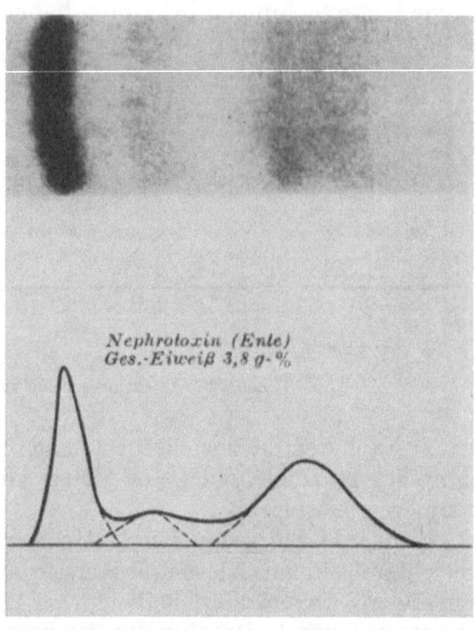

Abb. 62 a u. b. Elektrophorese-Diagramm, gewonnen vom Serum einer gesunden Ente. b Elektrophoresediagramm von inaktiviertem, nach der 20. Immunisierung mit Kaninchenniere gewonnenem, gefriergetrocknetem und wieder gelöstem Serum (Ente). Aus: ROTHER und SARRE (1961)

Antiseren kommt nicht mehr als eine orientierende Bedeutung zu, doch kann dies in vielen Fällen hilfreich sein, z. B. für die Entscheidung über den Abbruch der Immunisierung.

Die Tab. 14 gibt die Ergebnisse einer vergleichenden Untersuchung VOGTs (1962) wieder. Man sieht, daß Komplement-Ablenkungsmethode, passive Hämagglutination nach dem Prinzip von BOYDEN und auch der Nachweis der Antikörperhaftung im Glomerulum (Fluorescenzmethode s. S. 123) nach Injektion unterschiedlicher Antiserummengen mit der nephritogenen Potenz der Seren im großen und ganzen übereinstimmen. Am besten praktikabel ist die indirekte Hämagglutination, doch bedarf es zu vergleichenden Angaben über die Stärke mehrerer

Tabelle 14. *Vergleichende Untersuchung der nephritogenen Potenz, der in vitro-Komplementbindung, der Agglutinationstiter und der Gewebs-Nachweisbarkeit (Immunfluorescenz-Technik) verschiedener nephrotroper Seren.* Aus: VOGT (1962)

	Menge ANS in ml pro 100 g Körpergewicht, die noch eine anhaltende Proteinurie bewirkte	Antikörpertiter bestimmt mittels		
		Komplement-bindung	passiver Hämagglutination	Fluorescenztechnik
ANS 665	0,1	320	10000	640
ANS K	0,1	160	5000	160
ANS 664	0,1	160	5000	320
ANS 666	0,15	160	5000	320
ANS M	1,2	20	640	40

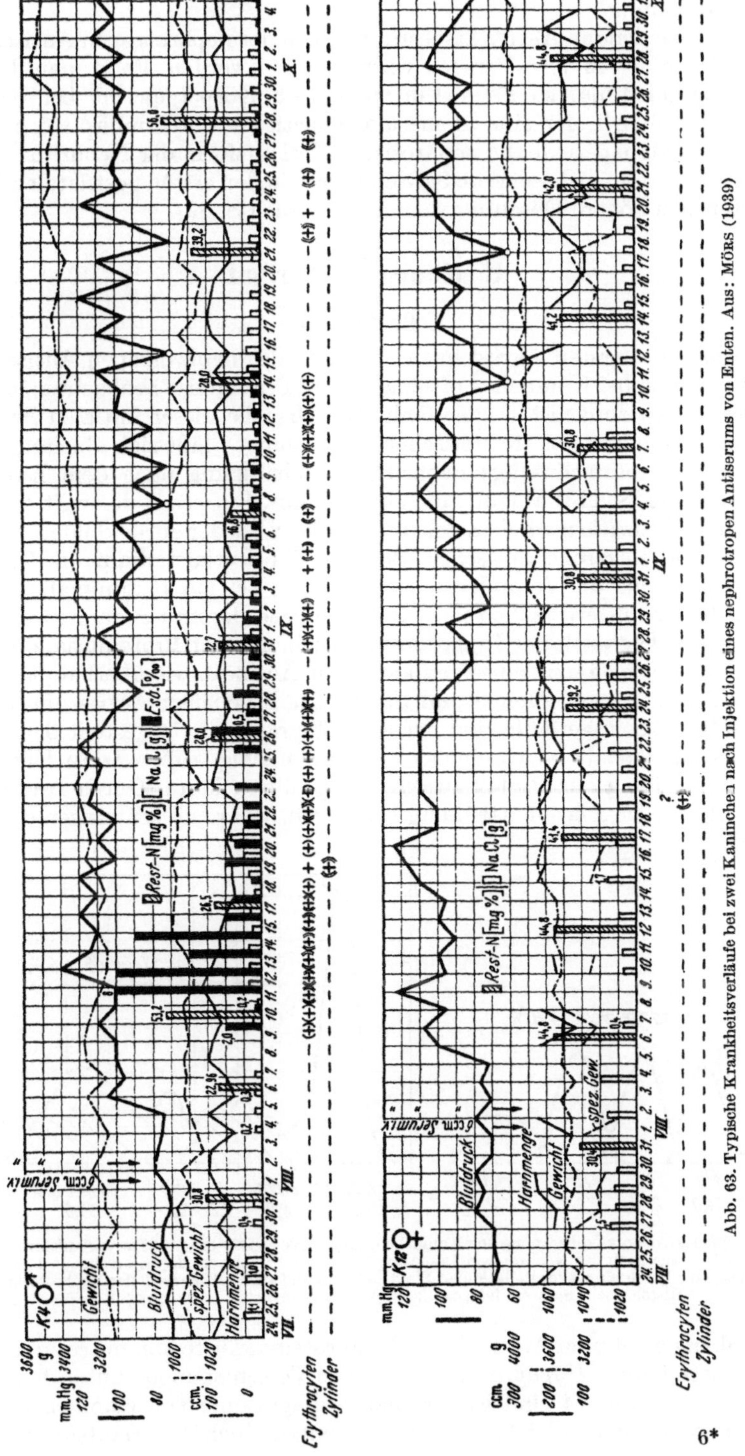

Abb. 63. Typische Krankheitsverläufe bei zwei Kaninchen nach Injektion eines nephrotropen Antiserums von Enten. Aus: MÖRS (1939)

Seren auch hierbei stets eines Bezugssystems, was wiederum nur die nephritogene Potenz sein kann.

Die entscheidenden Aktivitätsbestimmungen der nephrotropen Antiseren müssen also durch den in vivo-Versuch vorgenommen werden. Folgt man der obigen Herstellungsanleitung, so lösen 1 ml Serum/kp Körpergewicht bei Kaninchen innerhalb von 6–8 Tagen eine Glomerulonephritis aus und 2 ml/kp Körpergewicht bei gleicher Latenzperiode die nephrotische Verlaufsform der Nephritis. Bei nicht ausgereiften Tieren, insbesondere bei Jungtieren in den ersten postnatalen Wochen, sind wesentlich höhere Dosen notwendig (vgl. auch S. 89).

E. Klinischer Verlauf

I. Proteinurie

Innerhalb der ersten 48 Std nach Injektion des nephrotropen Antiserum von Enten kann man bei Kaninchen oft eine leichte Proteinurie beobachten, die in den folgenden Tagen zunächst wieder fehlt. Die Ursache dieser initialen Proteinausscheidung ist unklar. Aus theoretischen Überlegungen läßt sich ableiten, daß hier vielleicht eine unterschwellige nephritische Schädigung nach dem Ein-Phasen-Mechanismus (s. S. 113) abläuft, die sich bis zum Einsetzen der weit schwereren eigentlichen Nephritis nach dem Schema von Kay wieder zurückbildet. Vergleiche aber auch die elektronenoptischen Befunde im Initialstadium (S. 92). Lichtmikroskopisch sind die Veränderungen zu diesem Zeitpunkt minimal.

Nach der charakteristischen sog. „Latenz-Phase" kommt es dann zwischen dem 5. und dem 8. Tag nach der Injektion neuerlich zu einer Proteinurie, die oft sehr massiv ist und schlagartig einsetzen kann. Ihr Ausmaß, wie überhaupt das ganze Krankheitsbild, ist von Menge und Stärke des gegebenen Antiserum abhängig. Typische Krankheitsverläufe sind auf Abb. 63 graphisch dargestellt. Durch reichlichen Phosphatgehalt ist Kaninchenharn oft milchig-trüb, was zu Unsicherheit bei der Beurteilung der Proteinausscheidung führen kann. Durch Ansäuern des Harns läßt sich die Phosphattrübung beseitigen, während Trübungen durch Protein bleiben.

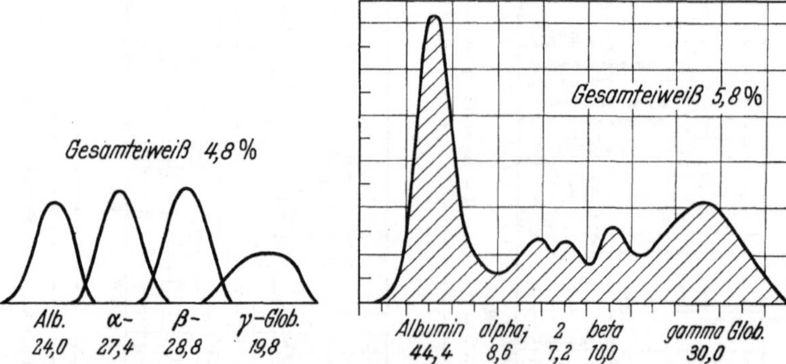

Abb. 64. Serumelektrophoresediagramme von Kaninchen. Links: typisch für die primäre Verlaufsform der Lipoidnephrose am 10. Tage nach der Nephrotoxin-Injektion. Histologisch: Schwere doppelbrechende Lipoidnephrose. Rechts: typisch für Entzündungskonstellation im Elektrophoresebild am 10. Tage nach der Nephrotoxin-Injektion. Histologisch: Schwere intracapilläre Form der Nephritis. Aus: Moench (1956)

In Abhängigkeit vom Ausmaß der Harnproteinverluste kommt es zu mehr oder weniger ausgeprägter *Hypoproteinämie* und zu Verschiebungen unter den Proteinfraktionen. Auf Abb. 64 sind Elektrophoresediagramme von Kaninchen bei vorwiegend nephrotischer und bei vorwiegend entzündlicher Verlaufsform einander gegenübergestellt. Das gleiche wird an Rattenseren beobachtet, doch weisen diese schon normalerweise starke Schwankungen des Proteingehaltes und auch der relativen Anteile der einzelnen Fraktionen auf. Durchschnittliche Normalwerte bei Ratten sind auf Tab. 15 wiedergegeben.

Bei den im Harn erscheinenden Proteinen handelt es sich um unveränderte normale Serumproteine. OEN und ROTHER (1962) haben mittels fluorescierender Antikörper an Gefrierschnitten von Kaninchennieren mit leichter Proteinurie gezeigt, daß die in den ableitenden Harnwegen erscheinenden Proteine die gleiche Antigenstruktur wie Serumproteine haben. Die Prüfung erstreckte sich auf Gesamtproteine sowie auf die getrennte Albumin- und γ-Globulin-Fraktion. Dies ist hinsichtlich der Entstehung der Proteinurie von Interesse, weil sich hierdurch wiederum zeigt, daß in Übereinstimmung mit der heute geltenden Auffassung die Proteinurie bei Nephritis durch primäre Läsion der Glomerulumcapillare entsteht und nicht etwa durch primäre Störungen am Proteinsynthese-Apparat mit Ausscheidung fehlerhafter Proteine durch die zunächst noch normale Niere. Die Autoren haben ferner mit dieser direkten Methode auch für autologe Proteine bestätigen können, was aus Versuchen nach Fremdeiweiß-Injektion schon bekannt war, daß nämlich die im Glomerulumharn erscheinenden Proteine von den Epithelien des Tubulussystems rückresorbiert werden und zur intraplasmatischen Tröpfchenbildung führen. Erst bei Erschöpfung der Rückresorptionskapazität der Hauptstücke passieren nennenswerte Proteinmengen an diesen vorbei in den Endharn.

Tabelle 15. *Normalwerte im Serum gesunder Ratten*
Aus: BAUMANN (1959)

	Streubreite	Durchschnittswerte
Cholesterin . .	46 —125 mg-%	76,82
Rest-N	25 —67 mg-%	38,50
Eiweiß	5,6— 7,5 g-%	6,239
Albumin . . .	36,6—58,0%	43,929
α_1-Globuline . .	7,1—17,6%	13,316
α_2-Globuline .	7,7—19,5%	12,164
β-Globuline . .	14,4—27,2%	21,914
γ-Globuline . .	4,1—15,0%	8,707

II. Hämaturie und Leukurie

Mit der Proteinurie zusammen setzt auch die Hämaturie und Leukurie ein. Cylinder – granulierte und hyaline – sind selten und weisen, wenn sie auftreten, auf massive Nierenschädigung hin. Die Sedimentbeurteilung macht bei Tierhaltung auf Heu anfangs manchmal Schwierigkeiten, weil aus dem Heu stammende Einzeller zu Irrtümern führen können. Bei Unsicherheit hat es sich bewährt, durch mehrmalige Untersuchung einiger Tropfen in Harn gegebenen Kaninchenblutes Erfahrung zu sammeln.

III. Ödembildung

Eine Ödembildung bleibt bei Kaninchen meist gering und ist, wenn vorhanden, schwer beurteilbar. Bei Ratten dagegen ist die vor allem bei nephrotischer Verlaufsform auftretende Ödembildung als Schwellung der Nasengegend, oft auch der Pfoten und bei der Sektion als Ascites nicht zu übersehen.

IV. Blutdruckerhöhung

Ähnlich dem Krankheitsverlauf bei der menschlichen Nephritis ist die *Blutdruckerhöhung* sehr charakteristisch und geht bei Kaninchen als erstes Zeichen den Sedimentbefunden meist noch voraus (s. Abb. 63). Schon 2–3 Tage nach Injektion des Antinierenserum beginnen die Blutdruckwerte zu steigen (ARNOTT, KELLAR and METTHEW 1937, EHRICH 1937, KORANYI und HAMORI 1938, MASUGI 1933,

Mörs 1939, Sarre 1939, Sarre und Wirtz 1942). Die meisten Untersucher benutzen die unblutige Meßmethode ohne Narkose nach Grant und Rothschild (1934) und bestimmen den Blutdruck an der Zentralarterie des Kaninchenohres.

In diesem frühen Stadium ist mikroskopisch an der Niere lediglich eine geringe Hyperämie und zuweilen eine beginnende Kernvermehrung oder eine geringe Schlingenschwellung im Bereich der Glomerula festzustellen. Die Blutdruckerhöhung kann also nicht Folge der anatomischen Nierenveränderung oder der

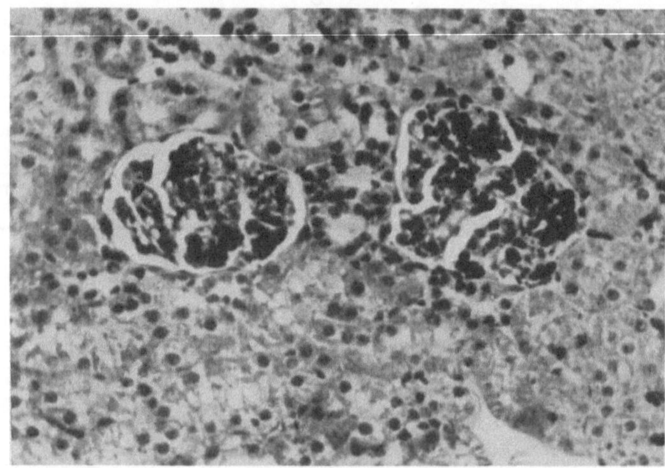

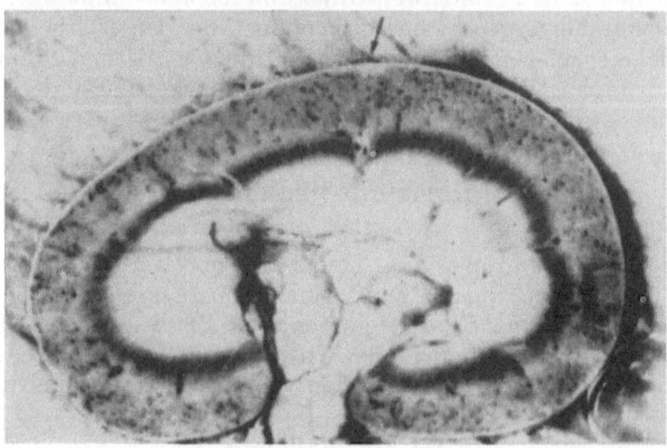

Abb. 65. Durchblutung der Niere bei der experimentellen diffusen Glomerulonephritis, (oben): Kaninchen, 2. Tag. Intravitale Tuscheinjektion. Sehr gute Tuschefüllung der Glomerulumschlingen, die teils massiv, teils ringförmig mit Tusche gefüllt sind. In der Mitte der Tuscheringe sieht man die Lumina leer. An den dargestellten Glomerula noch keine Veränderungen. (Unten): Kaninchen, 7. Tag, Längsschnitt der ungefärbten Niere nach intravitaler Tuscheinjektion. Man sieht die Tuschefüllung zahlreicher Glomerula. Beim Pfeil ist eine Stelle nicht mit Tusche gefüllt. Dort wurde vor der Tuscheinjektion ein umschriebener anämischer Bezirk durch Bestreichen der Nierenoberfläche ausgelöst, der hier quergeschnitten ist. Es ist hier also die reaktive Durchblutungsstörung durch Tuschefüllung fixiert worden. Aus: Sarre (1939)

Verlegung oder Drosselung der Nierenblutbahn sein. Normale ausgewachsene Kaninchen haben nach der obigen Methode einen systolischen Blutdruckwert zwischen 60–80 mm Hg (Sarre 1939), der sich im Verlauf der Nephritis um etwa 30–70 mm Hg erhöht. Die Blutdrucksteigerung führt jenseits der 3. Woche zu z. T. erheblichen Herzhypertrophien, die makroskopisch als Größe, Gewicht oder Wanddicke der Kammern angegeben werden.

V. Durchblutung der Nieren

Entgegen den ursprünglichen Vorstellungen VOLHARDS (1931) ist die Durchblutung der Nieren zu Beginn der Glomerulonephritis gegenüber der Norm gesteigert. Dies hat SARRE (1939) mit verschiedenen Methoden, mit der Reinschen Stromuhr, mittels intravitaler Tuscheinjektion und durch Bestimmung der arteriovenösen Sauerstoffdifferenz des Nierenblutes nachweisen können. Entsprechend den Stromuhrversuchen war dabei die Differenz des Sauerstoffgehaltes zwischen arteriellem und venösem Nierenblut gegenüber der Norm deutlich erniedrigt, was der besseren Gesamtdurchblutung entspricht und den Befunden über verminderten Sauerstoffverbrauch isolierter Nierenrindenschnitte mit Nephritis (AEBI und WÜTHRICH 1953) nicht zu widersprechen braucht. Die Abb. 65 ist der Arbeit von SARRE (1939) entnommen und läßt die Blutfülle der Glomerula deutlich erkennen. Die Tuscheinjektion wurde bei Kaninchen am 2. bzw. 7. Tage nach Injektion des Antinierenserum von der Ente durchgeführt und das Tier unmittelbar danach getötet.

Die häufig postmortal im Tierexperiment (und auch bei menschlicher Nephritis) anzutreffende sog. ,,Blutleere“ der Glomerulumcapillaren ist früher viel diskutiert worden und war eine der Grundlagen der Volhardschen Hypothese von der angiospastischen Genese der Glomerulonephritis. Vor allem nach den Ergebnissen der Sarreschen Versuche wissen wir aber heute, daß sich die sog. ,,Blutleere“ erst aus einem agonalen Spasmus der geschwollenen Glomerulumschlingen ergibt, die die Erythrocyten aus dem Lumen heraustreiben. Die Theorie von der angiospastischen Genese der Glomerulonephritis ist daher heute allgemein aufgegeben worden.

VI. Schweregrad

Der Schweregrad der experimentellen Glomerulonephritis ist weitgehend von der Menge der injizierten Antikörper, also von Wirksamkeit und Quantität des injizierten nephrotropen Antiserum abhängig, was bei Kaninchen nach Antinierenserum von Enten und bei Ratten nach Antinierenserum von Kaninchen überzeugend beschrieben worden ist.

Geringe Antiserumdosen führen zur herdförmigen Nephritis. Dies ist von besonderem Interesse, weil es auch für die menschliche Nephritis zu einem wichtigen Hinweis auf die prinzipielle pathogenetische Gleichartigkeit der Herdnephritiden einerseits und der diffusen Glomerulonephritiden andererseits geworden ist (SARRE 1959).

Mit größerer Serumdosis erhält man eine leicht verlaufende Glomerulonephritis, die nach 3 Wochen bis einigen Monaten ausheilen kann. Zurück bleiben nur histologisch erkennbare Glomerulumnarben. Verstärkte entzündliche und proliferative Reaktionen lassen sich bei gleicher Serumdosis erzwingen, wenn man bei den Tieren vor oder während des Versuchs mittels Plasmapherese Eiweiß entzieht (KLUTHE, SAMMET und MOENCH 1960). Die verstärkte entzündliche Reaktion beruht hierbei wohl auf einer Förderung der Entzündungsreaktion, die auf die Anregung des Eiweiß-Stoffwechsels bei Plasmapherese zurückgeht.

Steigert man die Dosis weiter, so erhält man schwerere Formen, die in die chronische Verlaufsform bis hin zur Schrumpfniere (s. Abb. 95a, b) übergehen können. Die Abb. 81 bis 95 geben die histologischen Befunde bei verschiedenen Schweregraden der Masugi-Nephritis bei Kaninchen wieder (vgl. Histologie S. 92).

VII. Nephrotische Verlaufsform

Bei Verdoppelung der für eine mittelschwere Glomerulonephritis ausreichenden Dosis erhält man bei Kaninchen häufig eine nephrotische Verlaufsform mit voll ausgeprägtem nephrotischem Syndrom, wie es von NONNENBRUCH (1942)postuliert worden ist. (Histologie s. S. 92.) Im Harn kommt es neben der massiven Proteinurie zum Auftreten doppelbrechender *Lipoidsubstanzen* und auch das Eiweiß-Elektrophorese-Diagramm des Serum zeigt die typische nephrotische Konstellation. Auf Abb. 64 ist ein solches Elektrophoresediagramm demjenigen eines bei Nephritis gewonnenen gegenübergestellt. Der Protein-Umsatz, gemessen am Aminosäure-Metabolismus, ist erheblich beschleunigt (DRABKIN und MARSCH 1955). Die Proteinverluste überwiegen aber diesen Kompensationsversuch bei weitem, so daß der Gesamteiweiß-Spiegel solcher nephritiskranker Tiere erniedrigt ist. Es besteht als Folge der Hypalbuminämie eine ausgeprägte Hyperlipämie, die durch die Mobilisierung der Fettdepots noch verstärkt wird (MARSCH und DRABKIN 1955). Vgl. auch S. 45 wegen der Verknüpfung von Hypalbuminämie und Hyperlipämie. *Ödeme* sind bei Kaninchen meist weniger augenfällig. Diese nephrotische Verlaufsform tritt bei gleich hohen Dosen des Antinierenserum um so eher auf, je jünger die Tiere sind, worauf auf S. 91 besonders eingegangen wird.

VIII. Urämie bei perakuter Nephritis

Nach noch größeren Dosen des Antiserum kommt es in der Mehrzahl der Fälle zum Tod der Tiere an Urämie bei perakuter Nephritis. Die Reststickstoffwerte steigen dabei bis auf 350 mg-% und mehr an. Normalwert bei Kaninchen 20 bis 25 mg-% bei Grünfutter und Rübenernährung. Die jetzt allgemein eingeführte Ernährung mit standardisierten und gepreßten Trockenfuttermitteln ist etwas proteinreicher. Werte über 30—35 mg-% bei ausreichender Wasserzufuhr müssen aber auch hier als gesteigert gelten. Als Anhalt für die Beurteilung der Nierenfunktion hat sich bei uns auch die Harnsäurebestimmung im Serum bewährt.

Man sieht, daß auch in Hinsicht auf die Funktionsstörung Übereinstimmung zwischen der Magusi-Nephritis und der akut oder perakut verlaufenden menschlichen Nephritis besteht. Das wird bei feinerer Untersuchungstechnik noch deutlicher. Auch bei der experimentellen Nephritis findet sich wie bei der menschlichen

Tabelle 16. *Das Verhalten des Glomerulumfiltrates und der tubulären Rückresorption bei der Masuginephritis.* Aus: GUCKELBERGER und MONTEIL (1944)

Substanz	Absolute Ausscheidung in mg pro Minute			Relative Ausscheidung (Clearancewerte) in cm^3 Plasma pro Minute			Prozentuale Rückresorption		
	Normal	Nephritis	Diff. %	Normal	Nephritis	Diff. %	Normal	Nephritis	Diff. %
H_2O	509	249	—51	0,509	0,249	—51	93,7	94,5	+ 0,8
Na	0,175	0,236	+34,9	0,056	0,073	+30,4	98,6	98,2	— 0,4
Cl	0,203	0,236	+16,3	0,067	0,125	+86,6	98,9	97,0	— 1,9
P	0,069	0,028	—59,4	2,010	0,488	—75,7	71,2	85,5	+14,3
Harnstoff	0,404	0,390	— 3,5	2,35	1,71	—27,2	68,9	67,0	— 1,9
Inulin	0,612	0,015	—97,0	10,44	4,80	—54,2	—	—	—

ein deutlicher Rückgang des Glomerulumfiltrates bei zunächst fast unveränderter Rückresorption von Wasser, Natrium, Chlorid, Phosphor und Harnstoff (GUCKELBERGER und MONTEIL 1944), was im einzelnen der Tab. 16 zu entnehmen ist.

Der starke Rückgang der Inulin-Clearance auf 85—40% normaler Vergleichswerte ist von DUTZ und KRETSCHMAN (1954) auch an Masugi-Nephritis-kranken Ratten beobachtet worden. Der Tiefpunkt der Funktionsstörung wurde in diesen Versuchen nach 8 Tagen erreicht. Die Clearance-Werte waren 16—18 Tage nach Injektion des nephrotropen Antiserum wieder normalisiert.

IX. Speciesbedingte Besonderheiten

Die oben beschriebene charakteristische 5–8tägige Latenzphase zwischen Injektion des Antiserum und Ausbruch der Nephritis wird nicht bei jeder Tierkombination beobachtet. Sie fehlt, wenn Ratten Antinierenserum von Kaninchen erhalten (PFEIFFER, SCHÖFFLING und BRUCH 1953, STAVITSKY, HEYMAN and HACKEL 1956). In diesem Fall kommt es schon innerhalb der ersten 48 Std zur großen Proteinurie. Die Latenzzeit ist im übrigen aber auch bei Kaninchen nicht scharf definierbar, weil eine Abhängigkeit von der injizierten Dosis nephrotroper Antikörper besteht. Je wirksamer das Serum desto kürzer die Latenzperiode. 4 Tage werden jedoch bei der Kombination Kaninchen/Ente nicht unterschritten.

Solche speciesbedingten Eigenheiten machen eine allgemein gültige pathogenetische Interpretation sehr problematisch, worauf in dem betreffenden Abschnitt (S. 112) im einzelnen eingegangen wird.

Als speciesbedingte Eigenheiten müssen auch die bei Ratten nach Antiserum von Kaninchen und die bei Hunden nach Antiserum von Schafen (z. B. KÜCHMEISTER und PENTZ 1953) vorherrschenden nephrotischen Verläufe gelten. Die Grundlage der Speciesdifferenzen ist vorwiegend in Eigenheiten der erkrankten Tiere und weniger in Besonderheiten der Antiseren zu suchen, weil z. B. Hunde auch nach Antiserum von Kaninchen in gleicher Weise Neigung zu nephrotischer Verlaufsform zeigen (SEEGAL, HASSON, GAYNOR and ROTHENBERG 1955). Kaninchen dagegen zeigen nach Antiserum von Enten vorwiegend nephritische, proliferative Verläufe, soweit man diese nicht durch Kunstgriffe (Dosis s. o., Jungtiere s. S. 91) auch zu mehr nephrotischen Verlaufsformen steuert.

Wichtige speciesbedingte Differenzen können ferner durch die natürliche Dispostition bestimmter Arten für Nierenerkrankungen entstehen. So sind z. B. Ratten besonders anfällig gegenüber Harnwegsinfektionen (Pyelonephritiden) und zeigen oft schon physiologischerweise eine geringe Proteinurie. Dies kann die Beurteilung leichterer Krankheitsverläufe fraglich machen.

X. Altersbedingte Differenzen

Auch innerhalb einer Species finden sich zwischen Jungtieren und ausgereiften Tieren charakteristische Unterschiede des klinischen Erscheinungsbildes, was bei Kaninchen nach Antiserum von Ente gut untersucht worden ist.

Zunächst ist es schon schwierig, bei sehr jungen Tieren überhaupt eine Glomerulonephritis auszulösen. Die späteren Glomerula entstehen als zunächst isolierte Zellinseln und gewinnen erst im Laufe der Entwicklung Anschluß an die Zirkulation, so daß vermutet werden konnte, die fehlende Nephritisfähigkeit der ganz jungen Tiere beruhe vielleicht auf dem um diese Zeit noch nicht vollzogenen Anschluß.

ERDMANN (1959), der diesem Problem nachgegangen ist, konnte aber bei sehr jungen (z. B. 16 Tage alten) Kaninchen schließlich doch eine Glomerulonephritis auslösen, wenn er die für ausgewachsene Tiere auf Gewichtsgrundlage errechnete Antiserumdosis um ein Mehrfaches überschritt. Auch wir selbst fanden bei einigen Wochen alten Tieren erst eine fünffach höhere Dosis wirkungsvoll, bezogen wiederum auf die Gewichtsverhältnisse bei ausgereiften Tieren. Dies zeigt, daß schon unmittelbar nach der Geburt die meisten, wenn nicht alle Glomerula Anschluß an den Kreislauf gefunden haben müssen. Ferner geht aus diesen Versuchen hervor, daß auch Jungtierglomerula bereits die gleichen pathogenetisch wesentlichen Antigene enthalten wie die Nieren ausgereifter Tiere. Glomerula von Jungtieren sind also – manchen Zweifeln zuwider – prinzipiell zur Bindung nephrotroper Antikörper fähig, auch wenn diese Antikörper durch Immunisierung mit Nieren ausgereifter Tiere erzeugt worden sind. CALCAGNO, MUKHERJI, RUBIN and TERPLAN (1959) ist es inzwischen gelungen, bei Ratten mittels Fluorescenztechnik die Bindung nephrotroper Antikörper von Kaninchen an Glomerula von Tieren, die erst 0–3 Std alt waren, sehr wahrscheinlich zu machen.

Die Ursachen für die Schwierigkeit, bei Jungtieren Nephritiden auszulösen, wird man also wohl am ehesten in dem noch unreifen Abwehrmechanismus der

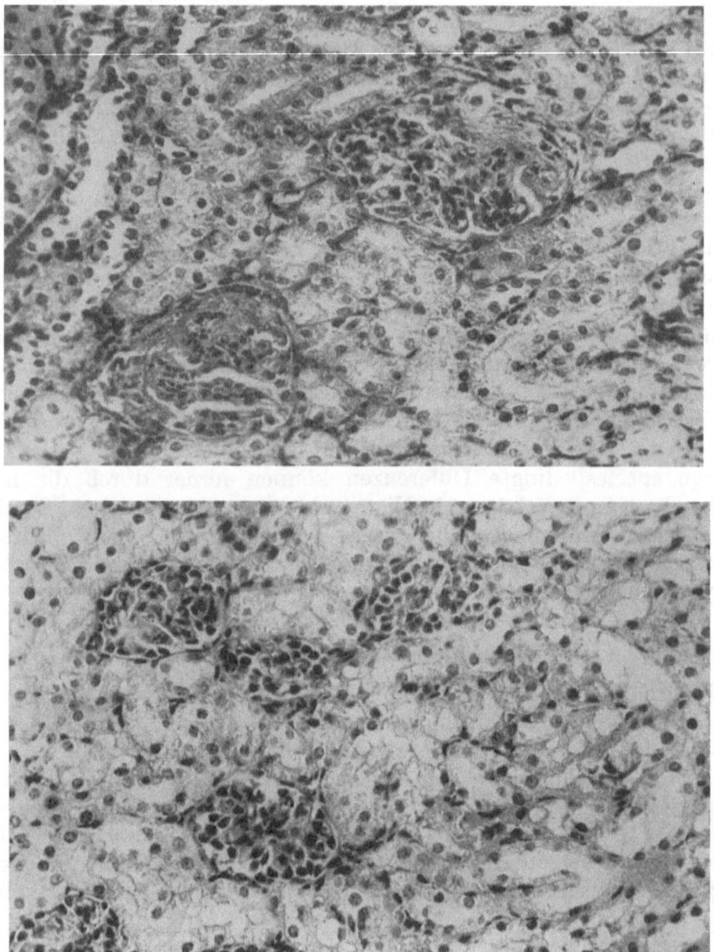

Abb. 66. Masugi-Nephritis bei Kaninchen-Jungtieren. Schwere entzündliche Veränderungen bei den reiferen marknahen Glomerula (oben), während die noch unausgereiften markfernen Glomerula (unten) verschont bleiben. Aus: ERDMANN (1959)

Tiere oder der noch mangelhaften Ausscheidungsfunktion der jungen Nieren zu suchen haben. Dem entspricht auch die Beobachtung von ERDMANN (1958), daß die Nephritis bei Jungtieren von den reiferen marknahen zu den unreifen Rindenglomerula hin immer schwächer wird. Die Ausprägung der Nephritis entspricht also in ihrem Schweregrad dem Reifezustand der Glomerula. Auf Abb. 66 ist vergleichsweise ein marknaher und ein markferner Rindenanteil der Niere eines Jungtieres (Kaninchen) dargestellt, welches am 16. Tag nach der Geburt nephrotropes Antiserum erhalten hatte.

Jungtiere neigen (bei Kaninchen) bei gleicher Menge injizierter Antikörper eher zur nephrotischen Verlaufsform als ausgereifte Tiere. Bei eigenen (MOENCH und ROTHER 1956) Versuchen mit 4—6 Wochen alten Kaninchen fanden sich zu fast 50% voll ausgeprägte nephrotische Syndrome sowie histologisch die Bilder der sog. „reinen Lipoidnephrose" (!). Die andere Hälfte der Tiere wies Mischformen oder vorwiegend vasculäre Verlaufsformen auf. Auf Abb. 84 ist der histologische Befund bei einem Jungtier mit „reiner" primär einsetzender Lipoidnephrose wiedergegeben. Abb. 85 läßt die reichliche Ablagerung doppelbrechender Lipoidsubstanzen in den Tubuli solcher Nieren erkennen. Das Vorwiegen nephrotischer Verlaufsformen bei den Jungtieren ist — wie auch das verminderte Angehen der Schädigung überhaupt — Ausdruck der Unreife der Glomerula, also einem Gewebsfaktor zuzuordnen. Eine oft angeschuldigte möglicherweise unterschiedliche Immunitätslage kommt, soweit sie sich auf den Präcipitin-Nachweis stützt, weniger in Frage, weil sich in dieser Hinsicht zwischen den Jungtieren mit Nephrose und denen mit mehr nephritischen Verlaufsformen keine Unterschiede ergaben (MOENCH und ROTHER 1956). Vgl. auch den Abschnitt über den Pathomechanismus auf S. 112ff.

F. Prognose

Nach dem Initialschaden ist die Prognose im großen und ganzen vorhersehbar. Herdförmige, passagere Nephritiden, wie sie nach geringfügigen Dosen auftreten (s. o.), heilen stets völlig aus und hinterlassen einzelne vernarbte Glomerula mit untergegangenem zugehörigem Nephron. Das gleiche gilt für leichtere diffuse Glomerulonephritiden, die oft schon schnell (bei Kaninchen nach der 2. 3. Woche) symptomlos werden und bei späterer histologischer Untersuchung einzelne vernarbte Glomerula aufweisen, während sich die Mehrzahl der Nephrone wieder völlig erholt hat. Schwerere Nephritiden können bei Kaninchen aber auch in die chronische Verlaufsform übergehen und dabei wie die menschlichen Nephritiden lange Zeit eine volle funktionelle Kompensation oder eine kompensierte Retention (SARRE, GAYER und ROTHER 1957) aufweisen oder kontinuierlich steigende Retentionswerte mit Verenden in Urämie noch 3—4 Monate nach Versuchsbeginn. Die Nieren können sich in solchen Fällen zu glomerulonephritischen Schrumpfnieren entwickeln (vgl. Abb. 95).

Gleiches ist auch an Ratten beobachtet worden. Etwa eine Woche nach Injektion des Antiserum wird bei mittelhoher Dosierung das Maximum der Schädigung erreicht (LIPPMAN, MARTI and CAMPBELL 1952). Es folgt Rückbildung und oft Ausheilung. Es kann aber auch, besonders bei hoher Dosierung und unter Diätbelastung (s. S. 115), zum Übergang in chronische Formen kommen, die in monatelangem Verlauf zu einer langsam zunehmenden Niereninsufficienz führen und histologisch zu einer Schrumpfniere (FARR and SMADEL 1939). Diese Entwicklung wurde bis zu 11 Monaten (!) nach ein- oder zweimaliger Injektion nephrotropen Antiserums beobachtet. Die Chronizität muß aber nicht in jedem Fall auch progredient sein, sondern es können Dauerschäden auftreten mit Zeichen der Rückbildung und selbst Wiederherstellung einzelner Nephrone bei narbigem Endzustand anderer (LIPPMAN, MARTI and CAMPBELL 1952), was dem Begriff der „Defektheilung" (SARRE 1959) bei der menschlichen Nephritis nahekommt.

Gleiche Verlaufsformen, nämlich akute Phase und dann entweder Heilung oder Übergang in Chronizität unterschiedlicher Progredienz zeigen auch Hunde nach Injektion von Antinierenserum von Kaninchen (SEEGAL, HASSON, GAYNOR and ROTHENBERG 1955).

Wegen Beeinflussung der Prognose s. unter Therapie S. 115ff.

G. Histologie

Bei Ratten lassen sich schon wenige Stunden nach Injektion eines Antiserums von Kaninchen morphologische Veränderungen nachweisen. Im Vordergrund stehen zunächst Veränderungen der Capillarendothelien und der Basalmembran. Man erkennt im Elektronenmikroskop (s. Abb. 67) eine hochgradige Schwellung der Lamina densa der Basalmembran. Die Interpretation dieser Frühveränderung ist schwierig, weil sich nach Injektion von normalem Serum (also ohne Antikörper gegen Niere) gleiche Veränderungen ergaben, so daß BOHLE, MILLER, SITTE und YOLAK (1959) in Übereinstimmung mit RANDERATH (1947) und LETTERER und SEYBOLD (1950) der Ansicht sind, daß die Verdickung der Basalmembran mit der

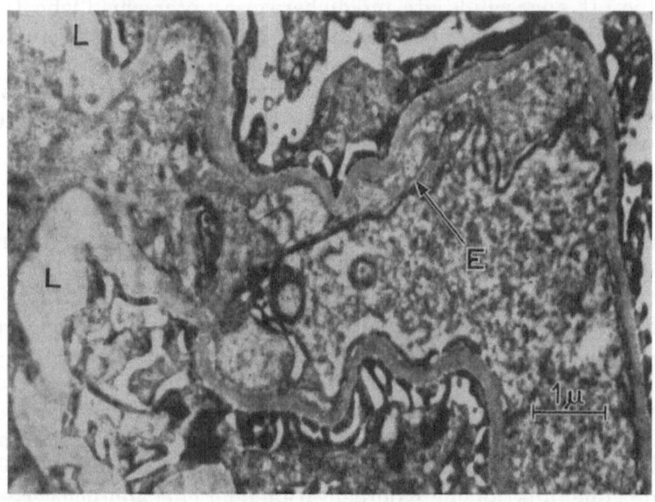

Abb. 67. Ausschnitt aus einem Glomerulum eine Stunde nach Nephrotoxin-Injektion. Umschriebene Ablösung des Endothels (E) von der Basalmembran. Deutliche z. T. wellenförmige Verdickung der Lamina densa der Basalmembran (L), besonders im Bereich der taillenartigen Einschnürungen des Capillarlumens. Zum Teil kontinuierliche Bedeckung der Basalmembran durch Deckzell-Cytoplasma. Elektronenoptisch 5000mal. Aus: BOHLE, MILLER, SITTE und YOLAK (1959)

Ausscheidung des artfremden Kaninchenserums zusammenhängen muß. Auch das Endothelcytoplasma reagiert zunächst sowohl auf nephrotropes Antiserum wie auch auf Leerseruminjektion mit einer Verdickung. Bei den Kontrollen mit Leerserum bildet sich diese Verdickung jedoch schnell wieder zurück, während nach Injektion von nephrotropem Antiserum am 3. und 4. Versuchstag die Endothelschwellung ganz im Vordergrund der pathologischen Veränderungen steht (Abb. 68). BOHLE, MILLER, SITTE und YOLAK (1959) haben nach ihren Untersuchungen mit Antiserum gegen Nierenrinde bereits betont, daß diese vorwiegende Schädigung des Endothels nicht unbedingt im Widerspruch zur Annahme steht, das pathogenetisch relevante Antigen sei in der Basalmembran lokalisiert (vgl. S. 119), „weil es einerseits fast unmöglich sein dürfte, eine vom Endothelcytoplasma freie Basalmembran zu gewinnen, andererseits im Lichtmikroskop nicht unterschieden werden kann, ob die zum Nachweis benutzten fluorescierenden Antikörper im Endothel oder in der Basalmembran liegen".

Dieses Vorherrschen der Endothelschwellung, z. T. begleitet von einer Ablösung des Endothelcytoplasmas von der Basalmembran, ist mehrfach bestätigt worden und insbesondere in Übereinstimmung mit der Bohleschen Interpretation auch nach Verwendung von Antibasalmembranserum vom Schaf (WINEMILLER, STEBLAY and SPARGO 1961).

Makroskopisch sind diese Frühveränderungen noch nicht zu erkennen. Als erster Anhalt für die beginnende Schädigung findet sich lediglich eine Ansammlung von Neutrophilen und auch mononucleären Leukocyten im Capillarlumen (s. Abb. 69a).

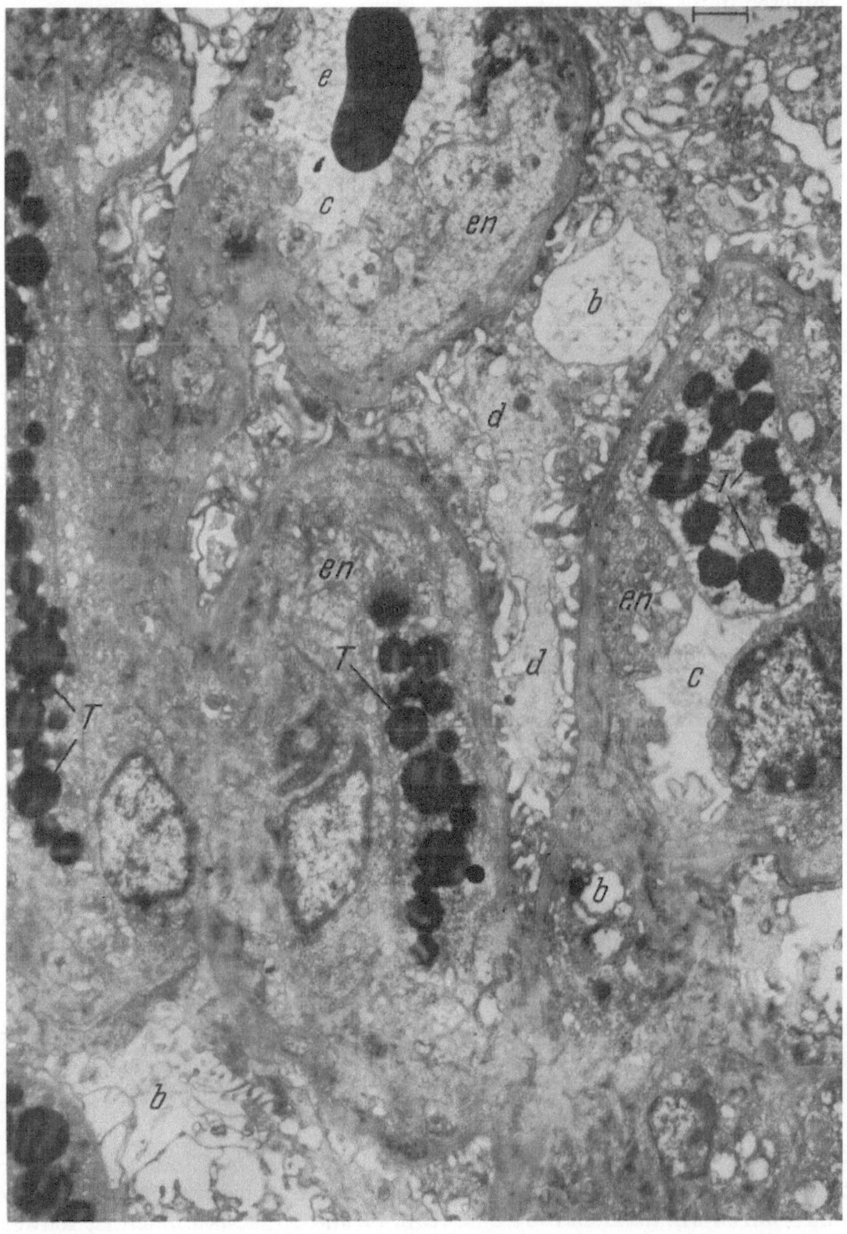

Abb. 68. Rattenniere. 4. Tag nach Injektion des nephrotropen Antiserums, mehrere Capillarschlingen mit geschwollenem Endothel (*en*), das reichlich große osmiophile Tropfen (*T*) enthält. *c* = Capillarlichtung, *e* = Erythrocyt, *b* = Bowmanscher Kapselraum, *d* = Deckzellenfortsätze. 7200 : 1. Aus: MILLER und BOHLE (1957)

Mit fortschreitender Schädigung werden die Endothelveränderungen immer deutlicher. Es kommt zur Vacuolenbildung innerhalb der geschwollenen Endothelien und auch innerhalb der Mitochondrien. Schließlich bilden sich blasige Auftreibungen, die das Capillarlumen einengen. Das Endothel löst sich von der Basalmembran. Diese Entwicklung ist in Abb. 66 und 71 bis 73 am Beispiel von Rattennieren dargestellt.

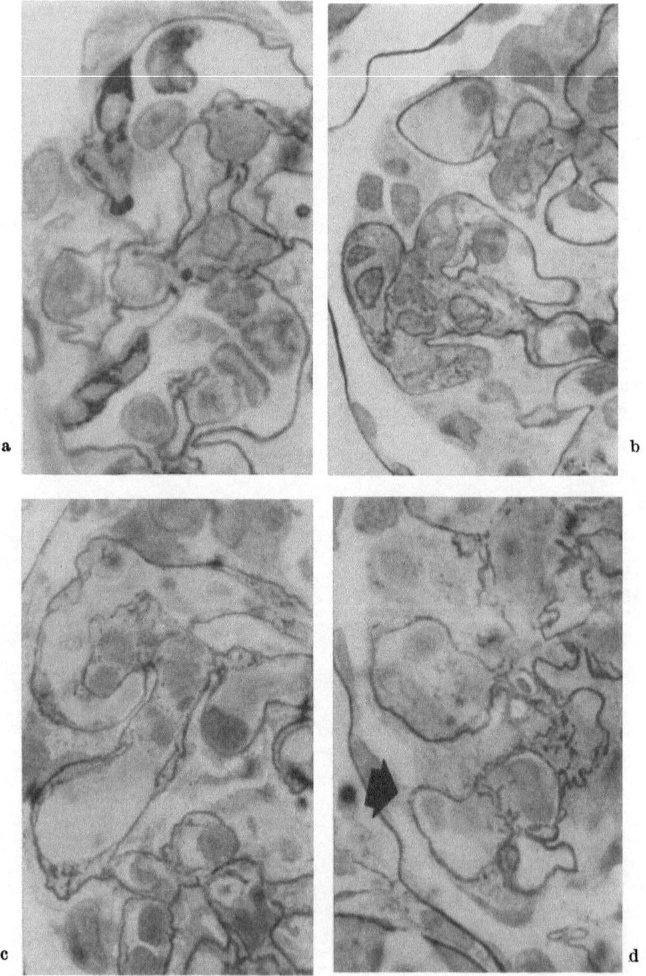

Abb. 69a—d. a Rattenglomerulum 2 Std nach Injektion des Antiserum. Zahlreiche neutrophile und mononucleäre Leukocyten im Capillarlumen. Die dunkel getönten granulierten Neutrophilen kleben fest an der Capillarwand. PAS-Färbung 2200mal. b 6. Tag. Deutliche Schwellung der Epithelien und der Endothelien. Zellvermehrung zwischen den Capillaren 1600mal. c 8. Tag. Die Aufsplitterung der Basalmembran der Capillaren ist erkennbar 1600mal. d 6 Wochen. Aufsplitterung und Fragmentation der Basalmembran der unteren Capillare 1600mal. Aus: CHURG, GRISHMAN und MAUTNER (1960)

Neben den Endothelveränderungen beobachtet man im Capillarlumen schon frühzeitig eine Anreicherung mit fibrillären Substanzen, bei denen es sich wahrscheinlich um Fibrin handeln dürfte (s. Abb. 74 und 75). Das Lumen ist teilweise verstopft.

Die fortschreitende Aufsplitterung der Basalmembran (vgl. auch die Verdickung der Lamina densa der Basalmembran auf Abb. 67) läßt sich u. U. schon im

Lichtmikroskop erkennen. Die Abb. 69c zeigt ein fortgeschrittenes Stadium am 8. Tag nach Injektion des Antiserums.

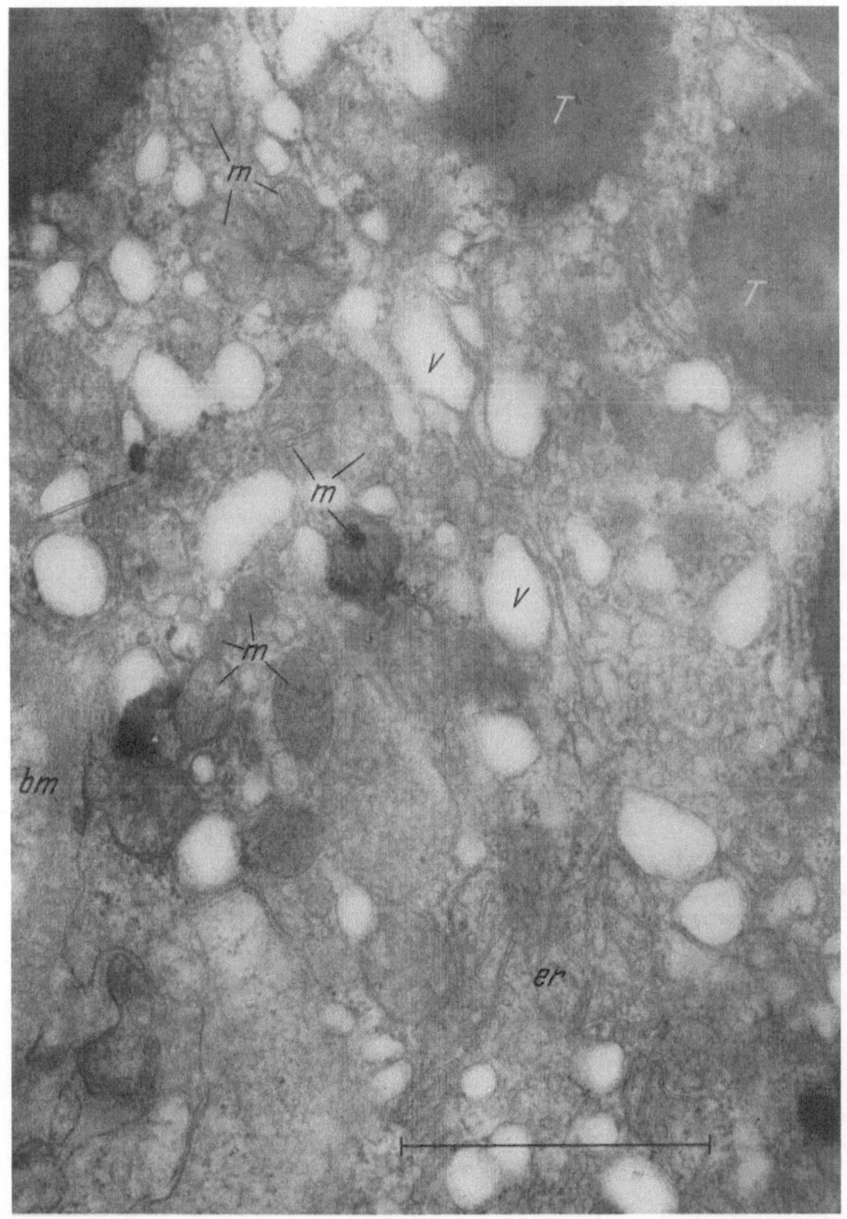

Abb. 70. Masugi-Nephritis bei der Ratte. Vierter Versuchstag. Ausschnitt aus einer Endothelzelle; *T* große osmiophile Tropfen; *m* Mitochondrien; *er* endoplasmatisches Reticulum. *V* Vacuolen; *bm* Basalmembran. 41500:1. Abb. 70 bis 73 aus: MILLER und BOHLE (1957)

Auch die Veränderungen der Deckzellen setzen schon früh ein. Es kommt zu einer Schwellung des Cytoplasmas und zu einer Verkürzung, Abflachung oder

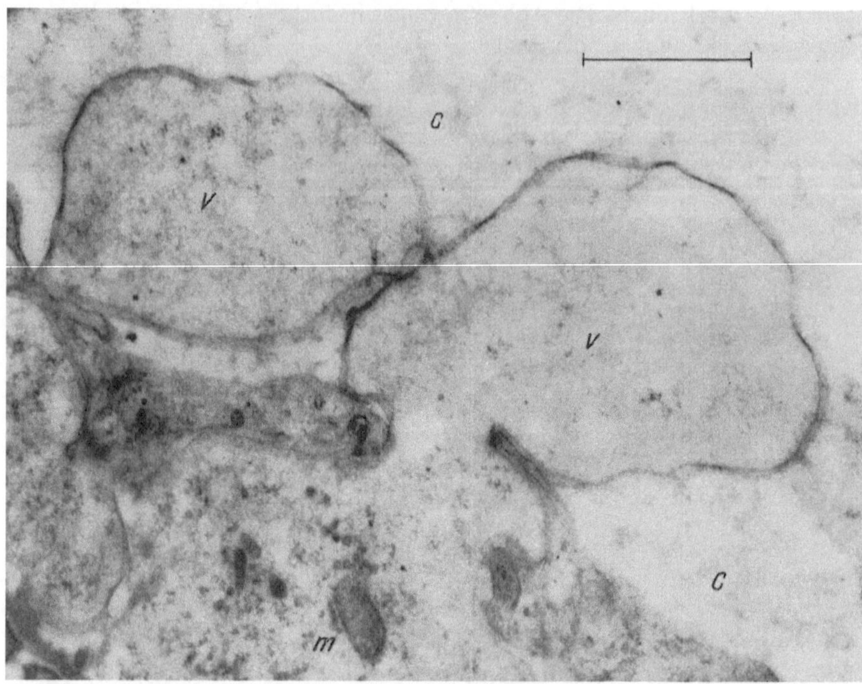

Abb. 71. Achter Versuchstag. Blasige Auftreibungen (*v*) des Endothels gegen die Capillarlichtung (*c*). *m* Mitochondrium. 22200:1

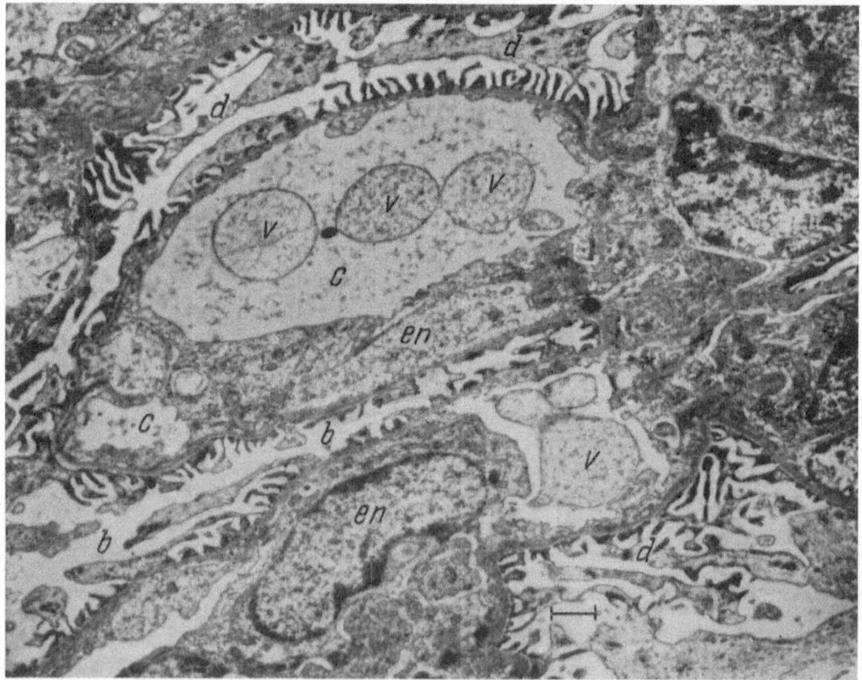

Abb. 72. Achter Versuchstag. Querschnitte von blasigen Auftreibungen (*v*) des Endothels im Capillarlumen (*c*). *en* Endothel; *b* Bowmanscher Kapselraum; *d* Deckzellenfortsätze. 5500:1

sogar zum völligen Verlust der Pedikel (Abb. 76 u. 77), die aber nicht alle Deckzellen in gleicher Weise erfaßt. Die Zellen selbst zeigen häufig Vacuolenbildung

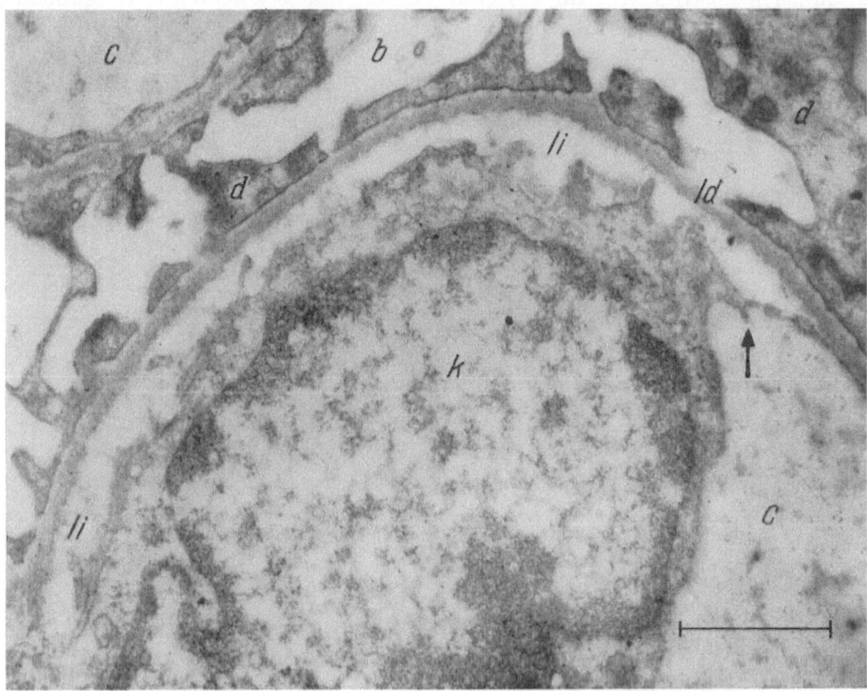

Abb. 73. Achter Versuchstag. Ablösung des Endothels mit örtlicher Verbreiterung oder Quellung der osmiophoben Innenschicht (*li*) der Basalmembran. *K* Kern einer Endothelzelle, deren Cytoplasma sich abrupt zu einem dünnen Saum verschmälert (Pfeil); *c* Capillarlichtung; *ld* osmiophile Mittelschicht der Basalmembran; *b* Bowmanscher Kapselraum; *d* Deckzellenfüßchen. 20000:1

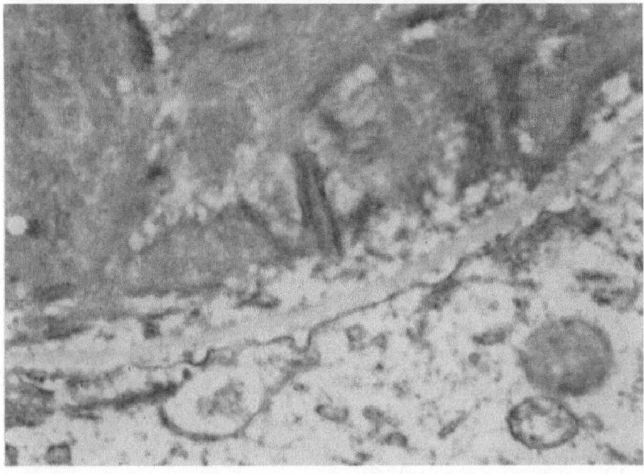

Abb. 74. Masugi-Nephritis bei der Ratte. 24 Std nach Injektion. Das Capillarlumen ist ausgefüllt mit fibrillärer Substanz, wahrscheinlich Fibrin. Das Endothelcytoplasma ist zerstört, 25000mal. Aus: CHURG, GRISHMAN and MAUTNER (1960)

(Abb. 78). Die von WINEMILLER, STEBLAY and SPARGO (1961) schon 4 Std nach Seruminjektion beobachtete Fusion der Pedikel steht in engem Zusammenhang mit der Veränderung der Capillarwandung selbst. Je schwerer deren Schädigung, desto schwerer sind auch die Schädigungen im Bereich der Pedikel. Unter Umständen kann das Protoplasma der Deckzellen schließlich direkt der Basalmembran anliegen (s. Abb. 79). Im weiteren Verlauf (nach Wochen) tritt schließlich eine völlige Auflösung der Basalmembran ein.

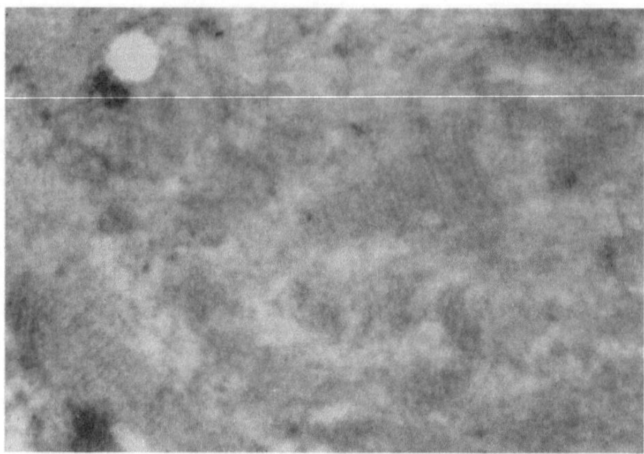

Abb. 75. Höhere Vergrößerung. Die periodische Struktur der Fibrillen wird deutlich, (eine Periode = 230Å) 62500mal. Aus: CHURG, GRISHMAN and MAUTNER (1960)

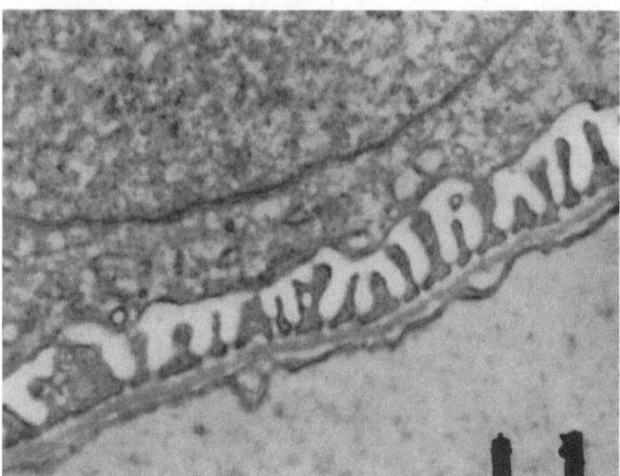

Abb. 76. Capillarwand eines normalen Rattenglomerulum. Von oben nach unten: Teil des Kerns und Cytoplasmas einer Epithelzelle. Pedikel, die drei Schichten der Basalmembran und die anschließende Schicht des Endothelcytoplasma, 12500mal. Aus: CHURG, GRISHMAN and MAUTNER (1960)

Die lichtmikroskopischen Veränderungen entsprechen im Prinzip denjenigen der menschlichen Glomerulonephritis mit ihren unterschiedlichen Verlaufsformen. Oft sieht man bei mehr nephritischen Verlaufsformen zunächst eine vorwiegend intracapilläre entzündliche Reaktion, während sich später eine mehr extracapilläre Entwicklung beobachten läßt.

Zur Beschreibung der wesentlichen lichtmikroskopischen Veränderungen bei Kaninchen zitiere ich MOENCH (1956):

Die Untersuchung am 10. Tag nach Antinierenserum-Injektion bietet bei einer Gruppe von 6 Tieren ein weitgehend einheitliches Bild. Alle Glomerula sind deutlich geschwollen mit meist engem Kapselspalt. Es findet sich eine deutliche Schwellung und Vermehrung der Capillarendothelien. Immer wieder werden in verschiedenen Bereichen vermehrt polymorphkernige Leukocyten, vornehmlich eosinophilen Charakters angetroffen. Eine extracapilläre Exsudation in den Kapselraum ist selten und wenn, dann nur geringfügig anzutreffen. Derartige Niederschläge färben sich im Goldner-Schnitt leicht bläulich an. Häufiger sind Schlingennekrosen und

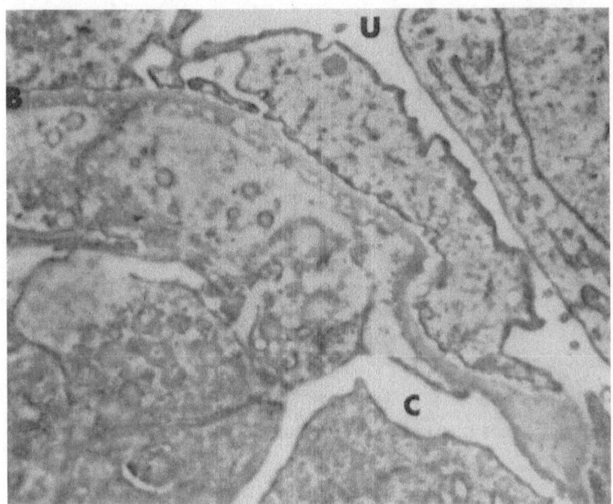

Abb 77. 24 Std nach Injektion von nephrotropem Antiserum. Schwellung des Epithelcytoplasmas und völliger Verlust der Pedikel rechts oben. Links unten Schwellung der Endothelzellen mit Verlegung des Lumens, Verbreiterung der mittleren Schicht der Basalmembran. *U* = Kapselspalt, *B* = Basalmembran, *C* = Capillarlumen, 12500mal. Aus: Churg, Grishman and Mautner (1960)

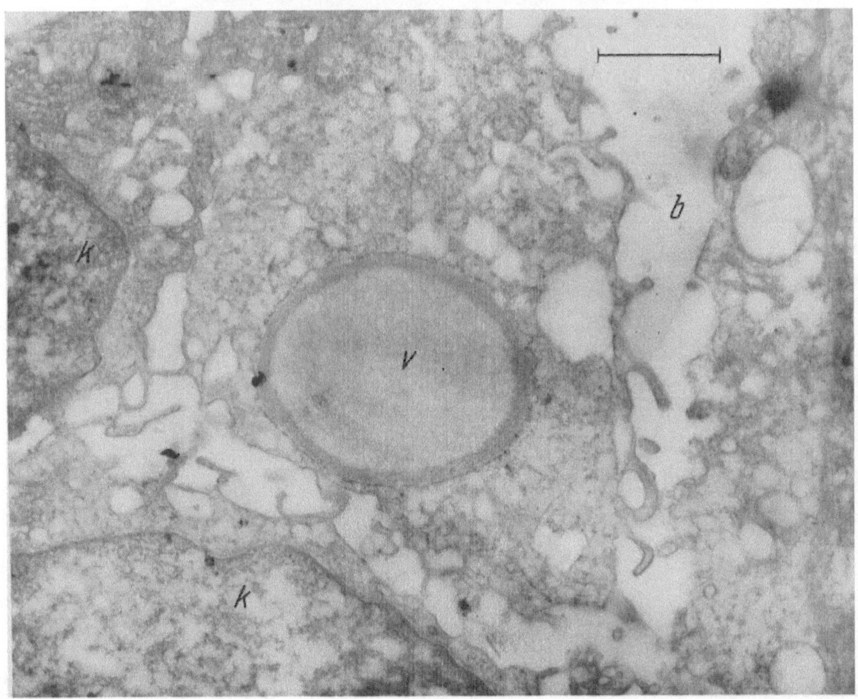

Abb. 78. Masugi-Nephritis der Ratte. Vierter Versuchstag. Vacuole (*v*) mit osmiophilem Randsaum im Cytoplasma einer Deckzelle; *k* Kerne von Deckzellen; *b* Bowmanscher Kapselraum. 16000:1. Aus: Miller und Bohle (1957)

vereinzelte Schlingenthrombosen anzutreffen. Das Lumen der proximalen wie distalen Tubuli ist mittelweit, von mäßig hohen Epithelsäumen umgrenzt. Im Sudan- sowie Nativpräparat werden weder sudanfärbbare noch doppelbrechende Ablagerungen gesehen. Das Protoplasma

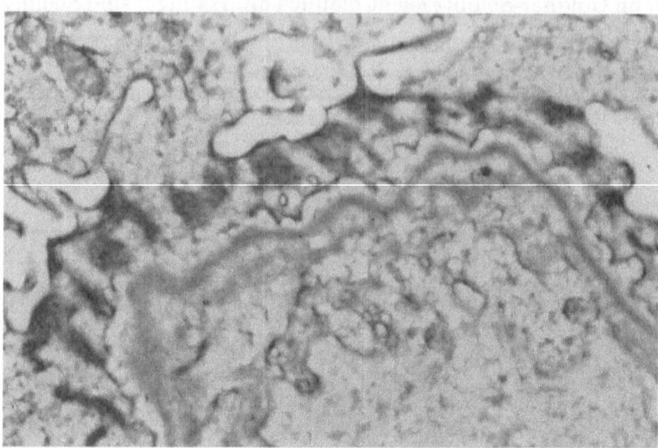

Abb. 79. Masugi-Nephritis der Ratte. 8. Tag. Die cytoplasmatische Membran einer Epithelzelle liegt direkt der Capillar-Basalmembran an. Nahe an der Membran, innerhalb des Cytoplasma, Ablagerung einer dunklen Substanz (Pedikelmaterial) 12500mal. Aus: CHURG, GRISHMAN and MAUTNER (1960)

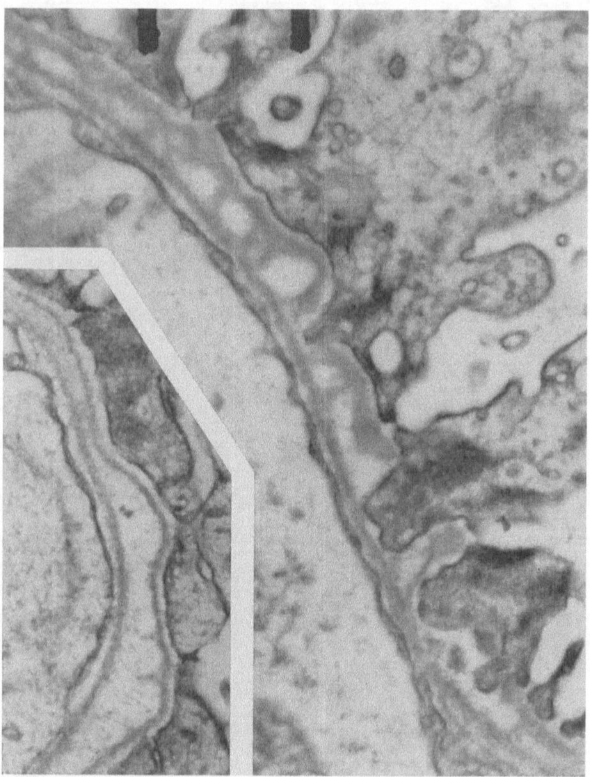

Abb. 80. Masugi-Nephritis der Ratte. 6. Woche. Oben: Längsspaltung der mittleren Basalmembran-Schicht der Capillare. Unten beginnende Fragmentation der äußeren der beiden gespaltenen Schichten, 30000mal. Einsatz links unten: Weite Trennung der gespaltenen Schichten der Capillar-Basalmembran, 30000mal. Aus: CHURG, GRISHMAN and MAUTNER (1960)

der Tubulusepithelien ist meist homogen, frei von Vacuolen oder Einschlüssen. Im Tubuluslumen finden sich vereinzelt leicht anfärbbare Niederschläge, mehr diffus und nicht zu Cylindern geformt. Nur gelegentlich sind hier abgestoßene nekrotische Zellen anzutreffen. Dies trifft auch für die Sammelröhren zu. Die Arterien sowie Arteriolen sind frei von nachweisbaren

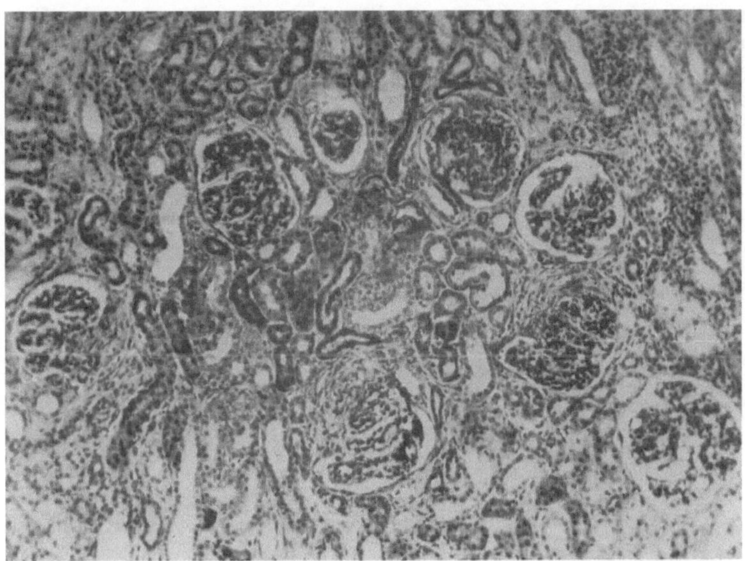

Abb. 81. Masugi-Nephritis bei einem ausgewachsenen Kaninchen. 10. Tag nach Injektion des Antiserum von Enten. Einzelheiten siehe Text. Aus: MOENCH (1956).

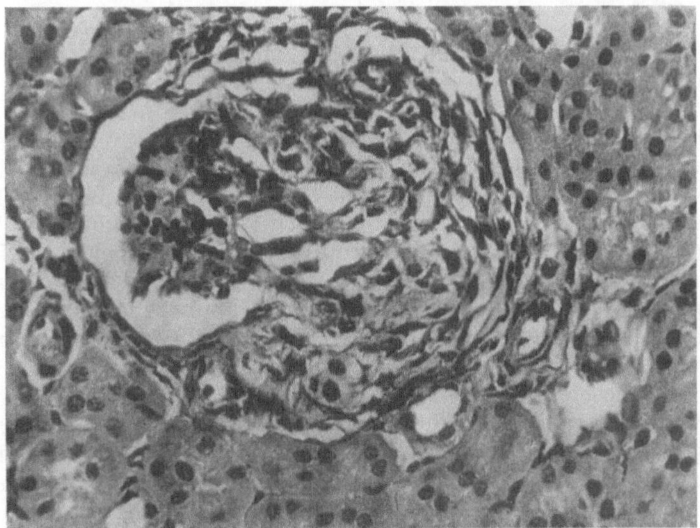

Abb. 82. Detailaufnahme, Glomerulum bei vorwiegend nephritischer Verlaufsform. Aus: MOENCH (1956)

histologischen Veränderungen. Nur gelegentlich findet man um die Lichtungen der größeren Venen, vor allen Dingen im Bereich der Rinden-Mark-Zone, geringfügige Rundzelleninfiltrate (vgl. hierzu die Abb. 81).

Später, am 26. Tag, sind die Veränderungen weiter fortgeschritten. Das pathologische Bild ist nicht mehr so einheitlich diffus über dem ganzen Nierenparenchym anzutreffen, vielmehr wechselt es von Nephron zu Nephron. Etwa die Hälfte aller Glomerula lassen ausgedehnte proliferative Wucherungen von zahlreichen eosinophilen polymorphkernigen Leukocyten durchsetzt, erkennen (s. Abb. 81). Diese Gewebsreaktionen sind meist extracapillär und zeigen häufiger deutliche Halbmondstruktur. In anderen Blickfeldern sind nur Teile des Glomerulum in diese reaktiven Wucherungen einbezogen (s. Abb. 82 u. 83). Seltener sind im Zentrum derartiger Gewebsproliferationen noch Schatten von fast völlig homogenisierten Glomerula anzutreffen (Bei HE-Färbung rosa, bei v. Gieson

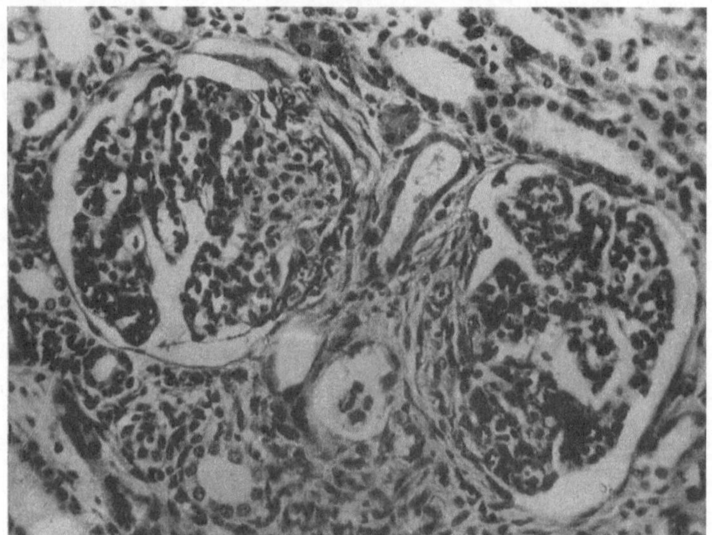

Abb. 83. Nephritis, ausgewachsenes Tier. Einzelheiten siehe Text. Aus: Moench (1956)

gelblich, bei Goldner hellgrün). Auch hier ist eine Eiweißexsudation in den wieder weiter gewordenen Kapselspalt der weniger befallenen Glomerula äußerst selten. Ebenso selten sieht man Erythrocytenaustritt. Die Tubulusepithelien weisen vorwiegend in ihrem proximalen Teil eine fast kubische plasmaintensive Struktur auf. Ihre Kerne sind groß und meist von mehreren Nucleolen durchsetzt. Als Ausdruck der Stoffwechselstörung sind die alkalische Phosphatase und die Lipase, die sich beide vorwiegend in den Hauptstücken finden, wesentlich vermindert (Vogt, Wüthrich und Reubi 1952). Im meist weiten Lumen der proximalen sowie distalen Tubuli finden sich im Goldner-Präparat rötlich gefärbte bizarr geformte Niederschläge, denen häufiger als am 10. Tag abgestoßene Epithelien und Erythrocyten beigemischt sind. Sudanfärbbare oder doppelbrechende Ablagerungen sind nicht nachweisbar. Das Interstitium scheint gegenüber dem 10. Tag aufgelockert, zellreich. An den Gefäßen sind in ihrer Umgebung nicht selten im Goldner-Schnitt grünlich gefärbte Niederschläge mit geringer Ansammlung von Rundzellen zu erkennen. Die Gefäßwandstruktur erscheint aufgelockert. Der Erythrocytengehalt der Glomerula sowie tubulären Capillaren in Mark und Rinde erscheint im Goldner-Schnitt reichlicher als am 10. Tag zu sein.

Manche Tiere zeigten den eben beschriebenen Befund ganz ausgeprägt, manche in seinem Ausmaß etwas geringer. Lediglich ein Tier, welches bereits am

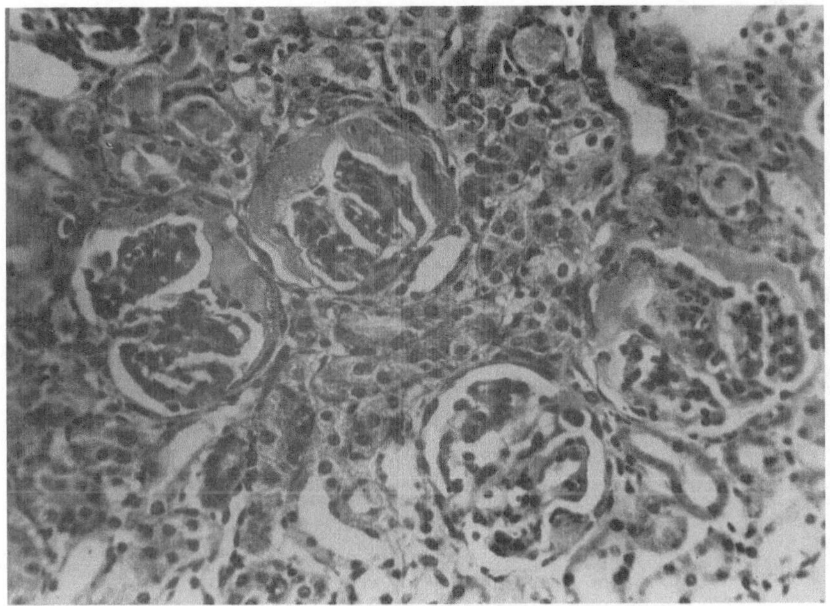

Abb. 84. Masugi-Nephritis bei einem Kaninchen-Jungtier, Paraffinschnitt (HE-Färbung) vorwiegend nephrotische Verlaufsform. Einzelheiten siehe Text. Aus: MOENCH (1956)

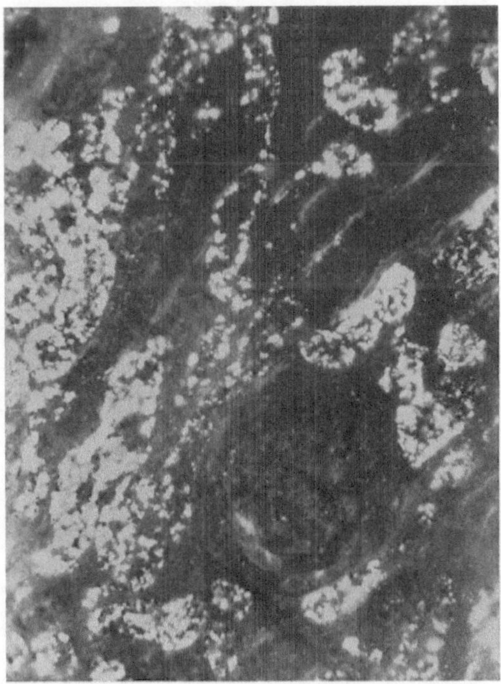

Abb. 85. Masugi-Nephritis bei einem Kaninchen-Jungtier. Gefrierschnitt, ungefärbtes Nativpräparat in polarisiertem Licht. Filteranalysator, Polarisator mit Kompensatorplättchen. Rot I. Einzelheiten siehe Text. Aus: MOENCH (1956)

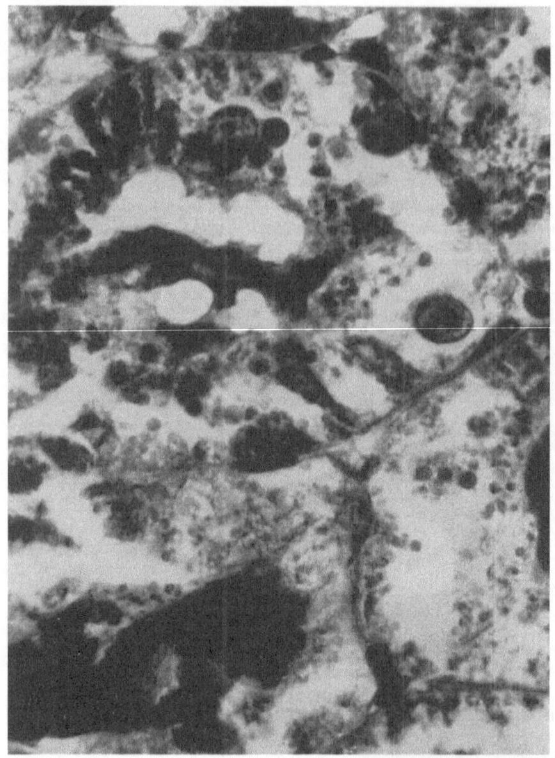

Abb. 86a

Abb. 86a—c. Die Kanälchenepithelien zeigen reichliche Beladung mit hyalinen Tropfen aller Größen bis zur Kugelbildung, eine optisch leere Vacuolenbildung, bei schwersten Zuständen alle Formen der Nekrobiose (Kernpykosen, Zellablösung und Zelltod). Aus: MOENCH (1956)

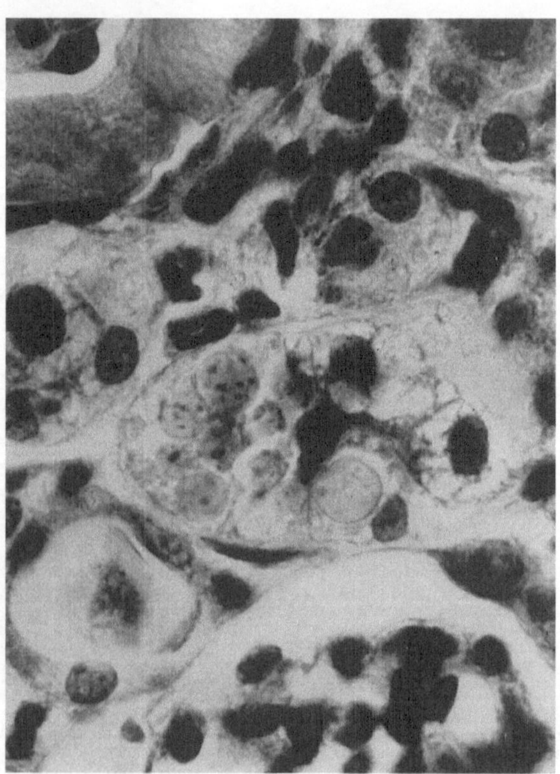

Abb. 86b

10. Versuchstag nur einen geringfügigen Befund geboten hatte, ließ auch jetzt nur ganz geringfügige pathologische Veränderungen erkennen, die auf die abgelaufene Nephritis noch hinwiesen.

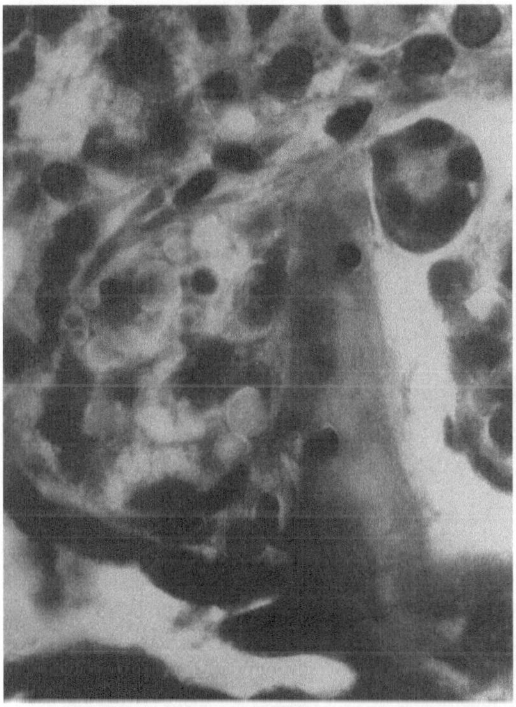

Abb. 86c

Bei der *nephrotischen Verlaufsform* überwiegt die Eiweißausscheidung in den Kapselraum und damit auch die tubuläre Schädigung. Bei Jungtieren, die bei Kaninchen besonders zur nephrotischen Verlaufsform neigen, beobachtet man am 10. Versuchstag dagegen kaum Proliferationen. Im Sudanschnitt zeigen die Glomerula reichliches sudanpositives Material, ebenso die Tubulusepithelien. Es findet sich auch im Tubuluslumen. Doppelbrechung wird dagegen vorwiegend nur in den Tubulusepithelien und im Tubuluslumen angetroffen (s. Abb. 84 u. 85). Im Bereich der Tubulusepithelien finden sich auch alle Stadien der hyalinen Tropfenbildung bis zum völligen Zerfall der tubulären Zellen (s. Abb. 86). Oft läßt sich auch die von BELL (1947) und EHRICH (1952) beschriebene Verdickung

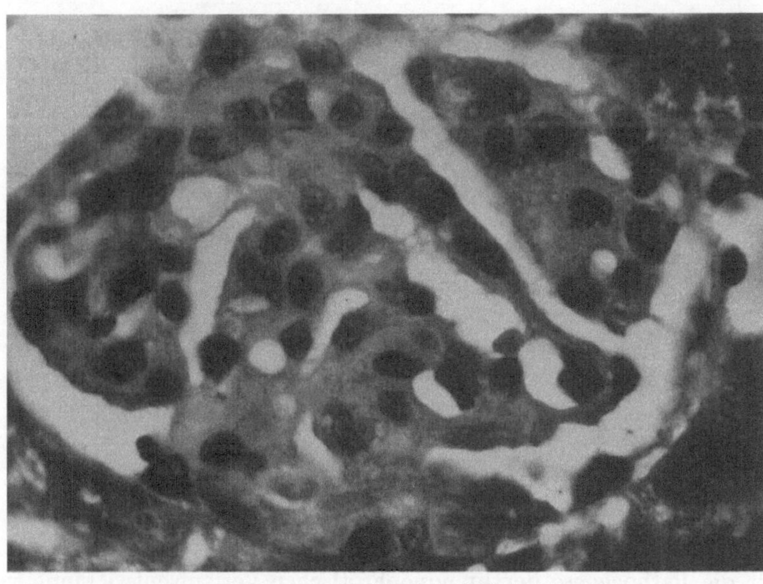

Abb. 87. Normales Glomerulum aus einer gesunden Niere bei 1280facher Vergrößerung. Aus: MOENCH (1956)

der Grundmembran der Glomerula erkennen (Abb. 87 u. 88). Diese Verdickung kann aber entgegen der Meinung dieser Autoren (jedenfalls beim Kaninchen) nicht

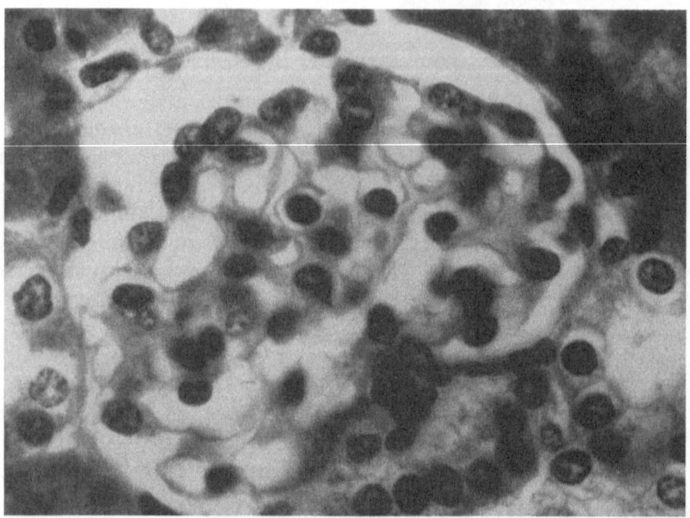

Abb. 88. Glomerulum, an dem die sog. fibrinoide Entartung der Capillarschlingen, die darin enthaltenen Basalmembranen und die bereits beginnende Kollagenisierung zu erkennen ist. Aus: MOENCH (1956)

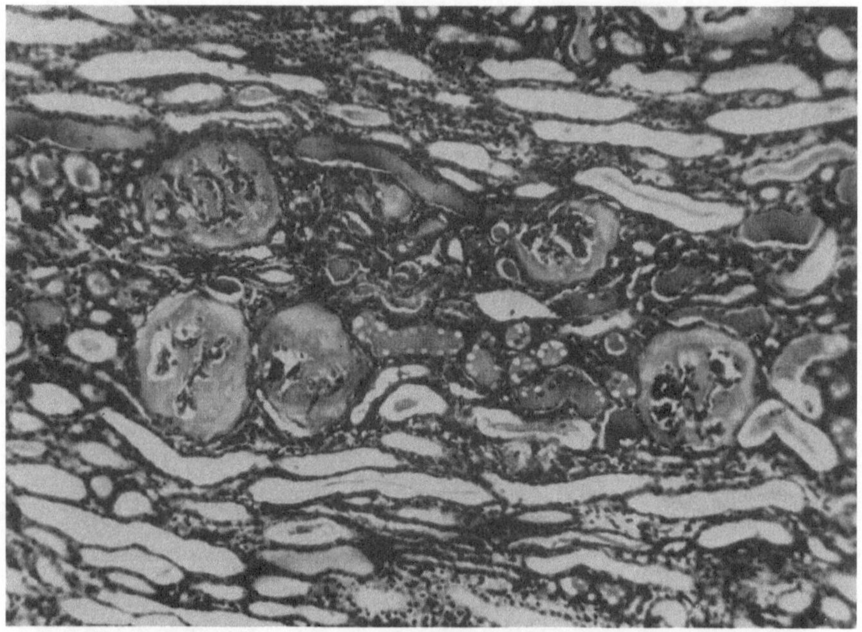

Abb. 89. Lipoidnephrose, ausgewachsenes Tier, linke Niere, 10. Tag. Aus: MOENCH (1956)

allein für die Pathogenese der lipoidnephrotischen Verlaufsentwicklung verantwortlich gemacht werden, weil sie bei beiden Verlaufsformen — nephritisch und nephrotisch — in gleicher Weise nachweisbar ist.

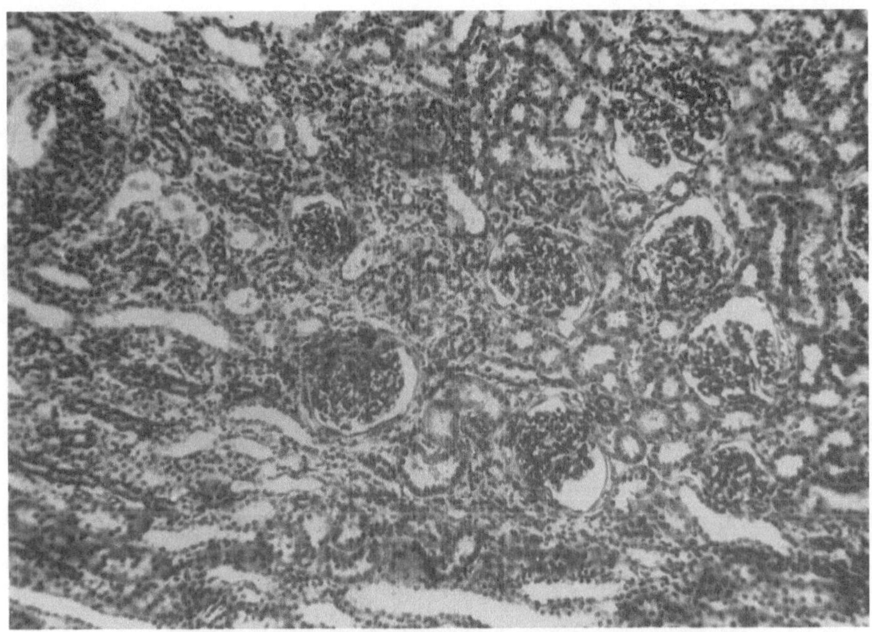

Abb. 90. Subchronische, vorwiegend extracapilläre Nephritis, ausgewachsenes Tier, rechte Niere. 20. Tag. Aus: MOENCH (1956)

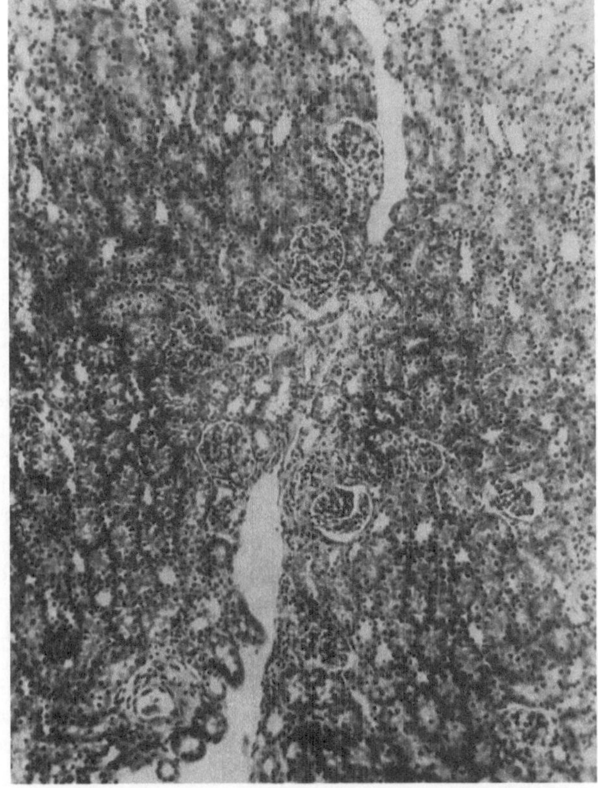

Abb. 91. Geringe Schwellung der Endothelien des Glomerulum mit ganz vereinzelten herdförmigen Schlingennekrosen, Schlingenadhäsionen am äußeren Rand der Bowmanschen Kapsel. Aus: MOENCH (1956)

Wichtig ist, daß die nephrotische Verlaufsform in die nephritische übergehen kann, was sich selbst bei den sog. primären Lipoidnephrosen der Jungtiere beobachten ließ, auf den Abb. 89 u. 90 aber am Beispiel eines probeexcidierten ausgewachsenen Tieres demonstriert wird. Am 10. Versuchstag fand sich bei diesem Tier eine lipoidnephrotische Verlaufsform, die am 20. Tag in eine nephritische Verlaufsform übergegangen war.

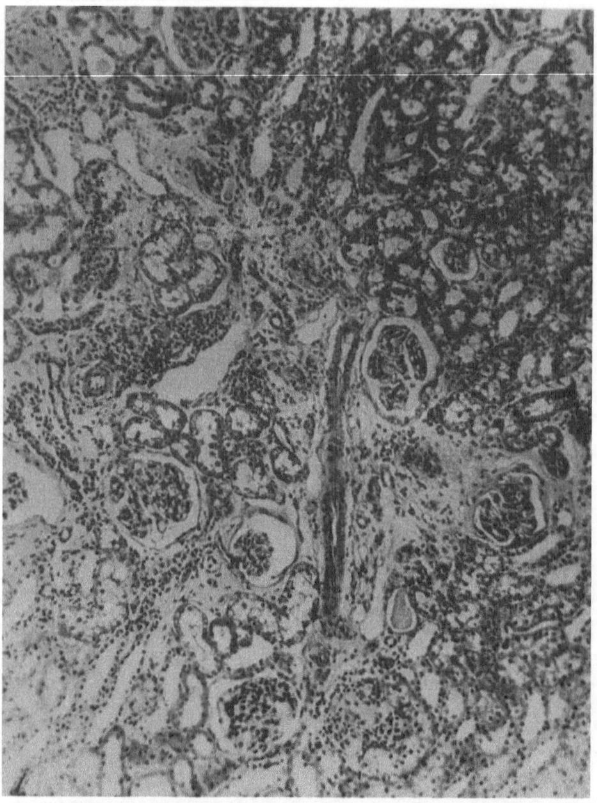

Abb. 92. Deutliche Schwellung aller Glomerula mit Endothelvermehrung und gehäuften Schlingennekrosen und z. T. ausgedehnten interstitiellen und perivasculären Infiltraten. Deutlich nachweisbares interstitielles Oedem. Aus: MOENCH (1956)

Bei Ausgang des chronischen Verlaufes in Urämie wird die Zahl der irreversibel geschädigten Nephrone immer größer, so daß schließlich der funktionelle Zusammenbruch resultiert. Die glomerulären Veränderungen können dabei unterschiedlich weit fortgeschritten sein. Neben geschädigten aber offenbar noch ausscheidenden Glomerula findet man schwere exsudative oder proliferative Schädigungen mit völliger Verlegung des Kapselraums, beginnende oder fortgeschrittene hyaline Umwandlungen und schließlich auch narbige Endzustände, bei der die Entscheidung, ob es sich überhaupt um einen untergegangenen Glomerulum handelt oft schwierig ist. Die Tubuli sind in solchen Nieren entsprechend dem Zustand der zugehörigen Glomerula ebenfalls schwerst geschädigt. Die Epithelien, die in früheren Stadien (s. o.) oft Schwellungen, Vacuolen neben Nekrobiosen zeigten, werden schließlich flach und gehen völlig über. Das Interstitium ist verbreitert. Häufig finden sich auch Rundzellinfiltrate. Die mit der Zeit fortschreitenden Veränderungen sind an Hand der Abb. 91 bis 94 aufgezeigt.

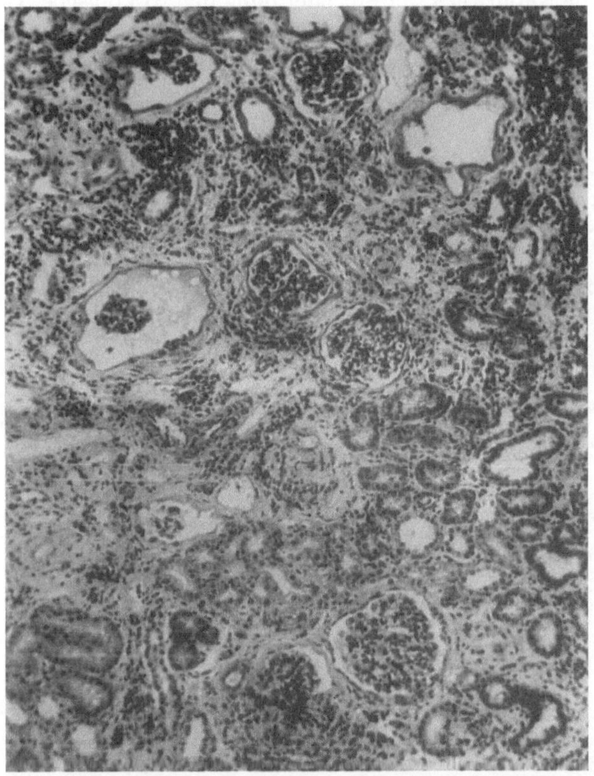

Abb. 93. Stärkeres Hervortreten der Proliferation mit Untergang einzelner Nephrone und diffusen ausgedehnten interstitiellen und perivasculären Infiltraten. Deutlich nachweisbares interstitielles Oedem. Aus: MOENCH (1956)

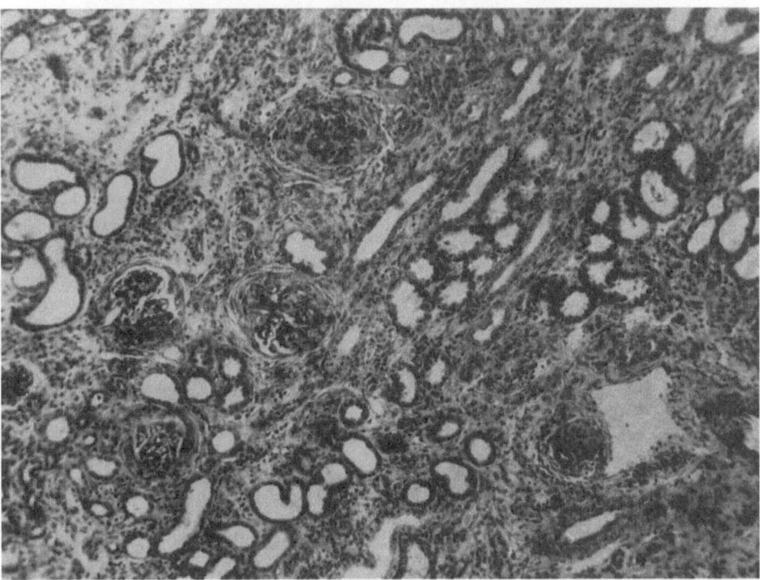

Abb. 94. Ausgedehnte extracapilläre und intracapilläre Wucherung mit Halbmondbildung oder bereits vollständiger Homogenisierung zahlreicher Glomerula, interstitielle Infiltrate und deutlich nachweisbare interstitielle Sklerose. Aus: MOENCH (1956)

Die chronische Nephritis kann mit oder ohne makroskopische Nierenschrumpfung verlaufen. Auf Abb. 95a—c ist eine glomerulonephritische Schrumpfniere

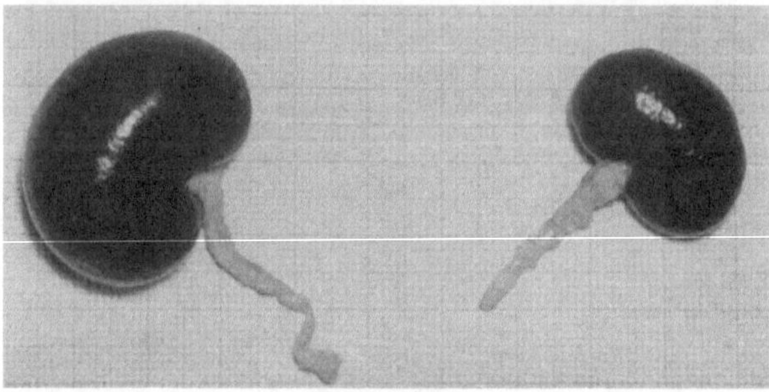

Abb. 95a

Abb. 95a—c. Makroskopische (a) und mikroskopische Veränderungen (b u. c) bei einseitiger Schrumpfniere nach Nephrotoxin-Injektion bei Abklemmung einer Nierenarterie. Vergleich der geschrumpften (b) mit der gesunden kontralateralen (abgeklemmten) Seite (c). Aus: ROTHER und SARRE (1962)

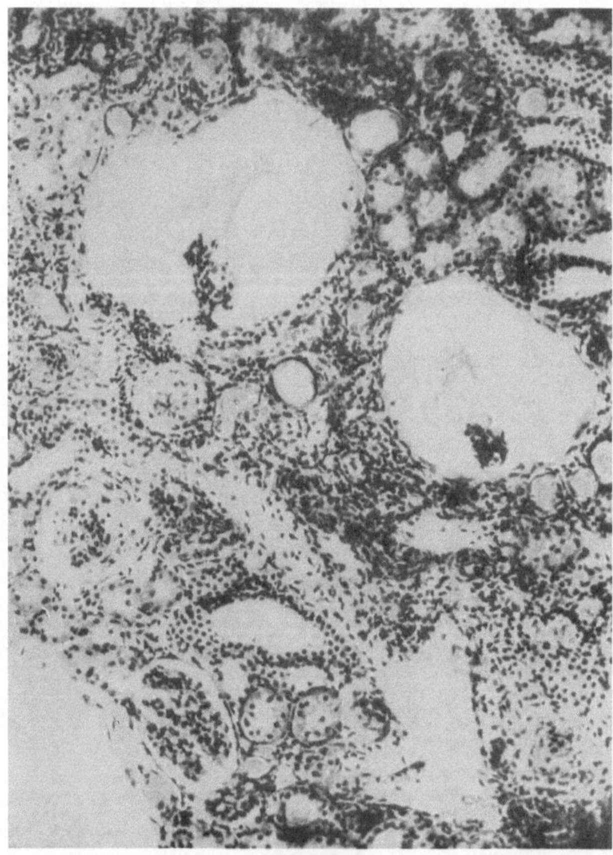

Abb. 95b

bei Kaninchen nach Antiserum von Ente dargestellt. In diesem Fall wurde eine einseitige Schrumpfniere erzeugt, so daß sich aus der Gegenüberstellung mit der normal großen kontralateralen Seite eine Vorstellung über das Ausmaß der Schrumpfung solcher Nieren ergibt. Wegen Einzelheiten der Erzeugung einer einseitigen experimentellen Nephritis vgl. S. 119.

Die Läsionen bei der Masugi-Nephritis sind aber nicht auf die Niere beschränkt. Die Antinierenseren sind nicht nur spezifisch gegen die Capillaren des Glomerulum (oder deren Basalmembran) gerichtet, sondern allgemein auch gegen Gefäße anderer Körperabschnitte. Dies geht aus den Ergebnissen der Abklemmversuche

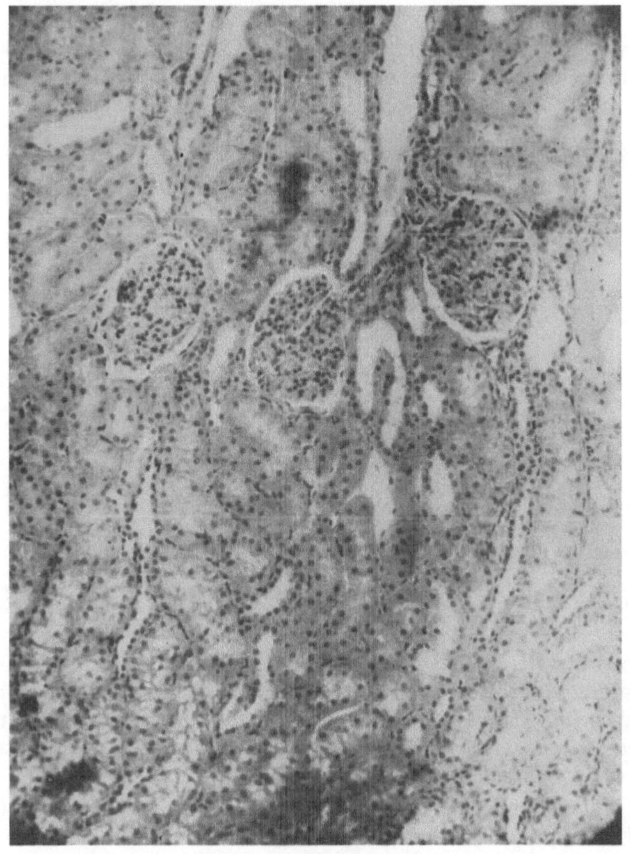

Abb. 95c

(s. Abschnitt Pathogenese S. 112) sowie aus dem Ergebnis serologischer Kreuzreaktionen hervor. Dem entspricht histologisch ein mehr oder weniger ausgeprägtes Befallensein auch anderer Gefäße und insbesondere auch anderer Capillargebiete. Man findet praktisch überall geringe oder fortgeschrittene pan- oder endarteriitische Veränderungen, nur sind diese eben in der Niere weit schwerer als im übrigen Capillargebiet. Dieses Mitbefallensein des Gefäßapparates ist schon von vornherein erkannt worden. In bezug auf die Niere schreiben Masugi und Isibasi (1935), daß man den Eindruck habe „als schliche die Läsion von den großen zu den kleineren Gefäßen langsam bis in den Glomerulum vor".

H. Pathogenese

Die Glomerulonephritis ist Folge der Reaktion zwischen Glomerulumcapillare und injiziertem Antikörper und somit dem Formenkreis allergischer Gefäßläsionen zuzuordnen. Wir bezeichnen den hier ablaufenden Mechanismus als inverse passive Anaphylaxie. Invers, weil nicht wie sonst bei Gewebssensibilisierungen der Antikörper, sondern das Antigen zellständig ist, und weil der Antikörper mit der Zirkulation an dieses zellständige Antigen (vgl. auch weiter unten) herangeschwemmt wird. Passiv, weil der Antikörper nicht von dem betreffenden Tier selbst gebildet worden ist, sondern ihm von anderen Spendern passiv einverleibt wird.

Die ursprüngliche, unter anderen auch von MASUGI und SATO (1934) vertretene einfache Konzeption: Antikörper + Capillare = Nephritis ist schon früh auf

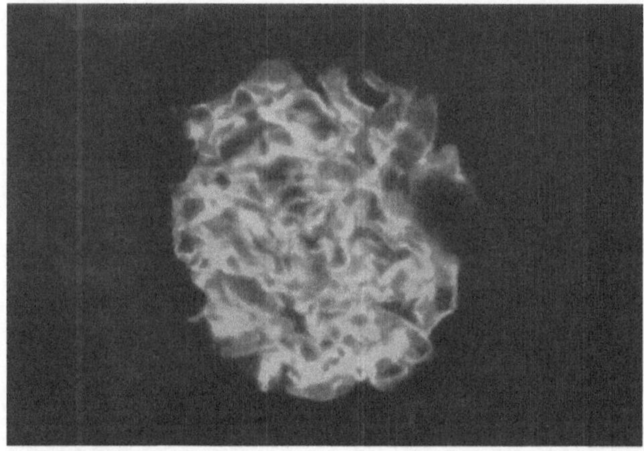

Abb. 96. Darstellung der Rattennierenantikörper vom Kaninchen noch nach der 13. Woche nach der Injektion im Glomerulum der Ratte. Fluorescenzmethode. Aus: ORTEGA und MELLORS (1956)

Zweifel gestoßen, weil sie mit einer Reihe von Befunden offensichtlich nicht in Übereinstimmung zu bringen ist. Vor allem erklärt sie nicht die oben beschriebene Latenzzeit zwischen Injektion des nephrotropen Serums und Ausbruch der Nephritis. Die Latenzzeit ist daher Ausgangspunkt zahlreicher Untersuchungen zur Klärung der Pathogenese geworden.

Zunächst war zu sichern, ob der bei Kaninchen mit dem nephrotropen Antiserum von Enten injizierte Antikörper auch wirklich in der Niere bindet und wie schnell er dies tut. Die wesentlichen und später in Details ergänzten Befunde gehen auf die Arbeiten von SARRE und WIRTZ (1942) zurück. Die Autoren sicherten zunächst, daß die Unterbrechung der Blutzirkulation einer Niere für 20 min die spätere Nephritisfähigkeit der Niere nicht – auch nicht quantitativ – beeinträchtigt. Sie klemmten dann für 20 min die linke Arteria renalis ihrer Kaninchen ab und injizierten während der ersten Minute der Abklemmzeit Antinierenserum i. v. Später fand sich dann eine Nephritis nur auf der nicht abgeklemmten rechten Seite, während die abgeklemmte Seite geschützt und entweder völlig frei von Nephritis blieb oder nur eine sehr leichte Entzündung aufwies. Das Ausmaß der Seitendifferenzen läßt die Abb. 95 erkennen. Klemmt man während und nach der Injektion des Antiserums beide Nieren ab, so entwickelt sich später eine meist leichter verlaufende doppelseitige Nephritis.

Das Ergebnis zeigt, daß erstens der Antikörper schon unmittelbar nach Injektion bereits fast vollständig gebunden worden sein muß und zweitens, daß dies vorwiegend in der durchbluteten Niere geschehen sein muß. Und drittens müssen Teile der Nierenantikörper auch außerhalb der Niere gebunden werden, weil sonst der leichtere Verlauf der doppelseitigen Nephritiden nach doppelseitiger Abklemmung nicht erklärlich wäre. Diese Befunde und ihre Interpretation wurden mit gleicher Methodik oder sinngemäß durch Radiojod– und Fluorescenzmethoden (s. u.) in der Folgezeit wiederholt bestätigt. Abb. 96a zeigt das mittels Immun-Fluorescenz-Methode nachgewiesene Haften der nephrotropen Antikörper von Kaninchen in einer Rattenniere (Phase I nach KAY; s. u.).

Es bleibt hiernach zunächst noch offen, warum der sofort reagierende Antikörper erst 4–7 Tage später Gewebsläsionen auslöst. Hier setzten die Untersuchungen von KAY (1940) ein. KAY fand eine zeitliche Kongruenz zwischen dem Auftreten der Nephritis einerseits und dem Auftreten zirkulierender präzipitierender Antikörper gegen Enteneiweiß im Blute der Kaninchen andererseits. Verhinderte KAY durch Röntgen-Ganzbestrahlung (400 r 19 min FHA 50 cm Cu 0,1 cm) eine Antikörperbildung der Empfängertiere, so blieb die Nephritis auch bei ausreichend hohen Dosen nephrotropen Antiserums aus. Die Nephritis trat aber wieder auf, wenn solche Tiere Seruminjektionen von anderen Kaninchen, die vorher Antikörper gegen Enteneiweiß gebildet hatten, i.v. injiziert erhielten. [Ein Reproduktionsversuch dieser letzteren Kontrolle ist meines Wissens bisher nur von RATHE (1955) durchgeführt worden. Er ist mißlungen.]

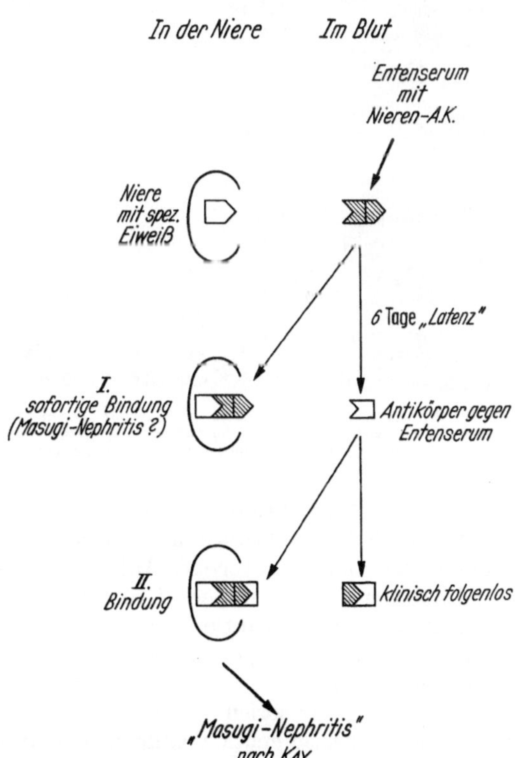

Abb. 97. Schematische Darstellung der immunbiologischen Vorgänge bei der Masugi-Nephritis. Während nach der ursprünglichen Vorstellung die sofortige Bindung der ersten Phase die Nephritis auslöst, hält KAY eine zweite Phase für notwendig. (SARRE und ROTHER, in HANSSEN: Allergie, 3. Aufl. 1956)

KAY (1940) entwickelte aus seinen Beobachtungen eine Arbeitshypothese, gegen die zwar verschiedene Einwände erhoben worden sind (s. u.), die aber dennoch alle Beobachtungen auch der folgenden Jahre am ehesten erklärt. Er nahm an, daß die gegen Niere gerichteten Antikörper zwar in der Niere binden („Phase I"; Abb. 96 u. 97), dort jedoch keine Gewebsläsion verursachen. Erst wenn die Empfängertiere ihrerseits Antikörper gegen das heterologe Enteneiweiß bilden, kommt es zu einer Reaktion dieser autogen gebildeten Antikörper mit dem in der Niere fixierten Enteneiweiß (welches gleichzeitig Antikörper gegen Kaninchenniere ist). Diese Reaktion („Phase II"; s. Abb. 98) löst dann die Nephritis aus. Der Vorgang ist schematisch auf Abb. 97 wiedergegeben.

Die speciesbedingten Unterschiede in der Latenz (s. o.) zwischen Kaninchen–Ente einerseits und Ratte–Kaninchen andererseits wurden mit der Komplementbindungsfähigkeit der betreffenden Antikörper in Verbindung gebracht (Hayasi 1940, Pressman, Korngold and Heyman 1953). Hierbei wird unterstellt, daß die Antigen-Antikörper-Reaktion als solche nicht zu Zell- oder Gewebsläsionen führen kann, sondern daß dazu die Mitwirkung von Komplement (C′) notwendig ist. Izumi (1940) hatte gezeigt, daß Antikörper aus Enten einer Komplementbindungsreaktion fast oder gänzlich unfähig sind, während dies Antikörper aus Kaninchen vermögen. Hieraus läßt sich ableiten, daß es bei der Tierkombination Ratte—Kaninchen nach Injektion des nephrotropen Antikörpers vom Kaninchen sofort zum Ausbruch der Nephritis kommt, während es bei der Kombination Kaninchen–Ente erst der Bildung autogener Antikörper des Empfängertieres bedarf, die nach ihrer Reaktion mit dem in der Niere fixierten Enteneiweiß die gewebsschädigende Komplementbindungsreaktion auslösen. Die Komplementfixation an der gleichen Lokalisation, an der sich auch die Antikörperbindung findet, ist mehrfach belegt worden, z. B. von Lange und Wenk (1954) und Klein und Burkholder (1959).

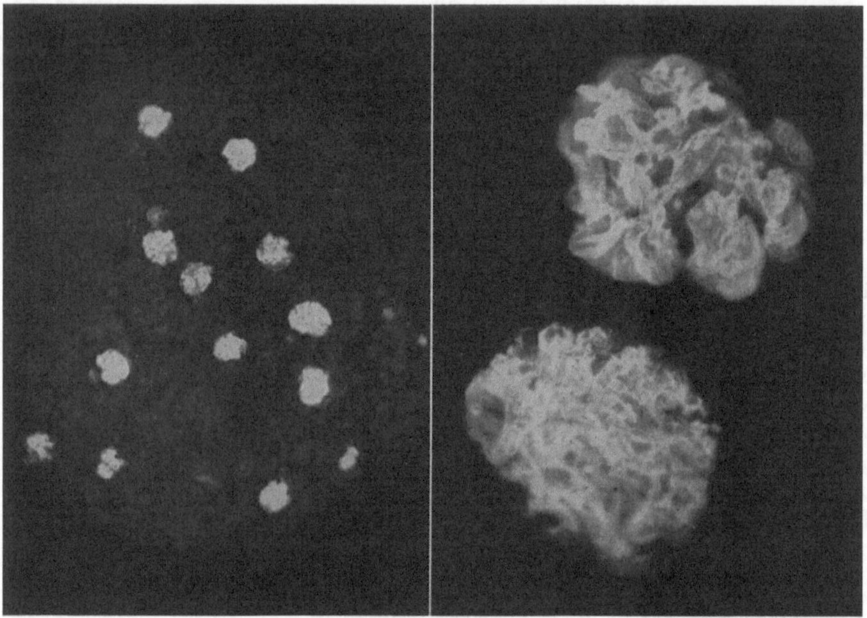

Abb. 98. Mittels fluoreszensmarkierter Antikörper gegen Kaninchen-γ-Globulin von der Ziege läßt sich die Haftung der gegen Enteneiweiß gerichteten Antikörper im Glomerulum der erkrankten Kaninchen nachweisen („Phase II"; vergleiche Schema auf Abb. 97). Aus: Ortega und Mellors (1956)

Obwohl beide Theorien – die Kaysche Zweiphasentheorie und die Komplementbindungstheorie heute als allgemeine Arbeitsgrundlage akzeptiert sind, bleiben doch einige wichtige Einwände bestehen. So vor allem, daß bei Kaninchen-Jungtieren, die in den ersten postnatalen Wochen nur sehr schlechte Antikörperbildner sind, eine Nephritis mit typischer Latenzzeit auftritt, obwohl eine Präcipitinbildung gegen Enteneiweiß minimal ist oder bei manchen Tieren überhaupt ausbleibt (Moench und Rother 1956). Nun müssen präcipitierende Antikörper nicht unbedingt auch die pathogenetisch entscheidenden, im Glomerulum reagierenden sein. Doch waren die mit der Präcipitationsmethode gewonnenen Ergebnisse seinerzeit die Grundlage der Kayschen Hypothese. Ferner liegen eine Reihe von Arbeiten (Stavitsky, Heyman and Hackel 1956, Heyman, Lund and Hackel 1952, Hasson and Seegal 1954) vor, die eine deutliche zeitliche Unabhängigkeit zwischen Komplementschwund aus dem Serum und Auftreten der Nephritis beobachtet haben oder sogar Unterschiede der Latenzzeit in Abhängigkeit von der Immunisierungsmethode der Serumspender. Und schließlich ist Rathe (1955) eine Wiederholung der Kayschen Versuche insofern mißlungen, als ihr zwar die Unterdrückung der Nephritis durch Ganzbestrahlung gelang, sie aber den Ausbruch der Nephritis durch nachträgliche Injektion von gegen Enteneiweiß gerichteten Antiseren anderer Kaninchen nicht provozieren konnte. Wegen Einzelheiten dieser verwickelten Problematik wird auf immunologische Spezialdarstellungen (z. B. Rother und Sarre 1961) verwiesen.

I. Andere pathogenetische Interpretationen

Spühler, Zollinger und Enderlin (1951) schließen sich im wesentlichen der Interpretation von Kay an (2-Phasen-Theorie s. o.), meinen aber, daß die Antikörperbildung der zweiten Phase nicht, wie Kay glaubt, gegen normales Entenprotein erfolgt, sondern vielmehr, von der ersten Antikörperbindung angestoßen, gegen ein „nicht nierenspezifisches, vielleicht aber endothel- oder basalmembranspezifisches Antigen", wodurch die Nephritis letztlich erst ausgelöst wird.

Simonsen (1953) fiel die nach Injektion des Antinierenserums zunehmende Pyroninophilie der Endothelzellen des Glomerulum auf. Er interpretierte sie als Ausdruck des Versuches dieser Zellen, selbst Antikörper gegen das an ihnen haftende Fremdeiweiß (die nephrotropen Antikörper) zu bilden, um sich damit der Fremdeiweißimprägnierung zu entledigen. In der „Umdifferenzierung" der Zellen erblickt er die Ursache für den Verlust der Ausscheidungsfunktion und den Beginn der Glomerulitis. Diese These ist seither nicht weiter verfolgt worden.

J. Möglichkeiten, den Verlauf der experimentellen Nephritis zu beeinflussen

a) Absättigung der nephrotropen Antikörper

Die Nephritis verläuft leichter oder kann ganz verhindert werden, wenn die nephrotropen Antikörper vor Erreichen der Niere durch Reaktion mit ihrem spezifischen Antigen neutralisiert werden. Swift and Smadel (1937) gelang es als ersten, den Ausbruch der Nephritis dadurch zu verhindern, daß sie gleichzeitig mit dem nephrotropen Antiserum auch fein zerkleinerten Nierenbrei i.v. injizierten.

b) Funktionelle Belastung

Der Verlauf der Nephritis kann wesentlich beeinflußt werden durch das Ausmaß funktioneller Belastung der Niere. Dies gilt vor allem während der akuten Phase der Entzündung. Die weitaus größte Arbeitsleistung, gemessen am Energieverbrauch (Addis 1950) wendet die Niere für die Ausscheidung von Stoffwechselprodukten der Proteine auf. Proteinarme Ernährung entlastet also die Niere funktionell. Bei gleicher Dosis von nephrotropem Antiserum gingen Ratten im akuten Stadium der Nephritis an Urämie ein, wenn sie proteinreich (= stickstoffreich) ernährt wurden. Die Nephritis ging in den chronischen Verlauf über, wenn eine mittlere Diät verabfolgt wurde, und sie heilte im allgemeinen aus, wenn proteinarm ernährt wurde (Farr and Smadel 1939). Das Ergebnis ist wiederholt nachuntersucht worden. Die Abb. 99 ist einer Arbeit von Dutz (1956) entnommen und erlaubt einen Überblick über die Abhängigkeit zwischen Kostform und Mortalität. Man erkennt den ungünstigen Einfluß der Proteinbelastung, die etwa der Verschlechterung nach NaCl-Belastung entspricht. Bei Vergleich der histologischen

Veränderungen fällt auf, daß aber auch die „fettreiche Kost“, die dem für die Klinik vorgeschlagenen Hammersmith-Cocktail entspricht, ungünstig war. Verlauf und Prognose der Masugi-Nephritis sind durch diätetische Maßnahmen also in gewissen Grenzen steuerbar.

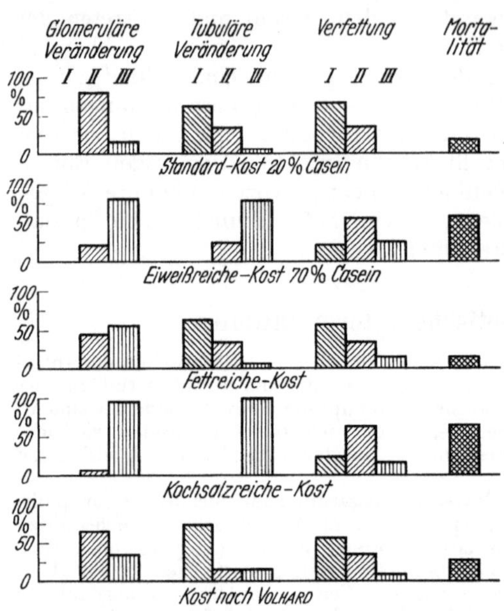

Abb. 99. Histologische Veränderungen und Mortalität bei verschiedenen Kostformen bei experimenteller Nephritis. Aus: DUTZ (1956)

Abgesehen von diätetischen Versuchszielen ist die funktionelle Belastung des erkrankten Organs auch aus anderen experimentellen Gründen in manchen Fällen erstrebenswert. So kann man den Einfluß der Proteinbelastung z. B. auch zur Erzwingung des Übergangs einer Nephritis in die chronische Verlaufsform benutzen, eine Möglichkeit von der ROTHER und SARRE (1962) bei ihren Experimenten mit einseitigen Nephritiden (s. o. S. 110) Gebrauch machten. Auf diese Weise kommt man mit relativ niedrigen Dosen Antiserum aus. Im folgenden die aus DUTZ, VOIGT, WENDLER, SCHINDOWSKI und ARCONA (1956) entnommenen bewährten Rezepte:

1. Standardkost:
   20% Casein, gekörnt
   40% Zucker
   30% Mehl
   6% Öl
   2,0% Weizenkleie
   1,1% primäres Kaliumphosphat
   0,5% Kochsalz
   0,2% Magnesiumsulfat
   0,2% Citronensäure

2. Fettreiche Kost:
   30% Zucker
   40% Mehl
   25% Leinöl
   3% Kleie
   1% primäres Kaliumphosphat
   0,5% Magnesiumsulfat
   0,5% Citronensäure

3. Eiweißreiche Kost:
   70% Casein, gekörnt
   10% Zucker
   10% Mehl
   6% Speiseöl
   2% Weizenkleie
   1,1% primäres Kaliumphosphat
   0,5% NaCl
   0,2% Magnesiumsulfat
   0,2 Citronensäure

4. Kochsalzreiche Kost:
   20% Casein
   35% Zucker
   29,5% Mehl
   5% Speiseöl
   2,0% Weizenkleie
   1,1% primäres Kaliumphosphat
   7,0% NaCl
   0,2% Magnesiumsulfat
   0,2% Citronensäure

Je 100 g Substanz der einzelnen Kostformen werden mit 40 ml Wasser angerührt. Eine normale Ratte frißt davon pro Tag 15 g. Die Eiweißbelastung führt im übrigen zu einer Hypertrophie der Nieren. Nephritische Nieren zeigen dabei die gleiche Hypertrophie wie normale Nieren (ROTHER 1963, in Vorbereitung). Diese Nierenhypertrophie ist aber therapeutisch nicht erstrebenswert, weil die nephritischen Versuchstiere unter der Nahrungseiweißbelastung eine weit höhere Mortalität aufweisen als eiweißarm ernährte.

c) Hormonelle Behandlung

Die hormonelle Behandlung der experimentellen Nephritis ist zunächst auf der Grundlage der aus der allgemeinen Allergielehre bekannten Cortisonwirkung versucht worden. Sie hat zu enttäuschenden und z. T. widersprechenden Resultaten geführt, wie überhaupt allergische Erkrankungen der Niere (z. B. Lupus erythematodes, Periarteriitis nodosa) auffallend cortisonresistent sind. Spüler, Zollinger, Enderlin und Wipf (1951) konnten durch sehr hohe Cortisondosierung (6–15 mg/kg) die proliferativen Erscheinungen an den Glomerula weitgehend unterdrücken. Dagegen sah die Arbeitsgruppe von Seegal (Knowlton, Loeb, Stoerk and Seegal 1949) keinen Effekt und Lipman, Marti, Jakobs and Campbell (1954) bei männlichen Versuchstieren von Cortison sowohl als von Hydrocortison sogar eine Exacerbation. Wir glauben, daß diese Widersprüche z. T. durch unterschiedliche Dosierung bedingt sind. Wegen der ungünstigen proteinkatabolischen und natriumretinierenden Wirkung wurde das Cortison bald zugunsten von Prednison und Prednisolon verlassen und auch hier zeigte sich bei Ratten wieder die Dosisabhängigkeit. Eine Übersichtstabelle (Tab. 17) gibt die Ergebnisse wieder, die aus einer Arbeit von Moench und Vogt (1958) entnommen sind.

Tabelle 17. *Effekt der Behandlung von experimenteller Nephritis-Nephrose mit verschiedenen Sexualhormonen. (Mittelwerte von je 30 Tieren.)* Aus: Moench und Vogt (1958)

Hormon:	Testosteron	Oestradiol	Prednisolon 0,2	Prednisolon 0,1
Dosis ab 5. Erkrankungstag	0,01 mg/100 g	0,01 mg/100 g	0,2 mg/100 g	0,1 mg/100 g
Änderung (% der Mittelwerte)				
1. der Proteinurie	—34	—42	—27	—42
2 der Serum-Albumine	—11	+54	+16	+48
3. α_2-Globuline	+ 1,8	—37,7	+15,9	—23,3
4. des Gesamteiweißes	+10,0	+27,6	+ 2,8	+16,8
5. der Rest-N-Erhöhung im Serum	—15,4	+ 4,0	+22,3	—19
Histologischer Befund	gering gebessert	erheblich gebessert	eher verschlechtert	erheblich gebessert

Die Geschlechtsabhängigkeit der Hormontherapie ging schon aus den Arbeiten von Lipman (s. o.) hervor und wurde später auch bei anderen Hormonen gefunden. Moench beschrieb zusammen mit Vogt (1958), Arends (1960) und Freudemann (1960) eine deutliche Besserung des histologischen Befundes, der Proteinurie und der Hypoproteinämie durch Oestradiol (0,01 mg/100 g Ratte) bei männlichen Ratten, während die Weibchen unbeeinflußt blieben. Cyren B (Diäthyldioxystilbendipropionat; 0,05 mg/100 g Ratte) dagegen verschlechterte das Bild bei Männchen, während die Weibchen gebessert wurden. Ein abgewandeltes männliches Sexualhormon mit eiweißanaboler Wirkung (Durabolin®) in einer Dosis von 0,1 mg/100 g bewirkte bei der weiblichen wie bei der männlichen Versuchsgruppe eine Verschlechterung des Krankheitsbildes. Eine kombinierte Prednisolon (0,1)- Oestradiol (0,01)-Behandlung bewirkt bei den weiblichen Versuchstieren eine Besserung, bei den männlichen eine Verschlechterung.

Über den Wirkungsmechanismus sind nur Hypothesen möglich. Eine renotrope, Hypertrophie induzierende Wirkung von Testosteron wurde zuerst von Korenchevsky (1940) beobachtet, während andererseits sicherlich auch die seit Kochakian (1945) bekannte anabole Wirkung beteiligt ist. So kann man z. B. umgekehrt durch Plasmapherese den Proteinumsatz beschleunigen und findet bei diesen Tieren mit erhöhtem Eiweißkatabolismus eine Verschlechterung der Entzündungsreaktion im Glomerulum (KLUTHE, SAMMET und MOENCH 1960). Insgesamt weisen die dosis- und geschlechtsabhängigen Ergebnisse sowie die Differenzen zwischen den natürlichen und synthetischen Präparaten mehr auf indirekte, das ganze Endokrinium umfassende Reaktionen als auf direkte Wirkung hin. ACTH bleibt wirkungslos (HACKEL, PORTFOLIO und KINNEY 1950; SEEGAL und HASSON 1954).

d) Sonstige Behandlungsversuche

Der naheliegende Versuch, die allergische Glomerulonephritis nach MASUGI durch Antihistaminica zu beeinflussen, hat im großen und ganzen zu enttäuschenden Resultaten geführt (HALPERN, TROLLIET et MARTIN 1949). Bei größeren Dosen (100 mg/kg Körpergewicht täglich) hat aber REUBI (1952) eine gewisse Schutzwirkung durch Antistin gesehen.

Bei Hibernisation (Dauerunterkühlung) tritt das klinische Bild der Nephritis bei Kaninchen auf, obwohl eine entzündliche Gewebsantwort ausbleibt (TUSCH 1955) (!).

Nierendenervierung verschlechtert das Krankheitsbild, was durch eine Erweiterung der Strombahn bei Verlangsamung des Durchflusses und hierdurch bedingter besonders intensiver Einwirkung der schädigenden Noxe erklärt wird. Die Verschlechterung tritt sowohl bei frühzeitiger (KAYSERLING und MATHIES 1935) als auch bei Denervierung auf, die erst nach Ausbruch der Nephritis vorgenommen wird (SARRE und WIRTZ 1942).

Behandlungsversuche mit Heparin sind aus der Überlegung abgeleitet worden, daß die glomeruläre Schädigung möglicherweise auch von einer intracapillären Fibrinausfällung als Folge der Antigen-Antikörper-Reaktion abhängt. Die Versuchsergebnisse sind widersprechend. KLEINERMANN (1954) beobachtete deutlich geringere Proteinausscheidung und auch weit mildere anatomische Schäden bei Kaninchen, die über einen Zeitraum von 5 Tagen vor bis 11 Tagen nach Nephrotoxin-Injektion 60—80 mg Heparin täglich erhalten hatten. Wenn das Heparin erst nach Beginn der Proteinurie gegeben wurde, war keine günstige Wirkung mehr festzustellen. Das Heparin wurde i.m. in Form einer Mischung aus 5% Gelatine, 7,5% Dextran, 1% Procain und 0,5% Phenol gegeben, wozu 30—40 mg pulverisierten oder flüssigen konzentrierten Heparins/ml der Mischung gegeben wurde. Von dieser Aufbereitung erhielten die Tiere 2mal täglich in 12stündigen Abständen 1 ml = 60—80 mg Heparin, was zu einer Verlängerung der Blutgerinnungszeit auf 60 min führte.

K. Spezielle Methoden

I. Luxation einer Niere

Wegen schwieriger technischer Zugänglichkeit bei beengten räumlichen Verhältnissen ist es für Manipulationen an der Niere, wie z. B. für Probeexcisionen, Gefäßunterbindungen oder pyelonnahe Harnleiterstenosierungen zu empfehlen, das Organ herauszuluxieren und am freigelegten Organ zu arbeiten. Das Verfahren ist insbesondere bei Kaninchen und Ratten bewährt.

Nach Barbiturat-Äther-Narkose (bei Kaninchen) oder einfacher Äthernarkose (bei Ratten) legt man einen Paravertebralschnitt links durch das Fell. Die Wundöffnung soll etwa die doppelte Nierenlänge ausmachen. Beginn des Schnittes nahe unterhalb des Rippenbogens in caudaler Richtung. Unter dem Schnitt soll die laterale Begrenzung der Muskulatur des M. erector trunci sichtbar werden. Direkt lateral neben dem Muskel geht man dann weiter stumpf ein, bis man mit der

Fingerspitze die Niere tastet. Hierbei drückt die linke Hand von ventral her die Niere dem tastenden Finger entgegen. Bei richtigem Sitz des Schnittes läßt sich in den meisten Fällen die Niere leicht „herausknöpfen". Nur bei stärkerem Widerstand ist scharfes Durchtrennen evtl. hindernder Fascien nötig. Nach Rückverlagerung der Niere schichtweiser Wundverschluß.

II. Abklemmung einer Nierenarterie

(einseitige Nephritis)

Die von Sarre und Wirtz (1942) entwickelte Methode der Ausschaltung einer Niere aus der Zirkulation hat sich für pathogenetische Untersuchungsziele sowie zur Erzeugung von einseitigen diffusen Nephritiden, akuten oder chronischen, mit oder ohne Schrumpfnieren bewährt. Einseitige Nephritiden sind ferner auch bei therapeutischen und vielen anderen pharmakologischen Vorhaben günstig, weil hierbei die gesund bleibende Gegenseite als Kontrolle dienen kann.

An der sauber und steril herausluxierten Niere (s. o.) trennt man mit einem stumpfen Instrument die Arterie von Vene und Ureter sowie evtl. kleineren Ureterbegleitgefäßen und schlingt sie locker mit einem nicht zu dünnen Faden an. Man schiebt dann eine kleine, vorher mit kleinen Ventilgummischläuchen armierte Dieffenbach-Klemme über die Arterie, deren Blutstrom ohne Läsion der Gefäßwand unterbrochen wird. Der Erfolg ist am schnellen und gleichmäßigen Blaßwerden der Niere zu erkennen. Abklemmzeit bis zu 30 oder 40 min (!) werden nach eigenen Untersuchungen (unveröffentlicht) vertragen, ohne daß dadurch die sofortige oder spätere Nephritisfähigkeit der Niere leidet. Nach Wiederöffnen der Klemme wird die Niere schnell gleichmäßig hellrot und prall.

Das Verfahren ist mehrfach bestätigt worden, u. a. von Rother und Sarre (1962) bei der Erzeugung einseitiger Schrumpfnieren bei Kaninchen und von Schöffling, Pfeiffer, Retienne, Federlin, Stroh, Nadini, Heintz und Sandritter (1962) bei der Erzeugung einseitig bleibender chronischer Nephritiden bei Ratten und Kaninchen.

III. Isolierung des pathogenetisch relevanten Antigens

Wie aus den Angaben zur Herstellung des nephrotropen Antiserums hervorgeht (s. o. S. 80), wird zur Erzeugung des Antiserums seit Masugi (1935) ein Brei aus Gesamt-Nieren verwendet, obwohl schon lange bekannt war, daß zur Immunisierung nicht der Brei aus ganzer Niere, sondern nur der aus bestimmten Teilen der Niere erforderlich wäre (Pearce 1904). Trennt man vor dem Zerquetschen der Nieren das Mark von der Rinde, so ist nämlich allein der aus Rindensubstanz hergestellte Brei zur Immunisierung ausreichend. Der Markanteil ist nicht antigen im gewünschten Sinne (Pearce 1904). Dies ist für Ratten und für Kaninchen untersucht worden (Heyman, Gilkey and Salehar 1950).

Trennt man die Nierenrinde weiter auf, so läßt sich die pathogenetisch relevante antigene Substanz in den Glomerula wiederfinden (Greenspon and Krakower 1950). Die Trennungsmethode der Autoren (bei Hundenieren):

Die Nieren werden steril entnommen, mit steriler Kochsalzlösung durchspült und bei —25° aufbewahrt. Alle Arbeiten werden in sterilen Räumen und mit sterilen Instrumenten durchgeführt. Nach langsamem Auftauen wird der Markanteil ausgeschnitten und verworfen. Der Rindenanteil wird durch ein engmaschiges Metallsieb in einen eiskalten Behälter getrieben. Nach Suspension in isotonischer Kochsalzlösung zentrifugieren für 5 min bei 1500 rpm. Der Überstand wird abgesaugt und verworfen, der Bodensatz wieder in NaCl-Lösung (kalt!) aufgeschwemmt. Man läßt die Glomerula sedimentieren, saugt erneut den Überstand ab und wiederholt dies einige Male. Jede Niere wird gesondert behandelt. Nach mikroskopischer Untersuchung des Bodensatzes werden nur die Nieren verwendet, in deren Sediment sich ein möglichst hoher Prozentsatz an Glomerula ohne parietale Kapsel und möglichst wenig tubuläre

Anteile finden. Die brauchbaren Sedimente werden zusammengegeben, 10 min bei 1500 rpm (g-Zahl nicht angegeben) zentrifugiert, in 15 ml NaCl-Lösung (bei 18 Nieren) suspendiert und die Zahl der Glomerula mit und ohne parietale Kapsel, der tubulären Segmente und der freien parietalen Kapseln mit der Zählkammer bestimmt. Aus 18 Nieren gewinnt man so etwa 11 Millionen Glomerula.

Zertrümmert man die Glomerula noch weiter, so läßt sich das gesuchte Antigen in der Basalmembran der Glomerulumcapillaren lokalisieren. Auf Gewichtsbasis ist die Basalmembran 20mal wirksamer als das Gesamtglomerulum zur Erzeugung von nephrotropem Antiserum. Die Injektion von 5 mg Basalmembran aus Hundenieren reicht zur Herstellung eines hochpotenten Antinierenserums in einem Kaninchen aus (KRAKOWER and GREENSPON 1951). Diese Auftrennung wird mittels Ultraschall durchgeführt (GREENSPON and KRAKOWER 1950): 15 ml Glomerulumaufschwemmung werden für 20 min mittels eines Vibrators (Magentostriktion Oscillator Model S-102, 50 Watt, 9 Kilocycles. Raytheon Mag. Company, Waltham, Mass.) bei voller Spannung beschallt (etwa 130 Volt). Man findet dann mikroskopisch keine intakten Zellen mehr, sondern nur noch durchsichtige "plates". Die etwas dickeren "plates" stammen von der parietalen Kapsel des Glomerulum, während es sich bei den dünneren, oft spiralig gewundenen um die Basalmembran des Glomerulum handelt. Nach Zentrifugieren für 10 min bei 1500 rpm erhält man ein festes graues durchscheinendes Sediment. Zur Beseitigung einiger Granula nucleären Ursprungs wird das Sediment vor Gebrauch noch 3mal gewaschen. Das so erhaltene Sediment macht etwa 40—50 Gewichtsprozent des Ausgangsmaterials aus. (Vergleiche auch die neuerdings von STEBLAY und LEPPER (1961) etwas modifizierte Methode auf S. 156.)

Die chemische Darstellung des wirksamen Antigens ist wiederholt versucht worden. Befriedigende Ergebnisse liegen bisher nicht vor. Das gesuchte Antigen konnte weder mit Kochsalzlösung noch mit Aceton oder Äther aus Rattennierenbrei extrahiert werden (EISEN and PRESSMAN 1950). Durch Erhitzen auf Temperaturen bis zu 60° wird das Antigen offenbar kaum angegriffen. COLE, CROMARTIE and WATSON (1951) gelang es, das Antigen-Prinzip im Boratpuffer bei p_H 8 gelöst darzustellen, eine genauere chemische Charakterisierung ist jedoch nicht erfolgt. Es handelt sich offenbar um eine Protein-Polysaccharid- oder -Lipoid-Verbindung. Das Antigen konnte von COLE, CROMARTIE and WATSON (1951) nur aus trypsinaufgeschlossenem, nicht aber aus unbehandeltem Nierenbrei extrahiert werden.

IV. Isolierung der nephrotropen Antikörper

Nephrotrope Antikörper aus Antiseren von Kaninchen oder Enten gehören der γ-Globulin-Fraktion der Antiseren an (PRESSMAN and KEIGHLEY 1948 sowie PRESSMAN, EISEN, SIEGEL, FITZGERALD, SHERMAN and SILVERSTEIN 1950), so daß die Injektion allein der γ-Globulin-Fraktion eines Antinierenserums zur Auslösung einer Nephritis genügt.

Eine teilweise Befreiung des nephrotropen Antiserums von unerwünschten Begleiteiweißen läßt sich durch die üblichen und eingeführten Methoden erzielen, die Globuline und insbesondere β- oder γ-Globuline von anderen Eiweißen trennen. Für Anti-Rattennierenserum von Kaninchen haben PRESSMAN und EISEN (1950) nach folgendem Aussalzungsverfahren gearbeitet:

Technik: Anti-Nierenserum gegen 1,4 Volumen 3-molares Ammoniumsulfat dialysieren. Es ergibt sich eine Endkonzentration von 1,75 molarem Ammoniumsulfat. Das Präcipitat wird in 1,75 molarem Ammoniumsulfat gewaschen. Anschließend dialysieren gegen 0,16 molare NaCl-Lösung bis zur völligen Entfernung des Ammoniumsulfates. Lyophilisieren. Aufschwemmen in der gewünschten Konzentration. Die Vorschrift gilt für Anti-Nierenserum von Kaninchen. Bei anderen

Seren, z. B. von Enten, empfehlen sich vor Übertragung dieser Angaben elektrophoretische Kontrollen, um festzustellen, ob auch wirklich eine Globulinisolierung erfolgt.

Schonend ist auch die Methode der Alkoholfraktionierung des Antiserums (aus PRESSMAN 1949b). 40 ml Antiserum werden mit 20 ml H_2O verdünnt und bei $-10°$ gegen 600 ml Phosphat-Alkohol-Puffer dialysiert (5,1 g KH_2PO_4 in 700 ml H_2O + 300 ml 95% Alkohol p_H 6,5), 3mal nach je 3 Std Pufferwechsel. Zentrifugieren. Präcipitierte Globuline in 20 ml eiskaltem H_2O suspendieren, lyophilisieren (= 0,9 g Protein).

Entsprechend der Vielzahl der im Nierenbrei enthaltenen Antigene entwickeln die Antiserumspender ein breites Spektrum von Antikörpern, welche alle gegen Bestandteile der Nieren gerichtet sind. Zur Auslösung der Nephritis sind sie aber nicht notwendig. Pathogenetisch relevant ist allein die Fraktion, die gegen das in den Basalmembranen des visceralen Glomerulumanteils gelegene Antigen (s. o.) gerichtet ist. Diese Fraktion lokalisiert nach i. v. Injektion im Glomerulum.

Eine Möglichkeit zur weiteren Isolierung der innerhalb der γ-Globulin-Fraktion lokalisierten nephrotropen Antikörper liegt in der Dissoziation des Antigen-Antikörper-Komplexes in hochalkalischem Milieu und ist von PRESSMAN und SHERMAN (1951) für Antinierenseren wie folgt angegeben worden:

Technik (durchgeführt an Mäusen; Antiserum aus Kaninchen): Isolierung der Globulinfraktion eines gegen Mäusenieren gerichteten Antiserums wie oben. 3 mg dieser Globuline werden, in 0,75 ml gelöst, bei Mäusen i.v. injiziert. Eine Stunde später werden die Nieren blutfrei durchspült, gewogen, homogenisiert und in etwa 80 ml kalter Kochsalzlösung pro Nierenpaar aufgeschwemmt. Man nimmt am besten jeweils insgesamt 4 Nieren, schwemmt dann also in ungefähr 160 ml Kochsalzlösung auf. Zentrifugieren bei etwa 3000 Umdrehungen/min. Das unlösliche Präcipitat mit 8 ml Kochsalzlösung auswaschen. Die Temperatur darf bei dem ganzen Vorgang nicht über 5° C ansteigen. Das gewaschene Sediment wird wieder in 7 ml Kochsalzlösung aufgeschwemmt. Auf 5 ml dieser Aufschwemmung 1 Tropfen 1-n NaOH zugeben, so daß der p_H-Wert auf etwa 10,5 ansteigt. Etwa 1 min lang umrühren und anschließend sofort für 10 min bei 3000 Umdrehungen zentrifugieren. Die klare überstehende Flüssigkeit (etwa 4 ml) wird in einem Puffer auf p_H 7 gebracht. Herstellung des Puffers: 0,2 ml 0,1-n HC- + 1 ml 0,16-n $NaHCO_3$. Bei Trübung während der Neutralisation nochmals zentrifugieren. Das Überstehende enthält die lokalisierenden Antikörper.

Für spezielle immunologische Fragestellungen läßt sich die Reinigung der pathogenetisch allein ursächlichen, im Glomerulum lokalisierenden Antikörperfraktion auch auf anderem Wege erzielen. Wegen unserer Unkenntnis über die Natur des Antigens ist dessen Reindarstellung zur spezifischen Antikörper-Absorption mit folgender Elution nicht möglich. Man kann aber nach der Methode von POWELL (1958) das aus Antinierenserum gewonnene γ-Globulin an gewaschenes Sediment aus zerkleinerten Nieren binden und dieses Sediment in die Cellulose-Chromatographie-Säule geben. Unter Ausnutzung eines kontinuierlich veränderten Wasserstoffionen-Gradienten läßt sich dann der lokalisierende Antikörper von anderen getrennt eluieren. Die hierbei erhaltene Konzentration an lokalisierendem Antikörper war 20mal höher als die einer vergleichbaren γ-Globulinfraktion nach Na_2SO_4-Fraktionierung. Die Spezifität gemessen an Kreuzreaktionen mit Leber war um das 4fache verbessert.

V. Antikörper-Markierung

Wie auf S. 112 (vgl. auch Abb. 96) ausgeführt, bindet der injizierte Antikörper im Glomerulum der Niere, was sich durch Markierungsmethoden nachweisen läßt.

Ältere Methoden, z. B. der Farbstoffkuppelung sind heute durch die Verfahren der Markierung mit radioaktiven Elementen oder mit fluorescierenden Substanzen ersetzt worden. Von diesen beiden ist die erstere Methode zu bevorzugen, wenn es um quantitative Fragestellungen geht, weil sich radioaktiv markierte Antikörper quantitativ außerordentlich exakt erfassen lassen. Wird jedoch eine genauere Lokalisation im histologischen Bild erstrebt, so ist die Fluorescenzmethode (Abb. 96) vorzuziehen.

a) Radioaktive Elemente

Die bisherigen Untersuchungen sind durchweg mit radioaktivem Jod (J^{131}) durchgeführt worden. Die Jodkoppelung (zwischen J und Antikörpern) ist relativ fest, doch besteht wie bei allen J-Proteinverbindungen die Neigung zum Transfer des Jods. Die Haftung erfolgt vorzugsweise an den freien Gruppen des Tyrosins.

Zur Beseitigung der mit J^{131} gekoppelten Nichtantikörper-Proteine kann man, wie zur Isolierung der Antikörper auf S. 121 angegeben, nach PRESSMAN und SHERMAN (1951) vorgehen. Vorsicht vor zu großen Jodmengen, weil diese u. U. die Antikörperbindungsfähigkeit blockieren können! Diese Schwierigkeit läßt sich aber umgehen, indem man die Kuppelung mit dem unlöslichen Präcipitat durchführt, welches man nach dem Vorgehen von PRESSMAN and SHERMAN (1951) gewinnt. Das Präcipitat besteht zum größen Teil aus Antigen-Antikörper-Komplexen, so daß die antigenreaktiven Gruppen des Antikörpers jetzt der Jodierung entzogen sind (vgl. Schaubild auf Abb. 100). Nach der Jodierung wird dann bei p_H 10,5 die Antigen-Antikörper-Bindung wieder getrennt.

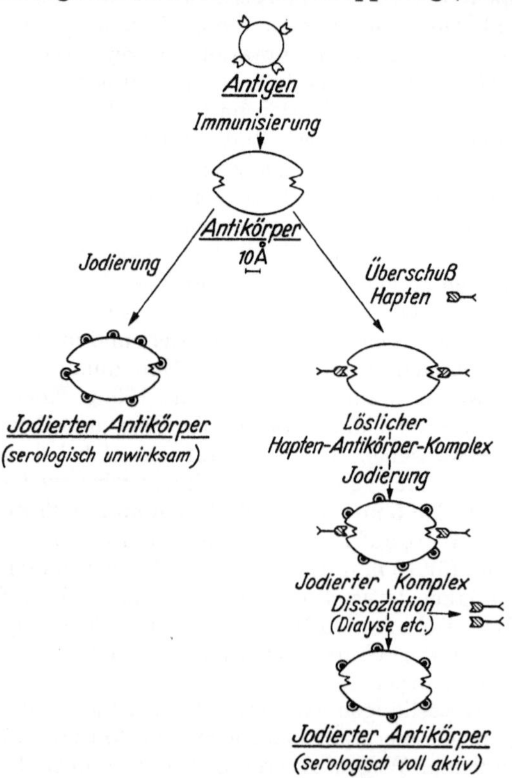

Abb. 100. Darstellung serologisch wirksamer, jodierter Antikörper. Aus: WESTPHAL (1959)

POWELL (1958) ermittelte bei Verwendung seiner hochgereinigten Antikörper-Präparationen (s. o.) eine Besetzung von nicht mehr als 1 g Atom Jod pro Mol γ-Globulin als günstig, wobei er trägerfreies J^{131} zur Markierung benutzte.

Auf beiden Wegen kommt man zu Lösungen, die weitgehend frei von nicht-Proteingebundenem J^{131} sowie auch von Nicht-Antikörper-Proteinen sind. Die zweite, etwas kompliziertere Methode ist nach den Ergebnissen von PRESSMAN und SHERMAN (1951) nicht unbedingt nötig und wohl nur dann geraten, wenn mit größeren J^{131}-Quantitäten gearbeitet werden soll. Methode (nach PRESSMAN and EISEN 1950):

15 mg Globulin eines Anti-Mäuse-Nierenserums wurden durch Salz- oder Alkoholfraktionierung (s. S. 120) gewonnen und in 2 cm^3 Boratpuffer von p_H 8,0

gelöst. Der Boratpuffer wurde hergestellt durch Zugabe von 0,16 normaler NaOH, welche 0,2 M H_3BO_3 und 0,16 M NaCl enthielt. Hierzu wird die Jodierungslösung zugegeben und 20 min stehengelassen. Anschließend gegen 17 l frischer Kochsalzlösung über 2 Std bei 5° C dialysieren und dann nochmals gegen 17 l frischer Kochsalzlösung über Nacht, um auch wirklich alles nicht gekuppelte Jod zu entfernen. Herstellung der Jodierungslösung: 0,1 ml einer 0,01 M KJ-Lösung + 1,0 ml trägerfreien J^{131} + 1 Tropfen 1 M $NaNO_2$ + 0,2 ml 2,5 normale HCl 5 min stehenlassen, dann einstellen auf p_H 8 mit 2,5 normaler NaOH nach EISEN und KESTON (1949). Etwa 10—20% der Radioaktivität binden sich auf diese Weise an Eiweiß, was einer Jodierung von 0,08 bis etwa 0,16% entspricht. Legt man ein Molekulargewicht von 160000 zugrunde, so wären 1—2 Jodatome pro Antikörpermolekül anzunehmen.

b) Immunfluorescenzmethode zur Lokalisation von Antigenen im Gewebe

α) Prinzip: Gewebsantigene oder andere antigene Substanzen, die in einem Gewebe nachgewiesen werden sollen, werden zur Herstellung eines Antiserum verwandt. Das Antiserum wird fraktioniert. Die antikörperhaltige Globulinfraktion wird mit Fluorescein-Isothiocyanat gekoppelt. Gießt man die markierte Globulinfraktion über Gewebsschnitte, so haftet der Antikörper dort, wo er auf spezifisches Antigen trifft. Im UV-Licht leuchtet das Isothiocyanat auf und läßt hierdurch die Lokalisation von Antikörper und Antigen im Gewebe erkennen.

β) Durchführung in Anlehnung an COONS and KAPLAN (1950):

1. Fraktionierung der Globulinfraktion: Antiserum wird mit Ammoniumsulfat $[(NH_4)_2SO_4]$ einer Endkonzentration von 2 M versetzt, wodurch die Globuline ausgefällt werden. Zentrifugieren. Überstand verwerfen. Präcipitat 3mal in 2 M Ammoniumsulfat waschen. p_H-Wert der Lösungen jeweils mit NaOH oder $NaHCO_3$ auf 6,7 M einstellen. Das Präcipitat in physiologischer NaCl-Lösung (= 0,15 M) aufnehmen. Über Nacht in der Kälte gegen Phosphat-Puffer dialysieren. Die Antikörper-haltige Fraktion ist im Phosphatpuffer bei +4° C gut haltbar. Für längeres Aufheben empfiehlt sich Einfrieren bei −70° C.

Herstellung des Phosphat-Puffers:

NaCl rein	43,85 g
$NaH_2PO_4 \times H_2O$	1,15 g
$Na_2HPO_4 \times 2\ H_2O$	5,736 g
Aq dest.	ad 5000

2. Koppelung mit Isothiocyanat* (Fluorescein): Für die Koppelung wird die Antikörperpreparation gegen Natriumborat-Puffer dialysiert.

Herstellung des Borat-Puffers:

Borsäure 0,5 M in H_2O	60,0
NaOH — 1 n	18,0
Aq dest.	ad 1000,0

p_H auf 9,1 einstellen mit HCl oder NaOH.

Proteingehalt der Antikörper-haltigen Lösung im Kjeldahl bestimmen. Man verwendet für die Kuppelung etwa 25 mg Fluorescein-Isothiocyanat auf 500 mg Protein.

Physiologische NaCl	10,0 ml
CO_3—HCO_3-Puffer (0,5 M; p_H 9,0)	3,0 ml
Aceton	2,0 ml

Diese Mischung auf 0° C abkühlen, Proteinlösung mit 500 mg Protein zugeben. Unter mechanischem Rühren 25 mg Trockensubstanz Fluorescein-Isothiocyanat zugeben. In der Kälte über Nacht rühren. Gegen oben angegebenen Na-Phosphat-Puffer p_H 7,2 dialysieren 1–2mal.

* Bezogen von Firma Sylvana, Chemical comp. Orange, New Jersey, USA.

Zur weiteren möglichst restlosen Befreiung von unkonjugiertem Fluorescein kann entweder über 5–6 Tage unter täglichem Wechseln der Waschflüssigkeit in der Kälte weiter dialysiert werden. Oder die Reinigung kann an der Sephadex-Säule erfolgen. Hierzu zentrifugiert man die in Na-Phosphat-Puffer gelösten konjugierten und noch nicht völlig gereinigten Proteine. Der Überstand wird dann durch eine Sephadex-Säule (Sephadex G 25) gegeben. Das Eluat ist gekoppeltes Antikörper-haltiges Protein und wird bei -70° C in der Tiefkühltruhe aufbewahrt. Vor der Verwendung Auftauen und nochmaliges Zentrifugieren zur Befreiung von evtl. Präcipitat.

Vorbereitung der Gewebsschnitte: Gefrierschnitte werden entweder unmittelbar nach Entnahme der Niere auf einem Kryostaten hergestellt oder nach Aufbewahrung bei -70° C.

Die Gefrierschnitte werden auf fettfreie Objektträger aufgezogen und für etwa 5 min mit Aceton p.a. fixiert. 2 mal waschen mit Na-Phosphat-Puffer p_H 7,0 für je 5 min. Abtropfen. Der Schnitt ist dann fertig für die Beschickung mit markiertem Antiserum.

γ) Färbung der Gewebsschnitte: Die vorbereiteten Gewebsschnitte werden mit einem Tropfen markiertem Antiserum überdeckt. Inkubation bei 37° C in feuchter Kammer für 10–30 min. Abgießen. Mit eiskaltem Na-Phosphat-Puffer (s. o.) vorsichtig abspülen. 2 mal für je 10 min in eiskaltem Na-Phosphat-Puffer baden. Abdecken des Präparates mit Glycerin-Deckglas. Mikroskopieren in gewöhnlichem Licht zur Erkennung der Zellstrukturen und im UV-Licht zur Erkennung der Fluorescenz.

Zur photographischen Reproduktion werden am besten Farbfilme (Umkehrfilme oder Negativfilme) 21/10 DIN oder schneller verwendet. Belichtungszeit zwischen wenigen Sekunden und 10 min.

δ) Kontrollen: Trotz der sehr eindrucksvollen Abbildungen sind fluorescenzimmunologische Arbeitsergebnisse wegen mangelnder Sicherung durch entsprechende Kontrollen oft auf Kritik gestoßen.

Für zuverlässige Deutungen sind folgende Kontrollgruppen Mindesterfordernis:

1. Nach Absorption des markierten Antiserums mit dem spezifischen Antigen darf der Gewebsschnitt mit dem absorbierten Serum nicht mehr färbbar sein.

2. Weniger zuverlässig ist die spezifische Aufhebung der Gewebsfärbbarkeit durch Vorbehandlung des Schnittes mit unmarkiertem Antiserum. Meist wird hierdurch die Färbbarkeit durch markiertes Antiserum nur herabgesetzt, nicht aber aufgehoben.

3. Falls dies im Rahmen der Versuchsanordnung möglich ist, muß gezeigt werden, daß Vergleichsgewebe, bei denen das Fehlen des Antigens bekannt ist, mit dem Antiserum nicht färbbar sind.

4. Markierte Antiseren die gegen Antigene gerichtet sind, die in dem untersuchten Gewebe nicht vorhanden sind, dürfen nicht färben. Dieser Nachweis, daß die Gewebsfärbbarkeit nicht auf unspezifische Adsorption von Serumbestandteilen an den Gewebsschnitt zurückzuführen ist, läßt sich mit Antiseren von der gleichen Species wie das bei der Hauptuntersuchung verwendete markierte Antiserum führen oder auch mit Antiseren von anderen Species. Ebenso sind auch markierte γ-Globuline aus Normalseren verwendbar.

Literatur

Addis, T.: Glomerular Nephritis. New York: Macmillan Comp. 1950.

Aebi, H., u. F. Wüthrich: Gewebsatmung, Wasser- und Elektrolythaushalt bei der Masugi-Nephritis. Helv. med. Acta **20**, 502 (1953).

ARAGONA, P.: Experimentelle Untersuchungen über das Nephrotoxin (zit. n. SCHMIDT 1955). Arch. ital. med. sper. **5**, 459 (1939).
ARENDS, E.: Inauguraldissertation, Freiburg 1960. Die experimentelle Nephritis-Nephrose bei männlichen und weiblichen Sprague-Dawley-Ratten und ihre Beeinflussung durch verschiedene Hormone, insbesondere durch Stilben und Östradiol. Darstellung der Geschlechtsunterschiede.
ARNOTT, W. M., R. J. KELLAR and G. D. MATTHEW: Hypertension associated with nephrotoxic nephritis. Edinb. med. J. **44**, 205 (1937).
BAUMANN, U.: Histologische, blutchemische und elektrophoretische Unternehmungen über die Masugi-Nephritis der Ratte bei gleichzeitiger bakterieller Infektion. Schweiz. Z. allg. Path. **22**, 789 (1959).
BELL, E. T.: Renal diseases. Philadelphia: Lea and Febiger 1947.
BLOCH, H.: Zur Frage der Organspezifität von Nierenextrakten. Schweiz. Z. Path. **4**, 332 (1941).
BOHLE, A., F. MILLER, H. SITTE u. A. YOLAK: Frühveränderungen bei der Masugi-Nephritis der Ratten, elektronenmikroskopische Untersuchungen. In: GRABAR-MIESCHER, Immunopathologie. Basel-Stuttgart: Benno Schwabe-Verlag 1949.
BORDET, J.: Les sérums hémolytiques, leurs antitoxines et les théories des sérums cytolytiques. Ann. Inst. Pasteur **14**, 257 (1900).
BRIOT, C., T. NGUYEN-TRONG, J. DE BRUX et J. BAILLET: Analyse expérimentale de l'action d'un sérum anti-rein. Role de l'antigène et du cycle animal choisi. Path. Biol. **9**, 1727 (1961).
CALCAGNO, P. L., P. K. MUKHERJI, M. J. RUBIN and K. L. TERPLAN. Experimental studies in age-conditioned tolerance to nephrotoxic serum. J. Dis. Child. **98**, 509 (1959).
CHURG, J., E. GRISHMAN and W. MAUTNER: Nephrotoxic serum nephritis in the rat, electron and light microscopic studies. Amer. J. Path. **37**, 2, 729 (1960).
COLE, L. R., W. J. CROMARTIE and D. W. WATSON: A specific soluble sucstance involved in nephrotoxic nephritis. Proc. Soc. exp. Biol. (N. Y.) **77**, 498 (1951).
COONS, A. H., and M. H. KAPLAN: Localization of antigen in tissue cells; improvements in a method for the detection of antigen by means of fluorescent antibody. J. exp. Med. **91**,1 (1950).
DUTZ, H.: Über die Beeinflussung der experimentellen Nephritis bei Ratten durch verschiedene Kostformen. Verh. dtsch. Ges. inn. Med. **62**, 619 (1956).
—, u. KRETSCHMAN: Nierenfunktionsstudien bei der experimentellen Rattennephritis. Z. exp. Med. **123**, 219 (1954).
— K. VOIGT, J. WENDLER, E. SCHINDOWSKI u. S. ARCONA: Die Beeinflussung der experimentellen Rattennephritis durch verschiedene Kostformen. Z. ges. inn. Med. **11**, 823 (1956).
EHRICH, W. E.: Cytotoxic glomerular nephritis in rabbits — non allergic condition. Proc. Soc. exp. Biol. (N. Y.) **35**, 576 (1937).
— Über das Wesen der Lipoidnephrose, zugleich ein Beitrag zur Lehre von der Fibrinoidentartung und Kollagenisierung. Zbl. allg. Path. path. Anat. **89**, 354 (1952).
EISEN, H. N., and A. S. KESTON: Immunologic reactivity of bovine serum albumin labeled with trace-amounts of radioactive iodine. J. Immunol. **63**, 71 (1949).
—, and D. PRESSMAN: Zone of localization of antibodies; some properties of antigen responsible for renal localization of anti-kidney-serum. J. Immunol. **64**, 487 (1950).
ERDMANN, G.: Experimentelle Nephritis des Jungtieres. Mschr. Kinderheilk. **106**, 151 (1958).
— In: GRABAR-MIESCHER, Immunopathologie, Benno Schwabe Verlag, Basel-Stuttgart 1959. Altersunterschiede der immunopathologischen Befunde bei experimenteller Nephritis.
FAHR, T.: Über experimentelle Glomerulonephritis. Klin. Wschr. **15**, 505 (1936).
FARR, L. E., and J. E. SMADEL: The effect of dietary protein on the course of nephrotoxic nephritis in rats. J. exp. Med. **70**, 615 (1939).
FORSSMAN: Die heterogenetischen Antigene, besonders die sog. Forssman-Antigene und ihre Antikörper. In: Handb. d. path. Mikroorganismen, KOLLE, KRAUS-UHLENHUTH. III/1, 471 (1930).
FREUDEMANN, H.: Die experimentelle Nephritis-Nephrose beim Kaninchen und ihre Beeinflussung durch Steroidhormone, insbes. von Östradiol und Stilben. Inauguraldissertation, Freiburg 1960.
GRANT, R. T., and P. ROTHSCHILD: Device for estimating blood pressure in rabbits. J. Physiol. (Lond.) **81**, 265 (1934).
GREENSPON, S. A., and C. KRAKOWER: Direct evidence for the antigenicity of the glomerula in the production of nephrotoxic serums. Arch. Path. **49**, 291 (1950).
GUCKELBERGER, M., u. R. MONTEIL: Das Verhalten des Glomerulumfiltrats und der tubulären Rückresorption bei der experimentellen Masugi-Nephritis. Schweiz. med. Wschr. **74**, 32 (1944).
HACKEL, D., A. G. PORTFOLIO, and T. D. KINNEY: Experimental Nephritis in the rat treated with ACTH or cortisone. Proc. Soc. exp. Biol. (N. Y.) **74**, 458 (1950).
HALPERN, B. N., I. TROLLIET et J. MARTIN: Recherche sur la genèse de l'évolution de la néphrite allergique expérimentale et influence des antihistaminiques de synthèse sur le syndrome. Acta allerg. (Kbh.) **2**, 150 (1949).

HASSON, M. W., and B. C. SEEGAL: Nephrotoxic nephritis in the rat produced by duck antirat-kidney serum: I. Occurence of a latent period. Fed. Proc. **13**, 431 (1954).

HAYASI, D.: Forschungen über den Komplementtiter des Serums im Verlaufe der diffusen Glomerulonephritis des Menschen und der experimentellen Nephritis des Hundes. Mitt. med. Ges. Ciba **18**, 39 (1940).

HEYMAN, W., C. GILKEY and M. SALEHAR: Antigenic property of renal cortex. Proc. Soc. exp. Biol. (N. Y.) **73**, 385 (1950).

— H. Z. LUND and D. B. HACKEL: The nephrotic syndrome in rats; with special reference to the progression of the glomerular lesion and to the use of nephrotoxic sera obtained from ducks. J. Lab. clin. Med. **39**, 218 (1952).

IZUMI, F.: Experimental studies on glomerulonephritis. I. Serological studies of the nephrotoxic antiserum, the hemolysin and the precipitin (Anti-rabbit-serum). Folia endocr. (Roma) **16**, 48 (1940).

KAY, C. F.: The mechanism by which experimental nephritis is produced in rabbits injected with nephrotoxic duck serum. J. exp. Med. **72**, 559 (1940).

KAYSERLING, H., u. W. MATHIES: Die allergisch-hyperergische Gewebsreaktion der entnervten Niere. Virchows Arch. path. Anat. **295**, 458 (1935).

KLEIN, P., and P. BURKHOLDER: Ein Verfahren zur fluorescenzoptischen Darstellung der Komplementbindung und seine Anwendung zur histo-immunologischen Untersuchung der experimentellen Nierenanaphylaxie. Dtsch. med. Wschr. **84**, 2001 (1959).

KLEINERMAN, J.: Effects of heparin on experimental nephritis in rabbits. Laboratory Investigation **3**, 495 (1954).

KLUTHE, R., E. SAMMET u. A. MOENCH: Experimentelle Beiträge zur Pathogenese des nephrotischen Syndroms. III. Über den Verlauf der Masugi-Nephritis nach Plasmapherese am Kaninchen. Z. exp. Med. **133**, 609 (1960).

KNOWLTON, A. I., E. N. LOEB, H. C. STOERK and B. C. SEEGAL: The development of hypertension and nephritis in normal and adrenalectomized rats treated with cortisone. Proc. Soc. exp. Biol. (N. Y.) **72**, 722 (1949).

KOCHAKIAN, C. D.: Effect of dose and nutritive state on kidney arginase after steroid stimulation. J. biol. Chem. **161**, 115 (1945).

KORANYI, A., u. A. HAMORI: Der Einfluß der Entnervung der Nieren auf die Masugi-Nephritis. Z. klin. Med. **133**, 722 (1938).

KORENCHEVSKY, V., and M. A. ROSS: Kidneys and sex hormones. Brit. med. J. **1940 I**, 645.

KÜCHMEISTER, H., u. U. v. PENTZ: Die Entwicklung der klinischen Nephrose als hypadrenorenales Syndrom. Dtsch. Arch. klin. Med. **200**, 678 (1953).

KRAKOWER, C. A., and S. A. GREENSPON: Localization of nephrotoxic antigen within isolated renal glomerulus. Arch. Path. **51**, 629 (1951).

LANGE, K., and E. J. WENK: Investigations into the site of complement loss in experimental nephritis. Amer. J. med. Sci. **228**, 454 (1954).

LETTERER, E., u. G. SEYBOLD: Studien zur Masugi-Nephritis am Frosch. Virchows Arch. path. Anat. **318**, 451 (1950).

LINDEMANN, W.: Über das Wesen der toxischen Nephritis. Zbl. allg. Path. path. Anat. **11**, 308 (1900).

LIPPMAN, R. W., H. U. MARTI, E. E. JAKOBS and D. H. CAMPBELL: Nephrotoxic globulin nephritis. V. Effects of adrenal steroid administration or adrenalectomy. Arch. Path. **57**, 405 (1954).

— — and D. H. CAMPBELL: Nephrotoxic globulin nephritis. I. Course after a single intravenous injection. Arch. Path. **53**, 1 (1952).

MASUGI, M.: Über das Wesen der spezifischen Veränderungen der Niere und der Leber durch das Nephrotoxin bzw. Hepatotoxin. Zugleich ein Beitrag zur Pathogenese der Glomerulonephritis und der eklamptischen Lebererkrankungen. Zieglers Beitr. **91**, 82 (1933).

— Über die experimentelle Glomerulonephritis durch das spezifische Antinierenserum. Ein Beitrag zur Pathogenese der diffusen Glomerulonephritis. Zieglers Beitr. **92**, 429 (1934).

—, u. Y. SATO: Über die allergische Gewebsreaktion der Niere, zugleich ein experimenteller Beitrag zur Pathogenese der diffusen Glomerulonephritis und der Periarteriitis nodosa. Virchows Arch. path. Anat. **293**, 615 (1934).

—, u. T. ISIBASI: Über allergische Vorgänge bei Allgemeininfektion vom Standpunkt der experimentellen Forschung. Zieglers Beitr. **96**, 391 (1935).

MICHAEL, A. F., H. VENTERS and R. A. GOOD: Aminonucleosid and nephrotoxic serum nephritis in monkeys. Fed. Proc. **20**, (1961).

MILLER, F., u. A. BOHLE: Elektronenmikroskopische Untersuchungen am Glomerulum bei der Masugi-Nephritis der Ratte. Virchows Arch. path. Anat. **330**, 483 (1957).

MOENCH, A.: Untersuchungen zur Pathogenese des nephrotischen Syndroms, zugleich ein Beitrag zur Pathogenese der genuinen Lipoidnephrose. Habil.schrift, Freiburg 1956.

MOENCH, A., u. A. VOGT: Studien zur Frage der Hormonbehandlung bei experimenteller Nephritis-Nephrose der weißen Ratte. Verh. dtsch. Ges. inn. Med. **64**, 527 (1958).

— C. ROTHER, H. SARTORIUS u. G. KRONEBERG: Die vorwiegend entzündliche Phase der experimentellen Nephritis-Nephrose beim Kaninchen in ihrer Abhängigkeit von der Nephrotoxindosis, zugleich ein Beitrag zur Methodik der Nephrotoxinherstellung. Z. ges. exp. Med. **126**, 471 (1955).

—, u. K. ROTHER: Monophasische Immunpathogenese der experimentellen Nephritis-Nephrose bei Jungtieren. Naunyn-Schmiedeberg's Arch. exp. Path. Pharmak. **229**, 469 (1956).

MÖRS, H.: Das Krankheitsbild der tierexperimentellen Nephritis im akuten Stadium. Dtsch. Arch. klin. Med. **183**, 475 (1939).

NONNENBRUCH, W.: Das „nephrotische Syndrom". Klin. Wschr. **21**, 805 (1942).

OEN, ENG BOE, u. K. ROTHER: Glomeruläre Filtration und tubuläre Rückresorption autologer Serumproteine: Immunfluorescenzoptische Darstellung. 1962 in Vorbereitung.

PAVKOVA, L.: Unsere Erfahrungen mit der experimentellen Masugi-Glomerulonephritis. Čs. Fysiol. **7**, 248 (1958).

PEARCE, R. M.: Univ. Penn. med. Bull. **16**, 217 (1904).

PFEIFFER, E. F., K. SCHÖFFLING u. H. E. BRUCH: Serumkomplement und Masugi-Nephritis der Ratte; Beitrag zur Frage des speziesbedingten Unterschiedes im pathogenetischen Mechanismus der nephrotoxischen Nierenentzündung von Ratte und Kaninchen. Verh. dtsch. Ges. inn. Med. **59**, 453 (1953).

POWELL, A. E.: Purification of antikidney globulines on a cellulose column. J. Immunol. **81**, 161 (1958).

PRESSMAN, D.: The zone of localization of antibodies. IV. The in vivo disposition of anti mouse-kidney serum and anti mouse-plasma serum as determined by radioactive tracers. J. Immunol. **63**, 375 (1949).

— Zone of localization of antibodies specific localization of antibodies to rat kidney. Cancer **2**, 697 (1949b).

—, and B. SHERMAN: The zone of localization of antibodies. XI. The in vivo purification of kidney localizing antikidney antibody. J. Immunol. **67**, 15 (1951).

—, and H. EISEN: The zone of localization of antibodies. V. An attempt to saturate antibody-binding sites in mouse kidney. J. Immunol. **64**, 273 (1950).

— — M. SIEGEL, P. J. FITZGERALD, B. SHERMAN and A. SILVERSTEIN: Zone of localization of antibodies. Use of radioactive sulfur 35 as label for anti-Ridney serum. J. Immunol. **65**, 559 (1950).

—, and G. KEIGHLEY: Zone of activity of antibodies as determined by use of radioactive tracers. Zone of activity of nephrotoxic anti kidney serum. J. Immunol. **59**, 141 (1948).

— L. KORNGOLD and W. HEYMANN: Localizing properties of anti-rat-kidney serum prepared in ducks. Arch. Path. **55**, 347 (1953).

RANDERATH, E.: Nephrose-Nephritis. In: E. BECHER, Nierenkrankheiten, Bd. 2, S. 98. Jena: G. Fischer 1947.

RATHE, I.: Die Masugi-Nephritis unter Röntgenbestrahlung. Helv. med. Acta **22**, 133 (1955).

REUBI, F.: Action comparée de la N-diméthylamino-2-propyl-1-thio-diphénylamine (Phenergan) et de la 2-phényl-benzyl-aminométhyl-imidazoline (Antistin) sur la néphrite expérimentale du lapin. Int. Arch. Allergy **3**, 149 (1952).

RODA, E., C. JIMENEZ-DIAZ et J. M. LINAZASORO: Etude sur la néphrite expérimentale par sérum nephrotoxique (Néphrite Masugi). Schweiz. med. Wschr. **80**, 969 (1950).

ROTHENBERG, M. B., A. B. STAVITSKY and W. HEYMANN: In vitro evaluation of nephrotoxic sera in experimental nephrosis. Pediatrics **18**, 455 (1956).

ROTHER, K., u. H. SARRE: Untersuchungen zur pathogenetischen Bedeutung der Autoantikörper: einseitige experimentelle chronische Glomerulonephritis. Klin. Wschr. **40**, 429 (1962).

— — Gegen Niere gerichtete Antikörper. In: MIESCHER-VORLAENDER, Immunopathologie in Klinik und Forschung. Stuttgart: Gg. Thieme-Verlag, 2. Aufl. 1961.

SARRE, H.: Die Durchblutung der Niere bei der diffusen experimentellen Glomerulonephritis. Dtsch. Arch. klin. Med. **183**, 515 (1939).

— Nierenkrankheiten, 2. Aufl. Stuttgart: Gg. Thieme-Verlag 1959.

— J. GAYER u. K. ROTHER: Das Wesen der „kompensierten Retention" bei chronischen Nierenerkrankungen. Dtsch. med. Wschr. **82**, 1093 (1957).

—, u. H. WIRTZ: Geschwindigkeit und Ort der Antigen-Antikörper-Reaktion bei der experimentellen Nephritis. Dtsch. Arch. klin. Med. **189**, 1 (1942).

SCHMIDT, H.: Fortschritte der Serologie. Darmstadt: Steinkopf 1955.

SCHÖFFLING, K., E. F. PFEIFFER, K. RETIENNE, K. FEDERLIN, H. STROH, G. NADINI, R. HEINTZ u. W. SANDRITTER: Transport und Bindung nephritisauslösender Faktoren bei einseitiger experimenteller Nierenentzündung. Verh. dtsch. Ges. inn. Med. **68**, 557 (1962).

SEEGAL, B. C., and M. W. HASSON: Nephrotoxic nephritis in the rat produced by duek antirat-kidney serum: II. Effect of cortisone on the course of the disease. Fed. Proc. **13**, **443** (1954).
— — E. GAYNOR, and M. ROTHENBERG: Glomerulonephritis produced in dogs by specific antisera. I. The course of the disease resulting from injection of rabbit anti dog-kidney serum. J. exp. Med. **102**, 789 (1955).
SIMONSON, M.: Studies on pathogenesis of experimental glomerulonephritis. Acta path. scand. **32**, 85 (1953).
SPÜLER, O., H. ZOLLINGER u. E. ENDERLIN: Zum Mechanismus der Masugi-Nephritis. Schweiz. med. Wschr. **1951**, 904.
— — — u. H. WIPF: Die Beeinflussung der Masugi-Nephritis durch Cortison. Experientia (Basel) **7**, 186 (1951).
STAVITSKY, A. B., W. HEYMANN and D. B. HACKEL: Relation of complement fixation to renal disease in rats injected with duck anti kidney serum. J. Lab. clin. Med. **47**, 349 (1956).
SWIFT, H. S., and J. E. SMADEL: Experimental nephritis in rats induced by injection of anti kidney serum prevention of injurious effects of nephrotoxin in vivo by kidney extract. J. exp. Med. **65**, 557 (1937).
TUSCH, E.: Über die Beeinflussung des Verlaufs der Masugi-Nephritis durch Hibernation. Wien. klin. Wschr. **1955**, 961.
VOGT, H., F. WÜTHRICH u. F. REUBI: Über das Verhalten der alkalischen Phosphatase und der Lipase bei der Masugi-Nephritis mit und ohne Cortisonacetat. Helv. med. acta **19**, 357 (1952).
VOGT, A.: Vergleichende Untersuchungen über die Möglichkeit einer Standardisierung von Antinierenseren. In: REUBI und PAULIs „Das nephrotische Syndrom", 2. Symposion der Gesellschaft für Nephrologie. Stuttgart: Thieme 1963.
VOLHARD, F.: Die doppelseitigen hämatogenen Nierenerkrankungen. In: Handbuch der inneren Medizin, 2. Aufl. (1931).
WESTPHAL, O.: Die Struktur der Antigene und das Wesen der immunologischen Spezifität. Naturwissenschaften **46**, 50 (1959).
WINEMILLER, R., R. STEBLAY and B. SPARGO: Electron microscopy of acute anti basement membrane nephritis in rats. Fed. Proc. **20** (1961).

2. Nephritiden durch einmalige Injektion von Fremdeiweißen

(Nephritiden vom Typ der Serumkrankheit)

Neben der Masugi-Nephritis gibt es noch andere immunologische Möglichkeiten, auf experimentellem Wege doppelseitige diffuse Glomerulonephritiden zu erzeugen, die der menschlichen Glomerulonephritis vergleichbar sind. Diese Methoden sind aber alle hinsichtlich der Zuverlässigkeit der Auslösung der Nephritis dem Vorgehen von MASUGI unterlegen. Sie sind daher auch mit Ausnahme pathogenetischer Studien als Modellerkrankungen weniger geeignet als das Masugi-Experiment. In pathogenetischer Hinsicht aber entsprechen sie eher der menschlichen diffusen Glomerulonephritis, weil bei dieser letzteren mit Fremdeiweißeinschwemmung (Bakterientoxine) in die Blutbahn gerechnet werden muß (s. u. Pathogenese) und weil demgegenüber die Methode der Injektion präformierter nephrotroper Antikörper unphysiologisch und sehr gezwungen ist.

A. Injektion von γ-Globulinen

Durch Injektion sehr großer Mengen heterologer boviner γ-Globuline (1 g/kp Körpergewicht, gelöst in physiologischer Kochsalzlösung) kann man (HAWN and JANEWAY 1947; MORE and WAUGH 1949) bei Kaninchen diffuse Glomerulonephritiden erzeugen. Trotz der riesig hohen Dosierung gelingt aber das „Angehen" der Nephritis nur in einem Bruchteil der Fälle. Die Nephritis tritt auch hier, wie bei der Masugi-Nephritis, mit einer Latenzzeit auf, die zwischen 7 und 10 Tagen beträgt.

I. Klinisches Bild

Das klinische Bild entspricht dem der Masugi-Nephritis (s. o.), jedoch wurde diese experimentelle Erkrankung bisher bei weitem nicht so intensiv bearbeitet wie das bei der Masugi-Nephritis der Fall war. Insbesondere liegen keine Untersuchungen über evtl. vorwiegend vasculäre oder nephrotische Verlaufsformen sowie über evtl. Übergang in die Chronizität oder Schrumpfniere vor.

II. Funktionelle Untersuchungen

Funktionelle Untersuchungen an Kaninchen mit intracapillärer Glomerulonephritis nach γ-Globulin führten ALBRECHT und RABE (1952) durch. Sie fanden eine Parallelität zwischen Schweregrad der histologischen Glomerulumläsion und Einschränkung der Harnstoffausscheidung sowie der Harnstoffkonzentrationsfähigkeit, während die Ausscheidung von Mononatriumphosphat unbeeinflußt blieb, was der funktionellen Intaktheit des tubulären Apparates entspricht. Angaben über sonstige Funktionsschäden, insbesondere über Häufigkeit und Schweregrad urämischer Komplikationen fehlen.

III. Pathologische Anatomie

Das pathologisch-anatomische Bild ist dem der Masugi-Nephritis (s. S. 92ff.) ähnlich und auch die Veränderungen der Feinstruktur sind vergleichbar. Mir fiel

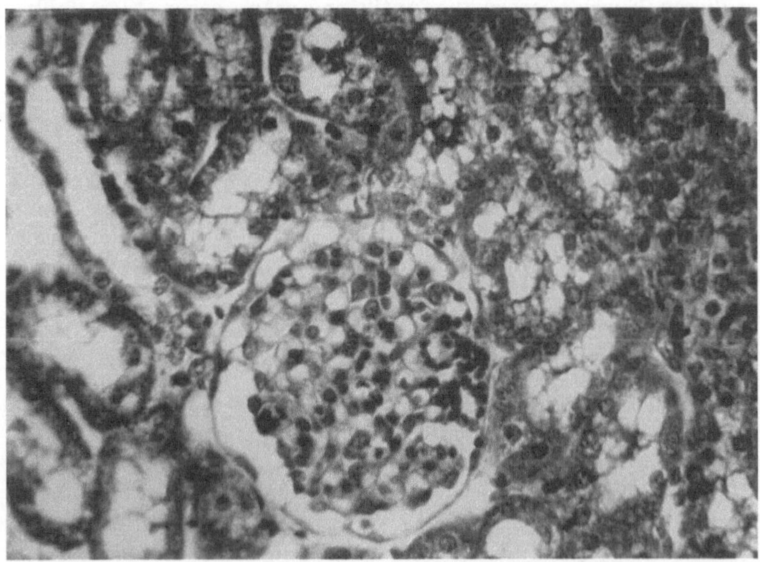

Abb. 101. γ-Globulin-Nephritis beim Kaninchen. 14. Tag nach Injektion von 4 g γ-Globulin i.v. Leichte intracapilläre Glomerulonephritis (subakut) mit vorwiegend degenerativen Tubulusepithelveränderungen. Typisch für γ-Globulin-Nephritis, die stark von der Masugi-Nephritis abweicht und mehr degenerativen Charakter trägt. Aus: ROTHER (1953)

aber auf (ROTHER 1953), daß bei der γ-Globulin-Nephritis (nach einmaliger Injektion) im Vergleich zur Masugi-Nephritis die Veränderungen mehr degenerativen Charakters und weniger entzündlich-proliferativer Natur waren (Abb. 101). Interessanterweise zeigen sich auch hier wieder primäre und nicht für Nephritis charakteristische Veränderungen unmittelbar nach der Injektion von homologen Serumproteinen. Auch bei Ausbleiben einer späteren Nephritis erkennt man nämlich elektronenmikroskopisch bei Ratten nach Zufuhr von 0,4 g homologem γ-Globulin die typischen Glomerulumläsionen mit Schwellung und Vacuolisierung des Epithels und der charakteristischen Verplumpung der Pedikel (vgl. S. 94) bis hin zu deren völligem Verlust (FISHER und HELLSTROM 1962). Diese glomerulären Veränderungen gehen sehr schnell wieder zurück. Eine Woche nach Injektion erscheinen die Glomerula bei denjenigen Tieren wieder normal, bei denen die Nephritis ausbleibt.

Gleichsinnige, nicht der evtl. späteren Nephritis, sondern der sofort einsetzenden Ausscheidung des Fremdeiweißes zuzuordnenden Veränderungen finden sich auch an den Tubulusepithelien. Hier steht die Schwellung und Tropfenbildung im Plasma vor allem der Zellen des Tubulus contortus I (Hauptstücke) im Vordergrund. Die Tropfenbildung wird allgemein als Folge der Proteinresorption aus dem Lumen angesehen (vgl. S. 85). Sie bildet sich auch bei den nephritisfrei bleibenden Tieren langsamer zurück als die glomerulären Veränderungen.

IV. Pathomechanismus

Als Pathomechanismus wird heute der gleiche Vorgang angenommen, wie er für die Masugi-Nephritis (vgl. Abb. 97 u. 102) beschrieben ist. Es liegt also auch hier wieder eine inverse Anaphylaxie (s. o. S. 112) vor, wie sie von der Serumkrankheit bekannt ist. Der Unterschied besteht nur darin, daß bei der Masugi-Nephritis gegen Niere gerichtete Antikörper injiziert werden, während bei der γ-Globulin-Nephritis diesen Eiweißkörpern die Antikörpernatur gegen Niere fehlt. Die γ-Globuline haften daher weniger gut in der Niere und hierin sehen wir den Grund

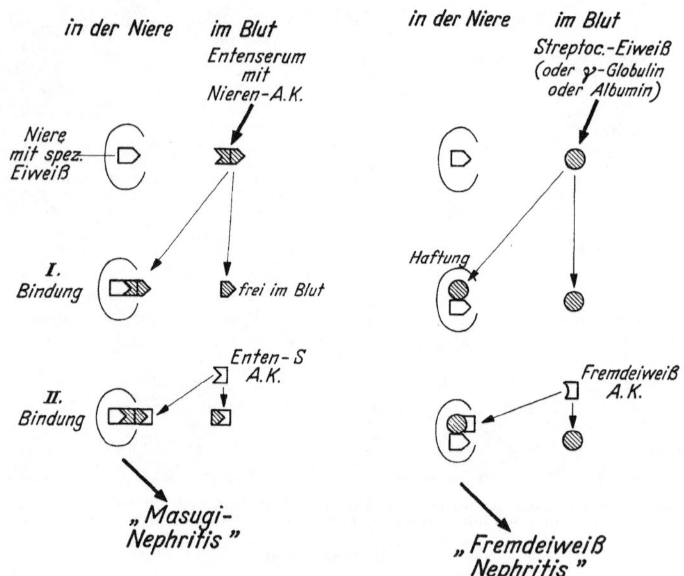

Abb. 102. Die Pathogene der Masugi-Nephritis (links) gilt auch für die Fremdeiweiß-Nephritis, doch ist hier die Häufigkeit des „Angehens" geringer, weil die Fremdeiweiße weniger gut im Glomerulum haften

für das häufige Ausbleiben von Nephritiden nach γ-Globulin-Injektion. Wir selbst haben z. B. bei einer Versuchsreihe mit 5 Tieren nur 3mal eine leichte Nephritis beobachtet (ROTHER 1953). Die Abb. 102 läßt die bei Masugi-Nephritis und Fremdeiweiß-Nephritis sehr ähnlichen Pathomechanismen erkennen. Lediglich in der ersten Phase steht statt der bei Masugi-Nephritis sicheren „Bindung" die bei Fremdeiweißnephritiden unsichere „Haftung" der Fremdproteine an der glomerulären Membran.

Mit der mangelnden oder nur sehr langsamen Fixation der Globuline in der Niere würde auch übereinstimmen, daß sich hier die von der Masugi-Nephritis (s. o. S. 119) her bekannte Methode der einseitigen Nierenarterien-Abklemmung nach SARRE und WIRTZ (1942) nicht reproduzieren läßt (ROTHER 1953, unveröffentlicht). Stets gibt es nach der einseitigen vorübergehenden Arterienabklemmung entweder doppelseitige oder keine Nephritiden. Bovine γ-Globuline müssen daher also, wenn überhaupt, nur langsam und nach und nach an den Glomerulumcapillaren binden. Andererseits binden sie sich aber nicht nur in den Glomerulumcapillaren, sondern überall diffus an den Wandungen des arteriellen Systems.

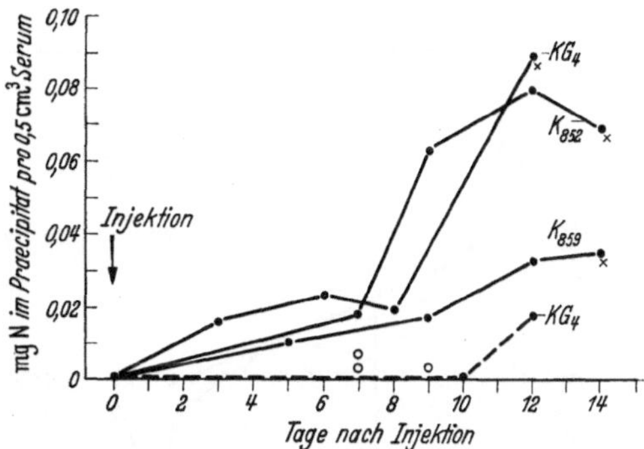

Abb. 103. Anstieg der A.K. gegen das einmalig zugeführte Rinder-γ-Globulin bei γ-Globulin-Nephritis am Kaninchen. Auch bei diesen Tieren Übereinstimmung von Titeranstieg und Beginn der Albuminurie. ●—● Titer gegen γ-Globulin; ○- - -○ Titer gegen Niere bei KG_4; ○ Beginn der Albuminurie. Aus: ROTHER (1953)

Wie bei der Masugi-Nephritis, so fällt auch bei den Nephritiden nach γ-Globulin-Injektion das Angehen der Nephritis mit dem Auftreten autogen und aktiv gebildeter Antikörper gegen das γ-Globulin zusammen (ROTHER 1953; vgl. auch Abb. 103), was ein weiterer Hinweis auf die Übertragbarkeit des Prinzips der Masugi-Nephritis auf die pathogenetischen Vorgänge bei der γ-Globulin-Nephritis ist.

B. Glomerulonephritis nach Injektion von Albuminen

Aus den Überlegungen zur Pathogenese der Masugi- (s. S. 112) und der γ-Globulin-Nephritis (s. S. 130) geht hervor, daß das gleiche Prinzip generell für Fremdeiweiß gilt, welches in größeren Mengen in die Blutbahn gebracht wird. Lediglich der unterschiedliche Grad des Haftens in der Niere entscheidet über das „Angehen" der Nephritis. Von den Fremdeiweiß-Nephritiden (nach einmaliger Fremdeiweißzufuhr) ist daher die Masugi-Nephritis nur als ein Sonderfall aufzufassen, bei dem lediglich durch einen Kunstgriff (Antikörpereigenschaft der injizierten Fremdeiweiße) eine besonders intensive Haftung des Fremdeiweißes in der Niere erzwungen wird.

Die Zusammenhänge zwischen Antikörperbildung und Gewebsläsionen sind am Beispiel der Fremdeiweiß-Glomerulonephritis bei Kaninchen nach i.v. Injektion von Rinderserumalbumin von GERMUTH (1953) überzeugend demonstriert worden. Die Beobachtungen GERMUTHs sind auf Abb. 104 zusammengefaßt. Man erkennt, daß allgemeine Gefäßschäden, Arteriitiden, Glomerulonephritiden ebenso wie Läsionen der Milz erst nach Beginn der Antikörperbildung gegen Rinderserumalbumin einsetzen. Das Auftreten von Antikörpern in der Zirkulation wird vom 5. Tag an deutlich. Mit diesem Zeitpunkt beginnt der Antigenschwund aus dem Blut infolge Bindung mit Antikörpern immer schneller zu werden, bis schließlich vom 13. Tag an kein Antigen mehr nachweisbar ist und freie Antikörper zu zirkulieren beginnen.

Ein offenes Problem ist bei diesen Fremdeiweiß-Nephritiden die Ursache für die bevorzugte Haftung der Fremdeiweiße gerade in der Niere und dort besonders in den Glomerula. Diese Frage ist viel diskutiert worden, wobei aber mangels klarer Befunde nicht mehr als eine Arbeitshypothese entwickelt werden konnte. Wir nehmen an, daß die bevorzugte Haftung mit der Doppeleigenschaft der Glomerula als Capillaren einerseits und als Ausscheidungsorgan andererseits in Zusammenhang gebracht werden muß (ROTHER und SARRE 1961).

Bei gleicher Pathogenese (Typ der Serumkrankheit, s. Schema auf Abb. 102) unterscheidet sich aber die Fremdeiweiß-Nephritis nach Injektion von Albuminen

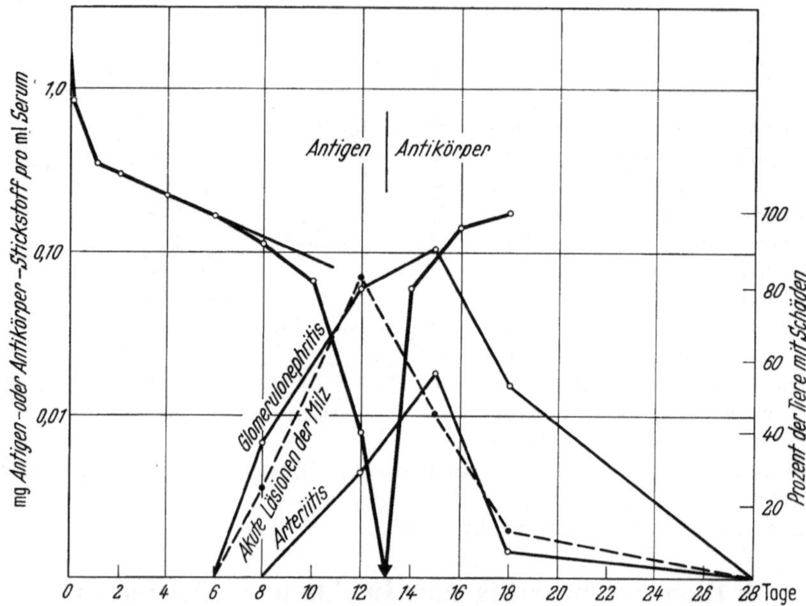

Abb. 104. Zeitliche Korrelation zwischen beginnender Antikörperbildung am 5. Tag nach Injektion des Antigens und Auftritt von Gewebsläsionen. Die beginnende Antikörperbildung zeigt sich durch das Abbiegen der Antigen-Clearance-Kurve am 5. Tag an. Der theoretisch zu erwartende nichtimmunologische Clearance-Verlauf ist durch die dünne gerade Linie angezeigt, die von der Antigen-Kurve abzweigt. Kaninchen nach Injektion von Rinderserumalbumin. Aus: GERMUTH (1953)

durch die größere Häufigkeit der nachfolgenden Nephritis doch von der γ-Globulin-Nephritis. Vgl. auch S. 115 im Hinblick auf evtl. Möglichkeiten, den Krankheitsverlauf zu verschlechtern.

3. Nephritiden durch wiederholte Injektion von Fremdeiweißen

Von der Gruppe der experimentellen Nephritiden vom Typ der Serumkrankheit müssen die Nephritiden abgetrennt werden, die nach mehrmaliger Injektion von Fremdeiweißen entstehen. Die Pathogenese (s. u.) dieser beiden Krankheitsgruppen ist unterschiedlich. Ferner sind bei den Nephritiden nach wiederholten Proteingaben auch z. T. wesentlich geringere Mengen (s. u.; Methodik) an Fremdprotein nötig. Diese Nephritiden sind daher insofern den möglichen pathogenetischen Abläufen bei der menschlichen Glomerulonephritis ähnlicher.

Als wesentlicher Nachteil für viele experimentelle Vorhaben ist aber bei den Nephritiden nach wiederholter Eiweißzufuhr der Zeitpunkt des Einsetzens nicht genau vorhersehbar und der Schweregrad weit weniger steuerbar als z. B. bei der Masugi-Nephritis. Ferner steht hier auch die Mitbeteiligung anderer Capillar- und Gefäßgebiete als der Niere weit mehr im Vordergrund.

Im großen und ganzen ist es gleichgültig, welche Art Fremdproteine und ob sie gelöst oder in corpusculärer Form eingebracht werden. Bekannt sind aus den Untersuchungen von LONGCOPE (1913) (s. u.) die nach Injektion von Pferde-Vollserum auftretenden Läsionen. Ebenso treten Nephritiden aber auch auf, wenn lebende oder abgetötete Mikroorganismen, wie z. B. Streptokokken oder Proteus mirabilis eingebracht werden.

α) Nephritiden durch wiederholte parenterale Einbringung gelöster Proteine

Erfolgreiche Versuche zur Auslösung experimenteller Nephritiden sind mit verschiedenen Proteinen unternommen worden: Hühnereiweiß (LONGCOPE 1913), Pferdeserum, ganz (LONGCOPE 1913; MORE, and KOBERNICK 1951) oder fraktioniert (WISSLER, SMULL and LESH 1949), Rinderserum (HAWN and JANEWAY 1947), Rinderserumalbumin (GERMUTH 1953; HAWN and JANEWAY 1947), Rinderserum-γ-Globulin (HAWN and JANEWAY 1947; MORE and WAUGH 1949). Die pathogenetisch entscheidende Sensibilisierung (s. u.) läßt sich sowohl durch wenige Injektionen größerer Proteinmengen als auch durch häufige Gabe geringerer Dosen erzielen. Im folgenden 2 Beispiele für beide Versuchsanordnungen:

A. Methode

Wenige massive Dosen. Nach MORE and WAUGH (1949) werden 1 g Rinderserum-γ-Globulin zu 10% in physiologischer NaCl gelöst per kp Körpergewicht in Kaninchen von durchschnittlich 2,5 kp Körpergewicht injiziert. 11 Tage später werden 5 oder 10 ml einer 1%igen Rinder-γ-Globulin-Lösung in physiologischer NaCl-Lösung langsam zur Desensibilisierung i.v. gegeben und am nächsten Tag, dem 12. nach der Erstinjektion, wiederum die Dosis der Erstinjektion i.v. verabfolgt.

Statt Rinderserum-γ-Globulin hat sich auch Pferdeserum bewährt (HAMILTON and FREMES 1954). Man gibt etwa 2000 g schweren unilateral nephrectomierten Kaninchen 20 ml steriles Pferdeserum i.v. und 10 Tage später eine desensibilisierende Dosis von 1 ml i.v. Am 11. Tag nach der Erstinjektion werden dann nochmals 20 ml i.v. injiziert.

Es hat sich bewährt, die Kaninchen 3–6 Wochen vor den γ-Globulin-Injektionen einseitig zu nephrektomieren, weil hierdurch die Nephritis-Empfänglichkeit der verbliebenen Niere gesteigert wird (MASUGI 1935); (SELYE and PENTZ 1943). Die linke Niere ist bei Kaninchen operativen Eingriffen besser zugänglich, so daß meist links nephrektomiert wird.

Protrahierte kleine Dosen: Als Antigen sind meist Pferde-Vollserum oder Hühner eiereiweiß mit gleichem Erfolg benutzt worden. Neben anderen Läsionen (s. u.) sind Glomerulonephritiden bei Meerschweinchen, Kaninchen, Katzen und Hunden beschrieben worden (LONGCOPE 1913). Folgendes Vorgehen führte zum Erfolg:

Meerschweinchen: 0,01—0,1 ml Pferdeserum oder 0,5 ml unverdünntes Hühnereiereiweiß. 20—25 Tage später wird die Erstinjektion wiederholt und dann weiter fortgefahren in 3—5 7—20tägigen Intervallen.

Kaninchen: Insgesamt 1—3 ml Pferdeserum oder unverdünntes Hühnereiereiweiß i.v., i.p., s.c. oder kombiniert auf diesen Wegen in 2—3tägigem Abstand. Nach etwa 3 Wochen Pause Wiederaufnahme der Injektionen wie zu Beginn bei unterschiedlichen Intervallen von einigen Tagen bis zu Wochen.

Katzen: 1—4 ml Antigen werden einmalig i.v. oder s.c. injiziert. Nach etwa 3 Wochen Pause wird die Initialdosis in unterschiedlichen Zeitintervallen wie oben injiziert.

Hunde: Initialdosis des Antigens je nach Gewicht 3—5 ml. Dann weiter nach dem Zeitschema wie oben.

B. Klinisches Bild

Die Erkrankungsrate an Glomerulonephritis ist hoch. Nach 2 Injektionen größerer Rinder-Serum-γ-Globulinmengen (Methode s. o.) fanden MORE and WAUGH (1949) in 77,8% der behandelten Kaninchen histologisch Zeichen für Glomerulonephritis und nach wiederholter Injektion von Pferdeserum beschreibt sie LONGCOPE (1913) bei den gleichen Tieren zu 79,3%. 7 von 12 Katzen zeigten nach protrahierten Proteingaben (Methode s. o.) Nephritiden, 13 von 13 Meerschweinchen und 10 von 12 Hunden.

Der Zeitpunkt des Beginns der Schädigung ist schwer zu bestimmen und offenbar unscharf, worauf im Abschnitt über die Pathogenese eingegangen wird. Bei den Tieren mit zweimaliger Injektion größerer Antigen-Dosen tritt die voll ausgeprägte Erkrankung jedenfalls in der Woche nach der 2. Injektion auf. Bei protrahierten Fremdproteingaben nach obigem Schema muß der Beginn der Läsion, bestimmt nach dem ersten Auftreten einer Proteinurie, um die 6.–8. Versuchswoche, gerechnet vom Zeitpunkt der Erstinjektion, angenommen werden. Später kommt es dann auch zum Auftreten hyaliner und granulierter Cylinder im Harnsediment (LONGCOPE 1913).

Die Versuchsanordnung ist bisher ausschließlich für pathologisch-anatomische oder für pathogenetische Untersuchungen benutzt worden. Klinische und vor allem auch funktionelle Untersuchungen oder Befunde sind spärlich. Doch fällt auf, daß bei den Untersuchungen von MORE and WAUGH (1949) bei 13 von 14 erkrankten Tieren normale Harnstoff-Stickstoff-Werte im Blut gefunden werden und nur in einem Fall ein Anstieg des Spiegels auf 187 mg-%. McLEAN, FITZGERALD, YOUNGHUSBAND and HAMILTON (1951) haben aber nach protrahierten Gaben von Pferdeserum über 3–13 Monate bei Kaninchen chronische Verläufe mit Niereninsuffizienz und Rest-N-Erhöhungen bis hin zur Urämie gesehen.

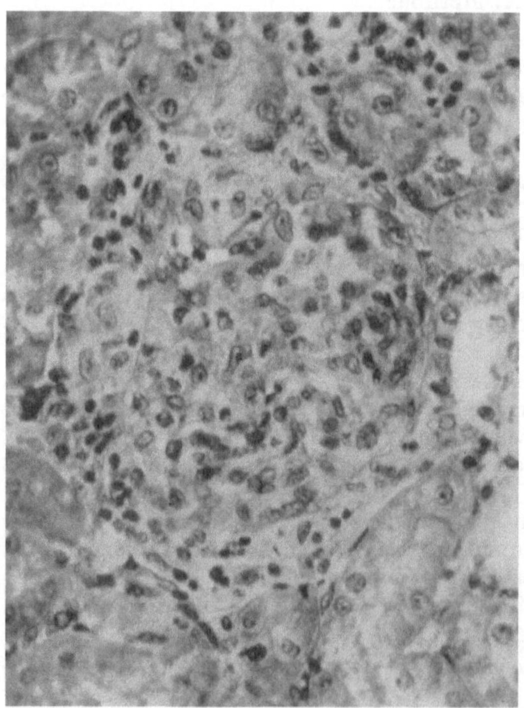

Abb. 105. Eine Woche nach Fremdeiweiß-Injektion. Proliferation des Epithels sowohl visceral als auch parietal, auch des Endothels und der periarteriellen und perikapsulären Zellen. Zerstörung der Basalmembran der Capillaren und der Bowmanschen Kapsel, 538mal. Aus: HAMILTON und FREMES (1954)

C. Pathologische Anatomie

Die Läsionen sind diffus über alle Nephrone verteilt, können aber hinsichtlich des Schweregrades von einem zum anderen Unterschiede aufweisen, von leichten Veränderungen mit nur geringer Endothel- und Epithelproliferation innerhalb des Glomerulum bis hin zu schwersten Zuständen mit Halbmond-Bildung.

Im frühen oder leichten Stadium erkennt man Schwellung und Proliferation vor allem des glomerulären Endothels, des Deckepithels, des Mesangium und des parietalen Epithels (HAMILTON and FREMES 1954). Durch die Schwellung kommt es dann zur Ruptur der oft verdickten Basalmembranen der Glomerulumcapillaren und der Bowmanschen Kapsel (Abb. 105). Dieser Ruptur der Capillarmembranen schreiben HAMILTON and FREMES (1954) besondere Bedeutung zu, weil sie annehmen, daß hierdurch der Übergang in die chronische Verlaufsform verursacht und eingeleitet wird. Bleibt im akuten Stadium die Ruptur aus, so kommt es meist rasch – nach 2–4 Wochen – wieder zur Ausheilung. Die Autoren arbeiteten mit 2 Injektionen von Pferdeserum bei Kaninchen (s. o., Methodik).

Je nach Intensität der Schädigung findet man mehr oder weniger zahlreiche Infiltrate polymorphkerniger Leukocyten im Glomerulumbereich. Eiweißniederschläge im Kapselraum sowie im Tubuluslumen wechseln. Bei schweren und schwersten Formen sowie nach Übergang in die Chronizität kommt es zur Ausbildung kapsulärer Proliferation (Abb. 106) mit Halbmond-Bildung und völliger Verlösung der Bowmanschen Kapsel sowie später zur Hyalinisierung des gesamten Glomerulum. In manchen Fällen finden sich dann auch Glomerula mit hyaliner Verdickung der glomerulären Basalmembran wie bei der menschlichen Glomerulonephritis vom Typ II nach ELLIS, wie überhaupt übereinstimmend von allen Autoren die große Ähnlichkeit dieser Nephritisform (wie auch bei der Masugi-Nephritis; s. S. 76ff.) mit dem morphischen Bild der menschlichen Glomerulonephritis hervorgehoben wird.

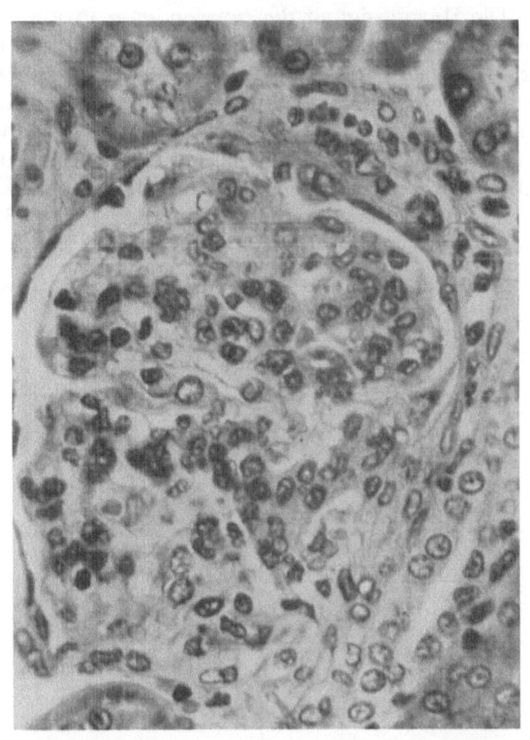

Abb. 106. 2 Wochen nach Fremdeiweiß-Injektion. Fortgeschrittene Proliferation auch des parietalen Epithels und der perikapsulären Zellen, 192mal. Aus: HAMILTON und FREMES (1954)

Die tubulären Schäden treten gegenüber den glomerulären zurück und bei Meerschweinchen und Kaninchen überhaupt erst bei schwererer Schädigung des Glomerulum in Erscheinung. Sie können aber bei schweren Verlaufsformen von Einzelzelldegeneration bis hin zum völligen Untergang des Epithels ganzer Nephrone reichen. Die Veränderungen entsprechen in allen Einzelheiten den im Abschnitt über die Nephritiden vom Typ der Serumkrankheit beschriebenen (s. S. 91 ff.), wie überhaupt die Nierenläsionen ganz allgemein histologisch denen der Masugi-Nephritis entsprechen und keine prinzipiellen Unterschiede erkennen lassen (KOBERNICK 1952). Gelegentlich sieht man auch von den Gefäßen ausgehende interstitielle Rundzellinfiltrate, im Rindenbereich häufiger als in der Medulla.

Die Läsionen ergreifen nicht nur die Glomerula, sondern auch die Arterien anderer Organgebiete, so daß man hier wie auch bei den Nephritiden vom Typ der Serumkrankheit von einer Panarteriitis mit mehr oder weniger vorzugsweiser Lokalisation in der Niere sprechen kann. Durch die gleichzeitige Funktion der Glomerulumcapillaren als Blutgefäß und als Ausscheidungsorgan wird aber hier die Schädigung klinisch früher manifest als in anderen Capillargebieten. Betroffen von proliferativer Arteriitis sind bei Kaninchen vor allem die Coronararterien (MORE and WAUGH 1949), von LONGCOPE (1913) als „Myokarditis" beschrieben, sowie die Gefäße der Lungen und der Leber. Hier kommt es nicht selten zum Bild portaler Cirrhose (LONGCOPE 1913). Häufig sind ferner auch „rheumatische" Endokardläsionen mit herdförmigen granulomatösen Infiltraten im Gebiet der Herzklappen und des Klappenringes (MORE and WAUGH 1949).

D. Pathogenese

Die Harmlosigkeit der verwendeten Proteine, ihre insbesondere bei der Langzeitbehandlung geringe Dosierung sowie die Unabhängigkeit der Läsionen von der Art der auslösenden Proteine haben von vornherein an einen allergischen Prozeß in der Pathogenese denken lassen. Im Gegensatz zu den Nephritiden nach einmaliger Antigen-Injektion (Typ der Serumkrankheit; „inverse Anaphylaxie", s. S. 112ff. sowie das Schema rechts auf Abb. 107) muß es sich aber hier um eine echte Gewebssensibilisierung handeln, bei der durch die erste (und die folgenden) Injektion die Bildung von Antikörpern angestoßen wird. Diese besetzen dann den Gefäß-Bindegewebs-Apparat, sie werden „zellständig", die „Sensibilisierung" des

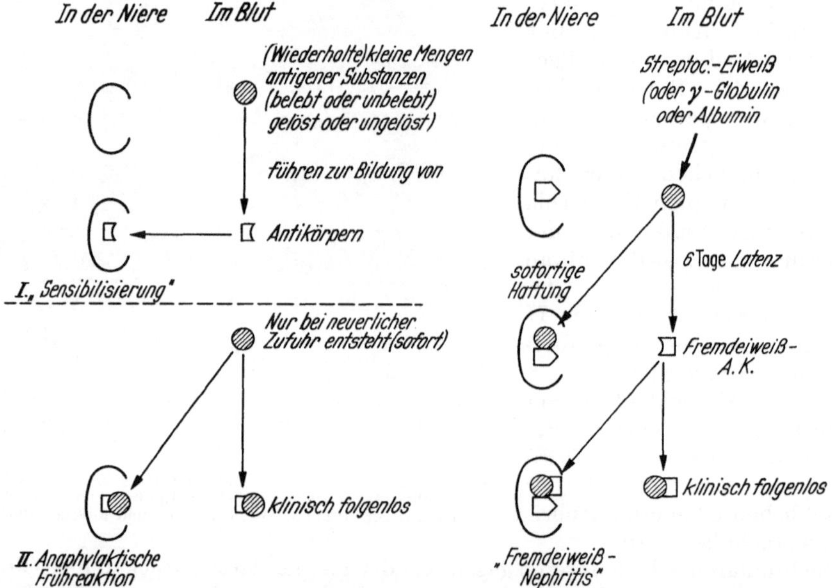

Abb. 107. Schematische Darstellung der Pathogenese der Fremdeiweiß-Nephritiden nach mehrmaliger parenteraler Zufuhr von Fremdeiweiß. Rechts noch einmal zum Vergleich die immunologischen Abläufe nach einmaliger Fremdeiweiß-Zufuhr

Gewebes ist erreicht. Kommt es nun wiederum zur Einschwemmung des Antigens in die Blutbahn, so trifft es auf zellständige Antikörper, mit denen es reagiert. Diese Antigen-Antikörper-Reaktion löst die Läsion aus. Weil hier also der Antikörper autogen und zellständig ist, während das Antigen angeschwemmt wird, spricht man von aktiver direkter Anaphylaxie. Charakteristisch für diese Reaktionsform ist das sofortige Auftreten der Läsion nach der wiederholten Antigen-Injektion. Die zur Bildung von Antikörpern notwendige Latenzzeit nach Ersteinbringung des Antigens fehlt. Auf Abb. 107 (linke Hälfte) ist der Vorgang schematisch dargestellt und mit dem Schema der inversen Anaphylaxie (s. S. 112) verglichen.

Dies ist indessen nur eine Arbeitshypothese, die durchaus noch der experimentellen Untermauerung bedarf. Sie ist bisher bei weitem nicht in dem Maß bearbeitet worden, wie dies bei der Masugi-Nephritis der Fall ist (vgl. S. 112). Wie nicht anders zu erwarten, führt die Injektion von Fremdproteinen zur Bildung präcipitierender Antikörper (MORE and WAUGH 1949), und stets lassen sich solche auch bei den Tieren mit Nierenläsionen nachweisen. Obwohl somit diese wichtige Voraussetzung der Hypothese erfüllt ist, bleibt aber doch offen, ob es sich bei der Bildung präcipitierender Antikörper wirklich um ein pathogenes Prinzip und nicht vielleicht nur um eine Begleiterscheinung handelt. Unterstellt man aber einmal immunologische Abläufe als pathogen, so bliebe im übrigen auch noch ungeklärt, ob es überhaupt die auf das sensibilisierte Gewebe treffenden Antigene sind, die den Schaden auslösen, und nicht vielleicht Antigen-Antikörper-Komplexe, die sich im zirkulierenden Blut bilden und die dann Schädigungen hervorrufen, ähnlich wie auf S. 148 entwickelt. Auch über die Rolle des Komplementes fehlen Unterlagen.

Die Pathogenese wird ferner dadurch kompliziert, daß neben dem eben aufgezeigten Mechanismus noch ein zweiter ablaufen muß, der unmittelbar nach der Erstinjektion (vor allem größerer Mengen) des Antigen einsetzt. Es ist der Mechanismus der inversen Anaphylaxie (vgl. S. 112), der nach 4—6tägiger Latenz zur Schädigung führt und wohl erst nach und nach vom Mechanismus der direkten Anaphylaxie abgelöst wird. Über die relative Bedeutung dieser beiden pathogenen Vorgänge dürften quantitative Gegebenheiten (Antigen-Menge und -Haftfähigkeit, Antikörper-Bildung u. a.) entscheiden.

Tabelle 18. *Veränderungen der Blutgerinnungszeit während der ersten 7 Tage nach einer massiven Rinder-γ-Globulin-Injektion* (aus MORE and WAUGH 1949)

	Zahl der Untersuchungen	Mittlere Gerinnungszeit	Standardabweichung
18 Globulin-behandelte Tiere	168	$3{,}90 \pm 0{,}104$	1,35
18 nephrektomierte Kontrollen (3—6 Wochen nach einseitiger Nephrektomie)	34	$5{,}42 \pm 0{,}215$	1,25
5 Kontrollen nach NaCl-Injektion	50	$5{,}68 \pm 0{,}16$	1,16

Infolge der noch mangelhaften Beweisführung bei der Annahme einer allergischen Pathogenese können nichtimmunologische Mechanismen nicht ausgeschlossen werden. Im Hinblick auf die Pathogenese der Eisenzuckerläsionen der Glomerulumcapillaren (s. S. 24) muß man auch bei den Fremdeiweiß-Nephritiden an eine mögliche mechanische Verstopfung der Glomerula als Ursache der Glomerulitis denken. Diese Verstopfung könnte durch Ausfällung der injizierten Fremdeiweiße hervorgerufen sein, die wiederum von der Eindickung des Plasmas während der Glomerulumpassage abhängt. Die nach einmaliger Fremdeiweiß-Injektion (s. S. 128ff.) zu beobachtende Latenzperiode steht dieser Theorie nicht im Wege, weil sich auch bei der Eisenzucker-Schädigung, die sicher auf Ausfällung von Protein in der Glomerulumcapillare beruht (vgl. S. 20), eine gleiche Latenz findet. Ferner fällt auf, daß sich während der Entstehungsperiode der Nephritiden nach Fremdeiweiß-Injektion erhebliche Störungen des Gerinnungssystems mit Neigung zur Gerinnungsbildung finden, (vgl. Tab. 18), was sich in diese Auffassung einordnen würde. Über die Ursache der Gerinnungsstörung ist nichts bekannt, doch muß in diesem Zusammenhang auf die allgemein enge Verknüpfung zwischen immunologischem und Gerinnungssystem (Arthus-Reaktion, Sanarelli-Shwartzman-Phänomen u. a.) hingewiesen werden.

β) Nephritiden durch wiederholte Einbringung corpusculärer Antigene

(sog. Bakterien-Nephritis)

Glomerulonephritiden lassen sich auch durch parenterale Einbringung corpusculärer Antigene anstelle gelöster erzeugen. In diese Gruppe experimenteller Nephritiden gehören alle die durch Injektion von lebenden oder abgetöteten Bakterien oder Bakterientrümmern erzeugten. Es resultieren keine präzis reproduzierbaren Nierenläsionen, die man als sicheres Werkzeug wie z. B. die Masugi-Nephritis benutzen könnte. Die Methode ist vielmehr fast ausschließlich zu pathogenetischen Studien benutzt worden, weil sie den Verhältnissen bei der menschlichen Nephritis besonders gut vergleichbar erscheint und weil sie deshalb Rückschlüsse auf die noch unklare Entstehung der menschlichen Erkrankung nahelegt. Einzelheiten s. im Abschnitt Pathogenese.

A. Methode

Erfolgreiche Versuche zur Auslösung von Nierenläsionen durch Bakterien oder ihre Bestandteile sind mit vielen Arten unternommen worden, von denen einige wichtige in Tab. 19 zusammengestellt sind.

Das methodische Vorgehen der Autoren ist sehr unterschiedlich, so daß im folgenden einige beispielhafte Anordnungen unter Bezug auf Tab. 19 gegeben werden.

SEMSROTH und KOCH (1933): einmalig 300000–600000 virulente Pneumokokken s.c. MASUGI und ISIBASI (1935): 1 Schrägagarkultur Esch. coli in 20 ml physiolog. NaCl-Lösung aufschwemmen. Hiervon steigende Dosen, beginnend mit 1,0 ml i.v. injizieren. 6—19 Injektionen in kurzen Zeitabständen. Für Vaccine werden gleiche Schrägagarkulturen in 20 ml 0,85% NaCl aufgeschwemmt und 30 min auf 56° erhitzt. Dann innerhalb 5 Tagen 12 Injektionen s.c. Etwa gleiches Vorgehen bei Verwendung von Streptococcus scarlatinae und Staphylococcus albus.

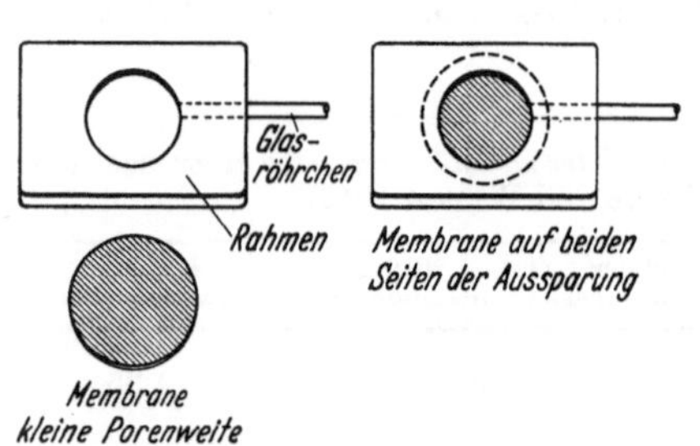

Abb. 108. Diffusionskammer, wie sie KELLY und WINN (1958) verwendeten. Die Kammer ist leicht modifiziert nach den Angaben von A. B. ESCHENBRENNER und R. D. FRANCIS konstruiert. Aus: KELLY and WINN (1958)

LUKENS and LONGCOPE (1931) injizieren hitzegetötete hämolytische Streptokokken (antigenfreies Milieu beachten!) direkt in die Nierenarterie von Kaninchen und erhalten besonders gute Resultate (einseitige Nephritiden) bei Tieren, die durch eine lokale Infektion vorbehandelt sind (vgl. Abb. 111, 112 u. 113). Hierzu werden virulente Streptokokken intracutan injiziert.

Ein verstärktes „Angehen" der Glomerulonephritis läßt sich auch durch Kreislaufstress erzwingen, wie LILLEHEI, BOBB, WARGO, VISSCHER, SHAFFER and BELL (1951) an Hunden zeigen konnten, die nach i.v. Injektion limitierter Streptokokken- und Staphylokokkenmengen nur dann eine Nephritis entwickelten, wenn gleichzeitig operativ gesetzte arteriovenöse Anastomosen (z. B. in der Iliacalgegend) bestanden.

WOOD and WHITE (1956) schwemmen proteus mirabilis mit physiologischer Kochsalzlösung von einer Agarkultur ab und setzen die Aufschwemmung für 60 min 56° aus. Einstellung auf 10^{10} Keime/ml Suspension. Hiervon werden 0,1 ml 4mal pro Woche über 15 Wochen s.c. irgendwo am Rumpf injiziert.

REED and MATHESON (1960) injizieren kleine Mengen von Streptokokken samt Bouillonkultur s.c. in Kaninchen und behandeln 10 Tage später mit Penicillin. Ergebnis siehe Klinik.

Tabelle 19. *Übersicht über bisher erfolgreich zur Reproduktion experimenteller Nephritiden verwendete Erreger und Versuchstiere*

Erreger oder Bestandteile	Versuchstiere	Nierenläsion	Autor	Publikationsjahr
Strept. scarlatinae	Kaninchen	Glomerulonephritis	DUVAL u. HIBBARD	1926
Strept. viridans	Kaninchen	Glomerulonephritis	McLEOD u. FINNEY	1932
Strept. häm. (hitzegetötet)	Kaninchen	fokale und diffuse Glomerulitis	LUKENS u. LONGCOPE	1931
Esch. coli, virulent od. hitzegetötet; Strept. scarl. od. viridans, virulent od. hitzegetötet; Staph. alb. virulent od. hitzegetötet	Kaninchen	Glomerulonephritis	MASUGI u. ISIBASI	1935
Strept. häm.	Kaninchen	z. T. konfluierende Herdnephritiden	SARRE u. ROTHER	1954
Strept. A 12; Keime u. Kulturfiltrat	Kaninchen	vorwiegend tubuläre Schäden, ("lower nephron nephrosis") aber auch Glomerulitis	REED u. MATHESON	1954
Strept. A 12	Kaninchen	vorwiegend interstitielle Infiltrate	VORLAENDER, HELLWEG u. LIESENFELD	1959
Pneumokokken	Kaninchen	akute diffuse Glomerulonephritis	SEMSROTH u. KOCH	1933
Haemophilus influenzae	Kaninchen	Glomerulonephritis	TEILUM, ENGBAEK, HARBOE u. SIMONSON	1951
Strept. viridans	Kaninchen	Glomerulonephritis	BELL u. CLAWSON	1931
Strept. häm. A 12	Affen	Glomerulonephritis	REED u. MATHESON	1960
Proteus mirabilis (hitzegetötet)	Mäuse	diffuse Glomerulonephritis	WOOD u. WHITE	1955
Strept. A 12, in Diffusionskammern implantiert	Mäuse	Nekrose des proximalen Tubulus	KELLY u. WINN	1958
			HINKLE, PARTIN u. WEST	1960
			TAN, HACKEL u. KAPLAN	1961
nicht antigenes (!) Streptolysin S aus Strept. A	Mäuse	rein tubuläre Läsionen	TAN u. KAPLAN	1962
Strept. häm. A Typ 12 u. 14, nicht „nephritogene" u. „nephritogene" Stämme	Mäuse	Tubulusnekrose	TAN, HACKEL u. KAPLAN	1961
Strept. alphahämol. u. betahämol.; coagulasepositive Staphylokokken	Hunde (mit arteriovenösen Fisteln)	akute diffuse proliferative Glomerulonephritis	LILLEHEI et al.	1951
coagulasepositive Staphylokokken	Hunde	Glomerulonephritis	HIGHMAN et al.	1959

Zur Trennung der Einwirkung der Bakterien von der ihrer Stoffwechselprodukte benutzten KELLY and WINN (1958) einfache Diffusionskammern, die, mit den Keimen gefüllt, intraperitoneal in Mäuse implantiert werden. Diese Kammern werden aus 3 mm dickem Plexiglas hergestellt und messen 20 mal 28 mm mit abgerundeten Ecken und Kanten. Sie erhalten in der Mitte ein 12 mm großes rundes Loch und von der Seite einen 1 mm dicken Zugang in dieses Loch, in welches eine Glascapillare eingeführt wird. Das 12 mm-Loch wird dann mit Membranen der gewünschten Porendichte abgedeckt und durch Leimung mit Chloroform-Plexiglas-Zement fest verschlossen. Ebenso Abdichtung der eingeführten Plexiglascapillare (s. Abb. 108), die zur Beschickung der fertigen Kammer benutzt wird.

B. Klinisches Bild

Charakteristisch ist der Anstieg des Blutdrucks, der bei Kaninchen normalerweise um 30 mm Hg systolisch beträgt. Er steigt auf Werte um 40–45 mm. Der Anstieg beginnt nach Injektion von Streptokokken-Kulturfiltrat zwischen dem 8. bis 10. Tag, gerechnet vom ersten Tag der Injektion an. Etwa 14–15 Tage lang ist das Intervall zwischen Streptokokken-Infektion und Anstieg der RR-Werte (Reed and Matheson 1954; vgl. Abb. 109). Wie auch bei anderen Formen experimenteller Nephritis (und bei der menschlichen) geht dieser RR-Anstieg den übrigen klinischen Zeichen und insbesondere den pathologischen Veränderungen des Harnsedimentes oft lange voraus.

Die Proteinurie nimmt bei weitem nicht das Ausmaß wie bei den Fremdeiweiß-Nephritiden an und beträgt höchstens „Spuren" bis „schwach positiv" bei der Sulfosalicyl-Methode. Bei den Tieren von Reed and Matheson (1954) begann die Proteinurie 14—18 Tage nach der Erstinjektion von Streptokokkenfiltrat bzw. nach der Infektion und damit 1–10 Tage nach dem Blutdruckanstieg.

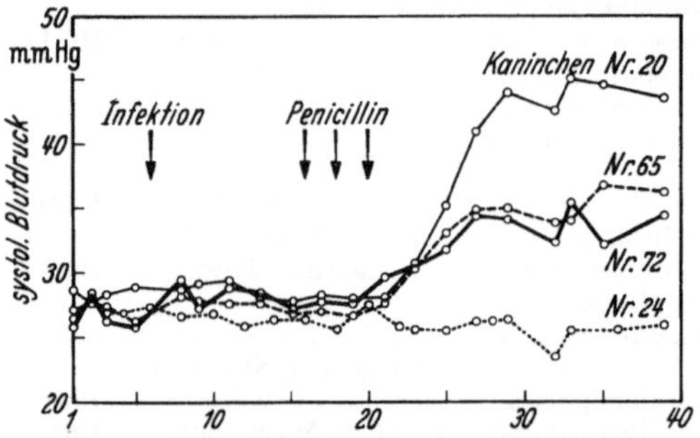

Abb. 109. Um den 20. Tag nach Infektion mit Streptokokken-Kulturfiltrat (Strept. häm. Typ XII nach Lancefield) beginnt bei Kaninchen der Anstieg der systolischen Blutdruckwerte. Aus: Reed und Matheson (1954 I)

Hämaturie ist mäßig und folgt meist in kurzem Intervall dem Einsetzen der Proteinurie (Reed and Matheson 1954), kann aber nach eigener Erfahrung auch mit ihr zusammenfallen (s. Abb. 110). Noch seltener ist sie bei Mäusen, wo sie nur in wenigen Fällen nachgewiesener Nephritis und selbst dann nur als mikroskopische Hämaturie auftritt.(Wood and White 1956). Andererseits berichten aber Bell and Clawson (1931) über eine experimentelle Nephritis bei einem Kaninchen nach ständig wiederholter Injektion von Strept. viridans, bei der sich 3 Monate nach Versuchsbeginn eine massive Proteinurie einstellte, die über 3 Jahre anhielt. Das Tier zeigte histologisch das Bild einer „Lipoidnephrose ohne Fettablagerungen". Es ist schwer zu entscheiden, ob es sich bei dieser Proteinurie um eine Specieseigenheit handelt oder ob die außergewöhnlich lange Versuchsdauer die Proteinurie hat in Erscheinung treten lassen.

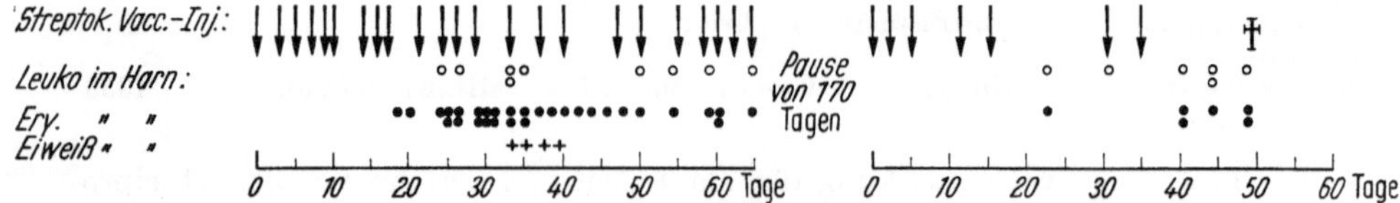

Abb. 110. Harnbefunde bei einem Kaninchen nach fortlaufender Injektion einer Streptokokken-Vaccine. Rest-N am Todestag: 55 mg-%. Histologisch z. T. konfluierende, z. T. abgegrenzte Herdnephritis. Aus: Sarre und Rother (1954)

Fortgeschrittene funktionelle Versagenszustände sieht man nur in extremen Fällen. Wir haben nach z. T. über Monate laufend wiederholten Injektionen hitzegetöteter Strept. häm. nur wenig Rest N-Steigerung und selbst bei kachektischen und moribunden Tieren nicht über 80 mg-% Rest-N gesehen (vgl. Abb. 110). Auch unter den 16 nephritiskranken Mäusen von Wood and White (1956) fand sich (bei normalen Blutharnstoff-Werten um 30–42 mg-%) nur 3mal eine Erhöhung auf 60 mg-% und nur eine einzige echte Urämie mit einem Wert von 360 mg-%.

Die bakteriellen Nephritiden haben eine gute Ausheilungstendenz. Selbst nach mehrwöchig bestehender Mikrohämaturie und Proteinurie kommt es nach Absetzen der Injektionen von getöteten Streptokokken zur klinischen Heilung, wofür der Verlauf auf Abb. 110 ein Beispiel sei. Man sieht, daß die Absetzung der Streptokokkeninjektionen zur völligen Normalisierung der Harnbefunde geführt hat. Ähnliches haben wir immer wieder beobachten können.

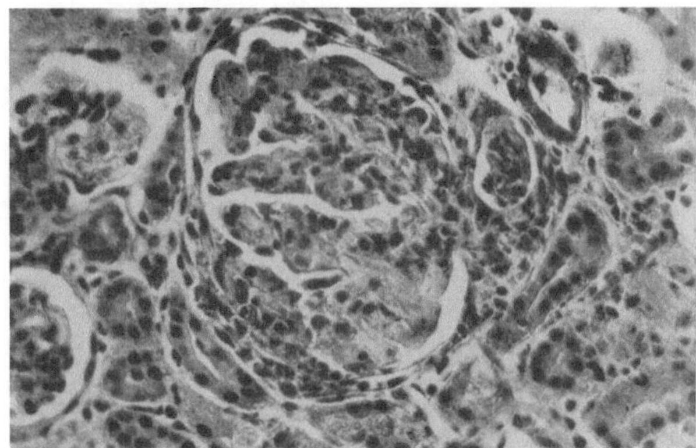

Abb. 111. Nierenrinde eines Kaninchens nach fortgesetzter protrahierter Injektion von Streptokokken. Vorwiegendes Befallensein der Glomerula mit schon früh einsetzender proliferativer Reaktion.

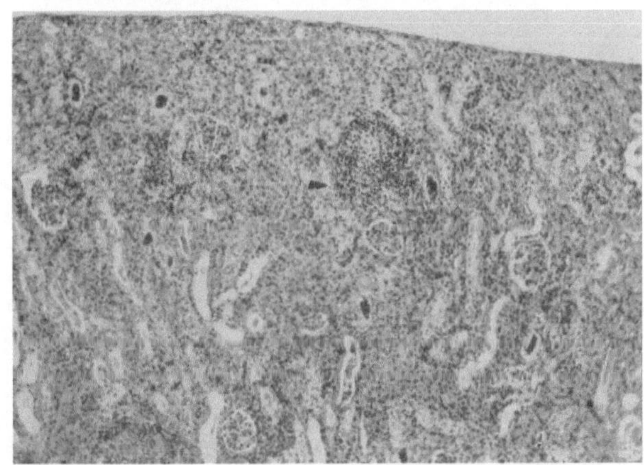

Abb. 112. Linke Niere eines gegen betahämolytische Streptokokken „sensibilisierten“ Kaninchens (30 ml hitzegetötete Streptokokken in die linke Nierenarterie) nach 8 Tagen. Diffuse Infiltration des Interstitium, Veränderungen an den Tubuli und Glomerula

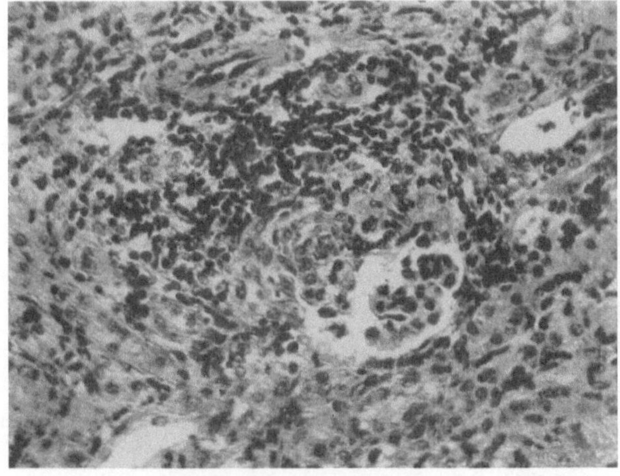

Abb. 113. Wie Abb. 112, stärkere Vergrößerung. Abb. 111-113 aus LUKENS und LONGCOPE (1931)

C. Histologie

Charakteristisch für die bei antibakterieller Sensibilisierung auftretenden Nierenläsionen ist das vorwiegende und primäre Befallensein der Glomerula (s. Abb. 111 bis 113). Anders als bei den Fremdeiweiß-Nephritiden, von denen MASUGI schreibt (MASUGI und ISIBASI 1935), die Läsion krieche sozusagen in den kleinen und kleinsten Gefäßen bis in die Glomerula vor, geht hier die Schädigung vom Glomerulum aus. Dies ist wohl mechanisch aus der Teilchengröße zu erklären. Bakterien oder ihre Trümmer haften erst in

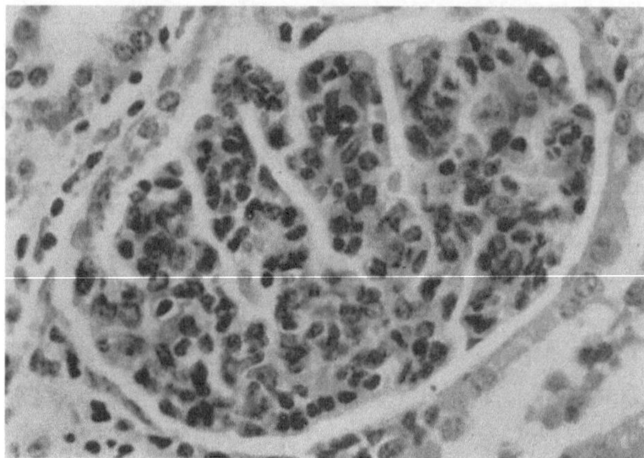

114 a—c. Glomerula von Mäusen nach Behandlung mit Proteus mirabilis (siehe Text). Aus: WOOD and WHITE (1956)

a Akute Glomerulonephritis, Vergrößerung des Glomerulum durch Zellproliferation. Maus, 3 Wochen lang injiziert. Paraffinschnitt. HE 450 mal

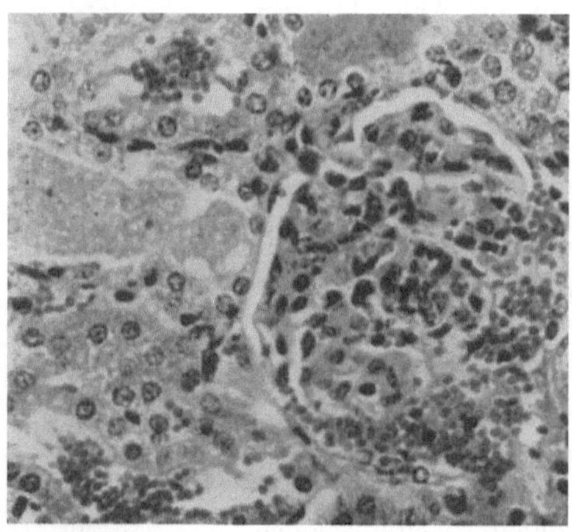

b Akute Glomerulonephritis. In den Capillaren hyaline mit der Kapsel verwachsene Massen und Epithelproliferation der Kapsel. Maus, 9 Wochen lang injiziert. Paraffinschnitt HE 450 mal

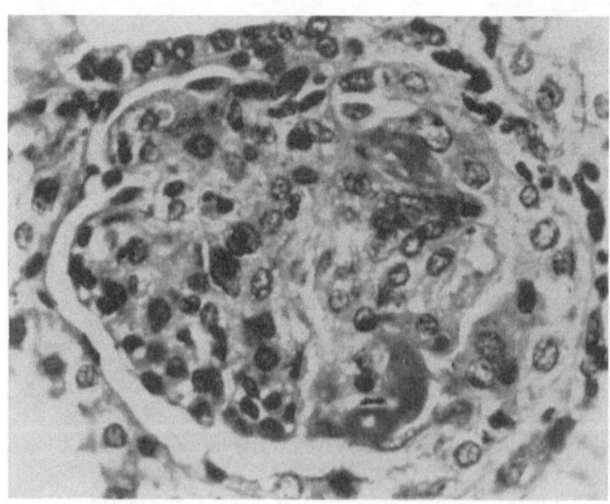

c Akute Glomerulonephritis. Blutungen in die Bowmansche Kapsel und die Tubuli. Maus, 9 Wochen lang injiziert. Paraffinschnitt. HE 330 mal

den feinsten Capillaren und können nicht wie bei den Fremdeiweiß-Nephritiden die Intima aller Gefäßbereiche imbibieren. Daher fehlt dann in der Folge auch die bei Serumallergie so häufige fibrinoide Entartung der Gefäße mit Wucherung der großen basophilen Zellen (MASUGI und ISIBASI 1935).

Bei Mäusen (WOOD and WHITE 1956) findet man nach P. mirabilis im Bereich des Glomerulum bei allgemeiner Vergrößerung desselben Zellproliferation der Endothelzellen, aber nur wenig oder gar keine Leukocyteninfiltrate. Die Capillarschlingen erscheinen oft blutleer, wohl als Folge der Zellvermehrung (s. Abb. 114). Im Lumen finden sich häufig hyaline Niederschläge. Die z. T. enorme Proliferation der Endothelien der Glomerulumcapillaren beherrscht auch beim Hund das Bild der bakteriellen Nephritis (LILLEHEI, BOBB, WARGO, VISSCHER, SHAFFER und BELL 1951).

Die glomerulären Schädigungen reichen in schweren Fällen bis zur hyalinen Nekrose der Schlingen bei ausgedehnter Verklebung mit der Kapsel. Insbesondere bei der subakuten Verlaufsform fallen Halbmondbildung aus Epithelien der Bowmanschen Kapsel sowie aus Fibroblasten mit kollagenen Fasern auf (WOOD and WHITE 1956). Eine evtl. Verdickung der Basalmembran war mittels PAS oder Azanfärbung nicht nachweisbar. Dies war aber bei dem über 3 Jahre laufenden Affenversuch von BELL and CLAWSON (1931) der Fall (vgl. Tab. 19). Hier stand die schon erwähnte diffuse Proliferation des Endothels der Glomerulumcapillaren neben einer Verdickung der Basalmembran mit Ausbildung neuer „Schichten" ganz im Vordergrund. Viele Glomerulumschlingen waren hyalinisiert.

Die herdförmige Anordnung der Schäden, wobei nur einzelne Glomerula und auch von diesen nur einzelne Schlingen befallen werden, ist uns bei Versuchen mit fortgesetzter Injektion von abgetöteten Streptokokken bei Kaninchen besonders aufgefallen. Man findet diese Art der Schädigung besonders zu Beginn. Später ergreift die Läsion dann mehr und mehr Glomerula und innerhalb derselben mehr und mehr Schlingen oder deren Teile, so daß die Schädigung immer diffuser wird, wobei man nicht selten unterschiedlich alte Schäden unmittelbar benachbart antrifft (SARRE und ROTHER 1954).

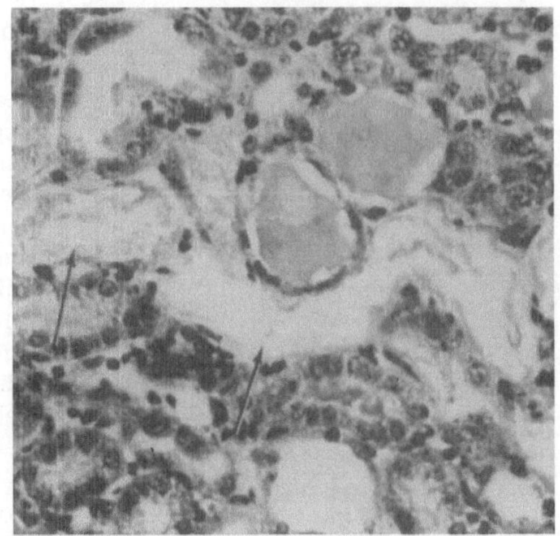

Abb. 115. Akute tubuläre Nekrose in der Niere einer Maus 2 Tage nach intraperitonealer Injektion von 3000 hämolytischen Einheiten Streptolysin S. Nur noch schattige Reste von Tubulusepithel (Pfeile) sind erkennbar. Keine entzündliche Reaktion HE. Aus: TAN und KAPLAN (1962)

Die Tubuli erscheinen insbesondere im Bereich des Tubulus contortus I geschädigt mit Erweiterung des oft von hyalinen Cylindern angefüllten Lumens und mit Abflachung der Epithelien.

Häufig sind interstitielle Infiltrate mit herdförmiger Ansammlung von Lymphocyten, Histiocyten und Plasmazellen, die im Verlauf zur interstitiellen Fibrose, insbesondere in den glomerulumnahen Abschnitten, führen kann (WOOD and WHITE 1956). Diese interstitiellen Veränderungen können u. U. ganz im Vordergrund stehen, so daß sie (VORLAENDER, HELLWEG und LIESENFELD 1959) bei Kaninchen nach Behandlung mit Streptokokken sogar als wesentliches Ergebnis beschrieben werden.

Auffällig ist das isolierte Befallensein der Tubuli bei lichtmikroskopisch intakten Glomerula nach Injektion von Kulturfiltraten aus Streptokokken (REED and MATHESON 1954) bzw. nach Implantation von Diffusionskammern, die Streptokokken enthalten (KELLY and WINN 1958). Diese fast ausschließlich den Bereich des Tubulus contortus I umfassende Nekrobiose und Degeneration der Tubulusepithelien ist so eindrucksvoll, daß sie REED and MATHESON (1954 II) zur Diagnose einer „heilenden lower nephron nephrosis" bei ihren Kaninchen führte. TAN and KAPLAN (1962) schreiben auf Grund gleichartiger Versuche bei Mäusen nach Diffusionskammer-Experimenten mit Streptokokken dem Streptolysin S eine spezifische tubulusschädigende Wirkung zu (Abb. 115), die vielleicht auch für die tubuläre Schädigung bei der menschlichen postinfektiösen Glomerulonephritis verantwortlich ist. Dabei muß vorerst noch offen bleiben, ob das überall in Streptokokken der Gruppe A vorhandene Streptolysin S direkt toxisch auf die Tubuluszelle wirkt oder indirekt über Durchblutungsstörungen (TAN and KAPLAN 1962).

D. Pathogenese

Wir nehmen heute an, daß der Schädigungsmechanismus allergischer Natur ist. Hierfür spricht die Möglichkeit, mit lebenden oder abgetöteten Keimen gleiche und gleich schwere Schädigungen erzeugen zu können, die Unabhängigkeit der Läsionen von der Art der injizierten Bakterien, das Ausbleiben von Schädigungen nach einmaliger Injektion selbst größerer Mengen abgetöteter Keime (MASUGI und ISIBASI 1935) sowie die Korrelation von Sensibilisierungsvorgängen (MASUGI und ISIBASI 1935) mit dem Auftreten der Nephritiden.

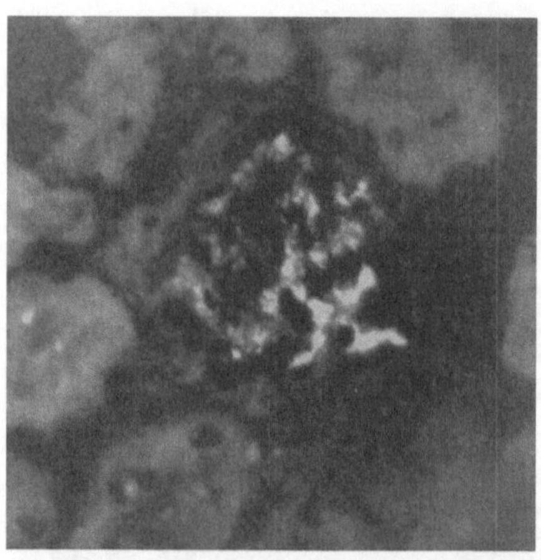

Abb. 116. Mäuseniere 4 Tage nach Injektion von 0,5 mg M-Protein aus Streptococcus häm. Typ I. Man erkennt die Antigendeponierung in den Capillarendothelzellen eines Glomerulum. Aus: MELVIN und KAPLAN (1958)

Die injizierten Bakterien oder ihre Bestandteile werden vorwiegend in den Capillaren der Glomerula abgefangen und haften dort fest. Andererseits führen sie zur Bildung spezifischer Antikörper. Diese erreichen auf dem Blutwege das in den Glomerula haftende injizierte Material. Es kommt zur Antigen-Antikörper-Reaktion mit den Folgen der Gewebsläsion. Das Reaktionsschema entspricht dem der Fremdeiweiß-Nephritiden und ist auf Abb. 107 S. 136 wiedergegeben.

Das Haften der Bakterien in den Glomerula ist mit fluorescenzoptischer Methode (s. S. 123) nachgewiesen worden. Die fast ausschließliche Lokalisation des M-Antigens von Streptokokken im Glomerulum von Mäusen läßt Abb. 116 gut erkennen. Das antigene Material bleibt erstaunlich lange unverändert nachweisbar. Bei Mäuseversuchen reagierte antigenes Material nach einmaliger Injektion von Proteus mirabilis noch viele Wochen (s. Abb. 117) in den Glomerulumschlingen (WOOD and WHITE 1956).

Auch eine andere wichtige Prämisse der oben angeführten Hypothese des immunologischen Pathomechanismus ist erfüllt: Immer läßt sich bei nephritiskranken Tieren auch eine Antikörperbildung gegen die eingebrachten Keime nachweisen, z. B. gegen Proteus mirabilis in den oben zitierten Versuchen von WOOD and WHITE. MASUGI und ISIBASI (1935) fanden sogar einen Zusammenhang zwischen Höhe des Antikörpertiters (Agglutination) gegen die eingebrachten Keime und der Schwere des Krankheitsbildes. Dies ist aber nicht immer der Fall. Häufig finden sich auch Tiere mit hohen AK-Titern ohne klinische oder histologische Veränderungen, was für die Komplexität des Pathomechanismus spricht, bei dem die AK-Bildung eben nur ein Teilfaktor, wenn auch ein obligater, ist. Entscheidende Versuche mit dem Ziel, den Ablauf und die Pathogenität der Antigen-Antikörper-Reaktion kritisch nachzuweisen, stehen aber noch aus.

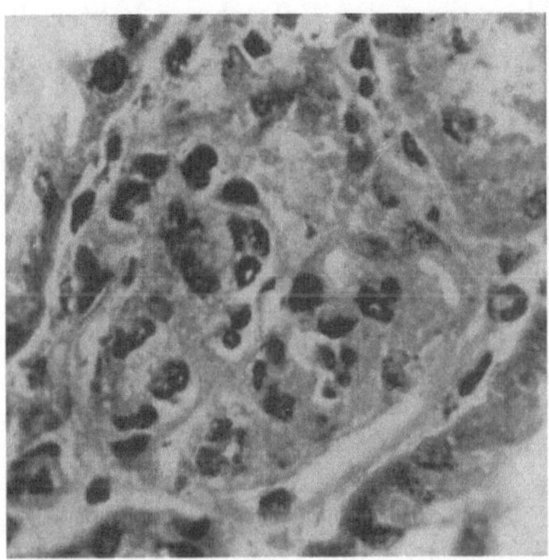
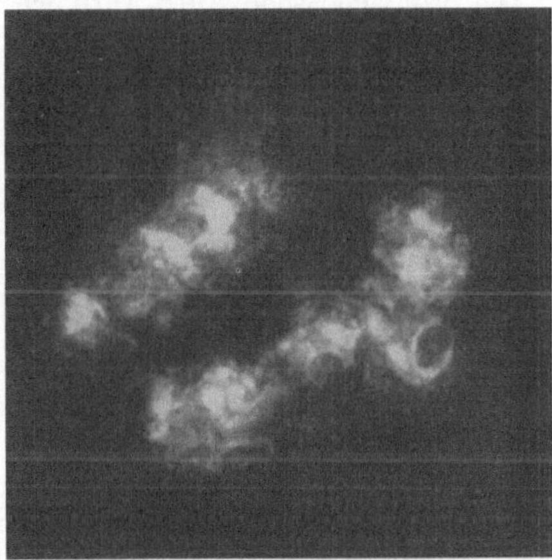

Abb. 117. Glomerulum einer Maus, welche über 6 Wochen mit Proteus mirabilis behandelt wurde. Methode siehe Text. Man erkennt links im Bild das akut entzündlich veränderte Glomerulum und rechts im Bild die mittels Fluorescenztechnik dargestellte Anwesenheit des Proteus Antigens. Gleiches Glomerulum wie auf der linken Bildhälfte. Aus: WOOD and WHITE (1956)

Ein weiteres Unsicherheitsmoment ist die im Abschnitt über die Histologie schon erwähnte selektiv degenerative Wirkung bestimmter Streptokokkenbestandteile auf das Epithel des Tubulus contortus I. Diese Wirkung muß von der immunologischen Glomerulumschädigung abgetrennt werden (s. o.). Es ist noch offen, ob nur bestimmte Streptokokken oder auch andere Bakterien dieses Agens enthalten.

Ausgehend von Beobachtungen bei der menschlichen Glomerulonephritis ist auch oft die Frage aufgeworfen worden, ob es vielleicht bestimmte fermentative Eigenschaften bestimmter Erreger seien, die für die Glomerulonephritis ursächlich seien und nicht die Immunabläufe, die in diesem Fall nur mehr als Begleiterscheinung zu werten wären. Diese Vermutung erfuhr eine Stütze durch Beobachtungen der Arbeitsgruppe von BERNHEIMER (CARLSON, KELLNER, BERNHEIMER and FREEMAN 1957), die bei menschlichen Nephritiden fast ausschließlich Racheninfektionen mit Streptokokken fanden, die ein Ferment produzieren, welches Diphosphopyridinnucleotid (DPN) an der Nicotinamid-Ribose-Bindung spaltet. Es hat sich aber inzwischen gezeigt, daß einerseits die allgemeine Häufigkeitsverteilung DPNase positiver Stämme mit der von BERNHEIMER bei Nephritiden beobachteten in etwa übereinstimmt (GRUMBACH 1959) und daß andererseits viele Nephritiden nach Infektion mit DPNase negativen Stämmen auftreten (GONZAGA und RAMMELKAMP 1962). Ferner besteht auch keine Korrelation zwischen Antikörpern gegen DPNase und Ausbruch der Erkrankung: Patienten, die von vornherein einen erhöhten Anti-DPNase-Titer haben, erkranken nach Infektionen mit DPNase-positiven Streptokokken genauso häufig und schwer an postinfektiöser Glomerulonephritis wie Patienten mit niederen Titern (GONZAGA und RAMMELKAMP 1962). Und schließlich sind bisher auch keinerlei tierexperimentelle Beweise oder Hinweise für direkte toxische bzw. fermentative Einwirkungen von Bakterienprodukten als Ursache der Nephritiden vorgelegt worden. Die Vermutung einer evtl. besonderen „nephritogenen" Eigenschaft (z. B. einer bestimmten Fermentaktivität) bestimmter Erreger steht also auf sehr schwachen Füßen. Hinzu kommt, daß sich im Tierexperiment Nephritiden in gleicher Weise mit sog. „nephritogenen" (aus Nephritis-Patienten stammenden) wie mit „nicht nephritogenen" Streptokokken erzeugen lassen (TAN, HACKEL und KAPLAN 1961), wie dies bei Unterstellung der Immunpathogenese auch zu fordern ist.

Die problematische Auto-Antikörper-Hypothese der Entstehung bakterieller Nephritiden kann hier nur gestreift werden. Wegen Einzelheiten wird auf gesonderte immunologische Darstellungen verwiesen (z. B. ROTHER und SARRE 1961; ROTHER 1963; CRUICKSHANK 1958). Hier soll nur daran erinnert werden, daß sich die Caveltischen Mitteilungen (CAVELTI and CAVELTI 1945), nach denen sich Nierenbrei durch Bebrüten mit Streptokokken zu einem Antigen verwandeln läßt, welches nach Reinjektion in homologe Tiere Autoantikörperbildung und Nephritis hervorruft, bei vielen Versuchen niemals haben reproduzieren lassen (Übersicht bei BOHLE, KRECKE, KLEINMAIER, GOERGEN 1954). Zwar findet man in der Tat nach Injektion von Streptokokken-Vaccine in Kaninchen häufig positive Serumreaktionen gegenüber Extrakten aus Nieren (indirekte Hämagglutination) (SARRE und ROTHER 1954), ob dies aber „Autoantikörper" gegen Nieren nachweist, muß offen bleiben. Eine pathogene Wirkung jedenfalls haben diese möglichen „Autoantikörper" nicht.

In jüngster Zeit erscheint die Autoantikörper-Hypothese in ganz neuem Licht. Es wäre nicht überraschend, wenn sich herausstellte, daß Streptokokken – oder vielleicht nur bestimmte Stämme – zufällige Antigengemeinsamkeiten mit Substanzen der Niere und insbesondere der Glomerula hätten. Nachdem solche Antigengemeinsamkeiten zwischen Herzmuskelfasern und A-Streptokokken schon nachgewiesen wurden (MARKOWITZ, ARMSTRONG and KUSHNER 1960), wird eine parallele Vermutung auf Grund erster Ergebnisse von KAPLAN and MEYESERIAN (1962) auch für Niere und A-Streptokokken vorgetragen. Die Autoren berichten in einer vorläufigen Mitteilung über Antigengemeinsamkeiten zwischen Glomerula von Ratten und Streptokokken. Folgt man diesen Gedanken, so wird man auch die früheren Ergebnisse der Beobachtung von „Autoantikörpern" gegen Niere nach Streptokokken-Behandlung von Tieren (und auch menschlichen Streptokokken-Infektionen) neu interpretieren müssen. Es erscheint möglich, daß die Nephritiden nach Injektion von Bakterien auf Antikörperbildung gegen diese Bakterien zurückgehen, wobei dann einige Antikörper-Spezifitäten (oder nur eine) zufällig auch mit Substanzen der Niere reagieren und hierdurch die Nierenentzündung auslösen. Der Abwehrmechanismus würde hierdurch zur Autoaggression.

Literatur

zu den Kapiteln: Nephritis durch einmalige Injektion von Fremdeiweißen.
Nephritis durch wiederholte Injektion von Fremdeiweißen.

ALBRECHT, TH., u. S. RAABE: Funktionelle Untersuchungen während der Entwicklung experimentell erzeugter chronischer Glomerulonephritiden. Z. inn. Med. **7**, 778 (1952).

BELL, E. T., and B. J. CLAWSON: Experimental glomerulonephritis in a monkey. Amer. J. Path. **7**, 57 (1931).

BOHLE, A., H. J. KRECKE, H. KLEINMAIER u. K. GOERGEN: Über die tierexperimentelle Glomerulonephritis, unter besonderer Berücksichtigung der sog. Cavelti-Nephritis. Arch. Kreisl.-Forsch. **21**, 245 (1954).

CARLSON, A. S., A. KELLNER, A. W. BERNHEIMER and E. B. FREEMAN: A streptococcal enzyme that acts specifically upon diphosphopyridine nucleotide: characterization of the enzyme and its separation from streptolysin O. J. exp. Med. **106**, 15 (1957).

CAVELTI, P. A., and E. S. CAVELTI: Studies on the pathogenesis of glomerulonephritis: I. Production of autoantibodies to kidney in experimental animals. II. Production ofglomerulonephritis in rats by means of autoantibodies to kidneys. III. Clinical and pathological aspect of the experimental glomerulonephritis produced in rats by means of autoantibodies to kidney. Arch. Path. **39**, 148, 158, 163 (1945).

CRUICKSHANK, B.: The role of autoantibodies in human glomerulonephritis. Immunopathologie. I. Internat. Symposium Basel/Seelisberg: Benno Schwabe-Verlag 1958.

DUVAL, C. W., and R. J. HIBBARD: Experimental glomerulonephritis induced in rabbits with the endotoxic principle of streptococcus scarlatinae. J. exp. Med. **44**, 567 (1926).

FISHER, E. R., and H. R. HELLSTROM: Ultrastructural changes of rat kidney after infusion of homologous proteins. Fed. Proc. **2**, 426 (1962).

GERMUTH, F. G. JR.: Induced hypersensitivity of serum sickness type. J. exp. Med. **97**, 276 (1953).

GONZAGA, A. J., and CH. H. RAMMELKAMP: Diphosphopyridine nucleotidase and acute glomerulonephritis. Arch. intern. Med. **110**, 615 (1962).

GRUMBACH, A.: Glomerulonephritis a type-conditioned streptococcal infection? Dtsch. med. Wschr. **84**, 501 (1959).

HAMILTON, J. D., and N. E. FREMES: The natural history of experimental glomerulonephritis produced by foreign protein. Amer. J. Path. **30**, 1, 127 (1954).

HAWN, C. V., and C. A. JANEWAY: Histological and serological sequences in experimental hypersensitivity. J. exp. Med. **85**, 571 (1947).

HIGHMAN, B., P. D. ALTLAND and J. ROSHE: Staphylococcal endocarditis and glomerulonephritis in dogs. Circulat. Res. **7**, 982 (1959).

HINKLE, N. H., J. PARTIN and C. D. WEST: Nephropathy in mice after exposure to group A type 12 streptococci. J. Lab. clin. Med. **56**, 265 (1960).

KAPLAN, M. H.: Localization of streptococcal antigens in tissues: I. Histologic distribution and persistance of M protein, types 1, 5, 12 and 19 in the tissues of the mouse. J. exp. Med. **107**, 341 (1958).

—, and M. MEYESERIAN: An immunological crossreaction between group A streptococcal cells and human heart tissue. Lancet **1962 I**, 706.

KELLY, D. K., and J. F. WINN: Renal lesions produced by group A type 12 streptococci. Science **127**, 1337 (1958).

KOBERNICK, S. D.: Experimental rheumatic carditis, periarteriitis nodosa and glomerulonephritis. Amer. J. med. Sci. **224**, 329 (1952).

LILLEHEI, C. W., J. R. R. BOBB, D. WARGO, M. B. VISSCHER, J. M. SHAFFER and E. T. BELL: Experimental production of diffuse proliferative glomerulonephritis utilizing arteriovenous fistula stress with bacteremia. Circulation **4**, 587 (1951).

LONGCOPE, W. T.: The production of experimental nephritis by repeated proteid intoxication. J. exp. Med. **18**, 678 (1913).

LUKENS, F. D. W., and W. T. LONGCOPE: Experimental acute glomerulitis. J. exp. Med. **53**, 511 (1931).

MCLEAN, C. J. R., J. D. FITZGERALD, O. Z. YOUNGHUSBAND and J. G. HAMILTON: Diffuse glomerulonephritis induced in rabbits by small intravenous injections of horse serum. Arch. Path. **51**, 1 (1951).

MCLEOD, N., and G. G. FINNEY: Acute experimental glomerulitis following injection of streptococcus viridans into renal ertery. Bull. Johns Hopk. Hosp. **51**, 300 (1932).

MARKOWITZ, A. S., S. H. ARMSTRONG JR. and D. S. KUSHNER: Immunological relationships between the rat glomerulus and nephritogenic streptococci. Nature (Lond.) **187**, 1095 (1960).

MASUGI, M.: Die Pathogenese der diffusen Glomerulonephritis im Lichte experimenteller Erzeugung dieser Nierenerkrankung bei Tieren. Zbl. inn. Med. **56**, 417 (1935).

—, u. T. ISIBASI: Über allergische Vorgänge bei Allgemeininfektion vom Standpunkt der experimentellen Forschung. Zieglers Beitr. **96**, 391 (1935).

MORE, R. H., and S. D. KOBERNICK: Arteriitis, carditis, glomerulonephritis and bilateral renal cortical necrosis induced in rabbits by injection of horse serum or bovine gammaglobulin combined with killed streptococci or Freund's adjuvant. Arch. Path. **51**, 361 (1951).

—, and D. WAUGH: Diffuse glomerulonephritis produced in rabbits by massive injections of bovine serum gamma globulin. J. exp. Med. **89**, 541 (1949).

REED, R. W., and B. H. MATHESON: Experimental nephritis due to type specific streptococci: IV. The effect of type 12 nephrotoxin in monkeys. J. infect. Dis. **106**, 245 (1960).

— — Experimental nephritis due to type specific streptococci: I. The effect of a single exposure to type 12 streptococci. II. The effect of repeated exposure to type 12 streptococci. J. infect. Dis. **95**, 191, 202 (1954).

ROTHER, K.: Über die Pathogenese verschiedener Formen experimenteller Nephritis. Naunyn-Schmiedeberg's Arch. exp. Path. Pharmak. **220**, 448 (1953).
—, u. H. SARRE: Gegen Niere gerichtete Antikörper. In: MIESCHER-VORLAENDER, Immunopathologie in Klinik und Forschung. 2. Aufl. Stuttgart: Gg. Thieme Verlag 1961.
— Aktuelle Probleme der Autosensibilisierung bei Glomerulonephritis. Int. Arch. Allergy **22**, 306 (1963).
SARRE, H., u. K. ROTHER: Autoantikörper in der Nierenpathologie. Klin. Wschr. **32**, 510 (1954).
—, u. H. WIRTZ: Geschwindigkeit und Ort der Antigen-Antikörper-Reaktion bei der experimentellen Nephritis. Dtsch. Arch. klin. Med. **189**, 1 (1942).
SELYE, H., and E. J. PENTZ: Pathogenetical correlations between periarteriitis nodosa, renal hypertension and rheumatic lesions. Canad. med. Ass. J. **49**, 264 (1943).
SEMSROTH, K., u. K. R. KOCH: Akute diffuse Glomerulonephritis beim Kaninchen, Beitrag zur Pathogenese. Virchows Arch. path. Anat. **290**, 167 (1933).
TAN, E. M., and M. H. KAPLAN: Renal tubular lesions in mice produced by streptococci in intraperitoneal diffusion chambers, role of streptolysin S. J. infect. Dis. **110**, 55 (1962).
— D. B. HACKEL and M. H. KAPLAN: Renal tubular lesions in mice produced by group A streptococci grown in intraperitoneal diffusion chambers. J. infect. Dis. **108**, 107 (1961).
TEILUM, G., H. C. ENGBAEK, N. HARBOE and M. SIMONSEN: Effects of cortisone on experimental glomerulonephritis. J. clin. Path. **4**, 301 (1951).
VORLAENDER, K. O., G. HELLWEG u. G. LIESENFELD: Experimentelle Untersuchungen zur Pathogenese der durch hämolytische Streptokokken der Gruppe A Typ 12 hervorgerufenen Nierenentzündung. Allergie u. Asthma **5**, 13 (1959).
WISSLER, R. W., K. SMULL and J. B. LESH: The effects of various horse serum fractions in producing cardiovascular and renal lesions in rabbits. J. exp. Med. **90**, 577 (1949).
WOOD, C., and R. G. WHITE: Experimental glomerulonephritis produced in mice by subcutaneous injections of heat killed proteus mirabilis. Brit. J. exp. Path. **37**, 49 (1956).

4. Die Nephritis nach Injektion präformierter Antigen-Antikörper-Komplexe

Eine weitere zuverlässige Möglichkeit, experimentelle Glomerulonephritiden zu erzeugen, bietet die i.v. Injektion präformierter Antigen-Antikörper-Komplexe (AG-AK-Komplexe). Hierbei laufen in der Niere (und in anderen Organen) der Versuchstiere die Folgen von AG-AK-Reaktionen ab, ohne daß dabei die Tiere selbst Antikörperbildner wären wie bei den Nephritiden vom Typ der Serumkrankheit (s. S. 76 bis S. 132) und ohne daß Antikörperreaktionen gegenüber dem Gewebe (direkt oder indirekt) der Versuchstiere pathogenetisch beteiligt wären (s. u.). Diese Versuchsanordnung könnte daher zur Bearbeitung immunologischer oder pharmakologischer Probleme insbesondere bei Tieren interessant werden, die – z. B. nach Röntgenbestrahlung – einer Antikörperbildung unfähig sind. Solche Nephritiden sind bisher bei Ratten und Mäusen beschrieben worden [McCLUSKEY and BENACERRAF (1959); BENACERAFF, POTTER, McCLUSKEY and MILLER (1960); MILLER, BENACERAFF, McCLUSKEY and POTTER (1960)].

A. Methode

a) Antigen

Hühnereier-Albumin, 3fach umkristallisiert, oder mehrfach umkristallisiertes Rinderserum-Albumin.

b) Antisera

In Kaninchen: 1 ml einer 1% Antigenlösung in Kochsalz mit 1 ml komplettem Freund-Adjuvans[1] wird in die Genickmuskulatur injiziert und die gleiche Dosis eine Woche später wiederholt. Dann wird die Immunisierung i.v. mit alaun-präcipitiertem AG fortgesetzt: In der

[1] Freunds Adjuvans ist eine von FREUND und McDERMOTT angegebene Emulsion, die nach Beimischung zu i.m. oder i.p. injiziertem Antigen zur Steigerung der Antikörperbildung führt. Sie besteht aus Paraffinöl, Lanolin und hitzegetöteten Mycobact. tuberculosis und ist im Handel erhältlich (Firma Difco Lab. Detroit/Michigan, USA).

ersten Woche 3mal 1,5 mg, 2. Woche 3mal 2 mg, 3. Woche 3mal 2,5 mg und in der 4. Woche 3mal 3 mg. Die zusammengegossenen Sera enthalten zwischen 2 und 7 mg Antikörper-Protein/ml (McCluskey, Benacerraf, Potter and Miller 1960).

In Mäusen: Jede Maus erhält am 1., 18. und 38. Tag je 1 ml einer Emulsion aus 1 mg Ovalbumin und 1 mg Mycobacterium butyricum in komplettem Freund Adjuvans i.p. Pro Maus erhält man etwa 1—15 ml Ascites, der zusammengegossen wird. Der Ascites-Pool enthält zwischen 6 und 8 mg Antikörper-Protein/ml (Miller, Benacerraf, McCluskey and Potter 1960).

In Hühnern: 3mal wöchentlich wird alaun-präcipitiertes Rinderalbumin (Methode bei Kabat-Mayer 1961) injiziert, in der ersten Woche 1,5 mg, in der zweiten 2 mg, in der dritten 2,5 mg. 5 Tage nach der letzten Injektion Herzpunktion. Die Sera werden zusammengegossen. Sie enthalten zwischen 0,9 und 1,4 mg Antikörper-Protein/ml (McCluskey, Benacerraf, Potter and Miller 1960).

c) Herstellung der löslichen AG-AK-Komplexe

Der Antikörper wird durch Zugabe der optimalen Antigenmengen (in der Äquivalenzzone; Methode bei Kabat-Mayer) ausgefällt. Die Präcipitation erfolgt am besten über Nacht bei 4° C. Das Präcipitat wird dann 2mal in kalter physiologischer Kochsalzlösung gewaschen und durch Zugabe einer Antigenmenge wieder gelöst, die etwa 15–20mal größer ist als die zur Ausfällung benutzte. Dies kann bei Zimmertemperatur geschehen und braucht etwa 1–2 Std (McCluskey, Benaceraff, Potter and Miller 1960). Eine Darstellung der Einzelheiten der Immunpräcipitationsmethoden und der Bestimmung der Äquivalenzzone, die für jedes präcipitierende System neu ermittelt werden muß, würde den Rahmen dieses Kapitels sprengen. Der hiermit nicht Vertraute wird auf die Darstellung von Kabat und Mayer (1961) verwiesen, in der sich die Grundlagen und genaue methodische Anleitungen finden.

d) Auslösung der Nephritis

Ratten erhalten innerhalb 24 Std 3 i.v. Injektionen von je 15–20 mg Antikörper als lösliche AG-AK-Komplexe (Benacerraf, Potter, McCluskey and Miller 1960).

Mäuse erhalten nach dem gleichen Schema 3 mg Antikörperprotein/Injektion (McCluskey, Benacerraf, Potter and Miller 1960).

B. Klinisches Bild

Einen Anhalt für die Sicherheit, mit der Nephritiden bei Ratten erzeugt werden, gibt die Tab. 20 (nach Benacerraf, Potter, McCluskey and Miller 1960).

Tabelle 20. *Bei geeigneten Antigen- und Antikörper-Quantitäten ist die Auslösung der Nephritis zuverlässig*

Injiziertes Material	Menge/Inj.		Zahl der Tiere	Nephritiden
	AK mg	AG mg		
Eieralbumin-Antieieralbumin-Komplexe	10—15	30—40	9	9
Rinderalbumin-Antirinderalbumin-Komplexe	15—20	60—80	6	4
Eieralbumin-Antieieralbumin-Komplexe	10	30	—	—
und 6 Tage später Rinderalbumin-Antirinderalbumin-Komplexe	20	80	6	6
Eieralbumin	—	93	6	0
Rinderalbumin	—	80	3	0
keine Injektion	—	—	3	0

Unmittelbar nach Injektion von Rinderserumalbumin-(BSA)-AntiBSA-Komplexen setzt bei Ratten die Proteinurie ein, die um den 1. bis 3. Tag auch ihr Maximum erreicht (Miller, Benacerraf, McCluskey und Potter 1960). Ebenso entwickelt sich auch bei Mäusen die Nephritis schon innerhalb 24 Std nach einer Einzelinjektion von Eieralbumin-Antieieralbumin (von Mäusen)-Komplexen mit 2 mg Antikörper-Protein (loc. cit.).

Die Symptomatik geht dann selbst bei schweren Glomerulonephritiden (vgl. z. B. Abb. 119; Histologie) rasch wieder zurück, was ein wichtiger Unterschied gegenüber der Masugi-Nephritis ist, die sich von einem bestimmten Schweregrad an selbst unterhalten und chronisch werden kann. Chronische Verläufe sind aber nie beobachtet und auch bisher nicht zu erzielen versucht worden.

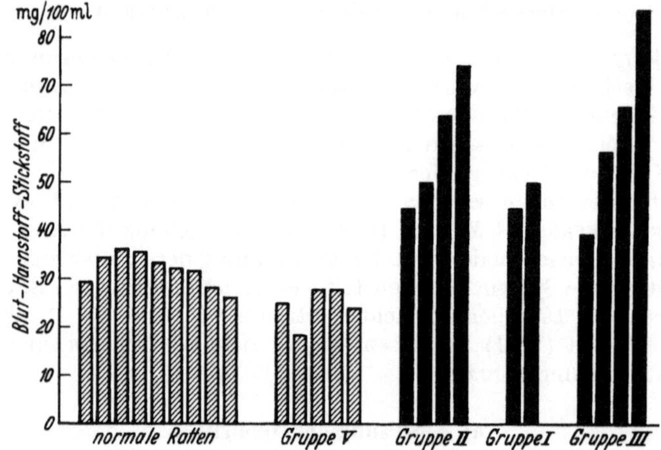

Abb. 118. Harnstoff-Stickstoff im Serum von Ratten 48 Std nach der dritten Injektion von: Gruppe V: Rinderserum. Albumin (BSA). Gruppe II: BSA-Anti-BSA-Komplexen. Gruppe I: Ovalbumin-Anti-Ovalbumin-Komplexen- Gruppe III: Ovalbumin-Anti-Ovalbumin-Komplexen 1 Woche nach BSA-Anti-BSA, (vgl. auch Tabelle 1). Aus: Benacerraf, Potter, McCluskey and Miller (1960)

Obwohl bei Ratten-Glomerulonephritiden Funktionseinschränkungen meist hinter dem Ausmaß der Proteinurie zurückstehen, läßt sich anhand der ansteigenden Serum-Harnstoff-Stickstoff-Werte doch auch die funktionelle Schädigung nachweisen, wie aus Abb. 118 hervorgeht.

C. Pathologische Anatomie

Die Schädigung erstreckt sich diffus über die Glomerula beider Nieren. Man erkennt bei Mäusen eine Zellvermehrung mit Schwellung der glomerulären Zellen. Die Nierenkörperchen erscheinen blutleer und von Neutrophilen infiltriert (s. Abb. 119). Diese Rundzellinfiltrate sind besonders in der Frühphase ausgeprägt (Abb. 121) und gehen schon zwischen dem 5. und 10. Tag wieder zurück. Auffällig ist die Ablagerung von amorphem eosinophilem Material innerhalb der Capillarschlingen (s. Abb. 122). Das gleiche Bild findet sich auch bei Ratten (Abb. 123).

Im Gegensatz zur Masugi-Nephritis (vgl. S. 92) mit der charakteristischen Verdickung der Basalmembran als primär geschädigter Struktur fehlt diese Veränderung den Nephritiden nach Injektion löslicher AG-AK-Komplexe völlig. Primär geschädigtes Element scheinen vielmehr die Endothelzellen der Glomerula zu sein (Cooper, McCluskey, Benacerraf and Potter 1960).

Nach einer Injektion oder nach einer einmaligen Injektionsserie bilden sich die Läsionen schnell wieder zurück und schon am 15.–30. Tag werden bei Mäusen wieder völlig normale Glomerula angetroffen (McCluskey, Benacerraf, Potter and Miller 1960).

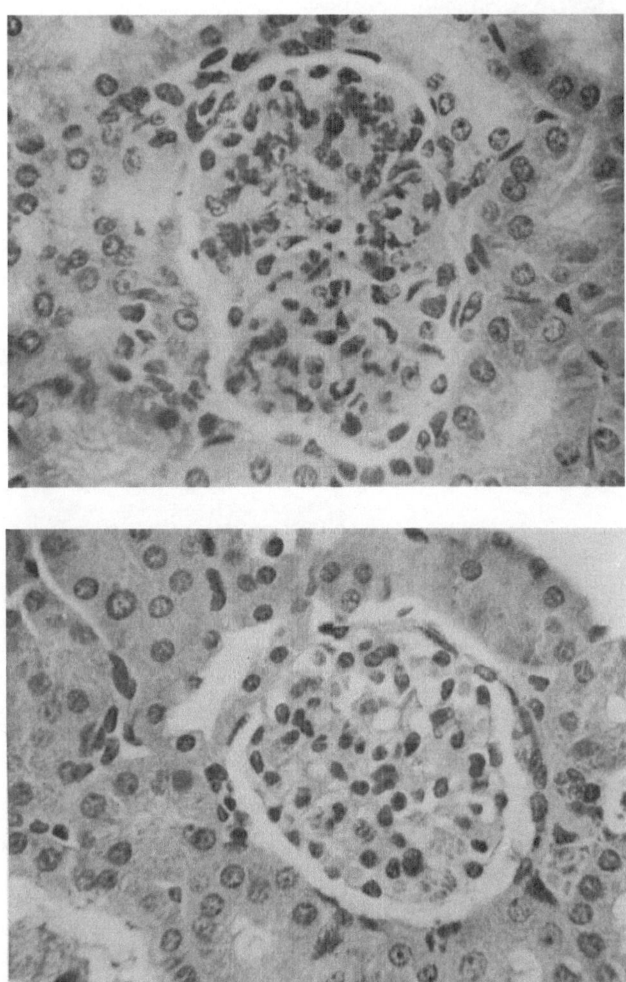

Abb. 119. Mäuseglomerulum 36 Std nach der ersten von 3 Injektionen gelöster Antigen-Antikörper-Komplexe, die innerhalb 24 Std gegeben wurden. Schwere entzündliche Reaktion. Im Vergleich dazu unten ein normales Mäuseglomerulum. Aus: McCluskey and Benacerraf (1959)

Bei Verwendung von Komplexen mit homologen Antikörpern sind bei gleichen quantitativen Verhältnissen die Schädigungen schwerer als bei Verwendung heterologer Tiere als Antikörper-Quelle (Miller, Benacerraf, McCluskey and Potter 1960).

Wie schon bei den Fremdeiweiß-Nephritiden (vgl. S. 132) sind auch hier die Nieren nicht das einzige geschädigte Organ. Man findet bei Mäusen diffus verteilte nekrotisierende Arteriitis sowie auch Endokarditiden (Benacerraf, Potter,

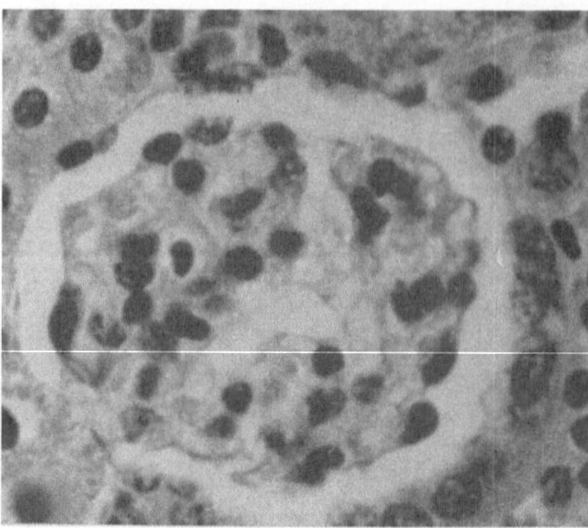

Abb. 120. Normales Glomerulum einer Maus. HE. Aus: MILLER, BENACERRAF, MCCLUSKEY and POTTER (1960)

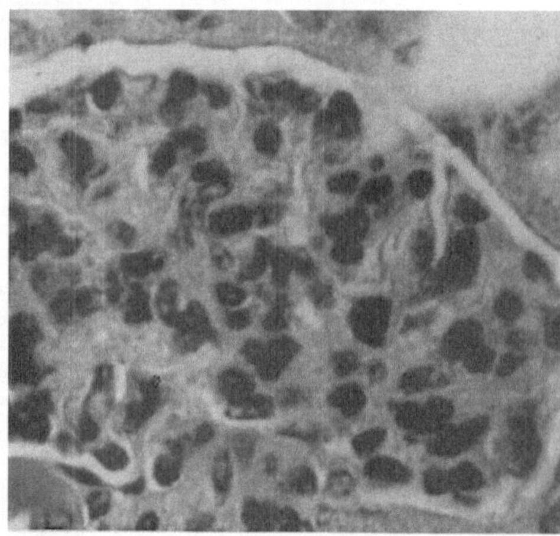

Abb. 121. Mäuseglomerulum 24 Std nach der ersten von 3 Injektionen präformierter gelöster Komplexe (s. Methode). Blutarmes zellreiches Glomerulum mit Infiltraten neutrophiler Rundzellen. HE. Aus: MILLER, BENACERRAF, MCCLUSKEY and POTTER (1960)

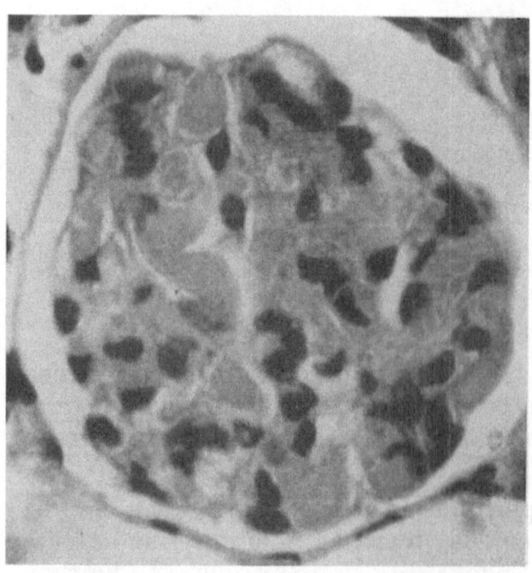

Abb. 122. Mäuseglomerulum wie auf Abb. 121. Auffällig ist die Ansammlung amorpher eosinophiler Niederschläge in den Schlingen der Glomerulumcapillaren. HE. Aus: MILLER, BENACERRAF, MCCLUSKEY and POTTER (1960)

McCluskey and Miller 1960). Bei Ratten treten diese außerhalb der Nieren ablaufenden Entzündungsreaktionen gegenüber der Häufigkeit bei Mäusen zurück.

D. Pathogenese

Typische Gewebsläsionen lassen sich mit AG-AK-Komplexen auslösen, die nachweislich keine AK freigeben (McCluskey, Benacerraf, Potter and Miller 1960).

Auch das im Exzeß in den Komplexen inkorporierte Antigen kann als solches kein pathogenetisch relevanter Faktor sein. Bei Versuchen mit einem präcipitierenden System aus 2,4 Dinitrophenyl-(DNP)-Rinder-γ-Globulin und Antikörpern vom Kaninchen hat sich bei Mäusen gezeigt (McCluskey, Benacerraf and Miller 1962), daß die Läsionen in gleicher Weise entstehen, wenn einerseits AG-AK-Komplexe injiziert werden, die nach Präcipitation in der Äquivalenzzone in Antigenexzeß gelöst wurden und wenn andererseits Komplexe injiziert wurden, die nur in Hapten ($\varepsilon-NH_2-$DNP-Lysin)-Exzeß zur Lösung gebracht worden waren.

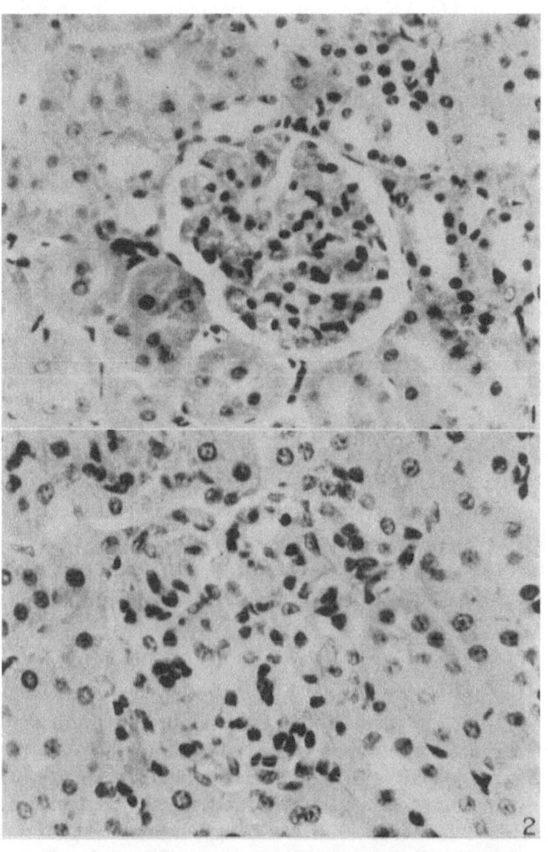

Abb. 123. Normales Rattenglomerulum. Darunter ein Glomerulum aus der Niere einer Ratte nach i.v. Injektion gelöster Rinderserum-Albumin-Antirinderserum-Albumin-Komplexe. Das Glomerulum ist insgesamt vergrößert und füllt die Bowmansche Kapsel, die einzelnen Zellen sind sämtlich geschwollen. Blutarme Capillaren. Aus: Benacerraf, Potter, MacCluskey and Miller (1960)

Da nun weiterhin in den Läsionen mittels Fluorescenztechnik die Anwesenheit von AG und AK demonstriert werden konnte (Cooper, McCluskey, Benacerraf und Potter 1962; McCluskey, Benacerraf und Miller 1962), ist es wahrscheinlich, daß es die löslichen AG-AK-Komplexe als solche sind, die am Ort der späteren Schädigung wirksam werden. Dies ist auch in quantitativer Hinsicht gut möglich. Die zur Auslösung der Nierenläsion notwendige Menge an AG-AK-Komplexen (vgl. auch oben; Methodik) liegt zwischen 372 mg bis 600 mg Antikörper-Protein/kg Körpergewicht im Rinder-Serumalbumin-Anti-Rinder-Serumalbumin-System (McCluskey and Benacerraf 1959) und entspricht damit bei Ratten und Mäusen relativ zum Körpergewicht der Menge, die auch beim Kaninchen zur Auslösung der Symptome der Serumkrankheit gebraucht werden.

Rinderserumalbumin-Antirinderserumalbumin (von Kaninchen)-Komplexe bleiben für mehr als 4 Wochen in den Glomerula von Mäusen nachweisbar, während die gleichen Antikörper allein nur einige Tage lang mittels fluorescierender

Antikörper sichtbar gemacht werden können (WEISER and LAXSON 1962). Dies muß mit der schnellen Ausheilung auch schwerer Läsionen (s. o.) nicht in Widerspruch stehen, weil der Nachweis der Anwesenheit nichts über Dauer und Häufigkeit evtl. pathogener Reize dieser Komplexe aussagt. Außer in der Niere sammeln sich die AG-AK-Komplexe intensiv nur im RES an, woraus sich hier wie auch bei der Fremdeiweiß-Nephritis (s. S. 131) die Frage ergibt, warum es vor allem die Glomerula sind, in denen sich die gelösten Komplexe ansammeln, und die Läsionen auslösen. Man wird diese Akkumulierung wohl mit der Ausscheidungsfunktion des Glomerulumorgans in Zusammenhang bringen müssen.

Die Pathogenese der Nephritiden läßt sich von den anaphylaktischen Schocksymptomen, die Mäuse nach Injektion gelöster AG-AK-Komplexe häufig bieten, klar trennen. Antihistaminica unterdrücken die anaphylaktischen Schocksymptome, nicht aber die Nephritis (BENACERRAF, MCCLUSKEY und PATRAS) (s. auch unten, Therapie). Ferner lösen AG-AK-Komplexe aus Rinderalbumin-Antirinderalbumin von Hühnern bei Mäusen Nephritiden, aber keine Anaphylaxie aus, während nach löslichen Komplexen aus Rinderserumalbumin-Antirinderserumalbumin vom Kaninchen beides – Anaphylaxie und Nephritis – auftritt (BENACERRAF, MCCLUSKEY and PATRAS 1959).

Nähere Einzelheiten über den Mechanismus der Gewebsschädigung durch die lokalisierten AG-AK-Komplexe fehlen noch. Insbesondere ist auch über die evtl. Rolle von Histamin, von Serotonin und sog. „Kinasen“, die durch AG-AK-Komplexe aus Mastzellen freigesetzt werden (GERMUTH und MCKINNON 1957), nichts Sicheres bekannt. Über eine mögliche Komplementbeteiligung bei der Entstehung der Läsionen, an die im Hinblick auf die Abläufe bei der Immunhämolyse zu denken ist, liegen keine klaren Ergebnisse vor.

E. Therapie

Hohe Cortisondosen lassen Nephritiden bei Mäusen wesentlich leichter verlaufen als unbehandelte Kontrollen (MCCLUSKEY, BENACERRAF, POTTER and MILLER 1960), wobei auffallenderweise die Ablagerung amorphen eosinophilen Materials in den Glomerulumcapillaren (vgl. pathologische Anatomie) weiterhin intensiv bleibt. Die Versuchsanordnung und das Ergebnis gehen aus Tab. 21 hervor.

Mit Antihistamin (Phenergan; 25 mg/kp Körpergewicht) vorbehandelte Mäuse zeigen zwar nach Injektion von gelösten AG-AK-Komplexen keine anaphylakti-

Tabelle 21. *Einfluß der Cortisonbehandlung auf die Nephritis durch gelöste Antigen-Antikörper-Komplexe* (aus: MCCLUSKEY, BENACERRAF, POTTER and MILLER 1960)

Behandlung	Tage nach letzter Injektion	Zahl der Mäuse	Zahl der Mäuse mit Nephritis			
			leicht	mittel	schwer	zusammen
Lösl. Komplexe u. Cortison	1	5	4	1	0	5
Lösl. Komplexe u. Cortison	4	6	6	0	0	6
Lösl. Komplexe	1	4	0	1	3	4
Lösl. Komplexe	4	4	0	1	3	4
Cortison	1	4	0	0	0	0
Cortison	4	4	0	0	0	0

Lösl. AG-AK-Komplexe: 2 Injektionen Eieralbumin-Antieieralbumin vom Kaninchen; je 3 mg in 15fachem AG-Exzeß am 4. Tag und am 5. Tag der Cortisonbehandlung.

Cortisonacetatbehandlung über 5 Tage insgesamt 1 mg/die über 2 Tage, am nächsten Tag 2,5 mg, dann 5 mg/die über 2 Tage.

schen Schocksymptome mehr wie unbehandelte Tiere (um 30%), doch bleiben die Nephritiden praktisch unbeeinflußt (BENACERRAF, MCCLUSKEY and PATRAS 1959).

Literatur

BENACERRAF, B., R. T. MCCLUSKEY and D. PATRAS: Localization of colloidal substances in vascular endothelium: a mechanism of tissue damage. I. Factors causing the pathologic deposition of colloidal carbon. Amer. J. Path. **35**, 1, 75 (1959).

— J. L. POTTER, R. T. MCCLUSKEY and F. MILLER: The pathologic effects of intravenously administered soluble antigen-antibody-complexes. II. Acute glomerulonephritis in rats. J. exp. Med. **111**, 195 (1960).

COOPER, N. S., R. T. MCCLUSKEY, B. BENACERRAF and J. L. POTTER: Pathologic effects of intravenously administered soluble antigen-antibody-complexes. III. The fate and distribution of antigen and antibody. In: Preparation, zit. n. BENACERRAF, POTTER, MACCLUSKEY and MILLER (1960).

GERMUTH, F. G., and G. E. MCKINNON: Studies on the biological properties of antigen-antibody-complexes. I. Anaphylactic shock induced by soluble antigen-antibody-complexes in unsensitized normal guinea pigs. Bull. Johns Hopk. Hosp. **101**, 13 (1957).

KABAT, M., and M. M. MAYER: Experimental Immunochemistry. Springfield/Ill.: Thomas 1961.

MCCLUSKEY, R. T., and B. BENACERRAF: Localization of colloidal substances in vascular endothelium: a mechanism of tissue damage. II. Experimental serum sickness with acute glomerulonephritis induced passively in mice by antigen-antibody-complexes in antigen excess. Amer. J. Path. **35**, 275 (1959).

— — J. L. POTTER and F. MILLER: The pathologic effects of intravenously administered soluble antigen-antibody-complexes. I. Passive serum sickness in mice. J. exp. Med. **111**, 181 (1960).

— — and F. MILLER: Passive acute glomerulonephritis induced by antigen-antibody-complexes solubilized in hapten excess. Proc. Soc. exp. Biol. (N. Y.) **111**, 764 (1962).

MILLER, F., B. BENACERRAF, R. T. MCCLUSKEY and J. L. POTTER: Production of acute glomerulonephritis in mice with soluble antigen-antibody-complexes prepared from homologous antibody. Proc. Soc. exp. Biol. (N. Y.) **104**, 706 (1960).

WEISER, R. S., and C. LAXSON: The fate of fluorescein labeled soluble antigen-antibody-complexes in the mouse. J. infect. Dis. **111**, 55 (1962).

5. Nephritiden durch Auto-Immunisierung

Die unphysiologische Auslösungsweise der in den Vorkapiteln beschriebenen verschiedenen Formen allergischer Nephritiden ist von vornherein ein wichtiger Vorbehalt gegen die Übertragung vieler an ihnen gewonnener Einsichten auf die Verhältnisse bei menschlichen Nephritiden gewesen. Daher schien es zunächst ein wesentlicher Fortschritt, als es gelungen war (CAVELTI und CAVELTI 1945), experimentelle Nephritiden zu erzeugen, indem man Ratten zermahlene isologe Nieren, die in vitro bakterieller Einwirkung ausgesetzt waren, injizierte. Pathogenetisch wurden solche Nephritiden auf Auto-Immunisierungsvorgänge zurückgeführt. Die Versuchsergebnisse haben sich aber nicht reproduzieren lassen, worauf im Abschnitt über die Bakteriennephritiden schon eingegangen ist.

Aus den seit den letzten 25 Jahren zunehmend intensivierten Bemühungen um das Problem der Auto-Immunisierung gegen Nieren sind nun in letzter Zeit zwei besonders interessante, wenn auch wiederum unphysiologische Versuchsanordnungen hervorgegangen. Sie können noch nicht als gesicherte und anerkannte Methoden gelten und sind auch noch mancher Kritik offen. Sie sollen hier aber trotzdem ihrer potentiellen Bedeutung für das Verständnis der Pathogenese der menschlichen Nephritis wegen dargestellt werden. Es handelt sich um die Gruppe der Autoimmun-Nephrosen bei Ratten (HEYMAN et al. 1959) und um die schnell mit dem Tod der Tiere endenden Autoimmun-Glomerulonephritiden bei Schafen (STEBLAY 1962).

α) Chronisch-progrediente Autoimmun-Nephritiden

A. Methode

Bei Schafen lassen sich dem histologischen Bild nach typische, schnell progressive Nephritiden durch Injektion von heterologer glomerulärer Basalmembran in Freunds vollständigem Adjuvans (s. Fußnote S. 148) erzeugen.

Die Isolierung der Basalmembran erfolgte aus menschlichen, Affen-, Kaninchen-, Ratten- oder Hundenieren unter geringer Abänderung der Methode von Krakower und Greenspon (1957) (s. S. 119). Im folgenden die auf Hunde- und Menschennieren bezogenen Angaben Steblays (1961), wobei menschliche Nieren zur besseren Isolierung der Glomerula führen.

Hundenieren wurden operativ steril entnommen. Menschliche Nieren stammten von kurz zuvor verstorbenen, sonst gesunden Unfall-Patienten. Die Nieren werden bis zum Gebrauch tiefgefroren aufbewahrt.

Zum Gebrauch werden sie über Nacht bei 0° C aufgetaut und die Rinde dann mit einem abgewinkelten Spatel durch ein feinmaschiges Metallsieb in eine sterile gekühlte Schüssel gekratzt, wobei etwa eine halbe menschliche Niere für ein Sieb benutzt wird. Das Sieb wird schließlich auch von der Unterseite mit dem Spatel abgekratzt und dieses Abgekratzte dem Durchgepreßten zugegeben. Dies wird dann mit eiskalter 0,85%iger NaCl-Lösung in ein 50 ml Zentrifugen-Röhrchen aus Plastik gegeben. Das Röhrchen wird verkorkt, kräftig durchgeschüttelt und für 5, 3 und 1 min-Perioden bei 1500 Umdrehungen (Internat. Centrifuge Nr. 2 Mod. 5) zentrifugiert. Die Überstände werden jeweils verworfen. Das Sediment wird wieder resuspendiert. Man läßt jetzt die Suspension solange sich absetzen, saugt den Überstand ab und resuspendiert wieder, bis sie im wesentlichen nur noch aus Glomerula besteht. Man verfolgt den Reinigungsvorgang mikroskopisch. Unreinheiten bestanden aus freien Bowmanschen Kapseln, Kapseln die an den Glomerula festhingen, Tubuli und Klumpen, welche bestehen. Einen Überblick über zu erwartende Unreinheiten gibt die Tab. 22. Tabelle 23 orientiert über die Ausbeute an Glomerula und Basalmembran, die Steblay aus 3 menschlichen und 3 Hundenieren erhielt.

Tabelle 22. *Reinheitsgrad der Glomerulum-Präparationen aus menschlichen und Hundenieren.* % Unreinheit in der Menschennieren-Präparation ist gleich der Zahl der Tubuli und der „Klumpen" pro 100 Glomerula, bei der Hundenieren-Präparation nur gleich der Zahl der Tubuli pro 100 Glomerula. Die Präparation aus Menschennieren ist signifikant reiner als die aus Hundenieren. Aus: Steblay and Lepper (1961)

% Unreinheiten	menschliche Nieren	Hunde-Nieren
< 1	7	3
1—5	4	4
6—15	0	16
15—25	2	9
>25	0	13
Nieren insgesamt	13	45

Die Glomerulum-Präparationen werden dann für 20—30 min mit Ultraschall behandelt[1] und die entstehende trübe Suspension bei 1500 Umdrehungen für 5—10 min zentrifugiert. Man erhält ein feines graues Sediment und darüber wiederum einen trüben Überstand. Der Überstand besteht vorwiegend aus granuliertem, durch Methylblau anfärbbarem Material und ist wohl cellulären Ursprungs. Er wird verworfen. Das Sediment besteht vorwiegend aus mikroskopisch kleinen lichtbrechenden Plättchen und Fragmenten, die mit Methylblau nicht färbbar sind. Eine Entscheidung, ob die Fragmente von Kapseln oder von glomerulären und tubulären Basalmembranen herrühren, war schwierig. Die Beurteilung der Homogenität der lichtbrechenden Plättchen muß infolgedessen auf der mikroskopischen Untersuchung der Glomerula und ihrer Verunreinigung vor der Beschallung beruhen.

Das Sediment wird 3mal gewaschen, um die Basalmembranen möglichst von Resten cellulärer Beimischung zu befreien.

Die glomeruläre Basalmembran (gbm) wird dann in isotonischer Kochsalzlösung mit Ultraschall für 4—5 min zu feiner homogener Suspension aufgeschwemmt und auf eine Kon-

[1] Von Steblay verwendet: Raytheon sonic oscillator, Modell S 102 A, 50 W, 9 kc; Raytheon, Mfg Corp, Waltham/Mass. USA.

zentration von 20—50 mg gbm Naßgewicht/ml eingestellt. Zu dieser Lösung wird Merthiolat® (Thimerosal, Lilly) zu einer Endkonzentration von 1 : 10000 hinzugefügt. Die homogenisierte Suspension wird langsam mit Freunds vollständigem Adjuvans zu einer 1 : 1 Wasser-in-Öl-Emulsion verarbeitet. Die Endkonzentration von gbm in der Emulsion soll etwa 25 mg/ml betragen. Etwas geringere Konzentrationen sind aber auch wirksam. Zwischen 6 und 15 ml solcher Emulsion (etwa 100—250 mg gbm) werden dann Schafen mehrmals mit 2wöchigem Abstand injiziert. Subcutane, intramuskuläre oder intradermale Injektionen sind etwa gleich wirksam, mit der intradermalen Technik als der möglicherweise etwas besseren.

Tabelle 23. *Ausbeute an Glomerula und Basalmembran aus je 3 menschlichen und Hundenieren.* „Klumpen" = schwer definierbare Mischung aus Tubuli, Bindegewebe, Kapseln, Glomerula und Blutgefäßen. Aus: Steblay and Lepper (1961)

Species	tiefgefroren gelagert für Tage	Gewicht der Niere	Gewicht der Rinde	Unreinheiten		Bow-mansche Kapseln, frei oder an Glomerula	Naßgewicht des Glomeru-lumsedi-ments	Naßgewicht des Basalmem-branse-diments
				Tubuli	„Klum-pen"			
		g	g	%	%	%	mg	mg
Mensch	15	118	75	<1	0	5—10	960	535
Mensch	20	113	71	<1	0	0	1030	467
Mensch	>10			0	0	0		557
Hund	41			1—2	0	30—40	335	269
Hund	36	29	19	<5		60	230	165
Hund	48	25	20	1		70	174	100

B. Klinik

Der klinische Verlauf nach Beginn der Injektionen ist durch die lange Latenz bis zum Einsetzen der Erkrankung charakterisiert. Sie kann bis zu 2 Monaten und mehr betragen (s. Tab. 24). Wenn die Proteinurie erst einmal einsetzt, ist sie sofort

Tabelle 24. *Der experimentell bestimmte Zeitraum des Einsetzens von Proteinurie und Urämie in Tagen und der angenommene Tag des Beginns von Proteinurie und Urämie.* gbm = glomeruläre Basalmembran. % Latenzzeit = Tag des Proteinuriebeginns geteilt durch Tag des Todes mal 100. Die gleiche Berechnung für % Zeitdauer bis zum Beginn der Urämie. *a* = angenommen, *b* = gestorben, *c* = getötet, *d* = moribund getötet. Aus: Steblay (1962)

Schaf Nr.	Antigen	Zeitraum des Einsetzens der Proteinurie	Angenom-mener Tag des Einsetzens der Proteinurie	Angenom-mener oder wirklicher Todestag	Latenz-zeit %	Zeitraum des Einsetzens der Urämie	Angenom-mener Tag des Ein-setzens der Urämie	Zeitdauer bis zum Einsetzen der Urämie %
1—6	menschl. gbm	64—77	71	92*a*	77	76—80	78	85
1—7	menschl. gbm	10—30	20	52*b*	39	29—42	37	72
1—8	Hunde gbm	36—44	40	50*b*	80	29—42	41	82
2—5	menschl. gbm	40—44	42	65*a*	65	1—45	43	66
2—6	menschl. gbm	40—46	43	79*a*	55	59—66	60	76
2—7	menschl. gbm	14—34	24	47*a*	51	1—45	35	75
1—0	menschl. gbm	—	—	53*a*		42—49	44	83
1—1	Kaninchen gbm	—	—	68*a*		55—62	57	84
1—3	Ratten gbm	—	—	51*a*		1—42	41	81
5	Affen gbm	31—60	45	65*b*		1—60	50	77
3—2	menschl. gbm	1—70	<70	70*c*		>70	>70	
1—A	menschl. gbm	1—77	<70	77*c*		>77	>77	
4—3	menschl. gbm	16—22	19	41*d*	45	30—34	31	74
4—4	menschl. gbm	12—20	16	27*b*	59	14—21	17	63

sehr massiv und nimmt an Intensität in den folgenden Tagen noch zu. Im Sediment findet man zeitlich zusammen mit der Proteinurie typische nephritische Befunde mit Hämaturie, massenhaft Erythrocyten und Cylindern.

Der Krankheitsverlauf ist nach Einsetzen der Proteinurie sehr stürmisch. Bis zum Tod der Tiere vergehen nur wenige Tage (s. letzte Spalte auf Tab. 24). Trotz der großen Proteinurie sind Ödeme selten, und nur einmal beobachtete STEBLAY (1962) Zeichen, die auf ein Lungenödem hinweisen.

Der Tod der Tiere erfolgt in Urämie mit Blutharnstoff-Werten um 400 mg-%. Das schnell zunehmende funktionelle Nierenversagen nach Einsetzen der ersten Krankheitszeichen ist in der Abb. 124 graphisch dargestellt.

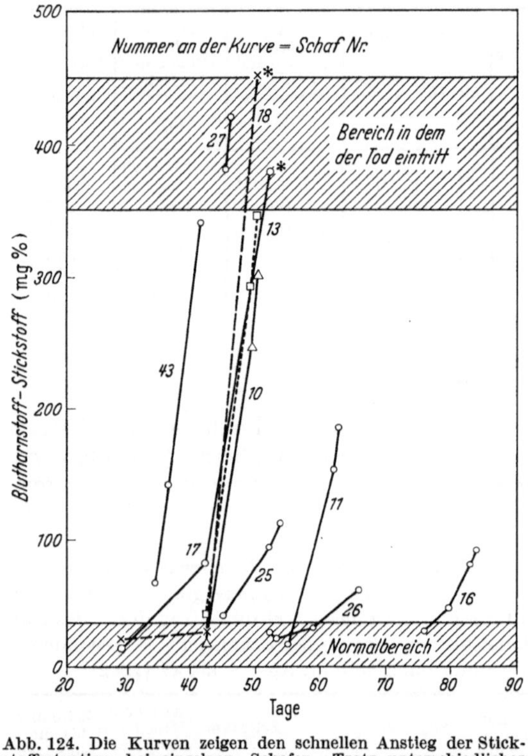

Wichtig ist, daß die Herkunft der zur Immunisierung benutzten Basalmembran (Mensch, Affe, Kaninchen, Ratte, Hund) sowie innerhalb eines weiten Bereiches (s. o.) auch die Menge der injizierten gbm keinen wesentlichen Einfluß auf die Entwicklung der Nephritis hatten.

Abb. 124. Die Kurven zeigen den schnellen Anstieg der Stickstoffretention bei einzelnen Schafen. Trotz unterschiedlicher Latenzzeit ist, wenn einmal die ersten Krankheitszeichen vorhanden sind, der schnelle Anstieg des Blut-Harnstoff-Stickstoff immer der gleiche. Aus: STEBLAY (1962)

C. Pathologische Anatomie

Makroskopisch erscheinen die Nieren vergrößert, ödematös, blaß, graubraun und sind von kleinen Petechien sowohl auf der Außenseite als auch auf der Schnittfläche übersät. Die Kapsel ist leicht abziehbar und die Oberfläche glatt.

Mikroskopisch beschreibt der Autor typische Bilder einer diffusen Glomerulonephritis der verschiedensten Stadien, die den Verläufen bei der menschlichen Glomerulonephritis fast völlig gleichen. In Frühstadien, wenn klinisch nur Proteinurie besteht bei noch normalen Blutharnstoff-Werten, findet man eine akute extracapilläre proliferative Glomerulonephritis mit gestörter glomerulärer Permeabilität und vermehrter Rundzellen-Ansammlung in den Glomerulumschlingen. Im Tubuluslumen findet man zu diesem Zeitpunkt Cylinder und Blut sowie vereinzelt tröpfchenartige Ablagerungen in den Epithelzellen. Ausgeprägte tubuläre Schädigungen erscheinen erst, wenn die glomerulären Veränderungen schon weit fortgeschritten sind.

In Spätstadien der Erkrankung kommt es im Bereich der Glomerula relativ schnell zu immer stärkerer epithelialer Proliferation, ausgehend von der Bowmanschen Kapsel mit Halbmondbildung (s. Abb. 125) und schließlich zur Vernarbung und Schrumpfung der Glomerula wie bei fortgeschrittener chronischer menschlicher

Glomerulonephritis. Die Abgrenzung solcher Glomerula von dem inzwischen bindegewebig veränderten Interstitium ist oft schwierig (s. Abb. 125).

D. Pathogenese

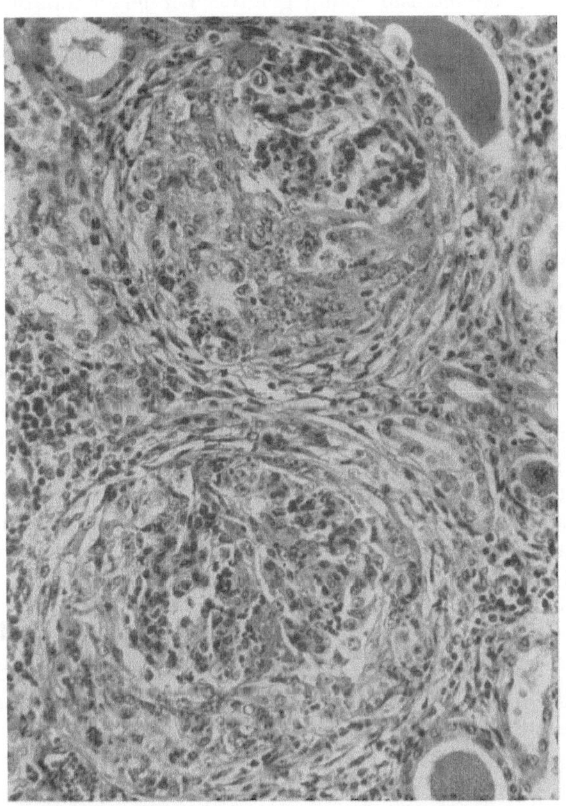

Abb. 125. Niere eines Schafes nach 4 Injektionen mit insgesamt 912 mg menschlicher glomerulärer Balsamembran. 50. Tag nach der ersten Injektion. Serumharnstoff zu diesem Zeitpunkt 300 mg-%. Fortgeschrittene chronische proliferative Glomerulonephritis mit Halbmondbildung und fast völliger Obliteration der Glomerulumcapillaren, welche deutliche Zellvermehrung aufweisen. Blutreste und Cylinder in den Tubuli. Bindegewebsvermehrung mit mononucleärer Infiltration. HE-Färbung. Vergrößerung 320mal. Aus: STEBLAY (1962)

Die Pathogenese dieser erst seit kurzem bekannten experimentellen Krankheitsform ist ungeklärt, wobei sich aber folgende Arbeitshypothese entwickeln läßt: Die immunisierten Schafe bilden nephrotrope Antiseren gegen Basalmembran, so wie dies bei der üblichen ohne Freunds Adjuvans arbeitenden Masugi-Immunisierungstechnik (s. S. 81) geschieht. Die in den Schafen sich bildenden Antikörper weisen aber im Gegensatz hierzu bei der Steblayschen Technik eine Kreuzreaktivität auch mit eigenen Antigenen der Basalmembran auf. Diese gegenüber dem eigenen Organismus als Auto Antikörper reagierenden Antikörper lösen die Nephritis nach denselben pathogenetischen Vorstellungen aus, wie sie oben bei der Masugi-Nephritis (s. S. 112) schon erörtert wurden. Warum es bei dieser Versuchsanordnung zu Kreuzreaktion mit autologem Antigen kommt, ist nicht zu erkennen, doch spielt hierbei das Adjuvans offenbar eine Rolle. Denn sowohl in STEBLAYs Versuchen als auch bei den ungezählten Masugi-Experimenten (s. Übersichtstabelle auf S. 78) kam es ohne Beimischung von Adjuvans nicht zur Entwicklung von Glomerulonephritiden in den immunisierten Tieren, obwohl diese regelmäßig Antikörper gegen Nieren derjenigen Species bilden, gegen die sie immunisiert werden. In diese Möglichkeit fügt sich die Beobachtung STEBLAYs ein, daß die Seren seiner nephritiskranken Schafe nephrotrope Antikörper (Immunfluorescenztechnik) gegen die Nieren derselben Species (Ratten oder Hunde) enthalten, aus der die Basalmembran gewonnen wurde und die bei diesen Tieren auch Nephritiden auslösen. Überträgt man aber solche Seren auf andere Schafe, so bleiben Nephritiden aus, möglicherweise, weil die kreuzreagierenden Antikörper bereits von der Niere des immunisierten und erkrankten Tieres absorbiert worden sind.

Im Hinblick auf die Bildung dieser bisher noch hypothetischen Antikörper, die mit der eigenen Niere reagieren, denkt STEBLAY auch an Versuche WEIGLEs (1961), bei denen es diesem Autor gelungen war, Kaninchen, die zunächst immuntolerant gegen Rinderserumalbumin gemacht worden waren, wieder gegen Rinderserumalbumin zu immunisieren, wenn er hierzu heterologes Serumalbumin mit teilweiser Antigengemeinsamkeit gegenüber Rinderserumalbumin verwendete. Ähnlich könnten vielleicht die heterologen gbm-Antigene die natürliche Immuntoleranz der Schafe gegen ihre eigenen Glomerula durchbrechen. Auch bei dieser Vorstellung würde man aber wieder auf die noch unklare Rolle des Adjuvans stoßen.

Eine wichtige Kontrolle steht sowohl bei dieser als auch bei der folgenden Erkrankungsform noch aus. Es ist bisher nicht gesichert worden, daß das injizierte Fremdmaterial nicht auf dem Blutweg in die Niere gelangen könnte, sich an der glomerulären Basalmembran festsetzen und dort mit den autogenen Antikörpern des Versuchstieres reagieren. Ein evt. Nachweis der Lokalisation der injizierten Antigene an der glomerulären Basalmembran würde auch die Stablay'schen und die Heyman'schen Ergebnisse auf den Pathomechanismus der Fremdeiweiß-Nephritiden (siehe Schema Seite 136) zurückführen.

β) Autoimmun-Nephrosen

1959 berichtete die Arbeitsgruppe von Heyman über ein nephrotisches Syndrom, das sich bei Ratten durch i.p. Injektion von Rattennierenbrei, vermischt mit Freunds vollständigem Adjuvans (s. Fußnote S. 148) erzeugen läßt. Die Erkrankung besteht vorwiegend in Permeabilitätsstörung der Glomerulumcapillaren mit Entwicklung eines nephrotischen Syndroms. An Intensität sind die nephritischen Erscheinungen mit den typischen und foudroyant verlaufenden Autoimmun-Nephritiden Steblays (s. o.) nicht zu vergleichen.

A. Methode von Heyman et al. (1959)

Sprague Dawley Ratten zwischen 150 und 180 g Körpergewicht erhielten 0,5 ml der folgenden Mischung in 14tägigen Abständen i.p. injiziert, bis zu insgesamt 6 Injektionen:

Freunds Adjuvans in folgender etwas abgeänderter Zusammensetzung:

BAYOL F 8,5 ml, Arlacel A 1,5 ml, hitzeabgetötete Tuberkelbacillen 20 mg.

1 ml dieser Suspension wird unmittelbar vor Injektion sorgfältig gemischt mit 0,4 ml des Zentrifugierüberstandes (3–4000 Touren für $1-1^1/_2$ Std) einer 1 : 1 Suspension zunächst blutfrei gespülter und dann zerkleinerter Rattennieren in NaCl. Dies entspricht etwa 2,45 mg Nierenprotein-Stickstoff, die mit jeder Injektion verabfolgt werden. Papierelektrophoretisch besteht der Nierensuspensionsüberstand hauptsächlich aus Globulinen.

Bei Versuchen an Ratten haben sich Extrakte menschlicher Nieren gegenüber Extrakten aus Meerschweinchen- oder Kaninchennieren insofern als überlegen erwiesen, als sie in 92% der Fälle zur Entwicklung einer Proteinurie mit nephrotischem Syndrom führten, während dies bei den Meerschweinchen- oder Kaninchennierenextrakten nur zu 76 bzw. 53% beobachtet wurde (Heyman, Kmetec und Cuppage 1962). Die Injektionsserie wurde eingestellt, wenn eine Proteinurie von über 150 mg/24 Std festgestellt wurde. S. c. Injektion und Injektion in die Fußsohlen von Rattennierenextrakt in Freunds Adjuvans bleibt ebenso erfolglos wie die s.c. oder i.p. Injektion des Rattennierenextraktes allein.

B. Klinisches Bild

Im allgemeinen setzt nach der 3. i.p. Injektion eine Proteinurie ein, in deren Gefolge ein nephrotisches Syndrom mit Hypoproteinämie und Hyperlipämie auftritt. Die Erkennung dieses Zeitpunktes kann unter Umständen schwierig sein, weil Ratten schon physiologischerweise eine geringe Proteinurie aufweisen und der Übergang zur Ausscheidung pathologisch großer Mengen fließend ist. Die Beurteilung zweifelhafter Befunde verlangt daher besondere Kritik. Bei den Befunden der Abb. 126 z. B. galten Ausscheidungen bis zu 30 mg/Tag noch als normal und erst massive Ausscheidungen von 180–200 mg/24 Std wurden als pathologisch angesehen.

Die wesentlichen klinischen Veränderungen sind auf Abb. 126 summarisch zusammengefaßt. Die Proteinurie trat bei den Untersuchungen HEYMANs zuverlässig bei 15 von 15 Versuchstieren der ursprünglichen Serie auf. Wichtig ist, daß aber eine Hämaturie bei diesen Tieren regelmäßig vermißt wurde.

Die Erkrankung bleibt über Monate bestehen mit fortschreitender Hypoproteinämie und Totallipid-Werten im Serum von 3450 mg-%. Es kommt aber nicht zur Urämie und auch die Blutdruckwerte bleiben normal.

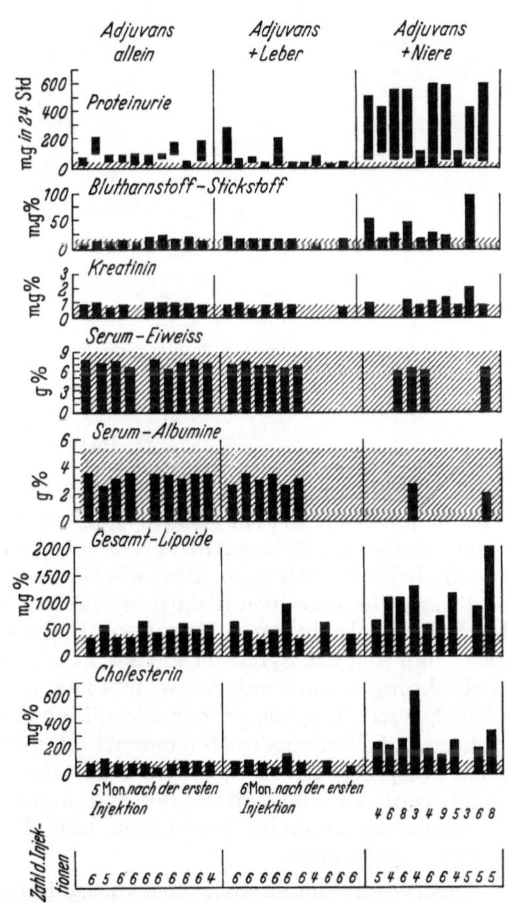

Abb. 126. Blut- und Urinbefunde bei 30 Ratten, von denen 10 je 0,5 ml Freunds Adjuvans allein, 10 je 0,5 ml Freunds Adjuvans + Leberbrei und 10 je 0,5 ml Freunds Adjuvans + Nierenbrei pro Injektion erhalten hatten. Die Gesamtzahl der in 2wöchentlichen Abständen gegebenen Injektionen ist aus der untersten Spalte ersichtlich. Der Zeitpunkt der Probenabnahme findet sich in der vorletzten Spalte. Die gestrichelten Zonen sind Normalbereiche. Aus HEYMAN et al. (1959)

C. Pathologische Anatomie

Makroskopisch sind die Nieren kaum verändert. Mikroskopisch besteht die wesentliche Veränderung in einer Verdickung der Basalmembran der Glomerulumcapillaren (s. Abb. 127). Das Cytoplasma der Endothelzellen erscheint leicht geschwollen, wodurch aber der Blutstrom in den Capillaren nicht wesentlich behindert wird. Epitheliale Halbmondbildungen finden sich selten. Im oft leicht erweiterten Tubuluslumen sind zahlreiche eosinophile PAS-positive Cylinder nachweisbar. Die Sudan-IV-Färbung weist geringe oder mäßige Mengen von feinen Fetttröpfchen in den basalen Anteilen der Epithelzellen nach. Im Interstitium sieht man kleinere Herdchen mit lymphocytärer und Plasmazell-Infiltration. Kein Anhalt für Amyloidose bei Kristallviolett-Färbung.

Kontrolltiere, die nur mit Adjuvans oder mit Adjuvans plus Leber behandelt worden sind und infolgedessen Proteinurie aufweisen (s. Abb. 126), haben gleichartige, aber in der Intensität geringere Veränderungen. Auch bei fehlender Proteinurie hatten Kontrollen mit Adjuvans allein oder mit Adjuvans plus Leber qualitativ ähnliche Veränderungen geringerer Intensität.

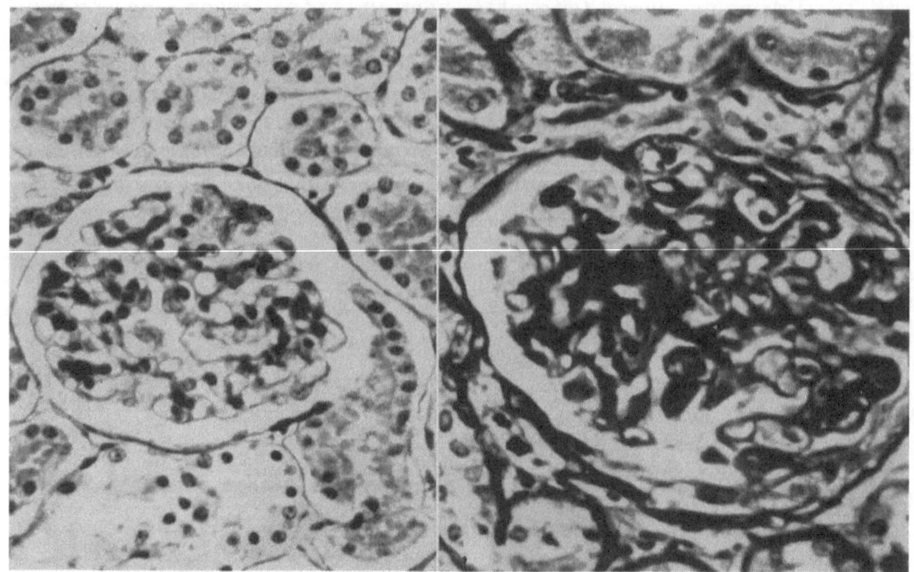

Abb. 127. Links: normale Rattenniere. Rechts: Niere einer Ratte, die mit Adjuvans und Rattennierenbrei behandelt wurde. Verdickung der Basalmembran. Leichte celluläre Proliferation des Kapselepithels 480mal. Aus: HEYMAN et al. (1959)

D. Pathogenese

Die Erkrankung wird von den Erstbeschreibern (HEYMAN, HACKEL, HARWORD, WILSON and HUNTER 1959) als Autoimmun-Nephrose bezeichnet, wobei angenommen wird, daß die Ratten Antikörper entwickeln, die mit der eigenen Niere reagieren, ähnliche Vorstellungen also, wie sie oben bei STEBLAYs Autoimmunnephritis bei Schafen im einzelnen diskutiert wurden. Sie erhalten eine wesentliche Stütze durch die Beobachtungen HEYMANs (HEYMAN, HUNTER, HACKEL and CUPPAGE 1962), daß sich das Syndrom mittels Parabiose übertragen läßt und ferner durch Beobachtungen von HESS, ASHWORTH and ZIFF (1962), die zeigen konnten, daß eine solche Übertragung von primär erkrankten Ratten auch mittels deren Lymphknotenzellen auf Empfängerratten möglich ist, die vorher durch Übertragung von Milzzellen des prospektiven Spenders gegen dessen Lymphzellen immuntolerant gemacht worden waren. Mittels der Immunfluorescenz-Methode lassen sich in den Glomerula der sekundär erkrankten Lymphknoten-Empfänger fixierte Gammaglobuline nachweisen.

Andererseits sollten aber trotz dieser Befunde andere als immunologische Erklärungen der Pathogenese nicht von vornherein ausgeschlossen werden. Zunächst fällt auf, daß bei 3 von 10 Ratten (s. Abb. 126) eine Proteinurie auch durch Injektion von Adjuvans allein zu erzeugen ist. Ferner wurde oben schon darauf hingewiesen, daß auch die histologischen Veränderungen — mit oder ohne Proteinurie — bei Kontrollen, die eine i.p. Injektion von Adjuvans ohne Nierenbrei erhielten, qualitativ gleichartig, wenn auch geringer, sind. Man würde hiernach also dem Nierenextrakt nur eine Verstärkung der Adjuvans-Wirkung zuordnen. Doch scheinen Extrakte anderer Organe die Adjuvans-Wirkung weniger zu verstärken.

Welche entscheidende Bedeutung dem Adjuvans zukommt, geht ferner aus einer Nachuntersuchung der oben zitierten Arbeitsgruppe hervor (HEYMAN, HUNTER and HACKEL 1962), nach der die Häufigkeit der Erkrankung sowohl von der

Menge des injizierten Adjuvans als auch von der Frequenz der Adjuvans-Injektionen abhängt. Ersetzt man die im Adjuvans enthaltenen Mycobact. tuberc. (s. o.) durch Mycobact. butyricum, so bleibt die Erkrankung aus.

Es lag nahe, die nierenschädigende Wirkung des Adjuvans in dessen peritonitiserzeugender Wirkung nach intraperitonealer Injektion zu vermuten. In der Tat haben auch BLOZIS, SPARGO und ROWLEY (1962) zeigen können, daß die intraperitoneale Injektion von Freunds Adjuvans — allein oder nach Vermischung mit Nierenbrei — bei Ratten regelmäßig zu Peritonitis mit z. T. massiver Ascites-Bildung führt. Diese Vorstellung eines Zusammenhanges zwischen Ascitesbildung und Proteinurie mußte aber wieder fallen gelassen werden, nachdem die gleichen Autoren bei vielen ihrer Tiere trotz peritonitischer Ergußbildung eine Proteinurie vermißten.

Die Unabhängigkeit der Proteinurie-Entwicklung von der Peritonitis geht auch aus der Möglichkeit hervor, Freunds Adjuvans durch Haemophilus pertussis Vaccine ersetzen zu können. Ein Gemisch von Haemophilus pertussis mit Nierenbrei erzeugt bei Ratten ebenfalls ein nephrotisches Syndrom, obwohl diese Behandlung keine peritonitische Ergußbildung zur Folge hat. Pertussis Vaccine oder Nierenbrei allein sind unwirksam (BLOZIS, SPARGO und ROWLEY 1962). Die Wirkungsweise des Adjuvans bleibt somit unklar.

Literatur

BLOZIS, G. G., B. SPARGO, and D. A. ROWLEY: Glomerular basement membrane changes with the nephrotic syndrome produced in the rat by homologous kidney and hemophilus pertussis vaccine. Amer. J. Path. **40**, 153 (1962).

CAVELTI, PH. A., and E. STAEHELIN CAVELTI: 1. Production of autoantibodies to kidney in experimental animals. 2. Production of glomerulonephritis in rats by means of autoantibodies to kidneys. 3. Clinical and pathological aspect of the experimental glomerulonephritis produced in rats by means of autoantibodies to kidney. Arch. Path. **39**, 148 (1945); ibid. **40**, 158 (1945); ibid. **40**, 163 (1945).

HESS, E. V., C. T. ASHWORTH, and M. ZIFF: Transfer of an autoimmune nephrosis in the rat by means of lymph node cells. J. exp. Med. **115**, 421 (1961).

HEYMAN, W., D. B. HACKEL, S. HARWOOD, S. G. F. WILSON, and J. L. P. HUNTER: Production of nephrotic syndrome in rats by Freund's adjuvants and rat kidney suspension. Proc. Soc. exp. Biol. (New York) **100**, 660 (1959).

— J. L. P. HUNTER, and D. B. HACKEL: Experimental autoimmune nephrosis in rats: III. J. Immunol. **88**, 135 (1962a).

— E. KMETEC, and F. CUPPAGE: Autoimmune nephrosis in rats. Nephrotoxicity of heterologous kidney proteins. Fed. Proc. **2**, 42 (1962b).

— J. L. P. HUNTER, D. B. HACKEL, and F. CUPPAGE: Transfer of experimental autoimmune nephrosis in rats. Proc. Soc. exp. Biol. (New York) **111**, 568 (1962c).

KRAKOWER, C. A., and S. H. GREENSPON: Localization of nephrotoxic antigen within isolated renal glomerulus. Arch. Path. **51**, 629 (1951).

STEBLAY, R. W., and M. H. LEPPER: Some immunologic properties of human and dog glomerular basement membranes. I. Isolation of human glomerular basement membrane; similar or identical complement-fixing antigens in human and dog glomerular basement membrane preparations. J. Immunol. **87**, 627 (1961).

— Glomerulonephritis induced in sheep by injections of heterologous glomerular basement membrane and Freund's complete adjuvant. J. exp. Med. **116**, 253 (1962).

WEIGLE, W. O.: The immune response of rabbits tolerant to bovine serum albumin to the injection of other heterologous serum albumins. J. exp. Med. **114**, 111 (1961).

III. Andere Schädigungsformen

1. Infektionen der Niere

Versuche zur Reproduktion der aus der Klinik bekannten infektiösen Erkrankungen der Nieren und insbesondere der Pylonephritiden sind lange Zeit vergeblich unternommen worden. Es hat sich immer wieder gezeigt, daß durch Einbringen von Keimen in das Nierenbecken eine Infektion des Parenchyms nur dann auslösbar ist, wenn gleichzeitig durch eine Harnleiterligatur der Harnabfluß verhindert wird. Hierbei entstehen dann meist Pyonephrosen. Ohne Stauung geht die Entzündung entweder nicht an oder sie führt bei Erhöhung der Infektionsdosis zur fortschreitenden septischen Nierenzerstörung oder zur allgemeinen Sepsis.

In letzter Zeit sind aber nun Verfahren mit partieller oder passagerer Harnleiterunterbindung entwickelt worden (MALLORY, CRANE und EDWARDS 1940, THELEN, ROTHER und SARRE 1956), die eine relativ sichere Reproduktion einer Pyelonephritis bei Kaninchen oder Ratten ermöglichen. Vorimmunisierung der Versuchstiere gegen die später in das relativ stenosierte Nierenbecken einzubringenden Keime führt zu einer Verbesserung des „Angehens" der Pyelonephritiden (THELEN, ROTHER und SARRE 1956). Bei Kaninchen lassen sich auf diese Weise pyelonephritische Schrumpfnieren erzeugen. Wegen Einzelheiten der experimentell reproduzierbaren Krankheitsbilder und der Methodik verweise ich auf das Kapitel von Dr. UEBEL über „Infektionen der Niere und ableitenden Harnwege" in diesem Handbuch.

Als kurzer Hinweis sei noch vermerkt, daß sich bei Allgemeininfektionen möglicherweise eine bevorzugte Organwahl, in unserem Falle also die Niere, durch Vorschädigung des Organs mittels Sensibilisierungsvorgängen erreichen läßt. VORLÄNDER (1961) gelang die Erzeugung von Nierentuberkulosen durch „Hinlenkung" der Keime auf die Niere mittels Autosensibilisierungsprozessen. Auch hier verweise ich auf die spezielle Abhandlung in dem Beitrag „Infektionen der Niere und der ableitenden Harnwege".

Literatur

MALLORY, D., D. CRANE and O. EDWARDS: Pathology of acute and of healed experimental pyelonephritis. Arch. Path. **30**, 333 (1940).

THELEN, A., u. K. ROTHER: Experimentelle Untersuchungen zur Pathogenese der pyelonephritischen Schrumpfniere. Urol. int. (Basel) **3**, 359 (1956).

UEBEL, H.: Die Methodik der experimentellen Entzündung und der Harnstauung in den ableitenden Harnwegen. Anhang: Experimentelle Reizblase und Papillennekrose. S. 315 dieses Teilbandes.

VORLAENDER, K. O.: In: MIESCHER-VORLAENDER, Immunopathologie in Klinik und Forschung, 2. Aufl. Stuttgart: Thieme Verlag 1961.

2. Amyloidose der Niere

Mehr oder weniger generalisierte Amyloidosen können in der menschlichen Pathologie nach verschiedenen chronischen Infekten, bei chronischen rheumatischen Erkrankungen oder bei multiplem Myelom auftreten. Unter Amyloidosis verstehen wir gewebliche Ablagerungen einer Substanz, die stärkeähnliche Reaktionen gibt (s. u.). Die Ablagerungen können zu schweren funktionellen Störungen der betreffenden Organe führen. Sie können über verschiedene Organe gleichmäßig verteilt sein, können sich aber auch vorzugsweise auf ein bestimmtes Organ, z. B. Milz oder Leber, beschränken. Das Schicksal der Patienten, soweit es die Amyloidose betrifft, ist im wesentlichen von der Beteiligung der Niere und der hierdurch hervorgerufenen Niereninsuffizienz abhängig.

Obwohl eine stoffliche Identität der Ablagerungen bei menschlicher Amyloidose mit denen bei experimenteller Amyloidose (s. u.) bisher nicht erwiesen ist, haben beide Erkrankungsformen doch so vieles gemeinsam, daß die experimentelle Amyloidose zum Studium der Vorgänge beim Menschen benutzt wird.

A. Methodik

Versuchstiere: Experimentelle Amyloidose wird heute vorwiegend in Kaninchen erzeugt, läßt sich aber ebenso gut auch in anderen Tieren auslösen. Erfolgreiche Versuche liegen bei Hühnern (KRAWKOW 1896) vor, bei Ratten (KUCZINSKI 1923), bei Mäusen (KUCZINSKI 1923; LETTERER 1925), bei Meerschweinchen (GILES und CALKINS 1958) und beim Goldhamster (GELLHORN, VAN DYKE, PYLES und TUPIKOVA 1946). Die experimentelle Erkrankung ähnelt im Hinblick auf die Histologie, die färberischen Reaktionen und den klinischen Verlauf der menschlichen Erkrankung, wobei aber Kaninchen insofern eine Besonderheit darstellen,

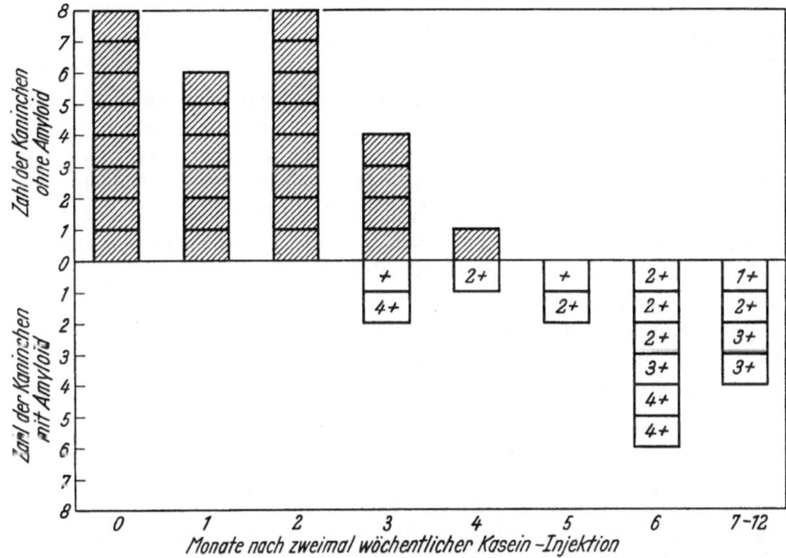

Abb. 128. Vom dritten Monat an setzt die Nierenbeteiligung bei Kaninchen mit experimenteller Amyloidose ein, bis schließlich alle Versuchstiere befallen sind. Die Ziffern in den Kästchen geben den histologischen Schweregrad der Amyloiddepots an: 1 + = 1 bis 25% der Niere sind durch Amyloid ersetzt. 2 + = 26 bis 50% der Niere sind durch Amyloid ersetzt. 3 + = 51 bis 75% der Niere sind durch Amyloid ersetzt. 4 + = mehr als 76% der Niere sind durch Amyloid ersetzt. Aus: COHEN und CALKINS (1959)

als bei ihnen die Leber im Gegensatz zu dem menschlichen Erkrankungsbild nur selten befallen wird.

Auslösung: Entsprechend der uneinheitlichen Ätiologie bei der menschlichen Erkrankung läßt sich auch die experimentelle Amyloidose auf unterschiedlichen Wegen auslösen. Eine sehr alte Methode stammt von BAILEY (1916), der Kaninchen in 2–4tägigen Abständen mit i.v.-Injektion von 1 ml einer 24-Stunden-Bouillon-Kultur von Escherichia coli behandelte. Nach etwa 25 Injektionen war Amyloid in Leber, Milz und Niere nachweisbar.

Später wurden vielfach Nucleinsäure-Injektionen verwendet, doch ist hierbei die Ausbeute an Schädigungen relativ gering. So trat z. B. bei BOHLE, HARTMANN und POLA (1950) nur bei 12 von 68 Mäusen Amyloid auf. Diese Autoren injizierten nach den Angaben von LETTERER (1949) je 0,5 ml einer 2%-Lösung von Hefenucleinsäure (Merck) in 0,25% NaOH zunächst für 5 Tage hintereinander, dann weiter in 2–3tägigen Abständen, insgesamt bis zu 30 Injektionen. Man kann auch nach VASQUEZ und DIXON (1956) bei Kaninchen täglich 10,0 ml 0,8% Ribonucleinsäure in 0,05 M Phosphat-Puffer bei p_H 7,2 über 60 Tage geben.

Ihrer besonderen Zuverlässigkeit wegen hat sich in den letzten Jahren die von Kuczinski (1923) bei Mäusen eingeführte Casein-Methode durchgesetzt. Man injiziert Casein, als Caseinnatrium oder als 10% Caseinsuspension, von letzterer z. B. bei Kaninchen s.c. je 0,25 ml unter sterilen Kautelen zweimal wöchentlich. Schon nach 8 Wochen lassen sich bei allen Tieren Amyloidablagerungen in der Milz nachweisen. Nierenamyloidose tritt erst später, aber schließlich auch hier regelmäßig auf. Das Einsetzen der Nierenbeteiligung bei Kaninchen läßt sich der Abb. 128 entnehmen.

Amyloidose mit vorwiegender Nierenbeteiligung und hierdurch ausgelöstem, voll sich entwickelndem nephrotischem Syndrom (s. u.) erhielten Gellhorn, van Dyke, Pyles und Tupikova (1946) nach Infektion mit Leishmania donovanii, dem Erreger der menschlichen Kalar-Azar. Man inoculiert Hamstern 20 mg Milz von anderen Hamstern, die auf beliebige Weise mit Leishmania donovanii infiziert wurden.

Experimentelle Amyloidosen sind ferner bei Mäusen oder Ratten allein durch Eier-Milch-Käse-Diät erzeugt worden (Kuczinski 1923). Krawkow (1896) injizierte Bouillon-Kultur von Staphylococcus aureus subcutan bei Hühnern und Kaninchen und fand ebenfalls Amyloidose. Diese Keime per se sind aber zur Auslösung der Erkrankung nicht nötig. Man findet dieselben Amyloiddepots bei Hühnern auch, wenn statt der virulenten Kultur sterile Staphylokokkenfiltrate subcutan injiziert wurden (Nowak 1898). Bei Mäusen läßt sich Amyloidose auch durch intraperitoneale Injektion kolloidalen Selens (0,02–0,01 mg) oder durch Injektion von Gelatine oder Hühnereiereiweiß in 2–5% Lösung erreichen (Letterer 1926). Sie tritt bei Mäusen ferner auch nach subcutaner oder intraperitonealer Implantation autologen oder homologen Gewebes auf (Letterer 1926).

B. Klinische Beobachtungen

Wie schon einleitend betont, wird das Schicksal des Amyloidose-Kranken vorwiegend vom Ausmaß und den Folgen der Nierenbeteiligung bestimmt. Dies ist auch bei der experimentellen Amyloidose der Fall. Obwohl Urämien nicht beobachtet werden, tritt doch bei längerer Versuchsdauer häufig eine Retention harnpflichtiger Substanzen im Serum auf. Diese ist in der Tab. 25 (als Harnstoff-Stickstoff) nur mäßig ausgeprägt, in anderen Versuchsreihen kam es aber bei Kaninchen, die einen Normalwert um 35 mg-% Reststickstoff haben, zu Anstiegen bis zu 100 mg-% Rest-N und darüber (maximal 119) (Giles und Calkins 1958). Die Tiere mit Retention harnpflichtiger Substanzen im Serum hatten durchweg histologisch (s. u.) nachweisbare Nierenschädigungen. Uronsäuren (D-Glucuronsäure) sind im Serum von Amyloidtieren gegenüber Kontrollen unverändert, doch kommt bei Erhöhung der Serum-Reststickstoff-Werte auch eine Erhöhung dieser Serumwerte vor (Giles und Calkins 1958).

Im Harn Proteinausscheidung unterschiedlicher Intensität.

Besonders hervorzuheben sind die Serumeiweiß-Veränderungen, die bis hin zum voll ausgeprägten nephrotischen Syndrom führen können. Man findet eine Hypalbuminämie und in solchen Fällen einen Anstieg der α- oder β-Globuline. Der Gesamtprotein-Spiegel im Serum ist auffallend lange normal oder sogar etwas erhöht, kann aber in Abhängigkeit vom Grad der Proteinurie schließlich extrem niedrige Werte erreichen. Besonders schwere Bilder des nephrotischen Syndroms beobachteten Gellhorn, van Dyke, Pyles und Tupikova (1946) an Goldhamstern (Cricetulus auratus), die nach Infektion mit Leishmania donovanii (Methode s. o.) eine Amyloidose entwickelten. Auf Abb. 129 sind die Serum- und Harnprotein-

Tabelle 25. *Übersicht über die histologischen und Serumveränderungen bei caseinbehandelten Kaninchen und bei Kontrollen.* Aus: COHEN und CALKINS (1960)

Kaninchen	Monate Casein-injektion	Licht Mikroskopie: Milz-Amyloid	Licht Mikroskopie: Nieren-Amyloid	Electronen-Mikroskopie: Nieren-Befunde	Serum-hexosamin	Serum-Harn-stoff-Stickstoff	Serum cholesterin	Serum-Proteine: Albumin	Globulin α	Globulin β	Globulin γ	Total Protein
					mg-%	mg-%	mg-%	g %	g %	g %	g %	g %
Kontrolle	0	0	0	0	75	18	82	3,6	0,8	0,9	1,0	6,3
2-04	2	+	0	? END	—	14	—	—	—	—	—	—
1-32	3	3+	0	BM	—	27	120	3,7	—	—	—	7,0
2-05	5	2+	1+	EPI, DEP	123	9	77	3,0	1,3	1,3	2,3	7,9
9-9	5	3+	2+	BM, EPI, END, DEP	100	35	71	1,2	0,6	0,6	4,2	6,6
8-7	6	4+	4+	BM, EPI, END, DEP	116	30	—	3,2	0,9	1,1	2,3	7,5
1-52	7	3+	4+	BM, EPI, END, DEP	166	—	276	2,7	0,8	1,5	2,9	7,9
9-4	10	4+	2+	BM, EPI, END, DEP	110	29	156	1,9	1,0	0,8	2,5	6,2

Abkürzungen: BM = Veränderungen der Basalmembran; EPI = der Epithelien; END = der Endothelien; DEP = extracelluläre Deposition.

Beobachtungen bei diesen Tieren wiedergegeben. Man erkennt den initialen Anstieg der Plasmaproteine, der nach Einsetzen der Proteinurie zwischen dem 32. und dem 46. Tag post infectionem einer Hypoproteinämie weicht, die ausschließlich auf Albuminmangel zurückzuführen ist. Die Plasmaglobuline dagegen verharren

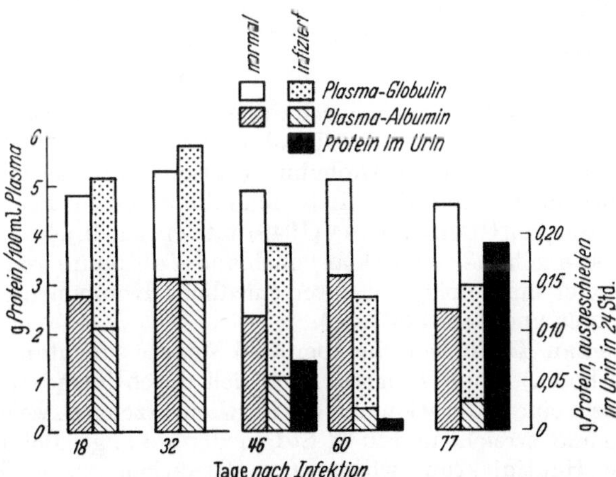

Abb. 129. Beobachtung der Serum- und Harnprotein-Verhältnisse bei normalen (jeweils linke Säulen) und Goldhamstern, die nach Injektion mit Leishmania donovanii eine Amyloidose entwickelten. Aus: GELLHORN, VAN DYKE, PYLES und TUPIKOVA (1946)

(infolge geringeren Verlustes oder besserer Regeneration ?) auf dem Ausgangswert. Die Tiere entwickelten im allgemeinen Anasarka. Die pathologische Anatomie der Amyloiddeponierung entsprach in allen Einzelheiten der unten aufgeführten histologischen Beschreibung.

Der Serumlipoid(-cholesterin)-Spiegel ist meist stark erhöht, was dem nephrotischen Syndrom entspricht.

Auffällig und charakteristisch für experimentelle Amyloidosen ist der durchweg erhöhte Serumhexosamin-Spiegel (GILES und CALKINS 1958). Er ist statistisch signifikant und nicht auf den Hexosamingehalt des Caseins zurückzuführen, das diese Autoren zur Auslösung (Methode s. o.) der Amyloidose benutzt haben. Umgekehrt beträgt auch der durch Caseinzugabe zum Serum der amyloidkranken Tiere mit dem Immunpräcipitat (s. u.) ausfällbare Hexosamin-Anteil weniger als 5% des Totalserum-Hexosamins (GILES und CALKINS 1958). Das Verhalten des Serumhexosamin-Spiegels in Abhängigkeit von der Dauer der Caseininjektionen (der Amyloidose) ist auf Abb. 130 dargestellt. Eine schlüssige Erklärung fehlt. Auf Tab. 25 sind die wesentlichen klinischen Untersuchungsergebnisse aus einer Arbeit von COHEN und CALKINS (1960) noch einmal und in Korrelation zu den histologischen (Einzelheiten s. u.), lichtmikroskopischen und ultramikroskopischen Nierenveränderungen aufgeführt.

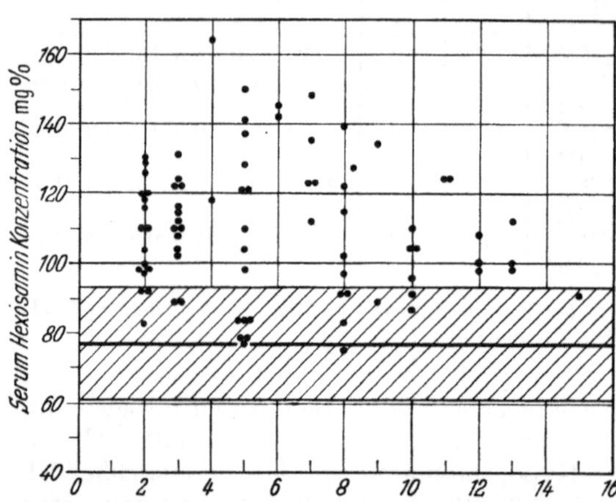

Abb. 130. Das Verhalten des Serumhexosamins bei Kaninchen mit Amyloidose infolge von Caseininjektionen. Die schraffierte Zone gibt den Bereich der doppelten Standardabweichung nach jeder Seite vom Mittelwert (schwarze Linie) gesunder Kaninchen an. Aus: GILES und CALKINS (1958)

Die Injektion der verschiedenen (s. Methodik) Fremdstoffe führt zur Entwicklung von Antikörpern gegen das eingebrachte Material, was am Beispiel des Caseins von GILES und CALKINS (1958) studiert worden ist. Die Caseininjektionen führen bei Kaninchen zur Bildung spezifischer, mit dem Blut zirkulierender Antikörper. Rechnet man die aus dem Serum durch Casein ausprächipitierbaren Antikörper auf die in diesem Serum vorhandene γ-Globulin-Konzentration um, so ergibt sich, daß sich zwischen 6 und 24% der γ-Globulin-Fraktion durch Casein ausfällen läßt. Die Tiere sind also hochimmunisiert. Läßt man die Seren solcher Tiere nach der Agardiffusionstechnik von OUCHTERLONY (1949) mit dem zur Injektion verwendeten Casein reagieren, so ergeben sich vier klar voneinander abtrennbare Präcipitationsstreifen, was auf vier immunologisch unterschiedliche Komponenten des Caseins schließen läßt (GILES und CALKINS 1958).

Bei Hauttesten an Kaninchen, die über 5–6 Monate subcutane Casein-Injektionen (s. o.; Methodik) erhalten hatten, ließ sich durch intradermale Injektion von 1,2 mg N Casein eine Induration und ein Erythem erzeugen, welches nach 4 bis 6 Std den Höhepunkt erreicht und in 14 Std wieder abklingt. Bei unbehandelten Tieren blieb die Hautinjektion wirkungslos. Reaktionen vom Tuberculintyp (Spätreaktionstyp) ließen sich bei diesen Tieren nicht auslösen.

C. Pathologische Anatomie

I. Natur und Entstehung der Ablagerungen

Der Name Amyloid leitet sich aus stärkeähnlichen (positiven Jod- und Jodschwefelsäure-) Reaktionen (VIRCHOW 1854) her, die die Ablagerungen im Gewebe oder nach Extraktion geben. Analysen des Amyloids aus menschlichen Organen ergaben wechselnde Anteile an hydrophilem Protein (Giles und Calkins 1955) eines Hydroxyprolingehalts unter 1%, was gegen Kollagen als Proteinbestandteil spricht. Kohlenhydrate machen etwa 5% aus (Calkins und Cohen 1958). Der Kohlenhydratanteil besteht aus Hexosaminen, hier hauptsächlich Glucosamin, aber auch Galaktosamin und Hexosen: Galaktose, Glucose, Mannose und Fructose. Ätherextrahierbares Material ist zu 15% enthalten. Daneben ist Sialsäure nachweisbar. Polyuronide (wie z. B. Hyaluronsäure oder Chondroitinsulfat) sind nur in Spuren vorhanden. Der Uronsäuregehalt, nachgewiesen mittels Orcinol- oder Carbazol-Reaktion, liegt unter 0,1%. Reichlicher Wasseranteil.

Extrahiert man Amyloid mit 0,02 *M* NaOH, so erhält man einen Extrakt, der in der Ultrazentrifuge homogen ist und eine Sedimentationskonstante von 6 Svedberg-Einheiten aufweist. Er wandert in der Elektrophorese mit den α-Globulinen. Die Wanderungscharakteristik entspricht der der α-Glykoproteine des Serums.

Was die Entstehungsweise des Amyloids angeht, so fällt zunächst bei Durchsicht der bunten Ätiologie (s. Methodik) auf, daß bei allen klinischen Vorkrankheiten und bei allen experimentellen Methoden mit Sensibilisierungsvorgängen bei den Befallenen zu rechnen ist. Letterer hat aus dieser Beobachtung und aus experimentellen Untersuchungen schon 1926 die Vermutung abgeleitet, an der Entstehung der Amyloidablagerungen müßten Antigen-Antikörper-Komplexe beteiligt sein. Diese Anschauung hat sich in den letzten Jahren auf verschiedenen Wegen bestätigen lassen. Auf die Hyperimmunisierung der caseinbehandelten Kaninchen mit Amyloidentwicklung wurde schon im Abschnitt über die Klinik hingewiesen. 1956 konnten Vasquez und Dixon mittels Immunfluorescenz-Technik (Methode s. S. 123 im Abschnitt über die Masugi Nephritis), die Gegenwart autogener γ-Globuline des amyloidkranken Tieres in der Amyloidsubstanz sogar optisch sichtbar machen. [Allerdings fehlte dem untersuchten Amyloid in diesem Fall die sonst charakteristische (s. u.) Kongorot-Färbbarkeit.] Es liegt nahe, in diesen γ-Globulinen Antikörper zu vermuten, welche möglicherweise als Antigen-Antikörper-Komplexe dort niedergeschlagen sind. Tatsächlich hat sich später auch gezeigt, daß die Amyloidsubstanz komplementbindungsfähig ist, was diese Interpretation wesentlich stützt. Der Nachweis der Komplementbindung im Amyloid wurde wiederum mit der Immunfluorescenz-Technik geführt (Vogt und Kochem 1960), wobei fluorescierende und gegen Komplementfaktoren gerichtete Antiseren benutzt wurden. Wegen technischer Einzelheiten dieses Verfahrens wird auf S. 123 im Abschnitt über die Masugi-Nephritis verwiesen.

Es liegt natürlich nahe, als Antigen der mutmaßlichen Antigen-Antikörper-Komplexe (s. o.) das injizierte Casein zu vermuten, doch ist hier die Beweisführung noch offen, insbesondere nachdem Giles und Calkins (1958) nach subcutaner Injektion von Radiojod-markiertem Casein (Methode von Pressman und Eisen 1950, vgl. S. 120 in Masugi-Nephritis) keine vermehrte Aktivität über den vom Amyloid betroffenen Organen vom Kaninchen haben feststellen können.

II. Histologischer Nachweis

Vergleichende Untersuchungen verschiedener färberischer Nachweis-Methoden zur Ermittlung der besten histologischen Arbeitstechnik sind 1959 von Cohen, Calkins und Levene durchgeführt worden. Dabei ergaben sich die klarsten Resultate hinsichtlich der Spezifität des Amyloidnachweises im Gewebe bei einer Kombination von Hämatoxylin-Eosin-, Kristallviolett- und van Gieson-Färbung.

Demgegenüber benutzt man für den Spuren-Nachweis aber besser eine Kombination von Kongorot-Färbung und UV-Licht, die dieser Methode hinsichtlich der Empfindlichkeit überlegen ist. Amyloid fluoresciert mit einer Wellenlänge von

665 mμ, doch macht hier eine störende Mitfluorescenz des Hintergrundes die Deutung unsicher. Erst die nahezu selektive Bindung von Kongorot an Amyloidsubstanz führt zu einer sehr klaren Abgrenzung. Kongorot-behandeltes Amyloid hebt sich in rosa Fluorescenz leuchtend vom grünlich-bräunlichen Hintergrund ab. Vgl. auch die verschiedenen Färbemethoden der Abbildungen.

MISSMAHL und HARTWIG (1953) wiesen auf die schwache Doppelbrechung von Amyloid hin, welches sie in ungefärbten Formalin-fixierten Präparaten unter dem Polarisationsmikroskop beobachteten. Nach Kongorot-Färbung nimmt die Doppelbrechung erheblich zu. Sie liegt in der Längsachse der Ablagerungen. Die ursprüngliche Erklärung durch den Gehalt des Amyloids an Kollagenfasern muß man nach den oben zitierten chemischen Analysen durch die Gruppe von COHEN wohl fallen lassen (vgl. auch die elektronenmikroskopische Abb. Nr. 134 auf S. 172). Es ist vielmehr anzunehmen, daß das Amyloid nicht – wie ursprünglich angenommen – amorph, sondern in micellaren Strukturen angeordnet ist (COHEN, CALKINS und LEVENE 1959).

III. Feingewebliche Veränderungen. Die Lokalisation des Amyloids

Auf die Beteiligung fast aller Organe an der Amyloidablagerung sowie auf die entscheidende Bedeutung der renalen Beteiligung ist eingangs schon hingewiesen

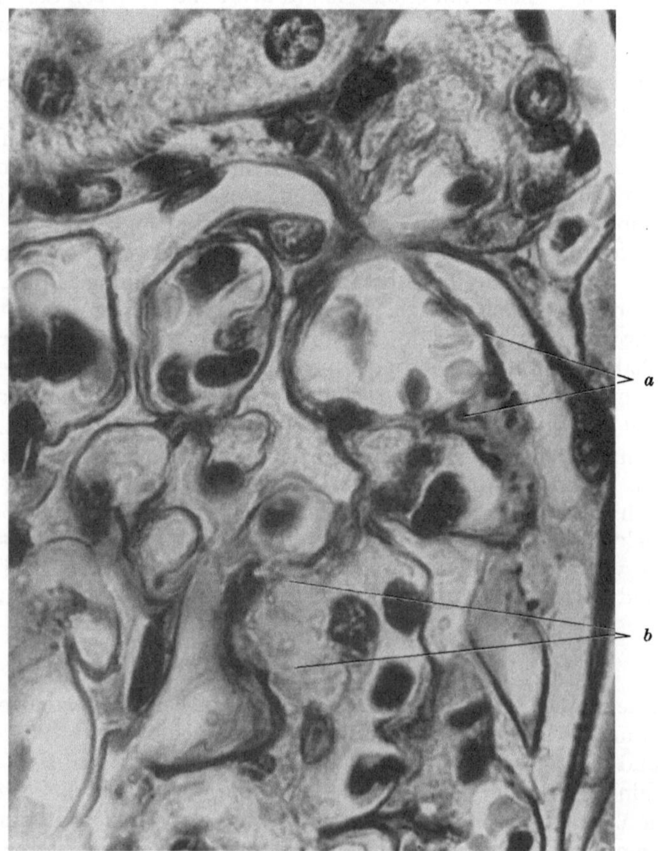

Abb. 131. Ausschnitt aus dem Nierenkörperchen einer Maus bei experimentellem Nierenamyloid. *a* Tangential getroffene Glomerulumcapillare mit pilzartigen Verdickungen der Basalmembran. *b* Ablagerung von Amyloid an der Innenseite der Basalmembran. Perjodsäure-Silber-Reaktion. Mikrophotogramm. Vergr. 1440fach. Aus: MILLER und BOHLE (1956)

worden. Von besonderer Bedeutung hinsichtlich der immunologischen Pathogenese sind die elektronenoptischen Beobachtungen von HEEFNER und SORENSEN (1962), die die frühesten Amyloidablagerungen in den perifollikulären Gebieten

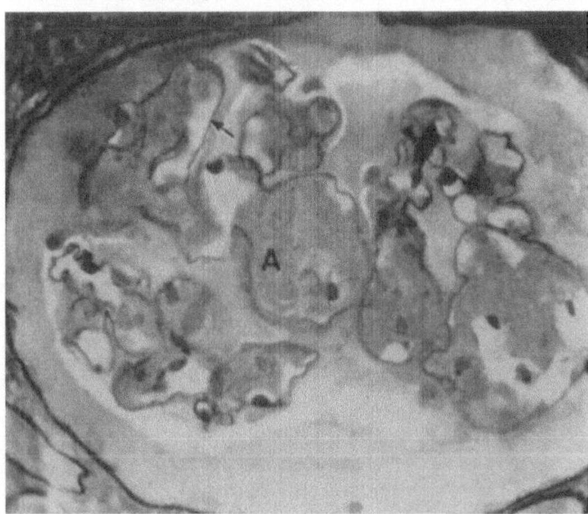

Abb. 132. Selbst bei schwerst geschädigten Glomerula mit nahezu kompletter Okklusion der Capillarlumina bleibt die fast ausschließliche Lokalisation der Amyloiddepots (*A*) auf der endothelialen Seite der Basalmembran (Pfeil) noch nachweisbar. Kaninchenniere. Amyloidose nach Casein-Injektionen. Osmium-Fixation. PAS-Färbung. Aus: COHEN und CALKINS (1960)

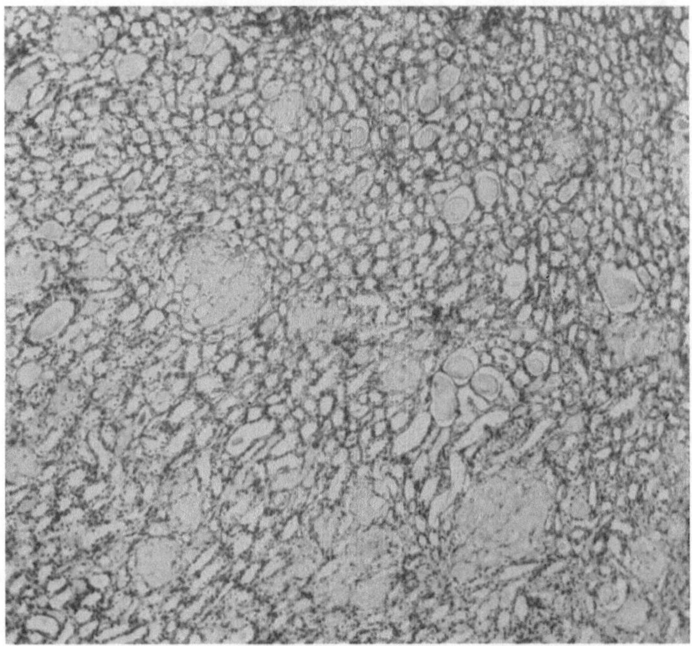

Abb. 133. Kaninchenniere. Weitgehender Ersatz der Glomerulumstrukturen durch Amyloid. Beachte auch die intratubulären Eiweiß-Ausfällungen. Aus: COHEN und CALKINS (1959)

der Milz und später in den Lymphknoten fanden. Es ist ferner im Cytoplasma der phagocytierenden RES-Zellen nachweisbar, ohne daß diese oder die Plasmazellen vermehrt sind. Hier soll von dem Milz-Lymphknoten-Leber- (mit Ausnahme von Kaninchen; s. o.) usw. -Befall im einzelnen aber abgesehen und nur die Nierenveränderungen beschrieben werden.

Bei den mit Casein-Injektionen behandelten Kaninchen sind die ersten von der Amyloidose betroffenen Nierenelemente die Glomerula, wo sich hyaline Depots eosinophiler Substanzen nachweisen lassen. Die Ablagerung beginnt in der Nähe

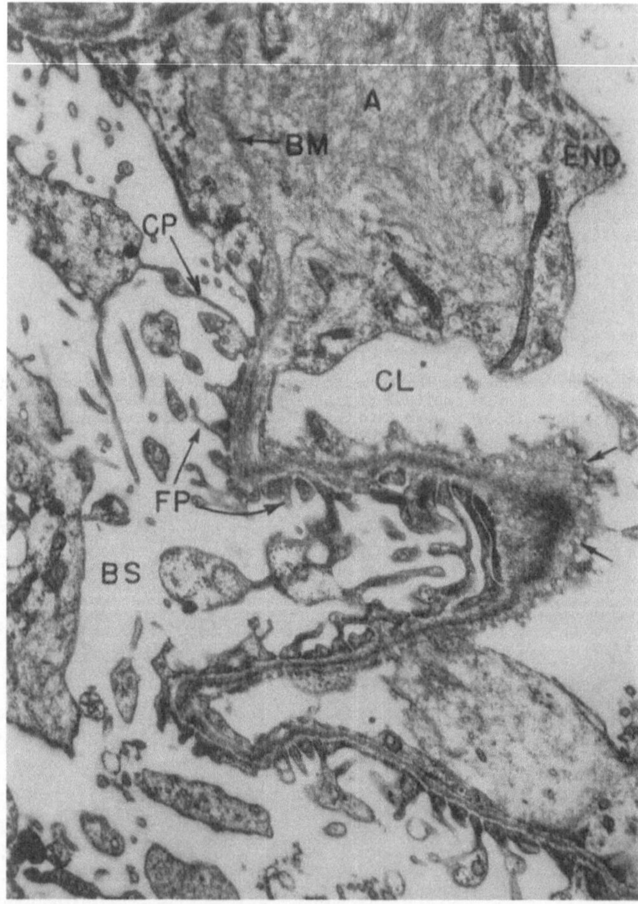

Abb. 134. Im Mittelpunkt eine tangential geschnittene Glomerulumschlinge. Man sieht endotheliale Poren (Pfeile). Das Endothelcytoplasma oberhalb davon trennt das Capillarlumen vom fibrillären Amyloid (*A*). Die Basalmembran läuft durch das Amyloid. Im unteren Teil des Bildes sind die Pedikel (*FP*) normal, verschmelzen aber in der Nähe des Amyloids. Aus: COHEN und CALKINS (1960)

der Capillarendothelien, wo sie zwischen Endothelzelle und Basalmembran erkennbar ist (s. Abb. 131). Sie bleibt dabei gleichartig über das ganze Glomerulum verteilt. Diese Lokalisation bleibt sehr lange erhalten, und selbst bei schwerst geschädigten Nieren ist die Ansammlung des Amyloids fast ausschließlich auf der endothelialen Seite der Basalmembran noch deutlich erkennbar (Abb. 132).

Mit zunehmendem Schweregrad kann es schließlich zum vollständigen Ersatz der Glomerulumstrukturen durch ausgefälltes Amyloid kommen, was auf der Übersichtsaufnahme (s. Abb. 133) gut zu erkennen ist. Schließlich kommt es zur Sklerosierung mit völliger Obliteration (COHEN, CALKINS und LEVENE 1959).

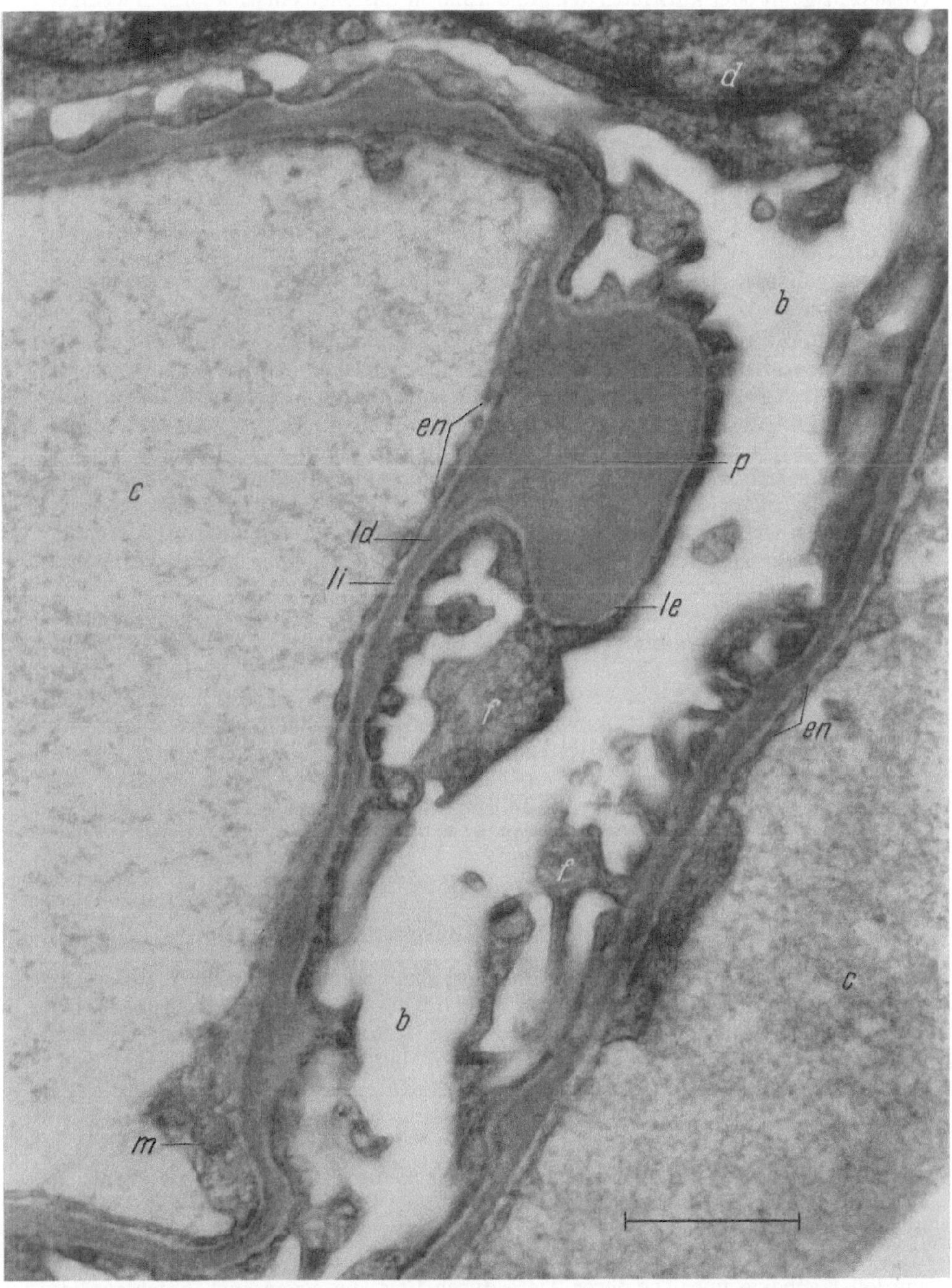

Abb. 135. Ausschnitt aus zwei benachbarten Glomerulumcapillaren der Maus bei experimentellem Amyloid. *d* = Glomerulumdeckzelle, *f* = fußförmige Fortsätze der Deckzellen, *b* = Bownmanscher Kapselraum, *c* = Capillarlumen *en* = Endothelcytoplasma mit quergetroffenen Poren, *m* = Mitochondrium im Endothelcytoplasma, *li* = Lamina rara interna, *ld* = Lamina densa, *p* = pilzartige Verdickung der Lamina densa. Abbildungsmaßstab 24400:1. Aus: MILLER und BOHLE (1956)

Gleichzeitig mit oder kurz nach den glomerulären Läsionen entwickeln sich weniger ausgeprägt auch interstitielle Amyloidablagerungen. Auch hier findet sich das Amyloid wieder vorwiegend in der Nähe der Basalmembran der Capillaren sowie im interstitiellen Bindegewebe.

Auch elektronenmikroskopisch sind die ersten Veränderungen im Glomerulum anzutreffen. Hier läßt sich Amyloid als feines fibrilläres Material unterhalb des Cytoplasmas der Capillarendothelien lokalisieren. Die Basalmembran ist zunächst nicht betroffen. Die Podocyten erscheinen kürzer und in manchen Fällen ineinander verlaufend, so daß sie eine durchgehende Schicht von Cytoplasma darstellen, welches der Basalmembran anliegt. Diese Veränderungen der Podocyten entsprechen übrigens ganz den Beobachtungen, wie sie auch von Nieren beim menschlichen nephrotischen Syndrom beschrieben worden sind.

In weiter fortgeschrittenen Stadien bilden sich kleinere Herde, die in das Capillarlumen vorspringen oder das Lumen völlig verlegen (s. Abb. 132). Die Endothelzellen trennen regelmäßig das Amyloid vom Glomerulumlumen. Selbst an den Stellen, wo fokale Herde sich in das Lumen vorwölben (vgl. Abb. 134) sind sie von Endothelcytoplasma eingehüllt. An diesen Stellen scheint die normale Porenstruktur, die sich in benachbarten Gebieten noch finden kann, völlig verlorengegangen zu sein. Die Lamina densa ist jetzt gleichmäßig etwa auf das Doppelte verdickt, kann aber auch (bei der Maus; MILLER und BOHLE 1956) umschriebene pilzartige Verdickungen aufweisen (s. Abb. 135). Die intracellulären Organellen sind dabei aber noch gut erhalten.

Auch lokale Ablagerungen sind also primär immer zwischen Endothelcytoplasma und Basalmembran lokalisiert. Erst bei größeren Herden erscheint Amyloid auch auf der epithelialen Seite der Basalmembran. Interessanterweise haben die Amyloiddepots, soweit sie in der Nähe des Endothelcytoplasmas liegen, eine Tendenz, faserartig in Bündeln parallel zur äußeren Zellmembran angeordnet zu liegen. Diese Fibrillen sind etwa 1200–5000 Å lang und 50–120 Å dick (COHEN und CALKINS 1959), wodurch sie sich von Kollagen unterscheiden, welches eine Periodizität von etwa 640 Å hat. Die Fibrinperiodizität liegt bei 230 Å. Wegen der unterschiedlichen chemischen Zusammensetzung der im Amyloid enthaltenen Proteine im Vergleich zu Kollagen s. o.

D. Prognose und Beeinflussung des Verlaufs

Wie für die menschliche Amyloidose anhand von Leberbiopsien histologisch nachgewiesen (WALDENSTROEM 1927), sind auch die Amyloidablagerungen bei experimenteller Amyloidose rückbildungsfähig, wenn nur die auslösende Ursache beseitigt wird. So konnte KUCZINSKI (1923) bei Mäusen mit Amyloidose nach fortlaufender Behandlung mit Caseinnatriumlösung zeigen, daß selbst schwerste Fälle sich zurückentwickeln, wenn die Injektionen eingestellt werden. Andernfalls aber gehen alle Tiere ein.

Im Hinblick auf die mögliche Immunpathogenese (s. o.) ist verschiedentlich versucht worden, durch Cortison oder ACTH eine Beeinflussung der Erkrankung zu erreichen. Alle diese Versuche haben aber enttäuscht. Während GILES und CALKINS (1958) keinen klaren Effekt auf die Amyloiddeposition erkennen konnten, wurden Kachexie und Tod ihrer Tiere durch Cortison sogar noch beschleunigt. TEYLUM (1956) fand bei caseinbehandelten Mäusen selbst die Amyloidpräcipitate im Gewebe noch verschlimmert, wenn die Tiere zusätzlich zur Caseinzufuhr täglich mit 0,3 mg Cortison über 4 Tage oder täglich mit 0,5 mg ACTH über 2 Tage behandelt wurden.

Literatur

BAILEY, C. H.: The production of amyloid disease and chronic nephritis in rabbits by repeated intravenous injections of living coli bacilli. J. exp. Med. **23**, 773 (1916).
BOHLE, A., F. HARTMANN u. W. POLA: Elektrophoretische Serumeiweiß-Untersuchungen bei experimentellem Mäuseamyloid. Virchows Arch. path. Anat. **319**, 231 (1950).
CALKINS, E., and A. S. COHEN: Chemical composition of amyloid. J. clin. Invest. **37**, 882 (1958).
COHEN, A. S., and E. CALKINS: A study of the fine structure of the kidney in casein induced amyloidosis in rabbits. J. exp. Med. **112**, 1, 479 (1960).
— — and CH. LEVENE: Studies on experimental amyloidosis. I. Analysis of histology and staining reactions of casein induced amyloidosis in the rabbit. Amer. J. Path. **35**, 2, 971 (1959).
GELLHORN, A., H. B. VAN DYKE, W. J. PYLES and N. A. TUPIKOVA: Amyloidosis in hamsters with Leishmaniasis. Proc. Soc. exp. Biol. (N. Y.) **61**, 25 (1946).
GILES, R. B., and E. CALKINS: The relationship of serum hexosamin, globulins and antibodies to experimental amyloidosis. J. clin. Invest. **37**, 846 (1958).
— — Studies on the composition of secondary amyloid. J. clin. Invest. **34**, 1476 (1955).
HEEFNER, W. A., and G. D. SORENSON: Electron microscopic observations on experimental amyloidosis in the spleen and lymph nodes of the mouse. Fed. Proc. **2**, 20 (1962).
KRAWKOW, N.: De la dégénerescence amyloide et des altérations cirrhotiques provoquées expérimentalement chez les animaux. Arch. Méd. exp. **2**, (1896).
KUCZINSKI, M. H.: Neue Beiträge zur Lehre vom Amyloid. Klin. Wschr. **2**, 727 (1923).
LETTERER, E.: Ein Beitrag zur experimentellen Amyloidforschung. Verh. dtsch. path. Ges. **1925**, 301.
— Studien über Art und Entstehung des Amyloids. Beitr. path. Anat. **75**, 486 (1926).
— Neue Untersuchungen über die Entstehung des Amyloids. Virchows Arch. path. Anat. **293**, 34 (1934).
— Untersuchungen über den Einfluß verschiedenartiger Ernährung auf die experimentelle Amyloidose. Zugleich ein Beitrag zur Frage der Antikörper-Bildung in Abhängigkeit von der Ernährung. Virchows Arch. path. Anat. **317**, 1 (1949).
MILLER, F., u. A. BOHLE: Vergleichende licht- und elektronenmikroskopische Untersuchungen ander Basalmembran der Glomerulumkapillaren der Maus bei experimentellem Nierenamyloid. Klin. Wschr. **1956**, 1204.
MISSMAHL, H. P., u. M. HARTWIG: Polarisationsoptische Untersuchungen an der Amyloidsubstanz. Virchows Arch. path. Anat. **324**, 489 (1953).
NOWAK, J.: Experimentelle Untersuchungen über die Ätiologie der Amyloidosis. Virchows Arch. path. Anat. **152**, 162 (1898).
OUCHTERLONY, Ö.: Antigen-Antibody-reactions in gels. Acta path. microbiol. scand. **26**, 507 (1949).
PRESSMAN, D., and H. EISEN: The zone of localization of antibodies. V. An attempt to saturate antibody binding sites in mouse kidney. J. Immunol. **64**, 273 (1950).
TEYLUM, G.: Periodic acid-Schiff-positive reticuloendothelial cells producing glycoprotein. Functional significance during formation of amyloid. Amer. J. Path. **32**, 945 (1956).
VAZQUEZ, J. J., and F. J. DIXON: Immunohistochemical analysis of amyloid by fluorescent technic. J. exp. Med. **104**, 727 (1956).
VOGT, A., u. H. G. KOCHEM: Histo-serologische Untersuchungen mit fluorescein-markiertem Antikomplement. Nachweis komplementbindender Substanzen im Amyloid. Z. Zellforsch. **52**, 640 (1960).
WALDENSTRÖM, H.: Über das Entstehen und Verschwinden des Amyloids beim Menschen. Klin. Wschr. **6**, 2235 (1927).

3. Die Chromoprotein-Nieren

(Experimentelle Chromoproteinurie)

Unter dem Sammelnamen „Chromoproteinurien“ werden nach einem Vorschlag ZOLLINGERs (1952) alle Harnausscheidungen von farbstofftragenden Eiweißkörpern zusammengefaßt. Hierzu zählen die Hämoglobinurien und die Myoglobinurien. Als „Chromoprotein-Niere“ werden Nierenschädigungen bezeichnet, die bei oder nach Chromoproteinurie auftreten.

Hämoglobinurien werden beobachtet, wenn es nach intravasaler Zerstörung roter Blutkörperchen zum Auftreten freien Hämoglobins im Serum kommt. Werden hierbei größere Quantitäten frei, wie z. B. nach Fehltransfusionen, so kann in der menschlichen Pathologie eine Nierenfunktionsstörung bis hin zur Anurie mit Urämie (akutes Nierenversagen) die Folge sein. Das gleiche wird bei Freisetzung des roten Muskelfarbstoffes (Myoglobin) durch Quetschung oder andere Traumata beobachtet. Das Krankheitsbild ist seit der zusammenfassenden Darstellung von ZOLLINGER (1952) gut bekannt.

Unsere Vorstellungen über den Pathomechanismus sind hypothetisch. Es ist zu bedenken, daß nicht nur der Farbstoff selbst auf im einzelnen unklare Weise (Verstopfung, Gefäßdrosselung, toxisch) den Nierenschaden bewirkt, sondern daß mit der Farbstoff-Freisetzung immer auch andere Schäden verbunden sind (Schock, nervalübertragener Gefäßspasmus u. a.), die ihrerseits wieder zu Nierenschäden führen können. Wir sind heute der Auffassung, daß das Auftreten freier Chromoproteine im Serum an sich nicht zum Bilde des akuten Nierenversagens beim Menschen führt. Immer ist ein Zusammenwirken mehrerer Faktoren – Kreislaufschock, Chromoproteinfreisetzung, nervale Traumareflexe u. a. – am Auftreten des Krankheitsbildes beteiligt (vgl. bei SARRE-ROTHER 1962). Die Komplexität der Pathogenese veranlaßt ZOLLINGER zu folgender Schlußbetrachtung in seiner Monographie:

„Die vorliegenden Untersuchungen lassen das Krankheitsbild der Anurie bei Chromoproteinurie mit Recht als eine *Krankheit der Summationseffekte* bezeichnen. Es gilt dies nicht nur für die Anurie selbst, sondern auch für die Hämo- bzw. Myolyse, die Nierenveränderungen und die Urämie als Schlußstein im Ablauf. Die quantitative Verteilung der ursächlichen und pathogenetischen Einzelkomponenten bestimmt die Resultate, d. h. das klinische Bild. Der starke Wechsel der Erscheinungsform dieses Leidens und die entsprechenden Schwierigkeiten in der Deutung sind damit erklärt.“

Auch im Tierexperiment läßt sich eine Anurie allein durch Chromoproteingaben nicht erzeugen. Die Injektion noch so großer Mengen von Hämoglobin führt beim normalen Tier (Kaninchen, Meerschweinchen, Maus; MYERS 1950; ZINGG und ZOLLINGER 1951; ZOLLINGER 1951) selbst bei zehnfacher Dosis der bei einer menschlichen Transfusion übertragenen Hämoglobinmenge nicht zur Oliguric oder Anurie. Im folgenden sei auf einige Einzelheiten der experimentellen Chromoproteinurie eingegangen.

α) Experimentelle Hämoglobinurien

I. Durch Injektion von Blutfarbstoffen

Hämoglobinurie läßt sich am einfachsten durch Injektion von Blutfarbstoff erreichen. Man kann in vitro Hämolysate herstellen oder man kann reines handelsübliches Hämoglobin verwenden. Gegen diese Verfahren ließe sich einwenden, daß sie den Verhältnissen in der menschlichen Pathologie nicht gerecht werden. Vielmehr würden rein theoretisch Verfahren mit intravasaler Hämolyse den klinischen Verhältnissen bei menschlicher Chromoproteinurie eher entsprechen, weil bei ihnen außer Hämoglobin aus den zerstörten Zellen auch andere, im einzelnen nicht bekannte, Bestandteile ins Blut abgegeben werden, z. B. Fermentsysteme. Dies ist bei den extravasalen Hb-Zubereitungsmethoden nicht unter Kontrolle. Ob solche unbekannte Substanzen bei der Nierenschädigung durch Chromoproteinurie aber wirklich eine Rolle spielen, scheint fraglich. Tatsächlich unterscheidet sich die Wirkung der Injektion von Hämolysaten nicht wesentlich von der Wirkung injizierten gereinigten Hämoglobins.

A. Methodik

1. Herstellung einer Hämoglobinlösung (Hämolysat nach SHIMAMINE 1956): Zur Herstellung einer arteigenen Hämoglobinlösung werden Kaninchen mit

Thrombocid® vorbehandelt (0,2 ml/kp Körpergewicht). Dann wird aus den Ohrvenen Blut in eine Schüttelflasche entnommen. Abtrennen von Erythrocyten und Plasma durch Zentrifugieren. Dreimaliges Auswaschen der Erythrocyten in physiologischer Kochsalzlösung. Hämolysieren der Erythrocyten durch Zugabe des 1,5fachen Volumens Aqua dest. Zwei Stunden Zimmertemperatur. Einstellung auf Blutisotonie durch Zugabe einer 5%igen NaCl-Lösung. 30 min bei 4000U/min zentrifugieren. Abpipettieren der klaren Hämoglobinlösung. Quantitative Einstellung mittels Stufenphotometer. 1 g Hb wird pro kp Körpergewicht den Kaninchen injiziert. Ergebnisse s. im klinischen Teil und unter „Pathologische Anatomie".

2. Methode nach HAMILTON und VAN SLYKE: Rote Blutkörperchen mehrmals in physiologischer Kochsalzlösung waschen. Hämolysieren durch Hinzufügung von destilliertem Wasser. Präcipitation der Stroma-Eiweißkörper durch Ansäuerung der Lösung auf p_H-Wert 5,8 mittels 0,1 n-HCl, zentrifugieren. Das Überstehende durch Filterpapier filtrieren. Die durchlaufende klare Lösung wieder auf p_H 7 neutralisieren mittels 0,1 n-NaOH. Sterilisieren mittels Filtration durch einen Seitz-Filter. *Methämoglobinherstellung:* Dieser Lösung werden 4 Mol $NaNO_2$ pro Mol Hämoglobin hinzugefügt.

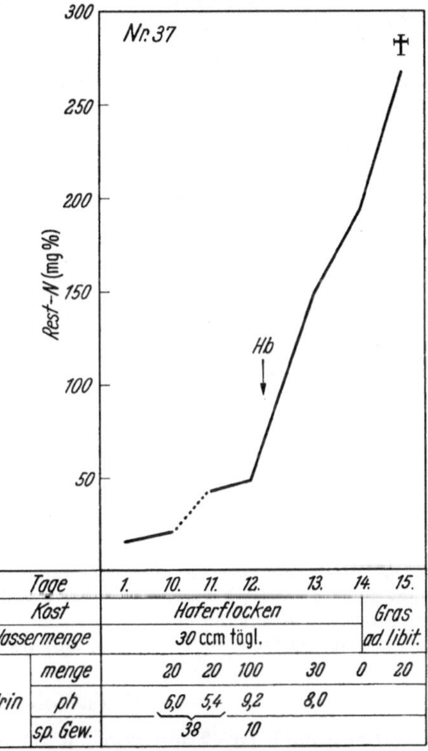

Abb. 136. Versuchsbedingungen und klinischer Verlauf bei einem Kaninchen nach i.v. Injektion arteigenen Hämoglobins. Einzelheiten siehe Text. Aus: SHIMAMINE (1956)

Hämoglobin zeichnet sich durch geringe Antigenität aus (GRABAR 1961). Mit wesentlichen immunologischen Nebenerscheinungen ist bei Injektion von Hämoglobin infolgedessen selbst dann nicht zu rechnen, wenn Hämoglobin aus anderen Species bei kurz- und mittelfristigen Versuchen verwandt wird (bis zu einigen Wochen).

Aus der klinischen Beobachtung (s. u.), daß Chromoproteinurien bei saurem p_H des Harns eher zu Nierenversagen und Anurie führen als bei alkalischem Harn, haben einige Untersucher (z. B. HARRISON, BUNTING, ORDWAY and ALBRINK 1947) die Versuchsanordnung abgeleitet, experimentelle Chromoprotein-Nieren durch Injektion von Methämoglobin zu erzeugen. Die Ergebnisse solcher Versuche sind aber uneinheitlich, so daß die Verwendung von Methämoglobin anstelle von Hämoglobin keine gesicherten Vorteile bietet.

B. Klinische Beobachtung

Wie schon erwähnt, führt die Hämoglobin-Injektion als solche nicht zu einer wesentlichen Änderung der normalen Diurese-Verhältnisse. Bei Kaninchen bleibt nach Hämoglobin-Einspritzung (1 g pro kp Körpergewicht) das spezifische Harngewicht immer über 1020 (SHIMAMINE 1956). Andere Autoren haben gelegentlich auch eine Hyposthenurie beobachtet, insbesondere, wenn zusätzlich zur Hämoglobin-Einspritzung der Harn angesäuert wurde (bei Kaninchen z. B. durch Haferflockenkost) und wenn gleichzeitig Flüssigkeit entzogen wurde (FLINK 1947; LALICH und SCHWARTZ 1950; PARSONET, FISHLER und THALHEIMER 1950). Dies ist häufig als Argument gegen die Verstopfungstheorie (s. u., Pathogenese) verwandt worden.

Die Kombination von Hämoglobin-Einspritzung (1 g arteigenes Hb/kp Körpergewicht) mit Harnansäuerung und Flüssigkeitsentzug kann bei Kaninchen zu Oligo-Anurie mit Urämie führen. Abb. 136 gibt den klinischen Verlauf bei einem auf diese Weise behandelten Tier wieder.

Die charakteristischen Elektrolytverschiebungen mit extracellulärer metabolischer Acidose, EKG-Veränderungen usw. sind bei allen Formen der Chromoprotein-Nieren ähnlich und werden im folgenden Abschnitt (Wasserhämolyse) besprochen.

Hämoglobin-Injektionen sind nicht nur zum Studium der Pathogenese der menschlichen Chromoprotein-Nieren unternommen worden, sondern können auch bei Untersuchungen über die Rolle der Niere im Eiweiß-Stoffwechsel dienlich sein. LATHEM und BENJAMIN (1956) injizierten 7–30 kg schweren Hunden 1–2 g Hundehämoglobin in einer 8–10%igen Lösung in physiologischer Kochsalzlösung als Initialgabe, und schlossen daran laufende Infusionen einer 0,5–1%igen Hämoglobinlösung über zwei Stunden mit einer Einlaufgeschwindigkeit von 1–2 mg Hämoglobin pro Minute an. Der Plasma-Hämoglobinspiegel steigt hierbei auf Werte zwischen 250–504 mg-%, was weit über der Toleranzgrenze (s. u.) liegt und zur Hämoglobinurie führt.

Das Nierenvenenblut so behandelter Hunde läßt keine charakteristische Differenz des Gehaltes an α-Aminosäure-Stickstoff gegenüber der Nierenarterie erkennen, was als ein wichtiger Hinweis gegen die Vorstellung gewertet wird, die vom Tubulusepithel rückresorbierten Eiweiße würden innerhalb der Niere in ihre Aminosäurebestandteile zerlegt und die Aminosäuren dann dem Blutstrom wieder zurückgegeben. Andere Autoren sind aber mit anderen Methoden zu widersprechenden Ergebnissen gekommen (z. B. ELLIASCH, SELLERS, ROSENFELD u. MARMORSTON 1955). Auf das Problem der Rolle der Niere im Eiweiß-Stoffwechsel kann hier, wo es nur um einen Hinweis auf die Methode geht, nicht eingegangen werden. Ich verweise auf ADDIS (1950); OLIVER, MCDOWELL u. LEE (1954) sowie SARRE (1959).

C. Pathologische Anatomie[1]

30 min nach Injektion von 1 g Hämoglobin pro kp Körpergewicht findet man bei Kaninchennieren gelegentlich eine makroskopisch erkennbare homogene Rotverfärbung auf der Schnittfläche. Die Verfärbung ist im Markbereich stärker als in der Rinde, bei manchen Nieren fehlt sie völlig. Auffälligster mikroskopischer Befund sind zu diesem Zeitpunkt feine Granula in den Zellen des geraden Teils der Hauptstücke, weniger auch im gewundenen Teil. Diese Granula reagieren positiv auf die Hämoglobin-Darstellung nach LEPEHNE. Die Ganula sind diffus im Cytoplasma verteilt, im basalen Teil zahlreicher als zum Lumen hin (vgl. Abb. 137). Auch im Lumen der Sammelröhrchen finden sich mäßig zahlreiche Lepehne-positive Cylinder. Keine Druckatrophie der benachbarten Epithelzellen.

$3^1/_2$ Std nach Injektion von arteigenem Hb erscheint die Nierenrinde mäßig geschwollen mit diffuser, stark rotbräunlicher Verfärbung. Verbreiterung der Außenzone des Marks. Mikroskopisch bei fast normalen Glomerulumschlingen wieder zahlreiche Lepehne-positive Granula in den Zellen der Hauptstücke und hier wiederum bevorzugt im geraden Teil. Zahlreiche Lepehne-positive Cylinder jetzt auch in den Henleschen Schleifen, Schaltstücken und Sammelröhrchen. Keine Erweiterung des Lumens der Harnkanälchen proximal vor diesen Cylindern.

---

[1] Im wesentlichen der Arbeit von SHIMAMINE (1956) entnommen.

18 Std nach Injektion ist die Hb-Speicherung an den Hauptstückepithelien wieder zurückgegangen bei sonst im wesentlichen unverändertem Befund. Dem entspricht auch die Beobachtung von RATHER (1948), daß bei Ratten nach i.-p.-Injektion von Hämoglobin die Speicherung nach etwa 17 Std ihren Höhepunkt

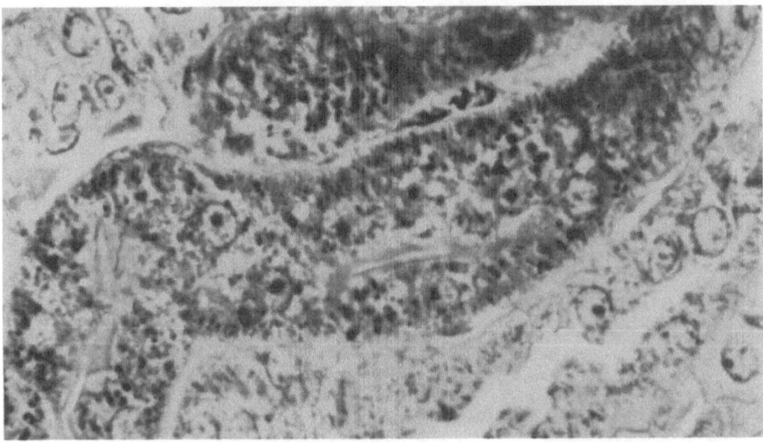

Abb. 137. Tropfige Speicherung des Hämoglobins am geraden Teil des Hauptstückes. 1000mal, MASSON-GOLDNER. Aus: SHIMAMINE (1956)

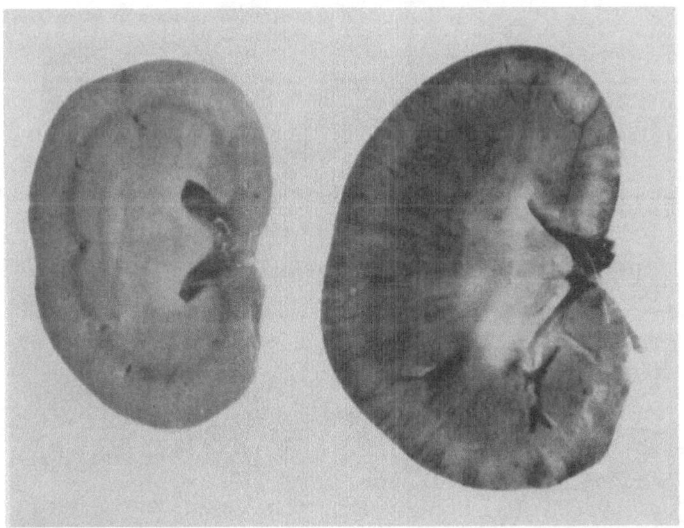

Abb. 138. Links normale Niere. Rechts Niere eines Kaninchens am 7. Tage nach i.v. Injektion arteigenen Hämoglobins. Starke ödematöse Vergrößerung der ganzen Niere. Braune Streifen in der Rinde. Verbreiterung der Außenzone des Markes. Der Reststickstoff im Serum lag am Tötungstag um 300 mg-%. Aus: SHIMAMINE (1956)

erreicht hat. Die Beobachtungen von SHIMAMINE stimmen mit denen von OLIVER durch Mikrodissektionstechnik gefundenen überein (OLIVER, McDOWELL and TRACY 1951). OLIVER wies die Hämoglobinspeicherung vorwiegend im zweiten Drittel des Hauptstückes nach. Von hier aus breitet sie sich nach beiden Seiten hin aus. Keine regressiven Veränderungen am Tubulusepithel, insbesondere auch keine

Nekrosen (Abb. 142), weder bei normaler Diurese noch bei Oligurie durch zusätzliche Acidose.

Bei den nach Hämoglobininjektion durch zusätzliche Harnsäuerung und Wassermangel anurisch und urämisch gewordenen Tieren fanden sich 5 bzw.

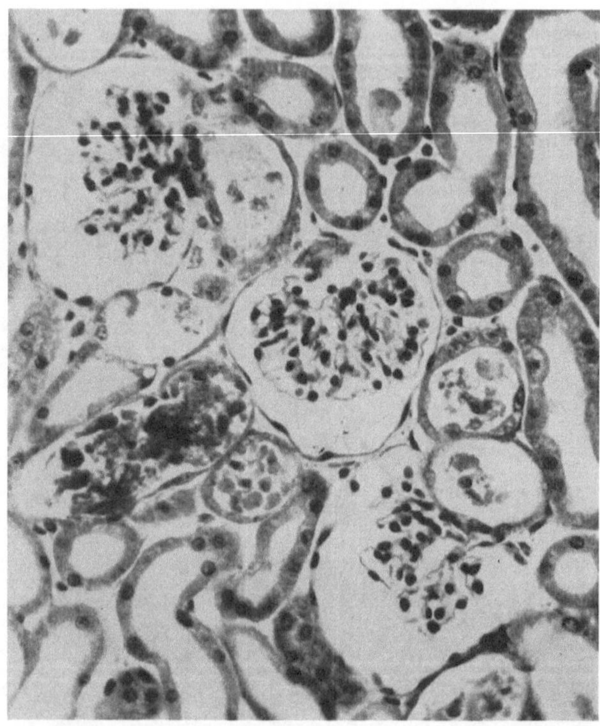

Abb. 139. Hochgradige Nephrohydrose; Erweiterung der Kapselräume der Glomeruli und der Hauptstücke, in den Schaltstücken Hämoglobin-Cylinder. Solche Befunde sind Grundlage der Verstopfungshypothese (siehe unten). Aus: SHIMAMINE (1956)

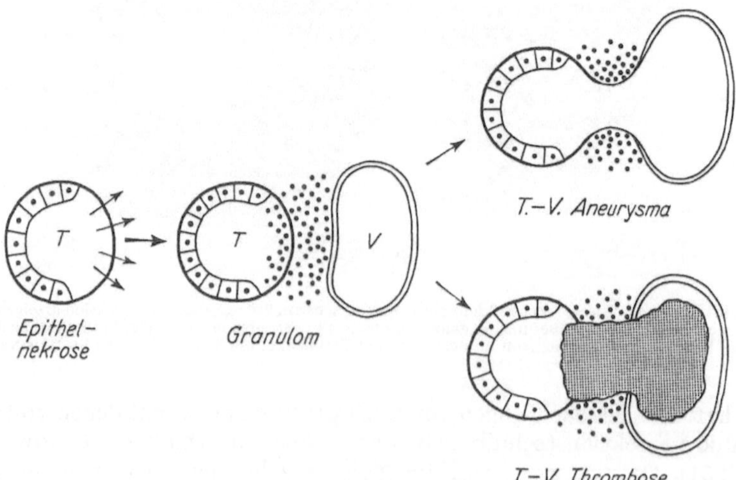

Abb. 140. Schematische Darstellung der Pathogenese der tubulo-venösen Aneurysmata und Thrombosen T = Tubulus, V = Vene. Aus: ZOLLINGER (1952)

8 Tage nach Injektion von 1 g Hämoglobin pro kp Körpergewicht makroskopisch vergrößerte Nieren mit fleckförmiger brauner Verfärbung der Oberfläche und starker ödematöser Schwellung auf der Schnittfläche (vgl. Abb. 138).

Mikroskopisch findet man zu diesem Zeitpunkt Lepehne-positive Cylinder. Das Epithel der Tubuli zeigt zahlreiche Vacuolen und an den Abschnitten mit Hämoglobin-Cylindern Abflachung und Epithelschwund. Aber selbst in Nieren mit zahlreichen Hämoglobin-Cylindern in den Schaltstücken sieht man im Bereich der stark nephrohydrotisch erweiterten Kanälchen kaum je Nekrosen (Abb. 137). An manchen Stellen dringen die Hämoglobincylinder durch die Wandung des zerstörten Tubulus hindurch in das Interstitium hinein und führen hier reaktiv zu histiocytären granulomähnlichen Gebilden. ZOLLINGER (1952) beschreibt ein Eindringen des Entzündungsvorgangs in die benachbarte Venenwand, so daß tubulo-venöse Aneurysmen und Thrombosen entstehen. Schematische Darstellung dieses Vorgangs auf Abb. 140.

D. Pathogenese

Der normale Gehalt des menschlichen Serums an Hämoglobin kann bis zu 0,5 mg-% betragen. Eine Hämoglobinurie wird aber hierbei nicht beobachtet und kann selbst bei Werten bis zu 100 mg-% fehlen (WÖHLER 1961), was auf Bindung des Hämoglobin an Serum-Haptoglobin zurückzuführen ist. Haptoglobin, von dem bisher 3 Typen beschrieben sind, ist ein α-Globulin und besitzt ein Molekulargewicht von etwa 85000. Es bindet pro Molekül ein Molekül Hämoglobin. Hämoglobin hat ein Molekulargewicht von etwa 68000. Durch die Bindung entsteht somit ein nicht mehr ultrafiltrabler Komplex mit einem Molekulargewicht von etwa 153000. Solange noch bindungsfähiges Haptoglobin im Serum zirkuliert, ist mit einer Hämoglobin-Ausscheidung daher nicht zu rechnen. Diese Abhängigkeit der Hämoglobin-Ausscheidung von der Bindungsfähigkeit des Serum (der Serumhaptoglobine) ist auf Abb. 141, die der Arbeit von LAUREL und NYMAN (1958) entnommen ist, erkenntlich. Die geringen freien Hämoglobinmengen im Serum nach der Erstinjektion von 3,35 g sind möglicherweise durch die Glomerula filtriert und von den Tubuli rückresorbiert worden, so daß keine Hämoglobinurie des Endharns resultierte (ZINGG und ZOLLINGER 1951). Erst die auf ein erschöpftes Bindungssystem treffende Zweitinjektion von Hämoglobin führt zum Anstieg freien Hämoglobins im Serum und somit auch zur Hämoglobinurie.

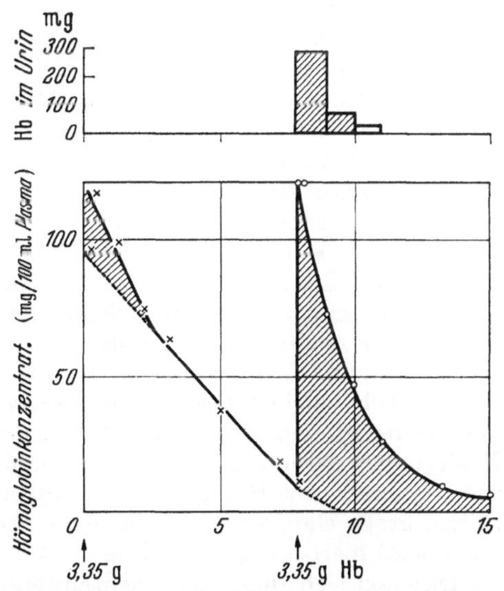

Abb. 141. Plasmakonzentration von freiem und gebundenem Hämoglobin und Konzentration von Hämoglobin im Urin nach intravenöser Hämoglobinzufuhr. ■ freies Hb. □ Gebundenes Hb. Aus: WÖHLER (1961) nach LAUREL und NYMAN (1958)

Nur das freie, nicht an Haptoglobin gebundene Hämoglobin ist also ultrafiltrabel und wird durch die Nieren ausgeschieden, wobei der Ausscheidungsmodus heute weitgehend geklärt ist. Hämoglobin wird durch die Glomerulumcapillaren in die Bowmansche Kapsel ultrafiltriert und teilweise in den Tubuli rückresorbiert. Der tubulären Rückresorption von Hämoglobin entspricht eine Eisenüberladung der Tubulusepithelien bei lang anhaltender Hämoglobinurie. Die Eisenspeicherung kann sich hierbei soweit entwickeln, daß sie die Zelle schädigt und — bei exzessiven Eisenmengen — schließlich zugrunde richtet (WÖHLER 1961). Derartige, möglicherweise allein auf Eisenüberladung zurückzuführende Schädigungen der Tubuluszelle finden sich aber nicht bei den unmittelbar nach einmaliger massiver Hämo- oder Myolyse auftretenden Nierenschädigungen. Sie können daher bei Chromoprotein-Niere keine wesentliche Rolle spielen.

Schwere funktionelle Schädigungen bleiben nach einmaligen noch so massiven Hämoglobin-Infusionen regelmäßig aus. Nie kommt es zur Oligo- oder Anurie, obwohl nach den Untersuchungen von ZOLLINGER (1952) die Epithelfunktion der Nierenhauptstücke durch übermäßige Hämoglobinspeicherung (s. z. B. Abb. 137) beeinträchtigt werden kann.

Erklärungsversuche des Nierenversagens bei Chromoproteinurie stützen sich auch heute noch weniger auf das Experiment als auf klinische Beobachtungen. Hiernach wird das nach Hämo- oder Myoglobinurie zu beobachtende Nierenversagen auf das Zusammenwirken mehrerer Faktoren und insbesondere auf Zirkulationsstörungen innerhalb der Niere zurückgeführt (vgl. auch Abb. 147—153). Diese Zirkulationsstörungen entsprechen im wesentlichen den als „Kreislaufzentralisation" bei Schock beschriebenen Veränderungen (s. bei KRAMER und DEETJEN 1962).

Tatsächlich läßt sich die Erzeugung eines akuten Nierenversagens bei Hämoglobinurie auch im Tierversuch durch Kombination von Hämoglobinfreisetzung (oder -zufuhr) und Schockerzeugung in hohem Prozentsatz der Versuchstiere erreichen (CORCORAN and PAGE 1945; HARMAN 1947; HARRISON, BUNTING, ORDWAY and ALBRINK 1947; PARSONET, FISHLER and THALHEIMER 1950; ZOLLINGER 1945; ZOLLINGER 1951). Daß die bei solchen Versuchen zu beobachtende Durchblutungsstörung innerhalb der Niere (s. auch unter Schockniere) auf den Schock als solchen und nicht auf eine evtl. „Giftwirkung" der Chromoproteine innerhalb der Niere zurückzuführen ist, kann man aus den Versuchen von LITTLE, GREEN and HAWKINS (1947) ableiten, die hämolytisches Blut von einem hämoglobinurischen und durch zusätzlichen Schock behandelten Tier mit Nierenschädigung auf ein zweites Tier übertrugen. Bei diesem kam es zwar zur Hämoglobinurie, nicht aber zur Durchblutungsdrosselung oder Schädigung der Nieren.

Die Abhängigkeit des Nierenversagens bei Chromoproteinurie vom p_H-Wert des Harns ist den Klinikern schon frühzeitig aufgefallen, ohne daß schlüssige Erklärungen dafür angeboten werden konnten. So läßt sich z. B. bei Transfusionszwischenfällen mit Hämolyse das Auftreten von Oligo- oder Anurie durch rechtzeitige große Gaben von Lactat oder Bicarbonat weitgehend hintanhalten. Der Harn wird hierbei stark alkalisch.

Dies läßt sich auch experimentell reproduzieren. SHIMAMINE (1956) konnte bei Kaninchen Anurien nach Injektion von Hämolysaten oder von artgleichem Hämoglobin nur dann erzielen, wenn die Tiere einerseits flüssigkeitsarm ernährt wurden und wenn er andererseits eine Acidose des Harns erzeugte, wofür sich Haferflockenkost (s. Abb. 134) als ausreichend erwies. Die Abhängigkeit des Auftretens der Anurie vom p_H-Wert (des Blutes oder des Harns) ist von manchen Autoren auf eine mögliche toxische Wirkung von Hämoglobinderivaten zurückgeführt worden, die im sauren p_H-Bereich entstehen. Insbesondere wurde Hämatin verdächtigt, und tatsächlich sind auch verschiedentlich (ANDERSON, MORRISON and WILLIAMS 1942; CORCORAN and PAGE 1945; BLOOM, WESTMAN and LALICH 1952), wenn auch nicht von allen Untersuchern (Übersicht bei ZOLLINGER 1945), degenerative Veränderungen der Kanälchenepithelien nach Hämatin-Injektion beobachtet worden.

Anurien sind aber nicht aufgetreten, so daß man in diesen Befunden nicht mehr als einen vielleicht zusätzlichen pathogenetischen Faktor für die Entstehung der Oligo-Anurie erblicken darf. Was aber ist dann die eigentliche Ursache des Nierenversagens?

Lange Zeit hat die von PONFICK (1875) entwickelte Verstopfungstheorie die pathogenetischen Überlegungen beherrscht und auch SHIMAMINE (1956) schließt sich in den oben zitierten Untersuchungen dieser Auffassung an. Nach der Verstopfungstheorie soll es auf im einzelnen noch unklare Weise (Eindickung? p_H-Änderungen? Änderung der Kolloidverhältnisse?) zur Bildung von Hämoglobin-Cylindern in den Tubuluslichtungen und vor allem auch im Lumen der Sammelröhrchen kommen. Diese Hämoglobin-Cylinder verlegen den Harnfluß in den betreffenden Nephronen.

Wesentliche Stütze dieser Auffassung sind einmal die Chromoprotein-Cylinder selbst (vgl. Abb. 137), dann aber auch die Weite der Tubuli in höheren Abschnitten der betroffenen Nephrone, die von SHIMAMINE (1956) als „Nephrohydrose", also als Harnstauungen innerhalb der Nephrone aufgefaßt werden. Nach der Verstopfungstheorie steigt dann der intratubuläre Druck in den nephrohydrotisch erweiterten Tubuli bis hinauf in die Bowmansche Kapsel so weit an, bis schließlich die Filtration wegen mangelnden Druckgefälles aufhört. Daß sich Anurien auch bei Nieren finden, bei denen nicht alle Nephrone verstopft bzw. nephrohydrotisch gestaut sind, wird darauf zurückgeführt, daß die nephrohydrotischen Abschnitte auch die bis dahin noch durchgängigen Nephrone zusammendrücken und auf diese Weise auch hier die Diurese verhindern. Auch die oben schon erwähnte Abhängigkeit der Anurie vom p_H-Wert des Harns ließe sich in der Verstopfungstheorie berücksichtigen: Mit zunehmender Säuerung kommt es zur Ausfällung zunächst gelösten Hämoglobins. Dies haben LALICH und SCHWARTZ (1950) bei Kaninchenharnen hoher Konzentration (über spezifisches Gewicht 1030) in vitro demonstrieren können. Unterhalb eines kritischen Wertes, der um p_H 5,4 liegt, fällt alles vorher gelöste Hämoglobin aus. Auch eine Beobachtung von HARRISON, BUNTING, ORDWAY and ALBRINK (1947) könnte man zugunsten der Verstopfungstheorie anführen. Die Autoren injizierten im Tierversuch zunächst Hämoglobin und daran anschließend Ferrocyannatrium intravenös. Sie fanden dann Hämoglobin-Cylinder und proximal, aber niemals distal davon, Ferrocyannatrium oder Abkömmlinge. Die Hämoglobin-Cylinder schienen also die Nephrone wirklich verstopft zu haben.

Bei genauen quantitativen pathologisch-anatomischen Untersuchungen fällt aber im Widerspruch zur Verstopfungstheorie das Mißverhältnis zwischen Cylinder-Ablagerung und Grad der Oligurie auf. Nieren, welche reichlich Hämoglobin-Cylinder enthalten, können eine gute Diurese haben, während umgekehrt Oligo-Anurien auch bei Fehlen von Cylindern vorkommen (MARCHAND 1879; HERR 1933; FEYRTER und WINKELBAUER 1946).

Weite und leere Tubuli mit sicher fehlender „Verstopfung" finden sich ferner auch beim akuten Nierenversagen aus anderer Ursache (BOHLE 1962), so daß heute die Mehrzahl der experimentellen Untersucher in Verbindung mit weiteren klinischen Beobachtungen annimmt, daß sich „die Hämoglobin-Cylinder bilden, weil die Urinausscheidung aufhört, nicht aber die Urinausscheidung aufhört, weil die Cylinder die Tubuli verstopfen" (MOELLER 1954; vgl. ferner auch BINGOLD and STICH 1950; BORDLEY 1931; BRASS 1944; DE NAVASQUEZ 1940; DIGILIO and HOCHWALD 1949; DUNN, GILLESPSIE and NIVEN 1941; FAHR 1925; HESSE 1934; LETTERER und MASSHOFF 1949; LINDAU 1928; MAEGRAITH and FINDLEY 1944; MALLORY 1947). Es hat sich auch gezeigt, daß die Abhängigkeit der Entwicklung einer Anurie vom p_H-Wert nicht so streng ist wie oft angenommen wird. Hämoglobinurien können auch bei alkalischem Harn zur Anurie führen, wenn dies auch seltener als bei saurem Harn geschieht. Die Verstopfungstheorie in der von PONFICK (1875) entwickelten mechanistischen Vorstellung wird heute von der Mehrzahl der Autoren nicht mehr vertreten (Übersicht bei ZOLLINGER 1952).

Die Widersprüche bei der Verstopfungstheorie haben ZOLLINGER (1951) zur experimentellen Überprüfung veranlaßt, als deren Ergebnis der Autor die Schwellung der Nieren, das „Nierenglaukom“ (s. Abb. 138), in den Mittelpunkt der Pathogenese rückt. Auftreten oder Ausbleiben von Oligurie oder Anurie wird hiernach von der Dehnbarkeit der Nierenkapsel abhängig, wobei der durch den Kapselwiderstand steigende intrarenale Druck zur eigentlichen Ursache der bei Chromoproteinurie auftretenden Diuresestörung wird.

Diese Auffassung beruht u. a. auf der auffälligen Abhängigkeit der Anuriehäufigkeit von der Species der Versuchstiere. Mäuse entwickeln keine Anurie (MASSHOFF 1949; ZINGG und ZOLLINGER 1951) und ebenso auch nicht Ratten (ZOLLINGER 1951). Die Wahrscheinlichkeit, durch Chromoproteinurie funktionelle Nierenschäden auszulösen, nimmt mit der Größe der verwendeten Tiere in folgender Reihenfolge zu:

Mäuse	MASSHOFF (1949); ZINGG und ZOLLINGER (1951)
Ratten	ZOLLINGER (1951)
Meerschweinchen	MYERS (1950), zit. nach ZOLLINGER (1951)
Kaninchen	[negative Ergebnisse: BARRAT und YORKE (1912); YORKE und NAUSS (1911); ROUS und OLIVER (1918); SCHMIDT (1907); STIEFFEL und WEIL (1928); HÜPER (1944); LALICH (1947). Anurie bei Chromoproteinurie plus Dursten: LALICH und SCHWARTZ (1950); SHIMAMINE (1956)].
Hund	[negative Ergebnisse: HAMILTON, HILLER und VAN SLYKE (1947); MALUF (1949); BING (1944); ILJIEN (1935). Anurie fanden: AUBERTIN, LACOSTE und CASTAGNON (1939); DEGOWIN, WARNER und RANDALL (1938); WAKEMAN, MORELL and Coworkers (1932)].

In eben dieser Reihenfolge nimmt auch die Derbheit der Nierenkapsel zu.

Verhindert man bei Tieren mit nachgebender weicher Kapsel (z. B. Ratten) auf experimentellem Wege (Plastik-Umhüllung) die Dehnung der Nieren nach Hämoglobin-Injektion, so tritt auch bei diesen Tieren eine Anurie auf (ZOLLINGER 1951). Die künstlich geschaffene Unnachgiebigkeit der Nieren führt also auch bei Tieren, die sonst Anurien vermissen lassen, zum Sistieren der Harnproduktion. Die Abb. 142 ist der Arbeit von ZOLLINGER entnommen und zeigt einen Ausschnitt aus der Mark-Rinden-Grenze einer solchen in Urämie verstorbenen Ratte. Das Tier hatte nach Plastikkapsel-Umhüllung der Nieren 8 ml hämolysiertes Menschenblut i.p. erhalten. Man erkennt die starke Ausweitung der z. T. prall mit Hämoglobincylindern gefüllten Henleschen Schleifen. Wiederum keine Epithelnekrosen.

Obwohl, wie man sieht, die Steigerung des intrarenalen Druckes unter bestimmten experimentellen Anordnungen an der Anurie-Entstehung beteiligt sein kann, stehen wichtige Gegenbefunde der Annahme des „Nierenglaukoms“ als Ursache für die Anurie bei Hämolyse entgegen. Die Messung des intrarenalen Druckes bei einem Patienten mit Oligo-Anurie bei Chromoproteinurie ergab völlig normale Werte um 20 mm Hg und entsprechend bleibt auch der therapeutische Versuch, durch Dekapsulation und damit Druckentlastung der Nieren bei Anurien den Harnfluß wieder in Gang zu bringen, in der Regel erfolglos (Übersicht bei SARRE 1959). Weder ändern sich die intrarenalen Druckverhältnisse, noch die Funktion (REUBI 1956). Bei bioptischen Untersuchungen (NOLTENIUS 1962) fällt zudem auf, daß sich das interstitielle Ödem, auf das man den evtl. Anstieg des intrarenalen Druckes zurückführen müßte, weniger in der Phase der akuten Anurie als vielmehr häufig gerade in der polyurischen Erholungsphase findet. Vgl. auch die Erörterung der intrarenalen Druckverhältnisse bei der Sublimat-Vergiftung auf S. 30.

Faßt man alle diese Befunde zusammen, so muß man gestehen, daß wir nicht wissen, wie es bei Chromoproteinurie zum Nierenversagen kommt. Man kann keinen der oben im einzelnen zitierten Faktoren allein und unabhängig als Ursache anschuldigen. Es muß sich vielmehr, wie einleitend schon dargelegt, bei der Entstehung der Oligurie um einen komplexen Mechanismus handeln, dessen Einzelfaktoren wir in ihrem Zusammenspiel nicht genügend übersehen. Die Menge des Hämoglobins, toxische Stoffwechselprodukte in Abhängigkeit vom p_H-Wert, lokale Zirkulationsstörungen und vielleicht auch ein kurzfristiger passagerer intrarenaler Druckanstieg scheinen in noch unbekannter Weise zusammenzuwirken.

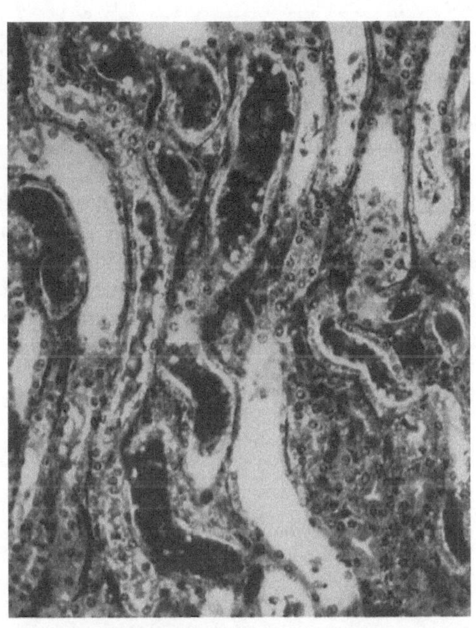

Abb. 142. Schnitt durch die Niere einer Ratte, die 3 Tage nach Hämoglobin-Injektion urämisch gestorben ist. Versuchsanordnung siehe Text. Ausschnitt aus der Mark-Rinden-Grenze: Starke Ausweitung der Henleschen Schleifen, welche z. T. prall gefüllt sind mit Hämoglobincylindern. Das Epithel ist nicht nekrotisch. Aus: ZOLLINGER (1951)

II. Chromoproteinurie durch Wasserhämolyse

Statt durch Injektion von Hämolysaten oder von Hämoglobin lassen sich Chromoproteinurien auch durch intravitale Hämolyse auslösen. Ein besonders einfaches Verfahren hierfür bietet die Wasserhämolyse. Sie läßt sich durch i.v. oder i.p. Injektion von destilliertem Wasser hervorrufen. Die notwendigen Wassermengen sind hierbei jedoch, bezogen auf das Blutvolumen der Versuchstiere, recht hoch, so daß dem bei diesem Verfahren, und insbesondere bei schneller Injektion des Wassers, in bis zu 50% der Tiere zu beobachtenden Eingehen unmittelbar nach der Injektion hämodynamische Ursachen wesentlich mit zugrunde liegen dürften. Das Verfahren ist aber andererseits übersichtlich und technisch einfach.

Man gibt bei Ratten z. B. 2 ml H_2O/100 g Körpergewicht langsam in die Schwanzvene. Dies würde bei Unterstellung von $^1/_{13}$ des Körpergewichtes als Blut fast $^1/_4$ des gesamten Blutvolumens entsprechen. Eine intravitale Hämolyse läßt sich aber auch (bei Ratten) durch Injektion von 5 ml destillierten Wassers in das Peritoneum auslösen (ZOLLINGER 1951), wobei die Volumenbelastung des Kreislaufs vielleicht etwas geringer bleibt, vor allem nicht so abrupt auftritt.

Zwei Stunden nach Wasserinjektion kommt es bei Ratten zur Hämoglobinurie (GESSLER 1961). Wenige Stunden später werden die Tiere meist polyurisch. Die Polyurie hält etwa 2 Tage an. Sie kann durch weitere Wasserinjektionen neuerlich ausgelöst bzw. über längere Zeit aufrecht erhalten werden. Eine einmalige Injektion von Wasser führt nicht zur Oligo- oder Anurie. Diese wird vielmehr – und dies auch nur gelegentlich – erst nach wiederholten (3–5) Injektionen beobachtet.

Tabelle 26 ist einer Arbeit von GESSLER (1961) entnommen. Sie läßt die Auswirkung von in 2–3tägigen Abständen durchgeführten Wasserinjektionen auf die Harnausscheidung erkennen. Mit zunehmender Versuchsdauer wurden die Tiere

Tabelle 26. *Klinischer Verlauf bei Ratten nach intravenöser Wasserinjektion.* Einzelheiten s. Text. Aus: GESSLER (1961)

	Kontrolle	Kurze Polyurie	Lange Polyurie	Anurie
Zahl	13	8	8	3
Gewicht (Vorbeobachtung)	290 g	331 g	308 g	291 g
Gewicht (Tötung)	290 g	317 g	276 g	278 g
Änderung (Prozent)	—	—4	—17	—5,3
Versuchsdauer (Tage)	—	4	13,8	6,3
Gesamtwasserausscheidung (Prozent der Vorbeobachtung)	100	165	145	99

anämisch und untergewichtig. Die Flüssigkeitszufuhr durch Trinken war bei diesen Versuchen durch reichlich angebotenes Trinkwasser gesichert. Über die nähere Ursache der kurz- oder langfristigen Polyurie sowie auch der in Einzelfällen beobachteten Anurie fehlen genauere Vorstellungen. Wahrscheinlich wird es sich um ein Zusammenwirken von Chromoproteinurie und Kreislaufveränderungen infolge der injizierten Flüssigkeitsvolumina handeln.

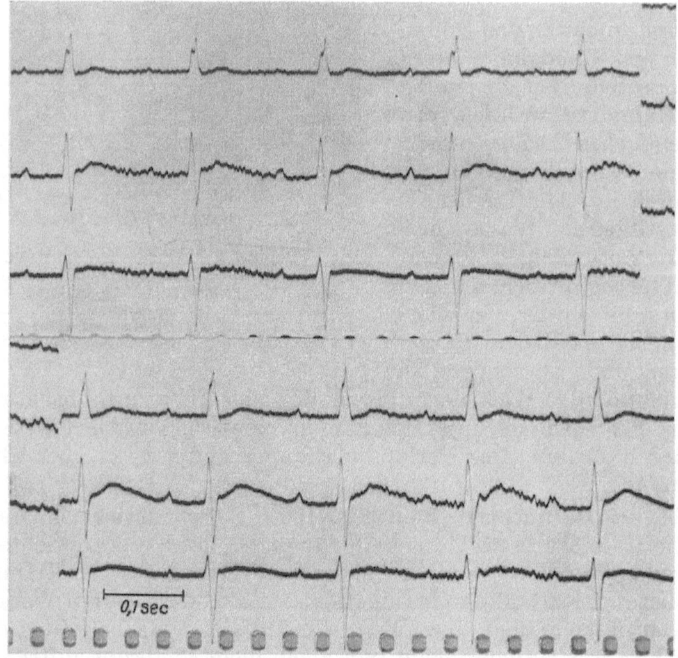

Abb. 143. EKG am Ende der Vorbeobachtung (oben) und am Tötungstag (unten). Hämolyse nach 5maliger Injektion von 2 ml dest. Wasser je 100 g Körpergewicht in 14 Tagen. Gewicht bei Versuchsbeginn 263 g, bei Tötung 207 g. Wasserausscheidung während Hämolyse 157% der Vorbeobachtung. Plasmakalium bei Tötung 5,12 mVal/l, Alkalireserve 12,6 mVal/l, muskulärer Kaliumquotient 28,3. Aus: GESSLER und HEINZE (1961)

Solche Wasserhämolysen führen zu charakteristischen Elektrolytverschiebungen mit Verlust intracellulären Kaliums, mit Anstieg des intracellulären Natriums und entsprechender Zunahme des extracellulären Kaliums. Der muskuläre Kaliumquotient $\frac{K_{\text{intracellulär}}}{K_{\text{extracellulär}}}$ ist erniedrigt. Es besteht eine extracelluläre metabolische Acidose, ähnlich den Verhältnissen bei der Sublimatvergiftung.

Den Elektrolytverschiebungen entsprechen EKG-Veränderungen, wie sie aus der menschlichen Klinik bei Hyperkaliämie bekannt sind. Abb. 143 ist einer Arbeit von GESSLER (1961) entnommen und gibt die charakteristischen Veränderungen bei einer Ratte wieder.

III. Chromoproteinurie durch Immunhämolyse

Intravenöse Injektion von Antiseren, die gegen die Blutkörperchen des Empfängertieres gerichtet sind, führt ebenfalls zur intravasalen Hämolyse und in deren Folge zur Chromoproteinurie. Experimentelle Immunhämolysen sind aber bisher vorwiegend für immunologische Fragestellungen durchgeführt worden. Die Nebenwirkungen auf die Niere wurden dabei nur als Randerscheinungen vermerkt, obwohl die Versuchsanordnung den Verhältnissen bei Fehltransfusionen mit Nierenversagen in der Klinik am ehesten entspricht und daher besonders naheliegen sollte. Zudem ist die intravasale Hämolyse z. B. bei Kaninchen durch Anti-Kaninchenerythrocyten-Serum von Ziegen ein gesichertes und zuverlässiges Verfahren.

Intravasale Immunhämolysen sind experimentell ferner auch bei Ochsen durch Kaninchenserum sowie bei Pavianen durch Kaninchenserum durchgeführt worden. Auch bei Hunden kann man durch antierythrocytäre Seren von Kaninchen intravasale Hämolysen erzeugen. Gleiche Ergebnisse sind bei Meerschweinchen beschrieben worden sowie bei Ratten, bei denen intravasale Hämolysen nach Immunseren von Kaninchen, Hund, Schaf, Huhn, Ziege, Katze oder Ente erprobt sind (ARBOUYS und EYQUEM 1954). Die immunologischen Einzelheiten dieser Verfahren können hier nicht abgehandelt werden, sie sind in der übersichtlichen Monographie von DUJARRIC DE LA RIVIÈRE et EYQUEM (1953) dargestellt.

Prinzip der Methode: Versuchstieren der gleichen Art wie zur intravasalen Immunhämolyse vorgesehen, wird Blut entnommen und sofort ungerinnbar gemacht. Dies kann durch Zugabe von Natriumcitrat oder von Natrium-EDTA (EDTA = Äthylendiaminotetraessigsäure) geschehen. Das Blut wird dann zentrifugiert, der Überstand abgegossen und die Erythrocyten aufgeschüttelt und insgesamt 5 ml in physiologischer Kochsalzlösung gewaschen. Das gewaschene Erythrocytensediment wird dann zur Immunisierung des Antiserumspenders – im Falle von Kaninchen-Erythrocyten z. B. Ziegen – verwandt. Die Immunisierung kann auch mit Stromata nach Wasserhämolyse und Entfernung des löslichen Hämolysats erfolgen.

Bewährt sind Immunisierungsschemata, bei denen an drei aufeinanderfolgenden Tagen i.v. injiziert wird, worauf dann vier Tage Pause folgen. Solche Cyclen werden 4–5–6mal oder öfter wiederholt, bis sich durch einen in vitro-Test ein genügend hoher Antikörper-Titer im Serum der immunisierten Tiere nachweisen läßt.

Bei ausreichender Immunisierung kommt man mit Antiserumdosen aus, die so gering sind, daß sie hämodynamisch nicht in Erscheinung treten. Die Injektion solcher Antiseren kann innerhalb weniger Stunden zur tödlich verlaufenden hämolytischen Reaktion führen. Es kommen aber auch protrahiert über einige Tage sich hinziehende Verläufe vor. Man findet dabei (EYQUEM 1961) eine Hepato- und Splenomegalie. Die Nieren der Versuchstiere zeigen Läsionen der Tubuli contorti mit Einlagerung von Hämoglobin und anderen Pigmenten, in erster Linie wohl Bilirubin (POLANI 1954). Nierenversagen mit Anurie kommt vor, doch ist dieses, wie gesagt, bisher nie besonders studiert worden. Bei jungen Tieren (Katzen oder Hunden) treten cerebrale Läsionen auf, wie sie dem Kernikterus des Neugeborenen entsprechen (EYQUEM 1961).

Die intravasale Hämolyse ist – wie auch die in vitro-Hämolyse — von der Anwesenheit aktiven Komplementes (C′) abhängig. Komplement besteht aus einer

Reihe von Serumfaktoren, die die hämolysierende Wirkung von antierythrocytären Seren vermitteln, sie „komplettieren". Die als solche im Hinblick auf die Hämolyse wirkungslos bleibende Besetzung der Erythrocyten mit Antikörpern ist dabei nur erster Schritt einer langen Reaktionskette mit den verschiedenen Komplementbestandteilen, die nacheinander reagieren. Der Hämolysevorgang ist auf Tab. 27 in seinen Einzelschritten dargestellt. Der komplizierte immunhämolytische Mechanismus kann bei Experimenten mit intravasaler Hämolyse von Bedeutung werden, wenn besondere Umstände vorliegen, die mit Komplementverlust bzw. -inaktivität verbunden sind. Dies sind in erster Linie allergische Erkrankungen (Nephritiden!), aber auch andere Erkrankungen mit Eiweißverlusten oder Störungen der Eiweiß-Synthese.

Tabelle 27. *Schematischer Reaktionsablauf bei der Immunhämolyse durch Komplement unter Fortlassung hemmender Nebenreaktionen.* Aus: ROTHER 1961

Reaktionsablauf	Bemerkungen
$E + A \rightleftharpoons EA$ $\downarrow Ca^{++}$ $\text{Pro-}C'1 \rightarrow C'1$	AK-Transfer möglich AK durch Carbowax, Kieselsäure ersetzbar
$EA + C'1 \xrightarrow{Ca^{++}} EAC'_1$	$C'1$ = zu Esterase aktiviertes Proenzym[4] Enzym- und Bindungseigenschaft differenzierbar
$EAC'_1 + C'4 \longrightarrow EAC'_{1,4}$ ↙ $[EAC'_{1,4}$ inaktiv$]$	relativ stabiler Komplex; $C'1$ eluierbar
$EAC'_{1,4} + C'2 \xrightarrow{Mg^{++}} EAC'_{1,4,2}$ ↙ $[EAC'_{1,4,2}$ inaktiv$]$	instabiler Komplex; $C'1$ eluierbar $C'2$ Protease?
$EAC'_{1,4,2} + C'3 \rightarrow EAC'_{1,4,2,3}$ $EAC'_{1,4,2,3} \longrightarrow E^*$	$C'3$-Reaktion komplex; einige Intermediärschritte von $C'3$ noch unidentifiziert
$E^* \xrightarrow[\text{„intrinsic reaction"}]{?} Hb + \text{Stroma}$	

IV. Chromoproteinurie durch chemische Methoden

Schwere Hämolyse mit folgender Chromoproteinurie und tubulären Läsionen kann man auch durch *Arsenwasserstoff-Vergiftung* erzeugen. HARRISON, BUNTING, ORDWAY and ALBRINK 1947 haben hierzu Hunde in eine Gaskammer eingeschlossen, in der gasförmiges Arsin durch Zugabe von Magnesiumarsenid in ein wassergefülltes Gefäß entwickelt wurde. Die Arsinfreisetzung läßt sich durch die Menge des dem Reaktionsgefäß zugegebenen Magnesiumarsenids steuern. Wirkungsvoll war eine Konzentration von 1 mg Arsin pro Liter Luft. 79% der für 15 min dieser Gaskonzentration ausgesetzten Hunde gingen innerhalb weniger Tage unter urämischen Zeichen ein.

Bei der Untersuchung der Nieren findet man die Lumina der Tubuli, vor allem im Bereich der Mittelstücke (distaler Tubulus contortus) und der Sammelröhrchen, angefüllt mit Hämaglobin-Cylindern (s. Abb. 144), ähnlich wie nach Hämoglobin-Injektion oben schon beschrieben. In den Zellen des proximalen Tubulus contortus (Hauptstück) finden sich in Tropfenform Hämoglobinablagerungen als Zeichen der Hämoglobin-Rückresorption aus dem Lumen. Die Abb. 144 (untere Hälfte) läßt dies gut erkennen. Bei diesem Versuchshund betrug der Harnstoffstickstoff im Serum am Todestag (2. Tag nach Arsinexposition) 86 mg-%.

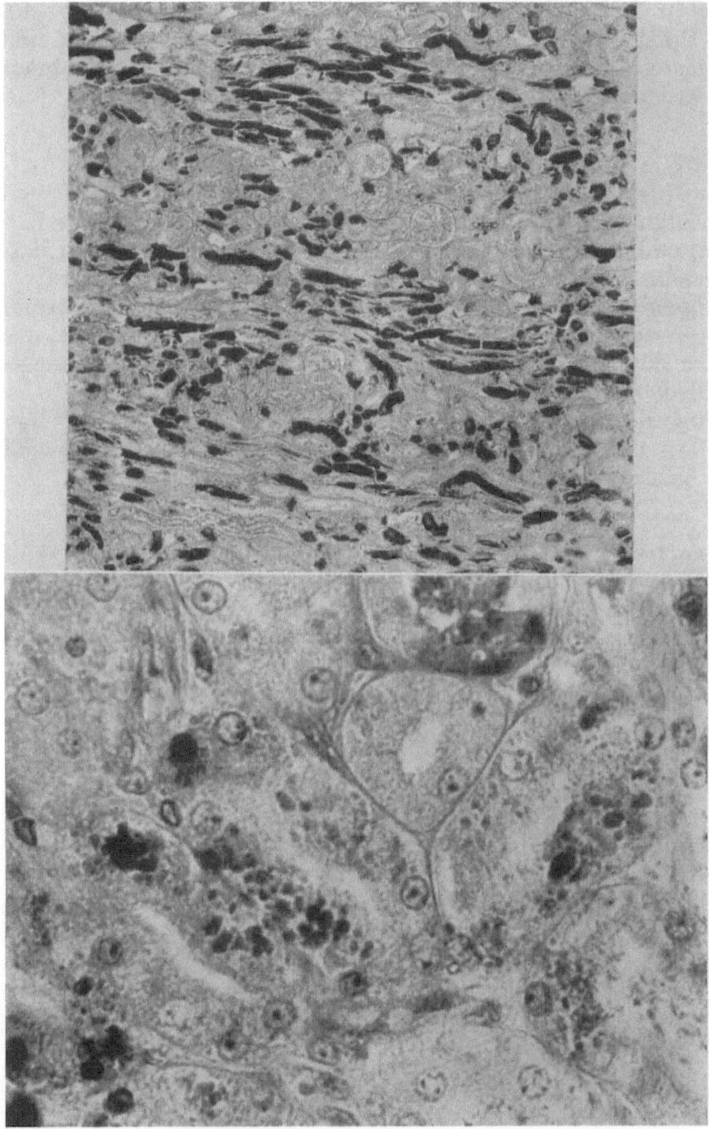

Abb. 144. Obere Hälfte: Schnitt durch die Niere eines Hundes, der etwa 24 Std nach Arsinexposition einging. Extensive Ablagerung von Hämoglobin- (oder dessen Derivate-)Cylindern im Lumen der Tubuli, vorwiegend der Mittelstücke und der Sammelröhrchen. Eisenalaun-Hämatoxilin-Färbung. Untere Hälfte: Tropfenförmige Ablagerung von Hämoglobin oder dessen Derivaten in den Epithelien der Hauptstücke. 2. Tag nach Arsinexposition. Tod an Urämie. Aus: HARRISON, BUNTING, ORDWAY and ALBRINK (1947)

Die für hämatologische Untersuchungen bewährte *Hämolyse durch Phenylhydrazin* ist für Studien der Nierenfunktionsstörungen nach Hämolyse bisher nicht verwandt worden.

β) Experimentelle Myoglobinurien

(„Crush-Nieren")

Wie die Hämoglobinausscheidung gehört auch die Myoglobinausscheidung zur Gruppe der Chromoproteinurien. Myoglobinurien treten in der menschlichen Pathologie nach Unfällen mit Zertrümmerung größerer Muskelmassen auf und können zu Versagenszuständen der Nieren führen, die denen bei Hämoglobinurien gleichen. Das Krankheitsbild wird im angelsächsischen Schrifttum als „Crush-Niere" bezeichnet.

A. Methodik

Glycerin-Injektion. Chromoproteinurien lassen sich durch Glycerin-Injektionen subcutan oder intramuskulär auslösen (CAMUS 1903). Glycerin führt zur Hämo- (MEYER-BETZ 1911) sowohl als auch zur Myolyse (KOSLOWSKI 1959), so daß die pathogenetische Trennung der beiden Faktoren problematisch ist.

Mechanische Verfahren. Man hat oft versucht, das Muskelzertrümmerungssyndrom, wie es nach Unfällen in der menschlichen Klinik auftritt, durch grobmechanische Maßnahmen experimentell zu reproduzieren. Hierbei werden im allgemeinen dem narkotisierten Tier durch Hammerschläge kleinere oder größere Muskelpartien zertrümmert. Auffällig ist aber, daß in allen solchen Versuchen die mit dem Harn ausgeschiedenen Myoglobinmengen minimal sind, obwohl vielfach Bilder wie bei Crush-Niere zur Beobachtung kommen.

B. Klinik und Pathologie

Myoglobin wird gleich dem Hämoglobin durch die Glomerulummembran ausgeschieden, gelangt ins Tubuluslumen und wird im Epithel der Tubuluszellen nachweisbar. Hierbei handelt es sich offenbar um eine aktive Resorptionsleistung

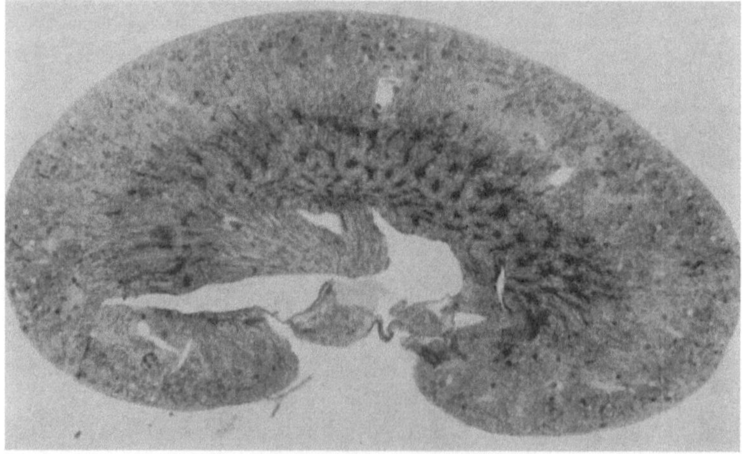

Abb. 145. Myoglobinausscheidung durch die Niere 60 min nach intramuskulärer Glycerin-Injektion bei gleichzeitiger Exsiccose. Etwa gleichmäßige Verteilung des Myoglobins in Mark und Rinde. Lepehne-Färbung. Aus: KOSLOWSKI (1959)

der Zellen. Nach Erschöpfung der Speicherkapazität der Zellen versagt diese Rückresorption, und es kommt zur Myoglobinausscheidung im Endharn. Die Beladung der Tubuluszellen mit Myoglobin führt an sich nicht zum Nierenversagen und auch nicht zu Tubulusnekrosen (BARRAT und YORKE 1912).

Die Myoglobinurie bei Ratten nach intramuskulärer Glycerin-Injektion ist nur flüchtig (Koslowski 1959). Man findet bei solchen Tieren kaum Myoglobin-Depots in den Nieren. Eine Anreicherung läßt sich dort aber durch Trinkwasser-Entzug und hierdurch bewirkter Exsiccose erzwingen. Solche Tiere beginnen etwa 30 min nach Injektion des Glycerin Myoglobin auszuscheiden, was über etwa eine Stunde anhält. Histologisch findet man in den Nieren eine ziemlich gleichmäßige Verteilung des Muskelfarbstoffes in Mark und Rinde (s. Abb. 145). Selbst bei myoglobinfreien Tieren, wozu nach Goormaghtigh (1947) Kaninchen zählen, lassen sich nach Muskelzertrümmerung typische Bilder einer „Crush-Niere" erzielen, so daß die Ausscheidung von Myoglobin als solches bei der Crush-Niere selbst in myoglobinhaltigen Species möglicherweise überhaupt ohne pathogene Bedeutung ist.

C. Pathogenese

Auch beim Myoglobin ist wie beim Hämoglobin (s. o.) vermutet worden, daß nicht das Myoglobin, sondern nur das aus ihm im sauren p_H entstehende Metmyoglobin toxisch auf die Tubulusepithelien wirke (Übersicht bei Zollinger 1952). Auch das aus dem Metmyoglobin (bzw. Methämoglobin bei Hämolysen) abgeleitete Hämatin ist als der eigentliche toxische Faktor angeschuldigt worden (Corcoran

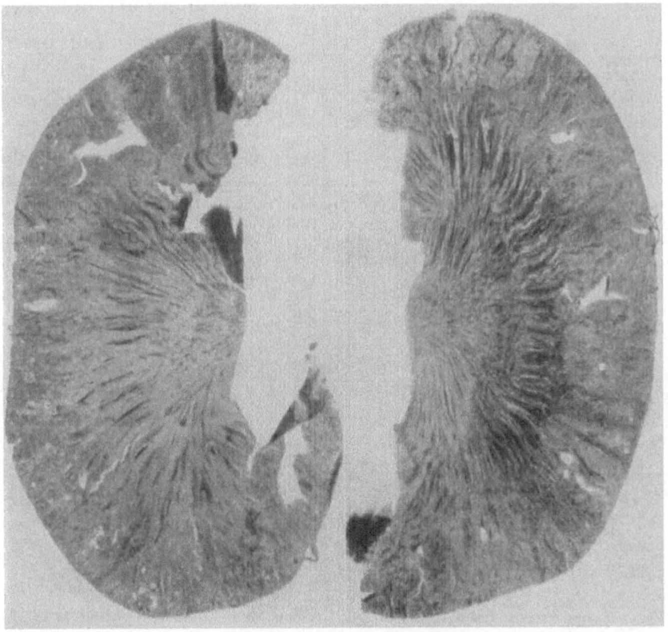

Abb. 146. Fleckförmige Ausscheidung von Myoglobin nach intramuskulärer Glycerin-Injektion und gleichzeitiger Anlegung einer Klemme an das rechte Hinterbein. Rechte Niere weitgehend ischämisch. Auch in der linken Niere Ausscheidung nur durch einzelne Nephrone. Aus: Koslowski (1962)

u. Page 1945). Man kann aber nicht nur bei saurem, sondern auch bei neutralem oder sogar stark alkalischem Harn Nierenversagen nach Myoglobinurie beobachten (Zollinger 1952), während andererseits starke Ansäuerung des Harns an sich schon zu Epithelnekrosen im Tubulusbereich führen kann (Lalich und Schwartz 1950).

Bei den mechanisch ausgelösten Myolysen stehen auch bei Ausbleiben eines allgemeinen Kreislaufschocks intrarenale Kreislaufstörungen eindeutig im Vordergrund. Sie werden nerval-reflektorisch durch das Trauma ausgelöst. Durchblutungsstörungen bzw. Blutverteilungsstörungen finden sich auch bei einseitiger Muskelzertrümmerung bilateral, jedoch auf der lädierten Seite oftmals stärker ausgeprägt als auf der kontralateralen. Die Rolle solcher reflektorisch ausgelöster intrarenaler Durchblutungsstörungen geht aus Untersuchungen von KOSLOWSKI (1959) hervor, der mit der oben beschriebenen Glycerin-Injektionsmethode Myolysen erzeugte und bei gleichzeitig vorgenommener Quetschung eines Hinterbeines durch eine Schraubklemme („Tourniquet-Technik") bei Ratten eine fleckförmige Verteilung des ausgeschiedenen Myoglobins fand (s. Abb. 146) im Vergleich zur gleichmäßigen Verteilung auf Abb. 145. Die Nierendurchblutungsstörungen nach Muskelquetschung durch Hammerschlag kommen und gehen periodisch, was möglicherweise Ursache für widersprechende Ergebnisse bei solchen Versuchen ist. Es kommt viel auf den Untersuchungszeitpunkt an.

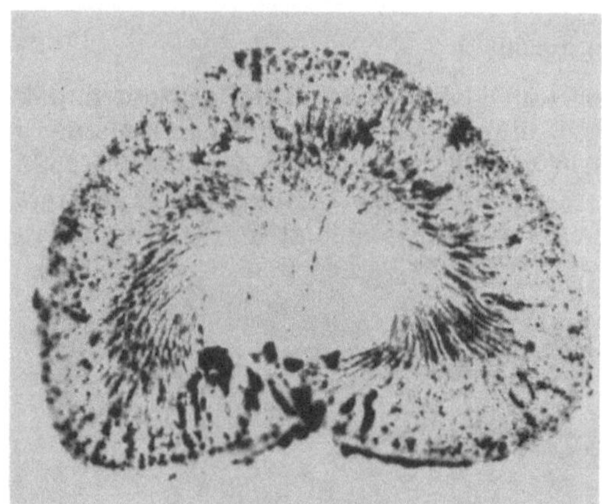

Abb. 147. Darstellung der Nierendurchblutung nach Muskelquetschung bei einem Meerschweinchen. Frühstadium bei allgemeiner Rinden- und Markischämie. Benzidin. Vergrößerung 3,5fach. Die Abb. 147 bis 153 sind der Arbeit von DONNER und HOLLE (1958) entnommen

DONNER und HOLLE (1958) haben solche Durchblutungsstörungen über längere Zeit systematisch verfolgt und durch Gefäßdarstellung mittels Erythrocytenschwärzungs-Methode nach SLONIMSKI und CUNGE (1937) belegt. Ihrer Arbeit sind die Abbildungen 147–153 entnommen. Die Versuche wurden an Meerschweinchen durchgeführt. Man erkennt schon kurz nach der Muskelquetschung (Abb. 147) die allgemeine Rinden- und Markischämie. Mikroskopisch deutliche Kaliberschwankungen und Kontraktionsringe in den Arteriae lobulares, Spasmen der Vasa afferentia der Glomerula. Innerhalb der Glomerula Stagnation des Blutstroms mit reichlicher Erythrocytenanfüllung. Auf die initiale Phase folgt eine Phase allgemeiner Rinden- und Markhyperämie (Abb. 148), der Spasmus der Vasa afferentia löst sich jedoch nur langsam. 2–7 Std nach Muskelquetschung ist die Rinde blutleer und das Mark kräftig durchblutet. Im

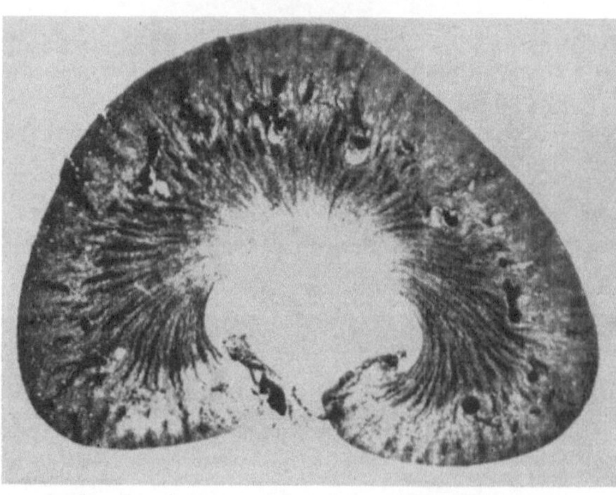

Abb. 148. Niere im Stadium der allgemeinen Rinden- und Markhyperämie. Benzidin. Vergrößerung 3,5fach

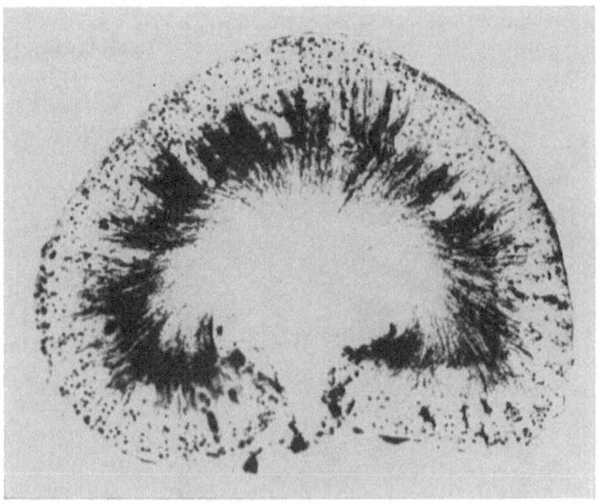

Abb. 149. Niere im Stadium der Rindenischämie und Markhyperämie. Darstellung der Gefäße. Vergrößerung 3,5 fach

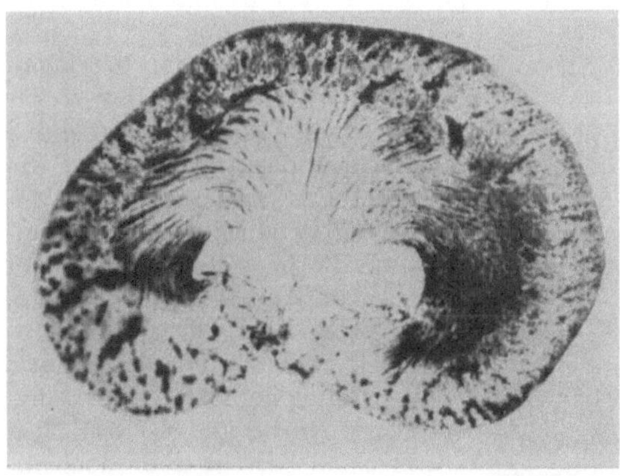

Abb. 150. Stadium der fleckigen Rindenischämie. Zugehörige Marksegmente stark durchblutet. Benzidin. Vergrößerung 3 fach

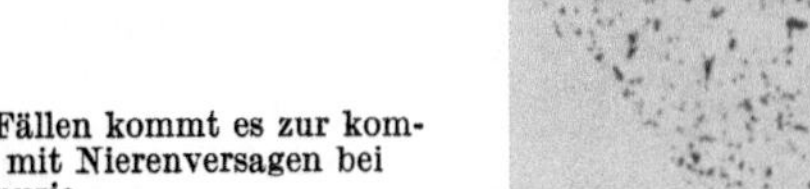

Abb. 151. In manchen Fällen kommt es zur kompletten Spätischämie mit Nierenversagen bei Anurie

Gebiet der blutleeren Rinde erkennt man als kleine Punkte die noch blutgefüllten, aber offenbar nicht mehr durchströmten (Stase) Glomerula (Abb. 149). In der nächsten, nunmehr über Wochen anhaltenden Phase findet sich eine fleckige Rindenischämie (Abb. 150, vgl. auch oben Abb. 147). Manche Tiere entwickeln zwischen der zweiten und vierten Woche darüber hinausgehend eine komplette diffuse Spätischämie (Abb. 151), die zur Niereninsuffizienz und zum Tod der Tiere führt. Spastische Rezidive mit Rindenischämie können noch Monate nach der Muskelquetschung auftreten (Abb. 152). Auffällig sind spätere Stadien, die wohl als Folgen der herdförmigen Ischämie anzusehenden Bilder des ,,unvollständigen Infarktes", eines Vorganges, der zur hyalinen umschriebenen Narbenbildung mit eingezogener Oberfläche an den betreffenden Stellen führt (Abb. 153).

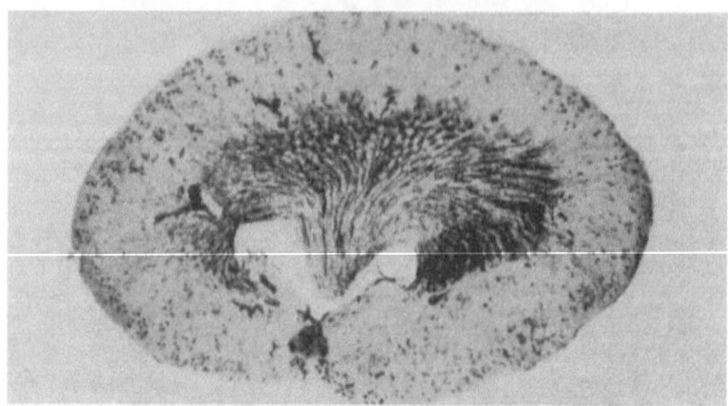

Abb. 152. Spätrecidiv mit Rindenischämie

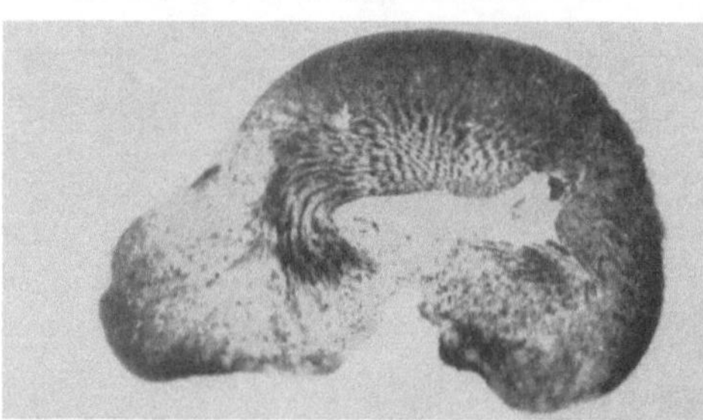

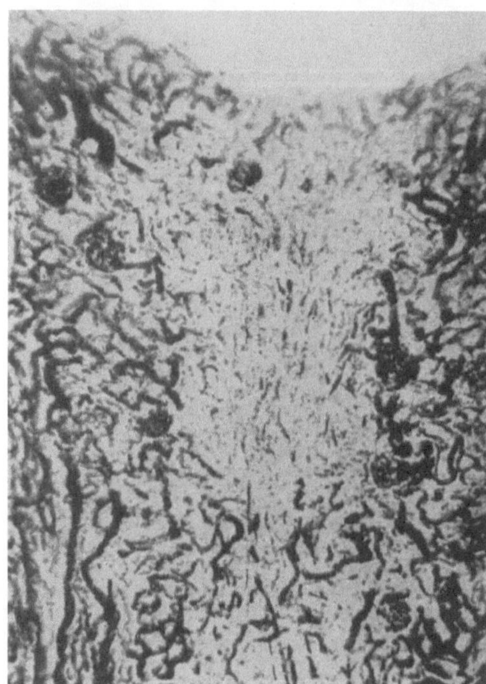

Abb. 153. Der unvollständige Infarkt. Oben: Ischämie im Bereich des unvollständigen Infarktes, Benzidin. Unten: Ischämie im Inneren des unvollständigen Infarktes

Versucht man abschließend auf Grund der vorliegenden experimentellen Befunde und der klinischen Erfahrung eine Vorstellung zur Pathogenese der myoglobinurischen Anurie zu entwickeln, so stößt man auf die gleiche Problematik, wie sie bei der Anurie nach Hämoglobinurie schon besprochen wurde (s. S. 181). Ein Unterschied besteht aber doch insofern, als beim Myolyse-Syndrom nervalreflektorisch ausgelösten intrarenalen Zirkulationsstörungen eine weit größere, wenn nicht die entscheidende Bedeutung zukommt. Die Myoglobin-Ausscheidung selbst tritt demgegenüber zurück.

Literatur

Addis, T.: Glomerular nephritis. New York: Macmillan Comp. 1950.

Anderson, W. A. D., D. B. Morrison and E. F. Williams: Pathologic changes following injections of ferrihemate (Hematin) in dogs. Arch. Path. **33**, 589 (1942).

Arbouys, A., et A. Eyquem: Anémieexpérimentale avec crises hémolytiques itératives par injections répétées d'immunsérum d'origine polyspécifique. V. Internat. Transfusionskongress, Paris 1954.

Aubertin, E., A. Lacoste et R. Castagnon: De la néphrite hémoglobinurique expérimentale. C. Rend. Soc. Biol. (Paris) **132**, 132 (1939).

Barrat, J., u. W. Yorke: Über Hämoglobinämie. Z. Immun.-Forsch. **12**, 333 (1912).

Bing, R. J.: Effect of hemoglobin and related pigments on renal functions of normal and acidotic dog. Bull. Johns Hopk. Hosp. **74**, 161 (1944).

Bingold, K., u. W. Stich: Das myorenale Syndrom. Schweiz. med. Wschr. **80**, 630 (1950).

Bloom, D., L. H. Westman and J. J. Lalich: Renal siderosis in rabbits following injections of hemoglobin and organic iron. Arch. Path. **53**, 331 (1952).

Bohle, A.: Zur Morphologie der Niere beim akuten Nierenversagen. In: Sarre und Rothers Akutes Nierenversagen. Stuttgart: Thieme 1962.

Bordley, J.: Reactions following transfusions of blood with urinary suppression and uremia. Arch. intern. Med. **47**, 288 (1931).

Brass, K.: Über ein charakteristisches Syndrom bei akuter schwerer Myolyse. Frankf. Z. Path. **58**, 387 (1944).

Brun, C.: Acute Anuria, Munksgaard, Copenhagen 1954; zit. n. Reubi 1956.

Camus: Les hémoglobinuries. Paris 1903.

Corcoran, A. C., and J. H. Page: Posttraumatic renal injury (summary of experimental observations). Arch. Surg. **51**, 93 (1945).

De Gowin, E., E. Warner and W. Randall: Renal insufficiency from blood transfusion; anatomic changes in man compared with those in dogs with experimental hemoglobinuria. Arch. intern. Med. **61**, 609 (1938).

De Navasquez, S.: The excretion of hemoglobin, with special reference to the "transfusion kidney". J. Path. Bact. **51**, 413 (1940).

Digilio, V. A., and Hochwald: Some unusual observations in posttransfusion reactions; 2 cases with autopsy findings. Ann. intern. Med. **30**, 745 (1949).

Donner, G., u. G. Holle: Die Crush-Niere des Meerschweinchens nach Muskelquetschung. Beitr. path. Anat. **119**, 119 (1958).

Dujarric de la Rivière, R., et A. Eyquem: Les groups sanguins chez les animaux. Edition Flammarion, Paris 1953.

Dunn, J. S., M. Gillespsie and J. S. Niven: Renal lesions in two cases of crush syndrome. Lancet **1941 II**, 549.

Elliasch, H., A. L. Sellers, S. Rosenfeld and J. Marmorston: Protein metabolism in the mammalian kidney. J. exp. Med. **101**, 129 (1955).

Eyquem, A.: Antierythrocytäre Antikörper. In: Miescher-Vorlaender, Immunopathologie in Klinik und Forschung. Stuttgart: Thieme Verlag 1961.

Fahr, Th.: Kreislaufstörungen in der Niere. In: Henke-Lubarsch, Handbuch Path. 6/1, 121. Wien: Springer 1925.

Feyrter, F., u. A. Winkelbauer: Über ein eigenartiges Syndrom bei Verschütteten. Wien. klin. Wschr. **58**, 548 (1946).

Flink, E. B.: Blood transfusion studies, relationship of hemoglobinemia and of pH of urine to renal damage produced by injection of hemoglobin solutions into dogs. J. Lab. clin. Med. **32**, 223 (1947).

Gessler, U.: Die Frage der Entstehung der akuten Anurie. Verh. dtsch. Ges. inn. Med. **67**, 577 (1961).

Goormaghtigh, N.: Renal arteriolar changes in anuric crush syndrome. Amer. J. Path. **23**, 513 (1947).

Grabar, P.: Grundbegriffe der Immunologie. In: Miescher-Vorlaender, Immunopathologie in Klinik und Forschung. Stuttgart: Thieme Verlag 1961.

Hamilton, P. B., and D. D. van Slyke: zit. nach Harrison, Bunting, Ordway and Albrink, 1947.

— A. Hiller and D. D. van Slyke: Renal effects of hemoglobin infusion in dogs in hemorrhagic shock. J. exp. Med. **86**, 477 (1947).

Harman, J. W.: Lower nephron nephrosis. Irish J. med. Sci. **1947**, 480—486.

Harrison, H. E., H. Bunting, N. K. Ordway and W. S. Albrink: Pathogenesis of renal injury produced in dog by hemoglobin or methemoglobin. J. exp. Med. **86**, 339 (1947).

Herr, A.: Les nephropathies graves consécutives à la transfusion. Thèse Paris 1933.

Hesse, E.: Fehler, Gefahren und unvorhergesehene Komplikationen bei der Bluttransfusion im Lichte einer eigenen Erfahrung von 1300 Fällen. Ergebn. Chir. Orthop. **27**, 106 (1934)

Hueper, W. C.: Reactions in blood and organs of dogs on intravenous injection of solution of hemoglobin. J. Lab. clin. Med. **29**, 628 (1944).

ILJIN, W.: Experimentelle Untersuchungen über das Wesen des hämolytischen Schocks bei der Bluttransfusion; experimentelle Beobachtungen der Nierentätigkeit nach Einführung von heterogenem und autohämolysiertem Blut. Arch. klin. Chir. **181**, 240 (1935).

KOSLOWSKI, L.: Autolysekrankheiten in der Chirurgie. Stuttgart: Thieme Verlag 1959.

— Die Pathogenese der akuten Niereninsuffizienz aus der Sicht des Chirurgen. In: SARRE-ROTHER, Akutes Nierenversagen. Stuttgart: Thieme Verlag 1962.

KRAMER, K., u. P. DEETJEN: Hämorrhagischer Schock und akutes Nierenversagen. In: SARRE-ROTHER, Akutes Nierenversagen. Stuttgart: Thieme Verlag 1962.

LALICH, J. J.: The influence of injections of homologous hemoglobin in the kidneys of normal and dehydrated animals. J. exp. Med. **86**, 153 (1947).

—, and S. I. SCHWARTZ: Role of aciduria in the development of hemoglobinuric nephrosis in dehydrated rabbits. J. exp. Med. **92**, 11 (1950).

LATHEM, W., and A. D. BENJAMIN: Observations on renal protein metabolism; renal venous amino nitrogen content before and following hemoglobin infusions in dogs. J. exp. Med. **104**, 211 (1956).

LAURELL, C. B., u. M. NYMAN: Haptoglobin als Hämoglobin-Transporteur im Plasma. Amsterdam: Elsevier Publishing Company 1958.

LETTERER, E., u. W. MASSHOFF: Über erythrolytische Nephrose. Virchows Arch. path. Anat. **317**, 56 (1949).

LINDAU, A.: Reaktionen nach Bluttransfusion, eine ätiologische und pathologisch-anatomische Studie. Acta path. microbiol. scand. **5**, 382 (1928).

LITTLE, J. M., H. D. GREEN and J. E. HAWKINS: Evidence from crosstransfusion experiments that the diminished urine flow accompanying ischemic compression shock is not due to humoral factors. Amer. J. Physiol. **151**, 554 (1947).

MAEGRAITH, B. G., and G. M. FINDLEY: Oliguria in black water fever. Lancet **1944 II**, 403.

MALLORY, T. B.: Hemoglobinuric nephrosis in traumatic shock. Amer. J. clin. Path. **17**, 427 (1947).

MALUF, N. S.: Factors inducing renal shut-down from lysed erythrocytes, experimental studies. Ann. Surg. **130**, 49 (1949).

MARCHAND, F.: Über die Intoxikation durch chlorsaure Salze. Virchows Arch. path. Anat. **77**, 455 (1879).

MASSHOFF, W.: Studien über die Hämolyse. Frankfurt. Z. Path. **61**, 1 (1949).

MEYER-BETZ, F.: Beobachtungen an einem eigenartigen mit Muskellähmungen verbundenen Fall von Hämoglobinurie. Dtsch. Arch. klin. Med. **101**, 85 (1910).

MOHR, H. J.: Die Bedeutung körpereigener Farbstoffe bei akutem Nierenversagen. In: SARRE-ROTHER, Akutes Niernversagen. Stuttgart: Thieme Verlag 1962.

MYERS, R.: Experimentelle hämoglobinurische Nephrose beim Meerschweinchen. Inaug.-Diss. Zürich 1950.

NOLTENIUS, H.: Histologische Befunde an Nierenpunktaten zur Rückbildung des akuten Nierenversagens. In: SARRE-ROTHER, Akutes Nierenversagen. Stuttgart: Thieme Verlag 1962.

OLIVER, J., M. MACDOWELL and A. TRACY: The pathogenesis of acute renal failure associated with traumatic and toxic injury. Renal ischemia, nephrotoxic damage and the ischemuric episode. J. clin. Invest. **30**, 1307 (1951).

— — and Y. C. LEE: Cellular mechanisms of protein metabolism in the nephron. I. The structural aspects of proteinuria, tubular absorption, droplet formation, and the disposal of proteins. J. exp. Med. **99**, 589 (1954).

PARSONNET, V., J. S. FISHLER and W. THALHEIMER: Experimental studies on pathogenesis of hemoglobinuric nephrosis. Proc. Soc. exp. Biol. (N. Y.) **75**, 771 (1950).

POLANI, P. E.: Experimental hemolytic anemia in the albino rat: hepatic aspects. J. Path. Bact. **67**, 109 (1954).

PONFICK: Experimentelle Beiträge zur Lehre von der Transfusion. Virchows Arch. path. Anat. **62**, 273 (1875).

RATHER, L. J.: Renal athrocytosis and intracellular digestion of intraperitoneally injected hemoglobin in rats. J. exp. Med. **87**, 163 (1948).

REUBI, F.: La signification de la pression intrarénale en pathologie médicale. Schweiz. med. Wschr. **86**, 385 (1956).

ROTHER, K.: Immunhämolyse. 7. Freiburger Symposion über Hämolyse und hämolytische Erkrankungen. Berlin-Göttingen-Heidelberg: Springer Verlag 1961.

ROUS, P., and J. OLIVER: Experimental hemochromatosis. J. exp. Med. **28**, 629 (1918).

SARRE, H.: Nierenkrankheiten, 2. Aufl. Stuttgart: Thieme Verlag 1959.

—, u. K. ROTHER (Herausgeber): Akutes Nierenversagen. Stuttgart: Thieme Verlag 1962.

SCHMIDT, J. E.: Untersuchungen über das Verhalten der Niere bei Hämoglobinausscheidung. Dtsch. Arch. klin. Med. **51**, 225 (1907).

SHIMAMINE, T.: Experimentelle Untersuchungen über die pathogenetische Bedeutung der Chromoproteinurie für die Entstehung der Chromoproteinniere. Beitr. path. Anat. **116**, 330 (1956).

SLONIMSKI, P., i M. CUNGE: (zit. nach DONNER und HOLLE, 1958): Folia morph. (Warszawa) **7**, 1 (1937).

STIEFFEL, R., et P. E. WEIL: Essai de classification de l'hémoglobinurie. Bull. méd. (Paris) **42**, 471 (1928).

WAKEMAN, A. M., C. A. MORELL, A. J. EISENMANN, D. L. SPRUNT and J. P. PETERS: Metabolism and treatment of black water fever. Amer. J. trop. Med. **12**, 407 (1932).

WÖHLER, F.: Der Eisenstoffwechsel bei hämolytischen Erkrankungen. 7. Freiburger Symposion über Hämolyse und hämolytische Erkrankungen, Seite 128. Berlin-Göttingen-Heidelberg: Springer Verlag 1961.

YORKE, W., and R. W. NAUSS: The mechanism of the production of suppression of urine in blackwater fever. Ann. trop. Med. Parasit. **5**, 287 (1911).

ZINGG, W., u. H. U. ZOLLINGER: Mikroskopie **6**, 72 (1951).

ZOLLINGER, H. U.: Anurie bei Chromoproteinurie. Stuttgart: Thieme Verlag 1952.

— Die interstitielle Nephritis. Basel: Karger 1945.

— Intrarenaler Druck und Niereninsuffizienz, experimentelle Untersuchungen über die akute Hämolyse-Niere bei der Ratte. Helv. chir. Acta **18**, 146 (1951).

4. Passagere Proteinurie durch Renin

Neben seiner bekannten pressorisch wirksamen Eigenschaft besitzt das Renin auch eine zuverlässig wirksame, Proteinurie auslösende Komponente. Der Pathomechanismus dieser Proteinurieform ist undurchsichtig und die proteinurisch wirksame Komponente nicht näher bekannt. Das Verfahren wird hier aufgeführt, weil es die Möglichkeit bietet, transitorische massive Proteinurien ohne lichtmikroskopisch faßbare wesentliche morphologische Schädigungen im Bereich der Glomerula auszulösen.

A. Methodik

Renin ist ein erstmals 1898 von TIGERSTEDT und BERGMANN beschriebener Nierenextrakt mit blutdrucksteigender Wirkung, der in Schweinenieren besonders reichlich enthalten ist. Eine Hauptschwierigkeit bei der Aufbereitung liegt in der Trennung der in normalen Seren vorhandenen Hypertensinase von der Reninaktivität. Hierzu wird im allgemeinen die größere Stabilität des Renins gegenüber Ansäuerung ausgenutzt. Im folgenden die von DEXTER, HAYNES and BRIDGES (1945) für die Gewinnung menschlichen Renins modifizierte Originalmethode von KATZ und GOLDBLATT (1943), die zu vollständiger Abtrennung der Hypertensinase-Aktivität führt:

Als Ausgangmaterial werden möglichst frische menschliche Leichennieren verwendet. Sie werden mechanisch zerkleinert und Fett- und Bindegewebsanteile nach Möglichkeit entfernt. Der Rest wird in der Gewebsmühle fein zermahlen. Der Nierenbrei wird bei 5° C über mindestens 12 Std mit 2 Volumen Leitungswasser unter Toluolzugabe (als Konservierungsmittel) stehen gelassen. Die Mischung wird dann durch grobes Gewebe (Nessel) gepreßt und der Rest nochmals durch Musselin. Der Rückstand wird verworfen und das Filtrat auf pH 6,0 eingestellt. Nach Abkühlung auf 5° C wird das Filtrat unter mechanischem Rühren vorsichtig mit 10%iger Trichloressigsäure versetzt, die man unter die Oberfläche einlaufen läßt, bis der pH-Wert genau 2,9 ± 0,05 beträgt (Glaselektrode). Würde man zu diesem Zeitpunkt filtern, so erhielte man eine bräunliche Flüssigkeit mit noch reichlichem Hypertensinase-Gehalt.

Daher wird die Hypertensinase zunächst noch durch Zugabe einer 5,13 M NaCl-Lösung selektiv ausgefällt. Man bringt die NaCl-Lösung wiederum vorsichtig unter konstantem Rühren unter die Oberfläche, bis die NaCl-Konzentration in der Mischung 0,92 M erreicht. Der pH-Wert muß jetzt schnell wieder auf 2,9 ± 0,05 korrigiert werden, was durch Zugabe von 0,1 n NaOH oder 10%iger Trichloressigsäure geschehen kann. Nach etwa 15 min muß der pH-Wert nochmals überprüft werden. Die Lösung wird dann durch Filterpapier im Kälteraum bei + 5° C abgefiltert. Das Filtrat sollte innerhalb von 6 Std völlig durchgetropft sein. Man erhält ein klares gelbliches Filtrat.

Das Renin kann dann durch Erhöhung des pH-Wertes auf etwa 5 unter gleichzeitiger Zugabe von 400 g festem Ammonsulfat pro Liter Filtrat ausgefällt werden.

Das Präcipitat läßt sich durch Saugfiltrierung durch ein Whatman Filterpapier Nr. 1 mit dünner Kieselgurschicht abtrennen. Es wird in destilliertem Wasser wieder aufgenommen und über Nacht bei 5° C gegen Wasser mit einer geringen Zugabe von Toluol als Konservierungsmittel dialysiert. Die Lösung wird dann nochmals filtriert. Das klare Filtrat ist von schwach bräunlicher Färbung. Es kann mit Toluol oder Merthiolat® (Thimerosal; Lilly) als Konservierungsmittel und unter Einstellung auf pH 6,0 mittels einer kleinen Menge Phosphat-Puffer für viele Monate bei 5° C aufgehoben werden. Es ist aber auch nach Lyophilisierung als Trockenpulver bei Zimmertemperatur offenbar unbegrenzt haltbar. Das Material ist frei von Hypertensinase und enthält sehr wechselnde Mengen von Renin in Abhängigkeit vom Zeitraum zwischen Tod des Patienten und Extraktion der Niere, der Todesursache und unkollierbaren technischen Einflüssen. Durchschnittlich kann man mit der Extraktion von etwa 1,5 Katzen-Einheiten Renin pro g menschlicher Niere rechnen. 1 mg Stickstoff der Renin-Präparation enthält zwischen 15—23 Katzen-Einheiten.

Die biologische Standardisierung des Renins orientiert sich an der Aktivität gegenüber Hypertensinogen, was aber (s. u.) für die Proteinurie auslösende Wirkung unerheblich ist. Hier sei nur vermerkt, daß eine Katzen-Einheit Renin definiert wird als diejenige Menge, welche aus einem Überschuß Hypertensinogen nach Inkubation für 2 Std bei 37° C 1 Katzen-Einheit Hypertensin freisetzt. Die Katzen-Einheit Hypertensin ist von Dexter, Haynes and Bridges (1945) wegen der höheren Empfindlichkeit von Katzen gegenüber Hypertensin im Vergleich zu Hunden eingeführt worden. Die Einheit entspricht einer Viertel Hunde-Einheit und ist hinsichtlich der pressorischen Wirkung einem μg Adrenalin äquivalent. Die Hunde-Einheit Hypertensin ist von Goldblatt et al. (1943) als diejenige Menge Hypertensin definiert worden, welche in einem 10 kg schweren anästesierten Hund nach schneller i.v. Injektion eine durchschnittliche Blutdrucksteigerung um 25–30 mm Hg bewirkt.

Wie schon diese technischen Details erkennen lassen, hat sich das Hauptaugenmerk der Untersucher bisher auf die pressorische Aktivität des Extraktes gerichtet. Sie beruht auf der spaltenden Fermentwirkung des Renins gegenüber Leucil-Leucin-Bindungen des in normalen Seren als Eiweißkörper vorhandenen Hypertensinogens. Auf diesen besonderen Aspekt, sowie auf Einzelheiten der intrarenalen Lokalisation kann hier aber nicht eingegangen werden. Eine Übersicht findet sich bei Gross (1958).

Die pressorische Wirkung läßt sich zwar biologisch von der Proteinurie erzeugenden abtrennen (s. u.), der Proteinurie auslösende Faktor ist aber sonst bisher nicht näher definiert. Daher sind auch alle Dosierungsangaben, die auf der pressorischen Reninwirkung beruhen, unbrauchbar. Zur Orientierung sei aber vermerkt, daß z. B. in den Versuchen von Sellers, Smith, Marmorston and Goodman (1952) die intraperitoneale Injektion von 4 Goldblatt-Hunde-Einheiten Schweinerenin pro Ratte zur Ausscheidung von 31 mg Protein innerhalb 60 min führte. Nach intramuskulärer Injektion wurden etwa 10 mg ausgeschieden, in beiden Fällen ohne wesentliche Blutdruckerhöhung. Große Proteinurie nach Renin ohne begleitende Blutdruckerhöhung ist auch bei Hunden nach intramuskulärer Injektion beobachtet worden. Intravenöse Injektion geht mit der im Experiment meist unerwünschten pressorischen Wirkung einher.

B. Klinik und pathologisch-anatomische Befunde

Seit der ersten Beobachtung durch Pickering und Prinzmetal (1940) ist die proteinurische Wirkung des Kochsalzextraktes aus Schweinenieren bei Kaninchen immer wieder bestätigt worden (Brandt and Gruhn 1948; Rather and Addis

1950; LIPPMAN, UREEN and OLIVER 1951). Die Proteinurie tritt auch bei Ratten zuverlässig auf, doch muß hier die schon physiologischerweise vorhandene Proteinurie (0,2—0,8 mg pro Stunde) in Abzug gebracht werden. Die Renin-Proteinurie ist sehr kurzfristig. Sie ist auf wenige Stunden post inj. beschränkt. Tab. 28 gibt eine Übersicht über die von Ratten nach Reningabe mit dem Harn ausgeschiedenen Proteinmengen.

Mittels proteingekuppelter Farbstoffe läßt sich nachweisen (SELLERS, SMITH, MARMORSTON and GOODMAN), daß die Proteinurie glomerulären Ursprungs ist. Der proteinurieerzeugende Faktor im Renin muß daher über eine Beeinflussung der Capillarpermeabilität der Glomerula wirksam werden, eine Ansicht, zu der auch LIPPMAN, UREEN and OLIVER (1951) bei Untersuchungen über die renale Ausscheidung i.v. injizierten Hämoglobins gelangt sind.

Tabelle 28. *Proteinurie nach Renin-Injektion in normale Ratten.* (Aus: ADDIS, BARRETT, BOYD and UREEN 1949, zit. n. SELLERS, SMITH, MARMORSTON and GOODMAN 1952)

Renin Einheiten	Art der Injektion	Zahl der Ratten	Dauer der Harnkontrolle nach Reningabe in Stunden	mittlere totale Proteinausscheidung mg
0	Kontrolle	131	1	0,60
4	i.p.	96	1	31,7
5	i.p.	44	2	35,1
4	i.m.	25	1	10,0
4	i.m.	9	2	46,0
4	i.m.	9	3	43,0

Gibt man Renin i.m., so bleibt der arterielle Blutdruck bei voller proteinurischer Wirksamkeit unverändert. Die funktionelle Trennbarkeit zwischen proteinurischer und blutdruckwirksamer Komponente des Renin wird auch an adrenalaktomierten Ratten offenkundig. Injiziert man ihnen Renin i.v., so bleibt die bei nicht adrenalektomierten zuverlässige Proteinurie aus, der mittlere arterielle Blutdruck steigt aber wie bei nicht adrenalektomierten Tieren an (SELLERS, SMITH, MARMORSTON and GOODMAN 1952).

Bei den gleichen Versuchen konnten die Autoren auch die tubuläre Rückresorption der glomerulär passierten Proteine beobachten. Ratten erhielten 5 min vor Injektion des Schweinerenin 25 mg T—1824 (Evans Blue) in 0,5 ml Kochsalzlösung i.v. Die Serumprotein-gebundenen Farbstoffe gelangen in den Kapselraum, passieren das Tubuluslumen und erscheinen schließlich im Harn. Ein Teil aber wird innerhalb des Bereiches der Hauptstücke resorbiert. Die Anreicherung der Farbstoffe in den Hauptstückepithelien und die Passage durch die Zelle läßt sich gut verfolgen. Abb. 154 läßt die lichtungsferne Ansammlung der Farbstoffe 24 Std nach der passageren Proteinurie erkennen.

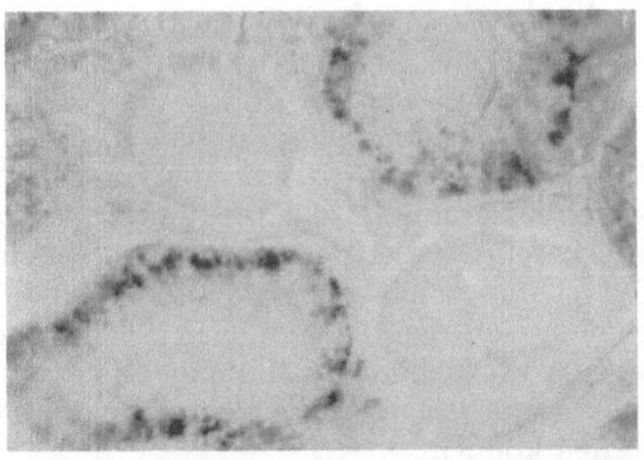

Abb. 154. Gefrierschnitt einer Rattenniere 24 Std nachdem das Tier 25 mg Evans blue i.v. und 4 Goldblatt-Einheiten Renin i.p. erhalten hatte. Die Lokalisation der Farbstoffpartikel im lumenfernen Teil der Hauptstückepithelien ist gut erkennbar. Aus: SELLERS, SMITH, MARMORSTON and GOODMAN (1952)

Neben der capillarpermeabilitätssteigernden Wirkung fanden LIPPMANN, UREEN und OLIVER (1951) noch eine weitere, die Eiweißrückresorption aus dem Tubuluslumen bremsende Eigenschaft des Renins. Es ist nicht sicher, ob die beiden Komponenten stofflich identisch sind und wie weit sie sich in der Pathogenese der Proteinurie ergänzen.

Literatur

Addis, T., E. Barrett, R. L. Boyd, and H. J. Ureen: Renin proteinuria in the rat. I. The relation between the proteinuria and the pressor effect of renin. J. exp. Med. **89**, 131 (1949).
Brandt, J. L., and J. G. Gruhn: Effect of renin on proteinuria and PAH-Clearance at low plasma levels. Amer. J. Physiol. **153**, 458 (1948).
Dexter, L., F. W. Haynes, and W. C. Bridges: The renal humoral pressor mechanism in man. I. Preparation and assay of human renin, human hypertensinogen and hypertensin. J. clin. Invest. **24**, 62 (1945).
Goldblatt, H., Y. J. Katz, H. A. Lewis, and E. Richardson: Studies on experimental hypertension. XX. The bioassay of renin. J. exp. Med. **77**, 309 (1943).
Gross, F.: Renin und Hypertensin, physiologische oder pathologische Wirkstoffe? Klin. Wschr. **36**, 693 (1958).
Katz, Y. J., and H. Goldblatt: Studies on experimental hypertension. XXI. The purification of renin. J. exp. Med. **78**, 67 (1943).
Lippman, R. W., H. J. Ureen, and J. Oliver: Mechanism of proteinuria. IV. Effect of renin on hemoglobin excretion. J. exp. Med. **93**, 605 (1951).
Pickering, G. W., and M. Prinzmetal: The effect of renin on urine formation. J. Physiol. (Lond.) **98**, 314 (1940).
Rather, L. J., and T. Addis: Renin proteinuria in the rat. II. Evidence that renin does not interfere with the tubular resorption of purified human hemoglobin or bovine albumine. J. exp. Med. **91**, 567 (1950).
Sellers, A. L., S. Smith, J. Marmorston, and H. C. Goodman: Studies on the mechanism of experimental proteinuria. J. exp. Med. **96**, 643 (1952).
Tigerstedt, R., u. P. G. Bergman: Skand. Arch. Physiol. 8, 223 (1898).

5. Neurogene Nierenschädigungen

(Nervale Reizung)

Reproduzierbare experimentelle Nierenläsionen lassen sich auch durch Reizung der Nierennerven erzeugen. Die Schädigungen betreffen dabei den tubulären Apparat und sind degenerativer Natur. Die Auswirkungen sind unabhängig von der Art des Reizes, der auf die Nervenversorgung ausgeübt wird, seien es Salicylate, sei es Crotonöl, seien es elektrische Impulse, mit denen die vegetativen Nierennerven irritiert werden.

In Abweichung hiervon schien zunächst die viel beachtete Mitteilung von Reily, Compagnon, Laporte und du Buit (1942) zu stehen, die nach Injektion von Salicylaten und anderen Reizstoffen im Bereich des Ganglion coeliacum und des Nieren-Gefäßstieles echte Nephritiden beobachtet hatten. Dies hat späterer Nachprüfung nicht standgehalten (Fahr 1944, Büchner 1949). Es handelte sich sowohl nach den Abbildungen der Autoren selbst als auch nach den Ergebnissen von Nachuntersuchungen (s. u.) um vorwiegend degenerative Schäden der Tubulusepithelien, so wie sie auch nach beliebig anderer nervaler Reizung erzielt werden können.

A. Methodik

I. Mechanische Reizung

Sie ist die älteste Methode und wurde von Spinelli (1932) eingeführt. Spinelli zog bei Hunden kleine Seidenfäden um den Nierengefäßstiel und löste auf diese Weise eine eng umschriebene reaktive Entzündung aus, die zu einer Irritation der Gefäßstielnerven führt. Die Ergebnisse entsprechen denen anderer Methoden der Nierennervenreizung (s. u.).

II. Chemischer Reiz

Die Abb. 155 läßt die topographisch-anatomischen Verhältnisse bei Kaninchen erkennen. Die eingezeichneten Zahlen geben verschiedene mögliche Injektionsstellen wieder (s. u.). Wichtig ist, daß beim Kaninchen und beim Hund die Hauptmasse der zum Nierenhilus ziehenden Nervenfasern dem Bauchsympathicus entstammen und dem Vagus und dem Splanchnicus nur ein ganz unbedeutender Anteil zuzuordnen ist.

Durch die Arbeiten von SPERANSKY (1950) ist Crotonöl als besonders starkes Irritationsmittel gegenüber Nervenbahnen für tierexperimentelle Zwecke eingeführt worden. SARRE und MOENCH (1951a) verwendeten insgesamt 0,5 ml einer Crotonöl-Verdünnung von 1:20 in Olivenöl zur Injektion an die Stellen 1, 2, 3 und

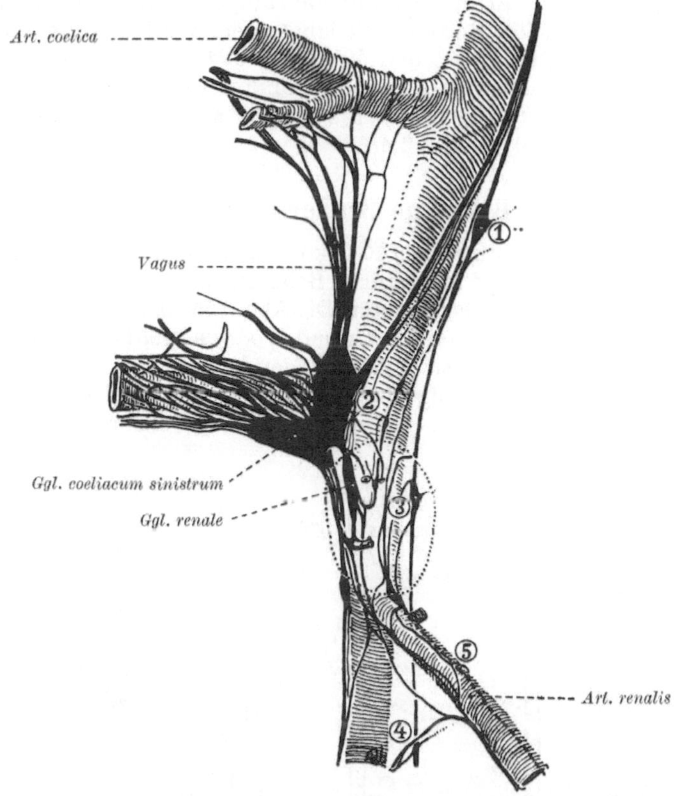

Abb. 155. Topographisch-anatomische Verhältnisse der linksseitigen Nierennervenversorgung beim Kaninchen. Linke Nebenniere punktiert. Bezifferung siehe im Text. Aus: HIRT (1924)

4 der Abb. 155. Dabei entspricht (1) Splanchnicusfasern sowie dem Truncus sympaticus paraaortal links zwischen Arteria coeliaca und Arteria mesenterica; (2) ist am unteren Gefäßwinkel Aorta–Arteria mesenterica bei dem dort befindlichen Ganglion coeliacum sinistrum lokalisiert; (3) entspricht dem Ganglion renale I und II sowie dem Plexus renalis unterhalb der linken (im Bild punktiert wiedergegebenen) Nebenniere; (4) erfaßt die rückläufigen Bauch-Sympathicusfasern zur Niere paraaortal links in dem Dreieck Aorta-Nierengefäßstiel. Der Versuch, auch bei (5) am Nierengefäßstiel zu injizieren, wurde wieder aufgegeben, weil es hierdurch zu einer völligen Nekrose der Niere infolge Obliteration des Gefäßstiels kommt.

Die Reizstoff-Injektionen werden am besten linksseitig durchgeführt. Aufsuchen der Injektionsstellen nach Laparotomie. Subcutane bzw. intraperitoneale Injektion der gleichen Crotonölmenge führt nicht zu Nierenschädigungen.

III. Elektrischer Reiz

Kottke, Kubicek und Visshek (1945) haben die elektrische Dauerreizung der mit dem Nierenstiel verlaufenden Nierennervenversorgung erstmalig angewendet. Gleichsinnige Erfahrungen liegen bisher vor bei Kaninchen, Hunden und Katzen. In Narkose wird der linksseitige Nierengefäßstiel durch Lumbalschnitt freigelegt und der am oberen Rand der Arterie verlaufende Hauptnervenstrang mit Elektroden angehakt (Moench 1955). Reizung mit langsamem Wechselstrom einer Frequenz von 2 hz (Kottke, Kubicek und Visscher 1945) bzw. 4 Impulsen pro Minute bei einer Impulsbreite von 1 Sigma (Moench 1955) über 3–12 Std für einen oder mehrere Tage. Stromspannung 1 V. Die auf das Tier übergehende Stromstärke liegt zwischen 0,2 und 0,6 mA.

B. Klinische Beobachtungen

Bei chemischem wie bei elektrischem Reiz kommt es zur Oligurie bis Anurie (!), zur Proteinurie, Cylindrurie und Hämaturie. Beim chemischen Dauerreiz werden z. T. auch Blutdruckerhöhungen beobachtet. Die Abb. 156 läßt den klinischen Verlauf bei einem der Versuchstiere von Sarre und Moench (1951) erkennen.

Eine Proteinurie setzt bei beiden Reizmethoden langsam ein und erreicht am 4.–5. Tag ihren Höhepunkt. Sie klingt dann langsam wieder ab. Tiere, die den 12. bis 14. Tag überlebten, zeigten keine Eiweißausscheidung mehr, wie überhaupt

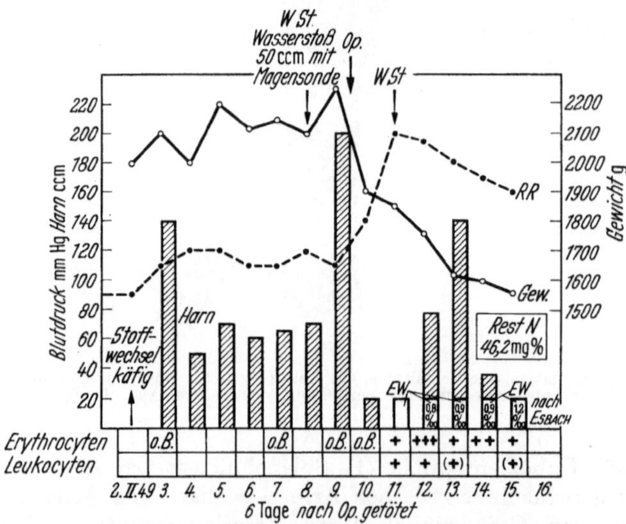

Abb. 156. Diagramm des klinischen Verlaufs bei einem Kaninchen nach Injektion von Crotonöl an die Stellen 1, 2, 3 und 4 der Abb. 1153. Aus: Sarre und Moench (1951a)

auffallenderweise nach 12–16 Tagen völlig normale Verhältnisse sich auch dann wieder einstellen, wenn der Reiz weiter besteht. Erythrocyten oder Leukocyten finden sich zu 50% bei den Tieren mit Proteinurie.

Nach chemischem Reiz findet sich eine Blutdruckerhöhung von etwa 20% bei relativ großer individueller Schwankungsbreite (Meßmethode nach Sqier 1928 und

FAHR 1939). Wesentliche funktionelle Störungen, gemessen am Reststickstoff im Serum, wurden nicht beobachtet. Die Rest-N-Werte bewegen sich an der oberen Grenze der Norm.

Die Reizung im Abdominalbereich des vegetativen Nervensystems führt zu starken Gewichtsverlusten, wie auch am Beispiel des Tieres auf Abb. 156 zum Ausdruck kommt.

Die Nierendurchblutung wird durch die nervale Reizung nur sehr wenig vermindert. Sowohl bei Bestimmung des Erythrocytengehaltes der Gefäße im formalinfixierten Schnitt mit dem Benzidinreagens nach WU als auch bei direkten

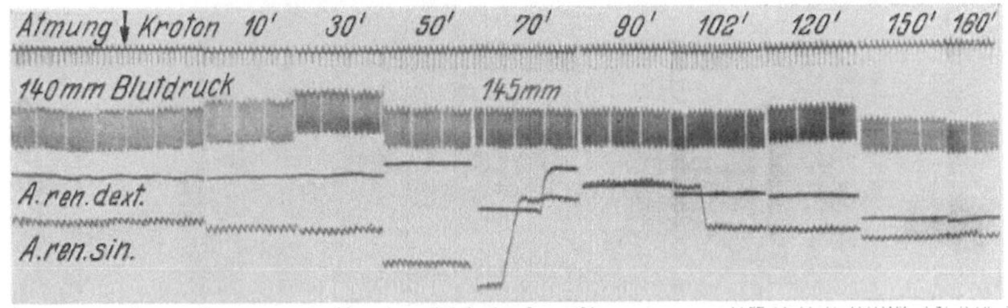

Abb. 157. Durchblutung (Reinsche Stromuhr) der linken Niere eines mit Crotonöl wie auf Abb. 156 gereizten Kaninchens. Einzelheiten siehe Text. Aus: SARRE und MOENCH (1951b)

Durchblutungsmessungen mit der Reinschen Stromuhr fanden sich kaum Abweichungen von der Norm (SARRE und MOENCH 1951b). Die letztere Methode ist natürlich mit Zurückhaltung zu bewerten, weil sie über evtl. intrarenale Durchblutungsstörungen nichts aussagt. Abb. 157 gibt das Ergebnis der Stromuhrmessung kurzzeitig nach Reizsetzung wieder. Zu späteren Zeitpunkten sind die Abweichungen noch geringer. Nach elektrischem Reiz sind anfänglich stärkere Durchblutungsstörungen nachweisbar, die bis auf 75% der Normaldurchblutung heruntergehen können. Sie normalisieren sich innerhalb Stunden.

C. Pathologische Anatomie

Hier sind die Veränderungen der Ganglien von der eigentlichen Nierenläsion zu trennen. Man findet nach chemischem Reiz mit Crotonöl sowohl relativ intakte Ganglien inmitten des schwer entzündlich veränderten Bindegewebes als auch schwerst veränderte Ganglien, die von nekrotischem Gewebe umgeben sind. SARRE und MOENCH (1951a) nehmen hier eine direkte Giftwirkung auf das Ganglion an. Es finden sich aber auch schwer degenerativ veränderte Ganglien mit vacuoliger Degeneration, Kernblähung u. a. in völlig normaler Umgebung. Solche Bilder sind aus Versuchen mit peripherer retrograder Nervendurchtrennung bekannt und als „primäre Reizung" beschrieben worden.

Bei den Nieren überwiegt die Schädigung der linken (gereizten) Seite bei weitem. Rechtsseitig werden nur geringe Schädigungen, aber immerhin auch Schädigungen, beobachtet. Es kommen aber auch auf die linke Seite beschränkte Schädigungen vor bei völlig intakter rechter Niere.

Die Läsionen nehmen zunächst in den ersten Tagen an Intensität zu, um später wieder abzuklingen. Mit fortschreitender Beobachtungszeit gleichen sich die (abklingenden) Läsionen beider Nieren mehr und mehr einander an.

Bei der makroskopischen Betrachtung finden sich normal große Nieren. Links erscheint die Kapsel gegenüber rechts mäßig getrübt, sie läßt sich aber glatt abziehen. Auf der Schnittfläche ist die Rinden-Mark-Grenze links gegenüber rechts deutlich verwaschen und dunkler (Befunde nach SARRE und MOENCH).

Mikroskopisch stehen degenerative Veränderungen der Tubuli insbesondere in den distalen Abschnitten des Nephrons und im Bereich der Henleschen Schleifen ganz im Vordergrund (s. Abb. 158). Die wesentlichen Veränderungen nach Reizung der Nervenversorgung der Nieren sind nekrotisierende Nephrosen. Im Lumen der Hauptstücke, in den stark erweiterten Zwischenstücken und in den ebenfalls sehr weiten Sammelröhrchen sieht man Eiweißablagerungen (Abb. 158), z. T. auch schollig durchsetzt mit nekrotisierten Nierenepithelien. Gelegentlich findet man in den schwerst betroffenen Tubulusabschnitten (s. z. B. Abb. 159) auch schon Regenera-

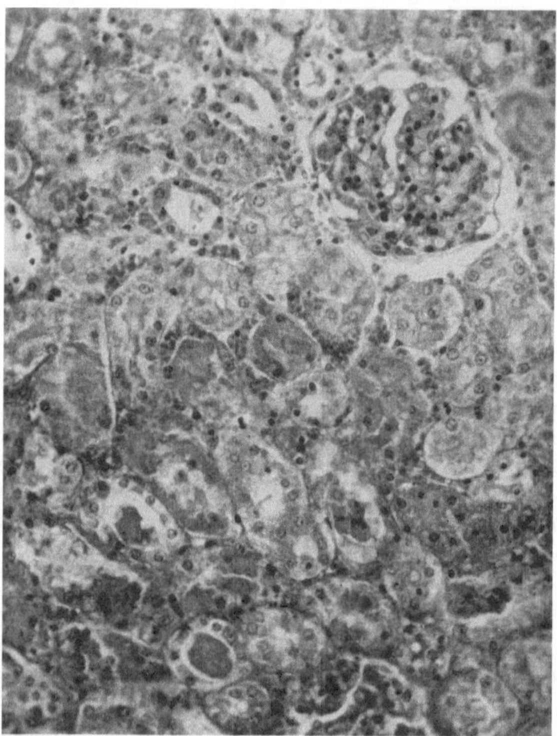

Abb. 158. Kaninchenniere nach Behandlung wie auf Abb. 156. Linke Niere: Völlig normale Glomerula. In den Harnkanälchen, vornehmlich der distalen Abschnitte, zahlreiche Einzelnekrosen. In den Kanälchenlumina diffuse Eiweißablagerung. Aus: SARRE und MOENCH (1951b)

tionsherde mit schmalen Epithelsäumen und häufigen Mitosen. Die Veränderungen sind nicht diffus und gleich schwer über die ganze Niere verteilt, sondern wechseln von Nephron zu Nephron. Wie schon bei den funktionellen Befunden erwähnt, bilden sich auch die morphologischen Veränderungen trotz weiterbestehendem Reiz wieder zurück, so daß nach 12–16 Tagen wieder normale Bilder angetroffen werden.

Die Glomerula bleiben stets völlig intakt (s. Abb. 160), was zugleich ein wichtiges Indiz gegen die früher viel vertretene Hypothese von der nervalen Pathogenese (NONNENBRUCH 1949) der Glomerulonephritis ist.

Auffällig sind auch die Gefäßbefunde. Zum Teil finden sich in fleckförmiger Anordnung maximal erweiterte Arteriolae rectae, welche mit Erythrocyten gefüllt sind. Zwischen größeren und kleineren Gefäßen findet man nicht selten Eiweiß-

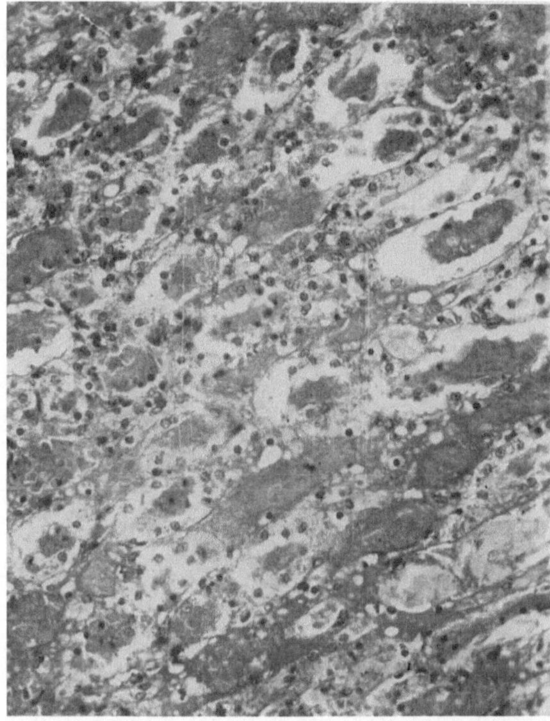

Abb. 159. Kaninchenniere nach Behandlung wie auf Abb. 156. Linke Niere: Markteil. Maximale Eiweißausscheidung bei durchweg erweiterten Kanälchen, interstitielle Eiweißablagerung. Zahlreiche Einzelnekrosen mit Abstoßung in die Lichtung. Aus: SARRE und MOENCH (1951 b)

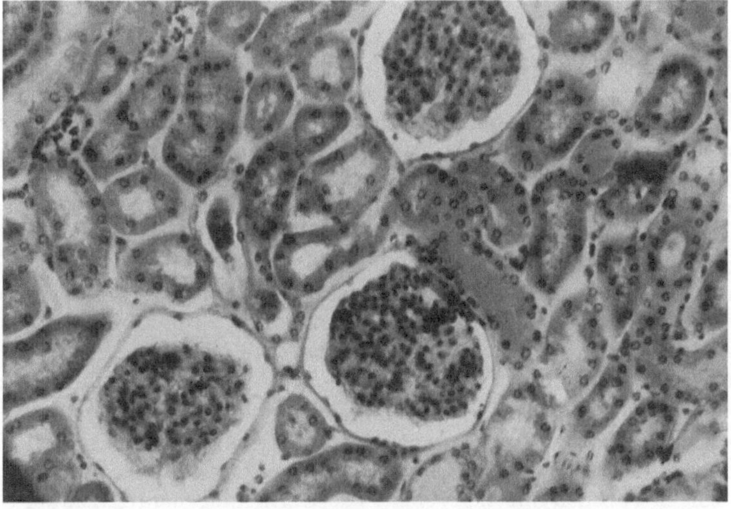

Abb. 160. Übersicht des Rindengebietes eines Kaninchens, welches 3 Std der elektrischen Reizung ausgesetzt war: völlig intakte Glomerula, im Lumen der Kanälchen Eiweißniederschläge und Cylinder, immer wieder isolierte Epithelnekrosen. Aus: MOENCH (1955)

niederschläge. Auf anderen Schnitten wiederum (anderes Versuchstier) Erweiterung sämtlicher Gefäßgebiete einschließlich der Glumerulumschlingen mit reichlicher Erythrocytenfülle. Die Bilder lassen sich insgesamt am ehesten mit denen bei Schockniere vergleichen.

Gleiche Befunde erhält man nach elektrischer Reizung (s. Methode), wofür die Abb. 160 ein Beispiel sei.

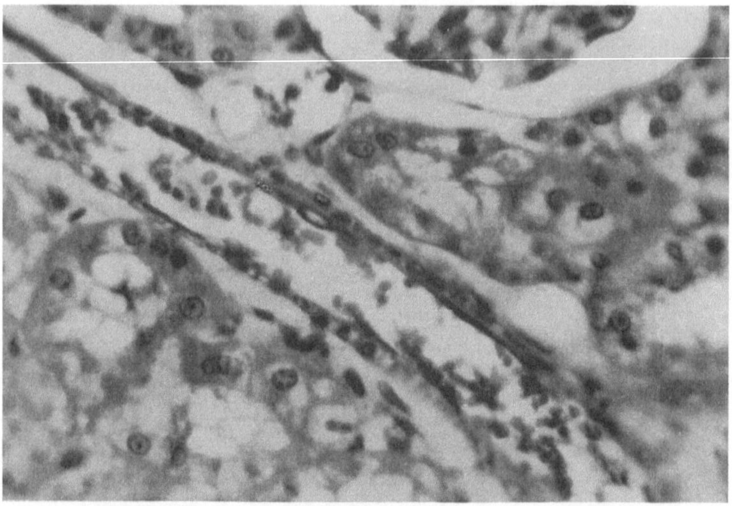

Abb. 161. Kaninchen-Niere nach elektrischer Reizung wie auf Abb. 160. Längsschnitt einer Arteriole mit zahlreichen Vacuolen im Cytoplasma der Endothel- und glatten Muskelzellen, daneben auch Kernverdichtungen. Auch hier erscheinen die Nephroepithelien infolge der zahlreichen Vacuolen wabenhaltig, in einer groß aufgeblasenen Vacuole Eiweißniederschlag, daneben Kernverdichtung. Darüber Anschnitt eines völlig intakten Glomerulum. Aus: MOENCH (1955)

D. Pathogenese

Detaillierte und auf die Pathogenese dieser Läsionen gerichtete Untersuchungen fehlen. SARRE und MOENCH (1951a u. b) und MOENCH (1955) diskutieren zwei mögliche, einander nicht ausschließende Entstehungsweisen.

Zunächst ist an intrarenale Zirkulationsstörungen durch die Irritation der nervalen Gefäßversorgung zu denken, was nach den Untersuchungen KNOCHEs (1950) auch morphologisch gut begründet ist. Der Autor hat die nervale Versorgung der Adventitia und der Muscularis sowohl der Rindengefäße als auch der präglomerulären Abschnitte der vasa afferentia färberisch dargestellt, und tatsächlich findet man (Abb. 161) nach nervalem Reiz denn auch schwere bis schwerste Veränderungen der intrarenalen Arteriolen (MOENCH 1955). Dieser Auffassung würde auch die fleckförmige Erweiterung der Arteriolae rectae bzw. die allgemeine Innervationsstörung der Gefäße mit Weitstellung (s. o.) entsprechen. Die Ergebnisse der Durchblutungsmessung der Gesamtnieıe (s. o.) müssen dem nicht widersprechen, weil die intrarenalen Durchblutungsstörungen offensichtlich fleckförmig sind (s. o.; pathologische Anatomie) und nicht das ganze Organ gleichmäßig erfassen.

Andererseits ist als zweite pathogenetische Möglichkeit auch an das ebenfalls von KNOCHE (1950) dargestellte nervöse Terminal-Reticulum zu denken, das bis in die einzelnen Parenchymzellen reicht. Die Epitheldegenerationen bei Nekronephrose wären dann als Degeneration bei Erschöpfung nach fortgesetzter Überaktivität auf Grund ununterbrochener nervaler Impulse deutbar.

Ein besonderes, noch völlig offenes Problem liegt in der Spontanremission der funktionellen und morphologischen Schäden auch bei weiter bestehender nervaler Irritation. Es ist unklar, ob mit fortschreitender Irritationsdauer schließlich die nervalen Impulse gegenüber der Strombahn oder der Epithelzelle erlöschen, oder ob die Receptorzelle refraktär und erholungsfähig wird.

Literatur

BÜCHNER, F.: Persönliche Mitteilung (1949); zit. nach SARRE und MOENCH (1951a).

FAHR, E.: Neue Methode der Blutdruckmessung am Kaninchen. Z. exp. Med. **104**, 201 (1939).

HIRT, A.: Vergleichend-anatomische Untersuchungen über die Innervation der Niere. Z. Anat. Entwickl.-Gesch. **73**, 621 (1924).

KNOCHE, H.: Über die feinere Innervation der Niere des Menschen. Z. Anat. Entwickl.-Gesch. **115**, 97 (1950).

KOTTKE, J. F., W. G. KUBICEK and M. G. VISSHER: The production of arterial hypertension by chronic renal artery-nerv stimulation. Amer. J. Physiol. **145**, 38 (1945).

MOENCH, A.: Zur Wirkung langanhaltender elektrischer Impulse auf den Hauptnervenstrang des linksseitigen Nierengefäßstieles auf Funktion und Struktur der Niere. Verh. dtsch. Ges. inn. Med. **58**, 221 (1955).

NONNENBRUCH, W.: Die doppelseitigen Nierenkrankheiten, Morbus Brightii. Stuttgart: F. Enke 1949.

REILY, Y., A. COMPAGNON, A. LAPORTE et H. DUBUIT: Le rôle du système nerveux en pathologie rénale. Paris: Masson & Cie 1942.

SARRE, H., u. J. GAYER: Funktionelle Orthologie und Pathologie der Nierenausscheidung. Handbuch der allg. Pathologie. Berlin-Göttingen-Heidelberg: Springer-Verlag 1959.

—, u. A. MOENCH: Über den Einfluß einer chronischen Entzündung im Gebiet der Nierennervenversorgung auf Funktion und Struktur der Niere. Acta neuroveg. (Wien) **3**, 210 (1951a).

— — Funktionelle und morphologische Veränderungen der Niere durch chronischen Nervenreiz. Z. ges. exp. Med. **117**, 49 (1951b).

SPERANSKY, A. D.: Grundlagen der Theorie der Medizin. Berlin: W. Sänger 1950.

SPINELLI, A. S.: Lesioni del rene consecutive ad irritazione dei nervi del peduncolo. Ann. ital. Chir. **11**, 585 (1932), zit. nach SARRE und GAYER (1950).

SQIER, TH. L.: Simple apparatus for repeated blood pressure determinations in rabbits. J. Lab. clin. Med. **13**, 279 (1928).

6. Radiologische Nierenschädigung (die sog. „Röntgen-Nephritis")

(Radiologische Auslösung von Nierenerkrankungen)

Aus der menschlichen Pathologie sind als Folge von Röntgenbestrahlungen der Nierenregion Schädigungen bekannt, die von LUXTON (1953) in die vier Gruppen

akute Bestrahlungsnephritis
chronische Bestrahlungsnephritis
benigne Hypertonie und
maligne Hypertonie

eingeteilt worden sind.

Die klinischen und pathologisch anatomischen Bilder der Bestrahlungsfolgen beim Menschen lassen sich auch im Tierexperiment reproduzieren. Mit SARRE und MOSER (1961) teilen wir dabei die in Abhängigkeit von der Bestrahlungsdosis erzielbaren Nierenschädigungen in drei Hauptgruppen ein:

1. Die Bestrahlungshypertonie nach Bestrahlung einer oder beider Nieren mit Dosen von 500–2000 r.

2. Die Bestrahlungsnephritis nach Bestrahlung mit Dosen zwischen 2000 und 3000 r.

3. Die Bestrahlungsnephrofibrose nach Bestrahlung beider Nieren oder einer Niere nach Nephrektomie der gegenseitigen mit einer Dosis über 3000 r.

Die Charakteristika dieser drei Gruppen sind auf Abb. 162 schematisch wiedergegeben.

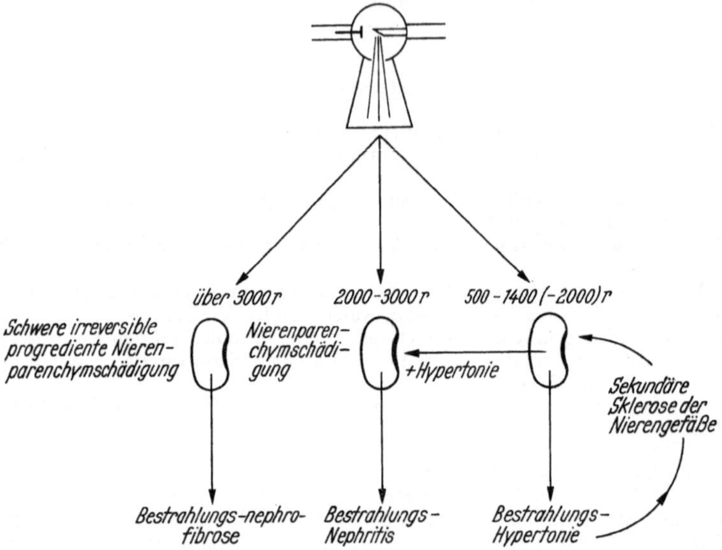

Abb. 162. Schematische Einteilung der experimentell erzielbaren Strahlungsschäden. Aus: SARR E und MOSER (1961)

A. Verwendete Species

Die bei Hunden auslösbaren Bestrahlungsnephritiden sollen mit den Befunden bei menschlichen Strahlenschäden besonders gut übereinstimmen (HARTMANN, BOLLIGER und DOUB 1927; BOLLIGER und LAIDLEY 1930; EARLAM und BOLLIGER 1931 und 1932; PAGE 1936; BERGMAN 1927). Kaninchen benutzten DOMAGK (1927 und 1928), SARRE und MOSER (1961) sowie REDD (1960). Gleichartige Schädigungen sind ferner auch bei Ratten und Mäusen beobachtet worden (FEINE und GERBER 1957; KELLER 1931; FELS 1935; MARTINOTTI 1935; MARTINOTTI und RIGOLETTI 1935; LACASSAGNE 1946; ferner ZOLLINGER 1951).

B. Methodik

Die folgenden methodischen Angaben sind der Arbeit von MOSER, SARRE, HEIN und MELCHING (1961) entnommen und wurden von diesen Autoren für Kaninchen benutzt.

Strahlungsquelle: Siemens-Stabilipan 150 kV, 15 mA, Filter: 3 mm Aluminium, HWS 0,24 mm Kupfer, FHA 27 cm unter Verwendung eines Bleiglastubus von 40 mm Durchmesser.

Percutane Bestrahlung: in Evipan-Äther-Narkose. Der Kaninchenkörper wird zum Schutz gegen die Röntgenstrahlen mit einer 15 × 16 cm großen und 2 mm dicken Bleiplatte abgedeckt, die in der Mitte eine kreisförmige Öffnung von 41 mm Durchmesser hat. Die Bleiplatte wird so auf den Tierkörper gelegt, daß ihre Öffnung mit der darunter liegenden Niere übereinstimmt. Da die linke Niere der Kaninchen gut tastbar und beweglich ist, gelingt es fast immer, sie über oder an der Wirbelsäule zu fixieren. Sie liegt damit, nur von der Rückenhaut bedeckt, direkt in der Öffnung der Bleiplatte. Die rechte Niere ist höher gelegen und weniger beweglich. Man kann sie jedoch meist gut tasten und die kreisförmige Öffnung der Bleiplatte über die Niere lokalisieren. Die Bestrahlung wird fraktioniert vorgenommen. Anfangsdosis 1500 r OD auf jedes Nierenfeld. Weiter Bestrahlungen im Abstand von 30–65 Tagen in einer Einzeldosis von 1000 r OD oder im Abstand der Einzelbestrahlungen von 9–37 Tagen. Insgesamt erhalten die Tiere 4500 bis 6000 r Oberflächendosis.

Die Bestrahlung nach operativer Freilegung der Nieren geht auf BUSCHKE und SCHMIDT (1905) sowie SCHULZ und HOFFMANN (1905) zurück: Der Tierkörper wird nach Freilegung der Nieren in Urethan-Äther-Narkose durch zwei Bleiplatten von 2 mm Dicke und 9 × 14 cm Größe abgedeckt. Diese Platten haben zwei halbkreisförmige Bohrungen, so daß nach Übereinanderschieben eine Öffnung von 2,5 × 1,1 cm für den Durchtritt des Nierenstieles entsteht. Der Bleitubus der Röntgenröhre wird so darüber gesetzt, daß die freiliegende Niere in den Hohlraum des Tubus hineinragt. In einer einzeitigen Bestrahlung erhält jede Niere eine Oberflächendosis von 3000–5000 r.

C. Klinischer Verlauf

I. Bestrahlung mit niederen Dosen (unter 1500 r)

Bei Bestrahlung der Nieren oder bei Ganzkörper-Bestrahlung unter Einschluß der Nierenregion mit Dosen von 600–800–1500 r sind die klinischen und meist auch histologischen Schädigungen des Nierengewebes gering oder schnell reversibel. Es kommt aber zu einer charakteristischen und fast regelmäßigen Blutdruckerhöhung, die insbesondere bei Ratten (KALLMANN und KOHN 1955; 1956; BILLINGS, BENNETT und LAMSON 1956; LAMSON, BENNETT und BILLINGS 1955 sowie MAISIN, MALDAGNE, DUNJIC und MAISIN 1957) und auch bei Mäusen (ANAPOL und GLAUBACH 1956; UPTON und FURTH 1954) ausführlich beschrieben worden ist.

Bestrahlt man beide operativ freigelegten Nieren von Ratten mit einer Dosis von 1100 r, so entwickelt sich durchschnittlich nach 155 Tagen eine systolische Blutdrucksteigerung auf 150–200 mm Hg (WILSON, LEDINGHAM und COHEN 1958). Wird nur eine operativ freigelegte Niere bestrahlt, so ist das Intervall bis zum Hypertoniebeginn auf durchschnittlich 215 Tage verlängert. Die Blutdruckwerte liegen maximal zwischen 175–235 mm Hg (WILSON, LEDINGHAM und COHEN 1958). Die Hypertonie ist an die Anwesenheit der bestrahlten Niere gebunden. Entfernt man sie operativ, so bleibt eine Blutdruckerhöhung aus oder es tritt, wenn bereits Hypertonie besteht, eine prompte Blutdrucksenkung ein.

Ein noch größeres Intervall zwischen Bestrahlung und Beginn der Hypertonie erhält man, wenn percutan bestrahlt wird (WILSON, LEDINGHAM und COHEN 1958). Bei wiederum 1100 r ist das Intervall jetzt auf durchschnittlich 230 Tage verlängert. Die systolischen Blutdruckwerte liegen zwischen 155–200 mm Hg. Gleichsinnige Ergebnisse erhielten BENNETT, CHASTAIN, FLINT, HANSEN und LEWIS (1953) auch bei Ganzkörper-Bestrahlung von Ratten mit 1000–1400 r, falls die Tiere mehr als vier Monate überlebten.

Funktionelle Studien, insbesondere auch unter Einschluß von Clearance-Messungen bei Nieren, die mit derartig niederen Dosen bestrahlt wurden, sind mir nicht bekannt. Immerhin läßt aber die von SARRE und MOSSER (1961) beschriebene flüchtige Rest-N-Steigerung nach percutaner Bestrahlung von Kaninchennieren mit 1000 r vermuten, daß auch bei dieser Dosierung bereits funktionelle Störungen eintreten. Die Störungen sind nur eben schnell und völlig reversibel.

Histologisch lassen die mit Dosen unter 1500 r bestrahlten Nieren vor allem Capillar- und Gefäßveränderungen erkennen. Bestrahlt man mit 200, 700 oder 2000 r, so läßt sich schon innerhalb weniger Stunden eine Verringerung der argyrophilen Fasern, Kontinuitätsunterbrechungen der Capillaren und Kaliberschwankungen feststellen. Diese Veränderungen nehmen bis etwa zum 7. Tage zu. Elektronenoptisch finden sich schon eine Stunde nach einer Ganzkörper-Bestrahlung mit 1000 r Veränderungen der Mitochondrien, die aber bereits nach einer Woche völlig zurückgebildet sind. Nach Bestrahlung von Ratten und Mäusen mit 600–1400 r finden sich bei späteren Untersuchungen (nach Monaten) charakteristische nephrosklerotische Veränderungen, die offenbar zeitlich erst nach der Entwicklung der Hypertonie auftreten. LAMSON, BENNET und BILLINGS (1955) und auch WILSON, LEDINGHAM und COHEN (1958) betonen, daß die Hypertonie (s. o.) durchaus ohne lichtmikroskopisch nachweisbare strukturelle Änderungen im Bereich der Niere auftreten kann. Die Gefäßveränderungen sind sekundär und Folge der Hypertonie. Die nephrosklerotischen Veränderungen sind auch keine altersbedingten Gefäßveränderungen, sondern entsprechen den nach Hypertonien anderer Genese beobachteten Nephrosklerosen (LAMSON, MEEK und BENNETT 1957; LAMSON, BILLINGS, EWELL und BENNETT 1958). Neben den Gefäßläsionen treten im Gegensatz zu den Befunden nach höher dosierter Bestrahlung (s. o.) die Veränderungen des tubulären Epithels oder des Interstitium zurück oder werden gänzlich vermißt (WILSON, LEDINGHAM und COHEN 1958; LAMSON, MEEK und BENNETT 1957; LAMSON, BILLINGS und BENNETT 1959).

II. Bestrahlung mit hohen Dosen (2000 bis 3000 r und darüber)

Im Vordergrund des klinischen Bildes steht die unmittelbar nach Bestrahlung einsetzende schwere funktionelle Schädigung. Der Serum-Reststickstoffwert steigt sofort an und bleibt dann meist über Wochen und Monate auf etwa gleicher Höhe (Stadium der kompensierten Retention nach SARRE, GAYER und ROTHER 1957), bis die Werte schließlich im Endstadium schnell ansteigen und die Urämie eintritt.

Die in der Rest-N-Steigerung zum Ausdruck kommende funktionelle Schädigung ist von MENDELSOHN und CACERES (1953) nach Röntgenbestrahlung von Hunden mittels Clearance-Methoden näher untersucht worden. Die Hunde wurden zunächst einseitig nephrektomiert und erhielten dann eine Röntgenbestrahlung mit 3780, 2750 oder 2010 r. Zum Zeitpunkt der maximalen Funktionsschädigung 7 bis 8 Wochen nach Bestrahlung zeigten die mit 3780 r bestrahlten Hunde bei Reststickstoffwerten zwischen 50 und 80 mg-% eine Einschränkung der Inulin-Clearance auf 40% der Kontrollwerte. Ebenso waren die renale Durchblutung und die maximale tubuläre Sekretion, gemessen am Transportmaximum für PAH, (Tm_{PAH}) erniedrigt. Reststickstoffwerte im Serum und Transportmaximum für PAH waren 8 Monate nach der Bestrahlung wieder normalisiert, während die Inulin-Clearance mit 50% der Kontrollwerte und die renale Durchblutung mit 60% der Kontrollwerte dauernd erniedrigt blieben. Bei niederer Dosierung (2750 r) tritt die maximale Beeinträchtigung der Nierenfunktion erst später (nach 9–12 Wochen) ein und bleibt auch geringer. Die Erholung ist ähnlich wie bei den mit 3780 r bestrahlten Tieren. Bei noch niederer Bestrahlung (2010 r) zeigten die Hunde keine Einschränkung der Inulin-Clearance und der Nierendurchblutung, während nur kurzfristig eine geringe Einschränkung des Tm_{PAH} auf 70% der Kontrollwerte zu beobachten war.

Diese hier beschriebene schließliche Rückbildung der funktionellen Schäden selbst bei hochdosierter Röntgenbestrahlung ist aber nicht die Regel. HARTMANN, BOLLIGER und DOUB (1927) beschrieben Verläufe, ebenfalls an Hunden, bei denen die PSP-Ausscheidung einige Monate nach der Bestrahlung auf 30% der Norm erniedrigt blieb, während die Natriumthiosulfat-Ausscheidung extrem niedrig lag. Die Tiere starben schließlich in der Urämie. Ebenso verhielten sich auch die Kaninchen der Sarreschen Untersuchungsgruppe (MOSER, SARRE, HEIN und MELCHING

1961). Diese Tiere zeigten schon unmittelbar nach Bestrahlung der operativ freigelegten Nieren mit einer Dosierung von 3000–5000 r einen Reststickstoffanstieg. Die Retention blieb im allgemeinen über Wochen und Monate im Stadium der

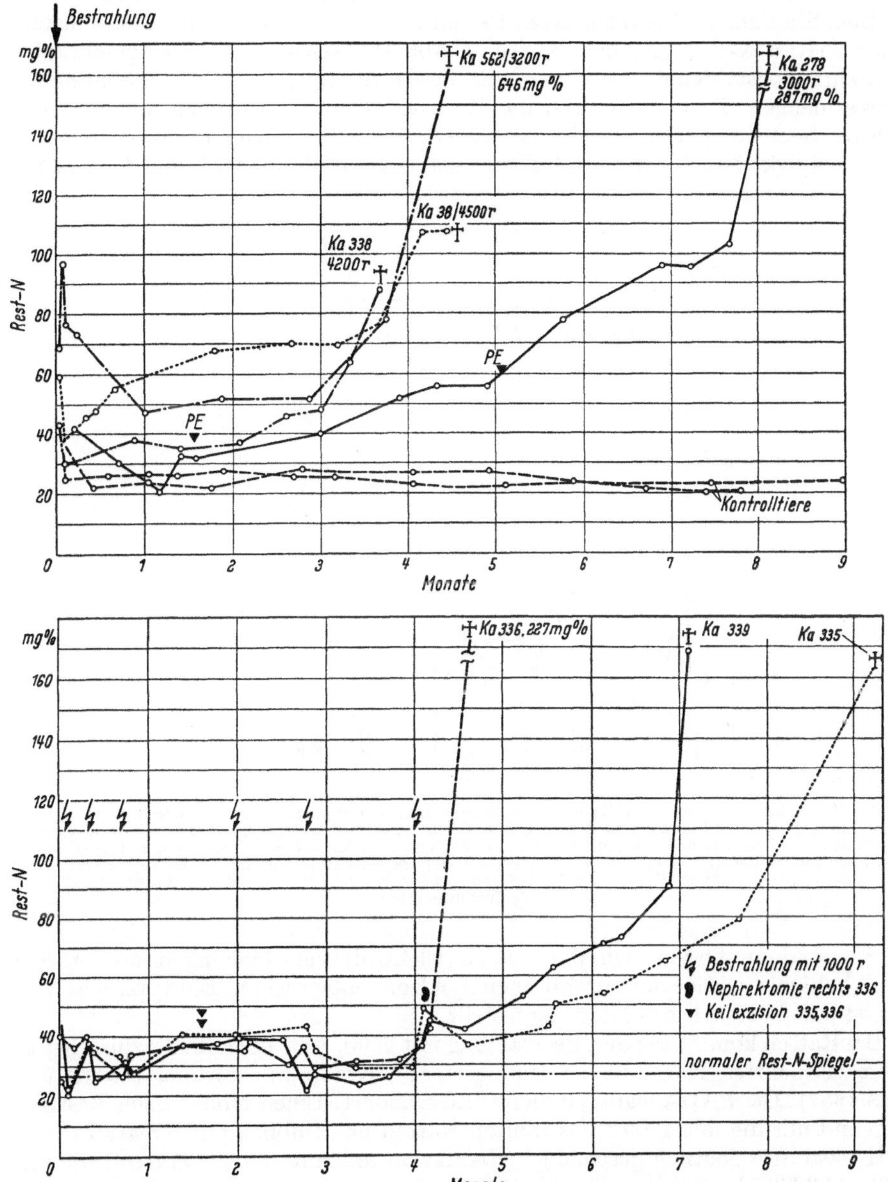

Abb. 163. Das Verhalten der Serum-Reststickstoff-Werte bei Kaninchen nach einmaliger Bestrahlung der operativ freigelegten Nieren mit Dosen zwischen 3000 und 4200 r pro Niere (oben) und nach fraktionierten percutanen Bestrahlungen (unten). Aus: SARRE und MOSER (1961)

Kompensation, um schließlich in Urämie überzugehen. Interessanterweise blieb bei den percutan und fraktioniert mit je 1500 bzw. 1000 r bestrahlten Kaninchen der Reststickstoff, von geringer flüchtiger Erhöhung abgesehen, auf normalem

Niveau, bis nach drei Bestrahlungen eine „Schädigungsschwelle" überschritten war, nach der sich die Tiere verhielten wie die einmalig mit 3000 r bestrahlten. Diese pathogenetisch sehr interessante Reaktion spiegelt sich im Verhalten der Serum-Rest-N-Werte wider, wie sie auf Abb. 163 graphisch dargestellt sind.

Dem Stadium der kompensierten Retention mit z. T. monatelang fast konstant erhöhten Rest-N-Werten (obere Hälfte der Abb. 163), entspricht eine eingeschränkte Konzentrationsfähigkeit der Nieren. In diesem Stadium ist durch Erhöhung der Diuresemengen (Zwangspolyurie) die Harnstoffbilanz, wenn auch auf erhöhtem Niveau, noch im Gleichgewicht zu halten. Wird bei eingeschränkter Konzentrationsfähigkeit auch der Harnfluß geringer, beginnt die Entwicklung der Urämie.

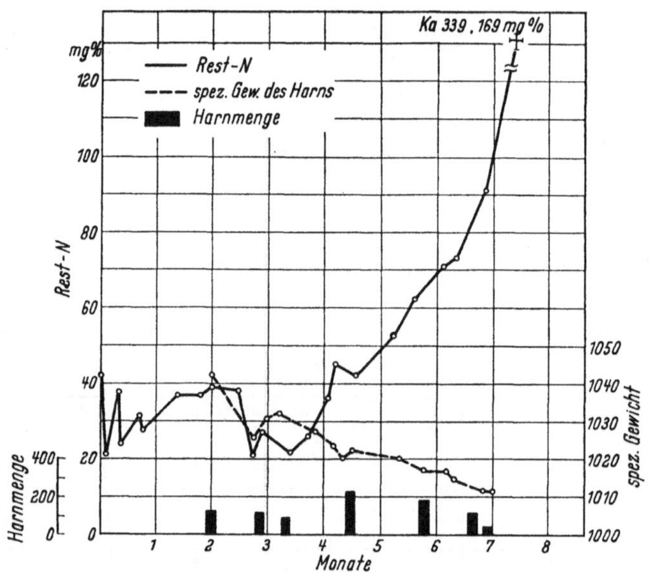

Abb. 164. Klinischer Verlauf bei einem Kaninchen nach einmaliger Bestrahlung der operativ freigelegten Nieren mit 3000 r. Am Anfang der Erkrankung ist die Urinausscheidung regelrecht, das spezifische Gewicht im Konzentrationsversuch zwischen 1030 und 1040. Mit fortschreitender Krankheit kommt es zu Polyurie mit Hyposthenurie, gegen Ende zur Isosthenurie. Sobald in dieser Phase eine Oligurie eintritt, erfolgt der Exitus. Interessant ist der gegensinnige Verlauf der Kurven von Rest-N und spezifischem Gewicht. Aus: MOSER, SARRE, HEIN und MELCHING (1961)

Im Endstadium finden sich dann auch Elektrolytverschiebungen mit starker Hyperkaliämie, wie sie dem urämischen Syndrom entsprechen. Ein typischer Verlauf ist auf Abb. 164 graphisch dargestellt.

Bei Ratten kommt es nach Bestrahlung mit 2500, 3000 oder 4000 r zunächst zu einem vermehrten Harnfluß bei gesteigerter (!) Kreatinin-Clearance (SMITH und BOSS 1957). Die PAH-Clearance bleibt unverändert. Einen Monat nach Bestrahlung sind nur die mit 4000 r bestrahlten Ratten im Hinblick auf Kreatinin- und PAH-Clearance deutlich geschädigt (Reduktion um rund 50%) während die mit 2500 und 3000 r bestrahlten Tiere keine signifikante Beeinträchtigung der Kreatinin- und PAH-Clearance erkennen ließen, was der allgemein bekannten hohen Resistenz der Ratten gegenüber Röntgenbestrahlung entspricht. Bestrahlung einseitig nephrektomierter Ratten mit 3000 r führt bei einem großen Teil der Tiere zur Urämie, die etwa $2^1/_2$ Monate nach der Bestrahlung auftritt (ZOLLINGER 1951).

Wenn *Proteinurien* auftreten, gehen sie nicht direkt auf die Nierenläsion zurück. MOSER, SARRE, HEIN und MELCHING (1961) sahen bei Kaninchen während der ganzen bis zu 9 Monate betragenden Beobachtungszeit niemals Proteinurien nach gezielter Nierenbestrahlung. Dies steht in Übereinstimmung zu den Befunden von Domagk (1928) sowie von Schulz und Hoffmann (1905) und in scheinbarem Gegensatz zu den Ergebnissen von Helber und Linser (1905), Buschke und Schmidt (1905) sowie Baermann und Linser (1904). Da sich aber gezeigt hat, daß Proteinurien nur nach Ganzkörperbestrahlung oder lediglich Abdeckung der Nieren*felder* (Linser und Helber 1905) auftreten, muß man die Proteinurie bei den letzteren Autoren auf extrarenale toxische Schädigungen infolge der Strahlenbelastung zurückführen, die durch gute Abdeckung der Nierenumgebung vermeidbar sind. Die elektive Bestrahlung von Kaninchennieren führt nicht zur Proteinurie (Moser, Sarre, Hein und Melching 1961).

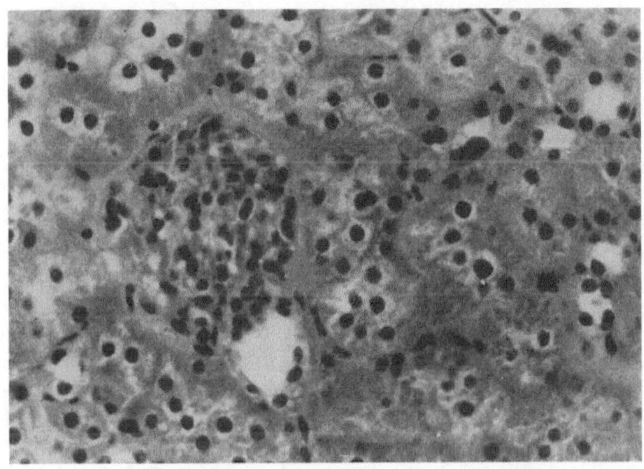

Abb. 165. Kaninchenniere (Probeexcision) 7 Wochen nach Bestrahlung der freigelegten Niere mit einer OD von 6000 r. Starkes eiweißhaltiges interstitielles Ödem, geringer auch der Bowmanschen Kapsel. Schädigung der tubulären Zellen, in der HE-Färbung erkennt man trübe Schwellung, fein- und grobtropfige Entmischung, vacuolige Degeneration und vereinzelt nekrotische Zellen. Aus: Moser, Sarre, Hein und Melching (1961)

Erythrocyturie und *Leukocyturie* werden in wechselnder Intensität von allen Autoren und bei allen Tieren (s. o.) beschrieben.

Bei Hunden kommt es nach fraktionierter percutaner Bestrahlung mit 200 kV bei einer Dosis bis zu 15 HED bei zunächst normalen Blutdruckwerten im späteren Verlauf zu *Hypertonie* (Hartmann, Bolliger und Doub 1927). Ebenso zeigen auch einseitig nephrektomierte Ratten, die mit 3000 r bestrahlt werden, zu über 60% Hypertonie. Die Tiere starben nach etwa $2^1/_2$ Jahren an Urämie (Zollinger 1951). Bei *einmaliger* ungefilterter Röntgenbestrahlung der operativ freigelegten Nieren von Hunden mit 3800 r bei 112 kV sah dagegen die oben zitierte Arbeitsgruppe von Bolliger (Bolliger und Laidley 1930; Earlam und Bolliger 1931 und 1932) keine Veränderung der Blutgefäße und auch keine Herzhypertrophie, was gegen eine Hypertonie spricht. Ebenso zeigten auch die Kaninchen der Sarreschen Arbeitsgruppe nach Bestrahlung der operativ freigelegten Nieren mit einer Dosis von 3000—5000 r ebenso wie bei der percutanen und fraktionierten Bestrahlung mit 1500 r bzw. 1000 r weder Augenhintergrund-Veränderungen der Blutgefäße noch eine Erhöhung der Herzgewichte. Auch Redd (1960) fand nach Röntgen-Tiefen-Bestrahlung oder Telekobald-Bestrahlung bei Kaninchen keine Hypertonie, obwohl die bestrahlten Tiere nach Monaten in Urämie endeten. Eine Hochdruckentwicklung ist also nicht obligatorisch und hängt von dem Schweregrad der intrarenalen Zirkulationsstörung (s. u.) ab.

Das *histologische Bild* bestrahlter Nieren ist uneinheitlich. Fast immer finden sich selbst in schwer geschädigten Organen einzelne Flecken mit besser erhaltenem Parenchym, wobei es scheint, als ob einzelne Nephrone sich im untergegangenen Gewebe erhalten haben. 6–8 Wochen nach Bestrahlung ist bei Kaninchen vor allem das eiweißhaltige interstitielle Ödem auffällig (s. Abb. 165). Weniger stark ausgeprägtes Ödem findet sich auch im Bereich der Bowmanschen Kapsel. Das Ödem des Interstitium ist über die ganze Niere fleckförmig oder netzförmig ausgebreitet. Die Tubulusepithelien sind den Strahlen gegenüber offenbar wesentlich empfindlicher als die Glomerula und erscheinen oft selektiv schwer geschädigt DOMAGK 1927 und 1928; O'HARE, ALTNOW, CHRISTIAN, CALHOUN und SOSMAN 1926; IMPIOMBATO 1935). Sie zeigen trübe Schwellung, fein- und grobtropfige Entmischung, z. T. vacuolige Degeneration und auch vereinzelt nekrotische Zellen. Mit fortschreitender Überlebensdauer nimmt die tubuläre Schädigung immer weiter zu bei Atrophie des Epithels und Dilatation der Tubuli (MOSER, SARRE, HEIN und MELCHING 1961). Gleichsinnige Befunde erhob auch ZOLLINGER (1951).

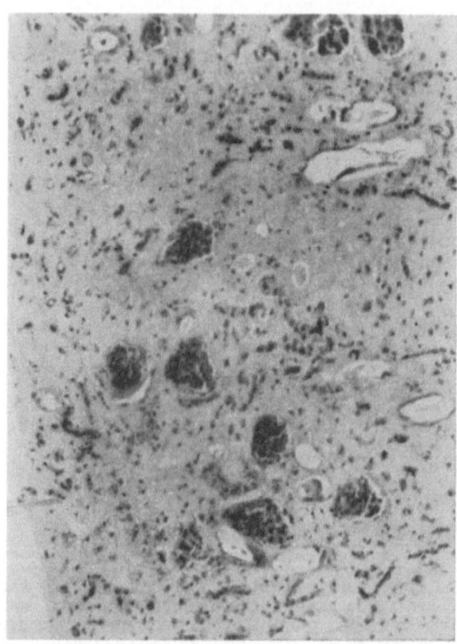

Abb. 166. Das gleiche Tier wie auf Abb. 165 einige Monate später. Bestrahlungs-Schrumpfniere mit starker Vermehrung des interstitiellen Bindegewebes, z. T. mit kleinzelliger Infiltration. Atrophie oder Untergang der Tubuli und enge Lagerung der Glomeruli nahe der Nierenrinde. Aus: MOSER, SARRE, HEIN und MELCHING (1961)

Das interstitielle Gewebe nimmt schließlich unter fibrotischer Umwandlung mehr und mehr zu, bis das Stadium der interstitiellen Fibrose erreicht ist. Die interstitielle Fibrose faßt DOMAGK (1927) als reaktiv auf und führt sie auf den Untergang der Tubuli zurück. Während sich zunächst noch häufig kleinzellige Infiltrationen finden, nehmen auch diese schließlich ab, so daß ein relativ zellarmes, derbes fibrotisches Gewebe übrigbleibt, in dem nur noch die Reste der Glomerula zu erkennen sind (s. Abbildung 166). Zwischen atrophierten Bezirken findet man aber immer wieder auch Abschnitte mit relativ gut erhaltenen Nephronen. Makroskopisch sind diese Nieren klein. Bestrahlt man bei Kaninchen nur eine Niere, so vermag diese extrem zu schrumpfen, während die kontralaterale die Funktion übernimmt. In solchen Fällen kann das Gewichtsverhältnis der Niere mit Strahlenschrumpfung zur kontralateralen Seite bis zu 1,42 : 19,85 (in g) ausmachen (DOMAGK 1927; 1928). Bestrahlt man nur Teile einer Niere, so schrumpfen diese bei Erhaltung des nicht bestrahlten Teiles der Niere (FEINE 1959).

Bei Ratten beobachtete FEINE (1959) ein mit höherer Dosierung (5000 bis 84000 r) zunehmendes Überwiegen der glomerulären und der vasculären Schädigungen. Als Frühveränderung finden sich bei Ratten in zeitlicher Abhängigkeit von der Bestrahlungsdosis ein Abfall der Phosphatase- und der 5-Nucleotidase-Aktivität im bestrahlen Nierengewebe (FEINE und GERBER 1957).

D. Pathogenese

Hinsichtlich der Pathogenese seien die Überlegungen der Arbeitsgruppe unserer Klinik (SARRE und MOSER 1961; MOSER, SARRE, HEIN und MELCHING 1961), die sich mit diesen Problemen besonders auseinandergesetzt hat, übernommen.

I. Zur Pathogenese des Hochdrucks

(Bestrahlungsfolgen nach Dosen zwischen 500–2000 r)

Nach Bestrahlung mit Dosen bis 1500 r entsteht nach den tierexperimentellen Untersuchungen (s. o.) und vereinzelten Beobachtungen beim Menschen eine isolierte Hypertonie, wenn die Nieren im Bestrahlungsfeld liegen. Umgekehrt läßt sich durch Abdeckung der Nieren während einer Ganz- oder Teilkörperbestrahlung eine Hypertonie vermeiden (LAMSON, BENNETT und BILLINGS 1955, LAMSON, MEEK und BENNETT 1957, LAMSON, BILLINGS, EWELL und BENNETT 1958, LAMSON, BILLINGS und BENNETT 1959 sowie MAISIN, MALDAGNE, DUNJIC und MAISIN 1957). Dem entspricht auch die Beobachtung (WILSON, LEDINGHAM und COHEN 1958), daß eine nur bandförmige Bestrahlung der Nierenregion zur Hypertonie führt, nicht aber eine entsprechende Bestrahlung des Brustraumes oder des Beckens. Diese Beobachtungen und die Blutdrucksenkung nach Herausnahme der bestrahlten Niere (WILSON, LEDINGHAM und COHEN 1958) machen es wahrscheinlich, daß von der bestrahlten Niere pressorisch wirksame Stoffe abgegeben werden, welche die Hypertonie hervorrufen. Die Hypertonie nach Bestrahlung ist demnach eine renale Hypertonie, deren Entstehung in wichtigen Punkten der Drosselungshypertonie ähnelt, wie sie durch Drosselung der Nierenarterien von GOLDBLATT (1937a u. b; 1938) von ENGER, LINDER und SARRE (1938) bei VOLHARD sowie von BRAUN-MENENDEZ, FASCIOLO, LELOIR, MUNOZ und TAQUINI (1956) erzeugt und eingehend untersucht worden war. Damit könnte auch für die Hypertonie nach Bestrahlung der Renin-Hypertensin-Mechanismus (Lit. s. bei GROSS 1959) wirksam sein. Zur Sicherung dieser Annahme sind weitere Untersuchungen unumgänglich, insbesondere über den Renin-Gehalt der bestrahlten Nieren.

Die naheliegende Frage, in welcher Weise der als wahrscheinlich anzunehmende Renin-Hypertensin-Mechanismus ausgelöst wird, läßt sich derzeit nicht beantworten, da Untersuchungen zur Nierendurchblutung und Nierenfunktion nach Bestrahlung mit niedrigen Dosen fehlen. Die pathogenetischen Möglichkeiten lassen sich aber per exclusionem einengen. — Die sofort nach der Bestrahlung ubiquitär auftretenden Gefäßreaktionen, die in zahlreichen Gefäßbezirken näher untersucht (z. B. ANNO und OGA 1959; CEELEN 1950; RICKER 1914) und auch im Bereich der Nierengefäße beschrieben sind (DAVID 1926; GABRIEL 1926; 1928; NERLI 1958), kommen als Ursache der Blutdrucksteigerung nicht in Frage, da nephrogene pressorische Substanzen immer sofort wirksam sind, während die Hypertonie nach Bestrahlung erst nach einem Intervall von zweieinhalb bis acht Monaten entsteht.

Bestrahlungsschäden in Form von Kapselverdickungen oder interstitieller Fibrose scheiden als Ursache für die Freisetzung von nephrogenen pressorischen Substanzen ebenfalls aus. Beide Veränderungen an den Nieren finden sich nur nach Bestrahlung mit höheren Dosen, bei denen aber eine Hypertonie nur vereinzelt und unter besonderen Bedingungen vorkommt, sie finden sich dagegen nicht oder nur geringfügig nach Bestrahlung bis 1500 r.

Die Arterio- und Arteriolosklerose der Nierengefäße, wie sie nach Bestrahlung der Nieren zu beobachten ist, scheidet als Ursache ebenfalls aus. Nach den obigen Ausführungen darf als gesichert gelten, daß die Nephrosklerose Folge der Hypertonie ist. Diese Annahme wird weiter gestützt durch die Beobachtung, daß alle hypertonen Tiere nach Bestrahlung mit 1100 r eine ausgedehnte fibrinoide Nekrose der Arteriolen hatten, während ein normotones Tier nach derselben Bestrahlung und einer Beobachtungszeit von 200 Tagen keine Veränderungen an den Arteriolen aufwies (WILSON, LEDINGHAM und COHEN 1958). Ebenso ist auch von der renalen, essentiellen und malignen Hypertonie in der menschlichen Pathologie bekannt, daß die Arteriosklerose und -nekrose erst die Folge der Blutdrucksteigerung sind (Lit. s. bei SARRE 1959).

Die evtl. Mitbestrahlung der Nebennieren ist für die Auslösung der Hypertonie ohne wesentliche Bedeutung, da die Hypertonie nach Bestrahlung unter Einschluß der Nebennieren wie auch nach Abdeckung des Organs bei operativ freigelegten Nieren in gleicher Weise verläuft.

Nach Ausschluß dieser pathogenetischen Möglichkeiten für die Auslösung der Hypertonie ist am ehesten eine direkte Strahlenschädigung oder eine indirekte Schädigung bzw. Reizung pressorisch oder depressorisch wirksamer (iuxtaglomerulärer) Zellen in Erwägung zu ziehen. Die indirekte Schädigung kommt vielleicht durch Stoffwechselstörungen zustande, die durch Permeabilitätsveränderungen (NEUMAYR und THURNHER 1951; UPTON und GUDE 1954; WILLOUGHBY 1960) mit Austritt von eiweißhaltiger Flüssigkeit in und um die Gefäßwände (NÖDL 1952; WINDHOLZ 1937; ZOLLINGER 1951 u. a.) hervorgerufen wird. Die zeitliche Korrelation zwischen den Prozessen an den Gefäßwänden und der Entstehung der Hypertonie spricht für die letztere Annahme. Die vorgebrachten Thesen zur Entstehung der Hypertonie sollen in Abb. 167 schematisch vereinfacht dargestellt werden.

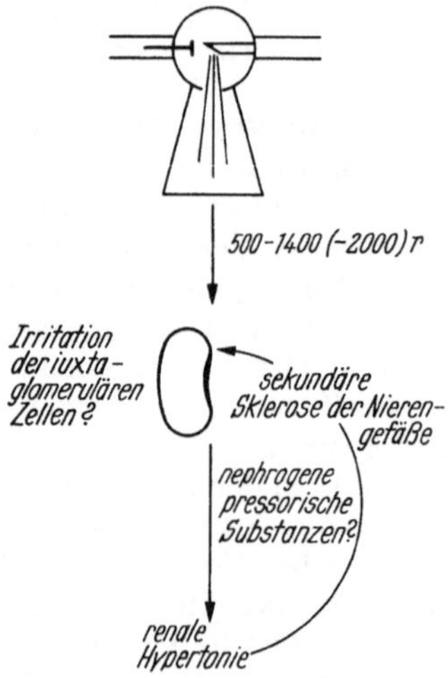

Abb. 167. Schematische Darstellung der Pathogenese von Hypertonie und Gefäßläsionen nach Röntgenbestrahlung der Nieren mit Dosen zwischen 500 bis 2000 r. Aus: SARRE und MOSER (1961)

II. Zur Pathogenese der Bestrahlungsfolgen im Dosisbereich zwischen 2000 und 3000 r

In diesem Bereich kommt es durch Kombination der als Hochdruckfolgen auftretenden Gefäßläsionen (s. o.) und den unterschiedlich schweren tubulären Schädigungen, wie sie massiv erst nach Dosen über 3000 r auftreten, zu Mischformen, die als „Bestrahlungsnephritis“ (s. Schema auf Abb. 162) bezeichnet werden und je nach Überwiegen einer der beiden Komponenten unterschiedliche klinische und morphologische Bilder bieten.

Für die Entstehung und den Verlauf der „Bestrahlungsnephritis“ hat die hier auftretende Hypertonie eine wichtige pathogenetische Bedeutung. Die Hypertonie führt mit ihrer sekundären Nephrosklerose an dem schon strahlengeschädigten Nierengewebe zu einer weiteren Schädigung (= Summationsschaden). Die Strahlenschädigung am Nierengewebe selbst ist bei dieser Grenzdosis (KUNKLER, FARR und LUXTON 1952) schwer, aber in Abhängigkeit von individuellen und artmäßigen Schwankungen und konditionellen Faktoren noch weitgehend reversibel.

In der Pathogenese der Strahlenschädigung der Nieren stehen zwei divergierende Theorien einander gegenüber, die sich vorwiegend von den histologischen Befunden ableiten. Eine kleinere Anzahl von Autoren (DAVID 1926; GABRIEL 1926; 1928; O'HARE, ALTNOW, CHRISTIAN, CALHOUN und SOSMAN 1926; HARTMANN, BOLLIGER und DOUB 1926) hielt nach den Veränderungen am glomerulären und Gefäß-System die Gefäß-Schädigung für primär. Meist wird aber das tubuläre Gewebe für besonders strahlenempfindlich angesehen, da histologisch Tubuli und Interstitium stark verändert sind (z. B. ENGER und PREUSCHOFF 1932; FELS 1935; KELLER 1931; DOMAGK 1927; 1928; SCHULZ und HOFFMANN 1905; WILLIS und

Bachem 1928). Diese unterschiedlichen Befunde lassen sich unter Berücksichtigung der verwandten Bestrahlungsdosen und dem Ausbleiben oder Auftreten einer Hypertonie aber zwanglos erklären. So haben diejenigen Tiere eine Arteriosklerose und -nekrose, bei denen eine Hypertonie festgestellt wurde oder nach indirekten Zeichen anzunehmen war (David 1926; Gabriel 1926, 1928; Hartman, Bolliger und Doub 1926). Umgekehrt werden geringe pathologische Veränderungen an den Arteriolen bei starker tubulärer Atrophie und interstitieller Fibrose beschrieben, wenn Blutdruckmessungen oder indirekte Symptome eine Hypertonie ausschließen lassen (Earlam und Bolliger 1931, 1932; Moser, Sarre, Hein und Melching 1961).

III. Zur Pathogenese der Bestrahlungsfolgen mit Dosen über 3000 r

Die Bestrahlung in diesem Dosisbereich hat eine schwere irreversible und progrediente Schädigung des Nierenparenchyms zur Folge. Nach den Clearance-Untersuchungen (Mendelsohn und Caceres 1953; Smith und Boss 1957) ist zuerst das tubuläre Gewebe betroffen. In Abhängigkeit von der Dosis und der Bestrahlungsart ist eine maximale Schädigung der gesamten Nierenfunktion meist erst nach einigen Wochen feststellbar mit Rest-N-Steigerung, verminderter Nierendurchblutung und herabgesetztem Glomerulusfiltrat. Übereinstimmend hiermit sind auch die histologischen Veränderungen erst nach einigen Wochen voll ausgeprägt (Earlam und Bollinger 1931; 1932; Impiombato 1935; Keller 1931; Moser, Sarre, Hein und Melching 1961). – Die Schädigung des Nierengewebes erfolgt wahrscheinlich z. T. direkt durch Einwirkung auf intracelluläre Enzymsysteme (Asscher und Anson 1960; Bacq und Alexander (1955) Feine 1959; Feine und Gerber 1957; Willoughby 1960), z. T. ist sie auch Folge der Permeabilitätsveränderungen (Breuer und Parchwitz 1959; Cali und Verga 1960) der Gefäße und Zellwände mit sekundären Stoffwechselstörungen. Die Höhe der Strahlenresistenz von Nierengewebskulturen (Chambers und Cameron 1941; Goldfeder und Fershing 1938) läßt vermuten, daß die Schädigungen des Nierenparenchyms zu einem erheblichen Teil durch diese indirekten Bestrahlungsfolgen verursacht werden. Eine „nephrotische Schrumpfniere", wie sie auf Grund histologischer Bilder beschrieben wurde (z. B. Domagk 1927; Impiombato 1935; Lacassagne 1946), liegt nicht vor, da die Proteinurie inkonstant ist und Serumeiweiß-Verschiebungen im Sinne des nephrotischen Syndroms fehlen (Moser, Sarre, Hein und Melching 1961).

Eine Hypertonie wird bei diesen hohen Dosen kaum angetroffen. Wenn sie vorhanden ist, wird sie meist durch begleitende Pyelonephritiden hervorgerufen. Bei den schweren degenerativen Veränderungen des gesamten Nierengewebes ist es naheliegend, daß auch die pressorisch wirksamen Zellen so schwer geschädigt sind, daß die Bildung oder Ausscheidung der blutdruckwirksamen Substanzen ausbleibt. Diese Vermutung bleibt aber noch zu überprüfen.

Zusammenfassend kann also festgestellt werden, daß zwei verschiedene pathogenetische Mechanismen für die Bestrahlungsfolgen an den Nieren entscheidende Bedeutung haben:

1. Eine isolierte Hypertonie nach Bestrahlung der Nieren mit Dosen von 500 bis 2000 r. Sie ist als renale Hypertonie aufzufassen.

2. Eine Schädigung des Nierenparenchyms, die z. T. durch direkte Strahlenwirkung auf die Parenchymzellen, zum größeren Teil über eine indirekte Stoffwechselstörung zustande kommt, die durch Permeabilitätsstörungen, besonders des Gefäßbindegewebsgerüstes der Nieren, hervorgerufen wird. Bestrahlungen unter 2000 r haben geringe, weitgehend reversible Veränderungen zur Folge. Bestrahlungen zwischen 2000 und 2500 r verursachen eine schwere, aber zum großen

Teil reversible Nierenparenchymschädigung. Bestrahlungen über 3000 r rufen eine schwere irreversible und progrediente Nierenparenchymschädigung hervor.

Literatur

ANAPOL, W., and S. GLAUBACH: Renal lesions in mice recieving 600 r total body radiation. Fed. Proc. **15**, 505 (1956).

ANNO, Y., u. H. OGA: Frühreaktionen in den Blutgefäßen der Froschzunge bei Bestrahlung mit Beta-Strahlen. Strahlentherapie **109**, 144 (1959).

ASSCHER, A. W., and S. G. ANSON: Changes in renal and urinary alcaline phosphatase content following x-irradiation of the rat kidney. Lancet **1960 I**, 1109.

BACQ, Z. M., and P. ALEXANDER: Fundamentals of Radiology, S. 187. London 1955.

BAERMANN, W. C., u. P. LINSER: Beiträge zur chirurgischen Behandlung und Histologie der Röntgenulcera. Münch. med. Wschr. **51**, 918 (1904).

BENNETT, L. R., S. M. CHASTAIN, J. S. FLINT, R. A. HANSEN and A. E. LEWIS: Late effects of roentgen irradiation; studies on rats irradiated under anoxic conditions. Radiology **61**, 411 (1953).

BERGMANN, P.: Fortschr. Röntgenstr. **35**, 1128 (1927).

BILLINGS, M. S., L. R. BENNETT and B. G. LAMSON: Hypertension and renal disease in Wistar rats following 1000 r anoxic total body irradiation. Fed. Proc. **15**, 508 (1956).

BOLLIGER, A., and J. W. S. LAIDLEY: Experimental renal diease produced by x rays; histological changes in kidney exposed to measured amount of unfiltered rays of medium wave length. Med. J. Aust. **17**, 136 (1930).

BRAUN-MENENDEZ, E., J. S. FASCIOLO, L. F. LELOIR, J. M. MUNOZ et A. C. TAQUINI: Renal hypertension. Springfield/Ill.: Thomas 1946.

BREUER, H., and H. K. PARCHWITZ: Effect of roentgen irradiation on the active transport of sodium and potassium and on respiration of kidney sections. Strahlentherapie **110**, 451 (1959).

BUSCHKE, A., u. H. E. SCHMIDT: Über die Wirkung der Röntgenstrahlen auf Drüsen. Dtsch. med. Wschr. **31**, 495 (1905).

CALI, A., and V. VERGA: On the effect of x rays on capillary permeability. Strahlentherapie **112**, 604 (1960).

CEELEN, W.: Über Röntgenschäden des Darmes. Strahlentherapie **82**, 13 (1950).

CHAMBERS, R., and G. CAMERON: Reaction of kidney tubules in tissue culture to roentgen rays. Radiology **37**, 186 (1941).

DAVID, O.: Untersuchungen über den Einfluß von Röntgenstrahlen auf Kapillaren. Strahlentherapie **23**, 366 (1926).

DOMAGK, G.: Die Röntgenstrahlen-Wirkung auf das Gewebe, im besonderen betrachtet an den Nieren. Morphologische und funktionelle Veränderungen. Beitr. path. Anat. **77**, 525 (1927).

— Gewebsveränderungen nach Röntgenbestrahlung. Ergebn. inn. Med. Kinderheilk. **33**, 1 (1928).

— Röntgenstrahlen-Schädigungen der Niere beim Menschen. Med. Klin. **23**, 345 (1927).

EARLAM, M. S. S., and A. BOLLIGER: Experimental renal disease produced by x ray. J. Path. Bact. **34**, 603 (1931).

— — Experimental renal disease produced by x rax: late results of irradiation. Med. J. Aust. **19**, 826 (1932).

ENGER, R., u. P. PREUSCHOFF: Anatomische und funktionelle Veränderungen an der Niere nach Röntgenbestrahlung. Virchows Arch. path. Anat. **283**, 489 (1932).

— F. LINDER u. H. SARRE: Erzeugung eines renalen Hochdruckes bei Hypophysen- und Nebennieren-losen Hunden. Z. ges. exp. Med. **104**, 10 (1938).

FEINE, U.: Experimentelle Untersuchungen zur Entstehung des akuten und des späten Strahlenschadens der Niere. Strahlentherapie **108**, 408 (1959).

—, u. G. GERBER: Untersuchungen über die alkalische Phosphatase an der Rattenniere nach lokaler Bestrahlung. Strahlentherapie **102**, 563 (1957).

FELS, E.: Ergebnisse experimenteller Eierstocks- und Nierenbestrahlung bei der weißen Ratte. Strahlentherapie **54**, 279 (1935).

GABRIEL, G.: Die Beeinflussung von Tierorganen durch Röntgenbestrahlung. Strahlentherapie **22**, 107 (1926).

— Die Wirkung der Röntgenstrahlen auf die Niere. Bemerkungen zu der gleichnamigen Arbeit von WILLS und BACHEM in Band 27 Heft 1 dieser Zeitschrift. Strahlentherapie **27**, 601 (1927).

GOLDBLATT, H.: Studies on experimental hypertension. III. The production of persistent hypertension in monkeys (macaque) by renal ischemia. J. exp. Med. **65**, 671 (1937a).

GOLDBLATT, H.: Studies on experimental hypertension. V. The pathogenesis of experimental hypertension due to renal ischemia. Ann. Intern. Med. **11**, 69 (1937b).
— Experimental hypertension induced by renal ischemia. The Harvey Lectures. Bull. N.Y. Acad. Med. **14**, 523 (1938).
GOLDFEDER, A., and J. L. FERSHING: Effect of radiation on cell respiration, respiration and anaerobic glycolysis of mouse kidney in vitro following radiation. Radiology **31**, 81 (1938).
GROSS, F.: Renin und Hypertensin, physiologische und pathologische Wirkstoffe? Klin. Wschr. **89**, 1 (1959).
HARTMAN, F. W., A. BOLLIGER and H. P. DOUB: Experimental nephritis produced by irradiation. Amer. J. med. Sci. **172**, 487 (1926).
— — Functionel studies throughout course of roentgen ray nephritis in dogs. J. Amer. med. Ass. **88**, 139 (1927).
HELBER, E., u. P. LINSER: Experimentelle Untersuchungen über die Einwirkung der Röntgenstrahlen auf das Blut. Münch. med. Wschr. **70**, 689 (1905).
IMPIOMBATO, G.: Radiol. med. (Torino) **22**, 487 (1935).
KALLMANN, R. F., u. H. J. KOHN: The reaction of the mouse spleen to x rays measured by changes in organ weight. Radiat. Res. **3**, 77 (1955).
KELLER, F.: Experimentelle Untersuchungen zur Frage der Nierenausschaltung mittels Röntgenstrahlen. Arch. Gynäk. **144**, 571 (1931).
KUNKLER, P. B., R. F. FARR and R. W. LUXTON: Limit of renal tolerance to x rays investigation on renal damage occurring following treatment of tumors of testis by abdominal baths. Brit. J. Radiol. **25**, 190 (1952).
LACASSAGNE, A.: Influence of wave lengths on certain lesions produced by irradiation of mice. Proc. roy. Soc. Med. **39**, 605 (1946).
LAMSON, B. G., L. R. BENNETT and M. S. BILLINGS: Hypertension and nephrosclerosis in Wistar rats following total body irradiation under anoxic conditions. Fed. Proc. **14**, 425 (1955).
— M. S. BILLINGS and L. R. BENNETT: Late effects of total body roentgen irradiation. Longevity and incidence of nephrosclerosis as influenced by partial body shielding. J. Nat. Cancer Inst. **22**, 1059 (1959).
— — L. H. EWELL and L. R. BENNETT: Late effects of total body roentgen irradiation. IV. Hypertension and nephrosclerosis in female Wiatsr rats surciving 1000 r hypoxic total body irradiation. Arch. Path. **66**, 322 (1958).
R. A. MEEK and L. R. BENNETT: Late effects of total body roentgen irradiation. II. The influence of fractionated and single radiation doses on the incidence of tumors, nephrosclerosis and adrenal vacuolation in Wistar rats during various periods of post irradiation survival. Arch. Path. **64**, 505 (1957).
LINSER, P., u. E. HELBER: Experimentelle Untersuchungen über die Einwirkung der Röntgenstrahlen auf das Blut und Bemerkungen über die Einwirkung von Radium und ultraviolettem Licht. Dtsch. Arch. klin. Med. **83**, 479 (1905).
LUXTON, R. W.: Radiaton nephritis. Quart. J. Med. N. S. **22**, 215 (1953).
MAISIN, J., P. MALDAGNE, A. DUNJIC et H. MAISIN: Syndromes mortels et effects tardifs des irradiations totales et submortales chez le rat. J. belge Radiol. **40**, 346 (1957).
MARTINOTTI, G.: Studi sperimentali sull'irradiazione con raggi x dei reni di ratti albini. Arch. Sci. med. **59**, 873 (1935).
—, e L. ROGOLETTI: Ricerche istologiche su reni di ratti albini irradiati con raggi roentgen. Arch. Sci. med. **60**, 669 (1935).
MENDELSOHN, M. L., and E. CACERES: Effect of x ray to kidney on renal function of dog. Amer. J. Physiol. **173**, 351 (1953).
MOSER, F., H. SARRE, C. HEIN u. H. J. MELCHING: Die experimentelle Bestrahlungsnephritis bei Kaninchen. Strahlentherapie **114**, 76 (1961).
NERLI, A.: Ricerche istologiche sul connettivo reticolare e sulle membrane basali del rene irradiato. Radioter. Radiobiol. Fis. med. **13**, 112 (1958).
NEUMAYR, A., u. B. THURNHER: Über den Einfluß lokaler Röntgenbestrahlung auf die Permeabilität menschlicher Kapillaren. Strahlentherapie **84**, 297 (1951).
NÖDL, F.: Die Bedeutung des Mesenchyms für die Wuchsform und die Strahlenempfindlichkeit des Basaliums. Über die Wuchsform des Basaliums und seine Beziehung zum Funktionszustand des Mesenchyms. Strahlentherapie **88**, 206 (1952).
O'HARE, J. P., H. ALTNOW, TH. D. CHRISTIAN, W. CALHOUN and M. C. SOSMAN: Chronic nephritis produced by x ray. Boston. med. surg. J. **194**, 43 (1926).
PAGE, J. H.: Production of nephritis in dogs by roentgen rays. Amer. J. med. Sci. **191**, 251 (1936).
REDD, B. L.: Radiation nephritis, review, case report and animal study. Amer. J. Roentgenol. **83**, 88 (1960).

RICKER, G.: Mesothorium und Gefäßnervensystem nach Beobachtungen am Kaninchenohr. Strahlentherapie **5**, 679 (1914).
SARRE, H.: Nierenkrankheiten. Stuttgart: Thieme Verlag 1959.
— J. GAYER u. K. ROTHER: Das Wesen der „kompensierten Retention“ bei chronischen Nierenerkrankungen. Dtsch. med. Wschr. **82**, 1093 (1957).
—, u. F. MOSER: Bestrahlungsfibrose, Bestrahlungsnephritis und isolierte Hypertonie nach Röntgenbestrahlung der Nieren. Dtsch. med. J. **12**, 232 (1961).
SCHULZ, D. E., u. R. S. HOFFMANN: Zur Wirkungsweise der Röntgenstrahlen. Dtsch. Z. Chir. **79**, 350 (1905).
SMITH, L. H., and W. R. BOSS: Effects of x irradiation on renal function of rats. Amer. J. Physiol. **188**, 367 (1957).
UPTON, A. C., and W. D. GUDE: Physiological and histochemical changes in connective tissue of rat induced by total body irradiation. Arch. Path. **58**, 258 (1954).
—, and J. FURTH: Nephrosclerosis induced in mice by total body irradiation. Fed. Proc. **13**, 445 (1954).
WILLIS, D. A., u. BACHEM: Die Wirkung der Röntgenstrahlen auf die Niere. Strahlentherapie **27**, 121 (1927).
WILSON, C., J. M. LEDINGHAM and M. COHEN: Hypertension folowing x irradiation of the kidneys. Lancet **1958 I**, 9.
WINDHOLZ, F.: Zur Kenntnis der Blutgefäßveränderungen im röntgenbestrahlten Gewebe. Strahlentherapie **59**, 662 (1937).
ZOLLINGER, H. U.: Histologische Befunde nach experimenteller Röntgenbestrahlung der Nieren. Schweiz. Z. allg. Path. **14**, 349 (1951).

Die Erzeugung von Harnsteinen im Tierversuch

Von

Helmut Haase

Einleitung

Unter den Krankheiten, die den Menschen durch die Jahrtausende ständig begleiteten, gehört die *Urolithiasis* zweifellos zu denjenigen, deren Ätiologie und Pathogenese sehr lange im dunkeln lagen und auch heute erst teilweise geklärt sind. Die Geschichte der Medizin kennt zahlreiche Beispiele dafür, wie sehr man seit altersher bemüht gewesen ist, die Ursachen dieser Krankheit zu ergründen sowie Möglichkeiten für ihre Prophylaxe und Therapie ausfindig zu machen. Viele empirisch gewonnenen Erkenntnisse brachten zwar beachtliche Fortschritte für die konservative und chirurgische Behandlung der Urolithiasis, doch blieben sehr viele Fragen — insbesondere hinsichtlich der formalen Genese — offen; wenn einige von ihnen inzwischen geklärt werden konnten, so ist dies in einem nicht unbeträchtlichen Maße tierexperimentellen Untersuchungen zu verdanken. Auf diesen Umstand darf hier mit Nachdruck hingewiesen werden, weil von klinischer Seite nicht selten die Bedeutung der Ergebnisse solcher Untersuchungen unterschätzt wird. Andererseits ist es selbstverständlich, daß aus den Resultaten von Tierversuchen — vor allem, wenn es sich um therapeutische Fragen handelt — nur mit großem Vorbehalt Schlüsse für die Bedingungen beim Menschen gezogen werden können.

Die Entwicklung von Verfahren zur Harnsteinerzeugung im Tierversuch begann – wenn man von einem Einzelversuch in der ersten Hälfte des 18. Jahrhunderts (Nuck, 1723) absieht – kurz vor Beginn des 20. Jahrhunderts. Methodisch ging man dabei so vor, daß Fremdkörper in die Blase oder das Nierenbecken implantiert wurden. Nach einer gewissen Zeit wurden dann Ausmaß und chemische Beschaffenheit der Auflagerungen registriert. Etwa seit 1920 wandte man sich auch anderen Verfahren zu, wobei mehr und mehr neue Methoden der experimentellen Chirurgie, der Ernährungsphysiologie, der Histologie, Bakteriologie, Biochemie u. a. Fachgebiete einbezogen und für die speziellen Aufgaben der Harnsteinforschung modifiziert wurden.

Manche Autoren ließen sich bei der Planung ihrer Versuche von klinischen Beobachtungen leiten und führten sie unter einem bestimmten Gesichtspunkt oft über viele Jahre konsequent durch. Andere dagegen nahmen Zufallsbefunde aus Tierversuchen zu ganz anderen Fragestellungen zum Anlaß spezieller Untersuchungen über das Harnsteinproblem und kamen auf diese Weise zu brauchbaren Methoden. Einen unverkennbaren Einfluß auf die Entwicklung der Methoden hatte die jeweils vorherrschende klinische Auffassung über die Ursachen der Steinbildung. So wurden eine Zeitlang fast ausschließlich Ernährungsfaktoren (z. B. Vitamin A-Mangel, Störungen im Mineralgehalt der Kost u. a.) berücksichtigt; dies erklärt die relativ große Zahl der Methoden, in denen steinerzeugende Kostformen verwendet werden.

Je größer die Zahl der Methoden wurde und je mehr Erfahrungen man sammelte, um so deutlicher wurde auch durch das Experiment bestätigt, was von klinischer Seite schon lange vor Beginn der einschlägigen Tierversuche diskutiert worden ist: *Die Urolithiasis ist eine Erkrankung, die nur in den seltensten Fällen auf eine einzelne Ursache zurückzuführen ist.* Im Tierversuch sind es im allgemeinen zwei, meistens sogar mehrere Faktoren, die zusammentreffen müssen, um eine

Steinbildung zu veranlassen bzw. sie zu unterhalten. Dabei kann einer der Faktoren (z. B. chemische Intoxikation, Calcium-Überangebot, Vitamin A-Mangel) der Initiator sein und auch im weiteren Verlauf die dominierende Rolle spielen. Der betreffende Faktor *allein* führt – selbst bei langfristiger Einwirkung – nur selten zur Steinbildung, wenn nicht entweder durch ihn selbst eine Kausalkette ausgelöst wird (z. B. im Falle eines Vitamin A-Mangels: Schleimhautschäden im Harntrakt; Abstoßung von Epithelien, die zur Bildung von Steinkernen prädisponieren; Harnstauung durch Ureterstrikturen infolge vernarbender Schleimhautläsionen; zunehmende Harninfektion infolge verringerter Abwehrfähigkeit der Schleimhaut usw.) oder andere Bedingungen (erhöhte Mineralausscheidung im Harn, Änderungen der Harnreaktion u. a.) hinzukommen.

Diese *Multikausalität* der Harnsteinbildung kommt nicht zuletzt in der *Vielzahl* und der *Verschiedenartigkeit* der experimentellen Methoden zum Ausdruck. Für die menschliche Urolithiasis hat dies insofern einen bedeutsamen Hintergrund, als das Tierexperiment eine Differenzierung der Kausalfaktoren ermöglicht; daraus lassen sich zweifelsohne wertvolle Gesichtspunkte für die Prophylaxe und Therapie ableiten.

Andererseits muß jedoch einschränkend gesagt werden, daß es trotz der vielfältigen Möglichkeiten zur experimentellen Harnsteinerzeugung z. Z. erst wenige Methoden gibt, die hinsichtlich der pathogenetischen Bedingungen und der für manche Steinarten spezifischen biochemischen Vorgänge den Verhältnissen beim Menschen einigermaßen entsprechen. Über diesen Punkt muß man sich besonders dann grundsätzlich im klaren sein, wenn bestimmte klinische Beobachtungen im Zusammenhang mit der Steinbildung im Tierversuch nachgeprüft werden sollen. Eine tierexperimentelle Reproduzierung aller bisher bekannten Bedingungen dieser Art aus der Humanmedizin wird aus verschiedensten Gründen – vor allem in Anbetracht der bei mancher Tierspecies anders gelagerten Stoffwechselverhältnisse – nur sehr schwer zu erreichen sein; selbst bei Versuchen an Menschenaffen würde man dieses Manko nicht ganz ausschließen können. Zudem gibt es steinerzeugende Prinzipien, deren Wirkung bei bestimmten Tierarten entweder gar nicht oder nur in komplizierten Versuchsanordnungen geprüft werden kann; so dürften – um nur eines von vielen Beispielen zu nennen – neuro-vegetative Störungen als Folge psychischer Überbelastungen, die für die Oxalatsteinbildung beim Menschen nach heutiger Auffassung ein sehr wichtiges Kausalmoment darstellen, z. B. bei der Ratte kaum in der gleichen Weise auszulösen sein.

Diese kurze Erörterung einiger Fakten, mit denen bei der experimentellen Harnsteinerzeugung gerechnet werden muß, sollte lediglich die Grenzen andeuten, die der Methodik z. Z. noch gesetzt sind. Durch sie wird aber keineswegs die grundsätzliche Bedeutung eingeschränkt, die dem Tierversuch zur Gewinnung neuer Erkenntnisse über Ursachen und Entwicklung der Harnsteine zukommt.

Die Harnsteinforschung ist in den beiden letzten Jahrzehnten durch das in fast allen Ländern der Erde beobachtete Ansteigen der Harnsteinhäufigkeit beim Menschen erheblich aktiviert worden. Infolgedessen hat auch das Interesse für entsprechende tierexperimentelle Methoden stetig zugenommen. Die Information über geeignete Verfahren war bisher – besonders für denjenigen, der sich erstmalig mit Fragestellungen aus diesem Bereich befaßte – häufig recht schwierig. Dies ist durch den Umstand bedingt, daß am Harnsteinproblem in den verschiedensten Sparten der experimentellen Medizin gearbeitet wurde und daß über die verwendeten Methoden meistens in den Zeitschriften desjenigen Fachgebietes berichtet wurde, zu dem der betreffende Autor gehörte. Dadurch ist die Literatur z. T. weit verstreut. Abgesehen von einigen, spezielle Fragestellungen betreffenden Monographien fehlte deshalb bisher eine übersichtliche Darstellung. Um diese

Lücke zu schließen, bin ich der Anregung der Herausgeber gefolgt und habe versucht, die *wichtigsten Methoden und deren Ergebnisse* zusammenzustellen. Obwohl ich mich dabei bemüht habe, die zu diesem Thema wesentlichen und bis Ende 1961 erschienenen Arbeiten — soweit sie erreichbar waren — zu verwerten, kann diese Zusammenstellung selbstverständlich keinen Anspruch auf absolute Vollständigkeit erheben.

Bei der Disposition des vorliegenden Beitrages ging ich in erster Linie von der Frage aus, welche Gesichtspunkte für den Leser wesentlich sind, wenn er eine für seine Belange geeignete Methode sucht. Eine historische Darstellung ebenso wie eine Anordnung nach Tierspecies, chemischer Beschaffenheit oder Lokalisation der Konkremente u. a. wären nur unter erheblicher Einschränkung der Übersichtlichkeit möglich gewesen. Am zweckmäßigsten erschien mir eine *Gliederung des Stoffes nach den verwendeten steinerzeugenden Prinzipien.*

Die unter dem *Kennwort* des betreffenden Kausalfaktors in *Abschnitten* zusammengefaßten Methoden sind soweit wie möglich *chronologisch* geordnet. Die bei der jeweiligen Methode verwendete *Tierart* sowie die *chemische Zusammensetzung der Steine* sind im Text hervorgehoben, um dem Leser ein rasches Orientieren unter diesen Gesichtspunkten zu ermöglichen. Außerdem befinden sich am Schluß des Beitrages Informationstabellen, in denen die Methoden nach Kausalfaktoren, Tierspecies und Steinart mit Angabe der Autoren geordnet sind. Damit soll dem Leser sowohl das Auffinden der in Frage kommenden Methode im Text als auch der betreffenden Publikation im Literaturverzeichnis erleichtert werden.

Um den Rahmen des Themas nicht zu überschreiten, wurde *lediglich über die Methoden und die mit ihnen erzielten Ergebnisse* berichtet; im Vordergrund der Darstellung stehen also technische Daten, soweit sie für die Anlage und Durchführung von Versuchen nach den betreffenden Methoden notwendig sind. *Auf die Pathogenese der Urolithiasis und auf die heutigen Auffassungen über sie wurde nicht eingegangen.* Nur dort, wo es für das Verständnis bestimmter Befunde unerläßlich erschien, wurden einzelne Fragen kurz erwähnt.

Zur Information hinsichtlich der Pathogenese steht eine Reihe neuerer zusammenfassender Darstellungen zur Verfügung. An erster Stelle ist die sehr instruktive Übersicht von BOSHAMER (1961) zu nennen, in der sowohl die kausale als auch die formale Genese eingehend dargelegt sind. Speziell über die formale Genese wurde auf dem Kölner Symposion 1958 ausführlich verhandelt (Verhandlungsbericht herausgegeben von BOSHAMER, 1959). Eine weitere, sehr übersichtliche Zusammenfassung der heutigen Kenntnisse über die Pathogenese stammt von STAEHLER (1959) und eine interessante historische Studie über die ätiologischen Faktoren der Harnsteinkrankheit von BUTT (1956).

Pathologisch-anatomische ebenso wie biochemische Befunde wurden nur soweit interpretiert, als sie bei der Reproduzierung der betreffenden Methode als Anhaltspunkte dienen können. Methoden zur Erzeugung diffuser Kalkeinlagerungen im Nierenparenchym — ohne daß es zu einer regelrechten Steinbildung kommt —, also von Verkalkungen im Sinne einer Nephrocalcinose wurden ebenfalls nicht einbezogen. Hinweise auf die wichtigsten tierexperimentellen Arbeiten zu dieser Frage finden sich u. a. bei DICK u. PRIOR (1951), KOBURG, WIENERT u. GOEBEL (1959) und FOURMAN (1959).

Die bei einer größeren Zahl von Methoden *gleichzeitige Verwendung mehrerer Kausalfaktoren* (z. B. Infektion, Harnstauung, Fremdkörper) machte es erforderlich, manche Versuchsanordnungen in mehreren Abschnitten zu besprechen. Dadurch waren Wiederholungen nicht zu vermeiden. Um diese jedoch auf ein Mindestmaß zu beschränken und trotzdem dem Leser das Nachsuchen in anderen Abschnitten zu erleichtern bzw. ganz zu ersparen, wurde der zu dem betreffenden Kausalfaktor gehörende Teil der Methode (z. B. Erzeugung der Harnstauung, Zusammensetzung der Kost usw.) ausführlich wiedergegeben, während die anderen Maßnahmen nur eine kurze Erwähnung mit Hinweis auf den zuständigen Abschnitt fanden. Wo mehrere Methoden — auch wenn sie unabhängig voneinander entwickelt wurden — im Prinzip übereinstimmten, wurde nur eine von ihnen ausführlich dargestellt und bei den anderen auf technische Sonderheiten hingewiesen.

Abschließend soll hier noch ein Gesichtspunkt gestreift werden, der bei der Planung von Versuchsanordnungen, die über die bisher bekannten Methoden hinausgehen, von Interesse sein kann; er betrifft die Auswahl einer geeigneten *Tierart*. Obwohl man sich meistens nach den bereits vorliegenden Erfahrungen richten wird, können Fragestellungen aktuell werden, für deren Bearbeitung neue methodische Wege eingeschlagen werden müssen. Dabei kann die Tierspecies für die Klärung der betreffenden Frage unter Umständen von entscheidender Bedeutung sein.

Das am häufigsten zur Harnsteinerzeugung verwendete Versuchstier ist die Ratte; sie eignet sich aus den verschiedensten Gründen (relativ einfache Haltung und Pflege, Möglichkeit großer Versuchsgruppen, Stoffwechsellage usw.) besonders gut, zumal sie bekanntlich eine gewisse Disposition zur Steinbildung aufweist. Trotz dieser Vorteile ist es ratsam, sich *vor Versuchsbeginn über die Eigenschaften des betreffenden Stammes zu informieren*. Wie VERMEULEN u. GOETZ (1954) und andere Autoren nachwiesen, können unter gleichen Versuchsbedingungen erhebliche Unterschiede zwischen den verschiedensten Stämmen bestehen — und zwar nicht nur hinsichtlich der Tendenz zur Steinbildung, sondern auch in bezug auf die chemische Beschaffenheit der Steine; hinzu kommt bei manchen Stämmen eine beträchtliche Differenz der Steinhäufigkeit zwischen männlichen und weiblichen Tieren.

Abgesehen von den bisher verwendeten Tierspecies (Maus, Ratte, Nerz, Meerschweinchen, Kaninchen, Hund, Affe, Schaf), gibt es eine Reihe anderer Tierarten, bei denen nicht selten eine Harnsteinbildung beobachtet wird (z. B. Kröte, Schildkröte, Nutria, Rehwild, Schwein, Rind, Pferd; verschiedene Vogelarten), so daß sie sich möglicherweise auch zur experimentellen Harnsteinerzeugung eignen. GROSSMANN (1931) hat in einer Studie über die Steinkrankheit der Tiere eigene Beobachtungen und einschlägige Literatur zusammengetragen, so daß sich der Untersucher, der an der Frage der Tierauswahl unter bestimmten Gesichtspunkten interessiert ist, dort nach verschiedenen Seiten hin informieren kann. Weitere Hinweise sind in Studien oder Übersichtsreferaten von GRUBER (1934), MILTON u. AXELROD (1951), KROOK u. ARWEDSSON (1956) und BOSHAMER (1961) zu finden.

Methoden der tierexperimentellen Harnsteinerzeugung

A. Fremdkörper im Harntrakt

Seitdem sich die experimentelle Medizin mit der Erzeugung von Harnsteinen im Tierversuch befaßt, lag den Versuchsanordnungen relativ häufig der Gedanke zugrunde, Konkremente mit Hilfe von Fremdkörpern entstehen zu lassen. Dieser Gesichtspunkt geht sicher auf das in der Heilkunde schon lange bekannte Phänomen zurück, daß in den Harntrakt eingebrachte Fremdkörper leicht inkrustieren und dadurch Anlaß zur Steinbildung geben.

Im allgemeinen war man sich darüber im klaren, daß der durch Fremdkörper provozierte Stein ein unvollständiges Modell zum Studium der Vorgänge bei der Harnsteinbildung ist. Andererseits bietet dieses Modell infolge seiner einfachen Reproduzierbarkeit die Möglichkeit, bestimmte Fragestellungen sowohl im Zusammenhang mit der Harnsteingenese als auch in bezug auf die Wirksamkeit prophylaktischer und therapeutischer Maßnahmen zu bearbeiten.

Als erster scheint NUCK (1723) Fremdkörper als Stimulans zur Harnsteinbildung verwendet zu haben. Er beschrieb in seiner „Adenographia curiosa", wie er einem *Hunde* den Bauch aufschnitt, die Harnblase öffnete und in diese ein Holzkügelchen einbrachte. Nach einigen Wochen hatte sich um das Holzkügelchen ein steiniger Überzug entwickelt.

Dieser für die damalige Zeit immerhin beachtliche Versuch fand jedoch wohl nur wenig Interesse, denn erst 150 Jahre später führte STUDENSKY (1877) die ersten eingehenden Versuche in dieser Richtung durch. Er benutzte dabei *Hunde*, in deren Blase er Glasperlen, Nadeln, Guttaperchakügelchen, Bleidraht, Zinnplättchen einführte. Zunächst verwandte er kleine Fremdkörper, etwa in Erbsengröße. Da diese aber in einigen Fällen zur Verstopfung der Urethra mit tödlicher Anurie, in anderen Fällen zum Spontanabgang führten, nahm er später größere Fremdkörper (bis zur Größe einer Walnuß). Zur Kontrolle der Harnbeschaffenheit katheterisierte er von Zeit zu Zeit die Blase. Um dabei möglichst wenig Schwierigkeiten zu haben, wählte er für seine Versuche hauptsächlich Hündinnen.

Die Fremdkörper wurden unter Chloroform-Narkose durch einen „hohen Steinschnitt" eingeführt; zunächst nach den damals gültigen Grundsätzen der Chirurgie (präoperative Kathetereinlegung und Füllung der Blase mit Wasser). Später wurde die Operationstechnik vereinfacht, indem ohne die präoperativen Manipulationen nach einer suprapubischen Incision die Blasenwand nach außen gezogen und unter Schonung der größeren Gefäße eröffnet wurde. Nach Einführung des genau gewogenen Fremdkörpers wurden 1–3 unterbrochene Nähte gelegt, die Blasenwunde in den Rand der Bauchwunde eingenäht (um eine Harninfiltration in die Bauchhöhle zu verhindern) und die Bauchhöhle wieder verschlossen.

In den meisten Fällen erfolgte eine primäre Heilung, wie überhaupt die Operation relativ gut überstanden wurde. Von 32 Tieren starben nur 3 infolge Infektion der Bauchhöhle.

Die Versuchsdauer war unterschiedlich – meistens einige Monate, in einem Fall 3 Jahre. Die Versuche erfolgten in 4 Gruppen. In der 1. Gruppe erhielten die Tiere normales Futter, in der 2. wurde Milchsäure (1 Unze auf 3 Pfd. Wasser), in der 3. Oxalsäure (1 Drachme auf 1 Pfd. Wasser) der Nahrung zugesetzt. In der 4. Gruppe erhielten die Tiere kalkhaltiges Wasser (1 Teil Kalk auf 1000 Teile Wasser). Bei Versuchsende wurde der Fremdkörper aus der Blase entfernt, das Steingewicht festgestellt und die chemische Zusammensetzung des Steines untersucht.

In den meisten Fällen handelte es sich bei den Fremdkörperauflagerungen um *Calciumphosphat* (am regelmäßigsten in der 4. Gruppe) oder Mischungen aus *Calciumphosphat* und *Magnesiumammoniumphosphat*; vereinzelt wurden *Calciumoxalat* (1. Gruppe) oder *Natriumurat* (2. Gruppe) gefunden.

Tuffier (1893a, b) untersuchte bei *Hunden* die Konkrementbildung an Fremdkörpern (Seide, Catgut und Kugeln mit glatter Oberfläche), die in das Nierenbecken eingebracht wurden, und zwar unter Beigabe von *Oxamid* zur Kost (vgl. Abschnitt F I, S. 289). Aus den Versuchsergebnissen war zu schließen, daß sich nur rauhe Körper — sowohl in der Blase als auch im Nierenbecken — mit einer Konkrementschicht überziehen; allerdings unter aseptischen Bedingungen weniger leicht als bei gleichzeitigem Vorhandensein einer Infektion.

Auch Kumita (1909) kam zu der Auffassung, daß eine Inkrustation an den Fremdkörpern am ehesten bei gleichzeitigem Bestehen einer Infektion eintritt. In Versuchen an 5 jungen *Hunden* implantierte er Quarzkörper in das Nierenbecken. Nur in einem Falle gelang es, eine Inkrustation des Fremdkörpers bei gleichzeitiger Bildung eines sekundären Steines zu erzeugen. Es handelte sich dabei um ein Tier, bei dem eine Infektion der Harnwege bestand.

Rosenbach (1911), der an *14 Hunden* und *7 Kaninchen* Versuche zur Harnsteinbildung unter *Oxamid*beigabe (vgl. Abschn. F I, S. 290) durchführte und zusätzlich verschiedene andere lithogene Maßnahmen anwandte, implantierte in einem Falle 4 kleine menschliche Harnsteine in das Nierenbecken. Nach 5 Wochen ergab die Sektion, daß in der operierten Niere alle eingebrachten Steine noch vorhanden waren. Sie wiesen aber eine macerierte Oberfläche und Zerfallserscheinungen auf; dagegen befanden sich im Nierenbecken und im Ureter der anderen Seite mehrere große *Oxamid*konkremente. Bei anderen Tieren wurden Seiden- und Catgutfäden in das Nierenbecken – teilweise unter Fixation an die Papillen – gebracht. Nach etwa 6 Wochen waren die Catgutfäden resorbiert, während die Seidenfäden (z. T. inkrustiert) entweder eingeheilt waren oder in Absceßhöhlen lagen.

Tardo (1927) beobachtete nach Einführung sterilisierter menschlicher Harnsteine in das Nierenbecken von *Hunden* bei Vermeidung jeglicher Infektion Konkrementablagerungen auf den Fremdkörpern. Von welcher chemischen Beschaffenheit sie waren, wurde nicht berichtet.

D'Agata (1927) implantierte frische Knochenfragmente von *Kaninchen* in das Nierenbecken derselben Tiere; es bildeten sich Steine, die infolge Harnleiterobstruktion eine Hydronephrose verursachten.

In Versuchen an *Kaninchen* und *Meerschweinchen* legte Volante (1933) Quarzstückchen oder Zementkügelchen, z. T. bei gleichzeitig inoculierter Infektion und Ureterligatur, in das Nierenbecken ein. Es kam in vielen Fällen zu kalkhaltigen Inkrustationen der Fremdkörper und zur Bildung sekundärer Steine.

Unter experimentell-therapeutischen Gesichtspunkten — weniger mit dem Ziel, Konkremente zu erzeugen — brachte Hermann (1935) säurelösliche Phosphatsteine in die Harnblase von *männlichen Kaninchen* auf operativem Wege ein. Vorher hatte er beobachtet, daß Phosphatsteine in vitro von freier Gluconsäure nach mehreren Tagen größtenteils gelöst werden. Nach der Implantation erhielten die Tiere mehrere Wochen hindurch täglich 2—3 mal je 20 cm^3 einer 5%igen Gluconsäurelösung oder 5 cm^3 eines Extraktes bestimmter Pilze, die Gluconsäure bilden, mittels Schlundsonde. Die Steine, deren Größe und Gewicht vorher genau bestimmt waren, wurden unter dieser Behandlung allmählich kleiner und gingen schließlich durch die Harnröhre ab. Im Harn wurde auf analytischem Wege eine vermehrte Calcium- und Phosphatausscheidung festgestellt. Diese Versuche erscheinen insofern erwähnenswert, als sie auf die Möglichkeit hindeuten, experimentell-therapeutische Untersuchungen an implantierten Steinen unter den Bedingungen eines biologischen Milieus durchzuführen.

Versuche zur Auflösung von Konkrementen „in vivo" unternahmen u. a. auch Abeshouse u. Weinberg (1951). Sie erzeugten an *Hunden* zunächst eine einseitige Nierenbecken- und Ureterdilatation durch Einengung des unteren Ureterabschnittes. Nach 2—3 Wochen implantierten sie in das Nierenbecken kleine Phosphatsteine, vernähten das Nierenbecken wieder und legten in den Ureter einen Katheter ein, durch den sie eine 3%ige Versene-Lösung (mit Natriumbicarbonat auf p_H 7,2 gebracht) instillierten. Auf diese Weise konnten innerhalb von 4—6 Std die Steine zu etwa 25% aufgelöst werden.

Von der Vorstellung ausgehend, daß Mucosaverletzungen im Harntrakt die eigentliche Ursache der Urolithiasis sind, führte Diamantis (1936) verschiedenartige Fremdkörper in die Blase von *Kaninchen* ein, um auf diese Weise Schleimhautläsionen zu setzen. Er benutzte Silberstäbchen, Stahlschrauben (entweder vollkommen neu oder durch Versenken in Säure oxydiert), Eisenstäbchen, Zinnfolien u. a., die er durch ein Trokar in die Blase einschob. Im Gegensatz zum Hund ist es beim männlichen Kaninchen relativ einfach, eine geradlinige Katheterisierung vorzunehmen und die Lage der Sonde palpatorisch zu kontrollieren. Allerdings hat diese Art der Einbringung von Fremdkörpern den Nachteil, daß diese nur bis zu einer bestimmten Größe appliziert werden können und deshalb häufig spontan wieder abgehen. Aus diesem Grunde wurden u. a. auch Stecknadeln an sog. „unsichtbaren Haaren" in die Blase eingebracht. Diese verblieben ausreichend lange, spießten sich jedoch meistens im Blasenhals fest oder durchstachen die Blasenwand, so daß tiefe Wunden mit pericystitischen Erscheinungen die Folge waren. Alle Versuche mit dieser Methode verliefen hinsichtlich der Fremdkörperinkrustation ergebnislos; in keinem Falle kam es zu Auflagerungen. Man kann annehmen, daß diese Versuche erfolgreicher verlaufen wären, wenn der Autor einen zusätzlichen Kausalfaktor (z. B. Calcium-Überangebot in der Kost) verwendet hätte.

Collica (1948) untersuchte an *7 Hunden* das Verhalten des normalen bzw. künstlich veränderten oder infizierten Harns nach Einbringen von Fremdkörpern in die Niere durch Pyelo- oder Nephrotomie. Die Größe der Implantate (deren Beschaffenheit nicht angegeben ist) war so gewählt, daß sie nicht durch die Ureteren abgehen konnten. An allen Fremdkörpern, die durchschnittlich 3 Monate im Nierenbecken verblieben, wurden Salzablagerungen gefunden. Sie enthielten alle im Harn vorkommenden Substanzen, unabhängig von ihrer Konzentration. Infektion und Behinderung des Harnabflusses verstärkten die Steinbildung.

Im Rahmen therapeutischer Versuche (Calsol) wurden von Gehres u. Raymond (1951) menschliche Harnsteine in die Blase von *6 Kaninchen* vermittels einer suprapubischen Incision implantiert. Sie verblieben dort über mehrere Monate, ohne irgendwelche Veränderungen zeigen. Calsol-Irrigationen führten in 4 Fällen angeblich zur Steinauflösung.

Die umfangreichsten Untersuchungen am Modell der durch Fremdkörper induzierten Harnsteinbildung wurden von VERMEULEN u. Mitarb. durchgeführt. Aus den bisher vorliegenden, insgesamt 16 Mitteilungen kann hier lediglich eine zusammenfassende Darstellung der wichtigsten methodischen Daten und der experimentell-therapeutischen Ergebnisse vermittelt werden.

1. Methodik

Versuchstiere. Es wurden in allen Versuchen junge geschlechtsreife *Ratten*, meistens im Gewicht von 175—200 g, verwendet. Für experimentell-therapeutische Versuche wurden jeweils Gruppen von 15—25 Tieren angesetzt. Die Voraussetzung für eine sichere Vergleichbarkeit der Ergebnisse ist nach den Erfahrungen der Autoren die *Verwendung von Ratten des gleichen Geschlechts und der gleichen Rasse* (VERMEULEN, LYON, GILL u. CHAPMAN, 1959).

Unter anderem wurde in Versuchen an männlichen und weiblichen Ratten aus zwei reingezüchteten Stämmen (Harlan- und Holtzmann-Stämmen) beobachtet, daß die chemische Beschaffenheit (jedoch nicht die Häufigkeit der Steine) Unterschiede aufweist sowohl zwischen beiden Stämmen als auch zwischen männlichen und weiblichen Tieren — obwohl alle Tiere die gleiche Grundkost erhielten. Durch exakte Auswahl der Tiere gelang es, Steine aus fast reinen *Magnesiumsalzen* oder *Calciumsalzen* zu erzeugen (VERMEULEN u. GOETZ, 1954). Von anderen Autoren (u. a. MARSHALL, SCHNITTMAN, DAVALOS u. BUTTERICK, 1955), die mit derselben Methode arbeiteten, wurde beobachtet, daß männliche Ratten des Wistar-Stammes mehr zur Steinbildung neigen als weibliche.

Diät. Als Grundkost wurde eine für Ratten geeignete Vollwertkost gegeben (Purina Fox Chow Checkers).

Analyse der Kost nach Angaben der Herstellerfirma:

Protein	23,84%	Vitamin A	12 IE/g
Fett	3,9 %	Vitamin D	15 IE/g
Rohfaser	5,03%	Riboflavin	0,4 mg %
Kohlenhydrate	47,74%	Pantothensäure	1,2 mg-%
Asche	8,41%	Thiamin	0,5 mg-%
Calcium	1,56%	Niacin	3,5 mg-%
Phosphor	1,08%		

Diese Kost kann ohne Schwierigkeiten mit Zusätzen gemischt werden. Bei normalen Ratten erzeugt sie keine Steine, obwohl ihr Gehalt an steinerzeugenden Mineralien relativ hoch ist. Die Futtermenge betrug etwa 15 g pro Tier und Tag; Futter und Trinkflüssigkeit (Leitungswasser) waren den Tieren jederzeit zugänglich. Der Harn unter dieser Kost ist leicht sauer. Die Ca-, P-, Cl-, NH_3-, Na-, K-, Harnstoff- und Citratkonzentrationen liegen im normalen Bereich und entsprechen den Werten beim Menschen. Dagegen sind die Mg-Werte meistens höher.

2. Fremdkörper-Implantation

Als Fremdkörper wurden im allgemeinen Zinkscheiben verwendet; dieses Material hatte sich in einer Prüfung verschiedenster Stoffe (Paraffin, Polythen, Porzellan, Kreide, Kohle, Fragmente menschlicher Steine, Blei) als besonders zweckmäßig erwiesen (VERMEULEN, GROVE, GOETZ, RAGINS u. CORRELL, 1950). Die Scheiben (0,2 mm dick, Durchmesser meistens 4 mm) wurden aus Zinkblech mit einem üblichen Papierlocher ausgestanzt und auf einer Mikro-Torsionswaage gewogen. Nach Sterilisation wurden sie unter Äther- oder Nembutalnarkose durch einen suprapubischen Schnitt aseptisch in die Harnblase eingebracht. Verschluß der Blase durch eine Seidennaht. Bei weiblichen Ratten erfolgt nicht selten ein Spontanabgang des Implantats durch die Urethra. Um dies zu verhüten, kann man die Scheibe, die mit einem Loch versehen wird, vermittels einer Schleife der Seidennaht am Blasengrund fixieren.

Die *Versuchsdauer* betrug gewöhnlich 6 Wochen. Nach dieser Zeit wurde unter Narkose die Blase aseptisch freigelegt und punktiert; vom entnommenen Harn eines jeden Tieres wurde eine Kultur in einer Hirn- oder Herzbouillon angelegt. Im allgemeinen reichte die Harnmenge auch zu p_H-Bestimmungen (Beckmann-p_H-Meter, Mikro-Glas-Elektrode) aus. Dann wurde die Blase eröffnet, das inkrustierte Implantat herausgenommen und nach Trocknung ausgewogen, um das reale Steingewicht zu bestimmen. Nach der Tötung wurde das Gesamt-Körpergewicht einer jeden Ratte ermittelt, um mit Hilfe der Gewichtsveränderung während der Versuchszeit die Verträglichkeit der Diätzusätze und den Allgemeinzustand des Tieres zu beurteilen.

3. *Chemische Harn- und Steinanalysen*

Zur Sammlung des Harns für analytische Zwecke wurden je 2 Ratten in Stoffwechselkäfige gesetzt, die mit einem kurzen Seitenarmtunnel versehen sind; an dessen Ende befindet sich ein Behälter mit dem gepulverten Futter. Der Tunnel verhindert, daß die Tiere während und nach der Futteraufnahme Kostteile in den Käfig verschleppen. Die Sammlung des Harns erfolgte meistens über 24 Std. Um die Ausfällung unlöslicher Salze zu vermeiden, wurde etwas Salzsäure in das Sammelgefäß gebracht. Für Ammoniak- oder Citronensäure-Analysen wurde der Harn nur über 3 Std gesammelt, um die Möglichkeit bakteriell bedingter Veränderungen zu vermindern. Die Calciumbestimmungen erfolgten mit einer modifizierten flammenphotometrischen Methode unter häufigen Kontrollen mit der üblichen Methode nach Tisdall und Kramer (1921). Phosphor wurde nach der Methode von Briggs (1924), Magnesium mit einem modifizierten Test nach Garner (1948), Citronensäure nach der Methode von Ettinger u. Mitarb. (1952) und Ammoniak mit einem von Folin und Bell (1917) beschriebenen Verfahren bestimmt. Für die Analyse der Steine wurden dieselben chemischen Methoden benutzt, nachdem zunächst die Steinkristalloide in konzentrierter Salpetersäure gelöst wurden.

In die *Auswertung* der Ergebnisse wurden nur diejenigen Tiere einbezogen, die bis zum Versuchsende lebten und bei denen die bakteriologische Untersuchung des vor der Steinentfernung entnommenen Harns keinen pathologischen Befund zeigte. Alle Tiere mit nachgewiesener Harninfektion wurden also ausgeschlossen, da bei solchen Tieren die Steinbildung erheblichen Schwankungen unterliegt (Vermeulen u. Goetz, 1954). Bei der Feststellung der Konkrementgewichte wurden nur diejenigen Steinmengen berücksichtigt, die sich an den Fremdkörpern selbst befanden. „Tochtersteine" wurden grundsätzlich nicht mitbeurteilt, da eine exakte Registrierung ihrer Anzahl und ihres Gewichts infolge der möglichen Spontanausscheidung aus der Blase sehr schwierig ist (Vermeulen, Lyon, Gill u. Chapman, 1959).

Die mit dieser Methode erzeugten Steine bestehen — abgesehen von den erwähnten geschlechts- und stammesgebundenen Besonderheiten — im wesentlichen aus *Magnesiumammoniumphosphat* mit unterschiedlichen Calciumanteilen.

4. *Ergebnisse von Prophylaxe- und Therapieversuchen mit dieser Methode*

Um den Einfluß einer erhöhten Diurese auf die Steinbildung zu prüfen, wurde den Tieren anstatt der gewöhnlichen Trinkflüssigkeit (Leitungswasser) eine 10%ige Glucoselösung gegeben (Grove, Vermeulen, Goetz u. Ragins, 1950).

In vorausgegangenen Versuchen war beobachtet worden, daß die Tiere von der Glucoselösung fünfmal soviel trinken wie vom Leitungswasser. Die dadurch bedingte erhebliche Steigerung der Harnausscheidung kann während der gesamten Versuchszeit beibehalten werden, ohne daß eine Glykosurie entsteht. Bedenken hinsichtlich der Frage, ob durch die großen Mengen an Glucoselösung der Calorienbedarf vermindert und die Aufnahme von nicht kohlenhydrathaltiger Kost erniedrigt wird, bestanden auf Grund von Kontrollversuchen angeblich nicht.

Im *Prophylaxe*-Versuch (Fremdkörper-Implantation, erhöhte Diurese, nach 4 Wochen Entfernung des Fremdkörpers) wurde die Steinbildung völlig verhütet.

Dagegen kam es im *Therapie*-Versuch (Implantation, 4–8 Wochen übliche Versuchsbedingungen, Entnahme des Steines und Reimplantation nach Feststellung des Steingewichtes, dann 4 Wochen erhöhte Diurese) nur in etwa 30% zu einer Auflösung der Steine. Auffallend war, daß in den Fällen, wo eine Infektion mit harnstoffspaltenden Erregern vorlag, eine erhebliche Vergrößerung der Konkremente eintrat (GROVE, VERMEULEN, GOETZ u. RAGINS, 1950).

Auf Grund dieser Beobachtung wurde der Einfluß der Infektion auf das Steinwachstum in speziellen Untersuchungen weiter verfolgt (VERMEULEN u. GOETZ, 1954a, b; MILLER, CHAPMAN, SEIBUTIS u. VERMEULEN, 1956). Bei sonst gleichbleibender Versuchsanordnung wurden die Fremdkörper kurz vor der Implantation in Bakterienkulturen gelegt. Folgende Erreger wurden verwendet: Proteus morganii, Proteus mirabilis, Bact. coli, Escherichia coli und E. intermedium, 2 Staphylokokkenstämme, 1 Stamm aus der Pasteurella-Gruppe und Salmonella enteritidis. Während beide Proteusarten ebenso wie die Pasteurella- und Staphylokokkenstämme das Steinwachstum z. T. beträchtlich verstärkten, hatten Escherichia col. und intermedium eher einen hemmenden Einfluß auf die Steinbildung. Sehr interessant war das Resultat der Versuche mit Bact. coli und Salmonella enteritidis: Beide bewirkten bei der Calciumsteinbildung (weibliche Ratten eines Holtzmann-Stammes) eine Verstärkung des Steinwachstums (VERMEULEN u. GOETZ, 1954), während sie bei der Magnesiumsteinbildung (männliche Ratten eines Harlan-Stammes) die Inkrustation der Fremdkörper fast völlig verhinderten (VERMEULEN u. GOETZ, 1952, 1954b). Die durch Proteus morganii bedingte Verstärkung des Steinwachstums konnte mit Furadantin wieder gesenkt werden (VERMEULEN u. GOETZ, 1954a).

Erniedrigung des Harn-p_H durch eine 1,5%ige Beigabe von Ammoniumchlorid zur Kost verhinderte im *Prophylaxe*-Versuch die Steinbildung völlig. Dagegen wurde im *Therapie*-Versuch (Ansäuerung des Harns erst nach Reimplantation) nur in etwa 60% eine Steinauflösung erzielt. *Erhöhung des Harn*-p_H durch 1,5% Natriumbicarbonat zur Kost bewirkte eine bemerkenswerte Vergrößerung der Steine (VERMEULEN, RAGINS, GROVE u. GOETZ, 1951).

Reduzierung des Magnesiumanteils in der Kost ebenso wie Verminderung der Phosphatausscheidung durch Verfütterung großer Mengen eines basischen Aluminiumcarbonatgels *hemmten* die Steinbildung sowohl in *Prophylaxe*- als auch in *Therapieversuchen* (VERMEULEN, GOETZ, RAGINS u. GROVE, 1951).

Ein überraschendes Ergebnis hatte die Beigabe von *Calciumlactat* zur Kost: Obwohl die Calciumausscheidung im Harn erwartungsgemäß anstieg, wurde die *Steinbildung gehemmt* (GILL, FINLAYSON u. VERMEULEN, 1959).

Ein ähnliches Paradoxon wurde nach *Zugabe von Phosphaten* beobachtet. Hexametaphosphat oder äquivalente Mengen von Orthophosphat verhinderten die Steinbildung (VERMEULEN, LYON, GILL u. CHAPMAN, 1959). Da auch Natriumphytat die gleiche Wirkung hatte, kann angenommen werden, daß der prophylaktische Effekt auf den hohen Gehalt an nutzbarem Phosphor in diesen Substanzen zurückzuführen ist. Wahrscheinlich stört ein Übermaß an Phosphor in der Kost die Resorption von Calcium und Magnesium aus dem Darm.

Die von klinischer Seite zur Steinprophylaxe vorgeschlagene Anwendung von *Hyaluronidase* und *Salicylaten* hatte *keinen hemmenden Einfluß* auf die Steinbildung (HELSBY, VERMEULEN u. GOETZ, 1953; VERMEULEN, FINLAYSON u. CHAPMAN, 1957).

Die Methode von VERMEULEN u. Mitarb. wurde auch von anderen Autoren verwendet; meistens allerdings in modifizierter Form.

CARE und WILSON (1956) benutzten in *Prophylaxeversuchen* als Fremdkörper kleine Zinkscheiben (Gewicht: 11 mg; Durchmesser: 2,5 mm), die sie in Äthernarkose unter streng aseptischen Kautelen in die Blase einführten. Die 2–3 Monate alten, *männlichen Ratten* eines Lister-Stammes erhielten als Kost Rattenkekse (Hersteller: Nort-Eastern Agricultural Cooperative Society, Ltd. Aberdeen), die 14% getrocknete Magermilch enthalten. Spontane Harnsteinbildung wurde unter dieser Kost nicht beobachtet. Die tägliche Kostmenge betrug durchschnittlich 17 g pro Tier; damit wurden 0,20 g Calcium, 0,03 g Magnesium und 0,17 g Phosphor aufgenommen. Die Versuchsdauer betrug 11–12 Wochen. Geprüft wurden 1- und 2%ige Lösungen von *Natriumpolyphosphat* und eine *Phosphatpufferlösung* als Trinkflüssigkeit. Die 2%ige Lösung von Natriumpolyphosphat verhinderte die Steinbildung fast ganz, während die 1%ige Natriumpolyphosphatlösung und die Phosphatpufferlösung eine Hemmung des Steinwachstums bewirkten. Die Steine bestanden meistens aus *Calciumphosphat* oder *Magnesiumammoniumphosphat*. Sichere Relationen zwischen Harninfektion (B. coli) und Ausmaß der Steinbildung konnten nicht ermittelt werden.

Zur Prüfung verschiedener Stoffe hinsichtlich ihrer prophylaktischen Wirkung auf die Fremdkörperinkrustation implantierte auch Das (1956, 1957) Zinkplättchen in die Blase von Albinoratten. Obwohl ihm die Methode von Vermeulen u. Mitarb. (1950) offenbar nicht bekannt war, stimmte seine Versuchsanordnung im wesentlichen mit dieser überein – mit Ausnahme der Kost; sie bestand aus Weizengebäck, Milch ($^1/_2$ Unze pro Tag und Tier), Grüngemüse und Leitungswasser.

Die geprüften Substanzen (Extrakte aus *Didymocarpus pedicellata* und *Saxifrage lingulata* per os; *Hyaluronidase* täglich 25 T.R.U. subcutan) hatten in einer Versuchszeit von 3 Wochen keinen hemmenden, eher einen fördernden Einfluß auf die Inkrustation.

Später versuchte Das (1959) mit derselben Methode den Vorgang der Konkrementbildung an den implantierten Fremdkörpern näher zu analysieren. Dazu tötete er während der dreiwöchigen Versuchszeit jeden Tag ein Tier und untersuchte die Oberfläche der Fremdkörper sowie die Reaktion der Blasenschleimhaut eingehend.

Ergebnisse. In den ersten 3 Tagen blieb die Oberfläche unverändert. Dann bildete sich auf der Seite, die der Schleimhaut anlag, ein fleckenartiger, weißlicher Belag von entzündlichem Exsudat ("white speck"), während der Fremdkörper insgesamt mehr und mehr von einer dünnen Schleimschicht eingehüllt wurde. Während sich in den folgenden Tagen der weißliche Belag weiter ausdehnte, begann vom 5. Tag an eine zunehmende Einlagerung von Steinmaterial in das organische Substrat. Am 10. Tag war der Fremdkörper meistens ganz inkrustiert. Im Verlaufe des weiteren Wachstums der Konkremente fand sich von Zeit zu Zeit eine gelatinös-schleimige Masse ("coagulum"), in die der Stein eingebettet war.

Da bei einer anderen Gruppe von 29 Ratten, die nach 3 Wochen gleichzeitig getötet wurden, in 19 Fällen außer dem Fremdkörperstein auch Sekundärsteine in der Blase lagen, ist mit größter Wahrscheinlichkeit anzunehmen, daß es sich dabei zunächst um abgestoßene "Coagulum"-Teile handelte, in die sich dann Steinmaterial einlagerte. Hieraus – ebenso wie aus der Entwicklungsfolge der Konkremente an den Fremdkörpern selbst – kann geschlossen werden, daß in der formalen Genese der unter diesen Bedingungen entstehenden Steine der organischen Substanz (als Konkrementkeim und im weiteren Verlaufe als Steinmatrix) die primäre Bedeutung zukommt und daß die Mineralisation sekundär erfolgt.

McDonald u. Eddings (1957) untersuchten mit der Methode nach Vermeulen u. Mitarb. (1950) den Einfluß verschiedener Hormone auf die Steinbildung (s. Abschnitt E, III, S. 288 ff.). Als Fremdkörper benutzten sie allerdings statt Zinkscheiben Streifen aus reinem Magnesium, die zu Zylindern geformt waren. Die bei hypophysektomierten Tieren verringerte Tendenz zur Steinbildung konnte durch Verabfolgung von Testosteron wieder erhöht werden. Gonadotropine — allein oder in Kombination mit ACTH – steigerten sowohl die Steinfrequenz als auch das durchschnittliche Steingewicht, jedoch weniger stark als Testosteron. Wachstumshormon hatte nur einen geringen, ACTH und Luteotropin gar keinen Effekt.

Ebenfalls unter Verwendung von Magnesiumstreifen prüften McDonald u. Orallo (1959) die Einwirkung von *Natriumphytat* und neutralem *Natriumphosphat* auf die an den Fremdkörpern entstandenen Konkremente. 4 Wochen nach der Implantation (bis dahin erhielten die

Tiere nur die Standardkost) eröffneten sie die Blase, entnahmen die Fremdkörper- sowie die Tochtersteine und pflanzten den exakt gewogenen Fremdkörperstein wieder ein. In der dann folgenden, gleich langen Versuchszeit bekamen die einzelnen Gruppen (je 19—23 Tiere) zusätzlich verschiedene Dosen der Prüfsubstanzen, entweder im Trinkwasser gelöst oder mit der Kost vermengt.

Ergebnisse: Hohe Dosen von Natriumphytat oder Natriumphosphat (9,6% zur Grundkost) bewirkten in etwa 50% der Fälle eine Auflösung der Konkremente und reduzierten in den meisten der übrigen Fälle das Steingewicht.

Einen interessanten Beitrag zu der von VERMEULEN u. Mitarb. (1954a, 1956) bearbeiteten Frage, welchen Einfluß die Infektion auf die Steinbildung hat, leisteten CHAKRAVARTI u. BANERJEE (1958). Sie führten allerdings ihre Versuche nicht nur an männlichen *Ratten* durch, sondern benutzten Tiere beiderlei Geschlechts. Außerdem verabfolgten sie nicht die Standardkost, sondern ein Futter, das aus Weizen, Salz und Milchpulver bestand (nähere Angaben fehlen).

Es waren zwei Gruppen im Versuch. Bei der ersten Gruppe wurden die Instrumente, die Wundnaht und die Bauchwand mit Alkohol keimfrei gemacht. Die einzuführenden Zinkstückchen im Gewicht von 15—20 mg wurden im Autoklaven sterilisiert. Operation in Äthernarkose. Verschluß der Blase durch eine Tabaksbeutelnaht mittels eines dünnen Baumwollfadens. Nach 4—6 Wochen Entfernung des Implantats und Feststellung des Trockengewichts.

Bei der zweiten Gruppe wurden strengere aseptische Bedingungen gewahrt: Kochen der Instrumente 15 min in Wasser; Sterilisation der Zinkstückchen und des Nahtmaterials im Autoklaven; Abwaschen der Bauchwand mit Alkohol und Jod. Vom Operationstag an bis Versuchsende erhielt jedes Tier täglich i.m. 0,1 ml einer Antibiotica-Kombination (0,5 g Streptomycin + 400000 E Penicillin, gelöst in 5 ml aq. redest.).

Während in der ersten Gruppe die Steinbildung z. T. beträchtlich war, *blieben in der zweiten Gruppe alle Implantate ohne Inkrustation.*

Diese Befunde konnten allerdings in ähnlichen Untersuchungen von MURPHY (1961) nicht bestätigt werden.

Methodik: 3 Gruppen von männlichen *Long-Evans-Ratten*, im Gewicht von 150—200 g, die mit der Standardkost (Fox checkers) und Leitungswasser ad libit. ernährt wurden, bekamen etwa 15 mg schwere Stücke von chemisch reinem *Magnesium* in die Blase implantiert. Während in einer Gruppe (Kontrolle) die Instrumente, das Nahtmaterial und die Bauchwand nur mit Alkohol sterilisiert wurden, erfolgte die Implantation in den beiden anderen Gruppen nach strengeren Maßstäben der Asepsis (Sterilisation des Nahtmaterials und des Implantats im Autoklaven, Anwendung von Zephiran zur Hautdesinfektion usw.). Diese beiden Gruppen erhielten außerdem vom ersten Tage nach der Operation an Antibiotica; und zwar wurde in der einen täglich 0,1 cm^3 einer Streptomycin-Penicillin-Kombination (0,5 g Streptomycin und 400000 Einheiten Penicillin gelöst in 5 cm^3 aq. redest.) und in der anderen 0,1 cm^3 einer Streptomycinlösung allein (0,5 g in 5 cm^3) intramuskulär verabfolgt. Tötung der Tiere nach 4 Wochen.

Ergebnisse: In der Kontrollgruppe (19 Tiere) betrug das mittlere Steingewicht 94 mg. Die mit Streptomycin und Penicillin behandelte Gruppe (21 Tiere) wies ein mittleres Steingewicht von 89 mg auf; die allein mit Streptomycin behandelte Gruppe (19 Tiere) hatte ein mittleres Steingewicht von 71 mg. Es bestand kein statistisch signifikanter Unterschied zwischen den 3 Gruppen.

JOHNSON und STIEFBOLD (1959) gingen der Frage nach, ob die orale Verabreichung von *Harnstoff* und *Magnesiumchlorid die Bildung von Calciumoxalatsteinen verringern kann.* Sie implantierten Fremdkörper (kleine, mit Cadmium überzogene Messingscheiben) in die Harnblase *männlicher Ratten* eines Wistar-Stammes. Bei der Operation, die unter Pentobarbital-Narkose erfolgte, wurden 30000 IE Procain-Penicillin gegeben. Insgesamt waren 120 Tiere im Versuch, eingeteilt in Gruppen zu 30 Tieren, von denen je 15 in einem großen Käfig untergebracht waren. In den ersten 3 Tagen nach der Operation bekamen alle Tiere die Standardkost und Leitungswasser ad libitum. Dann wurden die einzelnen Gruppen auf folgende Diäten gesetzt:

I. (Kontrollgruppe): 0,5%ige Lösung von $CaCl_2 \cdot 2H_2O$ als Trinkflüssigkeit und eine vitaminreiche „Protein-Test-Diät“ (Nutritional Biochemicals Corp.,

Cleveland, Ohio) mit einem 7%igen Gehalt an *Calciumoxalat*. Diese Diät enthält außerdem ein Salzgemisch (USP XIV).

II. (Magnesiumgruppe): Als Trinkflüssigkeit eine Lösung von 0,5% $CaCl_2 \cdot 2H_2O$ und 1% $MgCl_2 \cdot 6H_2O$ und die gleiche Kost wie die Kontrollgruppe.

III. (Harnstoffgruppe): Als Trinkflüssigkeit eine Lösung von 0,5% $CaCl_2 \cdot 2H_2O$ und 1% Harnstoff. Kost wie die Kontrollgruppe.

IV. In dieser Gruppe wurde die Protein-Diät mit einem niedrigeren Proteingehalt (8%), jedoch auch mit einem 7%igen Gehalt an Calciumoxalat, gegeben. Trinkflüssigkeit wie die Kontrollgruppe.

Alle Trinkflüssigkeit wurde mit Leitungswasser angesetzt. Die Kontrollgruppe erhielt die Trinkflüssigkeit ad libitum. Dagegen wurde die Flüssigkeitsmenge in den anderen Gruppen auf die von der Kontrollgruppe aufgenommene Menge begrenzt, um die in der Harnstoffgruppe möglicherweise eintretende Erhöhung der Diurese kontrollierbar zu machen. Die Trockenkosten wurden jedoch ad libitum angeboten und die verbrauchte Menge gemessen. Tiere mit interkurrenten Infektionen wurden einige Tage mit Antibioticis behandelt.

7 Wochen nach Versuchsbeginn wurden die Tiere getötet. Nach Entfernung des Blaseninhalts wurde dieser mit saugfähigem Papier abgetupft und sofort gewogen, um das Realgewicht der Steine festzustellen (Gesamtgewicht der Steine abzüglich des Fremdkörpergewichts). Außerdem p_H-Prüfung des Harns und Testung auf Bakterien durch 2tägige Kulturen auf Blutagar. Die Steinanalysen erfolgten nach dem Schema von HAWK, OSER und SUMMERSON (1954).

Ergebnisse. Mit wenigen Ausnahmen in der Gruppe IV hatten sich an allen Fremdkörpern *Calciumoxalatsteine* gebildet. Die Steingewichte in den Gruppen II und III wiesen jedoch keine signifikanten Unterschiede zur Kontrollgruppe auf. Demnach hatten *weder Harnstoff noch Magnesiumchlorid einen hemmenden Einfluß auf die Calciumoxalatsteinbildung.*

Mit der gleichen Versuchsanordnung, jedoch unter Beibehaltung der Standardkost (Purina Fox Chow Checkers) während der ganzen Versuchszeit, prüfte JOHNSON (1959) die prophylaktische und therapeutische Wirkung von *Natriumfluoracetat* und *Citronensäure* auf die Steinbildung. Vom 3. Versuchstag an bekamen die Versuchsgruppen eine Trinkflüssigkeit, bestehend aus 3% Citronensäure (Monohydrat) und 1,08 mg-% Natriumfluoracetat in Leitungswasser (Kontrollgruppen: Leitungswasser ohne Zusatz). 6 Wochen nach Implantation der Fremdkörper wurden diese unter Pentobarbitalnarkose entnommen. In den Versuchsgruppen war es bei keinem Tier zur Steinbildung gekommen, während in den Kontrollgruppen die Implantate bei 50% der Tiere inkrustiert waren. Die Auflagerungen bestanden im wesentlichen aus *Magnesiumammoniumphosphat*. Bei den Tieren mit Steinbefund wurden die inkrustierten Fremdkörper nach Feststellung ihres Gewichts reimplantiert. Die eine Hälfte der Tiere erhielt wieder die Trinkflüssigkeit mit Natriumfluoracetat und Citronensäure, die andere Leitungswasser. 2 bzw. 3 Wochen später wurden die Implantate wieder entfernt (Versuchsende) und ihr Gewicht bestimmt. Während in der Kontrollgruppe (Leitungswasser) die Steine größer geworden waren, hatten sich in der Versuchsgruppe die Steine bei 50% der Tiere aufgelöst.

GASSER u. ZIMPRICH (1961) benutzten die Methode von VERMEULEN u. Mitarb. (1950) sowohl für Studien über die Formalgenese der Harnsteine als auch für experimentell-therapeutische Untersuchungen. Sie verwendeten jedoch anstelle von Zinkplättchen gehärtete Gelatineschwämmchen (Spongostan) oder kleine Teile eines Gummikatheters.

Methodik: Bei männlichen Ratten des Glaxonstammes mit einem Gewicht von 180—250 g wurde in Äthernarkose die Blase unter aseptischen Kautelen freigelegt, zur p_H-Messung punktiert und dann zwischen zwei Haltefäden eröffnet. Nach Implantation der gewogenen, sterilen Fremdkörper wurde die Blasenöffnung mittels Tabaksbeutelnaht dicht vernäht und die Wunde schichtweise verschlossen.

Als Kost erhielten die Tiere eine calcium- und phosphorreiche Nahrung (Lembecksche Rattenkekse) folgender Zusammensetzung:

Weizen und Haferschrot . .	30%	Trockenmagermilch . .	10%
Futtermehl	35%	Lebertran	10%
Hefe	5%	Weizenkeimöl	1%
Fisch- und Knochenmehl. .	15%	Salzgemisch	2%

Das Salzgemisch enthielt $CaCO_3$ und NaCl zu je 45% sowie Ferrum citricum 9,75% und K I 0,25%. Leitungswasser ad libitum.

Jede der folgenden Versuchsgruppen bestand aus 7 Tieren:

I. Spongostan-Implantat (Sp. I.)

II. Katheterstückchen-Implantat (K. I.)

IIIa. Sp. I.; anstelle des Leitungswassers ein Mineralwasser (hypotoner alkalisch-erdalkalischer Säuerling)

IIIb. K. I.; Trinkflüssigkeit wie IIIa

IVa. Sp. I.; Chlorothiacid

IVb. K. I.; Chlorothiacid

Va. Sp. I.; Salicylamid

Vb. K. I.; Salicylamid

Chlorthiazol und Salicylamid wurden in einer 1%igen Polyfibron C-Lösung unter Anwendung eines Homogenisators (Ultradurax) suspendiert. Beide Medikamente wurden in einer Dosierung von 10 mg pro Tag 4mal wöchentlich gegeben.

Versuchsdauer: 5 Wochen. Tötung der Tiere durch maximale Äthereinwirkung.

Ergebnisse in den einzelnen Gruppen:

I. Bei allen Tieren fand sich neben einer Vielzahl von kleinen Konkrementen ein größerer, eiförmiger Stein, der sich um den implantierten Fremdkörper gebildet hatte; das Spongiosaschwämmchen selbst war makroskopisch nicht mehr nachweisbar. Mittleres Konkrementgewicht: 361 mg pro Tier.

II. In allen Fällen geringe Inkrustation der Fremdkörper und wenige Tochtersteine. Mittleres Konkrementgewicht: 187,8 mg pro Tier. Unterschied zur Gruppe I statistisch signifikant.

IIIa. Bei 2 Tieren keine Steinbildung; in den übrigen 5 Fällen mittleres Konkrementgewicht reduziert (170,4 mg).

IIIb. Inkrustationen und Sekundärsteinbildung deutlich geringer (77,8 mg).

IVa und b. Steinbildung verringert (159,5 mg).

Va und b. Keine signifikante Hemmung der Konkrementbildung.

In einer weiteren Gruppe wurde unter sonst gleichen Versuchsbedingungen die Blase eröffnet, jedoch kein Fremdkörper eingeführt. Keine Steinbildung.

Die p_H-Werte des Harnes waren bei allen Tieren mit Steinbildung am Versuchsende deutlich erhöht gegenüber den Ausgangswerten. Bei den Tieren mit Steinbildung nach Spongostan-Implantation fiel eine starke Vergrößerung der Harnblase auf. Die chemischen Analysen der Steine ergaben, daß es sich um *Magnesiumammonoimphosphat* handelte.

Demnach war die Steinbildung durch Spongostanschwämmchen stärker als durch Kathetersegmente. Dieser Unterschied wird von den Autoren dahingehend gedeutet, daß *bei der Steinbildung durch Implantate die Oberflächengröße des*

Fremdkörpers und die Menge des stagnierenden Harnes innerhalb des Implantates wichtige Faktoren sind.

Die durch beide Fremdkörperarten erzeugte Steinbildung wurde durch die Verabfolgung von *Mineralwasser* relativ stark und durch *Chlorothiacid* schwach gehemmt. *Salicylamid* hatte keinen Einfluß auf die Steinbildung.

Um den natürlichen Gegebenheiten bei der Steinbildung möglichst nahezukommen, haben MARSHALL, SCHNITTMAN, DAVALOS u. BUTTERICK (1955) anstelle von Zinkscheiben Fragmente menschlicher Harnsteine bei *Ratten* implantiert (ähnliche Versuche waren bereits von TARDO, 1927, an Hunden und von GEHRES u. RAYMOND, 1951, an Kaninchen durchgeführt worden). Da sich in den ersten Versuchsreihen herausstellte, daß die Steinbildung bei männlichen Tieren (Wistar-Stamm) stärker ist als bei weiblichen, wurde für die weiteren Versuche etwa die gleiche Anzahl männlicher und weiblicher Tiere angesetzt. Im übrigen blieb die Versuchsanordnung die gleiche wie bei VERMEULEN u. Mitarb. (1950).

In einem Kontrollversuch (30 männliche und 28 weibliche Tiere) hatte sich das Steingewicht nach 2 Monaten *bei den Männchen um 230% erhöht, bei den Weibchen dagegen um 90% verringert.* Die Analyse der entfernten Steine hatte ein überraschendes Ergebnis: In keinem Falle war die chemische Beschaffenheit der bei Versuchsende entnommenen Steine identisch mit derjenigen bei der Implantation (Harnsäuresteine mit Oxalbeimengung).

In einer anderen Versuchsreihe erhielten die Tiere wöchentlich 5mal eine s. c. Injektion von *Hyaluronidase* (150 TRU) und gleichzeitig eine leichte *Äthernarkose.* Bei den männlichen Tieren erfolgte eine 3,1fache Zunahme des Steingewichts; dagegen wurden bei den weiblichen Tieren die Steine völlig aufgelöst. Ein entsprechender Kontrollversuch mit *alleiniger Äthernarkose* ergab bei den *Männchen eine 4,7fache* und bei den *Weibchen eine 1,5fache Erhöhung des Steingewichts.*

Da die Äthernarkose als eine Art „Streß“ angesehen wurde, prüfte man zwei weitere Streßformen: *Unterkühlung* (35°F für mehrere Stunden) und wiederholte *Elektroschocks.* Beides scheint sowohl bei männlichen als auch bei weiblichen Tieren eine Verringerung des Steingewichts zu bewirken.

OGURA u. KUSUHARA (1958) benutzten artifiziell erzeugte Konkremente als Indicator für die Beurteilung des Calciumstoffwechsels bei der Steinbildung, nachdem sich in vorausgegangenen Untersuchungen interessante Zusammenhänge zwischen Calciumstoffwechsel und biochemischen sowie biophysikalischen Vorgängen bei der formalen Steingenese ergeben hatten (NAGASAWA, 1953; KUSANO, 1954; OGURA, 1957).

Methode. Bei *Kaninchen* im Gewicht von 1—2 kg wurden Seidenfäden in das Nierenbecken durch das Parenchym eingebracht; nach etwa 1 Monat hatten sich Steine um die Fäden gebildet. Dann wurden den Tieren 100 mg $CaCl_2$/kg Körpergewicht in 50 ml einer 5%-Glucoselösung i.v. injiziert und die Menge des im Urin ausgeschiedenen anorganischen Phosphors und des gesamten sowie des dialysierten Calciums mehrmals innerhalb 5—6 Std nach der Injektion bestimmt. In einer zweiten Versuchsreihe wurden den Kaninchen 30—40 Tage vor der Calciumverabfolgung täglich 50000 IE Vitamin D_2 oral verabreicht.

Ergebnisse. Während von den unbehandelten Tieren bei der Bestimmung 5 Std nach der Injektion 93 mg anorganischer Phosphor, 67 mg Gesamt-Ca und 25 mg dialysiertes Ca ausgeschieden wurden, waren die entsprechenden Werte bei den Tieren mit Nierensteinen 82 mg P, 8 mg Gesamt-Ca und 5 mg dialysiertes Ca. Die Ausscheidungswerte der mit Vitamin D_2 vorbehandelten Tiere betrugen 26 mg P, 23 mg Gesamt-Ca und 4 mg dialysiertes Ca. Aus diesen Ergebnissen schließen die Autoren auf eine erhöhte Calcium-Retention bei der Steinbildung, während unter einem Überangebot von Vitamin D die Retention weniger stark ist.

Als Resümee dieses Abschnittes kann festgestellt werden, daß sich die Konkrementerzeugung mit Hilfe implantierter Fremdkörper besonders für Prüfungen prophylaktischer und therapeutischer Maßnahmen eignet. Die chemische Beschaffenheit der Konkremente läßt sich durch Ernährungsfaktoren (z. B. mineralreiche Kost, Oxalsäurezusatz) *oder durch andere steinerzeugende Prinzipien variieren. Als Vorbild für das methodische Vorgehen kann das von* VERMEULEN u. Mitarb. (1950) *entwickelte Verfahren angesehen werden.*

B. Infektion

Die Frage, welche Bedeutung die Infektion als ursächlicher oder mitbedingender Faktor bei der Steinbildung hat, war seit der Jahrhundertwende häufig Gegenstand tierexperimenteller Untersuchungen. Anlaß hierzu dürften im wesentlichen zwei Gesichtspunkte gewesen sein. Einmal war es die empirisch schon frühzeitig bekannte Tatsache, daß ein beträchtlicher Teil der menschlichen Harnsteine, insbesondere der calciumhaltigen Konkremente, mit einer Infektion der Harnwege einhergeht. Es war naheliegend, daraus zu schließen, daß die Infektion – zumindest bei bestimmten Steinarten – eine wichtige kausalgenetische Rolle spielt. Zum anderen folgte man der Vorstellung, daß jeder pathologischen Verkalkung im Gewebe eine lokale Infektion vorausgeht und daß auch bei der Konkrementbildung die Infektion als eigentliche Ursache anzusehen ist.

Die letztgenannte Auffassung wurde vor allem von ROSENOW (1916) im Rahmen der von ihm mitbegründeten Lehre von der Fokalinfektion vertreten. In seinen Untersuchungen über die elektive Lokalisation von Bakterien bei bestimmten chronischen Krankheiten konnte er u. a. den Nachweis erbringen, daß Streptokokken, die aus einer menschlichen Cholecystitis stammen, nach i.v. Applikation an Hunden bei diesen zur Cholecystitis und Gallensteinbildung führen. Außerdem war ihm bei Immunisierungsversuchen am Schaf aufgefallen, daß es nach wiederholten i.v. Injektionen von abgetöteten Streptokokken aus einer menschlichen Pyelonephritis zu zahlreichen Konkretionen in den Nierenkelchen und im Nierengewebe kommt.

a) Streptokokken

Von diesen Beobachtungen ausgehend, versuchten ROSENOW u. MEISSER (1922, 1923), Harnsteine bei *Hunden* zu erzeugen, indem sie Infektionsherde an den Zähnen der Tiere setzten. Sie benutzten dazu *Streptokokken*, die aus dem Urin oder aus Infektionsherden von Harnsteinkranken isoliert waren und die in Versuchen an Kaninchen eine elektive Affinität zum Harntrakt zeigten.

Methodik. Bei den Hunden wurden unter intratrachealer Äthernarkose die zur Inoculation vorgesehenen Zähne mit Spanngummi isoliert und mit Alkohol und Jodtinktur keimfrei gemacht. Eröffnung des Pulpakanals zwischen Schneidekante und marginalem Zahnfleischrand mit sterilen Zahnbohrern. Exstirpation der Pulpa. Blutstillung. Einführung der Bakteriensuspension in die Pulpenkammer. Verschluß der Kavität mit undurchlässigem Zement oder Amalgam. In den meisten Fällen wurden je 2 oder 3 Eckzähne auf diese Weise infiziert. Gefüttert wurden die Tiere mit Hundekuchen und Fleischbeigaben; als Trinkflüssigkeit stand ihnen kalkreiches Wasser ad libitum zur Verfügung.

Während der Versuchszeit wurden in Intervallen Harnuntersuchungen und Röntgenkontrollen durchgeführt. Für bakteriologische und histologische Untersuchungen wurde nach einer für die einzelnen Tiere unterschiedlichen Zeit die linke Niere entfernt. Die jeweilige Versuchsdauer war ebenfalls verschieden und lag zwischen 11 Tagen und 10 Monaten.

Ergebnisse. Von 34 Hunden, die im Versuch waren, wiesen 20 Tiere (59%) Steine und andere pathologische Befunde im Harntrakt auf. Darüber hinaus wurden bei 30 Tieren (88%) entweder Konkretionen oder lokalisierte Gewebsschäden im Nierenmark oder beides zusammen gefunden. Die Steine, deren Größe proportional der Versuchsdauer war, hatten eine harte Konsistenz und rauhe Oberfläche; ihre chemische Zusammensetzung entsprach derjenigen von menschlichen Infektionssteinen *(Calciumphosphat)*.

Auf Grund dieser Ergebnisse hielten die Autoren einen ursächlichen Zusammenhang zwischen den inoculierten Bakterien und den entstandenen Steinen für erwiesen; zumal in vergleichenden Versuchen an 14 Hunden, bei denen unter den gleichen Versuchsbedingungen Bakterienstämme von anderen Patienten – also nicht Urolithiasiskranken – überimpft wurden, keine Harnsteine gefunden wurden.

Die Versuchsergebnisse von ROSENOW u. MEISSER scheinen bisher — jedenfalls unter dem Aspekt der Infektion als wesentlicher Ursache der Steinbildung — nur von HRYNTSCHAK (1933, 1935) nachgeprüft worden zu sein. Seine Untersuchungen an *8 Hunden*, bei denen die Pulpahöhle mit virulenten Kokkenkulturen (5mal Staphylokokken, 3mal Streptokokken) geimpft wurde, verliefen jedoch völlig ergebnislos; es kam in keinem Falle zu einer Steinbildung. Möglicherweise lag der Grund dieses Resultats in der relativ kleinen Tierzahl und in Modifikationen der Versuchsanordnung.

Alle anderen Arbeiten vor und nach ROSENOW u. MEISSER, in denen man sich mit dem Problem der Infektion als ursächlichem Moment befaßte, beziehen sich auf mindestens zwei Kausalfaktoren. Die Gesamtheit dieser Arbeiten hat mehr und mehr zu der Auffassung beigetragen, daß die Ansicht von ROSENOW u. MEISSER, die Steinbildung sei in erster Linie eine Folge der durch elektive Lokalisation bestimmter Bakterien gesetzten Gewebsschädigung im Harntrakt, wohl nicht ganz zutrifft; obwohl, wie erwähnt, diese Ansicht bisher experimentell noch nicht einwandfrei widerlegt worden ist. Vielmehr dürfte auf Grund dieser im folgenden darzulegenden Arbeiten kein Zweifel daran bestehen, daß der Infektion sicher eine wichtige, oft vielleicht sogar entscheidende Rolle im Komplex der pathogenetischen Bedingungen zukommt, daß aber ihre Bedeutung im Vergleich zu mechanischen, chemischen und anderen Faktoren nicht überschätzt werden sollte.

Bereits TUFFIER (1893) stellte im Jahre 1893 anhand seiner Versuche (Fremdkörperimplantation in das Nierenbecken von Hunden; gleichzeitige Verfütterung von Oxamid) (vgl. Abschnitte A und F, I.) fest, daß die Steinbildung durch eine Infektion der Harnwege erheblich gefördert werden kann. Zu ähnlichen Ergebnissen bei der Verwendung von Fremdkörperimplantaten kamen VOLANTE (1933), COLLICA (1948), VERMEULEN u. Mitarb. (1954a, 1956) (s. Abschnitt A), CHAKRAVARTI u. BANERJEE (1958).

Außer ROSENOW u. MEISSER sowie HRYNTSCHAK verwendete auch HARADA (1955) Streptokokken zum Zwecke der Steinerzeugung. Er instillierte eine Streptokokkensuspension, die von menschlichen Steinkranken gewonnen war, in die Nasennebenhöhlen von Kaninchen; vorher war bei den Tieren eine einseitige Ureterstriktur durchgeführt worden. Die Instillation von 1,5–2 cm^3 der Bakteriensuspension erfolgte alle 5 Tage über eine längere Zeit. Bei 3 von 10 Kaninchen entwickelten sich Steine.

Auf die Möglichkeit, *Calciumcarbonatsteine* bei *Kaninchen* durch Streptokokkeninfektion in Verbindung mit einem durch chemische Intoxikation (alkoholische Salicylsäurelösung 1 : 1000) gesetzten Trauma der Blasenschleimhaut zu erzeugen, wies KEYSER (1945) hin.

b) Staphylokokken

Durch die klinische Beobachtung angeregt, daß Staphylokokkeninfektionen die Steinrezidivierung beschleunigen, untersuchte HRYNTSCHAK (1933, 1935) den Einfluß von *Staphylokokken* auf die Steinbildung. Er stenosierte bei *Kaninchen* den linken Ureter mittels einer lose um den Harnleiter gelegten Ligatur (vgl.

Abschnitt C, S. 242) und injizierte i.v. verschiedene Bakterienkulturen; und zwar wurden jeweils von einer 24stündigen Agarkultur 2 Ösen in 10 cm^3 Kochsalzlösung aufgeschwemmt und davon mit 0,5 cm^3 beginnend und bis zu 2,5 cm^3 und gelegentlich auch darüber steigende Mengen alle 5—8 Tage in die Ohrvene appliziert. Regelmäßige Röntgenkontrollen und nach Tötung der Tiere bakteriologische und histologische Untersuchungen. 13 Tiere erhielten wiederholt Aufschwemmungen von Staphylokokken, je 2 Tiere eine Aufschwemmung von Coli, Lactis aerogenes oder Proteus. Die Bakterienkulturen stammten aus Abimpfungen von menschlichen Konkrementen bei Steinoperationen. 6 Tiere waren zunächst einige Wochen als Kontrolltiere im Versuch und wurden dann, wenn der Röntgenbefund negativ war, auch für die Bakterienversuche verwendet.

Ergebnisse. Bei den Kontrolltieren wurde in einem Falle Nierensand beobachtet, bei den *13 mit Staphylokokken infizierten Tieren trat 9mal*, bei den mit anderen Bakterien behandelten Tieren dagegen keinmal *Sand- oder Steinbildung* auf. Chemisch handelte es sich bei den Konkrementen um *Calciumphosphat oder -carbonat.*

Der Versuchsanordnung von HRYNTSCHAK folgend, setzte HARADA (1955) bei *10 Kaninchen* eine einseitige Harnleiterstriktur und injizierte eine Woche später 0,5 cm^3 einer Suspension von Staphylokokken, die von Urolithiasis-Patienten stammten. Die Injektionen wurden in 5—7tägigen Intervallen in steigenden Dosen bis zu 3 cm^3 wiederholt. Bei 5 Tieren entstanden Steine auf der Seite der Ureterstriktur. Die Versuchsdauer betrug 3—8 Monate. Röntgenologisch wurden in einigen Fällen bereits nach einem Monat strahlenundurchlässige Konkremente nachgewiesen.

Auch TSUGAWA (1961) verwendete Staphylokokken-Suspensionen, die er bei 15 männlichen *Kaninchen* in die Nasennebenhöhlen brachte, nachdem vorher eine einseitige Ureterstriktur gesetzt worden war (vgl. HARADA, Abschn. B, a, S. 236). Die Staphylokokken stammten von der Oberfläche eines operativ entfernten menschlichen Harnsteines. Die Injektionen (1,5 cm_3 der Suspension für eine Sinusseite) begannen eine Woche nach der operativen Uretereinengung und erfolgten im allgemeinen zweimal wöchentlich, insgesamt 6—8mal. Tötung der Tiere 2—4 Wochen nach der letzten Injektion.

Ergebnisse. Von den 15 Tieren hatten 11 makro- oder mikroskopische Konkretionen in der gestauten Niere; in 2 Fällen hatten sich regelrechte Steine gebildet. Dagegen wurden in den nicht gestauten Nieren nur in 3 von 15 Fällen etwas Harngrieß und geringe Gewebsverkalkungen gefunden.

Staphylokokken (Staph. alb.) wurden ebenfalls von BONINO (1941) zur experimentellen Harnsteinerzeugung verwendet. Versuchstiere: 200—300 g schwere, normal ernährte *Albinoratten.* Als Infektionsmaterial diente entweder *Rattenharn,* der von Tieren stammte, bei denen sich unter Vitamin A-Mangelkost und Staphylokokken-Injektionen Harnsteine gebildet hatten, oder *Harn von Kranken,* bei denen mit Sicherheit Harnsteine sowie eine Staphylokokkeninfektion nachgewiesen waren. Das Infektionsmaterial wurde in das operativ freigelegte Nierenbecken eingebracht.

Ergebnisse. Bei insgesamt 20 Versuchstieren fanden sich in 3 Fällen Tripelphosphate in der Blase, in einem Fall dunkelgelber Harnsand, in zwei Fällen nicht klassifizierbare Korpuskeln mit Kalksalzgehalt und nur in einem Fall echte Blasensteine *(Calciumphosphat, Magnesiumammoniumphosphat, Calciumcarbonat).* Die Infektion bedingte in fast allen Fällen eine Alkalisierung des Harns.

Einen anderen Weg gingen SUBY u. SUBY (1947). Von einem Patienten mit beiderseitigen Nierensteinen, der sich einer Zahnextraktion wegen Parodontalabscesses unterziehen mußte, legten sie Bakterienkulturen aus dem Harn und aus der Extraktionswunde an und fanden dabei *Staphylococcus albus.* Aufschwemmungen dieses Erregers in Kochsalzlösung spritzten sie *Kaninchen* ein (0,25 cm^3 i.v.), bei denen vorher eine linksseitige Hydronephrose erzeugt worden war (Technik s. Abschnitt C, S. 243). Sowohl die aus der Zahnalveole als auch aus dem Urin stammenden Staphylokokken führten innerhalb von 3—4 Monaten zur Bildung von *Calciumphosphatsteinen* in der linken Niere. Bei der Obduktion wurden auffallende Unterschiede in den p_H-Werten des Nierenharns beider Seiten festgestellt (links: 8,5; rechts: 5,5).

Daß Staphylokokkeninfektionen einen fördernden Einfluß auf das Steinwachstum haben, beobachteten auch VERMEULEN u. GOETZ (1954). Im Rahmen ihrer Versuche, bei denen Fremdkörper als Stimulus der Steinbildung dienten (vgl. Abschnitt A, S. 229), benutzten sie u. a. zwei harnstoffspaltende Staphylococcus albus-Stämme. Beide Stämme bewirkten eine signifikante Erhöhung der Steingewichte.

c) Proteus und andere Erreger

Die Eigenschaft mancher Bakterien, Harnstoff zu spalten und dabei durch Ammoniakbildung und Alkalisierung des Harns Calciumphosphat und -carbonat zur Ausfällung zu bringen, haben sich außer den in diesem Zusammenhang bereits genannten Autoren auch verschiedene andere zunutze gemacht, um tierexperimentell Harnsteine zu erzeugen. Bemerkenswert ist die von diesen Autoren fast übereinstimmend festgestellte bzw. bestätigte Tatsache, daß die Infektion mit solchen Bakterien allein nicht zur Steinbildung ausreicht, sondern daß gleichzeitig eine andere steinerzeugende Komponente wirksam sein muß, um echte Konkremente entstehen zu lassen. Eine für diesen Zweck besonders geeignete Bakterienart scheint der *Proteus* zu sein.

HAGER u. MAGATH (1928) isolierten aus dem Harn von 5 steinkranken Patienten Proteus ammoniae und legten Kulturen an. Bei einer größeren Zahl von *Kaninchen* und *Meerschweinchen* katheterisierten sie zunächst die Harnblase und instillierten 0,5 cm³ einer 0,1 %igen alkoholischen Lösung von Salicylsäure. Dadurch entstand eine erhebliche Exkoriation der Blasenschleimhaut, die sich in manchen Fällen innerhalb von 3—7 Tagen zu Ulcerationen entwickelte. Danach wurde 1 cm³ einer 24stündigen Bouillonkultur von Proteus ammoniae durch einen Katheter in die Blase eingebracht. In einem großen Prozentsatz der Fälle entstand eine hochgradige, inkrustierende Cystitis, die über längere Zeit bestehen blieb. Während dieser Zeit wurde der Harn zunehmend alkalisch. Bei den Kontrolltieren, die nach der Salicylsäureinstillation keine Bakterienkultur erhielten, heilten die Exkoriationen bzw. Ulcerationen im Laufe von 10—14 Tagen völlig ab. [Bei einer Wiederholung dieser Versuche kam GROSSMANN (1930) zu den gleichen Ergebnissen.] Die Inkrustationen bestanden hauptsächlich aus *Calciumcarbonat*, *Calciumphosphat* und *Magnesiumammoniumphosphat*. Es wurde beobachtet, daß die Inkrustationen dazu neigten, abzubrechen und dann als freie Steine in der Blase weiterzuwachsen. Ein Stein erreichte die Größe von 12 : 7 mm. In weiteren Versuchen mit dem Ziel, freie Blasensteine zu erzeugen, entstanden bei 4 Kaninchen und mehreren Meerschweinchen größere Steine, darunter ein Stein mit einem Durchmesser von 10 mm. Aus Kulturen, die mit dem Blaseninhalt dieser Tiere angelegt wurden, konnte Proteus ammoniae wieder rein gezüchtet werden. Bei Kontrolltieren, die in gleicher Versuchsanordnung Coli anstatt Proteus erhielten, wurden weder Inkrustationen noch Steine gefunden.

Ähnliche Befunde erhoben VERMEULEN u. Mitarb. (1954a, 1956) in ihren Versuchen mit implantierten Fremdkörpern bei Ratten (vgl. Abschnitt A, S. 229). Dagegen fand HRYNTSCHAK (1933) bei Versuchen an Kaninchen mit i. v. injizierten Bakterienaufschwemmungen nach Anlegen einer Harnleiterstauung, daß weder Proteus noch Coli zur Steinbildung führen.

Die Beobachtungen von HAGER u. MAGATH wurden mit ähnlichen Methoden später von anderen Autoren bestätigt.

DAVALOS (1943), der ebenfalls *Kaninchen* verwendete, instillierte allerdings eine größere Menge (2—5 cm³) der Salicylsäurelösung an 4 aufeinanderfolgenden Tagen. Dann brachte er 2—4 cm³ einer 24stündigen Proteuskultur aus dem Harn eines steinkranken Patienten in die Blase ein. Dies wurde alle 5 Tage wiederholt. Die Versuche wurden an 3 Tiergruppen mit insgesamt 50 Tieren durchgeführt.

Die erste Gruppe erhielt Instillationen von Salicylsäure und Proteus-Kultur. In der zweiten Gruppe wurde nur Salicylsäure und in der dritten Gruppe nur Proteus-Kultur instilliert. Bei den Tieren der ersten Gruppe bildeten sich in 10 Fällen Blasensteine von z. T. beträchtlicher Größe, die aus *Calciumphosphat*, *-carbonat* und *Magnesiumammoniumphosphat* bestanden. Dagegen blieb bei den anderen Gruppen eine Steinbildung aus. Damit war eindeutig erwiesen, daß die Konkrementbildung nur bei gleichzeitigem Einwirken beider Kausalfaktoren – der Gewebsschädigung durch chemische Intoxikation und der Proteusinfektion – zustande kommt.

DAVALOS hatte übrigens in Vorversuchen 150 Bakterienstämme auf ihre harnstoffspaltende Eigenschaft getestet und dabei ermittelt, daß Proteus die größte Aktivität in dieser Beziehung hat.

KEYSER (1945) gelang es, außer der inkrustierenden Cystitis mit Bildung von Solitärsteinen auch Steine in der Niere und im Ureter dadurch zu erzeugen, daß er entweder in die durch Lumbalschnitt freigelegte Niere einige Tropfen Sublimat oder Alkohol injizierte oder durch Elektrocoagulation Gewebsschäden setzte und dann in dasselbe Gebiet einige Tropfen einer Proteuskultur einbrachte.

Unter Zuhilfenahme einer artifiziellen Hydronephrose konnten auch SUBY u. SUBY (1947) bei *Kaninchen* Harnsteine durch Infektion mit *Proteus* erzeugen. Einige Tage nach Anlegen einer Harnstauung (Technik s. Abschnitt C, S. 243) erhielten die Tiere eine i.v. Injektion von 0,25 cm^3 einer Kochsalzsuspension von *Proteus*, der aus dem Harn eines Patienten mit Calciumphosphatsteinen gezüchtet worden war. Die p_H-Werte des Harns, die vor der Injektion zwischen 5,5–6,5 lagen, stiegen in wenigen Tagen auf 7,5 und darüber hinaus. Häufig konnten röntgenologisch schon nach 1 Monat Konkremente in der gestauten Niere nachgewiesen werden. In allen Fällen entwickelten sich in 4–5 Monaten große *Calciumphosphatsteine* im Nierenbecken der gestauten Seite. Zur Frage, ob auch andere Bakterienarten – außer Streptokokken, Staphylokokken und Proteus – bei der Steinbildung eine ursächliche Rolle spielen können, liegen bisher von tierexperimenteller Seite nur wenige Untersuchungen vor.

Einige Hinweise geben die Arbeiten von VERMEULEN u. GOETZ (1954a, b). Da diese Arbeiten bereits im Zusammenhang mit der Fremdkörperimplantation (Abschnitt A, S. 229) ausführlich referiert wurden, hier nur die für diesen Abschnitt wichtigsten Befunde: Außer 2 Proteus- und 2 Staphylococcus albus-Stämmen wurden *Salmonella enteritidis, Coli, Escherichia coli und intermedium* sowie 1 Stamm aus der *Pasteurella-Gruppe* geprüft. Die Proteus-, Staphylococcus- und Pasteurella-Stämme bewirkten eine erhebliche Verstärkung des Steinwachstums, während Escherichia coli und intermedium einen hemmenden Effekt hatten. Ein eigenartiges Resultat hatten die Versuche mit Coli und Salmonella enteritidis: Verstärkung der Calciumsteinbildung bei weiblichen Ratten eines Holtzmann-Stammes, Verhinderung der Magnesiumsteinbildung bei männlichen Ratten eines Harlan-Stammes.

Über interessante Beobachtungen aus der vergleichenden Pathologie berichtete NIELSEN (1956). In der Pelztierzucht ist seit längerem bekannt, daß *Nerze* zur Spontanbildung von Magnesiumammoniumphosphatsteinen in den Harnwegen neigen, so daß ein Teil dieser Tiere an den Folgen der Urolithiasis frühzeitig zugrunde geht (SOMPOLINSKY, 1950; LEOSCHKE, ZIKRIA u. ELVEHJEM, 1952; GORHAM u. GRIFFITHS, 1952). Die Häufigkeit der Steine unterliegt offenbar jahreszeitlichen und biologischen Schwankungen. Und zwar ist der Steinbefall von April bis Juni bei weiblichen Tieren während der Schwangerschaft und Stillzeit sowie von August bis November bei jungen männlichen Tieren am stärksten.

NIELSEN untersuchte 188 Tiere, die einen völlig gesunden Eindruck machten und im November/Dezember zur Pelzgewinnung getötet wurden. Bei 64 Tieren fand er makroskopisch weißliche Plaques in den Nieren. 43 dieser Tiere wiesen bei der histologischen Untersuchung intertubuläre Verkalkungen in den Nierenpapillen sowie Konkretionen unter und auf dem

Nierenbeckenepithel auf. In diesen Befunden sieht der Autor eine Bestätigung der Auffassung von RANDALL (1937), der die formale Harnsteingenese auf subepitheliale oder interstitielle Läsionen in der Papille zurückführt und der Infektion eine wichtige ätiologische Rolle beimißt (RANDALL, 1940).

In einer anderen Reihe wurden die Nieren von 49 Tieren, bei denen fertiggebildete Harnsteine vorlagen, histologisch untersucht. In 17 Fällen bestanden erhebliche Verkalkungen des Nierengewebes, vor allem im Bereich der Papillenspitzen, die z. T. aus ihrer Verbindung mit dem Papillenkörper herausgebrochen waren. Außerdem fanden sich bei 26 Tieren akute, hämorrhagische oder chronische Entzündungserscheinungen. Auffallend war, daß die Steinbildung bei den erwachsenen Weibchen vorwiegend mit chronischer, bei den jungen Männchen mit akuter hämorrhagischer Cystitis und Pyelonephritis einherging. Häufig bestanden Urethraverschlüsse durch kleine Steine und Exsudat, die zu einer Erweiterung der Blase und des Nierenbeckens geführt hatten. Da in den meisten Fällen grampositive Kokken im eitrigen Exsudat und im nekrotischen Gewebe nachzuweisen waren, führte NIELSEN weitere Untersuchungen speziell unter bakteriologischen Gesichtspunkten durch. Während er im Harntrakt von 84 gesunden Tieren keine Bakterien feststellen konnte, fand er bei 47 Tieren mit Steinen neben Proteus, nichthämolysierenden Mikrokokken und coliähnlichen Bakterien einen hämolysierenden Mikrokokken-Stamm, den er auf Grund seiner biochemischen Eigenschaften als "*Micrococcus pyogenes, var. albus*" identifizieren konnte.

Diesen Mikrokokken-Stamm verwendete er dann zur Harnsteinerzeugung am *Nerz*.

Insgesamt waren 64 Tiere im Versuch, die in 4 Gruppen eingeteilt waren (A, B, C, D). Bei den Tieren der Gruppen A und B wurde nach Laparotomie der rechte Ureter mit Seide unterbunden (vgl. Abschnitt C, S. 243). 5—14 Tage später wurde die Ligatur wieder entfernt und der Harn aus dem rechten Nierenbecken sowie aus dem vor der Striktur liegenden, erweiterten Ureterteil durch Punktion abgesaugt. Die Tiere der Gruppe A bekamen 0,5 cm³ einer gepufferten Kochsalzlösung (p_H 6,9), die Tiere der Gruppe B 0,5 cm³ einer Suspension des Mikrokokken-Stammes in gepufferter Kochsalzlösung in den erweiterten Ureterteil injiziert. Bei den Tieren der Gruppe C wurde (ohne Ureterstenosierung) 0,5 cm³ der Mikrokokkensuspension in Ureter und Nierenbecken rechts, bei den Tieren der Gruppe D 1 cm³ der Suspension in die Blase injiziert. Ernährt wurden alle Tiere mit einer Diät aus 22% Pferdefleisch (mit Knochen), 3% Leber, 25% Fisch und 50% Körnerfutter (Extra Mink Mix). Die Hälfte der Tiere starb innerhalb von 90 Tagen, die übrigen wurden in der Zeit von 102—138 Tagen nach Versuchsbeginn getötet.

Ergebnisse. In der Gruppe A (14 Tiere) kam es in keinem Falle zur Steinbildung. Dagegen hatten in Gruppe B (14 Tiere) 3, in Gruppe C (21 Tiere) 9 und in Gruppe D (15 Tiere) 7 Tiere Konkremente von z. T. beträchtlicher Größe, die aus *Magnesiumammoniumphosphat* bestanden.

Hier war also die Steinfrequenz unter alleiniger Einwirkung der Infektion wesentlich höher als bei gleichzeitigem Vorliegen einer Harnstauung. Ein Grund dafür könnte sein, daß bei den betreffenden Gruppen eine unter diesen Bedingungen rascher einsetzende p_H-Änderung des Harns zur alkalischen Seite hin die Steinbildung begünstigte. Für die Möglichkeit solcher Zusammenhänge sprechen Befunde, die LEOSCHKE u. ELVEHJEM (1954) erhoben. In Versuchen an insgesamt *600 Nerzen*, die mit einer ähnlichen Kost gefüttert wurden (25% Körnerfutter, 60% Pferdefleisch, 15% Leber), konnten sie die Steinfrequenz stark reduzieren, wenn sie der Kost Ammoniumchlorid (1 g pro Tier und Tag) beigaben und auf diese Weise die p_H-Werte im Harn herabsetzten.

Ein auf Grund dieser Beobachtungen durchgeführter Großversuch in 100 Nerzfarmen an insgesamt 50000 Tieren (USA und Kanada) bestätigte den prophylaktischen Effekt der

Ammoniumchlorid-Anwendung. Dabei stellte sich heraus, daß eine verringerte Tagesdosis (0,5 g) keinen Einfluß mehr auf die Steinbildung hat.

Insgesamt ist zur Frage der Infektion als steinerzeugendem Prinzip im Tierversuch zu sagen, daß eine Infektion der Harnwege nur dann zur Steinbildung führt, wenn gleichzeitig ein anderer Kausalfaktor (z. B. Harnstauung, chemische Intoxikation, erhöhte Mineralausscheidung) *wirksam ist. Die unter diesen Bedingungen entstehenden Steine sind entweder reine Calciumphosphat- bzw. Magnesiumammoniumphosphatsteine oder Mischkonkremente.*

C. Harnstauung

[Weitere Angaben zur operativen Technik s. Beitrag „UEBEL: Die Methodik der experimentellen Entzündung und der Harnstauung in den ableitenden Harnwegen. Anhang: Experimentelle Reizblase und Papillennekrose“ (s. S. 315 dieses Teilbandes)]

Die durch klinische Erfahrungen begründete Auffassung, daß eine Harnstauung unter bestimmten formalgenetischen Bedingungen (z. B. Übersättigung des Harns mit steinbildenden Substanzen) die Entstehung und das Wachstum von Steinen begünstigt, wurde wiederholt zum Anlaß tierexperimenteller Nachprüfungen genommen. Obwohl die Beobachtungen mehrerer Autoren dieser Auffassung zu widersprechen scheinen, liegen andererseits einige einschlägige Befunde im bestätigenden Sinne vor.

Unabhängig von den Untersuchungen, in denen speziell der Einfluß einer artifiziell verursachten Harnstauung geprüft wurde, dürfte die oben genannte Auffassung auch indirekt durch Befunde gestützt werden, die bei der experimentellen Harnsteinerzeugung relativ häufig erhoben werden: Verstärkter Steinbefall beim Vorliegen eines Hydroureters oder einer Hydronephrose infolge einer länger bestandenen Harnstauung. Obwohl es sicher sehr schwierig ist, im Einzelfall zu entscheiden, ob und wieweit die Steinbildung Ursache oder Folge der Harnstauung war, äußern sich die meisten Autoren zur Zusammenhangsfrage positiv. Im allgemeinen besteht auch Übereinstimmung darüber, daß die Harnstauung nur dann für die Steinbildung von Bedeutung ist, wenn gleichzeitig andere steinerzeugende Prinzipien wirksam sind.

TUFFIER (1893) versuchte als erster, den Einfluß einer durch Ureterligatur verursachten Harnstauung auf die Oxamidsteinbildung beim Hund (vgl. Abschnitt F, I, S. 289) zu verfolgen. Die Versuche schlugen jedoch fehl. Auch KUMITA (1909) konnte keine Einwirkung einer längeren, durch mechanische Abflußbehinderung erzeugten Harnstauung auf die Steinbildung beobachten.

Erst ROSENBACH (1911) gelang es, in seinen *Oxamid*versuchen an *Hunden* und *Kaninchen* (vgl. Abschnitt F, I, S. 290) nachzuweisen, daß die Behinderung des Harnabflusses durch Ureterligatur eine verstärkte Steinbildung zur Folge hat. Und zwar waren die Steine im Nierenbecken der gestauten Seite um so häufiger, je hochgradiger die Ureterverengung war; außerdem fiel auf, daß sich auf der gestauten Seite auch im Nierenparenchym Konkremente bildeten, während dies sonst unter den Bedingungen der Oxamidsteinbildung nicht der Fall war.

Eine indirekte Bestätigung fanden die Rosenbachschen Befunde durch KEYSER (1928) insofern, als er – ebenfalls bei der Steinerzeugung mit Oxamid – nach geringer Ureterstauung kaum Konkremente in der betreffenden Niere fand, während sich nach Anlegen eines Gummibandes um den Harnleiter größere Steine im Nierenbecken bildeten.

In einer späteren Wiederholung dieser Versuche durch CORDONNIER u. MILLER (1951) konnten die damaligen Befunde allerdings nicht voll bestätigt werden. Bei 6 Kaninchen mit

Uretereinengung durch Gummi oder Catgut entwickelte sich zwar bei 4 Tieren eine deutliche Hydronephrose; größere Steine fanden sich jedoch nur bei einem dieser Tiere. Der Grund für die Divergenz der Ergebnisse von denen ROSENBACHs und KEYSERs lag wahrscheinlich in einer kürzeren Versuchszeit.

YAGISHITA (1931) beobachtete in umfangreichen Versuchen (insgesamt 564 *Kaninchen* im Gewicht von 1700—3200 g) den Einfluß der Harnstauung auf die Entstehung von Konkrementen. Es wurde entweder zur rasch einsetzenden Harnstauung eine vollkommene Ureterunterbindung durch doppelte Seidenligatur (die erste etwa 1 cm vom Nierenhilus entfernt und die zweite etwa 2 cm unterhalb der ersten) gelegt; oder der Ureter wurde etwa 3,5 cm unterhalb des Hilus stumpfwinklig geknickt und mit der Muskelfascie zusammengenäht, um eine langsame Harnstauung zu erreichen. Beide Methoden wurden bei je 7 Versuchsgruppen angewendet, wobei jeweils eine Gruppe als Kontrolle diente und bei den anderen Gruppen zusätzliche Maßnahmen erfolgten (medikamentöse Nephritiserzeugung; Einbringen von Bakterien oder Fremdkörpern oder schleimhautreizenden Medikamenten in das Nierenbecken; Verabfolgung von $CaCl_2$ i.v. oder s.c. oder per os. Vitamin A-freie Ernährung). In einer weiteren Versuchsreihe (3 Gruppen) wurde außer der totalen oder partiellen Harnstauung eine Läsion des Rückenmarks durch Fraktur der Wirbelsäule gesetzt.

Ergebnisse: In allen Versuchsgruppen kam es zur Bildung von Nierensteinen oder von Nierensand. Dabei war die Steinhäufigkeit unter totaler Harnstauung sehr gering, stärker dagegen unter partieller Harnstauung — besonders nach gleichzeitiger Läsion des Rückenmarks. Form, Zahl und Gewicht der Steine waren sehr unterschiedlich (z. B. Gewicht zwischen 0,0007 und 1,11 g). Die Konkremente bestanden meistens aus *Calciumcarbonat* mit Beimengungen von Calciumphosphat und -urat.

Versuche von VOLANTE (1933), in denen außer der Anlegung einer Ureterligatur Bakterienaufschwemmungen und Fremdkörper in das Nierenbecken der betreffenden Seite eingeführt wurden, hatten unterschiedliche Ergebnisse. Ob das Inkrustieren der Fremdkörper durch die Harnstauung überhaupt gefördert wurde, konnte nicht sicher geklärt werden.

Durch eine zeitweilige Harnstauung (Anlegen einer elastischen Klemme an den Penis für 7–12 Std. täglich) und tägliche Verabfolgung von Parathormon (vgl. Abschnitt E, I, S. 283) erzielten MANDL u. UEBELHÖR (1933) bei *männlichen Meerschweinchen* Kalkablagerungen im Nierenparenchym, besonders im Bereich der Pyramiden, sowie Konkretionen im Nierenbecken. Diese Erscheinungen traten nicht ein, wenn die Harnstauung allein angewendet wurde.

Den Einfluß einer partiellen oder totalen Uretereinschnürung auf die Steinbildung prüfte GRAY (1935a) an *Kaninchen.* In einer Versuchsreihe mit 25 Tieren, die eine normale Kost erhielten, konnten in keinem Falle irgendwelche Anzeichen einer Steinbildung festgestellt werden, auch wenn die Ureterstriktur bis zu 6 Monaten bestand. Wurde der Gehalt der Kost an Calcium und Vitamin D erhöht, so entstanden bei allen Tieren mit partieller Uretereinengung, die noch einen geringen Harnabfluß zuließ, Steine im Nierenbecken. Dagegen waren die Tiere mit totaler Ureterstriktur steinfrei. Da in diesen Fällen autoptisch eine hochgradige Hydronephrose festgestellt wurde, während die Tiere mit Steinen diesen Befund nicht aufwiesen, war daraus zu schließen, daß die Steinbildung nur dann eintritt, wenn die Funktion der betreffenden Niere noch nicht völlig sistiert.

HRYNTSCHAK (1935) erzeugte an *Kaninchen* durch Anlegen einer mäßigen Stauung und durch intravenöse Applikation von Staphylococcus albus in 80% der Fälle Nierensand, der aus *Calciumphosphat* oder *-carbonat* bestand (vgl. Abschnitt B, II, S. 236). Ohne Stauung — ebenso wie bei Verwendung anderer Bakterienarten — entstanden keine Konkremente. Die Stauung wurde durch Einengen des Harnleiterlumens erreicht.

Technik. Nach sorgfältiger Freilegung des linken Harnleiters wurde diesem ein Katheter (Nr. 6 oder 8) ungefähr an der Grenze zwischen mittlerem und unterem Drittel angelegt und mit einer Seidenligatur befestigt. Nach Entfernen des Katheters lag dann die Seidenligatur so locker um den Harnleiter, daß er nicht eingeschnürt war — aber in seiner Peristaltik gestört wurde. Trotz der immer gleichmäßig ausgeführten Operationstechnik war der Stauungsgrad in Harnleiter und Nierenbecken unterschiedlich; z. T. wuchsen die locker anliegenden Seidenfäden durch die Harnleiterwand in das Lumen ein.

Mit derselben Methode erzielte HARADA (1955) in einer Versuchszeit von 3–8 Monaten bei 50% der Tiere eine Steinbildung. In einigen Fällen konnten röntgenologisch bereits nach 4 Wochen schattendichte Konkremente nachgewiesen werden. Zu ähnlichen Ergebnissen kam TSUGAWA (1961); s. Abschnitt B, b, S. 237.

Auch SUBY u. SUBY (1947) erzeugten durch Harnstauung und intravenöse Verabfolgung von Bakteriensuspensionen (vgl. Abschnitt B, b, S. 237) bei etwa *60 Kaninchen* Steine.

Technik. Freilegung der linken Niere und des oberen Ureterteils. Anbinden eines 1 cm langen, mitteldicken Drahtstückes zusammen mit einer für intravenöse Injektionen üblichen Kanüle (Nr. 20) an den oberen Ureter mittels Seidenligatur. Nach Verknoten der Ligatur wurde die Injektionsnadel wieder herausgezogen. Auf diese Weise blieb das Lumen des Ureters trotz der Einengung noch etwas durchgängig. Schichtweiser Verschluß der Bauchwunde. Nach 5 Tagen wurde die linke Niere zur Entfernung von Draht und Ligatur wieder freigelegt. Bereits in dieser Zeit hatte sich eine deutliche Hydronephrose entwickelt. 2–7 Tage später erhielten die Tiere eine einmalige intravenöse Injektion von 0,25 cm³ einer Bakterienaufschwemmung. Einige Tiere starben in den nächsten Tagen an Sepsis; bei den anderen entwickelten sich innerhalb von 4–5 Monaten große, häufig das ganze Nierenbecken ausfüllende *Calciumphosphatsteine* in der linken Niere.

Einen weniger deutlichen Effekt der Harnstauung bei gleichzeitiger Infektion sah NIELSEN (1956) in Versuchen an *Nerzen* (vgl. Abschnitt B, III, S. 240). Die Unterbindung des rechten Ureters allein hatte bei 14 Tieren in einer Versuchszeit von 3–4 Monaten keine Steinbildung zur Folge. Wurde jedoch etwa 2 Wochen nach Anlegen der Harnleiterstriktur in den inzwischen erweiterten Ureterteil oberhalb der Unterbindung eine Bakteriensuspension eingebracht, so entwickelten sich bei 3 von 14 Tieren in derselben Versuchszeit große *Magnesiumammoniumphosphatsteine* im Nierenbecken. In zwei anderen Gruppen, bei denen die Bakteriensuspension – ohne Ureterligatur – in Nierenbecken, Ureter oder Blase injiziert wurde, war die Steinfrequenz wesentlich höher. Im Vergleich zu den Befunden der früheren Untersucher war hier also die Auswirkung der mechanischen Behinderung des Harnabflusses weit geringer; immerhin lassen aber auch diese Ergebnisse sicher genug erkennen, daß die Harnstauung als ein prädisponierender Faktor für die Steinbildung angesehen werden muß.

Daß sich die Harnstauung als begünstigendes Moment für die Steinbildung schon nach kurzer Zeit auswirken kann, zeigte SELYE (1957). Bei *weiblichen Ratten* des Sprague Dawley-Stammes im Durchschnittsgewicht von 137 g wurde der linke Ureter kurz unterhalb des Nierenstiels zwischen zwei Ligaturen durchschnitten, um eine Harnstauung hervorzurufen. Dann erhielten die Tiere täglich 200 μg Dihydrotachysterin in 0,4 cm³ Sesamöl durch Schlundsonde. Tötung der Tiere am 11. Versuchstag. Während bei den Tieren der Kontrollgruppe (ohne Harnstauung) nur vereinzelte Kalkcylinder in der Zona intermedia der Nieren gefunden wurden, wiesen die Tiere der Versuchsgruppe in den gestauten Nieren starke Kalkablagerungen im Bereich der Papille auf. Der Epithelsaum war meistens abgestoßen. An der rechten, ungestauten Niere wurde kein pathologischer Befund erhoben. SELYE schließt aus diesen Befunden, daß die Harnstauung bei gleichzeitiger humoraler Prädisposition für Gewebsverkalkungen zu einer selektiven Verkalkung der Nierenpapille führt und damit eine wesentliche Voraussetzung für die Steinbildung im Sinne der Theorie von RANDALL (1937) schafft.

Im Rahmen einer größeren Versuchsreihe zu einem anderen Thema hatten KARCHER u. LINKE (1960) Gelegenheit, den Einfluß einer artifiziell verursachten Harnstauung auf die Entstehung und das Wachstum von Harnkonkrementen zu beobachten. Nach operativen Eingriffen an der Ureterwand kam es bei *24 Kaninchen* zu einer Ureterstenose mit konsekutiver Harnstauung erheblichen Grades. Im Verlaufe der weiteren Beobachtungszeit (37—135 Tage) entwickelten sich bei 6 dieser Tiere Nierenbeckensteine. Bei Kontrollen des durch Katheterung gewonnenen Blasenurins zeigte sich, daß alle Tiere mit Steinbildung stark erhöhte Mengen von Calcium- und Magnesiumammoniumphosphat ausschieden. Die p_H-Werte des Harns lagen zwischen 7 und 7,5. Die *Phosphatkonkremente* waren ausschließlich in der Papillenfornixnische lokalisiert und hatten ein lockeres Gefüge.

Bei über 100 Kaninchen mit ungestörten Abflußverhältnissen der Niere konnten trotz zusätzlicher phosphatreicher Kost (Weizen- oder Hafermehl, Milch, Erbsen oder Bohnen) in keinem Falle Harnsteine festgestellt werden. Auffällig war, daß sich bei den Tieren mit Steinbildung die Konkremente wieder auflösten, wenn die Abflußverhältnisse verbessert wurden und die Harnstauung abnahm. Diese Befunde sind ein weiterer Beweis dafür, daß bei bestimmten Steinarten eine Spontanauflösung möglich ist, wenn der entscheidende Kausalfaktor — in diesem Falle die Harnstauung — beseitigt wird.

Abschließend ist nochmals darauf hinzuweisen, daß die Harnstauung für die experimentelle Steinerzeugung insofern von Bedeutung ist, als sie bei gleichzeitiger Anwendung anderer Kausalfaktoren die Steinbildung begünstigen und damit die Steinfrequenz erhöhen kann. Nach den vorliegenden Erfahrungen scheint die Harnstauung als steinerzeugendes Prinzip am wirksamsten zu sein, wenn der Abfluß des Harns nicht völlig blockiert ist und die Nierensekretion zumindest noch teilweise funktioniert.

D. Ernährungsfaktoren

I. Vitamine

Die erste Mitteilung über Beobachtungen im Tierversuch, die auf Zusammenhänge zwischen Harnsteinbildung und Ernährung hinwiesen, stammt von OSBORNE, MENDEL u. FERRY (1917). Im Verlauf von Ernährungsversuchen an *Ratten* fanden sie nach Verabfolgung einer synthetischen Kost (18% Eiweiß, 27% Stärke, 28% natürliche oder künstliche eiweißfreie Milch, 27% Fett) bei 857 obduzierten Tieren in 81 Fällen Nieren- und Blasensteine. Die Größe der Steine schwankte zwischen kleinsten Konkrementen (bis zu 100 Stück in der Niere) und großen Steinen (Maximalgewicht 5 g), die z. T. nur noch von einer dünnen Gewebswand umschlossen waren. Die Häufigkeit der aus *Calcium-* und *Magnesiumphosphat* bestehenden Steine war bei männlichen und weiblichen Tieren fast gleich. Da die Kost während der Versuchszeit in einigen Gruppen geändert worden war, stellte sich bei der Aufschlüsselung des Steinbefalls nach Gruppen heraus, daß nur diejenigen Tiere Steine gebildet hatten, deren Kost zeitweise oder während des ganzen Versuchs kein Fett enthielt. Die Eiweiß-, Kohlenhydrat- und Mineralanteile der Kost waren ausreichend; daher kam man zu der Auffassung, daß die Ursache der Steinbildung ein Mangel an fettlöslichen Vitaminen sei. MENDEL (1920) präzisierte 3 Jahre später diese Auffassung dahingehend, daß es sich um einen Mangel an *Vitamin A* handelt.

a) Vitamin A-Mangel

Durch die Beobachtungen von OSBORNE u. Mitarb. angeregt, fand die Frage, welche Rolle der Vitamin A-Mangel bei der Harnsteinbildung spielt, in der Folgezeit lebhaftes Interesse. Obwohl retrospektiv festgestellt werden kann, daß sich die Hoffnungen, die man an ein tieferes Eindringen in dieses Problem knüpfte, nur wenig erfüllten, so trugen die weiteren Untersuchungen doch wesentlich zur Klärung von Teilfragen bei.

Während sich einige der folgenden Arbeiten primär nur mit dieser Frage befaßten, wurden die meisten Untersuchungen zunächst unter dem Aspekt der Bedeutung anderer Ernährungsfaktoren durchgeführt; dabei stieß man, oft rein zufällig, auf Zusammenhänge mit einem Mangel an Vitamin A.

Ebenso wie MENDEL kam auch FUJIMAKI (1926) durch eigene Beobachtungen zu der Auffassung, daß ein Mangel an Vitamin A die Ursache der Steinbildung sein kann. Er ging der Frage nach, welche Bedeutung die damals bekannten Vitamine im Zusammenhang mit der Urolithiasis haben. Auch er verfütterte bei *Ratten* synthetische Kostformen, die einen ausreichenden Gehalt an Hauptnährstoffen hatten. Bei den Tieren mit einem Vitamin B-Defizit in der Kost fanden sich keine Steine; ebenfalls nicht bei den Tieren, die weder Vitamin B noch Vitamin C erhielten. Auch ein kurzfristiger Mangel an den Vitaminen A bzw. A und C hatte keine Steinbildung zur Folge. Dagegen kam es bei Tieren, die längere Zeit mit einer Vitamin A-freien Kost ernährt wurden, zu einer erheblichen Steinbildung – und zwar zunächst in der Blase, dann in den Nieren und schließlich auch im Gallengang. Die Blasensteine bestanden im wesentlichen aus *Calciumphosphat*, die Gallensteine aus Cholesterin.

Durch gleichzeitige Verminderung der Eiweiß- sowie Calcium- und Phosphatanteile der Kost konnte die Steinbildung beschleunigt werden. Unter diesen Bedingungen entstanden allerdings zuerst Steine im Gallengang (Calciumsalze mit Cholesterin), dann in der Blase und zuletzt in den Nieren *(Calciumcarbonat)*.

In einer Nachprüfung dieser Befunde unter Modifizierung der Versuchsanordnung kam DE LANGEN (1929) zu fast gleichen Ergebnissen. Auch hier führte Vitamin A-Mangel zur Steinbildung. Auffallend war, daß der Harn bei diesen Tieren während der ganzen Versuchszeit alkalisch war. Eine erhöhte Steinfrequenz trat ein, wenn aus der Kost (68% Dextrin, 18% Casein, 10% Olivenöl, 2% Salzgemisch, 2% Trockenhefe, etwas Orangensaft) die Eiweiß- und Calciumanteile fortgelassen wurden. Die Steine bestanden aus *Calcium-* und *Magnesiumammoniumphosphat*.

CLÉMENT (1940), der die Versuche von FUJIMAKI später fortsetzte, konnte allerdings mit Vitamin A-armer Kost eine Steinbildung nicht erzielen. Die Gründe für das Fehlschlagen der Versuche sind nicht bekannt; es wurde jedoch vermutet, daß bestimmte Milieubedingungen (z. B. Art der Käfige) eine Rolle gespielt haben können.

Eine Publikation von MCCOLLUM (1925), in der er anhand seiner Erfahrungen die von MENDEL (1920) geäußerte Auffassung über die Beziehungen zwischen Vitamin A-Mangel und Steinbildung bezweifelte, veranlaßte auch VAN LEERSUM (1928) zu einer Nachprüfung der Versuche von OSBORNE u. Mitarb. Bei 241 *Ratten*, die mit einer vollwertigen Kost ernährt wurden, fand er in keinem Falle Harnsteine. Dagegen hatten von 645 Tieren (297 männliche, 348 weibliche), die 3 bis 4 Wochen eine Vitamin A-arme Kost erhielten, 130 männliche und 67 weibliche Tiere Harnsteine; sie bestanden aus *Calciumphosphat* und *Magnesiumammoniumphosphat*. Bestimmte Symptome im Krankheitsbild der Tiere (z. B. Xerophthalmie) ebenso wie typische histologische Befunde ließen nicht daran zweifeln, daß ein Vitamin A-Mangel vorgelegen hatte.

Auf Grund seiner Befunde stellte dann VAN LEERSUM folgende Theorie über die Entstehung der Harnsteine auf, die in der Folgezeit durch eine Vielzahl von Untersuchungen ihre Bestätigung fand: Der Mangel an Vitamin A führt zu einer typischen Verhornung der Epithelzellen, u. a. auch in den Harnkanälchen. Die verhornten Tubulusepithelien werden abgestoßen und unterliegen einer zunehmenden Verkalkung. Diese Kalkinseln werden mit dem Harnstrom in die Blase geleitet, wo sie sich durch Anlagerung von Harnsalzen zu Steinen weiterentwickeln.

Unabhängig von diesen Autoren beobachtete McCARRISON (1926) in Untersuchungen an *Ratten* über den Einfluß bestimmter Diätformen auf die Schilddrüsenfunktion in einer Tiergruppe Blasensteine, die aus *Calcium-* und *Magnesiumphosphat* bestanden. Dieser Nebenbefund veranlaßte ihn zu eingehenden Untersuchungen über die Ursachen des Steinbefalls [McCARRISON (1927a)]. Er verwendete hierzu zwei Kostformen: Die eine bestand aus 53% Hafermehl, 20% Leinsamenmehl, 25% Maismehl, 1% Kochsalz und 1% Calciumphosphat; in der anderen war das Hafermehl durch Weizenmehl ersetzt. Als Trinkflüssigkeit bekamen die Tiere aq. dest. Während der Versuchszeit (138 Tage) bildeten sich bei 50 Tieren unter der Hafermehlkost in 4 Fällen, bei 50 Tieren unter der Weizenmehlkost in 11 Fällen Blasensteine (*Calciumphosphat*, Spuren von Calciumoxalat).

Auf Grund der Ergebnisse dieser sowie weiterer Versuche kam McCARRISON (1927b, 1928, 1930c) zu dem Schluß, daß neben dem Phosphatüberschuß der Kost ein Mangel an Vitamin A für die Steinbildung verantwortlich zu machen ist. Diesen Standpunkt konnte er dadurch sichern, daß es ihm gelang, durch Zugabe von Vollmilch oder Butter zur Kost die Steinbildung völlig zu verhindern.

Einen weiteren Hinweis auf mögliche Beziehungen zwischen Vitamin A-Mangel und Steinbildung gaben GREEN und MELLANBY (1928). In Versuchen an *Ratten* über die infektionshemmende Wirkung von Vitamin A fanden sie Blasensteine *(Calciumphosphat)* bei Tieren, die Vitamin A- und D-arme Kost erhielten. In einer Versuchsreihe mit 45 Tieren, die zu einer Vitamin A-Mangelkost Vitamin D bekamen, bildeten sich in 17 Fällen Blasensteine.

Von den Beobachtungen der oben zitierten Autoren ausgehend, versuchten PERLMANN u. WEBER (1928a, b; 1930) mit einer Vitamin A-freien Ernährung Blasensteine zu erzeugen. 45—55 g schwere *Ratten* beiderlei Geschlechts erhielten eine Kost aus Gerste, geschliffenem Reis, Hefe und einem Salzgemisch aus Erdalkaliphosphaten sowie Leitungswasser als Getränk. Nach 180 Tagen wurden die Tiere getötet und obduziert. Bei 25% der Tiere fanden sich *Calciumphosphatsteine* in der Blase. In zwei Gruppen, die zu der Vitamin A-freien Kost Milch bzw. Lebertran bekamen, trat keine Steinbildung ein.

Da auffallend war, daß die Tiere unter der Mangeldiät in einen Zustand starker Unterernährung kamen, wurde eine weitere Versuchsserie angesetzt, in der die Tiere während 180 Tagen ungenügende Mengen einer vollwertigen Kost bekamen. Diese Tiere hatten in 13% der Fälle kleine rotgelbe, runde, griesartige Konkremente in der Blase, die dem Uratniederschlag in der menschlichen Blase ähnelten. Bei der Analyse erwiesen sie sich tatsächlich als *Uratsteine*.

Unter Berücksichtigung dieses Befundes folgerten die Autoren aus den Ergebnissen ihrer gesamten Versuche, daß dem Vitamin A-Mangel zweifellos eine ursächliche Bedeutung beizumessen ist — daß aber wahrscheinlich andere Ernährungsfaktoren, insbesondere Verschiebungen der Mineralrelationen in der Kost, ebenso wichtig sind.

Im Laufe von Untersuchungen über Gewebsveränderungen durch Vitamin A-Mangel fanden TYSON u. SMITH (1930) *Calciumphosphatsteine* in den Harnwegen bei *Ratten*, die mit folgender Kost ernährt wurden:

18% Casein (2 Std. mit 95%igem Alkohol, dann zweimal mit Äther extrahiert und 48 Std. bei 105°C getrocknet), 51% Maisstärke, 27% Pflanzenfett, 4% Salzgemisch (nach OSBORNE u. MENDEL); dazu kamen pro Tag je 200 mg unbestrahlte und UV-bestrahlte Trockenhefe als Träger der Vitamine B und D.

Gasparjan u. Owtschinnikow (1930) fanden bei 90 *Ratten*, die mit Vitamin A-freien Diäten ernährt wurden, in 12 Fällen Blasensteine, in 4 Fällen Nierensteine und in 2 Fällen Gallensteine. Die Harnkonkremente bestanden meistens aus *Calciumphosphat*. Die Versuchszeit betrug mindestens $5^1/_2$ Wochen.

Im Rahmen langjähriger Untersuchungen über das Krankheitsbild des Vitamin A-Mangels (an insgesamt 2000 *Ratten*) stellte Gudjonsson (1930) bei einer Gruppe von 70 Tieren in 42,8% und bei einer Gruppe von 100 Tieren in 36% Blasensteine *(Calciumphosphat)* fest. Die Diät bestand aus 18% Casein (gereinigt durch dreimaliges Kochen mit 96%igem Alkohol), 54% Reisstärke, 5% getrockneter, autolysierter Hefe, 15% Schmalz, 3% gereinigtem Agar-Agar und 5% Salzgemisch; Leitungswasser ad libitum.

Zusammensetzung des Salzgemisches (in g):

Natriumchlorid	10,38
Magnesiumsulfat	32,70
Saures Natriumphosphat	20,82
Kaliumphosphat	57,24
Calciumphosphat	32,40
Calciumlactat	78,00
Eisencitrat	7,08

Die bei Versuchsbeginn 30 Tage alten Tiere wurden einzeln in Käfigen aus galvanisiertem Draht gehalten. Maße der Käfige: $27 \times 20 \times 15$ cm. Raumtemperatur: 20° C.

Obwohl durch die bis dahin vorliegenden Versuchsergebnisse gesichert zu sein schien, daß die Harnsteinbildung auf das Fehlen von Vitamin A in der Kost zurückzuführen ist, warnten McCollum u. Simmonds (1928) vor einer solchen Folgerung. Sie hatten in ihren Ernährungsversuchen häufig Harnsteine bei Tieren gefunden, deren Kost reichlich Vitamin A enthielt, aber in anderen Beziehungen falsch war.

Durch diesen Widerspruch veranlaßt, versuchte Rost (1930) zu klären, ob die Bildung von Phosphatsteinen in den von McCollum u. Simmonds in Zweifel gezogenen Versuchen wirklich als Folge eines Mangels an Vitamin A zu betrachten ist. An 850 *Ratten* prüfte er eine Reihe von Kostformen, die wenig oder gar kein Vitamin A enthielten; im wesentlichen glichen sie den von McCarrison, Fujimaki, Perlmann u. Weber verwendeten Diäten. Er fand in etwa 50% der Fälle Blasensteine, die aus *Phosphaten* bestanden. Die gleiche Steinfrequenz ergab sich, wenn die Kost vor der Verabfolgung gekocht wurde. Wurden zu der Mangeldiät Tomaten oder gelbe Rüben gegeben, so bekamen die Tiere in der fast gleichen Zahl der Fälle Blasensteine. Bei den Tieren, die *Tomaten* zusätzlich erhielten, bildeten sich angeblich *Oxalatsteine*.

Die Frage, ob die Zufütterung großer Mengen von Tomaten zur Kost die Bildung von Oxalatsteinen begünstigt, ist später von Haase u. Meyering (1961) an Ratten unter verschiedenen Versuchsbedingungen geprüft worden. Eine Steinerzeugung durch Zulagen von Tomaten zur normalen Kost konnte nicht erzielt werden; ebenfalls war eine Erhöhung der Steinfrequenz bei der durch andere Ernährungsfaktoren bedingten Steinbildung nicht zu erreichen. Dagegen scheint es möglich zu sein, durch *Spinat*zulagen Oxalatsteine zu erzeugen [Schmidt-Nielsen u. Schmidt-Nielsen (1944)].

Aus den Untersuchungen von Rost ist noch zu erwähnen, daß die Steinbildung unter den von ihm verwendeten Kostformen durch Zugaben von Lebertran, rohen Eiern, Mayonnaise oder Speck in geringem Maße gehemmt werden konnte; dagegen wurde sie durch Milch- oder Butterzusätze völlig verhindert. Auf Grund weiterer Versuche im Zusammenhang mit anderen Ernährungsfaktoren vertrat Rost die Auffassung, daß die Phosphatsteinbildung nicht einfach als Avitaminose angesehen werden könne, sondern daß ein *Komplex von ursächlichen Bedingungen* anzunehmen ist.

Sehr sorgfältig vorbereitete und deshalb besonders aufschlußreiche Versuche führte HIGGINS (1933, 1934, 1935) an insgesamt 1270 *Albinoratten* durch.

Als wichtige Voraussetzung für solche Versuche fordert er eine gründliche Planung, um die Möglichkeit fehlerhafter Interpretationen der Befunde weitestgehend einzuschränken. Er hält es für unbedingt erforderlich, daß die *Diät schmackhaft ist, von den Tieren gern gefuttert wird und* — mit Ausnahme des fortzulassenden Ernährungsfaktors (in diesem Falle Vitamin A) — *alle Bestandteile einer normalen Kost,* insbesondere die Eiweiß-, Kohlenhydrat-, Fett-, Mineral- und Vitaminanteile *in ausreichenden Mengen sowie in den richtigen Relationen zueinander enthält.*

Methodik. HIGGINS verwendete Tiere, die bei Versuchsbeginn 25—29 Tage alt waren. Sie wurden so ausgewählt, daß ihr Gewicht zwischen 35 und 45 g lag. Die Diät bestand aus 18% Casein, 65% Dextrin, 10% Olivenöl, 2% trockener Bierhefe und 5% Salzgemisch.

Zusammensetzung des Salzgemisches (in g):

Natriumchlorid	0,173
Magnesiumsulfat	0,266
saures Mononatriumphosphat	0,347
saures Kaliumphosphat	0,954
saures Calciumphosphat	0,540
Eisencitrat	0,118
Calciumlactat	1,300

Zur Deckung des Bedarfs an den Vitaminen C und E wurde der Kost etwas Citronensaft und Asche von Kopfsalat beigefügt. Um das Vitamin A aus dem Olivenöl zu eliminieren, wurde dies auf 160—170° C erhitzt.

Es wurden u. a. zwei Versuchsreihen mit je 100 Tieren (Vitamin A-Mangeldiät) und eine Kontrollgruppe (normale Kost) mit 25 Tieren angesetzt. Versuchsdauer: 250 Tage. Als erstes Symptom der Avitaminose trat nach etwa 25 Tagen eine Xerophthalmie auf. Die Tiere wurden dann sorgsam beobachtet, um ihnen bei bedrohlicher Verschlechterung des Allgemeinzustandes für einige Tage etwas Vitamin A zu verabfolgen und sie am Leben zu erhalten. Während der Versuchszeit wurden in Abständen von etwa 30 Tagen Tiere getötet und die Harnorgane makroskopisch, histologisch und bakteriologisch untersucht, um auf diese Weise ein Bild vom Verlauf der Erkrankung zu erlangen.

Ergebnisse. In den ersten 30 Versuchstagen bildeten sich nur vereinzelt Blasensteine. Nach dieser Zeit wurde der Steinbefall immer häufiger. Bei Versuchsende hatten 88% der Tiere Blasensteine, 42% Nierensteine und 28% Gallensteine. Die Größe der Harnsteine schwankte zwischen 0,5—6,0 mm im Durchmesser; sie waren im allgemeinen hellbraun und bestanden aus *Calciumphosphat,* hin und wieder mit Spuren von Calciumcarbonat. Die Konkremente in den Nieren bildeten sich später als in der Blase. In 30—60 Tagen nach Versuchsbeginn stellte sich fast regelmäßig eine Infektion der Harnwege mit Staphylokokken und Streptokokken ein; in der Folgezeit kam es immer häufiger zu Cystitis, Pyelitis, Pyonephrose und Pyelonephritis. Auffallend war eine zunehmende Epithelverhornung im Uro-Genitaltrakt. Der Harn war stets alkalisch. Die Tiere der Kontrollgruppe wiesen weder Steine noch die anderen bei den Testgruppen beobachteten Befunde auf.

Durch Gaben von Lebertran gelang es in einigen Fällen, bereits gebildete Blasensteine zum Verschwinden zu bringen. In anderen Gruppen wurde den Tieren Calciumchlorid oder Vitamin A zur Kost gegeben; unter diesen Bedingungen wurde der Harn sauer, und es traten keine Steine auf. Auch wenn Diäten verabfolgt wurden, in denen die Vitamine B, C und D fehlten, kam es in keinem Falle zur Steinbildung.

Die Erzeugung von *Harnsäuresteinen* durch *Vitamin A-Mangel* versuchte HIGGINS (1936) an Hunden, und zwar an *Dalmatinern.* Er wählte diese Tierart aus zwei Gründen: Ihm war aufgefallen, daß die bei der Ratte erzeugten Steine nie Harnsäure enthielten; dies konnte damit zusammenhängen, daß bei der Ratte das

Endprodukt des Harnstoffumsatzes nicht Harnsäure, sondern Allantoin ist, das infolge seiner besseren Löslichkeit nicht am Steinaufbau beteiligt ist. Zum anderen war nach Untersuchungen von FOLIN u. WU (1931) bekannt geworden, daß der Dalmatiner normalerweise besonders große Harnsäuremengen ausscheidet. Zwei dieser Tiere, die mit einer Vitamin A-freien Kost gefüttert wurden, bildeten olivengroße Steine in der Blase, die aus reiner *Harnsäure* bestanden. Bei einem dritten Tier wurde — nach röntgenologischer Feststellung eines Konkrements in der Blase — für eine leichte Alkalisierung des Harns gesorgt. 2 Monate später zeigte das Röntgenbild einen großen blassen Schatten, der in seiner Größe etwa dem ursprünglichen Konkrement entsprach und der von einer dichteren Schattenzone umgeben war. Nach Entfernung des Konkrements wurde festgestellt, daß es sich um einen Steinkern aus *Harnsäure* handelte, um den sich ein Mantel aus *Phosphaten* mit *Carbonaten* gebildet hatte.

Ähnliche Versuche unternahm HIGGINS an *Hühnchen*, die bekanntlich auch relativ große Harnsäuremengen ausscheiden. Er fütterte insgesamt 40 Hühnchen mit einer Kost, die nur so viel Vitamin A enthielt, daß die Tiere trotz eines schweren Mangelzustandes (Ataxie, Taumeln, gesträubte Federn, Durchfälle) nicht starben. Ein Teil der Tiere wurde nach $5^1/_2$ Monaten getötet; bei ihnen fanden sich ohne Ausnahme kleine *Harnsäuresteine* sowie *Uratniederschläge* in Nieren und Ureteren. Bei dem anderen Teil der Tiere wurde vorher eine Kolostomie durchgeführt, so daß die Kloake gewissermaßen zur Harnblase umgewandelt wurde. Nach 6—8 Monaten hatten sich in der Kloake erbsengroße *Harnsäure-* und *Uratsteine* gebildet. Die Harnsäurewerte im Blut stiegen unter der Mangelkost auf 30—40 mg-%, während sie normalerweise 4—5 mg-% betragen.

Weitere Untersuchungen in bezug auf den Vitamin A-Mangel als Kausalfaktor führten BLISS, LIVERMORE u. PRATHER (1933) durch.

Methodik. 3 Wochen alte, reinrassige *Albinoratten* wurden von der Brustnahrung entwöhnt und so lange auf Normalkost gesetzt, bis ihr Gewicht 30 g erreicht hatte. Dann kamen sie in Einzelkäfige, die so hoch über Pfannen mit reinen Kieferspänen standen, daß die Tiere den Pfanneninhalt nicht erreichen konnten. Die Pfannen wurden jeden Tag gereinigt und die Späne erneuert. Der Raum, in dem die Tiere gehalten wurden, war gut erleuchtet und belüftet; Raumtemperatur 60—70° F. Versuchszeit: 72 Tage.

Die von fettlöslichen Vitaminen freie Diät enthielt 18% gereinigtes Casein, 58% Maisstärke, 20% Pflanzenfett und 4% Salzgemisch. Dazu kam täglich 1 g Trockenhefe. Diese Kost und Leitungswasser wurden ad lib. gegeben. Die Reinigung des Caseins erfolgte durch Extraktion im Soxhlet (24 Std mit einem Gemisch aus gleichen Teilen 95%igen Alkohols und Narkoseäthers, dann 24 Std mit Narkoseäther allein).

Das Salzgemisch bestand aus (angegeben in g):

Calciumcarbonat	134,8000
Magnesiumcarbonat	24,2000
Natriumcarbonat	34,2000
Kaliumcarbonat	141,3000
Phosphorsäure	103,2000
Salzsäure	53,4000
Schwefelsäure	9,2000
Citronensäure + 1 H_2O	111,1000
Eisencitrat + $1^1/_2$ H_2O	6,3400
Kaliumjodid	0,0200
Magnesiumsulfat	0,0790
Natriumfluorid	0,2480
Natrium- und Aluminiumsulfat	0,0245

Ergebnisse. Von 55 mit dieser Kost ernährten Tieren hatten 34 Tiere (61,8%) Harnsteine, und zwar fast ausschließlich in der Blase. Die Konkremente waren weißlich, unregelmäßig geformt und rauh. Anzahl: 1—10 pro Tier; Größe: 0,103 bis 3,444 mm im Durchmesser; Gewicht: 0,008—0,600 g; chemische Beschaffenheit: *Calcium*- und *Magnesiumphosphate* mit Spuren von Oxalat.

Um zu klären, ob außer dem Fehlen von Vitamin A in der Kost auch ein Mangel an Vitamin D an der Steinbildung ursächlich beteiligt ist, wurden in Parallelversuchen 3 weitere Gruppen mit der gleichen Diät als Grundkost angesetzt. In der einen Gruppe erhielten die Tiere täglich $^1/_2$ Tropfen Lebertran als Vitamin A- und D-Quelle mit Hilfe einer Pipette per os appliziert. Die Tiere der zweiten Gruppe bekamen in der gleichen Weise ein Vitamin D-Präparat, die Tiere der dritten Gruppe ein Vitamin A-Präparat.

Ergebnisse. Bei den 21 Tieren der ersten Gruppe (Lebertran) ebenso wie bei den 29 Tieren der dritten Gruppe (Vitamin A) kam es in keinem Falle zu einer Steinbildung. Dagegen wiesen die 56 Tiere der zweiten Gruppe (Vitamin D) fast den gleichen Steinbefall (57,1%) auf, wie die Gruppe, die keine Zusätze zu der Diät erhielt (61,8%).

Hinsichtlich der Bedeutung eines Mangels an Vitamin D für die Steinbildung folgerten die Autoren aus ihren Befunden, daß dieser Faktor lediglich ein geringes zusätzliches Kausalmoment sein kann; und zwar vermutlich nur dann, wenn Vitamin A ganz fehlt oder nur in ungenügender Menge vorhanden ist.

Mit der von Bliss u. Mitarb. benutzten Vitamin A-freien Diät arbeiteten später auch Cordonnier u. Miller (1951) bei Untersuchungen über Beziehungen zwischen alkalischer Phosphatase in den Nieren und Harnsteinbildung. Allerdings waren nur 10 Albinoratten im Versuch und die Versuchszeit betrug 152 Tage. Harnsteine wurden bei 7 Tieren gefunden.

Die Bestimmung der alkalischen Phosphatase sowohl durch chemische Analyse als auch mit der Methode nach Gomori (1941) ergab keine signifikanten Unterschiede im Phosphatasegehalt der Nieren zwischen steinkranken und gesunden Tieren.

Grossmann (1933) verfütterte im Rahmen größerer Versuchsreihen, in denen er 14 verschiedene Kostformen prüfte, auch eine Vitamin A-freie Diät. Ihre Bestandteile waren Roggenmehl, polierter Reis, Casein, Hefe und ein Salzgemisch (Natriumchlorid 0,61%, Dikaliumphosphat 17%, Monocalciumphosphat 1,6%, Calciumlactat 11,4%, Magnesiumcitrat 23,4% und Eisencitrat 1%). Zu dieser Diät wurde einmal wöchentlich Weizenschrot gegeben. Leitungswasser ad lib.

Um die Anfangs- bzw. Vorstadien der Steinbildung zu beobachten und so einen Einblick in die formale Steingenese zu gewinnen, dehnte Grossmann nicht — wie die anderen Untersucher — die Versuchszeit bis zur massiven Steinbildung aus, sondern obduzierte in mehr oder weniger langen Zeitabständen einzelne Tiere aus den Gruppen und untersuchte die Harnorgane histologisch. Exakte Angaben über die Steinfrequenz waren ihm deshalb nicht möglich. Um so aufschlußreicher waren jedoch seine Beobachtungen über die einzelnen Stadien des Krankheitsverlaufes bei den mit der Vitamin A-freien Diät ernährten Tieren.

Ergebnisse. Bei allen Tieren trat innerhalb 3—4 Wochen eine *Alkalisierung* des Harns ein, die sich im weiteren Verlauf verstärkte. Gleichzeitig wurden entzündliche Veränderungen in der Blase häufiger, die sich nierenwärts ausdehnten und sich zu Pyelitiden und Pyonephrosen entwickelten. Im Harnbild Zunahme von Tripelphosphaten, Erythrocyten und abgestorbenen Epithelien. Nach 60—70 Tagen regelmäßig starke *Harninfektion* (Erreger: am häufigsten Staphylococcus aureus, seltener andere Staphylokokken, Coli, Proteus). Von dieser Zeit an zunehmende Hyper- und Metaplasie des Epithels in den Harnorganen. Die ersten Anzeichen der Konkrementbildung in Form von Sandpartikeln traten in der Blase bereits in der 5. Woche, in der Niere jedoch nie vor der 11. Woche auf. Nierensteine ohne vorausgegangene oder gleichzeitige Bildung von Blasensteinen wurden nie beobachtet. Nach Beginn der Steinbildung in der Blase waren neben den Konkrementen auch mehr oder minder verkalkte Konglomerate von Detritus, Eiter und Fibrin zu finden. Die Steine selbst bestanden aus *Calciumphosphat* und *Magnesiumammoniumphosphat*.

Zwei dieser Steine wurden von HRYNTSCHAK (1935) histologisch untersucht. Er stellte fest, daß es sich um Konglomerate von schollenartigen Kalksalzen handelt, die durch eine organische Kittmasse zusammengehalten werden. Ein eigentliches Bildungszentrum, um das herum der Stein schichtförmig wächst — wie es für andere experimentell (z. B. durch Staphylokokkeninfektion) erzeugte Steine typisch ist —, war nicht nachzuweisen. Er ist deshalb der Meinung, daß die unter Vitamin A-Mangel entstehenden Steine eine besondere Form der Konkrementbildung darstellen, die nicht ohne weiteres zu den beim Menschen bekannten Steinformen in Analogie gesetzt werden darf.

Eine wertvolle Ergänzung erfuhren die Beobachtungen von GROSSMANN durch histologische Befunde von ESCUDERO u. BOSQ (1935a). Sie unterzogen die Nieren von *Ratten*, die an den Folgen eines *Vitamin A-Mangels* starben, einer eingehenden histologischen Untersuchung. Die Tiere wurden mit einer Diät aus 70 Teilen Stärke, 15 Teilen Casein, 10 Teilen Baumwollöl, 4 Teilen Salzgemisch und 10 Teilen frischer Hefe gefüttert. Dazu kamen wöchentlich einmal Orangensaft und zweimal bestrahltes Ergosterin (5 IE).

Zusammensetzung des Salzgemisches (in g):

NaCl	5,19	$CaHPO_4$	16,20
$MgSO_4$	7,88	Calciumcitrat	39,00
NaH_2PO_4	10,41	Eisencitrat	3,54
K_2HPO_4	28,62	Jod in Spuren (2 Tropfen Jodtinktur)	

Außer den bis dahin schon bekannten Vitamin A-Mangelsymptomen in der Niere wurden regelmäßig Formelemente in der Niere — insbesondere im tubulären Bereich — gefunden, die anhand ihrer histochemischen und morphologischen Eigenschaften als Mikrokonkremente von kalkartiger Natur identifiziert werden konnten. Im Gegensatz zu den Befunden von HRYNTSCHAK an den von ihm untersuchten Makrokonkrementen stellten diese Autoren an den Mikrokonkrementen fest, daß diese meistens aus einem kompakten Kern bestehen, der von einem hellen Hof umgeben ist. Konzentrisch um diesen Hof sind dichtere Zonen angeordnet, die morphologisch und histochemisch die gleichen Kennzeichen aufweisen wie der Kern.

Durch Vitamin A-Gaben (täglich 1—10 IE Carotin) konnten ESCUDERO u. BOSQ (1935b) das Auftreten von Mikrokonkrementen stark reduzieren.

Von den Autoren, die dem Vitamin A-Mangel eine spezifisch-ursächliche Bedeutung für die Steinbildung absprachen und diese Meinung tierexperimentell zu fundieren versuchten, erhob SAIKI (1933) eigenartige Befunde.

Er verwendete für seine Versuche 50 g-schwere *Albinoratten* und fütterte sie zunächst 2 Wochen lang mit einer vollwertigen Kost, um Wachstum und Verhalten der Tiere zu beobachten und Tiere, die sich nicht normal entwickelten, auszuschließen. Dann verfütterte er eine Kost, die frei von fettlöslichen Vitaminen war und aus 18% Casein, 65% Dextrin, 10% Olivenöl, 2% Trockenhefe und 5% Salzgemisch bestand; dazu Saft aus japanischem Gartenrettich und Leitungswasser ad libit.

Zusammensetzung des Salzgemisches (in %):

Natriumchlorid	6,5	Calciumlactat	37,0
Magnesiumsulfat	13,3	Eisencitrat	3,0
Natriumphosphat	10,0	Jodkalium in Spuren	
Kaliumphosphat	30,0		

Besondere Sorgfalt verwendete SAIKI auf die Reinigung der Kostbestandteile von fettlöslichen Vitaminen. Das Casein wurde 2—3mal für 5—6 Std. mit dem gleichen Volumen 90—95%igen Alkohols auf einem Wasserbad gekocht und mit einem motorangetriebenen Rührwerk dauernd umgerührt. Nach dreimaligem Waschen mit Alkohol wurde das Casein getrocknet und zu Pulver vermahlen. Das Dextrin wurde ebenso behandelt; das Olivenöl wurde zweimal für einige Stunden auf 160—170°C erhitzt.

In einer Versuchsgruppe mit 13 (8 männlichen, 5 weiblichen) Tieren, die in verschiedenen Zeitabständen (32—160 Tage) getötet wurden, fanden sich bei 8 Tieren Blasensteine, bei 5 Tieren Nierensteine und bei 3 Tieren Gallensteine. Es handelte sich dabei um *Phosphatsteine*.

Eine andere Gruppe (10 männliche Tiere) erhielt dieselbe Kost, in der allerdings die Zusammensetzung des Salzgemisches zugunsten eines höheren Calciumgehalts geändert war:

Natriumchlorid	6,5%
Magnesiumsulfat (wasserfrei)	13,0%
Calciumlactat	77,0%
Eisencitrat	3,0%
Jodkalium	0,5%

In 102—145 Versuchstagen kam es in keinem Falle zur Steinbildung.

Bei einer weiteren Gruppe (9 weibliche Tiere) wurde der Anteil des geänderten Salzgemisches auf 10% erhöht und dafür der Dextroseanteil um 5% erniedrigt. In dieser Gruppe wurden lediglich bei 2 Tieren nach 96 bzw. 117 Versuchstagen sehr kleine Konkrementkörner in der Blase gefunden.

Da die Tiere der beiden letztgenannten Gruppen täglich dem Sonnenlicht (2 Std.) oder einer kurzfristigen UV-Bestrahlung ausgesetzt waren und da trotz des hohen Calcium- und niedrigen Phosphorgehalts der Kost keine Steine auftraten, sieht SAIKI in den Ergebnissen einen Beweis dafür, daß nicht der Vitamin A-Mangel die Ursache der Steinbildung sein kann, sondern mit großer Wahrscheinlichkeit der Mangel an Vitamin D.

Weitere Einblicke in die Zusammenhänge zwischen Vitamin A-Mangel und Steinbildung vermittelten die Versuchsergebnisse von POLAK (1934, 1936a, b).

In Untersuchungen zur Frage, ob Beziehungen zwischen dem Verhältnis von Calcium zu Phosphor in der Nahrung einerseits und der Steinbildung andererseits bestehen (POLAK u. STOKVIS, 1931), entwickelte er eine Vitamin A-freie Kost, die folgende Zusammensetzung hatte:

90% gemahlener weißer Reis
3% Trockenhefe
3% Casein
3% Salzgemisch
1% Olivenöl „Calvé, Delft" mit Vigantol

Das Casein wurde 5mal mit absolutem Alkohol extrahiert und dann 24 Std bei einer Temperatur von 100—120° C unter offener Lufteinwirkung getrocknet.

Das Salzgemisch war wie folgt zusammengestellt:

$CaCO_3$	40%
$MgCO_3$	8%
$Na_2HPO_4 \cdot 2\,H_2O$	20%
NaCl	8%
KCl	24%

Zu 49 kg dieser Mischung wurden 1100 g sog. „Extrasalze" von folgender Zusammensetzung (angegeben in g) zugefügt:

$FeSO_4 \cdot 7\,H_2O$	500,0	$CoSO_4 \cdot 7\,H_2O$	5,0
$Na_2Si_2O_4 \cdot 2\,H_2O$	500,0	Br	25,0
Alaun	350,0	KJ	0,5
$ZnSi_4 \cdot 7\,H_2O$	200,0	NaF	10,0
$CuSO_4 \cdot 5\,H_2O$	30,0	As_2O_3	0,25
$MnSO_4 \cdot 4\,H_2O$	30,0	Borax	5,0
$NiSO_4 \cdot 7\,H_2O$	10,0	Na-Molybdat $\cdot 2\,H_2O$	5,0

Das Gemisch der Extrasalze wurde bei 100° C vom Wasser befreit und dann dem eigentlichen Salzgemisch beigemengt.

Später modifizierte POLAK diese Diät insofern, als einmal 3% $CaCO_3$ hinzugefügt und dafür der Reisanteil um 2% und das Salzgemisch um 1% reduziert wurden (Diät L P), zum anderen 3% KH_2PO_4, ebenfalls unter Reduzierung der Reis- und Salzgemischanteile, beigegeben wurden (Diät L R).

Diese Diäten wurden an junge *Albinoratten* verfüttert, bis sie starben. Von 29 Tieren unter der Diät L P hatten 8 Blasensteine, 2 Nierensteine und 8 Blasen- und Nierensteine; bei 30 Tieren unter der Diät L R hatten 4 Blasensteine, 4 Nierensteine und 1 Tier Blasen- und Nierensteine.

Wenn unter sonst gleichen Versuchsbedingungen $CaCO_3$ durch Na-Citrat ersetzt wurde, traten keine Steine auf (24 Tiere). Dagegen bedingte der Ersatz von KH_2PO_4 durch NH_4Cl bei 20 Tieren in zwei Fällen Blasensteine, in zwei Fällen Nierensteine und in einem Fall Blasen- und Nierensteine.

Durch diese Befunde konnte die von anderen Autoren diskutierte Möglichkeit ausgeschlossen werden, daß der Vitamin A-Mangel erst zusammen mit einer basisch reagierenden Kost zur Steinbildung Anlaß gibt.

Von seinen Erfahrungen mit den Diäten LP und LR ausgehend, wandte sich POLAK in weiteren Untersuchungen mehr der Frage zu, welche Rolle ernährungsbedingte Störungen im Calcium-Phosphorhaushalt spielen (s. Abschnitt D, II, a, S. 264).

Zur Frage der pathogenetischen Zusammenhänge zwischen Steinbildung unter Vitamin A-Mangel einerseits und Harninfektion, Calciumstoffwechsel und Vitamin D-Haushalt andererseits führte GRAY (1936) Untersuchungen an 100 *Ratten* und 30 *Kaninchen* durch.

Die Ratten erhielten eine Kost aus 144 g Casein (3mal mit Alkohol extrahiert), 536 g Stärke, 8 g NaCl, 32 g Salzgemisch; dazu täglich 1 Tropfen Vitamin B-Extrakt.

Das Salzgemisch bestand aus:

Kaliumsulfat	32,6
Kaliumchlorid	218,2
Kaliumcarbonat	54,4
Kaliumjodid	0,04
Kaliumaluminiumsulfat	0,09
Calciumcarbonat	164,4
Calciumphosphat	246,4
Natriumfluorid	0,49
Natriumcarbonat	68,4
Magnesiumcarbonat	48,4
Citronensäure	222,2
Eisencitrat	12,68
Magnesiumsulfat	0,15

Die Kaninchen wurden mit einer Kost aus 800 g Hafer, 200 g Kleie, 15 g Calciumcarbonat, 10 g Alfalfa (36 Std bei 120° C erhitzt) gefüttert; dazu 2—3mal wöchentlich Vitamin B-Extrakt.

Ergebnisse: Hinsichtlich der Frage, welche Rolle die *Harninfektion* bei der Steinbildung unter Vitamin A-Mangel spielt, stehen die in diesen Versuchen erhobenen Befunde im Gegensatz zu den früheren Beobachtungen anderer Autoren (u. a. HIGGINS, GROSSMANN). So erwiesen bakteriologische Harnkontrollen, daß z. B. in einer Gruppe von 30 Ratten, von denen 11 Tiere Harnsteine hatten, nur in einem Falle eine Harninfektion bestand. GRAY führt diese, ohne Harninfektion verlaufene Steinbildung auf die Sorgfalt zurück, die in seinen Versuchen auf die *Sterilisation der Käfige* und auf die *saubere Zubereitung der Kost* verwendet wurde.

Calcium- und Phosphatanalysen im Harn ergaben, daß unter der steinerzeugenden Kost die Ausscheidung von Calcium ansteigt, während der Phosphatspiegel absinkt.

Durch zusätzliche Verabfolgung von Vitamin D wurde die Kalkablagerung im Nierengewebe verstärkt und die Tendenz zur Steinbildung erhöht.

Auch bei den Kaninchen, die im Versuch waren, wurde Steinbildung beobachtet, ohne daß eine Harninfektion vorlag. Überdosierung von Vitamin D und gleichzeitige Gaben von Calcium begünstigten die Steinbildung.

Daß ein *Vitamin A-Mangel* auch bei *Meerschweinchen* zur Steinbildung führen kann, beobachteten STEINER, GREENE u. KRAMER (1937) zunächst zufällig. In Untersuchungen über den Einfluß des Vitamin A-Mangels auf die experimentelle Tuberkulose fanden sie bei einigen Tieren Steine im erweiterten und geschwollenen Nierenbecken und im oberen Ureterabschnitt.

Die Diät bestand aus 20% Haferflocken, 41,5% Weizenmehl, 33% weißen Rüben, 3% Brauereihefe, 1,5% Calciumcarbonat; dazu 15 Tropfen Viosterol auf 1 kg der Diät.

Durch diesen Zufallsbefund veranlaßt, führten dann STEINER, ZUGER u. KRAMER (1939) weitere Versuche an *Meerschweinchen* speziell unter dem Aspekt der Steinbildung durch.

Methodik. Die Diät hatte dieselbe Zusammensetzung wie in den vorausgegangenen Versuchen. Die trockenen Bestandteile der Diät wurden stets für den Bedarf einer Woche angesetzt. Dagegen stellte man aus den Rüben zweimal in der Woche einen frischen Brei her, hielt ihn in einem Kühlschrank und fügte täglich die erforderliche Menge den Trockensubstanzen hinzu. Als Trinkflüssigkeit wurde aq. dest. gegeben, dem wöchentlich einmal 1 Tropfen Jodtinktur zugesetzt wurde. Jedes Tier erhielt 6mal in der Woche 5 cm^3 eines frisch hergestellten Orangensaftes mit der Pipette.

Die Meerschweinchen wogen bei Versuchsbeginn 300 g und wurden in Gruppen zu 6 in großen Metallkäfigen gehalten, deren Böden aus Maschendraht bestanden. Die Tierräume waren groß und gut belüftet; Temperatur: 70—80° F.

Insgesamt waren 36 Tiere im Versuch. Ihr Gewicht nahm bis zur 10. Versuchswoche zu und fiel dann bis zum Tod der Tiere stetig ab. Der Versuch wurde nach 15 Wochen beendet, da zu dieser Zeit nur noch 1 Tier lebte, das in die Beurteilung aber nicht einbezogen wurde.

Ergebnisse. Steine wurden zuerst bei einem Tier gefunden, das nach 53 Tagen spontan starb (2 kleine Uretersteine). Am 58. Versuchstag starb wieder ein Tier, das mehrere Uretersteine hatte; diesem folgten zwischen dem 80. und 95. Versuchstag weitere 7 Tiere mit Steinen im Nierenbecken oder in den Ureteren. Blasensteine wurden in keinem Falle gefunden.

Es hatten sich also bei den 35 Meerschweinchen in 9 Fällen Steine gebildet. Die durch die Avitaminose bedingten Veränderungen der Schleimhaut im Harntrakt ähnelten weitgehend denjenigen bei Ratten; zunächst kam es zur Hyperplasie, dann zur Metaplasie und schließlich zur Atrophie der Schleimhaut. Auf Grund der histologischen Befunde scheint die formale Steinbildung nach Ansicht der Autoren von großen Plaques abgeschilferter Epithelien auszugehen. Eine Harninfektion lag bei keinem der Tiere vor.

Die Steine waren grau, unregelmäßig geformt und unterschiedlich groß (maximal 4 mm Durchmesser); ihre Anzahl schwankte zwischen 2 und 12. Sie bestanden aus *Calciumcarbonat.*

MOURIQUAND, ROLLET, EDEL, PAPE u. TETE (1940) verfolgten in umfangreichen Versuchen an *Ratten* den Verlauf von chronischen Vitamin A-Mangelzuständen unter zeitweiliger Kompensation des Mangels. Dabei hatten sie Gelegenheit, 19 Tiere hinsichtlich der Steinbildung besonders sorgfältig zu beobachten und sahen in 8 Fällen Blasensteine, in 2 Fällen gleichzeitig Nierensteine. Bei einem dieser Tiere, das nach einer monatelangen Versuchszeit nur 94 g wog, fanden sie 6 erbsengroße Steine im Gesamtgewicht von 1,15 g. Die Analyse ergab, daß es sich um *Magnesiumammoniumphosphat* mit geringer Beimengung von Calciumphosphat handelte.

Das Auftreten von *Phosphatsteinen* in der Harnblase unter *Vitamin A-Mangel* beobachteten auch UNGAR u. UNGAR (1952); und zwar bei 6 von 32 männlichen

Ratten, die zu einer größeren Versuchsreihe gehörten, in der mit s. c. Injektionen von Tetrachlorkohlenstoff *Uratsteine* erzeugt wurden (vgl. Abschnitt F, III, S. 296). Die Steine waren graugelb, unregelmäßig geformt und 1—5 mm im Durchmesser groß. Die Gewebsschäden im Harntrakt glichen den von den früheren Untersuchern beobachteten. Neben metaplastischen Veränderungen der Schleimhaut fanden sich jedoch auch isolierte Ulcerationen und hämorrhagisch-nekrotisierende Cystitiden. Die Nierenbecken wiesen flaschenartige Erweiterungen auf. Histologisch fielen in einigen Fällen Kalkcylinder in den Sammelkanälchen sowie Zellinfiltrationen im Glomerulumbereich auf.

Die in den anderen Versuchen (Uratsteinbildung) erhobenen Befunde ließen nach Ansicht der Autoren im Gegensatz zur Phosphatsteinbildung keine Zusammenhänge zwischen Vitamin A-Mangel und Steinbildung erkennen.

Die Ergebnisse der relativ zahlreichen tierexperimentellen Untersuchungen, die bis zum Jahre 1952 zur Zusammenhangsfrage Vitamin A-Mangel/Harnsteinbildung durchgeführt wurden, ließen offenbar keinen Zweifel mehr daran, daß die A-Hypo- bzw. Avitaminose ein wichtiger Faktor im Ursachenkomplex der Urolithiasis ist. Es ist deshalb verständlich, daß man versuchte, diese Erkenntnis für die Harnsteinprophylaxe und -therapie beim Menschen nutzbar zu machen. Dies geschah allerdings eine Zeitlang in einer recht übertriebenen Form, obwohl es an warnenden Stimmen von klinischer Seite nicht gefehlt hat [u. a. JAKI (1938)].

Um der Diskrepanz zwischen den bis dahin vorliegenden tierexperimentellen Resultaten und Beobachtungen am Menschen (Steinbildung ohne nachweisbaren Vitamin A-Mangel) auf den Grund zu gehen, griff HEDENBERG (1954) diese Frage im Tierversuch erneut auf. Er vermutete, daß weniger die durch den Vitamin A-Mangel verursachten geweblichen Veränderungen im Harntrakt, sondern vielmehr die günstigeren Wachstumsbedingungen für ureasespaltende Erreger und die durch sie ausgelöste Harnalkalität als Wegbereiter für die Phosphatsteinbildung anzusehen sind. Es lag ihm deshalb vor allem daran,

1. die unter einem Vitamin A-Mangel auftretenden Veränderungen im Harntrakt von Ratten zu beobachten, in deren Kost weder ein Ionenüberschuß besteht noch andere Faktoren enthalten sind, die einen Einfluß auf die Acidität des Harns haben könnten;

2. die Zusammensetzung der Bakterienflora in der Harnblase genau zu untersuchen und

3. die Konkremente mittels Röntgendurchleuchtung und mit der Röntgendiffraktionsmethode zu analysieren.

Methodik. Die Versuche erfolgten an *Ratten* aus einem reingezüchteten Wistarstamm. Sie wurden im Alter von 16—21 Tagen in Gruppen zu 10 Tieren in Käfige gesetzt und erhielten vom Versuchsbeginn an die Mangeldiät. Die Böden der Käfige waren mit Holzspänen bedeckt, die häufig erneuert wurden.

Zusammensetzung der Vitamin A-Mangeldiät (in g):

Weizenstärke (1 Std. im Wasserdampfstrom bei 100° erhitzt)	625
Casein (vitaminfrei)	180
Bierhefe (getrocknet)	100
Salzgemisch 5a	40
Salzgemisch 5b	5
Erdnußöl mit Vitamin D_2	50
Gesamt	1000

1 g Erdnußöl enthielt 60 IE Vitamin D. Die gemischten trockenen Bestandteile der Diät wurden in einem fest verschließbaren Gefäß, das Erdnußöl in einer Flasche kühl aufbewahrt. Da die Tiere besser fraßen, wenn die Diät in feuchter Form gegeben wurde, mischte man die

Kost mit Wasser jeden Tag frisch an. Als besonders geeignet wurde folgendes Verhältnis festgestellt:

Mangeldiät	160 g
Leitungswasser . . .	100 g

Die Anwendung von zwei Salzgemischen hatte sich als notwendig erwiesen, da die Anwesenheit von Kaliumjodid im Gesamtgemisch bei längerem Stehen zu Verlusten an Jod führen kann.

Salzgemisch 5a (in g):

KH_2PO_4	384,00000
$CaCO_3$	405,80000
KCl	28,04000
NaCl	84,05000
$MgSO_4 \cdot H_2O$	56,91000
$FeSO_4 \cdot 7\,H_2O$	31,12000
$MnSO_4 \cdot 4\,H_2O$	8,12000
$CuSO_4 \cdot 5\,H_2O$	0,98200
$ZnSO_4 \cdot 7\,H_2O$	0,54980
$CuCl_2 \cdot 6\,H_2O$	0,02019
$KAl(SO_4)_2 \cdot 12\,H_2O$	0,08795
NaF	0,27630
KBr	0,01861
Na_2HAsO_3	0,01134
$Na_2B_4O_7 \cdot 10\,H_2O$	0,02203

Salzgemisch 5b:

NaCl	124,18000
KJ	0,81800

Insgesamt wurden 273 Tiere mit dieser Diät gefüttert. Daneben dienten einige kleinere Gruppen mit Vitamin A-Zulagen als Kontrollen. In zwei weiteren Gruppen wurde der Einfluß von Oestrogenen (15 Tiere) und von hohen Vitamin A-Dosen (12 Tiere) geprüft.

In einigen Gruppen wurden zur Ergänzung der Kost pro Tier und Tag folgende Vitamine verabfolgt:

B_{12} (Cyanocobalamin)	0,5 γ
C (reine Ascorbinsäure)	12,5 mg
E (Tocopherolacetat)	1,6 mg
K (Menadioltetranatriumphosphat) . .	0,5 mg
P (Rutin)	1,0 mg

Eine Veränderung des Krankheitsbildes war unter diesen Zusätzen bei den Tieren nicht zu beobachten, so daß die Möglichkeit einer Förderung oder Hemmung des Vitamin A-Mangelzustandes durch das Fehlen anderer Vitamine ausgeschlossen werden konnte.

Die Entnahme von Harn aus der Blase für die bakteriologischen Untersuchungen wurde unter streng aseptischen Kautelen durchgeführt.

Die Obduktion der Tiere — entweder nach Spontantod oder Tötung im Anschluß an die Blasenpunktion durch Injektion einer 10%igen Formalinlösung in die Blase — erfolgte in verschiedenen Zeitabständen nach Versuchsbeginn, um die einzelnen Phasen des Krankheitsverlaufes zu erfassen.

Aus den *Ergebnissen* kann hier nur eine Zusammenfassung derjenigen Befunde gegeben werden, die über die früheren Beobachtungen zur Steinbildung bei Vitamin A-Mangel hinausgehen bzw. sie ergänzen:

Die klassischen Symptome des Vitamin A-Mangels (Wachstumsstillstand, Xerophthalmie, Infektion der vorderen Augenkammer) traten meistens schon nach 3 Wochen auf und verstärkten sich in der Folgezeit, bis die Tiere im kachektischen Zustand und unter Lähmungserscheinungen der Extremitäten sowie Krämpfen ad exitum kamen.

Im Vordergrund der anatomischen Veränderungen im Harntrakt standen lokalisierte Verhornungen des Blasengrundes, die eine deutliche Stase mit Dilatation der Blase und der Ureteren bei ungefähr 90% der Tiere verursachten. Die übrigen Veränderungen stimmten im wesentlichen mit den von früheren Untersuchern erhobenen Befunden überein.

Da HEDENBERG bei seinen ersten Versuchsgruppen zufälligerweise sog. *freie Körper* in der Blase fand, die aus Konglomeraten von abgestoßenen Epithelien mit Neigung zur Inkrustation bestanden, aber noch nicht den Charakter eigentlicher Blasensteine hatten, unterzog er dieses Phänomen einer systematischen Registrierung. Bei 250 Tieren stellte er in 114 Fällen (also in 45,7%) solche freien Körper fest. Dagegen kamen fertig gebildete Blasensteine nur in etwa 10% vor. Diese relativ niedrige Steinfrequenz ist wohl damit zu erklären, daß die Versuchszeit (im Durchschnitt 11 Wochen) im Vergleich zu der Beobachtungszeit anderer Autoren in den meisten Fällen wesentlich kürzer war. HEDENBERG selbst schließt aus der Häufigkeit der freien Körper — unter Berücksichtigung der geringen Steinfrequenz in Relation zur Versuchszeit — auf die Möglichkeit, daß es sich bei den freien Körpern um Kernmaterial handelte, aus dem sich bei längerer Versuchszeit Steine entwickelt hätten.

Die Harnreaktion war in der Hälfte der Fälle sauer, in der anderen Hälfte alkalisch. Bemerkenswert ist aber, daß die freien Körper — mit Ausnahme eines Falles — nur dann gefunden wurden, wenn der Harn alkalisch war. Die Gesamtzahl von fertig gebildeten Steinen bei saurer Harnreaktion betrug nur 10.

In bezug auf die Harninfektion bestätigte HEDENBERG, daß die Anwesenheit von Bakterien mit ureasespaltender Fähigkeit zweifellos eine gewöhnliche Erscheinung im Harn von Ratten mit Vitamin A-Mangel ist. Zur Frage, ob diese Bakterien die Ursache der alkalischen Harnreaktion im Falle einer Steinbildung ist, äußert er sich allerdings sehr zurückhaltend. Folgende Bakterienstämme wurden gefunden: Proteus vulgaris, Pseudomonas aeruginosa (Pyocyaneus), Staphylococcus albus und Alcaligenes faecalis.

Mit Hilfe der röntgenographischen Steinanalysen ließen sich zwei Steintypen differenzieren. Für den einen ist ein Kern charakteristisch, der praktisch keine Mineralsalze enthält und von einer Zone mit massiver Mineraleinlagerung umgeben ist; der zentrale Teil des Steines ist fächerförmig. Der andere Typ zeigt eine gleichmäßige konzentrische Schichtung. Der Mineralanteil der Steine konnte z. T. als Struvit *(Magnesiumammoniumphosphat)*, z. T. als ein Komplex von Struvit und Brushit *(Calciumphosphat)* identifiziert werden. Da diese Konkrementtypen von PRIEN u. FRONDEL (1947) als charakteristisch für Infektionssteine angesehen werden, folgert HEDENBERG, daß die unter Vitamin A-Mangel auftretenden Konkremente dem Infektionstyp angehören. Angesichts der Tatsache, daß bei allen Tieren ureasespaltende Erreger im Harn gefunden wurden, ist nach seiner Ansicht die Möglichkeit nicht von der Hand zu weisen, *daß die bakterielle Zersetzung des Harnstoffes ein wichtiger formalgenetischer Faktor für die Steinbildung unter Vitamin A-Mangel ist.*

Aus den Versuchen von HEDENBERG sind noch drei interessante Beobachtungen zu erwähnen.

Wenn Tiere aus dem gleichen Wurf mit der Mangeldiät gefüttert wurden und man die einen im Mangelzustand sterben ließ, während die anderen (ebenfalls schwer erkrankten) Tiere Vitamin A-Zulagen bekamen, wurden die letzteren wieder völlig gesund und wiesen bei der Obduktion nicht mehr die für den Vitamin A-Mangel typischen Veränderungen im Harntrakt auf.

Die Applikation von hohen Vitamin A-Dosen (bis zu 600000 IE pro Tier) führte in der Vagina und im Uterus zum Ersatz des normalen Epithels durch anormales, aber nicht verhornendes, schleimproduzierendes Epithel — während in der Blasenschleimhaut keine wesentlichen Veränderungen auftraten.

In einer Versuchsgruppe von 7 männlichen und 8 weiblichen Tieren wurde geprüft, ob die von anderen Autoren [LACASSAGNE (1935), WILSON, BENJAMIN u. LEAHY (1954)] nach Anwendung von Oestrogenen beobachtete Hyperkeratose der Schleimhaut in den Harnwegen Ähnlichkeiten mit den unter Vitamin A-Mangel entstehenden Veränderungen zeigt. Von den männlichen Tieren wurden 3, von den weiblichen 4 vor Versuchsbeginn kastriert. Die übliche

Diät war durch Vitamin A ausreichend ergänzt. Die Tiere erhielten täglich 100 γ Oestradiolbenzoat durch s. c. Injektion. Versuchsdauer: 3—9 Wochen. Unabhängig davon, ob die Tiere kastriert waren oder nicht, traten Schleimhautveränderungen im Genitaltrakt im Sinne einer deutlichen Fibrose auf. Dagegen wurden in den Harnwegen keine Veränderungen gefunden. Nach Ansicht von HEDENBERG liegen demnach den durch Oestrogene verursachten Schleimhautveränderungen andere pathogenetische Prinzipien zugrunde als denen unter Vitamin A-Mangel.

Um die Ausscheidung von Oxalsäure im Harn und ihre Ablagerung in der Niere unter den Bedingungen des Vitamin A-Mangels zu prüfen, injizierte BERNHARD (1956) bei 140— 160 g schweren Ratten, die sich in einem Vitamin A-Mangelzustand befanden, radioaktive Oxalsäure und verglich die Ergebnisse mit denen bei normalen Tieren. Signifikante Unterschiede konnten nicht festgestellt werden.

Die gleichen Versuche wurden an rachitischen Ratten durchgeführt. Hier zeigte sich, daß die rachitischen Tiere mehr Oxalate ausscheiden als die Kontrollen; bezüglich der Ablagerung in den Nieren ergaben sich jedoch keine statistisch gesicherten Unterschiede [BRUBACHER, JUST, BODUR u. BERNHARD (1956)].

Die tierexperimentelle Bearbeitung des Problems „Harnsteinbildung und *Vitamin A-Mangel*" scheint mit den eingehenden Untersuchungen von HEDENBERG (1954) ihren Abschluß gefunden zu haben; jedenfalls sind neuere Arbeiten zu diesem Thema — mit Ausnahme der erwähnten Mitteilung von BERNHARD — nicht publiziert worden.

Was die Beziehungen der anderen Vitamine zur Steinbildung angeht, so liegen darüber im Vergleich zur Vitamin A-Frage nur wenige spezielle Arbeiten vor. Dies mag damit zusammenhängen, daß sich in den Jahren 1920—1940 das Interesse der Untersucher bevorzugt der Vitamin A-Frage zuwandte. In einigen dieser Untersuchungen wurde entweder die Bedeutung anderer Vitamine mitverfolgt oder es ergaben sich aus Nebenbefunden Hinweise auf mögliche Zusammenhänge.

In bezug auf *Vitamin D* ist die Frage, ob ein *Mangel* oder das *Fehlen dieses Vitamins* an der Steingenese beteiligt sein kann, noch nicht genügend abgeklärt. Während HIGGINS (1933) sowie BLISS, LIVERMORE u. PRATHER (1933) anhand ihrer Versuchsergebnisse dem Vitamin D-Mangel keine oder jedenfalls nur eine unwesentliche kausale Bedeutung zumessen, vermutet SAIKI (1933), daß eine Steinbildung eher durch einen Mangel an Vitamin D als an Vitamin A verursacht werden kann.

Dagegen scheint aus Versuchsergebnissen von GREEN u. MELLANBY (1928) hervorzugehen, daß die *Zugabe von Vitamin D* zur Vitamin A-Mangelkost eine höhere Steinfrequenz bedingt, als sie unter gleichzeitigem Mangel an beiden Vitaminen beobachtet wurde. Da die Autoren ihre Untersuchungen nicht speziell unter dem Aspekt der Steinbildung durchführten, fehlen jedoch exakte Angaben zum Vergleich der betreffenden Tiergruppen, so daß diese Befunde keine konkrete Aussage erlauben.

Andererseits werden die Befunde dieser Autoren durch Beobachtungen von LELESZ u. PRZEZDZIECKA (1935) an *Ratten* bestätigt bzw. ergänzt. Sie stellten fest, daß ein Mangel allein an Vitamin A, allein an Vitamin B, allein an Vitamin D, an Calcium und Phosphor oder gleichzeitig an den Vitaminen A und D nicht zur Steinbildung führte. Wohl aber entstanden Steine, wenn ein gleichzeitiger Mangel an Vitamin A und an Calcium sowie Phosphor vorlag. Durch Zugabe von Vitamin D wurde die Steinbildung erheblich beschleunigt. Die Steine bestanden aus *Magnesium-* und *Calciumphosphat* mit Spuren von Oxalat und Cholesterin.

Auch HOU (1935, 1936) erhob an *Ratten* Befunde, die dafür sprechen, daß die Steinbildung unter Vitamin A-Mangel durch Zugabe von Vitamin D beträchtlich gefördert wird. Während die Steinfrequenz unter Vitamin A-Mangel etwa 30% betrug, stieg sie unter Zugabe normaler Vitamin D-Dosen auf 50% und erhöhte sich auf 100%, wenn hohe Dosen gegeben wurden.

In Parallelversuchen sah Hou außerdem, daß die Steinbildung *(Calciumphosphat)* unter Vitamin A-Mangel durch hohen Protein-, aber niedrigen Phosphatgehalt ebenso wie durch niedrigen Phosphat-, aber hohen Stärkegehalt der Kost verstärkt wird.

b) Vitamin D-Überangebot

Im Gegensatz zu der noch offenen Frage, ob eine D-Hypo- bzw. Avitaminose an der Steingenese beteiligt sein kann, bestehen über die Rolle der *D-Hypervitaminose* als Kausalfaktor kaum noch Zweifel. Einschlägige Untersuchungen zu dieser Frage liegen von Dixon u. Hoyle (1928) vor. Sie fanden in zunächst unter anderen Gesichtspunkten durchgeführten Versuchen über die Wirkung hoher Dosen von bestrahltem Ergosterin fast regelmäßig Steine im Harntrakt.

Methodik. Die bei Versuchsbeginn 70 g schweren *Ratten* wurden mit einer vollwertigen Kost gefüttert, die aus 23% gereinigtem Casein, 40% Kartoffelstärke, 17% Zucker, 15% Palmkernöl und 5% Salzgemisch zusammengesetzt war; dazu pro Tier und Tag 0,3 cm^3 Lebertran, 0,5 cm^3 Marmite-Extrakt und 0,2 cm^3 Orangensaft; aq. dest. ad libit. In die Kost wurde bestrahltes Ergosterin (Vehikel: Kakaobutter) mengenmäßig derart eingemischt, daß in einer der Versuchsgruppen jedes Tier pro Tag 11 mg und in einer anderen Gruppe 17 mg Ergosterin erhielt. Versuchsdauer: 45 Tage.

Ergebnisse. Die Lokalisation der Steine war verschieden (Nierenbecken, Ureter, Blase), ebenfalls ihre Zahl (1—3) und Größe (bis zu 4 mm im Durchmesser). Sie waren unregelmäßig geformt, sahen gelblich aus und bestanden aus *Calciumphosphat*. Bei einigen Tieren fand man Erweiterungen der Ureteren und Hydronephrose. In anderen Fällen, besonders wenn keine Hydronephrose vorlag, wies das Nierengewebe eine gelbe Zone im Bereich der Rinden-Markgrenze auf. Entzündliche oder degenerative Veränderungen der Schleimhaut im Harntrakt waren makroskopisch nicht festzustellen. Mikroskopisch waren in den Fällen mit Hydronephrose entsprechende Erweiterungen der Tubuli und Kapselräume mit Atrophie der Deckzellen und Proliferation des Interstitiums die Regel. In der makroskopisch auffälligen gelben Zone der Rinden-Markgrenze fanden sich geschwollene Zellen, abgeschilfertes Epithel und Steinkerne.

Die Befunde von Dixon u. Hoyle konnten in weiteren Versuchen von Hoyle u. Buckland (1929) mit modifizierter Methodik bestätigt werden.

Methodik. Es wurden *Ratten* in den Versuch genommen, die etwa 180 g schwer waren. Bestandteile der Kost: 20% ger. Casein, 35% Kartoffelstärke, 10% Zucker, 20% Kakaobutter, 5% Orangensaft, 5% Marmite-Extrakt, 5% Salzgemisch [nach Hume u. Smith (1928)], dem 0,1% Kaliumjodid sowie Spuren von Natriumjodid und Mangansulfat zugefügt wurden. Der Kakaobutter wurde soviel bestrahltes Ergosterin beigemischt, daß in 10 g der Kost 20 mg Ergosterin enthalten waren. Die Tiere futterten im Durchschnitt 15 g der Kost täglich. Jedes Tier bekam zusätzlich 2 Tropfen Lebertran pro Tag. Während der gesamten Versuchszeit (45 Tage) wurden außer der Bestimmung der ausgeschiedenen Harnmenge Phosphat- und Chloridanalysen sowie p_H-Messungen des Harns durchgeführt.

Ergebnisse. Bei 9 von 12 Tieren wurden Steine gefunden, deren Lokalisation, Zahl, Größe und chemische Beschaffenheit mit den Befunden in den vorausgegangenen Versuchen übereinstimmten. In keinem Falle bestand eine Harninfektion. Die Harnreaktion war etwas alkalischer als bei den Kontrolltieren (Kost ohne Ergosterin). Die Gesamtmenge des ausgeschiedenen Harns lag um 151% höher als bei den Kontrollen, ohne daß eine signifikante Erhöhung der Phosphat- und Chloridausscheidung erfolgte. Die makroskopischen und histologischen Befunde deckten sich mit denen aus den früheren Versuchen. Die Steine bestanden aus *Calciumphosphat*.

Zu den gleichen Ergebnissen in bezug auf den Steinbefall und die chemische Beschaffenheit der Steine *(Calciumphosphat)* kamen Harris u. Moore (1929) in Versuchen an *Ratten*, die zu einer ähnlichen Kost hohe Dosen von bestrahltem Ergosterin erhielten. Wie Duguid, Duggan u. Gough (1930) nachweisen konnten, ist die Ergosterin-Wirkung um so stärker, je höher der Calciumgehalt der Kost ist.

Auch McCarrison (1931) beobachtete in seinen Untersuchungen (s. Abschnitt D, II, a, S. 263) mehrfach das Auftreten von Steinen bei Tieren, die hohe Dosen eines Präparates mit Vitamin D-Gehalt bekommen hatten; er maß den Befunden jedoch keine große Bedeutung bei und verfolgte diese Frage deshalb nicht weiter.

Über Veränderungen der Calcium-Phosphorausscheidung sowie über Verkalkungen des Nierenparenchyms und andere Befunde, die für die Zusammenhangsfrage „D-Hypervitaminose und Harnsteinbildung" von Bedeutung sind, berichteten Gough, Duguid u. Davies (1939).

Die durch eine D-Hypervitaminose bedingte Tendenz zur Steinbildung kann durch gleichzeitige Gaben von *Glucocorticoiden* erheblich verstärkt werden, so daß schon in verhältnismäßig kurzer Versuchszeit Steine *(Calciumphosphat)* entstehen. Selye (1956) beobachtete bei weiblichen *Ratten* (Sprague-Dawley-Stamm, Gewicht: etwa 100 g), denen die rechte Niere entfernt war und die täglich 1 mg Calciferol s. c. erhielten, bereits nach 11 Tagen Nierensteine, wenn die Tiere zusätzlich 1 mg Cortisolacetat und 1 mg Desoxycortisonacetat s. c. bekamen. Ohne Verabfolgung der Glucocorticoide bei im übrigen gleichen Versuchsbedingungen fanden sich in derselben Zeit lediglich hyaline Cylinder mit Kalkablagerungen in den gewundenen Harnkanälchen. Nach den histologischen Befunden schien die Steinbildung bei den zusätzlich mit Glucocorticoiden behandelten Tieren von den verkalkten Cylindern auszugehen.

c) Vitamin B_6-Mangel

Einen interessanten Aspekt in bezug auf die Oxalatsteingenese und einen neuen Weg zur experimentellen Harnsteinerzeugung eröffneten Gershoff, Faragalla, Nelson u. Andrus (1959) durch Untersuchungen an *Katzen* über den Vitamin B_6-Mangel. Neben den typischen Mangelsymptomen (Wachstumsstillstand, Abmagerung, Krämpfe, Anämie) konstatierten sie eine abnorm hohe Oxalatausscheidung im Harn bei gleichzeitig verminderter Ausscheidung von anorganischem Schwefel. Prüfungen des Oxalatgehalts der Nieren mit der Methode nach Powers u. Levantin (1944) ergaben eine signifikante Erhöhung der Oxalatwerte. Bei der histologischen Untersuchung der Nieren bot sich das Bild einer Nephrocalcinose (doppelbrechende Kristalle im Rindenbereich des Nephrons und besonders in den distalen Sammelröhrchen mit Atrophie der Tubuluszellen). In den ableitenden Harnwegen fanden sich kleine Oxalat- und Zellkonglomerate, jedoch keine größeren Konkremente.

Calhoun, Jennings u. Bradley (1959) fanden in ähnlichen Versuchen an *Ratten*, die zu einer Vitamin B_6-armen Kost Phthalylsulfathiazol (0,5%) erhielten, neben einer erhöhten Oxalatausscheidung in einigen Fällen Uretersteine.

Auf Grund dieser Befunde versuchten Andrus, Gershoff, Faragalla u. Prien (1960), bei *Ratten* durch Vitamin B_6-Mangel Steine zu erzeugen.

Methodik. Es wurden männliche Tiere des Charles River CD-Stammes verwendet, die bei Versuchsbeginn durchschnittlich 67 g wogen. Drei Versuchsgruppen je 14 Tiere, 3 Kontrollgruppen je 6 Tiere. Versuchsdauer: 6 Wochen.

Zusammensetzung der Kost (in %):

Casein	15	Glycin	3
Saccharose	72,7	Salzgemisch	4
Maisöl	4	Cholin	0,3
Lebertran	1		

Das Salzgemisch entsprach der Mischung IV nach Hegsted, Mills, Elvehjem u Hart (1941).

Auf 1 kg der Kost kamen außerdem (in mg):

Thiamin	4	Folsäure	1
Riboflavin	8	Menadion	1
Niacin	40	Biotin	0,2
Pantothensaures Calcium	20	Vitamin B_{12}	0,05

Die Kontrollgruppen erhielten zusätzlich 10 mg Vitamin B_6 (Pyridoxin HCl) pro kg Kost. Als Trinkflüssigkeit wurden entweder Leitungswasser oder 0,154 molare Lösungen von Ammoniumchlorid bzw. Natriumbicarbonat gegeben.

Ergebnisse. Bei einer Gruppe, die zur Vitamin B_6-Mangelkost Leitungswasser erhielt (Harn-p_H konstant 6,7), hatten von 13 Tieren (1 Tier starb vorzeitig) 8 Tiere *Calciumoxalatablagerungen* in Niere und ableitenden Harnwegen; in 4 Fällen fanden sich größere Konkremente in Niere, Ureter und Blase. Bei einer anderen Gruppe, deren Trinkwasser Ammoniumchlorid enthielt (Harn-p_H: 5,7), kam es in 12 von 14 Fällen zu Oxalatablagerungen; Steine fanden sich 4mal in der Niere, 8mal im Ureter und 4mal in der Blase. In der 3. Versuchsgruppe (Zusatz von Natriumbicarbonat, Harn-p_H: 7,9) hatten von 17 Tieren nur 7 Oxalatablagerungen im Harntrakt; auch die Bildung von größeren Steinen war geringer (1mal Niere, 3mal Ureter, 2mal Blase). In den Kontrollgruppen (ausreichend Vitamin B_6; Trinkflüssigkeit jeweils entsprechend den Versuchsgruppen) blieb in allen Fällen eine Oxalatablagerung im Nierenparenchym bzw. eine Steinbildung in den ableitenden Harnwegen aus.

Diese Befunde erwiesen also eindeutig, daß ein Vitamin B_6-Mangel zur Oxalatsteinbildung führt und daß diese durch gleichzeitige Ansäuerung des Harns gefördert wird. Eine beträchtliche Erhöhung der Steinfrequenz (bis zu 100%) konnte in weiteren Versuchen durch Verlängerung der Versuchszeit (10 Wochen) erreicht werden.

Bei den Autopsien war auffallend, daß die im Nierenbecken befindlichen Konkremente am häufigsten an den Papillenspitzen lokalisiert waren. Dieses Gebiet scheint also — jedenfalls unter den Bedingungen des Vitamin B_6-Mangels — eine Prädilektionsstelle der Steinbildung zu sein. Damit könnte die Auffassung von Randall (1939), nach der die Nierensteinbildung von der Papillenspitze (infolge Läsion und Verkalkung der Basalmembran) ihren Ausgang nimmt, eine weitere Stütze erfahren. Allerdings sahen die Autoren nur relativ selten die für die Entstehung der Randallschen Plaques typischen morphologischen Veränderungen der Basalmembran. Häufig war das Epithel in diesem Bereich auffällig hyperplastisch und wies ein eigenartiges Phänomen auf: Im Cytoplasma der meisten dieser Epithelzellen lagen gleichmäßig verteilt kleine, lichtbrechende Granula, deren histochemische Eigenschaften nicht sicher geklärt werden konnten.

Einen begünstigenden Einfluß auf die Steinbildung unter Vitamin B_6-Mangel hat offenbar das in der Kost enthaltene Glycin. Wird es aus der Kost fortgelassen, so resultiert eine erhebliche Verzögerung der Steinbildung.

In der Diskussion ihrer Ergebnisse gehen Andrus u. Mitarb. auf die von Hammarsten (1937) verwendete Methode zur Erzeugung von Oxalatsteinen mittels Magnesiummangels in der Kost (s. Abschnitt D, II, f. S. 270) näher ein. Da sie in mehrjährigen Versuchen mit einer Kostform, die etwa den gleichen geringen Magnesiumgehalt wie die Diäten von Hammarsten hatte, nie eine Oxalatsteinbildung beobachteten, äußern sie die Vermutung, daß weniger der Magnesiummangel als vielmehr der geringe Vitamin B_6-Gehalt der betreffenden Diäten die Steinbildung verursachte. Zur Begründung ihrer Ansicht unterstellen sie, daß der Vitamin B_6-Träger in den Hammarsten-Diäten im wesentlichen die Trockenhefe war. Nach Untersuchungen von Rubin, Scheiner u. Hirschberg (1947) sowie von Sarma, Snell u. Elvehjem (1947) ist jedoch der Gehalt der Trockenhefe an Vitamin B_6 relativ gering, so daß er theoretisch nicht zur Deckung des Bedarfs an diesem Vitamin ausreicht.

Insofern könnte also die Vermutung, daß der eigentliche steinerzeugende Faktor in den Hammarsten-Diäten mehr das Fehlen des Vitamins B_6 als der Magnesiummangel gewesen sei, durchaus zutreffen. Andererseits ist aber zu bedenken, daß die betreffenden Diäten außer Trockenhefe auch andere Vitamin B_6-Träger (Reismehl, Weizenkeimlinge) enthielten. Vor endgültigen Schlüssen, hinsichtlich der Bedeutung des Vitamin B_6-Mangels in den Hammarsten-Diäten wäre es vielleicht doch zweckmäßig, den Gesamtgehalt der Diäten an Vitamin B_6 analytisch zu ermitteln.

Daß der Mangel an Vitaminen — allerdings nicht nur an B_6 — die Oxalatsteinbildung begünstigt, hat HAMMARSTEN übrigens recht eindeutig in den betreffenden Versuchen nachgewiesen. Diese Befunde in erster Linie auf einen Mangel an Vitamin B_6 zu beziehen, liegt anhand der interessanten Beobachtungen von ANDRUS u. Mitarb. selbstverständlich sehr nahe. Es kann jedoch nach allen bisherigen experimentellen Erfahrungen vorerst noch nicht mit Sicherheit ausgeschlossen werden, daß ein gleichzeitiger Mangel an anderen Vitaminen oder Störungen in deren natürlichen Relationen zueinander — ebenso wie gleichzeitige Veränderungen im Mineralhaushalt — auch wichtige ursächliche oder mitbedingende Faktoren bei der Oxalatsteinbildung sein können.

Wieweit durch die Versuchsergebnisse von ANDRUS u. Mitarb. Ansatzpunkte dafür gegeben sind, der Lösung eines der schwierigsten Probleme im Zusammenhang mit der Oxalatsteinbildung beim Menschen — der Genese der endogenen Hyperoxalurie — näher zu kommen, ist z. Z. noch nicht abzusehen. Zweifellos haben aber die Beobachtungen dieser Autoren der experimentellen Harnsteinforschung einen neuen Weg aufgezeigt.

Es ist zu erwarten, daß sich mehr Untersucher als bisher diesem Fragenkomplex zuwenden werden, zumal inzwischen auch von klinischer Seite eine Anregung vorliegt: ZINSSER (1960) beobachtete, daß die orale Verabfolgung hoher Dosen der Aminosäuren Glycin oder Tryptophan die Oxalatausscheidung im Harn stark erhöht; sie konnte durch längere parenterale Anwendung von Vitamin B_6 wieder völlig normalisiert werden.

d) Vitamin C-Mangel

Während die Ratte als Versuchstier für diese Fragestellung nicht geeignet ist, da sie Vitamin C selbst synthetisiert und dadurch das Fehlen dieses Vitamins in der Nahrung weitgehend kompensieren kann, scheint es möglich zu sein, beim *Meerschweinchen* durch Vitamin C-Mangel Harnsteine zu erzeugen.

MICHAUX (1934) beobachtete in Skorbut-Versuchen an Meerschweinchen, daß bei einem akuten Verlauf der Erkrankung beträchtliche Calciummengen in die Nieren eingelagert wurden, der Calciumgehalt des Harns jedoch vermindert war; irgendwelche Konkretionen in den Harnwegen fanden sich nicht. Wenn sich aber der Skorbut langsam entwickelte, so daß die Tiere erst nach langer Versuchszeit starben, war der Calciumgehalt der Nieren nicht so hoch; in fast allen Fällen enthielt jedoch die Blase kompakte, schwach grün gefärbte Substanzmassen von unterschiedlichem Gewicht (0,1—1,2 g). Die chemischen Analysen ergaben einen sehr hohen Wassergehalt (80%) und relativ geringe Mengen an *Calcium* (maximal 0,18%), *Phosphor* und *Magnesium.*

Obwohl diese Befunde lediglich als Hinweis auf die Möglichkeit anzusehen sind, daß ein Vitamin C-Mangel unter bestimmten Bedingungen an der Harnsteinentstehung beteiligt sein kann, ist es denkbar, daß bei entsprechender Modifizierung der Kost oder gleichzeitiger Anwendung anderer steinerzeugender Prinzipien die Bildung regelrechter Harnsteine zu erreichen wäre.

Zusammengefaßt ergibt sich aus diesem Abschnitt folgendes:

Unter den *ernährungsbedingten Störungen des Vitaminhaushaltes*, die sich zur Harnsteinerzeugung eignen, ist der *Vitamin A-Mangel* das bisher am häufigsten verwendete Prinzip. Die dabei entstehenden Steine (meistens Blasensteine) sind im allgemeinen *Calcium-* oder *Magnesiumammoniumphosphatkonkremente*; außerdem lassen sich unter bestimmten Bedingungen *Oxalat-* und *Carbonatsteine* erzeugen. Bei einer bestimmten Hunderasse (Dalmatiner) und bei Hühnchen können durch Vitamin A-Mangel *Harnsäuresteine* erzeugt werden. Wieweit ein

Mangel an Vitamin D eine Steinbildung auslösen bzw. fördern kann, ist noch nicht hinreichend geklärt. Dagegen liegen experimentelle Beweise dafür vor, daß Änderungen der Relationen zwischen den Vitaminen A und D zugunsten des Vitamins D die Steinbildung begünstigen können und daß ein *Überangebot an Vitamin D* — auch unter sonst normalen Ernährungsbedingungen — *zur Steinbildung führt.* Auf Grund neuerer Untersuchungen ist es möglich, mit einem *Vitamin B_6-Mangel Oxalatsteine* zu erzeugen. Die anderen Vitamine — mit Ausnahme von Vitamin C beim Meerschweinchen — scheinen nach den bisher vorliegenden Befunden für die Steinbildung ohne Bedeutung zu sein. Als *mitwirkende Faktoren* bei der Steinbildung durch Störungen im Vitaminhaushalt werden von einigen Autoren genannt: *Überangebot oder Mangel an Eiweiß, Überangebot an Calcium und Mangel an anorganischem Phosphor.*

II. Mineralien

Die ersten systematischen Tierversuche zur Erforschung der Beziehungen zwischen Harnsteinbildung und Störungen im Mineralhaushalt unternahm McCarrison (1926; 1927a, b; 1928, 1930a). Er hatte in Ernährungsversuchen an Ratten, bei denen es zur Steinbildung kam, beobachtet, daß der Steinbefall unter einer Kost mit hohem Gehalt an Weizenmehl größer war als unter einer Kost, die einen hohen Gehalt an Hafermehl hatte. Wenn er der Weizenmehl-Kost Vollmilch oder Butter hinzufügte, blieb die Steinbildung aus. Er vermutete deshalb zunächst, daß die Ursache der Steinbildung neben dem Mangel an Vitamin A und tierischem Eiweiß ein Überschuß an Phosphaten ist.

a) Calcium-Überangebot

McCarrison (1930b) prüfte dann, welchen Einfluß die zusätzliche Verabfolgung von Kalk auf die Steinbildung hat. Eine Gruppe von 48 jungen *Ratten* wurde mit einer Kost aus 97 Teilen Weizenbrot und 3 Teilen getrockneter Hefe gefüttert; eine andere Gruppe von 24 Tieren erhielt die gleiche Kost, der aber gelöschter Kalk zugefügt wurde (0,324 g auf 20 g Kost); aq. dest. ad libit.

In der ersten Gruppe wurden bei 8 Tieren (16,6%), in der zweiten Gruppe bei 9 Tieren (42,8%) Steine gefunden.

In einem anderen Versuch bekamen 24 Tiere $8^1/_2$ Monate lang eine vollwertige Kost, der ebenfalls gelöschter Kalk (zwischen 0,454 und 0,648 g auf 20 g Kost) zugesetzt war. Bei diesen Tieren trat in keinem Fall Steinbildung auf. Aus diesen Ergebnissen war zu folgern, daß der fördernde Effekt von Kalk auf die Steinbildung nicht eintritt, wenn die Kost ausreichende Mengen an Eiweiß und Vitaminen enthält.

In einer nochmaligen Prüfung verschiedener Getreidearten fand McCarrison (1930c) in Bestätigung seiner früheren Befunde, daß Weizen die stärksten steinerzeugenden Eigenschaften hat; sie sind weniger ausgeprägt bei Hafer, Reis und Hirse.

In einer Zusammenfassung der Ergebnisse weiterer umfangreicher Untersuchungen klassifizierte McCarrison (1931a) die für die Steinbildung wichtigen Ernährungsfaktoren in negative und positive. Die *negativen* sind nach seiner Ansicht Mangel an fettlöslichen Vitaminen und Mangel an Phosphaten; den Phosphatmangel bezieht er auf Grund von Befunden mit ein, die seine ursprüngliche Vermutung, daß ein Phosphatüberschuß die Steinbildung mitbedingt, nicht bestätigten. Die *positiven* Faktoren sind Überschuß an Kalk und ein unbekannter Faktor in den Getreidekörnern. Die positiven Faktoren scheinen unwirksam zu sein, wenn die negativen in der Kost ausreichend vorhanden sind.

Die unter Weizenbrotkost (mit Hefezusatz) auftretenden Steine bestanden aus *Magnesiumammoniumphosphat*; dagegen bildeten sich unter Zusatz von Kalk zu dieser Kost *Calciumcarbonat*- oder *Calciumhydroxydsteine*. Durch Zugabe von Vollmilch zu diesen Kostformen konnte die Steinbildung völlig verhindert werden (McCarrison, 1931b). Außerdem wurde beobachtet, daß die Steinbildung unter der mit Kalk angereicherten Kost häufiger mit Infektionen der Harnwege, Cystitiden und Nephrosen einherging als unter der Kost ohne Kalk.

Damit hatte sich aus den Untersuchungen von McCarrison ein Gesichtspunkt ergeben, der für die weitere Erforschung der zur Steinbildung führenden Ernährungsfaktoren wegweisend war: Es mußte angenommen werden, daß neben dem Mangel an Vitamin A Störungen des Verhältnisses Calcium : Phosphor eine zumindest ebenso wichtige Rolle spielen.

Diese Vermutung konnte dann durch Ranganathan (1931), einen Mitarbeiter von McCarrison, bestätigt werden. Unter Beibehaltung der Versuchsanordnung führte er eingehende Untersuchungen über den Calcium- und Phosphorstoffwechsel der Versuchstiere durch.

Die Ergebnisse waren — kurz zusammengefaßt — folgende: Wird zu der Vitamin A-armen Weizenbrotkost Kalk hinzugefügt, so erfolgt eine erhöhte Calciumausscheidung im Harn; dagegen wird unter einer vollwertigen, d. h. auch ausreichend Vitamin A enthaltenden Kost mit Kalkzulage Calcium erhöht in den Faeces ausgeschieden. Bei diesen Tieren besteht allerdings eine übermäßige Phosphatausscheidung im Harn; sie bleibt aber aus, wenn der vollwertigen Kost Vitamin A entzogen wird. Die mit Kalk angereicherte Weizenmehlkost führt nicht zur Steinbildung, wenn die Tiere zusätzlich Vollmilch bekommen.

Den Versuchsergebnissen von McCarrison und Ranganathan konnte also entnommen werden, daß die zur Steinbildung führende oder sie zumindest begünstigende Störung des Calcium : Phosphor-Verhältnisses in einer *Überhöhung des Calciums* zu suchen ist.

Einen interessanten Hinweis auf die Möglichkeit, die unter einer calciumreichen Kost bestehende Tendenz zur Steinbildung durch mechanisch bedingte Störungen der Nierendurchblutung zu erhöhen, gab Gray (1935b). Bekanntlich teilt sich beim Kaninchen die Nierenarterie kurz vor Eintritt in die Niere in zwei oder mehrere Äste. Gray legte bei 40 *Kaninchen* um einen dieser Äste eine Ligatur zur Drosselung der Blutzufuhr — und zwar jeweils nur an einer Niere. 20 Tiere erhielten eine normale Kost, 20 Tiere eine Zulage von Calcium (etwa 2,5 g pro Tier und Tag) und Vitamin D (täglich 1 Tropfen Radiostol). Die Steinhäufigkeit bei der normal ernährten Gruppe betrug 15%, bei der anderen 45%; die Steine traten nur in der durchblutungsgestörten Niere auf.

Die durch die Versuche von McCarrison aktuell gewordene Frage, welche Bedeutung dem Calciumüberschuß in der Kost als steinerzeugendem Prinzip zukommt, verfolgte Polak (1936a, b) in Fortsetzung seiner Untersuchung über den Vitamin A-Mangel (vgl. Abschnitt D, I, a, Seite 252) weiter.

Nachdem Polak gesehen hatte, daß der Zusatz von $CaCO_3$ die durch Vitamin A-Mangel bedingte Steinbildung begünstigt, modifizierte er die in den ersten Versuchen verwendete Diät folgendermaßen: 3% Casein, 3% Trockenhefe, 2% Salzgemisch, 1% standardisierter Lebertran — aufgefüllt mit gemahlenem weißen Reis auf 100% unter Abzug der jeweils zugefügten Menge an $CaCO_3$. Zunächst setzte er 3% $CaCO_3$ der Diät zu. Versuchsdauer: 60—100 Wochen.

Von 23 *Ratten*, die in dieser Zeit spontan starben, hatten 3 Tiere Nierensteine, 3 Tiere Blasensteine und 12 Tiere Nieren- und Blasensteine. Nur 5 Tiere blieben steinfrei; wobei allerdings nicht zu entscheiden war, ob nicht auch bei diesen Tieren Steine vorgelegen haben, die aber spontan ausgestoßen wurden.

Es war also gelungen, auf diese Weise in einem bemerkenswert hohen Prozentsatz Steine zu erzeugen, ohne daß ein Vitamin A-Mangel in der Kost bestand. Zu erwähnen ist noch, daß im fortgeschrittenen Stadium der Steinbildung die Nieren immer als große Tumoren durch die Bauchwand zu tasten waren, während es nur in einem Falle möglich war, die vergrößerte und mit vielen kleinen Steinen angefüllte Blase deutlich zu palpieren. Die Palpationsbefunde konnten röntgenologisch bestätigt werden. Die Tiere machten während der ganzen Versuchszeit einen gesunden Eindruck und wuchsen normal.

Versuche mit derselben Diät an 19 *Mäusen* schlugen fehl; es kam in keinem Falle zu einer Steinbildung. Auch bei *Meerschweinchen* war mit dieser Diät eine Steinbildung nicht zu erreichen.

Eine aus verschiedenen Gründen interessierende Frage war, ob möglicherweise *Unterschiede in der Steinhäufigkeit* zwischen *jungen* und *alten Tieren* bestehen. Es wurden deshalb 46 ältere Ratten — u. a. Muttertiere, die schon mehrmals geworfen hatten — in einen langfristigen Versuch (bis zu 115 Wochen) genommen und mit derselben Diät gefüttert. Das Steinvorkommen war tatsächlich wesentlich geringer als bei jungen Tieren: nur dreimal Nierensteine, dreimal Blasensteine und dreimal Nieren- und Blasensteine.

Diese Befunde wurden später von KOCH, HAASE u. MAREK (1952) bestätigt; sie beobachteten in Versuchen mit einer Kostform, in der die Weizenstärke durch Kartoffelstärke ersetzt war, daß die Steinfrequenz und die Letalitätsquote bei älteren Tieren geringer sind als bei jungen.

Zur näheren Information über die Zeit, die zur Steinentstehung bei jungen Tieren notwendig ist, setzte dann POLAK eine größere Versuchsreihe (insgesamt 158 Tiere) an und tötete in Abständen von je einer Woche mehrere Tiere. Dabei zeigte sich, daß die ersten Steine bereits nach 3 Wochen gebildet waren; in der Folgezeit nahmen Häufigkeit und Zahl der Steine stetig zu — und zwar bei den Männchen erheblich mehr als bei den Weibchen. Die maximale Versuchszeit betrug 14 Wochen. In der gesamten Versuchsreihe entstanden bei 83 Männchen 49mal Blasensteine und 33mal Nierensteine; dagegen bei 75 Weibchen in einer durchschnittlich fast gleichen Versuchszeit nur 7mal Blasensteine und 7mal Nierensteine.

Um jeden Zweifel über den steinerzeugenden Effekt des Calcium-Überangebots zu beseitigen, wurde als Gegenprobe 11 Ratten die gleiche Grundkost gegeben, der aber nicht $CaCO_3$, sondern 3% KH_2PO_4 zugefügt wurde. Versuchszeit: 42—104 Wochen. Bei keinem der Tiere wurden Steine oder andere pathologische Symptome festgestellt.

Es blieb nun noch die Frage zu klären, welche $CaCO_3$-Menge zur Steinerzeugung am geeignetsten ist. Als vermutliche Maximaldosis erhielten 10 Ratten statt der 3%igen eine 6%ige $CaCO_3$-Zulage. Versuchszeit: 10—94 Wochen. Mit Ausnahme eines Tieres, das infolge einer Pneumonie vorzeitig starb, wiesen alle anderen Tiere erwartungsgemäß eine massive Steinbildung auf. In einer Kontrollgruppe von 21 Tieren, deren Kost nur 2% $CaCO_3$ zugesetzt war, entstanden 9mal Blasen- und Nierensteine sowie in einem Falle ein Nierenstein, während Blasensteine allein überhaupt nicht auftraten. Bei einer anderen Gruppe von 22 Tieren wurde die $CaCO_3$-Dosis weiter auf 1% reduziert. In einer Versuchszeit von 4—104 Wochen wurden nur in 2 Fällen Steine gefunden.

Nachdem also feststand, daß ein 3%iger Zusatz von $CaCO_3$ ausreicht, um Steine zu erzeugen, wandte sich POLAK anderen Fragestellungen zu. Es lag ihm vor allem daran, Gewißheit darüber zu erlangen, ob die $CaCO_3$-Zugabe wirklich als eigentliche Ursache der Steinbildung anzusehen ist oder ob vielleicht durch diese Zugabe Störungen im Mineralstoffwechsel bedingt werden, in deren Folge eine Steinbildung durch andere in der Kost enthaltene Salze eintritt. Er verfütterte deshalb an 21 Tiere die Grundkost ohne das Salzgemisch und ohne $CaCO_3$-Zugabe. Auch bei diesen Tieren kamen relativ häufig Steine vor. Merkwürdig war aber, daß diese Tiere schon nach einigen Wochen starben — und zwar unter den typischen Symptomen eines Vitamin A-Mangels.

Daraufhin erhielten 7 Tiere bei gleichen Versuchsbedingungen wöchentlich zweimal eine genügende Menge Lebertran. Bei ihnen fanden sich in 5 Fällen Blasensteine; die Tiere lebten aber wesentlich länger und zeigten keine Symptome einer Hypovitaminose. POLAK schloß aus diesen Befunden, daß im Hinblick auf die in den vorausgegangenen Versuchen ($CaCO_3$-Zugabe) beobachtete lange Lebensdauer der Tiere der steinverursachende Faktor doch wohl das Calcium-Überangebot sein müsse.

Um zu prüfen, ob der steinerzeugende Effekt nur dem $CaCO_3$ eigen ist, fügte er der Grundkost 3% $CaCl_2$ zu. Die Steinbildung war wesentlich geringer; sie blieb völlig aus, wenn die Tiere zusätzlich Lebertran erhielten. Da durch die $CaCl_2$-Zugabe eine Ansäuerung des Harns erfolgt, während die Harnreaktion unter $CaCO_3$-Zugabe im alkalischen Bereich liegt [POLAK u. PIET (1937)], vermutete POLAK, daß es unter Calciumüberschuß erst dann zur Steinbildung kommt, wenn *gleichzeitig eine alkalische Harnreaktion* vorliegt.

Diese Vermutung wurde in Therapieversuchen von POLAK u. BRIENNE (1938) durch folgende Beobachtung bestätigt: Waren unter $CaCO_3$-Zusatz zur Kost röntgenologisch feststellbare Steine entstanden und wurde dann $CaCO_3$ durch $CaCl_2$ ersetzt, wechselte die Harnreaktion vom alkalischen zum sauren Bereich; und die *Steine verschwanden wieder*.

Gleiche Versuche mit 0,3% Natriumbenzoat, das in Prüfungen von SNAPPER, BENDIEN u. POLAK (1936) bei einer Tiergruppe eine geringe prophylaktische Wirkung gezeigt hatte, waren ergebnislos [POLAK (1939)]. Dagegen konnte die Steinbildung durch gleichzeitige Gaben von 0,3% Natriumsalicylat zu der mit 3% $CaCO_3$ versehenen Kost verhindert werden.

Wurden der Kost anstatt $CaCO_3$ äquivalente Mengen von Calcium als Calciumnatriumlactat oder Calciumlactat beigegeben, so entstanden auch Steine, jedoch später und in geringerer Zahl als unter $CaCO_3$; auch hier war der Steinbefall bei den männlichen Tieren stärker als bei den weiblichen.

Calciumbestimmungen im Blutserum bei den mit der Grundkost und $CaCO_3$-Zusatz gefütterten Tieren ergaben eine deutliche Erhöhung der Calciumwerte (zwischen 11,2 und 16,1 mg-%), die Werte bei normal ernährten Ratten lagen zwischen 9,0 und 11,3 mg-%.

Die unter der Grundkost mit $CaCO_3$-Zusatz gebildeten Steine bestanden nach den Analysenergebnissen von VERKOREN (1937) zum größten Teil aus *Calciumcitrat* mit unterschiedlichen Beimengungen von *Carbonat* und *Phosphat*.

Aus den Untersuchungen von POLAK ging also eindeutig hervor, daß ein Calciumüberschuß in der Kost zur Steinbildung führt; und zwar auch dann, wenn die Kost einen ausreichenden Gehalt an Vitamin A hat. Damit wurden die Beobachtungen von MCCARRISON voll und ganz bestätigt.

Unabhängig von POLAK wurden zur gleichen Zeit COX u. IMBODEN (1936) durch Zufallsbefunde auf die steinerzeugende Wirkung eines Calciumüberschusses in der Kost aufmerksam. In Ca/P/Mg-Bilanzversuchen an *Ratten* stellten sie Nieren- und Blasensteine bei mehreren Tieren fest. Es handelte sich um Tiere aus Gruppen, die mit einer vollwertigen Kost ernährt waren, in der aber der Ca/P-Quotient (normal = 1,0) zugunsten von Calcium geändert war und zwischen 1,66 und 5,0 lag. Die anorganischen Anteile der Steine bestanden aus Calciumsalzen mit Spuren von Phosphat. Da der Gehalt dieser Steine an organischen Substanzen, die jedoch nicht näher untersucht wurden, relativ hoch war, ist zu vermuten, daß es sich hier auch um *Calciumcitratsteine* handelte.

Eine Modifizierung der Methode von POLAK, die in der Folgezeit von verschiedenen anderen Autoren für Prophylaxe-Versuche benutzt wurde, erfolgte durch MADAUS u. KOCH (1941) auf Grund eigener Erfahrungen.

Da Reismehl zu der Zeit nicht in genügender Menge zur Verfügung stand, verwendeten sie an dessen Stelle Weizenstärke zur Bereitung der Kost. In Vorversuchen zeigte sich jedoch, daß bei einem plötzlichen Wechsel von Stallfütterung (Semmel, Mais, Wasser) auf die steinerzeugende Kost ($CaCO_3$-Zusatz) die Tiere in den ersten 14 Tagen schlecht futterten und ein beträchtlicher Teil der Tiere vorzeitig zugrunde ging. Deshalb wurde grundsätzlich nach Absetzen der Stallkost eine etwa 4wöchige Verfütterung der Kost ohne $CaCO_3$ vorgeschaltet.

In Kontrollversuchen mit der $CaCO_3$-freien Kost kam es innerhalb von 15 Wochen in keinem Falle zu Steinbildung oder zu anderen pathologischen Erscheinungen im Harntrakt. Unter Zusatz von 3% $CaCO_3$ zur Kost entstanden innerhalb von 15 Wochen bei *62,5% der Tiere Nieren- und Blasensteine (Calciumcitrat)*.

Durch klinische Mitteilungen über eine angeblich hemmende Wirkung der Krappwurzel (Rubia tinctorum) auf die Steinbildung veranlaßt, prüften MADAUS u. KOCH den prophylaktischen Effekt von Verreibungen der Frischpflanze auf die Steinbildung unter der $CaCO_3$-Kost.

Bereits in den ersten Versuchsreihen ergab sich, daß der Zusatz von Rubia tinctorum (20% einer Frischpflanzenverreibung unter Fortlassung der entsprechenden Menge Weizenstärke) den Steinbefall erheblich reduziert. Während sich bei den Kontrolltieren in einer Versuchszeit von 90 Tagen in 77% der Fälle Nieren- und Blasensteine bildeten, kam es unter der Rubia-Prophylaxe in 96 Tagen nur bei 16% der Tiere zur Bildung von Blasensteinen. In einem weiteren Versuch konnten diese Befunde bestätigt werden: Bei 14 Tieren ohne Rubia-Prophylaxe traten innerhalb von 75 Tagen in 61,5% Nieren- und Blasensteine mit einer Gesamtsteinmenge von 615 mg auf; bei 20 Tieren unter der Rubia-Prophylaxe kam es in der gleichen Versuchszeit nur in 17,65% zur Bildung von Blasensteinen und von geringen Mengen Grieß in den Nieren im Gesamtgewicht von 10,8 mg.

Ähnliche Prophylaxeversuche führte später GEINITZ (1956, 1958) mit einer Kombination von verschiedenen ätherischen Ölen und Rubiaglykosiden durch. Allerdings änderte er die Grundkost dahingehend, daß sie 10 g Brotpulver (gleiche Mengen von Weiß- und Graubrot, geröstet und im Starmix pulverisiert), 5 g Kartoffelstärke, 2 g Zucker und 19 cm^3 Milch enthielt. Dieser Tagesmenge der Kost wurden während der gesamten Versuchszeit (4 Wochen) 4% $CaCO_3$ und während der zweiten Versuchshälfte (14 Tage) 0,5% Oxamid zusätzlich beigemengt. Als Versuchstiere wurden männliche Albinoratten im Gewicht von 200—300 g verwendet. Bei der Kontrollgruppe (25 Tiere) kam es in fast allen Fällen zur massiven Steinbildung. Dagegen wurde in der Testgruppe (25 Tiere) durch eine Tagesdosis von 22 Tropfen der Prüfsubstanz die Steinbildung erheblich reduziert; 9 Tiere blieben völlig konkrementfrei, während nur 5 einen starken und die übrigen einen geringen Steinbefall aufwiesen. Die Steine waren gelblichweiß, meist unregelmäßig geformt und von bröckliger Konsistenz. Sie enthielten nur wenig anorganisches Material, dagegen reichlich eiweißähnliche Substanz und Urate in Spuren. Auf Grund der Beobachtungen bei der Steinbildung unter $CaCO_3$ (POLAK, MADAUS u. KOCH u. a.) sowie unter Oxamid (vgl. Abschnitt F, I, S. 292) wäre zu vermuten, daß es sich primär um Calciumcitratsteine handelte, die sich unter der Oxamidverabfolgung in der zweiten Versuchshälfte zu Mischkonkrementen aus Citrat und Oxamid weiterentwickelten. Wahrscheinlich ist jedoch, daß es fast reine Oxamidsteine waren. HAASE u. MEYERING (1961) fütterten in Nachprüfung der Versuche von GEINITZ bei einigen Gruppen die von ihm verwendete Kost. Sie konnten bestätigen, daß sich in der gleichen Versuchszeit (28 Tage) bei allen Tieren massenhaft Steine bildeten, die fast ausschließlich aus *Oxamid* bestanden.

Mit der von MADAUS u. KOCH verwendeten Versuchsanordnung prüften BROSIG u. HIRSCH (1957) die *Gluconsäurewirkung* (0,5 g/Tier und Tag) bei 150 bis 200 g schweren Tieren. Es ergab sich kein Unterschied.

Die Untersuchungen von MADAUS u. KOCH wurden später von KOCH, HAASE u. MAREK (1952) unter der Fragestellung fortgesetzt, ob außer Störungen im Mineral- und Vitaminhaushalt der Eiweißanteil der Kost und die verwendeten Vegetabilien für die Erzeugung bestimmter Steinarten von Bedeutung sind (s. Abschnitt D, III, a, S. 273).

Im Rahmen dieser Untersuchungen konnte von KOCH, HAASE u. MAREK (1953) eine Frage geklärt werden, die im Hinblick auf die Prophylaxe und Therapie der Konkrementbildung von Interesse ist und zu der verschiedene Einzelbeobachtungen bereits von anderer Seite vorlagen [u. a. HIGGINS (1934, 1935), POLAK u. BRIENNE (1938), HAN (1939), GROSS, COOPER u. HAGAN (1941)]: *Kann durch Fortlassen der steinerzeugenden Noxe eine Spontanauflösung bereits gebildeter Steine erreicht werden?*

Methodik. Aus 800 Versuchstieren, bei denen durch Verfütterung von Kostformen mit $CaCO_3$-Zusatz Steine entstanden waren, wurden 56 Tiere ausgewählt, die im Röntgenbild besonders kontrastreiche Steinschatten in der Blase aufwiesen. Diese Tiere erhielten dann die betreffende Kost weiter, aber ohne $CaCO_3$-Zusatz.

Ergebnisse. In allen Fällen war ein zunehmender Abbau der Steine zu beobachten. Die Zeitspanne bis zum völligen Zerfall der Steine war abhängig von der vorhergegangenen Fütterungsdauer von $CaCO_3$. Bei einigen Tieren, die in 57 Tagen Steine gebildet hatten, zeigte sich bereits nach 6—7 Tagen eine beginnende Auflösung der Konkremente. Nach 30 Tagen waren röntgenologisch keine Steinschatten mehr feststellbar. Bei der Autopsie fanden sich nur noch krümelige Trümmer, die im allgemeinen so weich waren, daß man sie zwischen den Fingern zerdrücken konnte. Oft lagen nur noch mehlbreiartige Steinreste in der Blase.

Bei anderen Tieren, die 128 Tage mit der $CaCO_3$-Kost vorgefüttert waren, hatten die Konkrementschatten im Röntgenbild nach 20 Tagen eine unscharfe Randzeichnung. Bei der Obduktion wiesen die Steine eine arrondierte Oberfläche auf. Auch in diesen Fällen war aber — im Vergleich zu den mit der $CaCO_3$-Kost weitergefütterten Kontrolltieren — eine weich-mürbe Konsistenz der Steine als Zeichen einer fortschreitenden Auflösung unverkennbar.

Anhand dieser Befunde kann also die Frage, ob eine Spontanauflösung der Steine nach Fortlassen der steinerzeugenden Noxe (in diesem Falle $CaCO_3$) *möglich ist, bejaht werden.*

b) Calcium- und Phosphor-Überangebot

Daß unter bestimmten Ernährungsbedingungen ein gleichzeitiges Überangebot von Calcium und Phosphor zur Steinbildung Anlaß geben kann, scheint aus neueren Untersuchungen von SAMBHAVAPHOL, BOSWIRTH u. MCCAY (1958) hervorzugehen. Angeregt durch klinische Mitteilungen über die Steinbildung bei Ulcuskranken, die über längere Zeit eine Milchdiät mit Zusatz von Natriumbicarbonat erhielten [IVY, GROSSMAN u. BACHRACH (1950)] und auf Grund von Beobachtungen in Tierversuchen [BARNES (1942), SAXTON, SPERLING, BARNES u. MCCAY (1953)], verfütterten sie an junge *Ratten* eine Diät, die aus frischer, pasteurisierter und homogenisierter Milch mit Zusätzen von Vitamin D, einigen Spurenelementen und Natriumbicarbonat bestand. Unter dieser Diät bildeten sich innerhalb von 6 Monaten bei den meisten männlichen Tieren Steine in der Blase; bei den Weibchen wurden keine Steine, dagegen häufig Verkalkungen im Bereich des Nierenmarks gefunden. Angaben über die chemische Beschaffenheit der Steine fehlen.

Hinsichtlich der ursächlichen Faktoren bleibt die Frage offen, wieweit neben dem reichlichen Angebot von Calcium und Phosphor auch der relativ geringe Magnesiumgehalt der Milch sowie p_H-Verschiebungen des Harns eine Rolle spielen können.

Parallelversuche mit derselben Diät an 60 *Hamstern* ergaben nur in einem Fall Steine in der Blase.

c) Phosphor- und Magnesium-Überangebot

Wieweit ein gleichzeitiges Überangebot von Phosphor und Magnesium als ursächliches Moment für die Steinbildung anzusehen ist, bedarf noch einer endgültigen Klärung. Bisher liegen lediglich einige Hinweise vor.

HAAG u. PALMER (1928) prüften an *Ratten* die Wirkung von Änderungen der Relationen zwischen Calcium, Phosphor und Magnesium in der Ernährung. Dabei fanden sie Blasensteine bei 2 Tiergruppen, die eine an Calcium arme, aber an Magnesium und Phosphor reiche Kost erhalten hatten. Die Steine waren *Phosphatkonkremente.* Ähnliche Befunde an *Ratten* erhob ROST (1930), der einer vollwertigen Kost aus Weizen, Mais, Reis, Hafer, Erbsen, weißen Bohnen, Beefsteak, Butter, Kochsalz und Casein verschiedene Erdphosphate hinzufügte und dann *Phosphatsteine* im Harntrakt feststellte.

LINDLEY, TAYSOM, HAM U. SCHNEIDER (1953) untersuchten bei *Schafen* den Einfluß von Calcium-, Phosphor- und Magnesiumzulagen zu einer Vitamin A-freien Grundkost, die allein gegeben keine Steinbildung verursachte.

Sie verwendeten männliche Jungtiere aus Kreuzungen von Rambouillet- mit Hampshire- oder Suffolk-Stämmen. Durchschnittliches Gewicht der Tiere bei Versuchsbeginn: 105 Pfund. Die Grundkost [LINDLEY, BRUGMAN, CUNHA u. WARWICK (1949)] bestand aus 25% Weizenstroh, 25% getr. Roten Beeten, 18% Leinsamenmehl, 17% Hafer und 15% Weizen. Die Mineralsalzzulagen wurden in Form von $CaCO_3$ (3,5 g), K_2HPO_4 (11 g) und $MgCO_3$ (3 g) jeweils zu 1 Pfund Kost gegeben.

Jedes Tier wurde zweimal täglich einzeln gefüttert und mit Brunnenwasser getränkt. Neben p_H-Kontrollen des Harns wurden Blut- und Harnanalysen auf Ca, P und Mg durchgeführt. Insgesamt waren 54 Tiere im Versuch, die in Gruppen zu je 6 eingeteilt waren. Die Versuchsdauer betrug 3—5 Monate, bei drei Gruppen 6 Monate.

Ergebnisse. Unter Zugabe von $CaCO_3$ und $MgCO_3$ blieben die Tiere steinfrei. K_2HPO_4 allein gegeben führte dagegen in 50% der Fälle zur Steinbildung. Die Steinfrequenz stieg auf 66,6%, wenn alle 3 Substanzen zusammen verabfolgt wurden. Ob und wieweit hier die Calciumzulage an der Erhöhung der Steinhäufigkeit beteiligt war, ist der Arbeit nicht zu entnehmen; den wesentlichen Anteil an der Erhöhung dürfte jedoch die Magnesiumzulage gehabt haben. Die biochemischen Analysen zeigten, daß durch die alleinige Phosphorzugabe die Phosphorwerte signifikant erhöht wurden, während dies unter Verabfolgung aller 3 Substanzen nicht der Fall war. Die p_H-Werte wiesen keine auffallenden Unterschiede auf. Mit Vitamin A-Zugaben (zweimal wöchentlich Lebertran) konnte die Steinbildung gehemmt werden.

Bei den Steinen handelte es sich meistens um *Calcium-* oder *Magnesiumammoniumphosphatsteine.*

Über die Urolithiasis beim *Schaf* und über Fragen der experimentellen Harnsteinerzeugung bei dieser Tierart liegen u. a. von folgenden Autoren Untersuchungen vor: NEWSON (1938), EVELETH u. MILLEN (1939), JOHNSON, PALMER u. NELSON (1940), NEWSON, TOBISKA u. OSLAND (1943), BEESON, PENCE u. HOLM (1943), EVELETH, BOLIN, GOLDSBY u. FORD (1948). Versuche zur Harnsteinerzeugung bei *Stieren,* wobei insbesondere der Einfluß verschiedener Kostformen auf die Calcium-Phosphorausscheidung sowie auf den Gehalt des Harns an Mucoproteinen geprüft wurde, führten UDALL, DEEM u. MAAG (1958) durch.

d) Magnesium-Überangebot

Durch den Zufallsbefund von HAAG u. PALMER (s. Abschnitt D, II, c, S. 268) veranlaßt, untersuchte WATCHORN (1932) die Auswirkungen eines Überangebotes von Magnesium speziell unter dem Blickwinkel der Steinbildung.

Methodik. Schwarz-weiß gescheckte *Ratten* (bei Versuchsbeginn 100—120 g schwer) erhielten eine Grundkost, die aus 25% Casein, 40% Reisstärke, 17% Zucker, 15% Fett und 3% Salzgemisch bestand. Dazu bekam jedes Tier täglich 2 Tropfen Lebertran und 0,75 cm^3 Marmite-Extrakt sowie aq. dest. ad libit. Das Salzgemisch enthielt weder Magnesium noch Calcium und hatte folgende Zusammensetzung (Angabe in Teilen):

Natriumchlorid	51,9	Kaliumjodid	1,0
Saures Natriumphosphat	166,1	Mangansulfat	0,2
Kaliumphosphat	386,0	Natriumfluorid	0,04
Eisencitrat	35,4		

Durch Zufügung verschieden hoher Anteile von Calcium und Magnesium (als Carbonate) zur Grundkost wurden dann 4 Diäten zusammengestellt.

Diät A: Niedriger Calcium- und Magnesiumgehalt (0,4% Ca; 0,2% Mg).
Diät B: Niedriger Calcium-, hoher Magnesiumgehalt (0,4% Ca; 1,6% Mg).
Diät C: Hoher Calcium-, niedriger Magnesiumgehalt (2,0% Ca; 0,2% Mg).
Diät D: Hoher Calcium- und Magnesiumgehalt (2,0% Ca; 1,6% Mg).

Ergebnisse. Unter der Diät B, die an 200 Tiere verfüttert wurde, entstanden bei einer großen Zahl der Tiere Blasensteine aus *Calcium-* und *Magnesiumphosphat.* Der Steinbefall war eigenartigerweise bei den weiblichen Tieren häufiger als bei den männlichen. Unter den Diäten A, C und D kam es nicht zur Steinbildung. Untersuchungen der Blutserumwerte von Calcium, Magnesium und anorganischem Phosphat ergaben unter keiner der Diäten signifikante Abweichungen von der Norm.

Damit war eindeutig erwiesen, daß ein Überangebot von Magnesium zur Steinbildung führt; sie kann jedoch durch ein gleichzeitiges Überangebot von Calcium verhindert werden.

e) Phosphor-Mangel

SCHNEIDER u. STEENBOCK (1940) fütterten junge, bei Versuchsbeginn 50 g schwere *Ratten* mit einer vollwertigen Kost, in der aber der Phosphorgehalt stark reduziert war.

Zusammensetzung der Kost: 49% handelsübliche Glucose, 18% handelsübliches Eiweiß, 20% Stärke (gekocht), 4% Vitab (Vitamin B-Komplex), 4% phosphorfreies Salzgemisch und 5% Kottonöl (Oleum Gossypii seminis).

Bestandteile des Salzgemisches (in g):

NaCl	156,55	$MnSO_4$	0,20
KCl	290,00	$K_2Al_2(SO_4)_4 \cdot 24\, H_2O$	0,09
Calciumlactat	236,00	$CuSO_4 \cdot 5\, H_2O$	0,39
$CaCO_3$	210,00	NaF	0,50
$MgSO_4$	90,00	KJ	0,05
Eisencitrat	16,15		

Calciumgehalt der Kost: 0,57%; Phosphorgehalt: 0,04% (normal 0,41%).

Ergebnisse. In einer Versuchszeit von 20 Wochen bildeten sich bei fast allen Tieren Nierensteine; Ureter- und Blasensteine wurden seltener gefunden. Die weißen, im Durchmesser bis zu 7 mm großen Steine bestanden aus *Calciumcitrat.* Durch erhöhte Zulagen von Vitamin D schien der Steinbefall gesteigert zu werden.

In späteren Versuchen mit Diäten, die wenig Phosphor, aber ausreichend Calcium enthielten, wurden diese Befunde von MORRIS u. STEENBOCK (1951) bestätigt. Sie stellten außerdem fest, daß die Steinfrequenz durch Zugabe von Natriumcarbonat oder stark alkalisch wirksamen Salzen erhöht wird. Die Steine enthielten größtenteils *Calciumcitrat.*

Auch SAGER u. SPARGO (1955) erzeugten bei *Ratten* mit einer phosphorarmen Kost *Calciumcitratsteine.* Außer den Befunden der oben genannten Autoren konstatierten sie, daß der Steinbefall durch Einschränkung des Eiweißgehalts der Kost verstärkt wird und daß sich bei manchen Tieren bereits innerhalb von 6 Tagen Steine bilden. Darüber hinaus scheint die Anwesenheit von Tyroxin im Eiweiß für die Steinfrequenz (im Sinne einer Erhöhung) von Bedeutung zu sein.

Bei den Tieren mit Steinbildung wurden regelmäßig deutliche Anzeichen einer Harnstauung (Hydronephrose, Hydroureter, Blasendilatation) gefunden. Die Steine waren in den meisten Fällen in der Blase, weniger häufig in den Ureteren und ganz selten im Nierenbecken lokalisiert. Ihre Größe war unterschiedlich (bis zu 4 mm im Durchmesser). Tiere, die bis zum Spontantod (zwischen 57 und 150 Tagen) phosphorarm ernährt wurden, wiesen eine gleichmäßige Verteilung der Steine im gesamten Harntrakt auf. Ca/P-Bilanzkontrollen ergaben, daß der niedrige Phosphorgehalt der Kost die intestinale Calciumresorption stark fördert.

f) Magnesium-Mangel

Auf mögliche Beziehungen zwischen Störungen im Magnesiumhaushalt und Harnsteinbildung wurde HAMMARSTEN (1929) aufmerksam, als sich im Verlauf von Untersuchungen zum Problem der Oxalatsteinbildung ergab, daß die Löslichkeit von Calciumoxalat durch die Anwesenheit von Magnesium erhöht wird. Demnach konnte angenommen werden, daß die Auskristallisation von Calciumoxalat im Harn durch einen Mangel an Magnesium begünstigt wird. Bei der weiteren Bearbeitung dieser Frage in umfangreichen Tierversuchen gelang es dann HAMMARSTEN (1937), bei *Ratten* durch magnesiumarme Diäten *Calciumoxalatsteine zu erzeugen* und eine Reihe wichtiger Erkenntnisse über die pathogenetischen Zusammenhänge zu gewinnen.

Aus der Vielzahl der Versuchsanordnungen und Ergebnisse kann hier nur das Wichtigste vermittelt werden. Dem speziell für die Oxalatsteinbildung interessierten Untersucher sei jedoch das eingehende Studium der Originalarbeit empfohlen, aus der viele wertvolle Anregungen zu entnehmen sind.

Die von HAMMARSTEN verwendeten Kostformen waren im Prinzip so zusammengestellt, daß sie genügend Eiweiß und reichlich Kohlenhydrate, aber relativ wenig Fett (allerdings in Form von ungesättigten Fettsäuren, die für die Calciumresorption günstig sind) sowie genügend Hefe als zusätzlichen Vitamin B-Träger enthielten. Während einem Teil der Diäten ausreichende Mengen der Vitamine A und D zugefügt wurden, war der Gehalt anderer Diäten an diesen Vitaminen knapp. Diesen Kostformen wurde eines der üblichen Salzgemische beigegeben, in dem jedoch der Magnesiumanteil variiert wurde bzw. ganz fehlte.

Die Tiere (insgesamt 900 Albinoratten im Alter von 3 Monaten bei Versuchsbeginn) wurden zunächst für einige Zeit auf Normalkost gehalten und erhielten dann die betreffende Diät.

Ergebnisse. Unter den magnesiumarmen Diäten entstanden bei der größeren Zahl der Tiere Nieren- und Blasensteine; und zwar bei gleichzeitig niedrigem Gehalt der Diät an den Vitaminen A und D in 63% der Fälle und bei ausreichendem Vitamingehalt in 53%. Die Steine bestanden meistens aus reinem *Calciumoxalat*; in etwa einem Fünftel der analysierten Steine fanden sich Phosphatbeimengungen. Die Häufigkeit der Nierensteine war $2^1/_2$mal so hoch wie die der Blasensteine, die ausschließlich bei männlichen Tieren angetroffen wurden. Außer Steinen wurden häufig Calciumausfällungen in den Nierentubuli beobachtet. Unter den vitaminarmen Diäten waren die Steine größer und die Niederschläge in den Tubuli reichlicher als unter den vitaminreichen Diäten. Ca/P/Mg-Bilanzversuche bei den Tieren mit gleichzeitigem Magnesium- und Vitamin A- sowie B-Mangel ergaben eine stark erhöhte Calciumausscheidung im Harn. Diese konnte durch Calcium-, mehr noch durch Calcium- + Magnesiumgaben gesenkt und durch gleichzeitige Vitaminzufuhr (A oder D bzw. A + D) völlig normalisiert werden.

Zugaben von Oxalsäure (38 mg pro Tier und Tag) begünstigten die Steinbildung, obwohl nur ein unbedeutender Teil der zugeführten Oxalsäure durch den Harn wieder ausgeschieden wurde.

Nach Ansicht von HAMMARSTEN hat der Magnesiummangel bei der Steinbildung mehrere Angriffspunkte: Einmal wird durch die niedrige Magnesiumzufuhr der Magnesiumgehalt des Harns gesenkt, so daß seine Fähigkeit, Calciumoxalat in Lösung zu halten, eingeschränkt wird; zum anderen treten Störungen im Mineralstoffwechsel ein, die ihrerseits sowohl zu einer negativen Calciumbilanz und zu einer gesteigerten Calciumausscheidung im Harn als auch zu einer erhöhten Oxalatausscheidung führen.

Der Aussagewert der Befunde von HAMMARSTEN ist neuerdings von ANDRUS u. Mitarb. (1960) (s. Abschnitt D, I c, S. 261) in Zweifel gezogen worden, da sie in eigenen Versuchen mit einer magnesiumarmen Kost keine Steinbildung beobachten konnten. Dagegen gelang es ihnen, durch Vitamin B_6-Mangel unter einer sonst vollwertigen Kost Oxalatsteine zu erzeugen. Sie vermuten deshalb, daß die Steinbildung unter den von HAMMARSTEN verwendeten Diäten nicht durch den Magnesiummangel, sondern durch den Mangel an Vitamin B_6 verursacht wurde. Dabei unterstellen sie, daß die zur Grundkost gehörende Trockenhefe als Vitamin B_6-Quelle nicht ausreichte.

Diese Meinung dürfte jedoch nicht ganz zutreffen, da die Grundkost außer der Hefe auch noch andere Vitamin B_6-Träger enthielt. Selbst wenn man annehmen könnte, daß der Vitamin B_6-Gehalt unzureichend war, bliebe zumindest noch zu erörtern, ob und wieweit die magnesiumarme Kost der Autoren mit den Diäten von HAMMARSTEN in bezug auf die übrigen Komponenten identisch war. Da außerdem die Vermutung der Autoren hinsichtlich des Vitamin B_6-Mangels der Hammersten-Diäten auf theoretischen Berechnungen beruht, wäre es vor endgültigen Schlußfolgerungen angebracht, diese Frage in vergleichenden Untersuchungen mit den Originaldiäten nach HAMMARSTEN — und zwar mit und ohne Vitamin B_6 — zu prüfen.

Über Kalkausfällungen in der Niere unter *Magnesiummangel* in der Kost — allerdings mehr im Sinne einer Nephrocalcinose als einer regelrechten Konkrementbildung — liegt eine größere Zahl einschlägiger Untersuchungen vor. Zur Information über Methodik und Literatur sind folgende Arbeiten besonders geeignet: SCHRADER, PRICKETT u. SALMON (1937); WATCHORN u. MCCANCE (1937); HELLER u. DICKER (1947); FOLLIS (1948); LÖWENHAUPT, SCHULMAN u. GREENBERG (1950); DICK u. PRIOR (1951).

g) Magnesium-Mangel bei gleichzeitigem Calcium-Überangebot

Im Verlaufe von ernährungsphysiologischen Untersuchungen an Ratten über den Magnesiumstoffwechsel beobachteten CUNNINGHAM u. CUNNINGHAM (1938) bei einer größeren Zahl von Tieren Nieren- und Blasensteine. Bei der Aufschlüsselung der verwendeten Kostformen hinsichtlich des Mineralgehalts stellte sich heraus, daß immer dann Steine entstanden waren, wenn die betreffende Kost einen hohen Calcium-, aber sehr niedrigen Magnesiumgehalt hatte. Daraufhin wurden systematisch Versuche an insgesamt 499 Tieren durchgeführt.

Methodik. Die Grundkost hatte folgende Zusammensetzung (in %):

Casein	17	Weizenkeime	1
Schmalz	5	Weizenmehl	35
Lebertran	3	Saccharose	31,3
Trockenhefe	3	Salzgemisch	4,7

Das Salzgemisch (4,7%) bestand aus

NaCl	0,28	K_2HPO_4	0,56
KCl	0,27	Calciumlactat	3,57

sowie etwas Eisen und Kupfer

Gehalt der Grundkost an

Calcium	0,45	Magnesium	0,017
Phosphor	0,30	Eiweiß	19,0

Zu dieser Grundkost mit ausreichendem Gehalt an Hauptnährstoffen, Vitaminen und Mineralien (mit Ausnahme von Magnesium) wurden gestaffelte Mengen an $CaCO_3$ (2,5—6%) unter Fortlassung der entsprechenden Mengen Saccharose hinzugefügt. In Parallelversuchen erhielten die Tiere außer dem jeweiligen $CaCO_3$-Zusatz eine gleichbleibende Magnesiummenge (0,76% $MgCO_3$) als Zulage. In einer Gruppe wurde außer einem 2,5%igen $CaCO_3$-Zusatz 2% $NaH_2PO_4 \cdot H_2O$ gegeben.

Versuchstiere: Männliche und weibliche *Albinoratten* im Anfangsgewicht von 40 g. Versuchsdauer: Maximal 10 Wochen. Während der Versuchszeit Sammlung von Harn für Calcium- und Magnesiumbestimmungen sowie p_H-Messungen; bei Versuchsende Blutentnahme für Calcium- und Magnesiumanalysen.

Ergebnisse. In 2 Kontrollgruppen (48 Tiere), die nur mit der Grundkost gefüttert wurden, entwickelten sich die Tiere normal und hatten keine Steine. Auch bei 2 anderen Kontrollgruppen (35 Tiere), die zur Grundkost 0,76% $MgCO_3$ erhielten und ein normales Wachstum zeigten, wurden — ebenso wie bei der Gruppe mit Natriumphosphatzulage — keine Steine gefunden.

Dagegen war bei den Gruppen mit $CaCO_3$-Zusatz das Wachstum um so stärker gehemmt, je höher die $CaCO_3$-Zulage war. Nach Beginn der Steinbildung blieb das Gewicht meistens konstant. Der Steinbefall war bei den männlichen Tieren stärker als bei den weiblichen. Von 110 männlichen Tieren der Gruppen mit $CaCO_3$-Zusatz hatten 52 Steine in der Blase, während bei 101 weiblichen Tieren nur 17mal Steine vorkamen. In den Gruppen, die $CaCO_3 + MgCO_3$ bzw. NaH_2PO_4 erhielten, wurden in keinem Falle Steine gefunden.

Die chemischen Analysen der Steine konnten die Zusammensetzung nur insofern klären, als der anorganische Anteil aus einer *Calciumverbindung* (mit Calciumwerten zwischen 16,2 und 24,7%) identifiziert wurde. Magnesium wurde nur in Spuren gefunden, Phosphat überhaupt nicht. Woraus der relativ hohe organische Anteil (über 50%) des Steinmaterials bestand, wurde von den Autoren nicht geklärt. Da jedoch die Anwesenheit von Harnsäure durch die Murexidprobe ausgeschlossen werden konnte und der Stickstoffgehalt unter 1% lag, ist anzunehmen, daß es sich nur zum geringsten Teil um Eiweiß und im wesentlichen um andere organische Substanzen gehandelt hat. Zu denken wäre z. B. an das Vorliegen von Oxalaten, zumal HAMMARSTEN unter ähnlichen Versuchsbedingungen reine Calciumoxalatsteine gefunden hat.

Die Serum- und Harnanalysen zeigten eindeutig, daß es nur dann zur Steinbildung kommt, wenn bei stark erhöhten Serumcalciumwerten und einer entsprechend gesteigerten Calciumausscheidung im Harn gleichzeitig die Magnesiumwerte im Serum und Harn erniedrigt sind. Eine weitere Voraussetzung für die Steinbildung unter diesen Versuchsbedingungen scheint die bei allen Tieren festgestellte *alkalische Harnreaktion* zu sein.

Bei den histologischen Untersuchungen der Nieren wurden meistens Eiweißcylinder in den Tubuli und Zelltrümmer im Nierenbecken als Zeichen einer Nierenschädigung gefunden. Da ähnliche Befunde bei Magnesiummangel von CRAMER (1932) sowie WATCHORN u. MCCANCE (1937) mitgeteilt wurden, sind die Autoren der Ansicht, daß die Steinbildung primär durch die Nierenschädigung bedingt ist. Ihre Folge ist die Entstehung von Partikeln aus organischer Substanz, in die sich Calcium aus dem übersättigten Harn einlagert. Die auf diese Weise gebildeten Steinkerne entwickeln sich auf dem Wege zur Blase zu Konkrementen, die in der Blase weiterwachsen.

Die in diesem Abschnitt besprochenen Methoden, denen als ursächliches Prinzip anormale Mineralverhältnisse in der Ernährung zugrunde liegen, eignen sich zur Erzeugung verschiedener Steinarten (Calciumphosphat, Magnesiumammoniumphosphat, Calciumcarbonat, Calciumhydroxyd, Calciumoxalat, Calciumcitrat). *Diese Methoden lassen sich sowohl für Untersuchungen über Fragen zur Pathogenese als auch für Prüfungen prophylaktischer Maßnahmen verwenden. Die für solche Versuche am meisten benutzte Tierart ist die Albinoratte; es ist jedoch zweckmäßig, möglichst nur junge, männliche Tiere in den Versuch zu nehmen, da bei ihnen der Steinbefall im allgemeinen am höchsten ist.*

III. Eiweiß, Kohlenhydrate, Fett

a) Eiweißmangel und qualitative Veränderungen der Kohlenhydratträger

In den Untersuchungen über die ursächliche oder mitbedingende Bedeutung von Änderungen im Vitamin- und Mineralhaushalt für die Steinbildung hatten sich verschiedentlich Anhaltspunkte dafür ergeben, daß auch andere Ernährungsfaktoren in dieser Beziehung einen Einfluß haben können. So sah bereits FUJIMAKI (1926) in seinen Versuchen, daß die durch Vitamin A-Mangel bedingte Steinbildung durch Verminderung des Eiweißanteils in der Kost verstärkt wird. Auch andere Autoren [u. a. DE LANGEN (1929), MCCARRISON (1930), PERLMANN u. WEBER (1930), ROST (1930), GROSSMANN (1933), SAGER u. SPARGO (1955)] wiesen anhand ihrer Beobachtungen auf Zusammenhänge in dieser Richtung hin. Zieht man außerdem in Betracht, daß manche der verwendeten Diäten [z. B. POLAK (1936)] eine z. T. beträchtliche Abweichung von dem für eine vollwertige Kost normalen Verhältnis zwischen Eiweiß und Kohlenhydraten aufweisen, so ist es eigentlich erstaunlich, daß die Frage des Einflusses solcher Relationsstörungen auf die Steinbildung lange Zeit nur verhältnismäßig wenig Interesse fand.

Eingehendere Untersuchungen zu diesem Fragenkomplex führten KOCH, HAASE u. MAREK (1952) durch. In Versuchen mit der von POLAK (1936) angegebenen und später von MADAUS u. KOCH (1941) modifizierten $CaCO_3$-Kost an *Ratten* (s. Abschn. D, II a, S. 266) konstatierten sie regelmäßig, daß ein Teil der Tiere schon während der Vorfütterungsperiode mit der $CaCO_3$-freien Kost starb. Weitere Tiere kamen nach dem Wechsel auf die $CaCO_3$-Kost ad exitum, bevor sich Steine gebildet hatten. Besonders auffallend war eine von Versuchsbeginn an zunehmende Verschlechterung des Allgemeinzustandes der Tiere, die vor allem in einer konstanten Gewichtsabnahme ihren Ausdruck fand. In 5 Versuchsreihen mit einer durchschnittlichen Versuchsdauer von 100 Tagen, in denen es in 57,4% zur Steinbildung kam, betrug die Letalitätsquote 76%.

Als Ursache des schlechten Allgemeinzustandes und der hohen Letalität mußte — abgesehen von dem steinerzeugenden $CaCO_3$-Zusatz — eine für die Ernährung der Tiere unzweckmäßige Zusammensetzung der Kost angesehen werden. Es war zu vermuten, daß hier vor allem der Eiweißanteil der Kost sowie die Art der verwendeten Vegetabilien eine Rolle spielen. Berechnungen des Eiweißgehalts der Kost ergaben Werte, die weit unterhalb der Menge lagen, wie sie für eine normale Ernährung von Versuchsratten erforderlich ist. Aus diesem Grunde wurde die Kost durch einen Brei aus Pferdefleisch und Haferflocken zu gleichen Teilen derart ergänzt, daß auf 100 g der Trockenkost (88% Weizenstärke, 3% Casein, 3% Hefe, 2% Salzgemisch, 1% Lebertran, 3% $CaCO_3$) 100 g des Fleisch-Haferflockenbreis kamen.

Durch diese Änderung der Kost wurde ein guter Allgemeinzustand der Tiere mit beträchtlichen Gewichtszunahmen erreicht; die Letalität wurde erheblich reduziert (20—27%). Allerdings war auch die Steinfrequenz geringer (maximal 30%). Um eine Steinbildung in mindestens 50% zu erzielen, mußte die $CaCO_3$-Zulage auf 12% (bezogen auf die Trockenkost) erhöht werden. Wurden jedoch bei gleichem Fleischanteil der Kost statt Haferflocken gekochte Kartoffeln gegeben, so stieg die Steinfrequenz auf 55% an. Bei einer Erhöhung der $CaCO_3$-Zulage auf 6% unter sonst gleichen Bedingungen fanden sich bei 90% der Tiere Steine. Trotzdem nahmen die Tiere an Gewicht zu.

Damit war erwiesen, daß neben dem anormalen Ca:P-Quotienten in der Kost ihr Eiweißgehalt sowohl für die Steinfrequenz als auch für die Lebensdauer der Tiere entscheidend wichtig ist. Ein weiterer Gesichtspunkt ergab sich aus der Beobachtung, daß der Ersatz von Haferflocken durch Kartoffeln die Steinfrequenz erhöhte: Außer dem Eiweißgehalt der Kost schien also noch ein anderes Prinzip wirksam zu sein, das möglicherweise mit der Art der Stärke zusammenhing.

Es wurde deshalb eine Versuchsreihe angesetzt, in der die $CaCO_3$-Trockenkost verfüttert wurde, die jedoch statt der Weizenstärke eine gleiche Menge Kartoffelstärke enthielt. Die Tiere nahmen auffallend schnell an Gewicht ab und starben innerhalb von 28 Tagen. Die Sektionsbefunde waren überraschend: Trotz der kurzen Versuchszeit hatten sich in 86% der Fälle Nieren-, Ureter- und Blasensteine gebildet.

Wurde die $CaCO_3$-Zulage auf 1% erniedrigt, kam es in 71% zur Steinbildung. Dies war insofern unerwartet, als in einer anderen Gruppe, die auch nur 1% $CaCO_3$ zu der ursprünglichen Trockenkost (d. h. mit Weizenstärke) erhielt, in 70 Tagen keine Steinbildung eintrat.

In einer Versuchsreihe mit 3%iger $CaCO_3$-Kost, die Kartoffelstärke anstatt Weizenstärke enthielt, aber zu gleichen Teilen mit Fleisch-Kartoffelbrei gemischt war, vermochte die Eiweißzulage nicht die Steinfrequenz zu reduzieren. Es kam bei einer Gruppe von *jungen Tieren* in 88% zur Steinbildung.

Dagegen fanden sich in einer Parallelgruppe mit *älteren* Tieren nur in 75% Steine; allerdings bildeten diese Tiere die Steine viel langsamer und lebten doppelt so lange wie die jungen Tiere.

Auf die Übereinstimmung dieser Befunde mit den Beobachtungen von POLAK (1936) hinsichtlich der Frage, ob jüngere Tiere zur Steinerzeugung besser geeignet sind als ältere, wurde bereits im Abschnitt D, II, a, S. 265 hingewiesen.

Abgesehen von der anormalen Relation zwischen Eiweiß- und Kohlenhydratanteilen der Kost und von der möglichen Spezifität der Kohlenhydratträger (insbesondere der Kartoffelstärke) schien aber auch der Mineralgehalt der Kartoffelstärke eine zusätzliche Belastung zu sein. Und zwar insofern, als einmal der

Magnesiumgehalt der Kartoffelstärke (7 mg-% MgO) weit geringer ist als in der Weizenstärke (29 mg-% MgO) und in den Haferflocken (133 mg-% MgO) und zum anderen die Kartoffelstärke einen außerordentlich hohen Ca:P-Quotienten (12) im Vergleich zur Weizenstärke (0,68) und zu den Haferflocken (0,77) hat.

Wenn auch diese Unterschiede zwischen Kartoffel- und Weizenstärke durch den Phosphatgehalt des Salzgemisches einigermaßen ausgeglichen wurden, so zeigten Berechnungen der Ca:P-Quotienten in den verschiedenen Kostformen, daß der Quotient in der mit Kartoffelstärke angesetzten Kost (9,43) weit höher lag als in der Kost mit Weizenstärke (6,1). Demnach war es durchaus möglich, daß neben dem unphysiologischen Eiweiß-Kohlenhydrat-Verhältnis auch der durch die Kartoffelstärke erhöhte Ca:P-Quotient sowie das relativ geringe Magnesiumangebot die Steinfrequenz steigerten.

Unter Zugrundelegung der Erfahrungen aus den vorausgegangenen Untersuchungen ergänzten HAASE u. MEYERING (1961) die Versuchsanordnung mit dem Ziel, in einer *möglichst kurzen Versuchszeit* einen *maximalen Steinbefall* bei *niedriger Letalitätsquote* zu erreichen.

In langjährigen vergleichenden Untersuchungen, in denen u. a. auch Fragen in bezug auf Tierauswahl, Tierhaltung, Milieufaktoren, Topographie und Chemismus der Steine sowie spezielle Fragen der kausalen und formalen Genese bearbeitet wurden, ergab sich schließlich eine Versuchsanordnung, mit der unter einem auf *2%* reduzierten *$CaCO_3$-Zusatz* innerhalb von *30 Tagen* eine *Steinfrequenz von 80—100%* erreicht wird; die *Letalitätsquote* liegt meistens *unterhalb von 20%*.

Kostzusammensetzung:

A. *Trockenkost:*
- 89% Kartoffelstärke
- 3% Trockenhefe (Bierhefe)
- 3% Casein. purum (Merck)
- 1% Lebertran
- 2% Salzgemisch
- 2% $CaCO_3$

B. *Kartoffel-Fleischbrei:*
- 50% Kartoffeln (mit Schale gekocht)
- 50% Rinderpansen (gekocht)

Das Salzgemisch entspricht im wesentlichen dem von POLAK (1936) verwendeten und besteht aus zwei Komponenten (in g):

a)	$CaCO_3$	400
	$MgCO_3$	80
	$Na_2HPO_4 \cdot 12\,H_2O$	200
	NaCl	80
	KCl	240
		1000
b)	$FeSO_4 \cdot 7\,H_2O$	50,0
	$Na_2Si_2O_5 \cdot 2\,H_2O$	50,0
	Alaun	35,0
	$ZnSO_4 \cdot 7\,H_2O$	20,0
	$CuSO_4 \cdot 5\,H_2O$	3,0
	$MnSO_4 \cdot 4\,H_2O$	3,0
	$NiSO_4 \cdot 7\,H_2O$	1,0
	$CoSO_4 \cdot 7\,H_2O$	0,5
	Br	2,5
	KJ	0,05
	NaF	1,0
	As_2O_3	0,025
	Borax	0,5
	Na-Molybdat $\cdot$ $2\,H_2O$	0,5
		167,075

Die Bestandteile der Komponente b läßt man nach gründlicher Mörserverreibung 4 Std. bei 100° C im Trockenschrank stehen; dann werden 22,4 g der Komponente b mit 1000 g der Komponente a sorgfältig vermengt.

Kostherstellung. Nach Vermischen aller Bestandteile der Trockenkost werden diese mit dem Kartoffel-Fleischbrei im Verhältnis 1 : 1 vermengt, unter Zufügung von Leitungswasser zu einem knetbaren Teig verarbeitet und zu einem Kloß geformt. Für jede Versuchsgruppe wird die für 3—4 Tage reichende Kostmenge zubereitet; und zwar montags für 3 Tage (Dienstag bis Donnerstag) und donnerstags für 4 Tage (Freitag bis Montag). Der Kostkloß wird auf gleichmäßige Tagesportionen verteilt, die im Kühlraum bei 4° C aufbewahrt werden. 1—2 Std. vor der morgendlichen Eingabe der Kost in die Futtergefäße werden die Klöße zur Temperaturangleichung in den Versuchsraum gebracht. Jedes Tier erhält pro Tag eine Kostmenge von 20 g und Leitungswasser ad libit.

Der *Versuchsraum* muß gut belüftet sein und genügend große Fenster für den Tageslichteinfall haben. Gegen direkte Sonnenbestrahlung Schutz durch Jalousien. Raumtemperatur: konstant 24° C.

Als *Versuchstiere* eignen sich *männliche Wistarratten* im Gewicht von 120 bis 130 g am besten.

Die Tiere werden einzeln in Gläsern mit einem Rauminhalt von 5 Litern untergebracht (Beisammensein von Kollektiven reduziert die Steinbildung unter der $CaCO_3$-Kost!). Als Streu wird getrockneter Torfmull verwendet, der 2mal wöchentlich erneuert wird.

Die Tiere erhalten zunächst für eine Woche die Kost ohne $CaCO_3$-Zusatz. Während der ersten Tage ist die Freßlust oft gering und nimmt dann allmählich wieder zu. In den eigentlichen Versuch (30 Tage Kost mit $CaCO_3$-Zusatz) werden nur die Tiere genommen, die nach der einwöchigen Verfütterung einen normalen Gesundheitszustand (normale Vitalität, glattes und glänzendes Fell, kein Gewichtsverlust) aufweisen.

Jede Versuchsgruppe besteht aus mindestens 10 Tieren; kleinere Versuchsgruppen sind im Hinblick auf mögliche Streuungen der Steinfrequenz sowie der Lokalisation und des Gewichts der Konkremente für statistische Auswertungen nicht ausreichend.

Röntgenaufnahmen werden unter leichter Äthernarkose in gestreckter Bauchlage durchgeführt.

Tötung durch Äther-Überdosierung. Bei der Obduktion werden Nieren, Ureteren, Blase und Urethra freipräpariert und nach Aufschneiden auf Konkremente und andere pathologische Veränderungen — evtl. unter Zuhilfenahme einer Lupe — untersucht. Ebenfalls Inspektion der übrigen Bauchorgane. Nach Registrierung der Steinlokalisation werden die Konkremente einschließlich aller erkennbaren Partikel entnommen und auf ein Faltenfilter gebracht. Mehrmaliges Waschen mit aq. redest., bis die Steine makroskopisch frei sind von Blut und Detritus; 24 Std Trocknung bei Zimmertemperatur; Feststellung des Steingewichts.

Die Steine bestehen zu 87—92% aus *Calciumcitrat*; im Rest ist meistens *Magnesiumammoniumphosphat* in unterschiedlichen Mengen enthalten.

Mit dieser Methode wurden in Prophylaxe-Versuchen insgesamt 145 Substanzen größtenteils pflanzlicher Herkunft geprüft, die auf Grund von klinischen Beobachtungen oder von Hinweisen in der Literatur einen hemmenden Einfluß auf die Stein- und Grießbildung im Harntrakt erwarten ließen. Das Ziel der Versuche war, Wirkstoffe ausfindig zu machen, die sowohl die Steinbildung möglichst weitgehend verhindern als auch den unter der steinerzeugenden Kost reduzierten Allgemeinzustand (mit etwa 20% Letalität) normalisieren. Eine Reihe der geprüften Substanzen zeigte eine z. T. beträchtliche Hemmwirkung auf die Steinbildung, vermochte aber nicht, die Letalitätsquote zu beeinflussen. Andere hatten nur einen geringen Effekt auf die Steinbildung, verminderten aber die Letalitätsquote. Aus beiden Reihen wurden dann die wirksamsten Substanzen bei variierten Dosierungen einzeln und in Kombination einer systematischen Prüfung unterzogen. Es gelang schließlich, eine Kombination von pflanzlichen Wirkstoffen (aus Arnica montana, Convallaria majalis, Equisetum arvense, Rubia tinctorum, Solidago virgaurea) und einem Magnesiumsalz zu ermitteln, mit der sowohl die Steinbildung völlig verhindert als auch ein ausreichender Gesundheitszustand der Tiere (ohne Ausfälle vor Versuchsende) erreicht wurde.

Abschließend sei nochmals erwähnt, daß die mit der beschriebenen Kost — bei Einhaltung bestimmter Versuchsbedingungen — erzielbare hohe Steinfrequenz neben dem anormalen Ca:P-Quotienten und der als Kohlenhydrat-Träger verwendeten Kartoffelstärke auf den *relativ geringen Eiweißgehalt der Kost* zu beziehen ist.

Hinsichtlich der Frage, ob lediglich ein quantitativer Mangel an Eiweiß in diesem Zusam, menhang eine Rolle spielt oder ob auch qualitative Unterschiede verantwortlich sein können, scheint aus Untersuchungen von SAGER u. SPARGO (1955) hervorzugehen, daß die Anwesenheit oder das Fehlen bestimmter Aminosäuren (z. B. Tyrosin) von Bedeutung ist.

Auf den die Steinbildung begünstigenden Einfluß einer Eiweißverminderung in der Kost wiesen ebenfalls VAN REEN, LYON u. LOSEE (1958, 1959) hin.

Im Verlaufe von Untersuchungen über die Zahncaries an einem Rattenstamm (NMRI-D), der sich für diesen Zweck besonders eignet, hatten LOSEE u. GERENDE (1957) beobachtet, daß unter einigen Diäten zahlreiche Tiere frühzeitig starben. Bei den Autopsien stellte sich heraus, daß die Tiere an einer Anurie infolge Verstopfung des Harntrakts mit Steinen zugrunde gegangen waren.

Daraufhin wurden speziell unter dem Aspekt der Steinbildung eingehendere Versuche mit den betreffenden Diäten durchgeführt. Eine von ihnen enthielt 15% Casein, 78,8% Saccharose, 2% Salzgemisch, 2,2% Vitamingemisch, 1% Linolsäure, 1% Getreideöl. In einer anderen Diät war der Saccharoseanteil auf 76,8% erniedrigt und der Salzgemischanteil auf 4% erhöht. Das Salzgemisch entsprach dem von HUBBEL, MENDEL u. WAKEMAN (1937) angegebenen. In weiteren Diäten war der Caseingehalt auf 20—40% unter entsprechender Verminderung des Saccharoseanteils heraufgesetzt.

Obwohl der Calcium-Phosphor-Gehalt der einzelnen Diäten durch die Änderungen der Casein-Saccharose-Relationen unterschiedlich war, lagen jedoch die Ca:P-Quotienten noch im normalen Bereich. Die Autoren beziehen sich in diesem Zusammenhang auf die Untersuchungen von DAY u. MCCOLLUM (1939), die unter einer Diät mit dem abnorm hohen Ca:P-Quotienten von 24 keine Steinbildung beobachteten.

Ergebnisse. In einer Versuchszeit von 35 Tagen kam es bei den mit den beiden erstgenannten Diäten (Caseinanteil 15%) gefütterten Tieren in 70 bzw. 85% der Fälle zur Steinbildung. Auch unter den Diäten, in denen der Caseinanteil auf 20% erhöht war, bildeten 70 bzw. 89% der Tiere Steine. Dagegen waren bei den Tieren unter den Diäten mit 30—40% Caseingehalt keine Steine entstanden. Die chemischen Analysen der Steine ergaben, daß es sich um reine *Calciumcitratsteine* handelte.

Durch laufende Harnuntersuchungen in bezug auf die Calcium-, Phosphor- und Citronensäureausscheidung stellten VAN REEN, INDACOCHEA u. HESS (1959) fest, daß bei den Tieren mit Steinbildung die Calcium- und Citronensäureausscheidung hoch und die Phosphatausscheidung gering war; dagegen schieden die steinfreien Tiere große Phosphatmengen, aber kleine Calcium- und Citronensäuremengen aus.

Bei der Erzeugung von Harnsteinen mittels Kostformen, in denen anormale Relationen der Mineralien vorliegen (Calcium-Überschuß, Phosphor-Mangel u. a.), *kann also durch Verminderung der Eiweißanteile die Steinbildung begünstigt werden. Für die Steinfrequenz ist ebenfalls die Art der verwendeten Kohlenhydratträger von Bedeutung. Die mit den in diesem Abschnitt beschriebenen Methoden zu erzielende Calciumcitratsteinbildung ist im Hinblick auf die relativ kurze Versuchszeit* (30 bzw. 35 Tage) *besonders für routinemäßige Prophylaxeversuche geeignet.*

b) Fett-Überangebot

Mit Fettüberfütterung erzeugte Groen (1948) an *Hunden* ein Syndrom, für das neben fettiger Degeneration der Leber und Pankreasnekrose die Bildung von Harnsteinen charakteristisch ist. Obwohl die zur Steinbildung führenden Versuchsbedingungen sehr extrem waren und obwohl eine Bestätigung dieses Syndroms von anderer Seite (insbesondere an einer anderen Tierspecies) offenbar noch aussteht, so weisen die Befunde doch in eine Richtung, die einer weiteren experimentellen Bearbeitung wert wäre — zumindest was die Beziehungen zwischen Leberfunktion und Steinbildung anbetrifft.

Groen fütterte insgesamt 9 Hunde ausschließlich mit fettem Speck. 2 Tiere starben bereits nach $2^1/_2$ bzw. 3 Monaten; bei der Obduktion waren außer einer starken Leberverfettung keine auffallenden Veränderungen an anderen Organen festzustellen. 5 Hunde lebten 5—7 Monate.

Bald nach Versuchsbeginn nahm der Appetit der Tiere ab, sie übergaben sich gelegentlich und mußten zwangsweise gefüttert werden. Es traten Durchfälle und Hauterkrankungen, insbesondere wunde Stellen an Vorder- und Hinterbeinen, auf; das Gewicht nahm stetig ab. Obgleich der Allgemeinzustand sehr schlecht war und viele Wochen so blieb, trat der Tod plötzlich und mehrfach unerwartet ein.

Die Autopsien ergaben in allen Fällen stärkste Fettinfiltration der Leber, Pankreashämorrhagien und -nekrose, Magen- und Dünndarmblutungen sowie bei 4 Tieren *Steine im gesamten Harntrakt.*

Die stecknadelkopf- bis maiskorngroßen Steine waren z. T. dünn und flach, z. T. rund oder polygonal und hatten eine grünlich-gelbe oder bräunliche Farbe. In der Blase war das Steinmaterial häufig der Schleimhaut aufgelagert. Die Steine bestanden zu 85% des Trockengewichts aus *Harnsäure.*

Auch bei zwei weiteren Tieren, die mit der Speckdiät gefüttert wurden, entstanden ebensolche Steine. Das eine Tier hatte täglich 10000 E Vitamin A und 5 mg Vitamin B_1 zusätzlich erhalten; es starb 7 Monate nach Versuchsbeginn und wies die typischen Leber-, Pankreas- und Darmbefunde auf. Das andere Tier erhielt zunächst für 13 Monate pro Tag 25 g Rohleber zusätzlich und befand sich während dieser Zeit in einem guten Allgemeinzustand. Dann wurde Rohpankreas statt Leber in gleicher Menge gegeben. 5 Monate später starb das Tier in kachektischem Zustand. Die Organbefunde waren die gleichen wie bei den anderen Tieren. Es ist sicher nicht daran zu zweifeln, daß die Zugaben von Rohleber während der ersten 13 Versuchsmonate eine Schutzwirkung hatten.

Groen diskutiert die Steinbildung bei den Versuchstieren als Folge eines *Ausfalls der Leberfunktion durch das hohe Fettangebot bei gleichzeitigem Fehlen lipotroper Faktoren.* Damit läßt sich auch die Tatsache erklären, daß die Steine aus Harnsäure bestanden. Normalerweise ist beim Hund das Endprodukt des Purinstoffwechsels nicht Harnsäure sondern Allantoin, so daß nur geringste Mengen an Harnsäure im Blut und Harn zu finden sind. Die Umbildung von Harnsäure zu Allantoin erfolgt in der Leber [Williamson u. Mann (1923)]. Aus Untersuchungen an hepatektomierten Hunden ist bekannt, daß bei solchen Tieren die Harnsäurewerte im Blut erhöht sind und daß z. T. erhebliche Harnsäuremengen im Harn ausgeschieden werden [Bollman, Mann u. Magath (1925), Bollman u. Mann (1933), Mann (1944)].

Die fettige Degeneration der Leber infolge des Fettüberangebots wird deshalb von Groen als *chemische Hepatektomie* angesehen, die den Harnsäureabbau verhindert und eine anormal hohe Harnsäurekonzentration in Blut und Urin bedingt. Hinzu kam, daß — wie Groen feststellte — die Tiere wenig, aber hochkonzentrierten Harn mit hoher Acidität ausschieden; alle diese Faktoren zusammen führten zur Bildung von Harnsäuresteinen.

Auf einem ähnlichen Wege (*Lebercirrhose* durch s. c. Injektionen von *Tetrachlorkohlenstoff*) gelang es Ungar u. Ungar (1952), bei *Ratten Harnsäuresteine* zu erzeugen (s. Abschnitt F, III, S. 296).

IV. Acidogene bzw. künstlich angesäuerte Kost

Im Zusammenhang mit der *Harnsäuresteinbildung* wird von klinischer Seite schon seit langem die Auffassung vertreten, daß purinhaltige Nahrungsmittel die Harnsäureausscheidung erhöhen und damit die Bildung von Harnsäurekonkrementen begünstigen. Entsprechende Tierversuche konnten diese Auffassung zunächst nicht bestätigen. Dies ist wohl in erster Linie damit zu erklären, daß die für solche Versuche am meisten verwendete Tierspecies (Ratte) einen hohen urikolytischen Index hat und den größten Teil der Purinstoffe zu Allantoin abbaut [HUNTER, GIVENS u. GUION (1914)].

Andererseits wiesen Befunde von PERLMANN u. WEBER (1930) darauf hin, daß es unter bestimmten Bedingungen doch möglich ist, Harnsäurekonkremente bei Ratten zu erzeugen. Und zwar sahen sie bei ihren Versuchen mit verschiedenen Kostformen (s. Abschnitt D, I, a, S. 246), daß bei einer hochgradigen Unterernährung *Harnsäuresteine* entstehen; sie sind nach Ansicht der Autoren darauf zurückzuführen, daß die Unterernährung einerseits eine Acidose und zum anderen eine erhöhte Ausscheidung von Harnsäure bzw. ihrer Abbauprodukte infolge Gewebszerfalls bedingt, so daß die Ausfällung von Harnsäure begünstigt wird.

Daß die Ansäuerung einer an sich nicht steinerzeugenden Kost zur Steinbildung führen kann, beobachtete POLAK (1934), wenn er in der von ihm verwendeten Diät LR den Kaliumphosphatanteil durch Ammoniumchlorid ersetzte (s. Abschnitt D, I, a, S. 253).

Die ersten systematischen Versuche zur Erzeugung von Harnsäuresteinen bei Ratten führte RANGANATHAN (1934) durch, indem er große Mengen von Harnsäure und purinreichen Organen verfütterte. Er beobachtete jedoch, daß weder die Allantoin- noch die Total-N-Ausscheidung erhöht wurde. Harnsäureinjektionen mit nachfolgender Atophanzufuhr bewirkten zwar eine dreifache Harnsäureausscheidung pro Tag; gleichzeitig wurde aber das Harnvolumen so stark erhöht, daß die Harnsäurekonzentration unverändert blieb. Steine wurden in keinem Falle gefunden.

Diese Befunde wurden später von klinischer Seite durch KEYSER (1943) insofern bestätigt, als er in mehreren Untersuchungsreihen feststellte, daß ein erhöhter Harnsäurespiegel im Blut und eine starke Harnsäureausscheidung im Urin allein nicht zur Steinbildung führen. Nach seiner Ansicht besteht die Gefahr einer Entstehung von Konkrementen erst dann, wenn gleichzeitig eine erhebliche Harnacidität vorliegt.

HAMMARSTEN u. LUNDGREN (1941) kamen auf Grund dieser tierexperimentellen und klinischen Befunde zu dem Standpunkt, daß für die Erzeugung von Harnsäuresteinen bei der Ratte zwei Voraussetzungen zu erfüllen sind: Gesteigerte Harnsäureausscheidung und erhöhter Säuregrad im Harn; wobei die wesentliche Ursache der Steinbildung nicht die gesteigerte Purinzufuhr, sondern die vermehrte Ausscheidung saurer Radikale ist, die dem Eiweiß der zugeführten Stoffe entstammen.

Zunächst stellten sie in Versuchen über die Löslichkeit der Harnsäure fest, daß durch eine Ansäuerung des Harns die leicht löslichen Monourate in schwerlösliche Formen der Harnsäure überführt werden; diese fallen aus, sobald die Löslichkeitsgrenze überschritten ist. Außerdem beobachteten sie in Parallelversuchen, daß eine vermehrte Calciumausscheidung im Harn bei gleichzeitig saurer Harnreaktion die Tendenz zur Calciumoxalatsteinbildung erhöht.

Von den Ergebnissen dieser Vorversuche ausgehend, wurde dann an *Ratten* eine Kost verfüttert, die im Prinzip mit der von HAMMARSTEN (1937) in den früheren Untersuchungen (s. Abschnitt D, II, f, S. 270) verwendeten Grundkost übereinstimmte, aber entweder durch *Zusätze von sauren Phosphaten und Ammoniumchlorid* bzw. *Mandelsäure angesäuert* oder durch *Beigabe von Kalbsbriesel* als Purinträger *acidogen* gemacht wurde.

Methodik. Das Kalbsbriesel wurde unmittelbar nach der Schlachtung 20 min gekocht, fein gemahlen, auf Glasplatten ausgebreitet und bei 40° C mit einem Warmluftfön unter Umrühren vorgetrocknet. Dann wurde die Masse fein verteilt bei 100° C 12 Std lang getrocknet und in geschlossenen Gefäßen aufbewahrt. Die zur Kost gegebene Menge entsprach 1 g Frischbriesel pro Tag.

Versuchstiere: Insgesamt 159 männliche Ratten im Alter von 7—9 Monaten bei Versuchsbeginn. Versuchsdauer: $3^1/_2$ Monate.

Ergebnisse. Der Zusatz von Kalbsbriesel zur Grundkost bewirkte bei 5 von 28 Tieren Steinbildung; nur 1 Stein war harnsäurehaltig, die meisten anderen bestanden aus *Calciumoxalat.*

Unter der mit Ammoniumchlorid angesäuerten Kost entstanden bei 45 von 86 Tieren Steine, von denen die meisten *Harnsäure* bzw. *Urate* enthielten; weniger häufig waren Calciumoxalatsteine oder Mischkonkremente aus Calciumoxalat und Phosphat. Durch Zusatz von Kalbsbriesel wurde die Steinfrequenz unter dieser Diät nicht erhöht.

Die Ansäuerung der Grundkost mit Mandelsäure hatte fast den gleichen Steinbefall zur Folge (13 von 25 Tieren) wie die Ansäuerung mit Ammoniumchlorid; es kamen jedoch gleichviele *Harnsäure-* bzw. *Uratsteine* wie *Calciumoxalat-* und *Mischkonkremente* vor. Harn-p_H-Messungen zeigten, daß die Werte bei den Steinträgern meistens bei 5,6 lagen. Kontrollen der Harnsäureausscheidung ergaben, daß diese durch Zufuhr großer Mengen von Kalbsbriesel nicht gesteigert werden kann.

Durch diese Befunde ebenso wie durch das relativ geringe Vorkommen von Harnsäuresteinen unter Kalbsbriesverfütterung wurde die Vermutung bestätigt, daß die Steinbildung weniger durch die Endprodukte des Purinstoffwechsels als vielmehr durch die vermehrte Ausscheidung saurer Radikale begünstigt wird.

Die fördernde Wirkung einer Kostansäuerung mit Ammoniumchlorid auf die Steinbildung wies ebenfalls Domanski (1950) nach. Diese Wirkung kam allerdings nur dann zustande, wenn mit Ammoniumchlorid gleichzeitig Ammoniumoxalat gegeben wurde.

Methodik. Als Grundkost wurde ein Futter verwendet, das sich für die Aufzucht von Ratten als besonders geeignet erwiesen hatte und mit Sicherheit nicht zur Steinbildung führte; es enthielt ausreichende Mengen an tierischem und pflanzlichem Eiweiß, an Kohlenhydraten, Fett, Vitaminen und Mineralien.

Versuchstiere: Insgesamt (einschließlich Kontrollgruppe) 135 männliche Albinoratten im Alter von 6—8 Wochen. Versuchsdauer: 115 Tage.

Der Zusatz von Ammoniumchlorid betrug in den ersten 15 Versuchstagen 0,6% der Grundkost und wurde dann allmählich auf 3% erhöht; von Ammoniumoxalat wurde zunächst 0,4%, später 0,6% gegeben.

Ergebnisse. Unter Zusatz von Ammoniumchlorid allein traten keine Steine auf, während Ammoniumoxalat allein in 10,3% der Fälle Steinbildung bewirkte. Beide Zusätze, gleichzeitig gegeben, verursachten in 68,9% der Fälle Steinbildung.

Zu einem besonders hohen Steinbefall (94,7%) kam es in einer Gruppe, die beide Zusätze zur Kost erhielt, aus der aber die Vitamin A- und B-Anteile fortgelassen wurden.

Die Steine (*Calciumoxalat,* gelegentlich mit Spuren von Phosphaten) fanden sich im allgemeinen in allen Abschnitten des Harntraktes; eine Ausnahme war die Gruppe mit alleinigem Zusatz von Ammoniumoxalat, in der nur Nierensteine vorkamen. Größe der Steine: 0,8–2,5 mm im Durchmesser.

Die mit den beiden beschriebenen Methoden erzielten Ergebnisse zeigen, daß sowohl die Urat- als auch die Oxalatsteinbildung durch Ansäuerung der Kost begünstigt und damit die Steinfrequenz erhöht werden kann.

V. Rachitogene Kost

Die Möglichkeit der Harnsteinbildung bei Tieren, die mit einer rachitogenen Kost gefüttert werden, erwähnte VAN LEERSUM (1928) in einer Mitteilung über seine Versuche zur Frage der Steinerzeugung mit Vitamin-Mangelkosten (vgl. Abschnitt D, I, a, S. 245). Er verwendete u. a. die von MCCOLLUM, SIMMONDS, SHIPLEY u. PARK (1921) zur Rachitiserzeugung entwickelte Kost 3143 und stellte fest, daß sich unter dieser Kost relativ häufig *Oxalatsteine* in der Blase bildeten. Vermutlich hielt er aber diesen Befund für wenig bedeutsam, so daß nähere Angaben in der betreffenden Arbeit fehlen.

Zu eingehenderen Untersuchungen in dieser Richtung wurden HAASE u. MEYERING (1961) durch die Beobachtung veranlaßt, daß bei Ratten, die im Zusammenhang mit anderen Fragestellungen über längere Zeit mit der McCollum-Kost 3143 ernährt wurden, hin und wieder Blasensteine auftraten. Es wurden zunächst mehrere Versuchsreihen angesetzt, um zu klären, welche Bedingungen – außer der Ernährung – für eine möglichst regelmäßige Steinbildung am geeignetsten sind. Die Versuche ergaben, daß die Steinbildung am sichersten bei *ausgewachsenen männlichen Ratten* erfolgt und daß die *Versuchsdauer mindestens 3 Monate* betragen muß.

Außerdem konnte festgestellt werden, daß die Steinfrequenz – im Gegensatz zu derjenigen unter $CaCO_3$-Kost (vgl. Abschnitt D, II, a, S. 265) – bei *Haltung der Tiere in Kollektiven signifikant höher ist als bei Einzelhaltung*. Auf Grund dieser Beobachtungen wurde dann eine Versuchsanordnung entwickelt, die bei geringer Letalität (maximal 10%) eine durchschnittliche *Steinfrequenz von 70%* ergibt.

Versuchstiere. Männliche *Albinoratten* im Gewicht von 180—200 g, die gruppenweise in größeren Boxen auf Torfstreu untergebracht werden. Da die individuelle Streuung der Steinfrequenz unter Umständen beträchtlich sein kann, muß jede Gruppe aus 20 Tieren — keinesfalls aber aus weniger als 15 Tieren — bestehen. Die Befunde bei Tieren, die vor der 6. Versuchswoche sterben, werden bei der Auswertung nicht berücksichtigt, da erfahrungsgemäß vor diesem Termin keine Steinbildung eintritt. *Versuchsdauer:* 100 Tage.

Kost. Sie entspricht der von MCCOLLUM (1921) angegebenen Kost 3143 — mit Ausnahme des Anteils an Weizenkleber, der durch Casein ersetzt ist [KOCH u. HAASE (1954)]. Zusammensetzung: 33% Maisgrieß, 33% Weizengrieß, 15% Casein. pur., 15% Gelatine, 3% $CaCO_3$, 1% NaCl. Alle Kostbestandteile — ausgenommen Gelatine — werden zunächst trocken vermischt. Die Gelatine wird mit aq. dest. (100 g Gelatine in 667 cm^3 H_2O) aufgekocht und noch heiß unter die trockenen Bestandteile gerührt. Der Brei wird in flache, zuvor mit kaltem Wasser ausgespülte Glasschalen gegossen und nach dem Erstarren kühl aufbewahrt. Tagesmenge pro Tier: 20 g. Aq. dest. ad libit. Eine Toleranzzeit zur Gewöhnung an die Kost vor Versuchsbeginn ist nicht erforderlich; die Tiere futtern die Kost meistens vom ersten Versuchstag an gut und zeigen im allgemeinen einen normalen Gewichtsverlauf. Harn-p_H: 6,6—7,2.

Die Steine kommen im ganzen Harntrakt vor, sind aber am häufigsten in der Blase lokalisiert. Größe: bis zu 5 mm im Durchmesser. Gewicht: bis zu 20 mg. Farbe: gelblich- bis bräunlich-beige. Konsistenz: kristallinhart. Form: meistens rundlich mit scharfkantigen Auswüchsen. Chemische Beschaffenheit: *Calciumoxalat*, häufig mit Spuren von Citrat.

Ein direkter Zusammenhang zwischen dem Fehlen von Vitamin D in der Kost und der Steinbildung dürfte nicht bestehen, da in Kontrollversuchen, in denen die Tiere während der ganzen Versuchszeit täglich Vitamin D_3 (2 Gruppen: 5 IE pro Tier, 2 Gruppen: 500 IE pro Tier) durch Schlundsonde erhielten, die Steinfrequenz unbeeinflußt blieb. Vielmehr scheint das steinerzeugende Prinzip zu einem wesentlichen Teil in dem anormalen Ca : P-Quotienten der Kost zu liegen; er beträgt infolge des niedrigen Phosphatgehalts (0,3%) etwa 4.

Durch den Phosphormangel allein würde jedoch die Bildung der Oxalatsteine insofern nicht zu erklären sein, als von anderen Autoren über die Erzeugung von reinen Calciumcitratsteinen durch Verfütterung phosphorarmer Kostformen berichtet wurde [SCHNEIDER u. STEENBOCK (1940), SAGER u. SPARGO (1955); vgl. Abschnitt D, II, e, S. 270]. Allerdings waren in den betreffenden Kostformen sowohl die Ca : P-Quotienten weit höher (bis zu 14) als auch die realen Phosphorwerte erheblich niedriger (bis zu 0,04%).

Möglicherweise spielen für die unter der McCollum-Kost 3143 entstehende Steinart aber auch andere Faktoren eine Rolle, wie z. B. das Fehlen von Vitamin B_6; darauf deuten die Befunde von ANDRUS u. Mitarb. (1960) hin, die mit einer Vitamin B_6-armen Kost Oxalatsteine erzeugten (vgl. Abschnitt D, I, c, S. 260). Nicht zuletzt hängt die Spezifität der unter der Kost 3143 entstehenden Steine sicher auch damit zusammen, daß die rachitogen ernährte Ratte ohnehin zu einer erhöhten Oxalat-Ausscheidung neigt [BRUBACHER, JUST, BODUR u. BERNHARD (1956)].

Hinsichtlich der Methodik der Steinerzeugung mit der Kost 3143 sei nochmals betont, daß eine maximale Steinfrequenz erfahrungsgemäß nur dann zu erreichen ist, wenn folgende 3 Bedingungen beachtet werden:

1. *Verwendung ausgewachsener Tiere*; junge Tiere werden bereits in den ersten Versuchswochen schwer rachitiskrank und sterben meistens vor Beginn der Steinbildung.

2. *Ausreichend lange Versuchsdauer* (100 Tage). Störungen im Allgemeinzustand und im Gewichtsverlauf treten in dieser Zeitspanne nur selten auf.

3. *Haltung der Tiere in Kollektiven*, da Einzelhaltung die Steinfrequenz reduziert.

Aus einer größeren Reihe von Prophylaxeversuchen mit dieser Methodik ist zu erwähnen, daß die mit Hilfe der $CaCO_3$-Kost (vgl. Abschnitt D, III, a, S. 276) ermittelte Kombination von pflanzlichen Wirkstoffen mit einem Magnesiumsalz eine bisher mit anderen Prüfsubstanzen nicht erreichte Verminderung der Steinfrequenz bewirkte. Es kam nur in 9,2% der Fälle zu einer Steinbildung, und zwar ausschließlich in der Blase.

E. Hormone

I. Parathormon

Im Zusammenhang mit der Frage, welche Faktoren an einer abnormen Calcium- und Phosphorausscheidung durch die Nieren und damit direkt oder indirekt an der Entstehung von kalkhaltigen Harnkonkrementen beteiligt sind, gewann das Parathormon an Interesse, als von klinischer Seite auf das gehäufte Vorkommen von Harnsteinen bei der Recklinghausenschen Krankheit hingewiesen wurde [u. a. MANDL (1926), HUNTER u. TURNBULL (1931), ROBBINS (1933), CHUTE (1934), BRODERSEN (1935), DAVIDSON (1937), RIEGEL, ROYSTER, GISLASON u. HUGUES (1947), JUSTIN-BESANÇON u. LAMOTTE-BARILLON (1948), COOK u. HEATING (1949)].

Seitdem als Ursache der Recklinghausenschen Krankheit eine Überfunktion der Epithelkörperchen erkannt wurde und nachdem es MANDL (1926) erstmalig gelang, das Krankheitsbild bei einem solchen Patienten durch Entfernung eines Epithelkörperchenadenoms weitgehend zu bessern, wandte man sich auch im Tierexperiment den Beziehungen zwischen Parathormon und Steinbildung zu. Dabei war die klinische Beobachtung richtungweisend, daß die bei der Recklinghausenschen Erkrankung stark erhöhte Calcium-Phosphor-Ausscheidung nach der Adenomentfernung auf die Norm zurückgeht. In Umkehr dieser Operationsergebnisse konnte also für den Tierversuch angenommen werden, daß die Verabfolgung von Parathormon die Calcium-Phosphor-Ausscheidung steigert und bei überhöhter Dosierung zu Kalkablagerungen in der Niere bzw. zur Konkrementbildung führt. Diese Vermutung wurde bereits in den ersten Versuchen bestätigt.

HUEPER (1927) fand bei *Hunden*, die Epithelkörperchenextrakte in verschiedener Dosis erhielten, makroskopisch und histologisch Kalkeinlagerungen im Nierengewebe; besonders in den Tubuli, die z. T. mit Kalkcylindern völlig verstopft waren. Größere Konkremente hatten sich jedoch nicht gebildet. Gleiche

Ergebnisse hatten Untersuchungen von HOFF u. HOMANN (1930), HOMANN (1932) u. a. Autoren an *Ratten*.

MANDL u. UEBELHÖR (1933) nahmen 10 männliche *Meerschweinchen* in den Versuch und verabfolgten ihnen 4 Wochen hindurch täglich 10 E Parathormon s. c. Außerdem wurde bei jedem Tier eine zeitweilige Harnstauung durch eine elastische Klemme am Penis für 7—12 Std täglich angelegt. Bei der Sektion fanden sich in 3 Fällen kleine weiße, kristalline Konkremente im Nierenbecken *(Calciumcarbonat)* andere Tiere hatten weißliche, zerdrückbare Massen in der Harnblase, die organi-; scher Natur zu sein schienen. Die histologische Untersuchung der Nieren erwies bei allen Tieren massenhaft Kalkcylinder in den Tubuli und stellenweise Atrophie der Epithelzellen.

Die mikroskopischen Befunde stimmten also mit denen von HUEPER weitgehend überein. Darüber hinaus hatten sich aber bei einigen Tieren Konkremente im Nierenbecken gebildet. Dies ließ vermuten, daß die Steinbildung erst dann manifest wird, wenn außer Parathormon ein weiterer Faktor — in diesem Falle die Harnstauung — wirksam ist. Eine indirekte Bestätigung dieser Annahme ergab sich aus Befunden anderer Autoren. So hatten z. B. BRECHOT u. PERGOLA (1933) an *Kaninchen* beobachtet, daß nach Vorabfolgung hoher, täglicher Dosen von Parathormon sehr bald eine starke Calciumausscheidung im Harn bei zunehmender Entkalkung des Skelets einsetzte, jedoch in keinem Falle Steine gebildet wurden. Im histologischen Bild der Nieren waren Verkalkungen der Tubuli, besonders im Papillenbereich, regelmäßig; die gleichen Befunde wurden auch an *Ratten* nach Verabfolgung von Parathormon erhoben [u. a. MORGAN u. SAMISCH (1935), CHOWN, LEE, TEAL u. CURRIE (1939)].

Der aus den Versuchsergebnissen von MANDL u. UEBELHÖR abzuleitende Gesichtspunkt, daß außer der Verabfolgung von Parathormon ein weiterer Faktor zum Erzeugen von Harnsteinen erforderlich ist, veranlaßte GROSS, BOITEAU u. LIARAS (1959) zu eingehenden Untersuchungen über diese Frage.

Dabei folgten sie hinsichtlich der Wahl eines zusätzlichen Faktors sowohl den von klinischer Seite wiederholt mitgeteilten Beobachtungen über gehäufte Steinbildung bei Patienten, die längere Zeit größere Mengen von Natriumbicarbonat eingenommen hatten, als auch eigenen Erfahrungen im Tierexperiment (GROSS u. BOITEAU, 1955).

In Versuchen an *Ratten*, die über längere Zeit mittlere Dosen von Parathormon (0,4 Collip-Einheiten pro Tag) erhielten, trat eine Entkalkung des Skelets mit einer leichten Hypercalcämie und Hypercalciurie ein. Wenn die Ernährung normal war, lagen die Harn-p_H-Werte zwischen 5,5 und 6; bei diesen Tieren wurden nie Veränderungen im Harntrakt gefunden. Dagegen stiegen die p_H-Werte bei Tieren, die unter sonst gleichen Versuchsbedingungen standen, aber als Trinkflüssigkeit Wasser mit Natriumbicarbonat erhielten, auf 8,5—9. Diese Tiere starben in 2—3 Wochen. Bei der Autopsie wurden regelmäßig harte Konkremente *(Calciumcarbonat)* im Nierenbecken gefunden [LEBON, FABREGOULE u. GROSS (1955)].

Methodik. Albinoratten wurden einzeln in Stoffwechselkäfigen gehalten, um den Harn für chemische Analysen auffangen zu können.

Ernährt wurden die Tiere mit einer vollwertigen Kost in Pastenform, die aus 20% getrocknetem, gemahlenem Brot, je 10% Mais- und Weizenmehl, je 30% kondensierter, ungezuckerter Milch und Wasser bestand. Tagesration: 30 g pro Tier. Außerdem erhielt jedes Tier einmal wöchentlich 1 g trockene Bierhefe sowie 400 IE Vitamin A und 40 IE Vitamin D_2 in öliger Lösung. Es wurden 3 Versuchsreihen angesetzt. *Versuchszeit:* Durchschnittlich 4 Wochen.

1. Reihe: Pro Tier und Tag 0,25 Collip-Einheiten Parathormon i.m. Als Trinkflüssigkeit 5%ige Natriumbicarbonatlösung.

2. Reihe: Parathormon wie in der 1. Reihe, aber Leitungswasser als Trinkflüssigkeit.

3. Reihe: Kein Parathormon, aber 5%ige Natriumbicarbonatlösung zum Trinken.

Ergebnisse. 1. Reihe: Wenige Tage nach Versuchsbeginn stiegen die p_H-Werte des Harns (normal: 6) auf 7,5—8,5 an und blieben dann konstant. Die Diurese war während des ganzen Versuches erhöht. Die Calcium- und Phosphatwerte im Harn wurden zunächst stark erhöht, schwankten dann aber im weiteren Verlauf. Der Harnstoffgehalt des Blutes erhöhte sich kontinuierlich und erreichte meistens bis zum Versuchsende das Doppelte der Ausgangswerte. Von der 2. Versuchswoche an schieden die Tiere Steine von verschiedener Größe (1—6 mm im Durchmesser) aus, die z. Z. der Elimination eine knorpelige Konsistenz hatten, aber nach kurzer Zeit ein steinernes Aussehen zeigten. Häufig blieben die Konkremente in der Vorhaut stecken und mußten mit einer Pinzette entfernt werden. Die Zahl der ausgeschiedenen Steine variierte zwischen 1—11. Bei fast allen Tieren bestand Mikro- oder Makrohämaturie. In 20% der Fälle starben die Tiere vorzeitig durch Anurie infolge Verstopfung der Harnröhre mit Konkrementen. Die mikroskopische und chemische Analyse der Konkremente ergab, daß es sich um *Calciumcarbonatsteine* mit einem hohen Proteingehalt handelte. Obduktionsbefunde: In Nierenbecken und Ureteren regelmäßig gallertartige Massen mit Kalkeinlagerungen; im Nierengewebe hämorrhagische oder purulente Zonen. Histologisch fanden sich bei allen Tieren in den Nierentubuli Konglomerate von Kristallen und Erythrocyten, die häufig das ganze Lumen ausfüllten; ebenfalls regelmäßig waren Schäden der Tubulusepithelien.

2. Reihe. Harn-p_H und Diurese blieben normal; Calcium- und Phosphorwerte im Harn stiegen kurz nach Versuchsbeginn an und blieben konstant hoch, während die Calciumwerte im Blut normal blieben. Auch der Harnstoffgehalt des Blutes lag im Bereich der Norm. Eine Spontanausscheidung von Konkrementen, wie in der 1. Reihe, wurde in keinem Falle beobachtet. Sowohl bei der Autopsie als auch bei der histologischen Untersuchung der Nieren wurden außer geringen Schädigungen der Tubulusepithelien keine pathologischen Befunde erhoben.

3. Reihe. Ebenso wie in der 1. Reihe verstärkte Diurese und Harn-p_H-Werte zwischen 7,5 und 8,5. Sonst keinerlei Veränderungen.

Diese Ergebnisse zeigten also deutlich, daß die alleinige Verabfolgung von Parathormon nicht zur Steinbildung führt. Die Dosierung war allerdings so niedrig gehalten, daß nur geringe Schäden der Tubulusepithelien entstanden und die für eine höhere Dosierung typischen Kalkablagerungen im Nierengewebe fehlten. Trotz der geringen Dosierung kam es aber zu einer massiven Steinbildung, wenn durch Alkalisierung des Harns ein formalgenetischer Faktor hinzukam und damit die Tendenz zur Bildung einer organischen Matrix und deren Mineralisation erhöht wurde.

Die durch *Parathormon* bedingte Erhöhung des Glykoproteinspiegels im Serum [ENGEL u. CATCHPOLE (1953), ENGFELDT, GARDELL, HELLSTRÖM, IVEMARK, RHODIN u. STRANDH (1958)] sowie die Tendenz zur Kalkablagerung im Nierenparenchym und zur Konkrementbildung scheint durch *Cortison* inhibiert zu werden. Nach Untersuchungen von BRADFORD, HOWARD, JOEL u. SHETLAR (1960) senkt Cortison den Glykoproteinspiegel im Serum wieder auf normale Werte und verhindert die für Parathormon typischen Calcifikationen im Nierengewebe.

II. Oestrogene

In Untersuchungen über die Wirkung von Follikelhormonen bei kastrierten und nicht kastrierten männlichen Mäusen wurden häufig pathologische Veränderungen im Harntrakt beobachtet, die für die Steinbildung prädisponierend sind – u. a. Hydronephrose, Hydroureter, Dilatation der Blase, Abschilferung der Harnwegsepithelien [BURROWS u. KENNAWAY (1934), BURROWS (1935), LACASSAGNE (1935), GARDNER (1935), WELLER, OVERHOLSER u. NELSON (1936), MURRAY u. STEINKAMM (1937)]. Außer diesen Veränderungen stellten BURNS u. SCHENKEN (1940) in einer Versuchsreihe an Mäusen des C_3H-Stammes einen beträchtlichen Steinbefall fest. SCHENKEN, BURNS u. MCCORD (1942) nahmen diesen Befund zum Anlaß spezieller Versuche zur Harnsteinerzeugung mit einem Oestrogen.

Methodik. Versuchstiere: 199 männliche und weibliche zeugungsunfähige *Mäuse* des C_3H-Stammes im Alter von 4,1–21,2 Monaten, die auf 7 Gruppen aufgeteilt wurden und *α-Oestradiolbenzoat* (gelöst in Sesamöl) s.c. erhielten. Die Dosierung war gruppenweise gestaffelt (Gesamtdosis zwischen 0,066 mg und 0,333 mg pro Tier). Ernährt wurden die Tiere mit einer vollwertigen Kost (Purina Dog Chow) und gelegentlichen Zulagen von Kopfsalat. Die Versuchsdauer war unterschiedlich (4–20 Wochen); nur in einer Gruppe, die wöchentlich eine kleine Dosis des Oestrogens bekam, lag die Versuchszeit zwischen 17 und 62 Wochen. Als Kontrollen dienten 166 männliche und weibliche zeugungsfähige und zeugungsunfähige Mäuse desselben Stammes in etwa gleichem Alter.

Ergebnisse. In den Kontrollgruppen hatten 4,1 % der männlichen und 5,4 % der weiblichen Tiere Harnsteine – und zwar fast ausschließlich in der Blase. Dagegen betrug die Steinfrequenz in den Versuchsgruppen 43,7 % bei den männlichen und 3,4 % bei den weiblichen Tieren. In diesen Gruppen waren die Steine in allen Abschnitten des Harntraktes lokalisiert, am häufigsten jedoch auch in der Blase. Besonders hoch war der Steinbefall (bis zu 60 %) bei männlichen Tieren, wenn sie bis zu 20 Wochen einmal wöchentlich eine kleine Oestrogendosis erhielten und dann noch mehrere Wochen unbehandelt weiterlebten.

Zahl und Größe der in den Versuchsgruppen gefundenen Steine waren unterschiedlich; die größten Konkremente hatten einen Durchmesser von 5 mm. Farbe: weiß; Oberfläche: rauh; Konsistenz: kreidig. Oft lagen mehrere Steine zusammen und waren durch kreidiges Material oder durch eine zäh-schleimige Substanz verbunden. Dagegen waren die Steine bei den Kontrolltieren größenmäßig einheitlicher (1–3 mm im Durchmesser), hatten eine glatte Oberfläche und eine harte Konsistenz.

Alle Steine – sowohl bei den Kontrolltieren als auch bei den mit Oestrogen behandelten Tieren – bestanden aus *Calcium* und *Magnesiumphosphat.*

Die meisten Tiere mit Steinen wiesen bei der Obduktion mehr oder minder starke Anzeichen einer *Harnstauung* sowie entzündliche Reaktionen der Schleimhaut im Urogenitaltrakt auf; außerdem bestand bei diesen Tieren regelmäßig eine *Harninfektion.*

Demnach trafen unter diesen Versuchsbedingungen mehrere Faktoren zusammen, die für die Entstehung und das Wachstum von Harnsteinen als besonders günstig anzusehen sind. Wie die Kontrollversuche zeigten, bestand bei dem verwendeten Mäusestamm ohnehin eine gewisse Tendenz zur Steinbildung. Hinzu kam die Oestrogenwirkung auf 2 Wegen: einerseits über lokale Faktoren im Harntrakt, wie Harnstauung, entzündliche Reaktionen der Schleimhaut mit Epithelabschilferung, Infektion; zum anderen über Störungen im Calcium-Phosphor-Stoffwechsel, die zu einer erhöhten Ausscheidung von anorganischen Steinbildnern im Harn führten.

Aus Untersuchungen von Gardner u. Pfeiffer (1938), Sutro (1940), Wentworth, Smith u. Gardner (1940) und anderen Autoren ist bekannt, daß eine protrahierte Oestrogenverabfolgung Störungen des Calcium-Phosphor-Austausches im Skelet und eine Erhöhung des Blutcalciumspiegels zur Folge hat.

Eine Methode zur Steinerzeugung an *Ratten* mit Hilfe eines Oestrogens entwickelten Wilson, Benjamin u. Leahy (1945). Um in diesem Zusammenhang gleichzeitig den Einfluß des Mineralgehalts der Nahrung auf die Steinbildung zu prüfen, wurden zwei verschiedene Kostformen verfüttert.

Methodik. Neugeborene männliche und weibliche *Albinoratten* erhielten vom 2. Tag nach der Geburt an wöchentlich dreimal eine s.c. Injektion von *Oestradiol-*

dipropionat. Die Einzeldosis betrug stets 0,1 mg der kristallinen Substanz, gelöst in 0,05 cm^3 Maisöl. Die Injektionsperiode war entweder 2 oder 4 Wochen, so daß die Gesamtdosis pro Tier 0,6 bzw. 1,2 mg des Oestrogens betrug. Als Ernährung erhielten die Tiere entweder eine „mineralreiche" oder eine „mineralarme" Kostform; beide gewährleisteten ein normales Wachstum. Bei der ersteren handelte es sich um eine handelsübliche Tiernahrung (Wayne Dog Blox); die andere wurde im Labor selbst hergestellt.

Zusammensetzung der Kostformen (in %)

Mineralreiche Kost (nach Analyse des Herstellers)		Mineralarme Kost	
Protein	22,0	Casein	20,0
Kohlenhydrate	40,0	Stärke	50,0
Fett	4,0	Schmalz	18,0
Faser	5,0	Mineralien (s. unten)	2,5
		Brauereihefe	7,5
		Lebertran	2,0
		α-Tocopherol (10 mg pro Tier und Woche per os)	
Mineralbestandteile			
Calcium	3,30		0,544
Magnesium	0,38		0,0261
Natrium	0,8730		0,0693
Kalium	0,7880		0,299
Phosphor	1,75		0,128
Chlor	0,8466		0,239
Schwefel	0,2763		0,0113
Eisen	0,0201		0,0129
Jod	—		0,000153
Mangan	0,0019		0,000318
Fluor	—		0,00113
Aluminium	—		0,0000242
Kupfer	—		0,000895

Vom 30. Tag nach Beginn der Injektionsperiode (2 oder 4 Wochen) an wurde jedes Tier durch Palpation der Blase und Urethra sowie röntgenologisch auf Steinbefall untersucht. Außerdem wurden zur Feststellung der Harnreaktion und zur bakteriologischen Prüfung interkurrent Harnproben durch suprapubische Blasenpunktion unter aseptischen Kautelen entnommen.

Ergebnisse: Bei den mit der *mineralreichen* Kost gefütterten Gruppen hatten die *männlichen* Tiere in 82,8 % Blasen- und Urethrasteine (Versuchszeit im allgemeinen etwa 6 Monate, in einzelnen Fällen bis zu 15 Monaten). In allen Fällen bestanden Symptome einer *Harnstauung* (Dilatation der Blase, Hydroureter, Hydronephrose); meistens lag auch eine *Harninfektion* vor; Harn-p_H: 7,8. Bei den *weiblichen* Tieren kam es in keinem Falle zur Steinbildung; ebenfalls wurden keine makroskopischen Veränderungen im Harntrakt gefunden. Harninfektion bestand nur in $^1/_3$ der Fälle; Harn-p_H: 6,8.

In einer Parallelgruppe zu dieser Versuchsreihe wurden — bei sonst gleichen Versuchsbedingungen — Tiere in 10tägigen Intervallen getötet, um den zeitlichen Verlauf der Steinbildung zu verfolgen. Bei über 50% der *männlichen* Tiere begann die Steinbildung bereits im 2.—3. Monat; in diesen Fällen war regelmäßig eine Harninfektion nachzuweisen. Stauungserscheinungen im Harntrakt traten nur selten vor Beginn der Steinbildung auf. Bei den *weiblichen* Tieren dieser Gruppe wurden in 3,6% Steine gefunden.

In den Gruppen, die mit der *mineralarmen* Kost gefüttert wurden, betrug die Steinfrequenz bei den *männlichen* Tieren nur 10,5%. Obwohl auch in den meisten dieser Fälle eine Harninfektion bestand, lagen die p_H-Werte im neutralen Bereich; Stauungserscheinungen im Harntrakt waren selten. Die *weiblichen* Tiere dieser Gruppe blieben steinfrei.

Die Steine hatten im allgemeinen eine Größe von 1–6 mm im Durchmesser, sahen weiß oder bräunlich-weiß aus und waren von harter Konsistenz. Untersuchungen der Steine mit mikrochemischen, spektrographischen und optischen Methoden ergaben, daß sie im wesentlichen *Magnesiumammoniumphosphat* und kleine Mengen von Calciumphosphat sowie Citrat enthalten [Benjamin, Wilson u. Leahy (1945)].

Aus den Ergebnissen dieser Versuche ist also für die Steinerzeugung mit Oestrogenen zu folgern, daß

1. *männliche Tiere geeigneter sind als weibliche* und daß
2. *die Kost einen ausreichenden Mineralgehalt haben muß*, um eine möglichst hohe Steinfrequenz zu erzielen.

In weiteren Versuchen mit derselben Methode bestätigten Wilson, Leahy u. Benjamin (1946) ihre früheren Befunde; die Steinfrequenz betrug bei den männlichen, mit mineralreicher Kost ernährten Tieren 80%, während die weiblichen Tiere auch wieder steinfrei blieben. Überdies stellten sie fest, daß die durch Oestrogen-Verabfolgung induzierte Tendenz zur Steinbildung nicht transitorisch ist, sondern über lange Zeit bestehen bleibt.

Sie fütterten männliche Tiere nach der Injektionsperiode (2 Wochen) zunächst 4—5 Monate mit der *mineralarmen* Kost; in dieser Zeit hatten sich keine Steine gebildet. Dann wurden die Tiere auf die *mineralreiche* Kost umgestellt. *Innerhalb der nächsten 4 Monate bildeten sich bei 77% der Tiere Steine.*

Für die Tatsache, daß die Oestrogen-Anwendung nur bei männlichen Tieren zur Steinbildung führt, machen die Autoren in erster Linie anatomische Gegebenheiten (schlechtere Abflußbedingungen für den Harn durch die männliche Urethra) sowie pathologische Veränderungen (Einengung des Urethralumens durch Strikturen und Schwellungszustände der männlichen Adnexe) infolge der Oestrogeneinwirkung verantwortlich. Eine z. T. erhebliche Behinderung des Harnabflusses kann auch, wie Wilson (1945) nachgewiesen hat, durch die nach Oestrogen-Anwendung eintretende Hyperplasie bzw. Metaplasie des Urethraepithels mit Abschilferung der Zellen erfolgen. Die unter diesen Umständen entstehende Harnstauung als prädisponierendes Moment führt jedoch nur dann zur Steinbildung, wenn weitere Faktoren (Harninfektion, Harnalkalisierung durch erhöhten Mineralgehalt der Kost) hinzukommen.

Hedenberg (1954) injizierte im Rahmen seiner Vitamin A-Mangelversuche an *Ratten* (s. Abschnitt D, I, a, S. 258) bei einer Gruppe von 7 männlichen und 9 weiblichen Tieren *Oestradiolbenzoat* (täglich 100 γ pro Tier s.c.). Das Alter der Tiere und die Versuchsdauer waren unterschiedlich. Er konnte weder die von den früheren Untersuchern erhobenen histologischen Befunden im Harntrakt (Epithelmetaplasie) bestätigen noch Steine nachweisen. Es ist zu vermuten, daß hier die Ernährungsbedingungen nicht geeignet waren, um eine Steinbildung manifest werden zu lassen.

Einer Mitteilung von Dunning, Curtis u. Madson (1951) über experimentelle Krebserzeugung bei verschiedenen *Ratten*stämmen ist zu entnehmen, daß männliche Tiere unter Verabfolgung eines synthetischen Oestrogens *(Diäthylstilboestrol)* zur Bildung von Blasensteinen neigen.

III. Andere Hormone

McDonald u. Huffman (1955) beobachteten in Versuchen zur experimentellen Konkrementerzeugung mit der Methode nach Vermeulen u. Mitarb. (1950) (s. Abschnitt A, S. 227), daß weibliche Long-Evans-Ratten, bei denen die Steinfrequenz im allgemeinen geringer ist als bei männlichen Tieren, nach *Ovarektomie* und *Testosteronbehandlung* einen erhöhten Steinbefall aufweisen. Die Autoren schließen daraus, daß die Androgene einen mitbedingenden Faktor bei der Steinbildung darstellen.

In weiteren Untersuchungen prüften McDONALD u. EDDINGS (1957) den Einfluß von *Hypophysenhormonen* auf die Steinbildung.

Methodik. Unter Verwendung der Technik von VERMEULEN u. Mitarb. (1950) wurden cylindrische Magnesiumstreifen aseptisch in die Blasen von Long-Evans- und Sprague-Dawley-*Ratten* eingebracht, von denen ein Teil vorher *hypophysektomiert* war. Gefüttert wurden die Tiere mit Purina Laboratory Chow; Trinkwasser ad libit. Jede Gruppe bestand aus 20 Tieren.

Die Kontrolltiere erhielten 0,1 cm^3 einer 1%igen Akaziengummilösung i.m., während den Versuchsgruppen *(männliche, hypophysektomierte Tiere)* folgende Hormone (entweder allein oder in Kombination miteinander) i.m. verabfolgt wurden:

ACTH	0,5	mg täglich
Gonadotropine:		
APL	4	IE täglich
FSH	4	IE täglich
Luteotropin	10	IE täglich
Testosteroncyclopentyl-propionat	10	mg pro Woche
STH	0,05	mg täglich

Mit den Injektionen wurde am 1. Tag nach der Fremdkörperimplantation begonnen. Versuchsdauer: 6 Wochen.

Ergebnisse. Die Steinfrequenz in den *Kontrollgruppen* betrug bei den männlichen und weiblichen Tieren des Sprague-Dawley-Stammes 100%, bei den männlichen Tieren des Long-Evans-Stammes 100%, dagegen bei den weiblichen Tieren 54%.

In den *Versuchsgruppen* (männliche hypophysektomierte Tiere beider Stämme) war der *Steinbefall sehr gering* (7 bzw. 9%), *wenn keine Hormone gegeben wurden.*

ACTH allein reduzierte die Steinfrequenz auf 50%; die Wirkung von APL + FSH war geringer (Steinfrequenz: 75%). ACTH + APL + FSH hatten keinen Einfluß (Steinfrequenz: 100%). Luteotropin reduzierte auf 27%, STH auf 76%. Testosteron hob die durch die Hypophysektomie bedingte Hemmwirkung auf die Konkrementbildung fast völlig auf (Steinfrequenz: 92%).

Die Calcium-, Phosphor- und Magnesiumanalysen im Harn hatten folgende auffälligen Resultate: Während die Calciumausscheidung durch ACTH und STH erheblich gesenkt wurde, stieg sie unter den Gonadotropinen stark an. Die Phosphorausscheidung wurde durch Testosteron gesenkt, durch STH erhöht. Die Magnesiumausscheidung war unter ACTH beträchtlich verringert, aber unter STH sowie Testosteron allein und unter ACTH + APL + FSH stark erhöht.

SELYE (1956) stellte eine Verstärkung der Tendenz zur Konkrementbildung unter Vitamin D fest, wenn er weiblichen *Ratten* des Sprague-Dawley-Stammes *Glucocorticoide* (Cortisolacetat und Desoxycortisonacetat) s. c. verabfolgte (s. Abschnitt D, I, b, S. 260). Bereits innerhalb von 11 Tagen entwickelten sich bei diesen Tieren Konkremente in den Nieren und beträchtliche Verkalkungen des Nierenparenchyms, während die Tiere ohne Hormonbehandlung – bei sonst gleichen Versuchsbedingungen – nur geringe Anzeichen einer Cylinderbildung mit Verkalkungsneigung in den Tubuli aufwiesen.

Insgesamt gesehen, zeichnen sich aus den bisherigen Untersuchungen über den Einfluß von Hormonen auf die Entstehung und das Wachstum von Konkrementen Zusammenhänge zwischen Endokrinium und Harnsteinbildung ab; vor allem in bezug auf die Bedeutung einiger Hormone als Teilfaktoren in der Steingenese und anderer im Sinne von Prinzipien, die das Steinwachstum hemmen.

Aus den bisherigen Erfahrungen geht eindeutig hervor, daß außer den jeweils verwendeten Hormonen weitere Kausalfaktoren (z. B. Harnstauung, Änderungen der Harnreaktion, Harninfektion, erhöhte Mineralausscheidung) *notwendig sind, um sowohl die Konkrementbildung auszulösen als auch eine*, z. B. für Prophylaxeversuche, *ausreichend hohe Steinfrequenz zu erzielen.*

Bei der Verwendung von *Parathormon* scheinen bevorzugt *Calciumcarbonatsteine*, bei der Verabfolgung von *Oestrogenen Calcium-* oder *Magnesiumammoniumphosphatsteine* zu entstehen. Es ist jedoch anzunehmen, daß sich durch entsprechende *Änderungen der Ernährung auch andere Steinarten erzeugen lassen.*

F. Körperfremde Substanzen

I. Oxamid und andere Oxalsäurederivate

Die Tatsache, daß unter den Harnsteinarten, die beim Menschen vorkommen, die Oxalatsteine am häufigsten sind, hat die experimentelle Harnsteinforschung immer wieder dazu angeregt, sich mit der Oxalatsteinbildung zu befassen. Abgesehen von den Tierversuchen, in denen Oxalatsteine entweder unerwartet entstanden [z. B. VAN LEERSUM (1928), DOMANSKI (1950), ANDRUS, GERSHOFF, FARAGALLA u. PRIEN (1960)] oder durch Verfütterung von Calciumoxalat bei gleichzeitiger Anwendung anderer lithogener Maßnahmen [JOHNSON u. STIEFBOLD (1959)] bzw. auf Grund bestimmter Erkenntnisse über den Oxalatchemismus [HAMMARSTEN (1937)] erzeugt wurden, ist viel Mühe darauf verwendet worden, durch Verabfolgung von Oxalsäure bzw. Oxamid die Bildung von Oxalatkonkrementen zu erreichen, um dabei den pathogenetischen Zusammenhängen auf die Spur zu kommen.

Wenn trotz dieser Bemühungen die Oxalatsteinbildung heute immer noch ein weitgehend ungelöstes Problem ist, so muß betont werden, daß es sich bei der tierexperimentellen Steinerzeugung durch Oxalsäure- oder Oxamidverabfolgung um ein Versuchsmodell handelt, das nur einem relativ kleinen Sektor in der Ätiologie der Oxalatsteine entspricht und in erster Linie die Frage der exogenen Oxalurie betrifft. Über die endogene Oxalatentstehung, der zweifellos die größere Bedeutung für die Steinbildung zukommt, ist heute nur wenig bekannt [HAMMARSTEN (1956)].

Immerhin haben die Versuche zur Klärung mancher Fragen der Steingenese wesentlich beitragen und die Grundlagen für experimentell-therapeutische Untersuchungen erweitern können.

Als ersten gelang es EBSTEIN u. NICOLAIER (1889), Harnsteine bei *Hunden* und *Kaninchen* durch Fütterung mit *Oxamid*, einem Ammoniakderivat der Oxalsäure, zu erzeugen — nachdem vorausgegangene Versuche mit anderen Oxalsäurederivaten (Oxaminsäure bzw. Oxamaethan) fehlschlugen. Die Konkremente, die in allen Teilen der Harnwege gefunden wurden und von unterschiedlicher Größe (bis zu einer Länge von 20 mm und einer Dicke von 7 mm) waren, bestanden fast ausschließlich aus *Oxamid.*

TUFFIER (1893a, b) setzte diese Versuche an *Hunden, Kaninchen* und *Meerschweinchen* fort. Am sichersten kam die Steinbildung bei Hunden zustande, die je nach Größe 4—6 g Oxamid täglich zur üblichen Kost bekamen. Versuchsdauer: 4—6 Wochen.

Bei der Obduktion wurden beträchtliche Oxamidmengen im Intestinaltrakt gefunden; daraus wurde geschlossen, daß eine hohe Dosierung notwendig ist, um eine Steinbildung in den Harnwegen zu erzielen.

In einer Gruppe von 8 Hunden wurden 7mal Steine in der Blase, 5mal im Nierenbecken, 3mal im Ureter und 1mal in der Urethra gefunden. Die größten Steine bildeten sich im Nierenbecken (bis zu 5 g schwer und 11 mm lang). Wurden während der Versuchszeit Fremdkörper in die Blase implantiert, so inkrustierten diese um so schneller, je rauher ihre Oberfläche war; ebenfalls verlief die Inkrustation rascher, wenn gleichzeitig eine Harninfektion bestand (vgl. Abschnitt A, S. 225 u. Abschnitt B, S. 236).

Eingehende Untersuchungen über den Verlauf der Oxamidsteinbildung unter gleichzeitiger Anwendung verschiedener mitbedingender Faktoren führte dann Rosenbach (1911) an 14 *Hunden* und 7 *Kaninchen* durch. Die Tagesdosis von Oxamid, die dem üblichen Futter beigemengt wurde, betrug meistens 2 g.

Ohne zusätzliche Anwendung anderer Maßnahmen bildeten sich nach wenigen Wochen röntgenologisch feststellbare Konkremente in den Harnwegen, insbesondere im Nierenbecken. Das Nierengewebe selbst war immer frei von Steinbildung.

Nach Erzeugung von einseitigen Ureterstauungen verschiedener Grade durch Abknickung oder Verengung des Harnleiters (s. Abschnitt C, S. 241) zeigte sich, daß die Steinbildung im Nierenbecken umgekehrt proportional dem Grad der Ureterstauung ist. Außerdem wurde festgestellt, daß es auf der gestauten Seite auch zu einer Steinbildung im Nierenparenchym selbst kommen kann und daß diese Konkremente (im Gegensatz zu den auf der anderen Seite reinen *Oxamidsteinen*) außer Oxamid beträchtliche Mengen von *Calciumcarbonat* enthalten und auffallend bröcklig sind. Auch Abklemmungen der Nierenvene oder -arterie ebenso wie Unterbrechung der nervalen Versorgung führten zu gleichen Befunden.

Bei einem Hund wurden 4 kleine menschliche Harnsteine in das Nierenbecken implantiert (s. Abschnitt A, S. 225). 5 Wochen später lagen alle Steine noch im Nierenbecken, wiesen jedoch Arrosionserscheinungen auf. Oxamidkonkremente wurden in dieser Niere nur in Form von Körnchen im Bereich der Sammelröhren gefunden. Dagegen lagen im Nierenbecken und Ureter der anderen Seite mehrere größere *Oxamidsteine.*

Harninfektionen, die entweder durch die operativen Eingriffe entstanden waren oder artifiziell gesetzt wurden, hatten — im Gegensatz zu den Befunden von Tuffier — keinen Einfluß auf die Steinbildung.

Histologisch fand Rosenbach feinste Oxamideinlagerungen in den Tubuluszellen und in den Lumina, während die Glomerula — mit Ausnahme gelegentlicher Kapselverdickungen — im allgemeinen normal aussahen. In den geraden Harnkanälchen fanden sich — in Richtung auf die Sammelröhrchen zunehmend — Oxamidausfällungen, die oft in einer netzartigen Fasersubstanz lagen. Dort, wo es im Parenchym bereits zu stärkerer Bildung von Mikrokonkrementen gekommen war, bestanden meistens Kontinuitätsstörungen der Epitheldecke infolge mechanischer Einwirkung. Ferner konnte er feststellen, daß die unter der Oxamidverabfolgung entstandenen Zellschäden im obersten Funktionsabschnitt der Niere reversibel sind, wenn Oxamid nicht mehr gegeben wird.

Einen anderen Weg schlug Keyser (1923a,b) ein. Er hatte in Versuchen mit hochdosierten Calciumverbindungen (u. a. auch Calciumoxalat), die oral oder parenteral verabfolgt wurden, eine Steinbildung nicht erreichen können. Daraufhin benutzte er einen Ester der Oxalsäure *(Butyloxalat)*, von dem er annahm, daß er nach s.c. Injektion resorbiert und langsam hydrolysiert wird, so daß sich das freiwerdende Oxalat-Radikal mit dem Blutcalcium verbindet. Um der möglichen Gefahr eines zu starken Absinkens des Blutcalciums entgegenzuwirken, gab er gleichzeitig Calciumchlorid s.c.

Als Versuchstiere wurden 2—3 kg schwere *Kaninchen* verwendet. Die Dosierung von Butyloxalat (in öliger Lösung) war unterschiedlich; meistens lagen die Einzeldosen zwischen 0,3 und 0,6 cm^3. Calciumchlorid wurde als 10%ige Lösung ebenfalls in unterschiedlicher Dosierung (meistens zwischen 1,6 und 2,5 cm^3) gegeben. Die Versuchsdauer betrug in den meisten Fällen 5—8 Tage, nur in wenigen Fällen 12—28 Tage. Bakteriologische Kontrollen des Harns verliefen immer negativ.

Bei den Kaninchen kam es häufig zu ausgedehnten Nekrosen im Injektionsgebiet, so daß viele Tiere vorzeitig getötet werden mußten; andere Tiere gingen an Nierenschäden infolge Oxalatvergiftung zugrunde. Trotzdem gelang es, bei 11 von 15 Tieren durch tägliche Injektionen der beiden Stoffe *Calciumoxalatkonkremente* in den Nieren und Blasen zu erzeugen.

In einer anderen Versuchsgruppe erhielten 6 Tiere außer Butyloxalat i.m. täglich 0,4 g Natriumoxalat per os (in Kapseln). Die Tiere lebten nur 4—9 Tage. Alle Tiere schieden immense Oxalatmengen im Harn aus. Bei einem Tier, das nach 6 Tagen starb, wurden 20 *Calciumoxalatsteine* in der Größe von 1—2 mm Durchmesser in der Blase gefunden.

Mit Rücksicht auf die hohe Toxicität des Butyloxalats verwendete KEYSER (1928) später Oxamid zur Steinerzeugung; und zwar gab er es nicht – wie die früheren Untersucher – dem Futter bei, sondern verabfolgte es in Kapseln.

In einer Versuchsreihe mit 14 *Kaninchen* und 5 *Hunden* erhielten die Kaninchen 0,4 bis 0,8 g und die Hunde 2 g Oxamid pro Tier und Tag. In verschiedenen Versuchszeiten (einige Tage bis mehrere Monate) bildeten sich in 75% der Fälle *Oxamidkonkremente* bis zur Größe von 10 mm im Durchmesser in allen Teilen der Harnwege. Bei längerer Versuchszeit nahm das Körpergewicht stetig ab. In allen Fällen bestand eine erhebliche Albuminurie; die Harnreaktion war teils alkalisch, teils sauer. Histologisch fielen toxische Epithelveränderungen auf; intracelluläre Oxamideinlagerungen konnten jedoch — im Gegensatz zu den Rosenbachschen Befunden — nicht festgestellt werden.

Weitere Versuchsreihen dienten dazu, den Einfluß verschiedener operativer Eingriffe an der Niere auf die Steinbildung zu prüfen. Verletzungen des Nierenbeckens durch Nadelstiche oder Applikation von Nahtmaterial führten in der betreffenden Niere zu einer besonders starken Konkrementbildung, während die andere Niere meistens von Steinen frei blieb. Eine geringe Ureterstauung verhinderte die Konkrementbildung in der betreffenden Niere; dagegen hatte das Anlegen eines Gummibandes um den Ureter — ohne daß der Harnstrom behindert wurde — keinen hemmenden, eher einen fördernden Einfluß auf die Steinbildung.

Insgesamt ergaben die Versuche an über 120 Tieren, daß von den verschiedenen Methoden, die zur Steinerzeugung benutzt wurden, nur die Verabfolgung von Oxamid zu konstanten Resultaten führte. KEYSER weist jedoch mit Nachdruck darauf hin, daß Oxamid ein Stoff ist, der normalerweise nicht im Organismus vorkommt, so daß Vergleiche mit der Steinbildung unter anderen Bedingungen sowie Rückschlüsse hinsichtlich prinzipieller Fragen der Steingenese nur mit Vorbehalt zulässig sein dürften.

Die Methode von KEYSER benutzten CORDONNIER u. MILLER (1951) zu Untersuchungen über Beziehungen zwischen alkalischer Phosphatase in der Niere und Harnsteinen. 10 ausgewachsene, mit einer vollwertigen Kost gefütterte *Kaninchen* erhielten 53—75 Tage lang eine tägliche Oxamiddosis von 0,4 g in Kapseln. Bei 6 Tieren wurde der linke Ureter durch Gummi- oder Catgutligatur leicht gestaut. Von diesen Tieren hatten 4 bei Versuchsende links eine deutliche Hydronephrose und 2 eine Atrophie der Niere. Nur 1 Tier wies Steine im Nierenbecken auf; ein anderes hatte feinen gelben Sand in der Blase. Bei den Tieren ohne Ureterligatur fanden sich in einem Falle 4 Steine (3—4 mm groß) in der linken Niere und bei 2 anderen Sand in Nierenbecken und Blase. Damit wurde die Beobachtung von KEYSER bestätigt, daß eine leichte Ureterstauung keinen begünstigenden Einfluß auf die Oxamidsteinbildung hat. Veränderungen der Serumphosphatase unter Oxamid im Vergleich zu 8 Kontrolltieren konnten nicht festgestellt werden. Die Phosphatasebestimmungen an Nierenschnitten mit der Methode von GOMORI (1941) ließen jedoch bei den Tieren mit Hydronephrose oder Atrophie der Niere einen völligen Verlust der alkalischen Phosphatase erkennen.

In bezug auf die Ernährung der Tiere, bei denen Steine mit Oxamid erzeugt werden, äußerte ROST (1930), daß die Art der Kost keine Rolle zu spielen scheint. Es gelang ihm bei *Ratten*, durch Oxamidbeigabe zu den verschiedensten Kostformen relativ rasch Nierensteine zu erzeugen; angeblich handelte es sich um *Mischkonkremente* mit hohem *Calciumoxalatanteil*. Durch Zugabe von Tomaten zu bestimmten Kostformen konnte er angeblich *Oxalatsteine* erzeugen. Leider enthält die betreffende Publikation keine exakten Angaben über die Zahl der mit Oxamid bzw. Tomaten gefütterten Tiere ebenso wie über Dosierung, Versuchsdauer und Steinfrequenz.

POLAK (1939) erzeugte *Oxamidsteine* bei *Ratten* dadurch, daß er in der von ihm verwendeten Kost mit $CaCO_3$-Überschuß (s. Abschnitt D, II, a, S. 264) $CaCO_3$ durch Oxamid ersetzte. Die Kost hatte demnach folgende Zusammensetzung:

88% Weizenstärke, 3% Casein, 3% Hefe, 2% Salzgemisch, 1% Lebertran, 3% Oxamid.

Die Tiere (junge männliche und weibliche *Albinoratten*) nahmen unter dieser Kost nur wenig an Gewicht zu, wiesen Intoxikationserscheinungen auf und starben zum größten Teil vor Versuchsende (11 Wochen). Bei der Obduktion hatten alle Tiere massenhaft *Oxamidkonkremente* in Nieren und Blase.

Diese Befunde wurden von MADAUS u. KOCH (1941) mit derselben Versuchsanordnung insofern bestätigt, als auch hier die Mortalität so hoch war, daß der Versuch nach 10 Wochen abgebrochen wurde. Allerdings war die Konkrementbildung (bei 55% der Tiere) weniger stark und nur auf die Nieren beschränkt. Die Nieren waren meistens vergrößert, grauweißlich verfärbt und hatten eine krustige Oberfläche.

Eine Wiederholung des Versuches unter Herabsetzung des Oxamidanteils auf 2% zeigte eine wesentlich bessere Gewichtsentwicklung der Tiere; trotzdem kam es innerhalb von 45 Tagen bei 64% der Tiere zur Steinbildung in Nieren und Blase. Das Nierengewebe wies makroskopisch keine pathologischen Veränderungen auf.

In Prophylaxe-Versuchen mit der 2%igen Oxamidkost hatten Frischpflanzenverreibungen von Rubia tinctorum, die in entsprechenden Versuchen mit 3%iger $CaCO_3$-Kost die Steinfrequenz stark reduzierten (vgl. Abschnitt D, II, a, S. 266), keinen Einfluß auf die Steinbildung.

KOCH, HAASE u. MAREK (1952) prüften in vergleichenden Untersuchungen, ob die unter den Bedingungen der $CaCO_3$-Kost beobachteten Einflüsse auf Steinfrequenz und Letalitätsquote durch Änderungen der Eiweiß- und Kohlenhydratanteile (vgl. Abschnitt D, III, a, S. 276) auch unter der Oxamidkost erfolgen. Nachdem zunächst festgestellt wurde, daß in der ursprünglich von POLAK (1936) verwendeten und später von MADAUS u. KOCH (1941) modifizierten Trockenkost (s. Abschnitt D, II, a, S. 264) der Oxamidzusatz von 3 auf 1% verringert werden kann, um noch eine ausreichende Steinbildung zu erzielen, wurden verschiedene Oxamiddosen bei gleichzeitiger Fleisch- und Haferflockenzulage geprüft. Dabei zeigte sich eindeutig, daß selbst nach einer Reduzierung der Oxamiddosis auf 0,5% die Steinfrequenz (100%) unbeeinflußt blieb. Auch der Ersatz der Weizenstärke in der Kost durch Kartoffelstärke oder der Ersatz der Haferflocken durch Kartoffelbrei vermochten die Häufigkeit des Steinbefalls nicht zu verringern, obwohl das Körpergewicht der Tiere unter diesen Kostformen fast normal zunahm. In anderen Versuchen wurden die Eiweißanteile der Kost bis auf das Dreifache erhöht und gleichzeitig die Oxamiddosis bis auf 0,2% reduziert; auch diese Änderungen hatten keine wesentliche Verringerung der Steinfrequenz zur Folge.

Diese Befunde, die von den Beobachtungen in den $CaCO_3$-Versuchen abwichen, dürften wohl dahingehend zu deuten sein, daß Oxamid als körperfremde Substanz die Schutzmechanismen des Harns, die im Falle der Steinbildung unter $CaCO_3$-Überangebot durch die erhöhte Eiweißzufuhr und die anderen Koständerungen stabilisiert wurden, durchbricht. Abgesehen davon setzt Oxamid erhebliche toxische Schäden an der Niere, die mit zunehmender Versuchszeit die Nierenfunktion mehr und mehr behindern, so daß auch von dieser Seite aus die Steinbildung begünstigt wird.

Typisch für Lokalisation und Häufigkeit der Oxamidsteine in Niere, Ureter und Blase ist deren Abhängigkeit von der Oxamiddosis. Eine Zusammenstellung aller Befunde aus den Versuchen mit Oxamid zeigte nämlich, daß bei hoher Dosierung (2–4%) die Steinbildung bevorzugt in der Niere erfolgt; dagegen sind bei niedrigen Dosen (0,5–1%) die Steine mehr im Ureter und in der Blase, bei 0,2% sogar fast ausschließlich in der Blase lokalisiert.

Es ist anzunehmen, daß die durch hohe Oxamiddosen bedingte schwere Nierenschädigung zu einem beschleunigten Wachstum der Konkremente führt, wobei die Harnkanälchen durch Häufung intratubulärer Mikrolithen verstopft werden, so daß eine Ausschwemmung nicht mehr möglich ist. Als weiteres begünstigendes Moment für die Steinlokalisation in der Niere kommt die zunehmende Stauung im Nierenbecken hinzu, durch die eine Ausschwemmung der Mikrolithen behindert wird. Dagegen erlaubt das langsamere Steinwachstum unter den niedrigen Oxamiddosen den Weitertransport der Mikrolithen in die ableitenden Harnwege, so daß sie erst in der Blase eine Größe erreichen, die einen Spontanabgang nicht mehr zuläßt.

Zweifellos steht im Ablauf der Oxamidsteinbildung — verglichen mit anderen Arten der experimentellen Steinerzeugung — die Nierenschädigung mit ihren für die Ausfällung des Steinmaterials begünstigenden Folgen im Vordergrund. Und zwar scheint zunächst eine Reizeinwirkung von Oxamid am renalen Gefäßnervensystem zu erfolgen, die zu Störungen der Durchblutung und zu Änderungen verschiedener Partialfunktionen der Niere führt. Ebenso wie nach Verabfolgung von Sulfathiazol (vgl. Abschnitt Konkrementbildungskrise) kommt es bereits kurze Zeit nach Beginn der Oxamidfütterung zu Durchblutungsstörungen der Niere, die zum Symptomenkomplex der sog. *Konkrementbildungskrise* gehören. Dies geht aus Untersuchungen von HERKLOTZ (1944), KOCH (1950, 1951), KOCH u. HAASE (1952, 1953) hervor.

Histologisch finden sich als Zeichen des Initialstadiums der Oxamidsteinbildung in den Tubuli (z. T. auch in den Kapselräumen der Glomerula) primäre Formelemente, die sich zu Mikrolithen weiterentwickeln und zum Aufbau der Makrokonkremente dienen [HERKLOTZ (1944), KOCH (1950)]. Gleichzeitig kommt es zu morphologischen Veränderungen im Nierenparenchym, besonders im Bereich der Tubulusepithelzellen; diese Veränderungen werden von UEBEL (1958) als akute toxische oder ischämische Schäden der Tubulusepithelzellen im Sinne einer Nephroblaptose gedeutet.

Im mikroskopischen Harnbild der Tiere, die Oxamid als steinerzeugende Substanz erhielten, fand HAASE (1958) im Initialstadium nur selten die primären Formelemente — im Gegensatz zur Steinbildung unter Sulfathiazol. Blieben die Präparate unter dauernder mikroskopischer Beobachtung längere Zeit stehen, so tauchten nicht selten im Gesichtsfeld Gebilde auf, die den histologisch beobachteten primären Formelementen ähnlich waren und sich zu Mikrolithen weiterentwickelten. Bei Harnbildkontrollen im weiteren Verlauf des Versuches wurden dann auch primäre Formelemente und in steigendem Maße fertig gebildete Mikrolithen bzw. deren Vorformen gefunden.

Bei gleichzeitiger Verabfolgung von Oxamid und anderen steinerzeugenden Substanzen (z. B. $CaCO_3$) dominiert die Oxamidwirkung; dies kommt u. a. auch in der chemischen Beschaffenheit der Steine zum Ausdruck. GEINITZ (1956) verwendete als steinerzeugende Zusätze zu einer bestimmten Kostform (vgl. Abschnitt D, II, a, S. 267) sowohl $CaCO_3$ als auch Oxamid. Und zwar gab er $CaCO_3$ während der gesamten Versuchszeit (4 Wochen) und Oxamid nur in der 2. Versuchshälfte. Bei fast allen Tieren bildeten sich massenhaft Steine, die im wesentlichen aus organischer Substanz bestanden. In Versuchen mit derselben Methodik bestätigten HAASE u. MEYERING (1961) einen starken Steinbefall in 100% der Fälle. Die chemischen Analysen der Steine erwiesen, daß es reine *Oxamidsteine* waren.

II. Sulfonamide

Die durch Sulfonamide verursachte Harnsteinbildung war eine Zeitlang ein häufig benutztes Versuchsmodell sowohl zum Studium der formalen Steingenese als auch zur Prüfung von Prophylaxemaßnahmen. Diese experimentelle Möglichkeit bot sich geradezu an, als bereits kurz nach Einführung der Sulfonamide in die Therapie bekannt wurde, daß diese Stoffe einige unerwünschte Nebenwirkungen haben, u. a. eine auffällige Tendenz zur Auskristallisierung und Konkretion in den Harnwegen.

Je umfangreicher die Sulfonamidanwendung wurde und je mehr die Zahl neuer Präparate zunahm, um so häufiger wurden auch die klinischen Mitteilungen über sulfonamidbedingte Nierenschäden und Konkrementbildung im Harntrakt [Übersichten u. a. bei CORSTEN (1950), HEUCHEL (1950), AUGUSTIN (1951), v. SPECHT (1951), FLIPPIN (1956)].

Als Ursache der Sulfonamidsteinbildung wurde sehr bald die schwere Löslichkeit der Sulfonamide, vor allem ihrer Acetylierungsprodukte, im Harn erkannt. Besonders bei den

Hauptindikationen der Sulfonamide, den fieberhaften Infektionskrankheiten, liegt die Gefahr nahe, daß die Nieren infolge der Dehydration wenig, aber hochgestellten Harn absondern, so daß die Löslichkeitsgrenze der Sulfonamide überschritten wird. Es kommt dann bereits in den Tubuli zu kristallinen Ausfällungen, die nach ihrem Abtransport in die ableitenden Harnwege konglomerieren und sich zu Konkrementen weiterentwickeln können.

Die ersten Berichte über systematische Versuche zur Steinerzeugung mit einem Sulfonamid (*Sulfapyridin*) stammen von ANTOPOL u. ROBINSON (1939). Sie fanden bei *Affen*, *Kaninchen* und *Ratten* oft schon nach einer einmaligen hohen Dosis per os kleinere Konkremente in den Harnwegen. Große Steine entstanden am sichersten nach mehrtägigen Gaben kleiner Dosen (Affen: 0,25 g/kg; Kaninchen: 10–15 g/kg; Ratten: 5 g/kg). An Hunden und Mäusen konnte eine Steinbildung – trotz maximaler Dosen – nicht erreicht werden. In einer Versuchsgruppe von 25 Affen, die verschieden hohe Sulfapyridin-Dosen (0,25–14 g/kg) bekamen, hatte nur 1 Tier keine Harnsteine. Bei den Kaninchen (30 Tiere) und Ratten (120) waren die Schwankungen im individuellen Steinbefall größer als bei den Affen.

Bereits wenige Stunden nach Gabe einer hohen Sulfapyridin-Dosis per os schieden die Tiere große Mengen des Sulfonamids als Kristallnadeln im Harn aus [ANTOPOL (1940)]. Tötete man die Tiere 24 Std später, dann wurden in den Ureteren (etwa in Höhe des Beckenkamms) Konkremente gefunden, die aus solchen Kristallnadeln zusammengesetzt waren. In den tiefer gelegenen Ureterabschnitten und in der Blase befanden sich keine Konkremente. Mit zunehmender Versuchsdauer (bis zu 10 Tagen) kam es zur Harnstauung oberhalb der primären Konkremente, zur Erweiterung des Nierenbeckens und zur massiven Steinbildung, so daß oft das Nierenbecken mit Steinmaterial völlig ausgemauert war. Histologisch fanden sich alle Anzeichen einer Ureteritis, Pyelitis und oft auch einer Pyelonephritis.

Die Harnsteine waren strahlendurchlässig und bestanden aus *acetyliertem Sulfapyridin*. Häufig war dieses Material mit einem calciumhaltigen Mantel umgeben; in solchen Fällen war auch röntgenologisch eine schattendichtere Schale feststellbar.

Diese Ergebnisse wurden in weiteren Versuchen von MOLITOR u. ROBINSON (1939) an *Affen*, *Kaninchen* und *Ratten*, sowie von TOOMEY (1939) an *Affen* bestätigt.

Auch GROSS, COOPER u. LEWIS (1939) erzeugten mit *Sulfapyridin* (Tagesdosis: $^1/_2$–1 g per os/kg Tier; Versuchsdauer: 8–14 Tage) bei *Ratten* Konkremente im Harntrakt. Sie bestanden aus 6,4% Sulfapyridin und 64,1% *Acetylsulfapyridin*. Ernährung: Hafer, Weißbrot, Hundekuchen, frische Möhren. Unter dieser Kost lagen die p_H-Werte des Harns zwischen 5,5 und 6,5; sie blieben auch während der Steinbildung in diesem Bereich.

In anderen Versuchen erzeugten GROSS, COOPER u. HAGAN (1941) bei *Ratten* und *Mäusen* Harnsteine mit *Sulfadiazin* (Tagesdosis: 20 mg pro Tier durch Schlundsonde; Versuchsdauer: 7 Tage). Ernährt wurden die Tiere mit einer vollwertigen Kost. In den meisten Fällen bildeten sich die Konkremente im Nierenparenchym, und zwar bevorzugt in den Sammelröhrchen sowie in den Ausführungsgängen der Papillen; nicht selten kam es zu einem vollständigen Verschluß der Papillenlumina, der zur Anurie und zum vorzeitigen Tod der Tiere führte. Nach Absetzen der Sulfadiazin-Verabfolgung lösten sich die Konkremente wieder auf.

RAKE, DYKE u. CORWIN (1940) untersuchten *Sulfapyridin* und *Sulfathiazol* auf ihre steinerzeugenden Eigenschaften an *Mäusen*, *Ratten* und *Affen*. Die Mäuse erhielten 1–2%, die Ratten 0,5–1% der Substanzen zu vollwertigen Kostformen. Versuchsdauer: 4 Wochen. Den Affen wurde 14 Tage lang eine Tagesdosis von 0,4 mg/kg Körpergewicht per Schlundsonde verabreicht. Kleinere Konkretionen im Nierenparenchym fanden sich bei fast allen Tieren. Die Häufigkeit von größeren

Steinen im Nierenbecken und in der Blase war bei den Mäusen größer (24%) als bei den Ratten und Affen.

Bei vergleichenden Prüfungen von *Sulfapyridin*, *Sulfathiazol* und *Sulfamethylthiazol*, deren Natriumsalze in subletalen Dosen mehrmals bei *Albinoratten* i.p. injiziert wurden, wurden unter jedem dieser Sulfonamide Nierenkonkremente beobachtet, die fast ausschließlich aus azetylierten Derivaten der betreffenden Sulfonamide zusammengesetzt waren [LEHR, ANTOPOL u. CHURG (1940), ANTOPOL, LEHR, CHURG u. SPRINZ (1941)].

THADDEA u. ZOLOFF (1943a, b) konstatierten in umfangreichen Prüfungen verschiedener Sulfonamide, daß die Konkrementerzeugung bei *Ratten* am leichtesten mit *Sulfapyridin* gelingt. Häufig entstanden bereits 24 Std nach einmaliger oraler Zufuhr von 0,6 g Sulfapyridin kleine Konkremente im Nierenbecken. Aber auch niedrige Tagesdosen, über längere Zeit gegeben (z. B. in 30 Tagen insgesamt 1 g), bewirkten in 70% der Fälle Steinbildung in allen Teilen des Harntraktes.

Den Einfluß der Harnreaktion auf die Sulfonamidsteinbildung untersuchte BÜTIKOFER (1945) an *Ratten*. Die Steinbildung unter *Sulfapyridin* (mittlere Tagesdosis: 0,2 g oral/kg Körpergewicht; Versuchsdauer: 13—16 Tage) wurde weder durch Ansäuerung noch durch Alkalisierung des Harns gehemmt. Dagegen verhinderte die Zufuhr großer Flüssigkeitsmengen per os die Konkrementbildung völlig. Unter *Sulfathiazol* war die Steinhäufigkeit geringer als unter Sulfapyridin; Alkalisierung des Harns hatte eine steinverhütende Wirkung.

HELANDER (1949) prüfte an *Kaninchen* eine größere Reihe von Sulfonamiden auf deren Eigenschaften in bezug auf die Steinbildung. Am höchsten war die Steinfrequenz unter *Sulfamerazin* (100% bei einer Tagesdosis von 0,6 g/kg Körpergewicht); dann folgten *Sulfadiazin* (90%; Tagesdosis: 0,8 g/kg) und *Sulfathiazol* (60%; Tagesdosis: 0,8 g/kg). Versuchszeit: 3—21 Tage.

Später stand die Frage im Vordergrund, auf welche Weise Nierenschädigungen entstehen und ob sie Ursache oder Folge der Konkrementbildung sind. Unter anderen kam AUGUSTIN (1951), dem sehr umfangreiche Untersuchungen zu dieser Frage zu verdanken sind, zu der Auffassung, daß primär eine chemisch-toxische Schädigung der Parenchymzellen erfolgt. Zur Konkrementbildung scheint es erst dann zu kommen, wenn die Bedingungen für die Kristallausfällungen — die zunächst in den Harnkanälchen der äußeren Markzone lokalisiert sind und sich dann ascendierend und descendierend ausdehnen — infolge Wasserverarmung des Organismus bzw. Einschränkung der Diurese besonders günstig sind.

Die nach Verabfolgung der früher gebräuchlichen Sulfonamide besonders rasch einsetzende und bei hoher Dosierung foudroyant verlaufende Konkrementbildung wurde wiederholt als Modell für tierexperimentelle Untersuchungen über spezielle Fragen der kausalen und formalen Steingenese benutzt [HERKLOTZ (1944), KOCH (1950), KOCH u. HAASE (1952), BRINKMANN (1955), HARADA (1955), HAASE (1958), UEBEL (1958)].

Bemerkenswert ist, daß in den ersten Untersuchungen dieser Art [HERKLOTZ (1944)] alle damals geprüften Sulfonamidpräparate (8), als einmalige Dosis von 100 mg/100 g Tier oral verabfolgt, *Konkrementbildungskrisen* verursachten; in späteren Prüfungen *aller auf dem Markt befindlichen Sulfonamide* konnten nur noch 3 ermittelt werden, die diese Eigenschaft haben [HAASE (1958)].

III. Äthylenglykol

HANZLIK, SEIDENFELD u. JOHNSON (1931) beobachteten in Toxicitätsprüfungen von Äthylenglykol, das in der Industrie häufig als Lösungsmittel Verwendung findet, eine erhöhte Oxalatausscheidung bei *Ratten*. Histologische Untersuchungen der Nieren erwiesen eine z. T. erhebliche Auskristallisation von Calciumoxalat in den Tubuli mit entsprechenden Epithelschäden.

Bei einer längeren Verabfolgung von 1% Äthylenglykol im Trinkwasser bildeten sich bei einem Teil der Tiere Harnsteine, die aus *Calciumphosphat*, *-carbonat* und *-oxalat* bestanden.

Ähnliche Befunde an *Ratten* erhoben CHIRAY, JUSTIN-BESANÇON, ALBOT u. DIERYCK (1939) bei der experimentellen Erzeugung von chronischen Nephritiden mit Äthylenglykol. Im Vordergrund der histologischen Befunde standen Calciumoxalatausfällungen im Nierenparenchym und Mikrokonkremente im Nierenbecken.

Die Beobachtungen der obengenannten Autoren erscheinen insofern erwähnenswert, als sie auf die Möglichkeit hinweisen, mit Äthylenglykol unter gleichzeitiger Anwendung anderer Prinzipien (Harnstauung, Calciumüberangebot o. a.) Harnsteine zu erzeugen, und zwar mit einer (z. B. für Prophylaxe-Versuche) ausreichend hohen Frequenz.

IV. Tetrachlorkohlenstoff

Bekanntlich ist bei bestimmten Tierarten (Hund, Ratte) das Endprodukt des Purinstoffwechsels nicht die Harnsäure, sondern Allantoin. Der Abbau von Harnsäure zu Allantoin erfolgt in der Leber. Wird dieser Abbau infolge Störungen bzw. völligen Ausfalls der Leberfunktion unterbrochen (vgl. Abschnitt D, III, b, S. 278), so steigt der Harnsäuregehalt in Blut und Harn an; bei gleichzeitig vorliegender Harnacidität kann die Bildung von Harnsäuresteinen die Folge sein.

Auf Grund dieser Zusammenhänge versuchte UNGAR (1945) durch s. c. Injektionen von Tetrachlorkohlenstoff bei *Ratten* eine Leberschädigung zu setzen, um auf diese Weise *Harnsäuresteine* zu erzeugen.

Methodik. 44 männliche, weiße Ratten im Gewicht von 35—50 g erhielten zweimal wöchentlich Tetrachlorkohlenstoff (verdünnt mit der gleichen Menge Mineralöl) s. c. injiziert. Die Einzeldosis von Tetrachlorkohlenstoff betrug 0,1 cm^3 pro 100 g Körpergewicht. Kost: Weizenkörner, Trockenmilch und Leitungswasser. Nach 25 Wochen (d. h. 50 Injektionen) wurden die Tiere in verschiedenen Zeitabständen (zwischen 30 und 90 Tagen) getötet.

Ergebnisse. Bei 5 Tieren entwickelten sich Blasensteine. Zahl unregelmäßig (3—8); Größe: 0,5—2 mm im Durchmesser; Farbe: gelblich-braun; Konsistenz: hart; Zusammensetzung: *Urate* mit Spuren von Magnesiumammoniumphosphat.

Die Steine wurden nur bei Tieren gefunden, die eine hochgradige, grobknotige Lebercirrhose hatten.

In einer anderen Versuchsreihe [UNGAR (1951)] erhielten 45 Tiere ebenfalls je 50 Injektionen in derselben Versuchszeit, wurden dann aber in 2 Gruppen geteilt. Die eine Gruppe erhielt die Kost (Weizenkörner, Trockenmilch, Wasser) weiter; der anderen wurde die Trockenmilch entzogen. 40—60 Tage später wurden die Tiere durch Entbluten getötet. Die Leber wurde zunächst durch die Pfortader mit physiologischer Kochsalzlösung, der 1% Natriumnitrit zugesetzt war, durchspült; dann wurde ein Gemisch aus 1 Teil Rinderserum und 2 Teilen Tusche unter einem Druck von 15—20 mm Hg injiziert. Histologische Untersuchung der Leber mit verschiedenen Färbemethoden.

Ergebnisse. In der 1. Gruppe (25 Tiere mit unveränderter Kost) wurden nur in einem Fall Steine gefunden; in der 2. Gruppe (20 Tiere mit Kost ohne Trockenmilch) hatten 5 Tiere Steine.

Die histologischen Untersuchungen ergaben, daß bei den Tieren, die Steine hatten, das Leberparenchym kaum noch vascularisiert und weitgehend durch Bindegewebe ersetzt war.

Zur näheren Untersuchung der pathologischen Vorgänge im Harntrakt selbst wurden weitere Tiergruppen in den Versuch genommen [UNGAR u. UNGAR (1952)]. Auch diese Tiere erhielten je 50 Injektionen Tetrachlorkohlenstoff.

Während der Injektionsperiode (25 Wochen) bestand die Kost wieder aus Weizenkörnern, Trockenmilch und Leitungswasser; diesmal wurden jedoch zweimal wöchentlich Weizenkeimlinge und frisches Gemüse zugegeben. Nach der 50. Injektion wurden Trockenmilch und Grüngemüse aus der Kost fortgelassen. Die Hälfte der Tiere erhielt dann noch 12 Injektionen. Tötung der Tiere 4—8 Wochen nach Änderung der Kost.

Ergebnisse. Bei insgesamt 32 Tieren wurden in 6 Fällen *Uratsteine*, in 5 Fällen *Magnesiumammoniumphosphatsteine* und in einem Fall beide Steinarten gefunden; die Konkremente waren nur in der Blase lokalisiert.

Bei den Tieren mit Phosphatsteinen bestanden z. T. erhebliche Ulcerationen in der Schleimhaut des Harntrakts und Zeichen einer hämorrhagisch-nekrotisierenden Cystitis. Aus den histologischen Befunden ist zu entnehmen, daß Gewebsveränderungen vorlagen, die für einen Vitamin A-Mangel typisch sind. Es ist deshalb anzunehmen, daß in diesen Fällen die Steinbildung erst nach Änderung der Kost begann und auf den Mangel an Vitamin A zurückzuführen ist.

Aus den histologischen Befunden bei den Tieren mit Uratsteinen sind hervorzuheben: Kalkcylinder in den Tubuli interstitielle Infiltration mit kleinen lymphoiden Zellen; im Nierenbecken Ausfällungen von nadelförmigen Kristallen, die sich radiär um amorphe Zentren anordnen.

V. Andere Substanzen

In den letzten Jahren ist von klinischer Seite mehrfach auf das Vorkommen von Harnsteinen nach längerer Verabfolgung von *Azetazolamiden* hingewiesen worden [u. a. SCHEIE (1955), BECKER u. MIDDLETON (1955), GLUSHIN (1956), PERSKY, CHAMBERS u. POTTS (1956), BARRAQUER u. ESCRIBANO (1957), YATES-BELL (1958), DAVIES (1959)].

Für die experimentelle Harnsteinerzeugung ergeben sich aus den klinischen Beobachtungen Hinweise auf die Möglichkeit, solche Substanzen — allein oder zusammen mit anderen steinerzeugenden Faktoren — zur Konkrementbildung zu benutzen. *Da entsprechende Versuche am Tier bisher noch nicht durchgeführt wurden, soll die Erwähnung dieser Substanzen hier lediglich als Hinweis dienen.*

HARRISON u. HARRISON (1955, 1956) beobachteten in Versuchen an Ratten, die eine calciumreiche Kost erhielten, daß die Citratausscheidung im Urin durch Azetazolamid stark gehemmt wird; nach ihrer Ansicht ist deshalb die Ursache der Steinbildung unter Azetazolamid vor allem ein Mangel an Citraten im Harn, die für die Bildung leichtlöslicher Komplexsalze erforderlich sind.

Eine erhöhte Harnsäurekonzentration im Urin und damit günstige Bedingungen für die Bildung von Harnsäuresteinen scheinen durch *p-(Dipropylsulfanyl)-Benzoesäure* erzielt werden zu können; dies ist klinischen Mitteilungen zu entnehmen [BEIDLEMANN (1958), LACAPÈRE (1958), TALBOTT (1958)]. Das therapeutische Prinzip dieser Substanz, die zur Behandlung der Gicht verwendet wird, besteht in einer Blockierung der Tubuli für die Rückresorption der Harnsäure. Möglicherweise läßt sich also diese Substanz bei geeigneter Kombination mit anderen Maßnahmen für die experimentelle Steinerzeugung verwenden.

G. Sonstige ursächliche oder mitbedingende Faktoren

Vergleicht man die Vielzahl der ursächlichen und mitbedingenden Faktoren, die für die Ätiologie der Harnsteinkrankheit beim Menschen diskutiert werden, mit denjenigen, die bisher im Tierversuch ermittelt bzw. bestätigt werden konnten, so ist folgendes zu bemerken: Es gibt eine Reihe von kausalgenetischen Bedingungen, die entweder infolge ihrer Spezifität für den Menschen bei der tierexperimentellen Harnsteinerzeugung nicht wirksam sind oder aus methodischen Gründen bisher nicht angewandt werden konnten.

Dazu gehören z. B. klimatische Einwirkungen; beruflich bedingte Faktoren (langes Stehen oder Sitzen, Schwerarbeit, Schwitzen u. a.); längeres Liegen bei chronischen Erkrankungen; Hirn- und Rückenmarkstraumen; Anomalien der Wirbelsäule; psychische Insulte; vegetativ- und zentralnervale Störungen.

Es ist deshalb verständlich, daß zu diesen Fragen bisher nur vereinzelte Mitteilungen über positiv verlaufene Tierversuche vorliegen.

Eine der Bedingungen, die von klinischer Seite als begünstigende Faktoren für die Steinbildung angesehen werden, ist die *mechanische Erschütterung* [u. a. HAUCK (1943)].

Rost (1930) ging dieser Frage im Rahmen seiner Versuche mit verschiedenen Kostformen (vgl. Abschnitt D, I, a, S. 247) nach und setzte *Ratten* 3 Monate hindurch in Abständen von einigen Tagen auf einen elektrischen Schüttelapparat. Die Tiere vertrugen das Schütteln im allgemeinen sehr schlecht und zeigten besonders in der Anfangszeit Symptome einer Gehirnerschütterung. Es kam zu starken, oft bedrohlichen Blutungen aus den Harnorganen und zu einer Verstärkung der mit der steinerzeugenden Kost ausgelösten Steinbildung. Häufig wurden größere, sehr harte *Fibrinsteine* in der Blase gefunden.

Grossmann (1942) setzte diese Versuche mit modifizierter Versuchsanordnung fort.

Methodik. 28 *Ratten* im Anfangsgewicht von etwa 40 g wurden mit einer vollwertigen Kost ernährt. Jedes Tier kam wöchentlich 2—3 mal für jeweils 5—7 min in einen Blechkasten, der auf einem Schüttelapparat (100—120 horizontale Schwingungen pro Minute) befestigt war. Die Tiere zeigten nach der Schüttelprozedur meistens Schwindelsymptome mäßigen Grades. Längeres oder stärkeres Schütteln wurden von den Tieren schlecht vertragen. Versuchsdauer: 110—120 Tage.

Ergebnisse. Bei 10 Tieren bestand eine Mikrohämaturie, bei 4 Tieren eine Makrohämaturie. 6 Tiere starben vor Versuchsende an Hirnschäden. Bei den 22 überlebenden Tieren fanden sich in 5 Fällen Steine im Nierenbecken oder in der Blase.

Rost (1930) prüfte in den oben erwähnten Versuchen u. a. auch den Einfluß des *Einatmens von Benzin und von Auspuffgasen* auf die Steinbildung. Er beobachtete eine z. T. erhebliche Verstärkung der Steinbildung; leider sind seiner Mitteilung keine näheren Angaben über die Versuchsanordnung und über die Resultate zu entnehmen.

Eine Nachprüfung der Rostschen Beobachtungen über den Einfluß von *Auspuffgasen* erfolgte bisher nur von Grossmann (1942).

Methodik. Ebenso wie in den Versuchen, in denen die Tiere einer mechanischen Erschütterung ausgesetzt wurden, verwendete Grossmann 28 junge *Ratten*, die mit einer vollwertigen Kost ernährt wurden. Die Tiere wurden in einen hermetisch abzuschließenden Glasbehälter gesetzt. Dann wurden aus einem Gummibeutel, der dem Auspuffrohr eines Benzinmotors aufgesetzt war, die Auspuffgase mit Hilfe einer 100 cm^3-Spritze in den Glasbehälter eingebracht. Die Tiere wurden in dem Glasbehälter belassen, bis sie unruhig und taumelig wurden (15—30 min). Diese Prozedur wurde 2—3 mal wöchentlich durchgeführt. Versuchsdauer: 100—120 Tage.

Ergebnisse. 11 Tiere hatten eine Mikrohämaturie, 7 eine Makrohämaturie. 9 Tiere starben vor Versuchsende. Von den übrigen 19 Tieren hatten 5 Tiere Blasensteine (darunter 1 großen Fibrinstein und 1 großes Fibrin-Phosphatkonkrement) sowie 1 Tier einen Stein im Nierenbecken.

Über den Einfluß einiger weiterer Faktoren auf die Steinbildung führten Marshall, Schnittman, Davalos u. Butterick (1955) Untersuchungen durch (s. Abschnitt A, S. 234). Sie implantierten bei *Ratten* Fragmente menschlicher Harnsteine in die Blase und beobachteten, daß unter wiederholter, *leichter Äthernarkose* (wöchentlich 5 mal; Versuchsdauer: 2 Monate) das Steingewicht bei den *männlichen Tieren* um das *4,7 fache* und bei den *weiblichen Tieren* um das *1,5 fache* erhöht wurde. Hier spielt sicher die nach *Äthernarkose* folgende Änderung der Harnzusammensetzung eine Rolle. Dagegen hatte eine Unterkühlung der Tiere (35° F; 5 mal wöchentlich mehrere Stunden; Versuchszeit: 2 Monate) ein fast völliges Verschwinden der implantierten Steine zur Folge.

Auch *Elektroschocks* (5 mal wöchentlich; Versuchszeit 2 Monate) reduzierten das Steingewicht erheblich.

Konkrementbildungskrise

Bei der Erzeugung von Harnsteinen im Tierversuch mit Hilfe von Oxamid, Sulfonamiden und anderen steinerzeugenden Substanzen wurden im mikroskopischen Harnbild Formelemente beobachtet, die normalerweise nicht im Harn vorkommen [Herklotz (1944)]. Eingehendere Untersuchungen dieses Phänomens zeigten, daß die Ausscheidung solcher Formelemente ein Symptom *krisenhafter* Vorgänge bei der Steinbildung ist.

Es konnte röntgenologisch, histologisch und capillar-mikroskopisch nachgewiesen werden, daß bereits kurze Zeit nach Applikation der betreffenden Substanzen Störungen in verschiedenen Partialfunktionen der Niere einsetzen und phasenhaft ablaufen (Koch u. Mitarb.). Im Vordergrund dieser Störungen stehen Änderungen der Nierendurchblutung; ihr zeitlicher Ablauf sowie ihr Ausmaß sind von Art und Dosis der steinerzeugenden Noxe abhängig.

Im Hinblick auf seinen krisenhaften Charakter wurde dieses Syndrom mit *Konkrementbildungskrise* bezeichnet.

Aus den bisherigen Untersuchungsergebnissen läßt sich — zumindest für die experimentelle Erzeugung bestimmter Steinarten — sagen, daß die Konkrementbildungskrise als Initialstadium der Steinbildung anzusehen ist. Sie ist jedoch ebenfalls für den weiteren Verlauf von Bedeutung; und zwar insofern, als von der Häufigkeit und Intensität der Konkrementbildungskrisen das Steinwachstum abhängig ist.

Über die morphologischen und pathophysiologischen Kennzeichen der Konkrementbildungskrise wurde wiederholt ausführlich berichtet [Koch (1950, 1951, 1952), Koch u. Haase (1952, 1953, 1954), Koch (1955), Koch u. Haase (1956), Haase (1958), Uebel (1958)]. *Es sollen deshalb hier lediglich die wichtigsten Daten der Methodik sowie einige neuere Untersuchungsergebnisse vermittelt werden.*

Die Konkrementbildungskrise kann mit den verschiedensten Noxen ausgelöst werden. Zu ihnen gehören Oxamid, Sulfonamide, Calciumphosphat, Calciumoxalat, Ammonphosphat, bestimmte Thiosemicarbazonverbindungen; Bakterientoxine; Oberschenkelabschnürung; mechanische bzw. elektrische Splanchnicus- oder Ischiadikusreizung. Bei den letztgenannten Noxen ist eine zusätzliche Verabfolgung von steinbildenden Substanzen erforderlich, da es sonst nur zu einer kurzfristigen Ausschüttung von Primärelementen (Kolloidkörperchen) kommt und die Bildung von Mikrokonkrementen ausbleibt.

Für routinemäßige Untersuchungen — z. B. über spezielle Fragen der formalen Genese oder zur Prüfung prophylaktischer Maßnahmen — hat sich die mit *Sulfathiazol* erzeugte Konkrementbildungskrise am geeignetsten erwiesen. Sie ist bei Verwendung einer der drei folgenden Vertreter der Sulfathiazol-Gruppe relativ sicher reproduzierbar [Haase (1958)]: 2-(p-Aminobenzolsulfonamido)-thiazol, 4-Aminobenzolsulfonamido-thiazol und 4(4′-Aminobenzolsulfonamido)-benzolsulfonmonomethylamid.

Methodik. Männliche *Albinoratten* im Gewicht von 100—150 g, die mit Semmelmilchbrei, Körnerfutter und Leitungswasser ernährt werden, erhalten am Vortag des Versuchs ab 18 Uhr kein Futter und Wasser mehr und sitzen in Einzelgläsern auf Zellstoff. Am Morgen des Versuchstages erfolgt zunächst eine Harnuntersuchung. Für die Abnahme des Harns hat es sich bewährt, das Tier im Fell des Genicks fest zu fassen und es unter Hochziehen des Schwanzes über ein Uhrgläschen zu halten. Die dabei erfolgende Entleerung der Blase ergibt meistens eine für die Untersuchung ausreichende Harnmenge.

Die mikroskopischen Harnuntersuchungen müssen *sofort nach der Entnahme des Harns* ohne vorheriges Zentrifugieren durchgeführt werden. Mit der Ecke eines Deckglases wird ein Tropfen Harn aufgenommen, auf den Objektträger gebracht und durch leichtes Andrücken des Deckglases gleichmäßig verteilt. Die Zeitdauer zwischen Abnahme des Harns und Beginn der mikroskopischen Beobachtung darf nicht mehr als $^1/_2$ min betragen.

Als normal wird folgender Harnbefund bezeichnet: Farblos oder gelblich; klar, p_H 5,4 bis 6,6; vereinzelte Leukocyten, Epithelien, Tripelphosphate, Kristalltrümmer.

Tiere mit einem anormalen Harnbefund werden aus dem Versuch ausgeschlossen.

Nach Voruntersuchung des Harns wird den Tieren durch Schlundsonde einmalig Sulfathiazol (100 mg/100 g Körpergewicht) verabfolgt. Zu diesem Zweck suspendiert man 0,5 g Sulfathiazol in 15 cm³ Leitungswasser, so daß auf 100 g Ratte 3 cm³ Suspension kommen.

Diese Dosis hat sich in systematischen Untersuchungen am zweckmäßigsten erwiesen. Während kleinere Dosen nicht ausreichen, besteht bei größeren die Gefahr von Nierenschäden; vor allem durch die dann eintretende Erythrocyturie kann die Beurteilung des Harnbildes sehr erschwert werden.

Während der ersten 8 Versuchsstunden bleiben die Tiere nüchtern, bekommen dann aber bis Versuchsende das übliche Futter und Wasser ad libitum. Die mikroskopische Harnuntersuchung wird bis 8 Std einmal stündlich, bis 12 Std zweistündlich und dann vierstündlich durchgeführt.

Ergebnisse. Die unter diesen Bedingungen ablaufende Konkrementbildungskrise hält etwa 36 Std an. 2 Std nach Versuchsbeginn wird der Harn milchig-trüb. Die Trübung bleibt etwa 24 Std bestehen und nimmt dann allmählich ab.

Die Ausscheidung der für die Konkrementbildungskrise typischen Formelemente beginnt bereits 30—45 min nach Versuchsbeginn und erreicht zwischen 6—8 Std ihr Maximum.

Zunächst erscheinen kugelige, fast farblose, homogene, transparente Gebilde *(Kolloidkörperchen)*. Ihre Größe ist unterschiedlich, meistens 6—10 μ; maximal etwa 20 μ. [Hammarsten (1945) fand in Untersuchungen über die Ausscheidung von Formelementen nach Sulfonamidgaben ähnliche Gebilde (Micellen) in einer Größe bis zu 50 μ.]

Aus den Kolloidkörperchen entwickeln sich auf verschiedene Weise *Sphärolithen*, die meistens als Zeichen von Kristallisationsvorgängen eine radiäre Streifung aufweisen. Größe: 10—35 μ.

Schließlich bilden sich aus den Sphärolithen, von denen sich häufig mehrere zusammenlagern, durch weitere Apposition von Kolloidkörperchen die *Mikrolithen*, für die neben der radiären Streifung eine konzentrische Schichtung charakteristisch ist. Größe: im Durchschnitt etwa 40 μ.

Die Entwicklung von Kolloidkörperchen über Sphärolithen zu Mikrolithen in vitro (d. h. bei der mikroskopischen Beobachtung) dauert etwa 60 min. Von der 2. Versuchsstunde an werden in zunehmendem Maße fertig gebildete Sphärolithen und Mikrolithen im Harn ausgeschieden, die sich in vitro zu Mikrokonkrementen weiterentwickeln.

Diese *Entwicklungs-Trias* (Kolloidkörperchen — Sphärolith — Mikrolith) trifft im Prinzip ebenso auf die Konkrementbildungskrisen zu, die mit anderen Noxen ausgelöst werden; es bestehen allerdings quantitative Unterschiede in der Ausscheidung der Formelemente sowie morphologische Abwandlungen [Haase (1958)].

Histologisch sind nach einer einmaligen Konkrementbildungskrise nur geringfügige Veränderungen im Nierenparenchym zu beobachten (feinkörnige Eiweißmassen und kristallähnliche Gebilde im Kapselraum und in den Tubuli, Verbreiterung des Grundhäutchens der Capillarschlingen). Erst bei wiederholt und kontinuierlich ablaufenden Konkrementbildungskrisen, in deren Folge regelrechte Mikro- und Makrokonkremente in den ableitenden Harnwegen entstehen, finden sich verschieden geformte, meistens kugelige Gebilde im Kapselraum und in den proximalen Tubuli sowie Anzeichen einer Nephrohydrose. Die kugeligen Gebilde entsprechen morphologisch den im Harnbild zu beobachtenden Formelementen. Bei anhaltender Dauer der Konkrementbildungskrisen stellen sich Schäden des Nierenparenchyms — besonders im Bereich der Tubulusepithelien — ein, die dem Bild einer Nephroblastose ähnlich sind [Uebel (1958)].

Hinsichtlich der Frage, welche Bedeutung die primären Formelemente, die *Kolloidkörperchen*, in der formalen Genese der Konkremente haben, geht die Auffassung z. Z. dahin, daß die Kolloidkörperchen sowohl das Substrat des Konkrementkeimes sind als auch das Material für die organische Steinmatrix liefern und auf diese Weise am Aufbau des Konkrements beteiligt sind.

Wo die Kolloidkörperchen entstehen, ist noch nicht sicher bekannt. Es wird vermutet, daß sie aus den Tubulusepithelzellen stammen [Uebel (1958)]. Diese Annahme erfährt eine gewisse Stütze durch elektronenmikroskopische Untersuchungen von Shigematsu (1957), der bei Mäusen nach Verabfolgung steinerzeugender Substanzen ultrafeinste Kolloidpartikelchen (als Vorformen der Kolloidkörperchen) in den Tubuluszellen nachweisen konnte.

Die chemischen Eigenschaften der Kolloidkörperchen sind noch nicht völlig geklärt. Auf Grund der bisherigen Untersuchungen scheint es sich um Polysaccharid-Proteinsymplexe zu handeln [Dulce u. Haase (1961)].

Außer der bisher zur Erzeugung von Konkrementbildungskrisen am meisten benutzten Tierart, der *Ratte*, sind auch Kaninchen, Meerschweinchen und Mäuse verwendet worden.

So erzeugte HARADA (1955) Konkrementbildungskrisen an *Kaninchen* durch Injektion von 15 cm^3 einer 10%igen Formalinlösung in die Rückenmuskulatur oder durch i. v. Injektion von 5 cm^3 einer 20%igen Sulfathiazol-Lösung. In anderen Gruppen wurden entweder die linken Hüften der Kaninchen während 8 Std mit einem Schraubstock komprimiert oder der Nierenstiel einer Seite für 5 min abgeklemmt. Bei *Meerschweinchen* entstanden Konkrementbildungskrisen nach peroraler Verabfolgung von täglich 1 mg Oxamid/kg Körpergewicht, bei *Mäusen* nach täglicher Verabreichung von 15 mg eines Tuberkulostatikums (Amithiozon) per os.

TSUGAWA (1961) beobachtete die für die Konkrementbildungskrise typischen Formelemente in den Nieren von *Kaninchen,* bei denen er durch Ureterstriktur und Einbringen von Staphylokokken in die Nasennebenhöhlen Harnsteine zu erzeugen versuchte (s. Abschnitt B, b, S. 237).

Am häufigsten wurden Mikrolithen in den Bowmanschen Kapseln, in den proximalen Tubuli und im Bereich der Kelchschleimhaut gefunden. Durch ein Antiallergicum (Stronger Neo-Minophagen C, täglich 0,2 cm^3/kg Tier i.v. über 2 Monate) konnte das Ausmaß der Konkrementbildungskrisen erheblich vermindert werden, so daß auch die Steinfrequenz reduziert wurde (TSUGAWA, persönliche Mitteilung).

In anderen Versuchsreihen modifizierte TSUGAWA die Methodik insofern, als er anstatt Bakteriensuspensionen entweder zweimal wöchentlich 2 cm^3 einer 5fach verdünnten Hühnereiweißlösung in die Ohrvene und 1 cm^3 unverdünntes Eiweiß in eine Nasennebenhöhle oder 3mal wöchentlich 1,5—2 cm^3 einer 0,5—2%igen Hühnereiweißlösung nur in die Ohrvene injizierte. In den meisten Fällen kam es neben typisch allergischen Reaktionen am Gefäßsystem der Niere zu Konkrementbildungskrisen, in deren Vordergrund die Bildung von Sphärolithen und Mikrolithen stand. Auf Grund dieser Befunde sieht der Autor allergische Vorgänge als wichtiges Kausalmoment und mitbedingenden Faktor im ersten Stadium der Steinbildung an.

Aus den bisherigen Prüfungen verschiedenster Maßnahmen auf ihre prophylaktische Wirkung bei der experimentellen Konkrementbildungskrise (Sulfathiazol) soll hier nur kurz erwähnt werden, daß paravertebrale Novocaininjektionen ebenso wie perorale Gaben von Convallaria majalis-Extrakten die Krise völlig verhinderten [KOCH (1950)]. Polyvinylpyrrolidon, das die Steinbildung hemmt, hat eigenartigerweise keinen Einfluß auf die Konkrementbildungskrise; man nimmt deshalb an, daß diese Substanz die Schutzkolloide im Harn vermehrt und dadurch das Steinwachstum behindert, jedoch nicht in den Mechanismus der Kolloidkörperchenentstehung einzugreifen vermag [HIRSCH u. VOIT (1954)]. Hyaluronidase hat keinen Einfluß auf die Konkrementbildungskrise [BRINKMANN (1955)].

Klinische Untersuchungen über die Konkrementbildungskrise wurden durchgeführt von BOSHAMER (1951, 1955), MÜLLER (1951, 1952, 1953), HARADA, KURODA, KASAI, SAITO, TUJI, INOUE, OHYA, OHTSUJI, NISHIMURA, OHKUBO (1954), HARADA u. SAITO (1954), HILLENBRAND u. ROESNER (1955), HARADA (1955).

Informationstabellen[1]

I. *Übersicht: Methoden geordnet nach steinerzeugenden Faktoren*

Steinerzeugende Faktoren	Autoren
A. Fremdkörper im Harntrakt	NUCK (1723), STUDENSKY (1877), TUFFIER (1893). KUMITA (1909), ROSENBACH (1911), TARDO (1927), D'AGATA (1927), VOLANTE (1933), COLLICA (1948), VERMEULEN (1950—1959), MARSHALL (1955), CARE (1956), CHAKRAVARTI (1958), DAS (1959), JOHNSON (1959), MCDONALD (1959), MURPHY (1961), GASSER (1961)

[1] In den Übersichten sind aus den betreffenden Arbeiten nur die jeweils an erster Stelle stehenden Autoren benannt.

B. Infektion	
a) Streptokokken	Rosenow (1922, 1923), Keyser (1945), Harada (1955)
b) Staphylokokken	Hryntschak (1933, 1935), Bonino (1941), Suby (1947), Vermeulen (1954), Harada (1955), Tsugawa (1961)
c) Proteus und andere Erreger	Hager (1928), Davalos (1943), Keyser (1945), Suby (1947), Vermeulen (1954), Nielsen (1956)
C. Harnstauung	Rosenbach (1911), Keyser (1928), Yagishita (1931), Volante (1933), Mandl (1933), Gray (1935), Hryntschak (1935), Suby (1947), Cordonnier (1951), Harada (1955), Nielsen (1956), Karcher (1960), Tsugawa (1961)
D. Ernährungsfaktoren	
I. *Vitamine*	
a) Vitamin A-Mangel	Mendel (1917), Fujimaki (1926), McCarrison (1926—1930), van Leersum (1928), Green (1928), Perlmann (1928—1930), Tyson (1929), Gasparjan (1930), Gudjonsson (1930), Rost (1930), Higgins (1933—1936), Bliss (1933), Grossmann (1933), Saiki (1933), Gray (1936), Hou (1935/1936), Polak (1936), Steiner (1937/1939), Mouriquandt (1940), Cordonnier (1951), Hedenberg (1954)
b) Vitamin D-Überangebot	Dixon (1928), Hoyle (1929), Harris (1929)
c) Vitamin B_6-Mangel	Calhoun (1959), Andrus (1960)
d) Vitamin C-Mangel	Michaux (1934)
II. *Mineralien*	
a) Calcium-Überangebot	McCarrison (1930/1931), Polak (1936), Snapper (1936), Cox (1936), Madaus (1941), Koch (1950/52), Geinitz (1956)
b) Calcium- und Phosphor-Überangebot	Sambhavaphol (1958)
c) Phosphor- und Magnesium-Überangebot	Haag (1928), Rost (1930), Lindley (1953)
d) Magnesium-Überangebot	Watchorn (1932)
e) Phosphor-Mangel	Schneider (1940), Sager (1955)
f) Magnesium-Mangel	Hammarsten (1937)
g) Magnesium-Mangel bei gleichzeitigem Calcium-Überangebot	Cunningham (1938)
III. *Eiweiß, Kohlenhydrate, Fett*	
a) Eiweiß-Mangel und qualitative Veränderungen der Kohlenhydratträger	Koch (1952), van Reen (1958/1959), Haase (1961)
b) Fett-Überangebot	Groen (1948)
IV. *Acidogene bzw. künstlich angesäuerte Kost*	Hammarsten (1941), Domanski (1950)
V. *Rachitogene Kost*	Haase (1961)
E. Hormone	
I. *Parathormon*	Mandl (1933), Lebon (1955), Gross (1959)
II. *Oestrogene*	Schenken (1942), Wilson (1945/1946)
III. *Andere Hormone*	Dunning (1951), McDonald (1955/1957)
F. Körperfremde Substanzen	
I. *Oxamid u. a. Oxalsäurederivate*	Ebstein (1889), Tuffier (1893), Rosenbach (1911), Keyser (1923/1928), Rost (1930), Polak (1939), Madaus (1941), Koch (1952), Geinitz (1956)
II. *Sulfonamide*	Antopol (1939), Molitor (1939), Toomey (1939), Gross (1939/1941), Rake (1940), Thaddea (1943), Bütikofer (1945), Helander (1949)

III. *Äthylenglykol*	Hanzlik (1931), Chiray (1939)
IV. *Tetrachlorkohlenstoff*	Ungar (1945/1951/1952)

G. Sonstige ursächliche oder mitbedingende Faktoren

Mechanische Erschütterung, Einatmen von Benzin- und Auspuffgasen, Äthernarkose	Rost (1930), Grossmann (1942), Marshall (1955)

II. *Übersicht: Methoden geordnet nach Tierspecies*

Tierspecies	Autoren
a) *Maus*	Rake (1940), Gross (1941), Schenken (1942), Harada (1954/1955)
b) *Ratte*	Osborne (1917), McCarrison (1926—1931), Fujimaki (1926), Dixon (1928), Green (1928), Haag (1928), van Leersum (1928), Perlmann (1928), Harris (1929), Hoyle (1929), de Langen (1929), Tyson (1929), Gasparjan (1930), Gudjonsson (1930), Rost (1930), Hanzlik (1931), Watchorn (1932), Bliss (1933), Grossmann (1933/1942), Higgins (1933—1935), Hou (1935/1936), Lelesz (1935), Cox (1936), Gray (1936), Polak (1936—1939), Snapper (1936), Hammarsten (1937/1940), Cunningham (1938), Antopol (1937/1941), Gross (1939/1941), Molitor (1939), Schneider (1939), Schneider (1939/1940), Lehr (1940,) Mouriquand (1940), Rake (1940), Bonino (1941,) Madaus (1941), Thaddea (1943), Herklotz (1944), Schmidt-Nielsen (1944), Bütikofer (1945), Ungar (1945/1951/1952), Wilson (1945), Domanski (1950), Vermeulen (1950—1959), Cordonnier (1951), Morris (1951), Koch (1952), Hedenberg (1954), Lebon (1955), Marshall (1955), Sager (1955), Care (1956), Geinitz (1956), McDonald (1957), Chakravarti (1958), Sambhavaphol (1958), van Reen (1959), Das (1959), Gill (1959), Gross (1959), Johnson (1959), McDonald (1959), Andrus (1960), Haase (1961), Murphy (1961), Gasser (1961)
c) *Meerschweinchen*	Tuffier (1893), Hager (1928), Volante (1933), Mandl (1933), Michaux (1934), Steiner (1939), Harada (1955)
d) *Nerz*	Leoschke (1952), Nielsen (1956)
e) *Kaninchen*	Ebstein (1889), Tuffier (1893), Rosenbach (1911), Keyser (1923/1928/1945), D'Agata (1927), Hager (1928), Yagishita (1931), Volante (1933), Gray (1935), Hryntschak (1935), Gray (1936), Antopol (1939), Molitor (1939), Davalos (1943), Suby (1947), Helander (1949), Cordonnier (1951), Harada (1955), Karcher (1960), Tsugawa (1961)
f) *Hund*	Nuck (1723), Studensky (1877), Ebstein (1889), Tuffier (1893), Kumita (1909), Rosenbach (1911), Rosenow (1922/1923), Tardo (1927), Keyser (1928), Hryntschak (1935), Higgins (1936), Collica (1948), Groen (1948)
g) *Affe*	Antopol (1939), Molitor (1939), Toomey (1939), Rake (1940)
h) *Schaf*	Beeson (1943), Newsom (1943), Eveleth (1948), Lindley (1949)
i) *Stier*	Udall (1958)
k) *Huhn*	Higgins (1936)

III. *Übersicht: Methoden geordnet nach chemischer Beschaffenheit der Steine*

Steinart	Autoren
a) *Calciumphosphat*	STUDENSKY (1877), ROSENOW (1922/1923), MCCARRISON (1926—1931), FUJIMAKI (1926), DIXON (1928), GREEN (1928), HAAG (1928), PERLMANN (1928), HARRIS (1929), HOYLE (1929), TYSON (1929), GASPARJAN (1930), GUDJONSSON (1930), ROST (1930), HIGGINS (1933), SAIKI (1933), MICHAUX (1934), HOU (1935/1936)), HRYNTSCHAK (1935), COX (1936), SUBY (1947), CARE (1956)
b) *Calciumcarbonat*	FUJIMAKI (1926), MCCARRISON (1931), YAGISHITA (1931), MANDL (1933), HRYNTSCHAK (1935), STEINER (1939), KEYSER (1945), LEBON (1955), GROSS (1959)
c) *Calciumhydroxyd*	MCCARRISON (1931), CUNNINGHAM (1938)
d) *Calciumoxalat*	STUDENSKY (1877), VAN LEERSUM (1928), ROST (1930), HAMMARSTEN (1937/1940), SCHMIDT-NIELSEN (1944), KEYSER (1923/1945), DOMANSKI (1950), JOHNSON (1959), ANDRUS (1960), HAASE (1961)
e) *Calciumcitrat*	POLAK (1936), SNAPPER (1936), SCHNEIDER (1940), MADAUS (1941), HERKLOTZ (1944), MORRIS (1951), KOCH (1952), SAGER (1955), VAN REEN (1958), HAASE (1961)
f) *Magnesiumammoniumphosphat*	MOURIQUAND (1940), WILSON (1945), VERMEULEN (1950—1959), UNGAR (1952), HEDENBERG (1954), CARE (1956), NIELSEN (1956), GILL (1959), JOHNSON (1959)
g) *Calciumphosphat und Magnesiumammoniumphosphat*	STUDENSKY (1877), OSBORNE (1917), VAN LEERSUM (1928), DE LANGEN (1929), WATCHORN (1932), BLISS (1933), GROSSMANN (1933), LELESZ (1935), SCHENKEN (1942), COLLICA (1948), CORDONNIER (1951), HEDENBERG (1954), LINDLEY (1958), KARCHER (1960)
h) *Calciumphosphat, Calciumcarbonat und Magnesiumammoniumphosphat*	HAGER (1928), BONINO (1941), DAVALOS (1943)
i) *Calciumphosphat, Calciumcarbonat und Calciumoxalat*	HANZLIK (1931)
k) *Harnsäure oder Urate*	STUDENSKY (1877), PERLMANN (1928), HIGGINS (1936), GROEN (1948), HAMMARSTEN (1940), UNGAR (1945/1952)
l) *Oxamid*	EBSTEIN (1889), TUFFIER (1893), ROSENBACH (1911), KEYSER (1928/1945), POLAK (1936/1939), MADAUS (1941), HERKLOTZ (1944), KOCH (1952), HARADA (1955), GEINITZ (1956), HAASE (1961)
m) *Sulfonamide*	ANTOPOL (1939/1941), MOLITOR (1939), TOOMEY (1939), GROSS (1939/1941), RAKE (1940), LEHR (1940), THADDEA (1943), BÜTIKOFER (1945)

Literatur

ABESHOUSE, B. S., and T. WEINBERG: Experimental study of solvent action of versene on urinary calculi. J. Urol. (Baltimore) **65**, 316 (1951).

ANDRUS, S. B., S. N. GERSHOFF, F. F. FARAGALLA and E. L. PRIEN: Production of calcium-oxalate renal calculi in vitamin B_6-deficient rats. Lab. Invest. **9**, 7 (1960).

ANTOPOL, W.: Experimental aspects of sulfapyridine urolithiasis. Arch. Path. (Chicago) **30**, 985 (1940).

— D. LEHR, J. CHURG and H. SPRINZ: Changes in the urinary tract and other organs after administration of three sulfanilamide derivates. Arch. Path. (Chicago) **31**, 592 (1941).

—, and H. ROBINSON: Urolithiasis and renal pathology after oral administration of sulfapyridine. Proc. Soc. exper. Biol. (N. Y.) **40**, 428 (1939).

AUGUSTIN, E.: Tierexperimentelle Untersuchungen zur Frage von Entstehung und Lokalisation von Nierenschädigungen nach Sulfonamidmedikation. Arch. Gynäk. **179**, 220, 311, 401 (1951).

BARNES, L. L.: The deposition of calcium in the hearts and kidneys of rats in relation to age, source of calcium, exercise and diet. Amer. J. Path. **18**, 41 (1942).

BARRAQUER, J., u. J. ESCRIBANO: Nierensteine im Verlaufe von Behandlungen mit Azetazolamid. Rev. clin. esp. **64**, 310 (1957).

BECKER, B., and W. H. MIDDLETOWN: Long-term acetazoleamide (Diamox) administration in therapy of glaucomas. Arch. Ophthal. (Chicago) **54**, 187 (1955).

BEESON, W. N., J. W. PENCE and G. C. HOLM: Urinary calculi in sheep. Amer. J. vet. Res. **4**, 120 (1943).

BEIDLEMANN, B.: Treatment of chronic hyperparathyroidism. Metabolism **7**, 690 (1958).

BENJAMIN, J. A., J. G. WILSON and A. D. LEAHY: Study of experimental urinary calculi: II. Quantitative microchemical, spectrographic, and citric acid analysis of albino rat calculi, with a preliminary apatite report. J. Urol. (Baltimore) **54**, 516 (1945).

BERNHARD, K.: Zum Problem der Nierensteinbildung. Dtsch. med. J. **7**, 438 (1956).

BLISS, A. R., G. R. LIVERMORE and E. O. PRATHER: The relation of vitamin A and vitamin D to urinary calculus formation. J. Urol. (Baltimore) **30**, 639 (1933).

BOLLMAN, J. L., and F. C. MANN: Studies on physiology of the liver. XXV: Allantoin and uric acid following total removal of the liver. Amer. J. Physiol. **104**, 242 (1933).

— F. C. MANN and T. B. MAGATH: Studies on the physiology of the liver. X: Uric acid following total removal of the liver. Amer. J. Physiol. **72**, 629 (1925).

BONINO, M.: Experimentelle Urolithiasis durch bakterielle Infektion. Arch. ital. Urol. **18**, 320 (1941).

BOSHAMER, K.: Behandlungsergebnisse bei der klinisch beobachteten Nierensteinkrise. Therapiewoche **1**, 406 (1951).

— Klinische Untersuchungen zur Harnsteinbildung. Z. Urol. **48**, 193 (1955).

— Formalgenese der Harnsteine; Verh. Ber. Symposion Jan. 58, Köln. Basel: S. Karger 1959.

— Morphologie und Genese der Harnsteine; in Handbuch der Urologie, Bd. 10. Berlin-Göttingen-Heidelberg: Springer-Verlag 1961.

BRADFORD, R. H., R. P. HOWARD, W. JOEL and M. R. SHETLAR: Antagonistic effects of parathyroid extracts and cortisone. Effects on serum protein and glycoprotein fraction and on renal calcification. A. M. A. Arch. Path. **69**, 382 (1960).

BRÉCHOT et PERGOLA: Ostéite fibro-kystique expérimental par injection de parathormone chez le lapin. Bull. Soc. nat. chir. **59**, 346 (1933).

BRIGGS, A. P.: Some applications of the colorimetric phosphate method. J. biol. Chem. **59**, 255 (1924).

BRINKMANN, W.: Die Konkrementbildungskrise und ihre Beeinflußbarkeit durch Hyaluronidase im Tierexperiment. Z. Urol. **48**, 337 (1955).

BRODERSEN, O.: Hyperparathyroidisme et calculs du rein. Med. Rev. (Bergen) **52**, 529 (1935).

BROSIG, W., u. H. H. HIRSCH: Glukonsäure zur Steinprophylaxe. Z. Urol. **50**, 304 (1957).

BRUBACHER, G., M. JUST, H. BODUR u. K. BERNHARD: Zur Biochemie der Oxalsäure. II. Ausscheidung und Retention injizierter 1,2-^{14}C-Oxalsäure bei normalen, rachitischen und alloxan-diabetischen Ratten. Hoppe-Seilers Z. physiol. Chem. **305**, 248 (1956).

BÜTIKOFER, P.: Über die Abhängigkeit der Urolithiasis nach Sulfanilamiden vom p_H des Harnes. Praxis **34**, 78 (1945).

BURNS, E. L., and J. R. SCHENKEN: Quantitative studies on relationship between estrogen and mammary gland carcinoma in strain C_3H mice. Proc. Soc. exp. Biol. (N. Y.) **43**, 608 (1940).

BURROWS, H.: Pathological conditions induced by estrogenic compounds in the coagulating gland and prostate of the mouse. Amer. J. Physiol. **23**, 490 (1935).

—, and N. M. KENNAWAY: On some effects produced by applying oestrin to skin of mice. Amer. J. Cancer **20**, 48 (1934).

BUTT, A. J.: Historical survey of etiologic factors in renal lithiasis: In A. J. BUTT: Etiologic factors in renal lithiasis; S. 3. Springfield, Illinois, USA: Charles C. Thomas-Publisher 1956.

CALHOUN, W. K., R. B. JENNINGS and W. B. BRADLEY: Calcium oxalate excretion and hematuria in vitamin B_6-deficient rats fed phthalylsulfathiazole. J. Nutr. **67**, 237 (1959).

CARE, A. D., and G. WILSON: The prevention of vesical calculi in rats by the oral administration of polysodium metaphosphate. Clin. Sci. **15**, 183 (1956).

CHAKRAVARTI, H. S., and R. BANERJEE: Experimental urolithiasis in rat with foreign body in the bladder and role of infection in its production. J. Urol. (Baltimore) **78**, 785 (1958).

CHIRAY, M., L. JUSTIN-BESANÇON, G. ALBOT et I. DIERYCK: Aspects histologiques de la lithiase oxalique expérimentale par l'ethylène glycol. Ann. anat. path. **16**, 393 (1939).

CHOWN, B., M. LEE, J. TEAL and R. CURRIE: The experimental production of nephritis in rats by means of parathyroid hormone and of vitamin D. J. Path. Bact. **49**, 273 (1939).
CHUTE, R.: The vital importance of the relation of hyperparathyroidism to the formation of certain urinary calculi and its remedy. New Engl. J. Med. **210**, 1251 (1934).
CLÉMENT, R.: Les causes de récidive des calculs rénaux. Presse méd. **48**, 328 (1940).
COLLICA, J.: New concept of the pathogenesis of urinary lithiasis. Amer. J. Surg. **76**, 424 (1948).
COOK, E. N., and F. R. HEATING: Calculs du rein associés à l'hyperparathyroidie. J. Urol. (Baltimore) **54**, 525 (1949).
CORDONNIER, J. J., and J. A. MILLER: The relationship between alkaphosphatase in the kidney and urinary calculi. J. Urol. (Baltimore) **66**, 12 (1951).
CORSTEN, M.: Überblick über die Sulfonamidschäden nebst kasuistischen Beiträgen. Med. Mschr. **4**, 508 (1950).
COX, W. M., and M. IMBODEN: The role of calcium and phosphorus in determining reproductive success. J. Nutrit. **11**, 147 (1936).
CRAMER, W.: Experimental production of kidney lesions by diet. Lancet **223 II**, 174 (1932).
CUNNINGHAM, I. J., and M. M. CUNNINGHAM: Dietary magnesium and urinary calculi. N. Z. J. Sci. Techn. **19**, 529 (1938).
D'AGATA: Experimentelle kalkulöse Hydro- und Hydropyonephrose. V. Kongr. ital. urol. Ges. Padua 1926. Ref. in Z. Urol. **21**, 535 (1927).
DAS, P.: Experimental evaluation of an indigenous product for dissolution of urinary calculi. J. Indian med. Ass. **27**, 50 (1956).
— Experimental evaluation of hyaluronidase in prevention and dissolution of urinary calculi. J. Indian. med. Ass. **28**, 232 (1957).
— Formation of urinary calculi: An experimental study. J. Indian med. Ass. **33**, 6 (1959).
DAVALOS, H. A.: The experimental production of stones in the bladder. J. Urol. (Baltimore) **49**, 639 (1943).
DAVIDSON, O. W.: The relationship of renal calculi to hyperparathyroidism. J. Urol. (Baltimore) **37**, 35 (1937).
DAVIES, D. W.: Acetazolamide therapy with renal complications. Brit. med. J. **1959 I**, 214.
DAY, H. G., and E. V. MCCOLLUM: Mineral metabolism growth and symptomatology of rats on a diet extremely deficient in phosphorus. J. biol. Chem. **130**, 269 (1939).
DIAMANTIS, M.: Production expérimentale de calcifications sous-muqueuses dans la vessie de lapins. J. Urol. méd. chir. **41**, 153 (1936).
DICK, H. J., and J. T. PRIOR: Experimental acute metastatic calcification in the kidney of rats. Amer. J. clin. Path. **21**, 409 (1951).
DIXON, W. E., and J. C. HOYLE: The effects of irradiated ergosterol in large doses. Brit. med. J. **2**, 832 (1928).
DOMANSKI, T. J.: Experimental urolithiasis: Calcium oxalate stone. Amer. J. clin. Path. **20**, 707 (1950).
DUGUID, J. B., M. M. DUGGAN and J. GOUGH: The toxicity of irradiated ergosterol. J. Path. Bact. **33**, 353 (1930).
DULCE, H. J., u. H. HAASE: Papierchromatographische Untersuchungen experimentell erzeugter Harnkonkremente und der Harnkolloide während sog. Steinkrisen bei Ratten. Urol. int. (Basel) **11**, 86 (1961).
DUNNING, W. F., M. R. CURTIS and M. E. MADSON: Diethyl-stilbestrol-induced mammary gland and bladder cancer in reciprocal F_1 hybrids between two inbred lines of rats. Acta Un. int. Cancr. **7**, 238 (1951).
EBSTEIN, W., u. A. NICOLAIER: Über die experimentelle Erzeugung von Harnsteinen. Verh. dtsch. Ges. inn. Med. **1889**, 268.
ENGEL, M. B., and H. R. CATCHPOLE: Excretion of urinary mucoprotein following parathyroid extract in rats. Proc. Soc. exp. Biol. (N. Y.) **84**, 336 (1953).
ENGFELDT, B., S. GARDELL, J. HELLSTRÖM, B. IVEMARK, J. RHODIN and J. STRANDH: Effect of experimentally induced hyperparathyroidism on renal function and structure. Acta endocr. (Kbh.) **29**, 15 (1958).
ESCUDERO, A., y P. BOSQ: Experimentelle Steinbildung durch A-Avitaminose. Sem. méd. esp. **42 I**, 1283 (1935) (a).
— — Einfluß des Carotins auf die experimentell durch A-Avitaminose hervorgerufene Steinbildung. Sem. méd esp. **42 I**, 1632 (1935) (b).
ETTINGER, R. H., L. R. GOLDBAUM and C. H. SMITH JR.: A simplified photometric method for the determination of citric acid in biological fluids. J. biol. Chem. **199**, 531 (1952).
EVELETH, D. F., F. M. BOLIN, A. I. GOLDSBY and K. D. FORD: Urinary calculi in lambs. N. Dakota Agr. Expt. Sta. Bimonthly Bull. **10**, 149 (1948).
—, and T. W. MILLEN: High serum magnesium associated with urinary calculi in sheep. Vet. Med. **34**, 106 (1939).

FLIPPIN, H. F.: Sulfonamid concretions and calculi; in A. J. BUTT: Etiologic Factors in Renal Lithiasis; S. 151. Springfield, Ill. USA: C. C. Thomas-Publisher 1956.

FOLIN, O., and R. D. BELL: Applications of a new reagent for the separation of ammonia I. The colometric determination of ammonia in urine. J. biol. Chem. **29**, 329 (1917).

FOLIN and WU: Zitiert nach S. R. BENEDICT u. J. A. BEHRE: Uric acid determination and distribution. J. biol. Chem. **92**, 162 (1931).

FOLLIS, R. H.: Pathology of nutritional disease, pp. 30, 36, 45, 209, 223, 226. Springfield, Ill.: C. C. Thomas 1948.

FOURMAN, J.: Two distinct forms of experimental nephrocalcinosis in the rat. Brit. J. exp. Path. **40**, 464 (1959).

FUJIMAKI, Y.: Formation of urinary and bile duct calculi in animals fed on experimental rations. Jap. med. World **6**, 29 (1926).

GARDNER, W. U.: Pelvic changes occuring in male mice receiving large amount of folliculin benzoate. Proc. Soc. exp. Biol. (N. Y.) **33**, 104 (1935).

—, and C. A. PFEIFFER: Sceletal changes in mice receiving estrogen. Proc. Soc. exp. Biol. (N. Y.) **37**, 678 (1938).

GARNER, R. J.: Colometric determination of magnesium in plasma or serum by means of titan yellow. Biochem. J. **40**, 828 (1946).

GASPARJAN, A., u. N. OWTSCHINNIKOW: Zur Frage der Steinbildung im Organismus (Avitaminose und Steinbildung). Z. urol. Chir. **30**, 365 (1930).

GASSER, G., u. H. ZIMPRICH: Experimentelle Untersuchungen über Entstehung und Wachstum von Harnblasensteinen an Ratten und ihre Beeinflussung. Z. Urol. **54**, 177 (1961).

GEHRES, R. F., and S. RAYMOND: A new chemical approach to the dissolution of urinary calculi. J. Urol. (Baltimore) **65**, 474 (1951).

GEINITZ, W.: Tierversuche zur Verhinderung der Harnsteinbildung. Münch. med. Wschr. **98**, 895 (1956).

— Harnsteingenese und -prophylaxe. Neuere Ergebnisse aus Forschung und Klinik zur Bedeutung der Kolloide für die Urolithiasis. Fortschr. Med. **76**, 83 (1958).

GERSHOFF, S. N., F. F. FARAGALLA, D. A. NELSON and S. B. ANDRUS: Vitamin B_6 deficiency and oxalate nephrocalcinosis in the cat. Amer. J. Med. **27**, 72 (1959).

GILL, W. B., B. FINLAYSON and C. W. VERMEULEN: Experimental urolithiasis XVI. Prevention of urinary calculi in rats by adding calcium to the diet. J. Urol. (Baltimore) **82**, 256 (1959).

GLUSHIN, A. S., and E. R. FISCHER: Renal lesions of sulfonamide type after treatment with acetazoleamide (Diamox). J. Amer. med. Ass. **160**, 204 (1956).

GOMORI, G.: Distribution of phosphatase in normal organs and tissues. J. cell. comp. Physiol. **17**, 71 (1941).

GORHAM, J. R., and H. J. GRIFFITHS: Diseases and parasites of mink. Farmers Bull. No. 2050 U.S.D.A. **1952**, S. 41.

GOUGH, J., J. B. DUGUID and D. R. DAVIES: The renal lesions in hypervitaminosis D: Observations on the urinary calcium and phosphorus excretion. Brit. J. exp. Path. **14**, 137 (1939).

GRAY, J.: The effects of obstruction of the urinary tract, with particular relation to the formation of stones. Brit. J. Surg. **23**, 451 (1935) (a).

— The effect of experimental interference with the bloodsupply of the kidneys, with particular reference to the formation of stones. Brit. J. Surg. **23**, 458 (1935) (b).

— Urinary stone formation, clinical and experimental. China med. J. **50**, 761 (1936).

GREEN, H. N., and E. MELLANBY: Vitamin A as an anti-infective agent. Brit. med. J. **2**, 691 (1928).

GROEN, J.: An experimental syndrome of fatty liver, uric acid kidney stones, and acute pancreatic necrosis produced in dogs by exclusive feeding in bacon. Science **107**, 425 (1948).

GROSS, A., et H. BOITEAU: Étude expérimentale de l'alcalose, facteur favorisant de lithiase urinaire au cours de l'hyperparathyroidisme. Algérie méd. **59**, 743 (1955).

— — et M. S. LIARAS: Étude expérimentale de l'alcalinité urinaire en tant que facteur favorisant de lithiase rénale au cours des ostéopathies décalcifiantes. Path. Biol. **7**, 77 (1959).

GROSS, P., F. B. COOPER and M. L. HAGAN: Urolithiasis medicamentosa caused by sulfadiazine. Amer. J. clin. Path. **11**, 882 (1941).

— — and M. LEWIS: Urinary concretions caused by sulfapyridine. Proc. Soc. exp. Biol. (N. Y.) **40**, 448 (1939).

GROSSMANN, W.: Beiträge zur Pathologie und Klinik der Harnsteinkrankheit. II. Mitt. Bedingungen der Steinbildung. Z. urol. Chir. **29**, 402 (1930).

— Beiträge zur Pathologie und Klinik der Harnsteinkrankheit. III. Mitt. Über die Steinkrankheit der Tiere. Z. urol. Chir. **32**, 375 (1931).

— Beiträge zur Pathologie und Klinik der Harnsteinkrankheit. V. Mitt. Z. urol. Chir. **38**, 264 (1933).

GROVE, W. J., C. W. VERMEULEN, R. GOETZ and H. D. RAGINS: Experimental urolithiasis II. The influence of urine volume upon calculi experimentally produced upon foreign bodies. J. Urol. (Baltimore) **64**, 549 (1950).

GRUBER, G. B.: Harnsteine bei Tieren. In: F. HENKE u. O. LUBARSCH: Handbuch der speziellen und pathologischen Anatomie und Histologie. S. 239. Berlin-Göttingen-Heidelberg: Springer Verlag 1934.

GUDJONSSON, S. V.: Experiments on vitamin A deficiency in rats and the quantitative determination of vitamin A. Acta path. microbiol. scand. Suppl. **4**, 143 (1930).

HAAG, J. R., and L. S. PALMER: The effect of variations in the proportions of calcium, magnesium and phosphorus contained in the diet. J. biol. Chem. **76**, 367 (1928).

HAASE, H.: Zur Morphologie der primären Formelemente bei der Harnsteinbildung. Urol. int. (Basel) **7**, 96 (1958).

—, u. E. MEYERING: Aus z. Z. noch unveröffentlichten Untersuchungen über die experimentelle Harnsteinerzeugung (1961).

HAGER, B. H., u. T. B. MAGATH: The formation of vesical calculi. J. Amer. med. Ass. **90**, 266 (1928).

HAMMARSTEN, G.: On calcium oxalate and its solubility in the presence of inorganic salts with special reference to the occurrence of oxaluria. C. R. Lab. Carlsberg Sér. physiol. **17**, Nr. 11 (1929).

— Eine experimentelle Studie über Calciumoxalat als Steinbildner in den Harnwegen, speziell mit Rücksicht auf die Bedeutung des Magnesiums. Lunds Universitets Arsskrift, N. F. Avd. 2. Bd. 32, Nr. 12 (1937).

— The formation of nucleus of stone in the urinary passages. J. Path. Bact. **57**, 375 (1945).

— On calcium oxalate stones. In A. J. BUTT: Etiologic Factors in Renal Lithiasis. S. 89. Springfield, Ill. USA: C. C. Thomas-Publisher 1956.

—, u. L. LUNDGREN: Über die experimentelle Erzeugung von Harnsteinen an der Ratte unter Acidose mit besonderer Berücksichtigung der Harnsäure- und Uratsteinbildung. Lunds Universitets Arsskrift, N. F. Avd. 2, Bd. 36, Nr. 16 (1941).

HAN, T. N.: Renaler Zwergwuchs. Dissertation Groningen/Niederlande 1939, S. 165.

HANZLIK, P. J., M. A. SEIDENFELD and C. C. JOHNSON: General properties, irritant and toxic actions of ethylene glycol. J. Pharmacol. exp. Ther. **41**, 387 (1931).

HARADA, A.: A contribution to the pathogenesis of renal calculi formation. Jap. J. Urol. **46**, 512 (1955).

— T. KURODA, H. KASAI, S. SAITO, T. TUJI, T. INOUE, S. OHYA, J. OHTSUJI, R. NISHIMURA and Y. OHKUBO: Several problems of urolithiasis. Verh. Ber. 42. Gen. Meet. Japan. Urol. Ass. April 1954.

—, and S. SAITO: On the organic substances in urinary calculi. Jap. J. Urol. **45**, 589 (1954).

HARRIS, L. J., and T. MOORE: Hypervitaminosis and vitamin balance III. The pathology of hypervitaminosis D. Biochem. J. **23**, 261 (1929).

HARRISON, H. E., and H. C. HARRISON: Inhibition of urine citrate excretion and the production of renal calcinosis in the rat by acetazoleamide (Diamox) administration. J. clin. Invest. **34**, 1662 (1955).

— — Induction of renal calcinosis in rats. Mod. Med. **1956 II**, 128.

HAUCK, E.: 489 Kranke mit Konkrementbildung in den ableitenden Harnwegen, ein Beitrag zur Ätiologie und Meteorobiologie. Z. Urol. **37**, 3 (1943).

HAWK, P. B., B. L. OSER and W. H. SUMMERSON: Practical Physiological Chemistry; S. 863, 13th ed. Philadelphia: The Blakiston Co. 1954.

HEDENBERG, I.: Macroscopic and microscopic changes and stone formation in the urinary tract in experimentally produced vitamin A deficiency in rats. Acta chir. scand. Suppl. **192**, 7 (1954).

HEGSTED, D. M., R. C. MILLS, C. A. ELVEHJEM and E. B. HART: Choline in the nutrition of chicks. J. biol. Chem. **138**, 459 (1951).

HELANDER, S.: On the risk of urolith formation in treatment with sulfa preparations. Acta med. scand. **134**, 244 (1949).

HELLER, H., and S. E. DICKER: Some renal effects of experimental dietary deficiencies. Proc. roy. Soc. Med. **40**, 351 (1947).

HELLSTRÖM, J.: The significance of staphylococci in the development and treatment of renal and ureteral stones. Brit. J. Urol. **10**, 348 (1938).

HELSBY, R., C. W. VERMEULEN and R. GOETZ: Experimental urolithiasis VI. Failure of hyaluronidase to inhibit growth of stones on foreign bodies in the rat. J. Urol. (Baltimore) **69**, 354 (1953).

HERKLOTZ, K.: Unveröffentlichte Untersuchungsergebnisse aus dem Nachlaß des Autors (1944).

HERMANN, S.: Methode zur Auflösung von Phosphatkonkrementen der Harnwege. Münch. med. Wschr. **82**, 540 (1935).

HEUCHEL, G.: Über die Pathogenese des Sulfonamid-Nierensyndroms. Ärztl. Forsch. 4, 629 (1950).
HIGGINS, C. C.: The experimental production of urinary calculi. J. Urol. (Baltimore) 29, 157 (1933).
— Experimental production of urinary calculi in rats. Urol. cutan. Rev. 38, 33 (1934).
— Production and solution of urinary calculi. J. Amer. med. Ass. 164, 1296 (1935).
— Urinary lithiasis. Experimental production and solution with clinical applications and end-results. J. Urol. (Baltimore) 36, 168 (1936).
HILLENBRAND, H. J., u. J. ROESNER: Über die Kolloidkörperchen im Harn. Z. Urol. 48, 607 (1955).
HIRSCH, H., u. E. VOIT: Experimentelle Untersuchungen über die Verhinderung der Harnsteinbildung durch Schutzkolloidvermehrung im Harn. Klin. Wschr. 32, 651 (1954).
HOFF, F., u. E. HOMANN: Zur Frage des Einflusses von Vitamin D und Epithelkörperchenhormon auf den Kalkhaushalt. Z. ges. exp. Med. 74, 258 (1930).
HOMANN, E.: Über die Wirkung des Parathormones. Klin. Wschr. 11, 1353 (1932).
HOU, H. C.: Studies on interrelationship of vitamins and other dietary constituents. I. Vitamins A and D and other dietary constituents in relation to formation of urinary calculi. Chin. J. Physiol. 9, 299 (1935).
— The influence of diet on the formation of urinary calculi. China med. J. 50, 787 (1936).
HOYLE, J. C., and H. BUCKLAND: Further observations on the effects of large doses of irradiated ergosterol. Biochem. J. 23, 558 (1929).
HRYNTSCHAK, T.: Über die Rolle der Staphylokokken für die Entstehung der sekundären Harnsteine. Klin. Wschr. 12, 63 (1933).
— Experimentelle Untersuchungen zur Harnsteinentstehung. Z. urol. Chir. 40, 211 (1935).
HUBBEL, R. B., L. B. MANDEL and A. J. WAKEMAN: A new salt mixture for use in experimental diets. J. Nutrit. 14, 273 (1937).
HUEPER, W.: Metastatic calcifications in the organs of the dog after injections of parathyroid extract. Arch. Path. (Chicago) 3, 14 (1927).
HUME, E. M., and H. H. SMITH: A critical execution of methods of evaluating vitamine A by means of the growth rats. Biochem. J. 22, 504 (1928).
HUNTER, A., M. H. GIVENS and C. M. GUION: Studies in the biochemistry of purine metabolism. I. The excretion of purine catabolites in the urine of marsupials, rodents and carnivores. J. biol. Chem. 18, 387 (1914).
HUNTER, D., and H. M. TURNBULL: Hyperparathyroidism. Brit. J. Surg. 19, 203 (1931).
IVY, A. C., M. I. GROSSMAN and W. H. BACHRACH: Peptic ulcer. Philadelphia: Blakiston 1950.
JÁKI, J.: Das Vitamin A und die Harnsteinbildung. Z. Urol. 32, 750 (1938).
JOHNSON, D. W., L. S. PALMER and J. W. NELSON: Failure of dietary magnesium imbalance to produce urinary calculi in wethers. Vet. Med. 34, 353 (1940).
JOHNSON, R. G.: Prevention and dissolution of calculi in rats with fluoracetate and citric acid. J. Urol. (Baltimore) 82, 261 (1959).
—, and B. L. STIEFBOLD: The effect of urea, magnesium chloride and low protein diet on the production of calcium oxalate vesical calculi in the rat. J. Urol. (Baltimore) 81, 691 (1959).
JUSTIN-BESANÇON, I., et S. LAMOTTE-BARILLON: Quelques données récentes sur la pathogenie de la lithiase rénale. Sem. Hôp. Paris 24, 1984 (1948).
KARCHER, G., u. K. H. LINKE: Tierexperimenteller Beitrag zur Harnsteinentstehung. Z. Urol. 53, 17 (1960).
KEYSER, L. D.: The mechanism of the formation of urinary calculi. Ann. Surg. 77, 210 (1923) (a).
— The etiology of urinary lithiasis; an experimental study. Arch. Surg. (Chicago) 6, 523 (1923) (b).
— The etiology of urinary lithiasis; an experimental study. Arch. Surg. (Chicago) 6, 525 (1928).
— Urinary lithiasis. J. Urol. (Baltimore) 50, 169 (1943).
— Studies in urinary calculosis. J. Urol. (Baltimore) 54, 194 (1945).
KOBURG, E., P. WIENERT u. A. GOEBEL: Experimentelle Untersuchungen zur Frage der Nephrokalzinose bei Alkalose und Azidose. Beitr. path. Anat. 120, 424 (1959).
KOCH, FR. E.: Experimentelle Untersuchungen über die Nierensteinbildung. Z. Urol., Sonderheft Verh. Ber., S. 110. Urol. Tg. München 1949. Leipzig: Thieme-Verlag 1950.
— Weitere Untersuchungsergebnisse zur Frage der Nierensteinbildung. Med. Welt 20, 876 (1951).
— Experimentelle Therapie der Nierensteinkrise. Therapiewoche 1, 507 (1952).
— Tierexperimentelle Befunde am Gefäßsystem der Niere während der Harnsteinbildung. Arch. klin. Chir. 282, 954 (1955).
—, u. H. HAASE: Tierexperimentelle Befunde am Gefäßsystem der Niere im Verlaufe von Konkrementbildungskrisen. Wissenschaft f. d. Praxis, Vorträge der 3. wiss. Ärztetagung Nürnberg 1952.

KOCH, FR. E., u. H. HAASE: Die Genese der Steinbildung in den Harnwegen nach den neuesten Forschungsergebnissen. Wildunger Hefte **1953**, H. 2.

— — Tierexperimentelle Befunde am Gefäßsystem der Niere während der Harnsteinbildung. Madaus Jber. 8, 43 (1954).

— — Tierexperimentelle Untersuchungen über die Beeinflussung von Kalkmangelzuständen mit natürlichen Kalksubstanzen. Arzneimittel-Forsch. **4**, 437 (1954).

— — Constatations concernant l'état du système vasculaire du rein pendant la lithiase urinaire, faites au cours d'expériences sur les animaux. Avenir méd. (Lyon) **53**, 27 (1956).

— — u. M. L. MAREK: Experimentelle Untersuchungen über die Bedeutung der Ernährung für die Harnsteinbildung. Madaus Jber. **1952**, S. 124.

— — — Zur Frage des Spontanzerfalls von Harnkonkrementen. Münch. med. Wschr. **95**, 440 (1953).

KROOK, L., and G. ARWEDSSON: On urolithiasis in the dog. Nord. vet. med. **8**, 65 (1956).

KUMITA: Experimentelle Untersuchungen über die nach der Anwesenheit von Steinen auftretenden Veränderungen im Harnapparate. Mitt. Grenzgeb. Med. Chir. **20**, 565 (1909).

KUSANO, H.: Studies on salivary calculus. J. Kureme Med. Ass. **17**, 5, 152 (1954).

LACAPÈRE, J.: Note sur l'uraturie des goutteux au cours des cures de benemide. Rev. Rhum. **25**, 293 (1958).

LACASSAGNE, A.: Modification de l'épithélium vésicale chez la souris atteinte de rétention urinaire à la suite d'injection d'oestrone. C. R. Soc. Biol. (Paris) **120**, 833 (1935).

LANGEN, C. D. DE: Stone formation and diet. Meded. Dienst volksgezd. **18**, 315 (1929).

LEBON, J., M. FABREGOULE et A. GROSS: Lithiase urinaire et affections ossentes. Verh. Ber. IV. Congr. med. intern. d'Evian, S. 105. Paris: Vigot Frères 1955.

LEERSUM, E. C. VAN: Vitamin A deficiency and urolithasis. J. biol. Chem. **76**, 137 (1928).

LEHR, D., W. ANTOPOL and J. CHURG: Massive acute precipitation of free sulfathiazole in the urinary tract. Science **92**, 434 (1940).

LELESZ, E., u. A. PRZEZDZIECKA: Zit. nach A. POLAK: Experimentelle Erzeugung von Nieren- und Blasensteinen durch Ernährungsänderung. Dissertation Amsterdam 1936, S. 15.

LEOSCHKE, W. L., and C. A. ELVEHJEM: Prevention of urinary calculi formation in mink by alteration of urinary p_H. Proc. Soc. exp. Biol. (N. Y.) **85**, 42 (1954).

— E. ZIKRIA and C. A. ELVEHJEM: Composition of urinary calculi in mink. Proc. Soc. exp. Biol. (N. Y.) **80**, 291 (1952).

LINDLEY, C. E., H. H. BRUGMAN, T. J. CUNHA and E. W. WARWICK: The effect of Vitamin A deficiency on semen quality and the effect of testosterone and pregnant mare serum on Vitamin A deficient rams. J. Animal Sci. **8**, 590 (1949).

— E. D. TAYSOM, W. E. HAM and B. H. SCHNEIDER: Urinary calculi in sheep. J. Animal Sci. **12**, 704 (1953).

LÖWENHAUPT, E., M. P. SCHULMAN and D. M. GREENBERG: Basic histologic lesions of magnesium deficiency in the rat. Arch. Path. (Chicago) **49**, 127 (1950).

LOSEE, F. L., and L. J. GERENDE: Caries suspectibility in the NMRI strain of Osborne-Mendel rats. Nav. Med. Res. Inst. Rept. **15**, 199 (1957).

MADAUS, G., u. FR. E. KOCH: Die experimentelle Erzeugung von Nierensteinen und deren Prophylaxe mit Rubia tinctorum. Z. exper. Med. **109**, 517 (1941).

MANDL, F.: Klinisches und Experimentelles zur Frage der lokalisierten und generalisierten Ostitis fibrosa. Arch. klin. Chir. **143**, 245 (1926).

—, u. R. UEBELHÖR: Parathormon — Ostitis fibrosa — Nierenstein (Experimentelle Studie). Zbl. Chir. **60**, 68 (1933).

MANN, F. C.: Studies on the dehepatized animal. J. Mt Sinai Hosp. **11**, 1 (1944).

MARSHALL, V. F., M. SCHNITTMAN, A. DAVALOS and A. BUTTERICK: Cystolithiasis in rats as influenced by hyaluronidase, sex and stress. J. Urol. (Baltimore) **73**, 677 (1955).

MCCARRISON, R.: The experimental production of stone-in-the-bladder with a note on pernicious anaemia and epidemic dropsy. Indian J. med. Res. **14**, 895 (1926).

— The experimental production of stone-in-the-bladder. Indian J. med. Res. **15**, 197 (1927)(a).

— The experimental production of stone-in-the-bladder. Indian. J. med. Res. **15**, 485 (1927)(b).

— The experimental production of stone-in-the-bladder. Indian. J. med. Res. **15**, 801 (1928).

— The influence of lime in favouring the production of stone-in-the-bladder in rats. Indian. J. med. Res. **17**, 1101 (1930) (a).

— The relative potency of certain cereal grains in favouring the formation of stone in rats. Indian. J. med. Res. **17**, 1103 (1930) (b).

— The experimental production of stone-in-the-bladder. Indian. J. med. Res. **17**, 1115 (1930)(c).

— Further researches on stone. Indian. J. med. Res. 18, 903 (1931) (a).

— On the effect of milk in preventing the formation of calcium stones in the urinary tract of albino rats. Indian J. med. Res. **19**, 54 (1931) (b).

MCCOLLUM, E. V.: Our present knowledge of nutrition; in lectures on nutrition, Philadelphia 1925, 137. Zit. n. VAN LEERSUM, E. C.: J. biol. Chem. **76**, 137 (1928).

McCollum, E. V., u. N. Simmonds: Neue Ernährungslehre, S. 256. Herausgegeben von L. Asher. Berlin-Wien: Verlag Urban u. Schwarzenberg 1928.
— — P. G. Shipley and E. A. Park: Studies on experimental rickets VIII: The production of rickets by diets low in phosphorus and fat-soluble A. J. biol. Chem. **47**, 507 (1921).
McDonald, D. F., and R. A. Eddings: Influence of hypophysectomie and replacement therapy on experimentally induced calculi in rats. J. Urol. (Baltimore) **77**, 238 (1957).
—, and P. G. Huffman: Influence of sex hormones on incidence of experimentally induced vesical calculi in rats. Trans. west. Sect. Amer. urol. Ass. **22**, 166 (1955).
McDonald, D. F., and M. O. Orallo: Dissolution of experimentally induced vesical calculi in rats by sodium phytate and sodium neutral phosphate treatment. J. Urol. (Baltimore) **81**, 534 (1959).
Mendel, L. B.: Vortrag 1920; zit. n. E. C. van Leersum. J. biol. Chem. **76**, 137 (1928).
Michaux, A.: Les teneurs en calcium des poumons et des reins chez les cobayes normaux, inanitiés ou atteints de scorbut aigée et de scorbut chronique. Observation de certains troubles vésicaux chez les carencés. C. R. Acad. Sci. (Paris) **199**, 233 (1934).
Miller, G. H., W. H. Chapman, L. Seibutis and C. W. Vermeulen: Experimental urolithiasis XI. Furadantin treatment of experimental urinary tract infection and its influence on stone growth. J. Urol. (Baltimore) **76**, 42 (1956).
— C. W. Vermeulen and J. D. Moore: Experimental urolithiasis XIV. Calcium oxalate solubility in urine. J. Urol. (Baltimore) **79**, 607 (1958).
Milton, C., and J. M. Axelrod: Calculi and other stones found in mammals. J. Mammalogy **32**, 139 (1951).
Molitor, H., and H. Robinson: Toxic manifestations after oral administration of sodium sulfapyridine. Proc. Soc. exp. Biol. (N. Y.) **41**, 409 (1939).
Morgan, A. F., and Z. Samisch: The sequence and extent of tissue changes resulting from moderate doses of viosterol and parathyroid extract. J. biol. Chem. **108**, 741 (1935).
Morris, P. G., and H. Steenbock: Citrate lithiasis in the rat. Amer. J. Physiol. **167**, 698 (1951).
Mouriquand, G., J. Rollet, V. Edel et H. Tete: La lithiase urinaire liée a l'avitaminose A. Presse méd. 48, 529 (1940).
Müller, H. G.: Geformte Harnbestandteile nach Sulfonamidgaben und Möglichkeiten zu ihrer Verhinderung. Z. Urol., Sonderheft Verh. Ber. Urol. Tg. Düsseldorf 1951. S. 363. Leipzig: Thieme-Verlag 1952.
— Nebenerscheinungen bei Sulfonamidbehandlung. Therapiewoche **2**, 473 (1952).
— Über geformte Harnbestandteile und Konkrementbildungen nach Sulfonamidgaben. Zbl. Gynäk. **79**, 981 (1957).
Murphy, G.: The role of infection in the pathogenesis of experimental urolithiasis. Bull. Johns Hopk. Hosp. **108**, 16 (1961).
Murray, E., u. E. Steinkamm: Über die Wirkung langdauernder Zufuhr von Follikelhormon auf die Harnblasen weiblicher, kastrierter Ratten. Arch. Gynäk. **164**, 1 (1937).
Nagasaw, A.: The cause of urinary calculus. J. Kurume med. Ass. **16**, 935 (1953).
Newsom, I. E.: Urinary calculi with special reference to cattle and sheep. J. Amer. vet. med. Ass. **92**, 495 (1938).
— J. W. Tobiska and H. B. Osland: The effect of rations on the production of urinary calculi in sheep. Col. Agr. Exp. Sta. Tech. Bull. **31**, 42 (1943).
Nielsen, I. M.: Urolithiasis in mink: Pathology, bacteriology and experimental production. J. Urol. (Baltimore) **75**, 603 (1956).
Nuck, A.: Adenographia curiosa, 3. Ausgabe, S. 78. Lugdan Batavorum: Verlag Samuel Luchtmans 1723.
Ogura, R.: Studies on the deposition of calcium salt. Kurume Med. J. **4**, 86 (1957).
—, and M. Kusuhara: Urinary calculus excretion as an indicator of calcium metabolism of the lithiasis. Kurume Med. J. **5**, 130 (1958).
Osborne, T. B., L. B. Mendel and E. L. Ferry: The incidence of phosphatic urinary calculi in rats fed on experimental rations. J. Amer. med. Ass. **69**, 32 (1917).
Perlmann, S., u. W. Weber: Experimentelle Erzeugung von Blasensteinen durch Avitaminose. Dtsch. med. Wschr. **54**, 1045 (1928) (a).
— — Weitere Erfahrung mit der experimentellen Blasensteinerzeugung durch Avitaminose. Münch. med. Wschr. **75**, 2167 (1928) (b).
— — Zur experimentellen Blasensteinerzeugung. Münch. med. Wschr. **77**, 680 (1930).
Persky, L., D. Chambers and A. Potts: Calculus formation and ureteral colic following acetazoleamide (Diamox) therapy. J. Amer. med. Ass. **161**, 1625 (1956).
Polak, A.: On the relation between kidneystone- and bladderstone-formation and nutrition. Arch. néerl. Physiol. **19**, 176 (1934).
— Experimentelle Erzeugung von Nieren- und Blasensteinen durch Ernährungsänderung. Dissertation Amsterdam 1936 (a).

POLAK, A.: Connection between formation of renal and vesical calculi and diet. Ned. T. Geneesk. 80, 5648 (1936) (b).
— Weitere Untersuchungen über die Bildung und Therapie von Nieren- und Blasensteinen. Ned. T. Geneesk. 83, 4009 (1939).
—, u. J. G. BRIENNE: Einfluß der Harnreaktion auf experimentell erzeugte Nieren- und Blasensteine. Ned. T. Geneesk. 82, 383 (1938).
—, u. A. PIET: Beziehungen zwischen Harnreaktion und Bildung von Nieren- und Blasensteinen. Ned. T. Geneesk. 81, 4029 (1937).
—, and I. A. STOKVIS: On the dose of vitamin A in the form of carotene. Arch. néerl. Physiol. 16, 542 (1931).
POWERS, H. H., and P. LEVANTIN: A method for the determination of oxalic acid in urine. J. biol. Chem. 154, 207 (1944).
PRIEN, E. L., and C. FRONDEL: Studies in urolithiasis I. The composition of urinary calculi. J. Urol. (Baltimore) 57, 949 (1947).
RAKE, G., H. B. VAN DYKE and W. C. CORWIN: Pathologic changes following prolonged administration of sulfathiazole and sulfapyridine. Amer. J. med. Sci. 200, 353 (1940).
RANDALL, A.: The origin and growth of renal calculi. Ann. Surg. 105, 1009 (1937).
— The etiology of primary renal calculus. Int. Abstr. Surg. 71, 209 (1940).
RANGANATHAN, S.: Researches on stone. Studies in calcium and phosphorus metabolism. Indian J. med. Res. 19, 1 (1931).
— Attempts to production acid calculi in albino rats. Indian J. med. Res. 22, 71 (1934).
REEN, R. VAN, N. INDACOCHEA and W. C. HESS: Urolithiasis in the rat II. Studies on the effect of diet on the excretion of calcium, citric acid and phosphate. J. Nutrit. 69, 397 (1959).
— H. W. LYON and F. L. LOSEE: Studies on mineral metabolism in the albino rat I. Occurrence of urinary calculi. Nav. Med. Res. Inst. Rept. 16, 73 (1958).
— — — Urolithiasis in the rat I. The influence of diet on the formation and prevention of calcium calculi. J. Nutrit. 69, 392 (1959).
RIEGEL, C., H. P. ROYSTER, G. J. GISLASON and P. B. HUGUES: Chemical studies in hyperparathyroidism and urolithiasis. J. Urol. (Baltimore) 57, 192 (1947).
ROBBINS, L. C.: Osteitis fibrosa cystica and renal calculi without hypercalcaemia. J. Amer. med. Ass. 104, 117 (1933).
ROSENBACH: Kritischer und experimenteller Beitrag zur Frage der Entstehung der Nierensteine. Mitt. Grenzgeb. Med. Chir. 22, 630 (1911).
ROSENOW, E. C.: The etiology of cholecystitis and gallstones and their production by intravenous injection of bacteria. J. infect. Dis. 19, 527 (1916).
—, and J. G. MEISSER: Nephritis and urinary calculi after production of chronic foci of infection. J. Amer. med. Ass. 78, 266 (1922).
— — The production of urinary calculi by the devitalization and infection of teeth in dogs with streptococci from cases of nephrolithiasis. Arch. intern. Med. 31, 807 (1923).
ROST, F.: Über Blasen- und Nierensteine im Tierversuch. Arch. klin. Chir. 162, 701 (1930).
RUBIN, S. H., J. SCHEINER and E. HIRSCHBERG: The availability of vitamin B_6 in yeast and liver for growth of Saccharomyces carlsbergensis. J. biol. Chem. 167, 599 (1947).
SAGER, R. H., and B. SPARGO: The effects of a low phosphorus ration on calcium metabolism in the rat with the production of calcium citrate urinary calculi. Metabolism 4, 519 (1955).
SAIKI, S.: Vitamin D and calculi formation. J. Orient. Med. 19, 57 (1933).
SAMBHAVAPHOL, P., E. B. BOSWIRTH and C. M. MCCAY: Calculi and kidney calcification from feeding milk diets to rats and hamsters. Amer. J. clin. Nutr. 6, 159 (1958).
SARMA, P. S., E. E. SNELL and C. A. ELVEHJEM: The bioassay of vitamin B_6 in natural materials. J. Nutr. 33, 121 (1947).
SAXTON, J. A., G. A. SPERLING, L. L. BARNES and C. M. MCCAY: Pathologic studies of rats fed different amounts of fluid throughout life. J. Geront. 8, 255 (1953).
SCHEIE, H. G.: Diamox and therapy of glaucoma. Amer. J. Ophthal. 39, 887 (1955).
SCHENKEN, J. R., E. L. BURNS and W. M. MCCORD: Occurrence of urinary calculi in inbred strain (C_3H) of mice treated with estrogen. Endocrinology 30, 344 (1942).
SCHMIDT-NIELSEN, B., u. K. SCHMIDT-NIELSEN: Kalkmangel und Nierensteine, hervorgerufen durch Spinat. Nord. Med. 23, 1463 (1944).
SCHNEIDER, H., and H. STEENBOCK: Calcium citrate urolithiasis on a low phosphorus diet. J. Urol. (Baltimore) 43, 339 (1940).
SCHRADER, G. A., C. O. PRICKETT and W. D. SALMON: Symptomatology and pathology of potassium and magnesium deficiencies in rat. J. Nutr. 14, 85 (1937).
SELYE, H.: Rolle der Nebennierenrinde bei der Entstehung verschiedenartiger Blutgefäßveränderungen. Münch. med. Wschr. 98, 1015 (1956).
SHIGEMATSU, S.: Eine elektronenmikroskopische Betrachtung über die Entstehung der Nierensteine. Urolog. Universitätsklinik Kurume, Japan, 1957.

SNAPPER, I., W. M. BENDIEN and A. POLAK: Observations on the formation and the prevention of calculi. Brit. J. Urol. 8, 337 (1936).
SOMPOLINSKY, D.: Urolithiasis in mink. Cornell Vet. 40, 367 (1950).
SPECHT, H. VON: Nierenschädigung durch Sulfonamide. Dissertation Hamburg 1951.
STAEHLER, W.: Klinik und Praxis der Urologie. Bd. 1, S. 319. Stuttgart: Georg Thieme-Verlag 1959.
STEINER, M., M. R. GREENE and B. KRAMER: The effect of vitamin A-deficiency on experimental tuberculosis in the guinea pig and rabbit. Amer. Rev. Tuberc. 36, 222 (1937).
— B. ZUGER and B. KRAMER: Production of calculi in guinea pigs by feeding them a diet deficient in vitamin A. Arch. Path. (Chicago) 27, 104 (1939).
STUDENSKY, N.: Zur Lehre von der Bildung der Harnsteine. Dtsch. Z. Chir. 7, 171 (1877).
SUBY, H. J., and R. M. SUBY: Experimental production of kidney stones with urea-splitting organisms. J. Urol. (Baltimore) 57, 995 (1947).
SUTRO, C. J.: Effects of subcutaneous injection of estrogen upon skeleton in immature mice. Proc. Soc. exp. Biol. (N. Y.) 44, 151 (1940).
TALBOTT, J. H.: Selected aspects of acute and chronic gouty arthritis; an internist's interpretation of an orthopaedist's experiences with gout and gouty arthritis. J. Bone Jt. Surg. 40, 994 (1958).
TARDO: Steinbildung an implantierten Fremdkörpern. V. Kongr. ital. urol. Ges. Padua 1926, ref. in Z. Urol. 21, 535 (1927).
THADDEA, S., u. R. ZOLOFF: Experimentelle Untersuchungen über Steinbildung in den Harnwegen nach Sulfonamidzufuhr. Naunyn-Schmiedebergs Arch. exp. Path. Pharmak. 202, 249 (1943) (a).
— — Über die Steinbildung in den Nieren und abführenden Harnwegen nach oraler Eubasinanwendung bei der Ratte. Z. Urol. 37, 248 (1943) (b).
TISDALL, F. F., and B. KRAMER: Methods for the direct quantitative determination of sodium, potassium and magnesium in urine and stools. J. biol. Chem. 48, 1 (1921).
TOOMEY, J. A.: Urinary concretions and sulfapyridine. J. Amer. med. Ass. 113, 250 (1939).
TSUGAWA, R.: The significance of focal infection in urolithiasis. Jap. J. Urol. 52, 216 (1961).
TUFFIER, M.: Lithiase urinaire expérimentale. Arch. Sci. physiol. 5, 361 (1893) (a).
— Lithiase urinaire artificielle. Bull. Soc. anat. Paris 68, 49 (1893) (b).
TYSON, D., and A. H. SMITH: Tissue changes associated with vitamin A deficiency in the rat. Amer. J. Path. 5, 57 (1929).
UDALL, R. H., A. W. DEEM and D. D. MAAG: Studies on urolithiasis. I. Experimental production associated with feeding in steers. Amer. J. vet. Res. 19, 825 (1958).
UEBEL, H.: Histologische Probleme der formalen Steingenese. Urol. int. (Basel) 7, 113 (1958).
UNGAR, H.: Experimental production of urate calculi in the urinary tract of white rats. Brit. J. exp. Path. 26, 363 (1945).
— Transformation of the hepatic vasculature of rats following protacted experimental poisoning with carbon tetrachloride; its possible relation to the formation of urate calculi in the urinary tract. Amer. J. Path. 27, 871 (1951).
—, and R. UNGAR: Further studies on the pathogenesis of urate calculi in the urinary tract of white rats. Amer. J. Path. 28, 291 (1952).
VERKOREN, J.: Das Vorkommen von Zitronensäure in Nieren- und Blasensteinen von Ratten. Ned. T. Geneesk. 81, 672 (1937).
VERMEULEN, C. W., W. J. GROVE, R. GOETZ, H. D. RAGINS and N. O. CORRELL: Experimental urolithiasis I. Development of calculi upon foreign bodies surgically introduced into bladders of rats. J. Urol. (Baltimore) 64, 541 (1950).
— H. D. RAGINS, W. J. GROVE and R. GOETZ: Experimental urolithiasis III. Prevention and dissolution of calculi by alteration of urinary pH. J. Urol. (Baltimore) 66, 1 (1951).
— R. GOETZ, H. D. RAGINS and W. J. GROVE: Experimental urolithiasis IV. Prevention of ammonium phosphate calculi by reducing the magnesium intake or by feeding an aluminium gel. J. Urol. (Baltimore) 66, 6 (1951).
— C. R. HELSBY and R. GOETZ: Experimental urolithiasis V. Prevention and dissolution of foreign body calculi by infection with Salmonella enteritidis. J. Urol. (Baltimore) 68, 790 (1952).
—, and R. GOETZ: Experimental urolithiasis VII: Role of sex and genetic strain in determining chemical composition of stones in rats. J. Urol. (Baltimore) 72, 93 (1954) (a).
— — Experimental urolithiasis VIII. Furadantin in treatment of experimental proteus infection with stone formation. J. Urol. (Baltimore) 72, 99 (1954) (b).
— — Experimental urolithiasis IX: Influence of infection on stone growth in rats. J. Urol. (Baltimore) 72, 761 (1954) (c).
— G. H. MILLER and W. H. CHAPMAN: Experimental urolithiasis X. On the state of calcium in the urine. J. Urol. (Baltimore) 75, 592 (1956).

VERMEULEN, C. W., B. FINLAYSON and W. CHAPMAN: Experimental urolithiasis XII. Influence of urinary glucuronide on solubility of calcium phosphate and stone formation. J. Urol. (Baltimore) **77**, 685 (1957).

— E. S. LYON and G. H. MILLER: Experimental urolithiasis XIII. Calcium phosphate solubility in urine as measured by a precipitation test. J. Urol. (Baltimore) **79**, 596 (1958).

— — W. B. GILL and W. H. CHAPMAN: Experimental urolithiasis XV. Prevention of phosphate stones by phytate, phosphate and hexametaphosphate. J. Urol. (Baltimore) **82**, 249 (1959).

VOLANTE, F.: Über weiche Infektionssteine im Harntrakt. Arch. ital. urol. **10**, 505 (1933).

WATCHORN, E.: The effects of excessive intake of magnesium by rat; especially concerning the factors relating to the production of renal calculi. J. Hyg. (Lond.) **32**, 156 (1932).

—, and R. A. MCCANCE: Subacute magnesium deficiency in rats. Biochem. J. **31**, 1379 (1937).

WELLER, D., M. D. OVERHOLSER and W. O. NELSON: The effect of estrin on the prostate gland of the albino rat and mouse. Anat. Rec. **65**, 149 (1936).

WENTWORTH, J. H., P. K. SMITH and W. U. GARDNER: The composition of bones of mice receiving estrogen and androgen. Endocrinology **26**, 61 (1940).

WILLIAMSON, C. S., and F. C. MANN: Studies on the physiology of the liver. Amer. J. Physiol. **65**, 267 (1923).

WILSON, J. G.: Cornification of uretheral epithelium in young male rats following injections of estrogen. Anat. Rec. **91**, 46 (1945).

— J. A. BENJAMIN and A. D. LEAHY: Study of experimental urinary calculi: I. Methods for producing and preventing calculous formation in the bladder and urethra of albino rats. J. Urol. (Baltimore) **54**, 503 (1945).

— A. D. LEAHY and J. A. BENJAMIN: Study of experimental urinary calculi: III. Persistence of the stone-forming tendency in estrogen-treated male rats and its relation to diet. J. Urol. (Baltimore) **56**, 151 (1946).

YAGISHITA, H.: Experimentelle Untersuchung über die Entstehung des Nierensteins. Jap. J. Dermat. and Urol. **31**, 97 (1931).

YATES-BELL, J. G.: Renal colic and anuria from acetazoleamide. Brit. med. J. **1958 II**, 1392

ZINSSER, H. H.: Urinary calculi. J. Amer. med. Ass. **174**, 2062 (1960).

Die Methodik der experimentellen Entzündung und der Harnstauung in den ableitenden Harnwegen

Anhang: Experimentelle Reizblase und Papillennekrose*

Von

Horst Uebel

I. Einleitung

Für die experimentelle Erzeugung einer Entzündung der ableitenden Harnwege oder einer Harnstauung gibt es keine Standardmethode. Bestimmte grundsätzliche Verfahren werden zwar immer wieder angewendet, bis in die Gegenwart finden sich aber auch neue Methoden und zahlreiche Modifikationen, die auf die Bearbeitung dieser oder jener pathogenetischen Teilfrage abgestellt sind. Wegen der großen Zahl der technischen Abweichungen erschien eine konsequent bis in Nuancen durchgeführte Aufteilung der Methoden als zu weitgehend und unübersichtlich. Vielmehr wird der Stoff pathogenetisch geordnet nach den häufigsten methodischen Verfahren eingeteilt und besprochen, während die dazugehörigen technischen Modifikationen chronologisch in Kurzfassung zusammengestellt sind. In diese Übersichten wurden markante, die Entwicklung der Problematik aufzeigende Daten mit eingefügt, so daß sich der Leser — wie ich hoffe — auch thematisch rasch für sein eigenes Vorhaben orientieren kann. In dem Beitrag sind die für das Thema wichtigsten Arbeiten von 1860 bis Herbst 1964 berücksichtigt, die bis auf geringe Ausnahmen alle im Original eingesehen werden konnten.

Die in Rede stehenden Krankheitsbilder kommen als Spontanerkrankungen bei den üblichen Versuchstieren selten vor. Wenn sie auftreten, sind sie meist Folge einer bakteriellen Infektion. Die humanmedizinische Pathogenese scheint dagegen vielschichtiger zu sein, und ihre multikonditionalen Faktoren sind im Tierversuch schwer abzuklären. Für die experimentellen Ergebnisse gilt deshalb der strapazierte Grundsatz von der „Nichtübertragbarkeit auf menschliche Verhältnisse" in verstärktem Maße. Andererseits ist manche pathologische Teilerscheinung eines genetisch komplexen Geschehens, wie es z. B. der Hydronephrose — einer auf den ersten Blick anatomisch doch so simplen pathologischen Veränderung — zugrunde liegen kann, auch mit nicht adäquaten technischen Verfahren im Tierversuch geklärt worden.

II. Allgemeine Ätiologie

Für die experimentelle Erzeugung von Entzündungen der abführenden Harnwege kommen ätiologisch die gleichen Faktoren wie in der Human- und Veterinärmedizin in Frage.

---

* Aus dem Biologischen Institut Madaus, Köln.

1. Bakterien

Sie stehen als wichtigste Ursache an erster Stelle. PASTEUR (1860) und sein Schüler VAN TIEGHEM (1864) stellten die Theorie auf, daß Keime aus der Luft, "Torules ammoniacales", in der Blase eine ammoniakalische Harnzersetzung und damit eine Cystitis hervorrufen. Diese Mitteilungen lösten eine ganze Flut von experimentellen Arbeiten über bakteriell erzeugte Cystitiden aus, die bis gegen die Jahrhundertwende zu dem Ergebnis kamen, daß zwar Bakterien eine Cystitis hervorrufen können, eine ammoniakalische Zersetzung des Harnes aber nicht unbedingt notwendig ist. Die wichtigste Erkenntnis dieser, vor allen Dingen von Klinikern durchgeführten Experimente war jedoch, daß der häufigste Erreger von Harnwegsinfektionen Escherichia coli[1] ist [GUYON und seine Schule (1892)]. In der Folgezeit ändern sich die Ansichten über die Wichtigkeit der verschiedenen Erreger für die Harnwegsinfektion dauernd. E. WILDBOLZ gibt 1959 in seinem Lehrbuch folgende ausführliche, *praktisch wichtige Aufstellung:* Brucella abortus, Diplococcus pneumoniae, Escherichia coli, Klebsiella pneumoniae, Micrococcus pyogenes var. albus, Micrococcus pyogenes var. aureus, Mycobacterium tuberculosis, Neisseria gonorrhoeae, Proteus vulgaris, Pseudomonas aeruginosa, Salmonella choleraesuis, Salmonella schottmuelleri, Salmonella typhosa, Shigella dysenteriae, Streptococcus faecalis, Streptococcus pyogenes, Streptococcus salivarius, Treponema pallidum.

Die häufigsten Erreger sind *Escherichia coli,* gefolgt von *Mikro- und Streptokokken. Streptococcus faecalis* und *Proteus vulgaris* sollen klinisch gegenwärtig eine zunehmende Bedeutung erlangen [E. WILDBOLZ (1959)]. Eine ältere ausführliche Zusammenstellung der aus dem Harn bei Cystitis gezüchteten Bakterienarten findet sich bei PUTSCHAR (1934).

2. Parasiten

Die parasitäre Ätiologie der menschlichen Harnwegsentzündungen spielt für den Experimentator eine geringe Rolle. Von der menschlichen Pathologie sind Amöben (Entamoeba histolytica), Flagellaten (Trichomonas vaginalis), Infusorien (Balantidium coli) und als Wurmarten Schistosomum haematobium (Erreger der Bilharziosis), und — sehr selten — Eustrongylus gigas [Riesenpalisadenwurm in den Harnwegen des Hundes, kann Hydronephrose und Schrumpfung des Nierenparenchyms verursachen, JOEST (1923)] als Parasiten der Blasenschleimhaut bekannt. Besonders über die Bilharzia ist — ihrer krebserzeugenden Wirkung wegen — ziemlich viel experimentell gearbeitet worden. BRUMPT (1928, 1930) gelang die Übertragung der Bilharziosis auf Affen (Macacus cynomolgus), Albinoratten, Albinomäuse und Igel. Übertragungsversuche auf Katzen, Kaninchen und Meerschweinchen blieben erfolglos.

Auf einen, in der Rattenblase nicht selten spontan vorkommenden Parasiten sei aus differential-diagnostischen Gründen nachdrücklich hingewiesen. Es handelt sich um die Nematode *Trichodes crassicauda,* deren Eier sich im Epithel der Blase, seltener des Nierenbeckens und Ureters — gelegentlich auch bei Kaninchen und Mäusen — finden. Im benachbarten Bindegewebe sieht man entgegen der Mitteilung von LÖWENSTEIN (1911) *häufig entzündliche Zellinfiltrate* mit relativ zahlreichen eosinophilen Granulocyten. *Dieser Befund kann zu Fehldeutungen führen, wenn im gleichen histologischen Schnitt keine Eier oder Parasiten getroffen sind* und die Infektion der Versuchstiere dem Untersucher verborgen bleibt.

[1] Es wird die internationale Nomenklatur nach BERGEYs Manual (1948) verwendet.

3. Chemische Substanzen

Aus Klinik, Gewerbehygiene und Toxikologie sind zahlreiche chemische Substanzen bekannt, die beim Menschen eine Entzündung in den abführenden Harnwegen hervorrufen können. Sie seien zur Kenntnis des Experimentators aufgeführt:

Anorganische Substanzen

Allgemeine Vergiftung:

Chromsäure	hämorrhagische Cystitis	GERGENS (1877)
Kalium chloricum	hämorrhagische Cystitis	MARCHAND (1879)
Barium	katarrhalisch-hämorrhagische Cystitis	SCHEDEL (1903)
Sublimat	hämorrhagisch-nekrotisierende Cystitis	KRAMER (1907)
Barium	katarrhalisch-hämorrhagische Cystitis	WOLFF (1922)
Barium	katarrhalisch-hämorrhagische Cystitis	WÜRZ (1924)
Wismut	katarrhalisch-fibrinöse Cystitis	ENGELHARDT (1925)
Sublimat	gangränöse Cystitis	PATCH (1928)
Arsenwasserstoff	Cysto-Uretero-Pyelitis	HEGLER (1931)

Lokale Wirkung am Harntrakt:

Kochsalz	nekrotisierende gangränöse Cystitis	BEGOUIN (1892)
Kaliumpermanganat 20%ig	Cystitis	DAWSON (1898)
Kochsalz und Essig	nekrotisierende gangränöse Cystitis	MOCK (1911)
Kaliumpermanganat 20%ig	Cystitis	MORSON (1919)
Kaliumpermanganat 20%ig	Cystitis	FRONSTEIN (1922)
Essigsaure Tonerde	nekrotisierende gangränöse Cystitis	ANDLER (1927)
Bromnatrium	hämorrhagisch-gangränöse Cystitis	HINDSE-NIELSEN (1929)

Organische Substanzen

Allgemeine Vergiftung:

Cantharidin	hämorrhagische Cystitis	AUFRECHT (1882)
Thujaöl	hämorrhagisch nekrotisierende Cystitis	JAKSCH (1897)
Cantharidin	hämorrhagische Cystitis	ELLINGER (1901)
Cantharidin	hyperämisch-hämorrhagische Cystitis (bullöses Ödem)	MOTZ u. DENIS (1903)
Santonin	hämorrhagisch-ulcerierende Cystitis	SURY-BIENZ (1907)
Colocynthin	Cystitis	PADTBERG (1911)
Methylalkohol	katarrhalische Cystitis	BÜRGER (1912)
Anilin	katarrhalisch-hämorrhagische Cystitis	MÜLLER (1913)
Hexamethylentetramin	hämorrhagische Cystitis	SIMON (1914)
Terpentinöl	katarrhalische Cystitis	DE JONGH (1915)
Copaivabalsam	hämorrhagische Pyelocystitis	KAUFMANN (1922)
Cantharidin	hyperämisch-hämorrhagische Cystitis (bullöses Ödem)	MELEN (1922)
Terpentinöl	hämorrhagische Cystitis	FRÖHNER (1927)
Sadebaumöl	hämorrhagische Pyelocystitis	FRÖHNER (1927)
Cantharidin	hämorrhagische Cystitis	CZERWONKA (1929)
Naphthol	Cystitis	PETRI (1930a)
Schwefelkohlenstoff	Cystitis	PETRI (1930b)
paintremover (70% Benzol, 30% Methylalkohol)	hämorrhagische Cystitis	MORRIS (1952)
Benzidin, Naphthylamin, Anilin	Cystitis	BARSOTTI u. VIBLIANI (1952)

Lokale Wirkung am Harntrakt:

Urin + Citronensaft + Chinin	katarrhalische Cystitis	GALIÉNKOVSKY (1903)
Stärke in der Blase	katarrhalische Cystitis	DOEPNER (1908)
Sulfonamide	nekrotisierende Cystitis	SCHÖN u. WILLEBAUMKAUFF (1951)

In einer Tabelle sind bei Petri (1930c) noch genannt: Karbol, Toluylendiamin, Colchicin, Santonin und Knoblauch sollen eine Cystitis, z. T. mit Geschwürsbildung, hervorrufen.

4. Physikalische Einwirkungen

Für sich allein sind sie als Ursachen für die Entzündung der Harnwege von minderer Bedeutung. Sie können aber bei bereits bestehender oder hinzukommender Infektion als konditionelle Faktoren die entzündlichen Vorgänge erheblich verstärken. Hinsichtlich der *mechanischen* Alterationen gilt dies insbesondere für die Harnsteine und für evtl. artefiziell in die Blase eingebrachte Fremdkörper (dies dürfte kaum ohne Einschleppung von Keimen aus der Urethra möglich sein). *Thermische* Schädigungen können durch Instillation heißer Flüssigkeiten hervorgerufen werden. Wichtiger ist die Erzeugung entzündlicher Veränderungen durch *Strahlen.* Solche Schädigungen durch Röntgen-, Radium- oder Mesothoriumstrahlen sind aus der Humanmedizin gut bekannt [Haendly (1921); Strauss (1925); Fedoroff (1926); Hueper (1926); Dean (1927); Heidler (1927); Ottow (1927); Zeiss (1927); Dean u. Slaughter (1941); Watson, Herger u. Sauer (1947)].

5. Sensibilisierung

Über Sensibilisierungsvorgänge als Ursache entzündlicher Harnwegserkrankungen liegen einige experimentelle Arbeiten aus japanischer Feder und von Letterer u. Mitarb. vor. Die Bedeutung dieses Mechanismus für die Entstehung einer Cystitis ist aber offenbar gering. Es muß aber darauf hingewiesen werden, daß im Zuge der allgemeinen Zunahme allergischer Krankheitsmechanismen auch allergisch bedingte Entzündungen der Harnwege vermehrt auftreten können [Sarre (1954)].

III. Allgemeine Pathogenese

Das Bestreben des Experimentators sollte es — wie sonst auch — sein, so gut wie möglich die „natürliche“ Pathogenese der entzündlichen Harnwegsveränderungen im Versuch nachzuahmen. Diese Forderung wird allerdings wegen speciesspezifischer anatomisch-histologischer und physiologischer Unterschiede der harnableitenden Organe bei den verschiedenen Versuchstieren niemals in idealer Weise zu erfüllen sein.

Die makroskopischen Harnwege haben im Vergleich zu den hochqualifizierten Leistungen des glomerulären und tubulären Parenchymapparates der Niere in erster Linie eine anatomisch-mechanische Transport- und Sammelfunktion zu erfüllen. Sie bilden ein zusammenhängendes Hohlsystem und für die Genese pathologischer Veränderungen gelten viele gemeinsame Bedingungen. So können entzündungserregende Noxen, z. B. Bakterien, die Wandschichten dieser Hohlorgane *vom Harn her, vom Blut aus* oder *über die Lymphwege* erreichen und eine Entzündung hervorrufen (*urogene, hämatogene* und *lymphogene* Entzündung).

Die meisten Entzündungen des Nierenbeckens, Ureters und der Blase entstehen *urogen,* und unter allen möglichen Noxen stehen hier die Bakterien an erster Stelle. Dabei können die Bakterien über die Blutgefäße der Nieren, sehr selten über die Gefäße der Hohlorgane selbst, oder von außen (auch durch Instrumente) transurethral in den Harn gelangen. Vom Ort der primären Einsaat aus kommt es dann zu absteigenden oder aufsteigenden Infektionen der Harnwege. Dasselbe gilt im allgemeinen auch für andere entzündungserzeugende Noxen, etwa für chemische Substanzen.

Die Frage der *Durchlässigkeit der Nieren für Bakterien* wurde schon seit Ende des vergangenen Jahrhunderts immer wieder diskutiert. LISTER (1875) und LEUBE (1881), später HELMHOLZ u. MILLIKIN (1925), ASHER u. SOKOL (1941) wiesen nach, daß das gesunde Organ keine Bakterien in die Lumina der Nephren übertreten läßt; andere Autoren behaupteten das Gegenteil [GRAWITZ (1877), PHILIPPOWICZ (1885), SCHWEIZER (1887)]. Eine dritte Gruppe vertrat die Ansicht, daß Bakterien nur dann durchtreten können, wenn sie gleichzeitig eine Schädigung des Glomerulumepithels hervorrufen [WYSSOKOWITSCH (1886); NEUMANN (1888); ROVSING (1890)]. Diese Meinung gilt auch heute noch [BOOK (1933); CARASSO u. HALPERN (1947)]; als Schädigungen werden „sehr geringe funktionelle Schädigungen der Nierenzellen durch Bakterientoxine" oder „Störungen der Blutzirkulation" [E. WILDBOLZ (1959)] als unerläßliche, mitbedingende pathogenetische Faktoren genannt.

Die *lymphogene* Entzündung der Harnwege ist offenbar von geringer praktischer Bedeutung. Es handelt sich meist um die Fortleitung entzündlicher Prozesse aus der Umgebung auf dem Wege der Lymphgefäße zum Harnorgan. Sie wird von manchen Autoren überhaupt in Frage gestellt. Die Entzündung soll sich nicht in den Lymphgefäßen, sondern im Interstitium ausbreiten [RÉNYI-VÁMOS (1956)].

Alle auf diese Weise entstehenden Entzündungen werden durch *zusätzliche konditionale Faktoren* hinsichtlich Ausmaß und Dauer oft erheblich verstärkt. Dies ist besonders dann der Fall, wenn eine andersartige Schädigung des Systems bereits besteht und dann eine Infektion hinzukommt („sekundäre Infektion" der Urologen). Für die zu wählende experimentelle Methodik sind solche konditionalen pathogenetischen Faktoren von großer Bedeutung.

Zahlreiche der in den Hand- und Lehrbüchern der pathologischen Anatomie und Urologie genannten Sonderformen der Harnwegs-Entzündungen sind noch experimentelles Neuland. Es bestehen einmal erhebliche methodische Schwierigkeiten, so etwa bei der Erzeugung einer Cystitis emphysematosa, zum anderen handelt es sich klinisch um Seltenheiten, die bisher keinen Anlaß zu experimenteller Untersuchung gegeben haben.

IV. Diagnostische Technik

Die diagnostische Auswertung klinischer Symptome bleibt für den Tierexperimentator innerhalb gewisser Grenzen beschränkt. Das gilt in erster Linie für subjektive Symptome; aber auch die Registrierung der objektiven Symptomatik ist besonders bei kleinen Versuchstieren mit großen Schwierigkeiten verbunden.

Die *wichtigsten diagnostischen Hinweise* bei den entzündlichen Erkrankungen der Harnwege gibt naturgemäß *der Harn*. Für eine komplette, die bakteriologische Untersuchung einschließende Analyse darf der Urin nur mittels sterilem Katheter aus der Blase entnommen werden.

1. Katheterisierung

Für Tierversuche benutzt man mit bestem Erfolg die Weichgummi- oder Nélaton-Katheter. Sie sind sehr geschmeidig und schonen das Harnröhren- und Blasenepithel. Bei einiger Übung sind aber auch Metall- oder selbst hergestellte Glaskatheter völlig ausreichend. So kann man Füllhalterpipetten auf 1 mm Dicke ausziehen, die Spitze kugelig zuschmelzen und dahinter seitlich eine Öffnung blasen. Solche Röhrchen-Katheter verwendete BINGEL (1944) zum Instillieren von Bouillonkulturen in die Harnblase weiblicher Meerschweinchen. Auch Tiemann-Katheter aus etwas festerem Gummi mit schnabelförmiger Biegung und olivenförmiger Verdickung sind für größere Tiere geeignet. Die neuerdings aufkommenden Plastikkatheter sind ebensogut zu verwenden. Alle Katheter sind durch 10 min langes Kochen in Wasser zuverlässig zu sterilisieren. Als Gleitmittel benutzt man steriles Öl oder Glycerin. Auch die käuflichen sterilisierten, oft mit einem Antisepticum versehenen Kathetergleitmittel sind verwendbar.

Die Numerierung nach Charrière ist so durchgeführt, daß sich der Durchmesser von Nr. zu Nr. um $^1/_3$ mm unterscheidet. Für die kleineren und mittleren Versuchstiere kommen nur die kleinsten Charrière-Nummern in Frage: Nr. 1 = $^1/_3$ mm, Nr. 2 = $^2/_3$ mm usw. Für Versuche an kleinen Tieren ist die Numerierung nach Béniqué vielleicht nützlicher, weil der Unterschied zwischen je zwei benachbarten Katheternummern nur $^1/_6$ mm beträgt (Charrière Nr. 30 = 30/3 mm = 10 mm = Béniqué Nr. 60 = 60/6 mm). In der angloamerikanischen Literatur wird die Charrière-Einteilung "french scale" genannt, abgekürzt „F".

Das Katheterisieren weiblicher Tiere ist im allgemeinen schwieriger und setzt genaue anatomische Kenntnisse voraus. Eine Ausnahme machen die Meerschweinchen, bei denen die Männchen wegen der stark geschlängelten Harnröhre schwerer zu katheterisieren sind. Wenn man auf weibliche Tiere nicht verzichten kann, ist es möglich, mit Hilfe einer einfachen Dammspaltung die Harnröhrenmündung freizulegen. In der Medianlinie werden Haut, Fascie und die obersten Muskellagen des Dammes bis nahe an den After und das äußere Drittel der Vaginalschleimhaut durchtrennt. Die Wunde wird quer zur Schnittrichtung so vernäht, daß die erste Ligatur unter Raffung von Fascie und Muskelbündeln an die tiefste Stelle des Einschnittes in die Medianlinie zu liegen kommt.

Beim Katheterisieren männlicher Hunde ist wegen des Penisknochens zu beachten, daß das Tier in Seitenlage bei leicht angezogenen Hinterbeinen gehalten wird. Der eingeölte Katheter (Charrière Nr. 6—9) wird nach Reinigung der Glans (bei retrahierter Vorhaut) mit 1%iger Sublimatlösung mit der rechten Hand langsam durch die Harnröhre geschoben. Der in den Mastdarm des Tieres eingeführte linke Zeigefinger kann als Leitschiene dienen. Beim Eintritt des Katheters in die Blase kann es zu einem Sphinkterkrampf kommen, dessen Lösung abgewartet werden muß. Wenn ein Katheter länger als 24 Std liegen bleiben muß, kommt es in zunehmendem Maße im Bereich des dünnen Exsudatfilms zwischen Katheteroberfläche und Harnröhrenepithel zum Einwandern von Keimen in die Blase [Kass und Sossen (1959)].

Für manche Problemstellungen ist es notwendig, den Harn absolut vor jeder Verunreinigung durch Keime zu schützen (so etwa beim Nachweis von Keimpassagen durch die Nierenfilter). Für solche Zwecke wird der Harn nach vorausgehender Laparotomie durch Katheterisierung beider Ureteren gewonnen. Den Harn läßt man am besten gleich aus dem Ureterende auf das Kulturmedium auftropfen.

Braucht kein Wert auf eine sterile Harngewinnung gelegt zu werden, so kann man mit einigen geschickten Handgriffen eine Miktion erzielen. Mäuse und Ratten werden mit Zeigefinger und Daumen der linken Hand im Genick und mit Zeigefinger und Daumen der rechten Hand an der Schwanzwurzel gefaßt und schnell, fast ruckartig im Bereich der Lendenwirbelsäule lordotisch durchgebogen. Dabei entleeren sie Urin auf ein bereitgestelltes Uhrglas. Bei Kaninchen und Hunden kann man die Blase durch Expression fast völlig entleeren. Beide Daumen werden auf die Lumbalgegend gelegt, und mit den übrigen Fingern wird zunächst leicht, dann zunehmend stärker auf die Blase gedrückt. Woods (1960) löst die Miktion durch einen Stromstoß über einen elektrischen Stimulator aus.

Die *Ureterkatheterisierung* ist beim Hund schwierig, aber möglich. GREENE (1944) schildert sehr eindrucksvoll die anatomisch bedingten Schwierigkeiten. "The difficulty of ureteral catheterization is due, not to the size of the ureter but rather to the anatomic configuration of the lower part of the ureter. The ureter of the dog varies in caliber from 4 to 6 F. One can usually surmise whether ureteral catheterization will be successful by noting the course of the intramural portion of the ureter. This is usually seen as a ridgelike elevation starting at the ureteral orifice and extending 0,5 cm. in a superolateral direction. In some animals the course of the intramural portion of the ureter approaches, or is parallel to, the course of the ureteral catheter and the catheter will usually enter the ureter. In other instances the intramural portion of the ureter subtends an acute angle with the plane of the catheter and engagement of the catheter in the lower part of the ureter will be difficult. The tip of the catheter will either "ride over" the lips of the ureteral orifice or perforate the intramural portion of the ureter.

Further difficulty in ureteral catheterization may occur just after the tip of the catheter has traversed the intramural portion of the ureter. This difficulty is due to the anatomic relationships of the lower part of the ureter. After its passage through the wall of the bladder the ureter angulates sharply toward the rectum before starting its paravertebral course toward the kidney. At times this angulation presents itself as an impassable obstruction."

GREENE bestimmte zunächst die Länge der Ureteren bei zahlreichen Hunden, die zu anderen Experimenten verwendet worden waren, so daß er auf Grund dieser Erfahrung in der Lage war, die Ureterlänge seiner Hunde zu schätzen. Es besteht eine grobe Korrelation zwischen der Rumpf- und Ureterlänge. Bei Hunden mit kurzem Rumpf ist der rechte Ureter etwa 17 cm, der linke 15 cm lang, und bei Hunden mit langem Rumpf ist der rechte etwa 26 cm und der linke 24 cm lang. Mit dem Cystoskop wird ein schattengebender Ureterenkatheter auf die geschätzte Länge eingeführt und eine vorläufige Röntgenaufnahme gemacht. Anschließend kann ein retrogrades Pyelogramm (s. S. 324) angefertigt werden.

2. Blasenpunktion

Selbst bei sorgfältigster Beachtung der Sterilität kann es vorkommen, daß zwischen den Schleimhautfalten der Urethra befindliche Keime mit dem Katheter in die Blase verschleppt werden. Will man dieses auch durch Harnröhrenspülungen nicht sicher vermeidbare Risiko einer durch Keimverschleppung verursachten Fehldiagnose ausschließen, so hilft nur eine unter sterilen Kautelen durchgeführte Blasenpunktion. Nach sorgfältiger Enthaarung und Desinfektion der Schambeinregion wird in kurzer Äthernarkose genau in der Medianlinie oberhalb der Symphyse ein etwa 3 mm langer Hautschnitt angelegt und durch Zug mit dem Daumen und Zeigefinger der linken Hand nach beiden Seiten leicht zum Klaffen gebracht. In die klaffende kleine Wundhöhle wird die kurzgeschliffene Kanüle genau in der Medianlinie mit der Symphyse als Hypomochlion etwa in Richtung auf die Mitte der Lendenwirbelsäule je nach Tiergröße 3—15 mm tief eingestochen und der Harn aspiriert. Die kleine Hautwunde wird mit einer Wundklammer verschlossen.

Eine Prüfanlage für pharmakologische Untersuchungen von Nierensteinspülmitteln in Kaninchenblasen hat KALLISTRATOS (1963) angegeben. Diese Apparatur ermöglicht auch für andere Fragestellungen *Kurz- und Langzeitspülungen* ohne allzu große Behinderung der Versuchstiere.

3. Harnuntersuchungen

Die mikroskopischen, chemischen und bakteriologischen Harnanalysen werden in üblicher Weise durchgeführt.

Eine einfache, häufig ausreichende *Übersichtsfärbung* des getrockneten Harnausstriches ist mit Methylenblau möglich. Der über der Flamme fixierte Ausstrich vom Harnsediment wird mit Wasser abgespült und mit Methylenblaulösung übergossen. Nach 3 min wird mit Wasser abgespült und mit Filterpapier getrocknet. Cylinder lassen sich mit dieser Methode allerdings nicht darstellen. Dazu sind nur feuchte Sedimentausstriche verwendbar, die mit der Seyderhelmschen Farbstoffmischung aus Trypanblau und Kongorot gefärbt werden[1]. Die verschiedenen Cylinderarten sind mit dieser Färbung gut erkennbar. Lebende Granulocyten bleiben farblos, während abgestorbene eine rote Färbung aufweisen.

Die wichtigsten bakteriellen Entzündungserreger sind durch folgende *Eigenschaften* charakterisiert:

Escherichia coli. Dicke, kurze, rundliche bis längliche Stäbchen mit lebhafter Eigenbewegung im hängenden Tropfen. Zahlreiche Abarten. Durch basische Anilinfarben sehr leicht färbbar, gramnegativ. Können Harnstoff nicht zersetzen, Harn bleibt deshalb sauer.

Chemischer *Nachweis mit Griess'schem Reagenz.* A. 0,5 ml Sulfanilsäure gelöst in 150 ml 30%iger Essigsäure. B. 0,1 g α-Naphthylamin in 20 ml kochendem destilliertem Wasser lösen, filtrieren und das Filtrat mit 5 n-Essigsäure auf 150 ml auffüllen. Vor Gebrauch gleiche Teile A und B mischen. Zu diesem Gemisch gibt man tropfenweise Harn. Rotfärbung zeigt, daß Escherichia coli-Keime die Harnnitrate in Nitrite umgewandelt haben.

Mikro- und Streptokokken. Haufen- und Kettenkokken. Im Sediment sind die Ketten teils lang, teils aber nur kurz, aus 2—3 Bakterien bestehend; leicht mit basischen Anilinfarben färbbar, aber grampositiv. Können Harnstoff zersetzen (ammoniakalische Gärung).

Färbung nach Gram. Nach Fixierung über der Flamme bis 1 min färben in filtrierter Karbolgentianaviolettlösung, dann abgießen und Lugolsche Lösung aufgeben und sofort anschließend mit absolutem Alkohol kurz entfärben, mit Wasser abspülen und (die entfärbten Keime) mit 0,6%iger Safraninlösung gegenfärben. Violette Keime sind grampositiv; entfärbte, gramnegative Keime sind durch Safranin rot gefärbt.

Mycobacterium tuberculosis. Säurefeste, sehr schlanke Stäbchen mit hohem Lipoidgehalt, deshalb mit basischen Anilinfarben schwer färbbar. Übliche *Färbung nach Ziehl-Neelsen:*

Übergießen des getrockneten Ausstriches mit Karbolfuchsinlösung und Erhitzen der Farblösung über kleiner Flamme bis zum Aufwallen. Dann Übergießen des Präparates mit 3%igem Salzsäurealkohol, bis die Rotfärbung an allen Präparatstellen verschwindet; abspülen mit Wasser und Gegenfärbung mit wäßriger Methylenblaulösung; abspülen mit Wasser und trocknen mit Filterpapier. Die Tuberkelbacillen sind zart fuchsinrot, alles andere ist blau gefärbt.

Bei der *bakteriologischen Urinuntersuchung* ist zu beachten, daß ein Bakteriennachweis im Urin nach Katheterisierung der Blase *falsch positiv* sein kann, da, wie schon erwähnt, ein Einschleppen von Bakterien durch den Katheter selbst bei sorgfältigstem Vorgehen möglich ist. Kulturen in flüssigen Nährböden geben keinen Aufschluß über die Keimzahl in vivo; dies ist nur mit einem Plattenverfahren möglich. Nach Guze u. Beeson (1956) werden bei den infolge Katheterisierung falsch positiven Urinkulturen mit dem Plattenverfahren nur etwa 10^2 Kolonien/ml Urin, bei echten Infektionen dagegen wesentlich mehr, etwa 10^3 bis 10^6 Kolonien/ml Urin, gefunden [beim Menschen: $> 10^5$/ml (Kass)].

Für die *Cystitis* sind folgende *Harnbefunde* charakteristisch: Der Eiweißgehalt des Urins ist gering, aber immer vorhanden. Im Sediment finden sich Granulocyten, weniger Lymphocyten, Erythrocyten, Epithelien, Detritus und Bakterien.

[1] Diese Farblösung wurde früher von der Fa. Chem. Fabrik Promonta, Hamburg, vertrieben. Wie mir die Firma freundlicherweise mitteilte, kann die Lösung nicht mehr hergestellt werden, weil das Originalrezept während des Krieges verloren gegangen ist.

Im alkalischen Cystitisharn sieht man oft reichlich amorphe Phosphate und Tripelphosphate (Sargdeckelformen) im schleimigen Sediment.

Eine starke Phosphaturie kann zu einer Verwechslung mit einer Pyurie führen. Die Zugabe einiger Tropfen 10%iger Essigsäure läßt die durch Phosphate hervorgerufene Trübung rasch verschwinden. Durch Ausfallen von Uratkristallen bedingte Harntrübungen lassen sich durch Erwärmen oder durch Zusatz von Natronlauge beseitigen. Eine durch Eiter verursachte Harntrübung läßt sich durch Zusatz von Lauge und nachfolgender Erhitzung aufhellen.

Die wichtigsten *Harnbefunde bei Pyelonephritis* sind Pyurie und Bakteriurie. Das eitrige Sediment des pyelonephritischen Urins ist reichlicher und dichter als bei Cystitis. Durch intravenöse Zufuhr pyrogener Substanzen oder Nebennierenrinden-Hormonen (100 mg Hydrocortison oder 20 mg Prednisolonphosphat) kann bei Hunden mit Pyelonephritis eine Steigerung der Leukocytenzahl im Urin provoziert werden [KATZ, BOURDO u. MOORE (1962)][1]. Cylindrurie (besonders bei chronischen Formen) kann vorkommen. Die Suche nach Leukocytencylindern kann mit Hilfe der *Peroxydasereaktion* am Sediment erleichtert werden. Mikrohämaturie und leichte Albuminurie fehlen selten.

Für die *chronische Pyelonephritis* des Menschen soll der Nachweis der sog. *Sternheimer-Malbinschen Zellen* (1951) im Urinsediment charakteristisch sein. Bei diesen Zellen handelt es sich um blasse, gequollene Granulocyten mit hellblau oder hellrosa gefärbten Kernen und reichlich Vacuolen und Granulationen mit Brownscher Molekularbewegung im Cytoplasma (sog. ,,Glitzerzellen"). Beträgt der Anteil dieser Zellen mehr als 10% der gewöhnlichen Granulocyten mit dunkelviolettem Kern, dann soll es sich um eine chronische Pyelonephritis handeln. Über die Anwendung dieser Färbung bei tierischen Urin-Sedimenten ist nichts bekannt.

Technik der Färbung. Lösung I: Kristallviolett 3,0; Äthylalkohol 95%ig 20,0; Ammoniumoxalat 0,8; Aqua bidest. 80,0. Lösung II: Safranin 0,25; Äthylalkohol 95%ig 20,0; Aqua bidest. ad 100,0. Vor Gebrauch sind 3 Teile Lösung I und 97 Teile Lösung II zu mischen und zu filtrieren. Auf dem Objektträger werden 2 Tropfen frischen Harnsediments mit 1 Tropfen des Farbstoffgemisches versetzt und mit dem Deckglas bedeckt. Nach etwa 1 min sind die Zellen gefärbt.

REUBI, GOODGOLD u. SCHMIDT (1953) und GOODGOLD u. REUBI (1955) haben zahlreiche Harnsedimente mit dieser Färbung untersucht und festgestellt, daß bei Nierengesunden solche Zellen nicht vorkommen, daß sie aber außer bei Pyelonephritis nicht selten auch bei schwerer Niereninsuffizienz und Urämie zu finden sind, d. h. immer dann, wenn eine Nierenschädigung einen osmotisch hypotonen Harn produziert, der die Zellen in dieser Weise quellen läßt.

4. Cystoskopie

Nach GREENE (1944) ist bei weiblichen Hunden eine cystoskopische Untersuchung ohne besondere Schwierigkeiten in Pentobarbitalnarkose (25 mg/kg Körpergewicht intravenös) möglich.

Zur Vornahme der Narkose ist das Tier in Seitenlage an den Extremitäten und am Kopf gut zu befestigen. Nach Eintritt der Narkosewirkung bringt man den Hund in Steinschnittlage mit Sicherung der hinteren Extremitäten. Nach gründlicher Rasur und Reinigung der Genitalgegend wird die Vagina mit sterilem destilliertem Wasser gründlich gespült und ein mit Merthiolate (1 : 2000 in Wasser gelöst) getränkter Gazestopfen eingelegt. Ein gewöhnliches Nasenspekulum leistet vorzügliche Dienste als Vaginalspeculum. Nach Abdeckung mit einem geschlitzten Operationstuch muß zunächst die etwa 3 cm lange und etwa 4 mm weite Urethra

[1] Als pyrogene Substanz wurde in diesen Experimenten des Lipopolysaccharid-Präparat *Pyrexal*® verwendet. Da sich dieses Präparat nicht mehr auf dem Markt befindet, seien hier einige andere injizierbare Pyrogenpräparate genannt: *Echinacin®-Ampullen, Pyrifer*®.

durch Sonden steigender Dicke (12, 14, 16, 18, 20 und 24 F) gedehnt werden, ehe das Cystoskop eingeführt werden kann. GREENE verwendet Direkt-Cystoskope verschiedener Größe nach Braasch. Die Kapazität der Hundeblase beträgt 150 bis 250 ml. Zur Darstellung des Blasengrundes genügen 20—30 ml. Bei der Besichtigung sind einige Besonderheiten der Hundeblase zu beachten. Der Übergang von der Urethra zur Blase ist wenig gut abgegrenzt. Das Trigonum zeigt eine andere Struktur als in der menschlichen Blase. Die Ureterenostien weisen nur undeutliche Papillen auf, sind klein, rundlich und liegen an den seitlichen Spitzen des Blasendreiecks, etwa 1,5 cm voneinander entfernt. Es empfiehlt sich, zur Lokalisation der Ostien 1 ml einer 0,8%igen Indigocarminlösung intravenös zu injizieren. Normalerweise fließt die Farbe etwa 2—3 min später aus den Harnleitermündungen aus.

Als erster soll REDECHA (1910) die Cystoskopie in die Veterinärmedizin eingeführt haben. Mit Nitzeschen Cystoskopen konnte er bei Hündinnen sogar die Harnleiter katheterisieren. Nach CLIZA (1931) ist die Cystoskopie bei männlichen Hunden erst nach vorheriger Urethrotomie möglich.

5. Intravenöses und retrogrades Pyelogramm

GUZE u. BEESON (1957, 1958) geben folgende Methodik bei Kaninchen und Ratten an: In Pentobarbitalnarkose wird eine 50%ige Lösung von „sodium 3,5-diacetamide-2,4,6-triiodobenzoate" [*Hypaque®*, Winthrop Laboratories] intravenös injiziert und zwar 2 ml bei Ratten und 10 ml bei Kaninchen. Pyelogramme wurden bei Ratten 20—25 min, bei Kaninchen 5—8 min nach der Injektion gemacht. Technische Daten: 31 KVP (Ratte) und 46 KVP (Kaninchen) bei 30 mA/sec und 7,2 inch (= 18 cm) Abstand.

An Hunden ist auch die *retrograde Pyelographie* durchführbar [erstmals HENKELS (1925)]. Mit dem Ureter-Katheter werden 2—2,5 ml einer geeigneten Kontrastflüssigkeit eingefüllt (Methodik des Ureterkatheterismus s. S. 321).

Eine Pyelographie kann man an narkotisierten kleineren Tieren, z. B. Kaninchen, nach Eröffnung und Entfaltung der Blase und Einführen von feinen Metallkanülen in die Ureterenostien ausführen [BLATT (1928)]. Die Kanülen sind mit einer Bürette verbunden, die eine 10%ige Jodkalilösung enthält. Nach der Röntgenaufnahme werden die Tiere getötet. Man kann aber auch versuchen, die Blase sorgfältig unter Antibioticaschutz zu nähen.

6. Isotopen — Nephrographie

Die auch in der Klinik gebräuchliche Methode wurde von TAPLIN, MEREDITH und KADE (1955, 1956, 1957) experimentell entwickelt. Eine radioaktiv markierte nierenpflichtige Substanz wird i.v. injiziert. Durch außen über jeder Niere angelegte Szintillationszähler wird die meßbare Impulsrate fortlaufend 15—30 min lang in Kurvenform geschrieben. Dabei ergeben sich über der normal arbeitenden Niere drei typische Phasen:

1. Die *Durchblutungsphase* tritt sofort nach der Injektion auf, da es entsprechend der starken renalen Durchblutung zu einem raschen Aktivitätsanstieg kommt.

2. Die *Sekretionsphase* führt gleich anschließend zu einer weiteren, nicht mehr so steil ansteigenden Aktivitätssteigerung, weil die radioaktive Substanz infolge der tubulären Sekretion zunächst noch weiter im Parenchym angereichert wird.

3. In der anschließenden *Entleerungsphase* kommt es zu einem mehrere Minuten anhaltenden Aktivitätsabfall, weil die radioaktive Substanz über die Ureteren in die Blase abgeleitet wird. Dann stellt sich eine Art abfallendes Gleichgewicht zwischen arterieller Zufuhr und Abtransport ein, wobei die Aktivität über der

Niere allmählich in gleicher Weise abfällt wie die Aktivität im Blut. Als Testsubstanz werden meist mit ^{131}J markierte nierenpflichtige Verbindungen verwendet, z. B. das Diäthanolaminsalz der 3,5-Dijod-4-pyridon-N-essigsäure (*Diodrast*®, *Perabrodil*®, *Joduron*®) oder Natrium-amidotrizoat (*Urografin*®, *Hypaque*®) oder Natrium-acetrizoat (*Triopac*®, *Urokon*®).

Für die Beurteilung der Sekretionsphase ist markierte o-Jodbenzoyl-aminoessigsäure (*^{131}J-Hippuran*®) besonders gut geeignet, da es ähnlich wie p-Aminohippursäure fast vollständig von den Nieren ausgeschieden wird [ZUM WINKEL und DE MARIA (1960)].

ZUM WINKEL (1961) gibt folgende *Technik bei Ratten* an: Mit Nembutal narkotisierten Ratten wird über jeder Niere je ein Szintillationszähler von ventral und von dorsal aufgesetzt. Verwendet werden 4 cm dicke und 5 cm hohe Bleikollimatoren mit einer zylindrischen Öffnung von 1,6 cm Durchmesser. Nach Injektion von 1 mg *^{131}J-Hippuran*® (≙ 10 μC) in die Femoralvene werden die Szintillationen 15 min lang laufend registriert, indem die elektronisch verstärkten Lichtimpulse des Zählers über ein Ratemeter direkt auf einen Schreiber übertragen werden. ZUM WINKEL, SCHEER und BECKER (1960) speichern die Impulse jedes Zählers auf Tonband, von dessen einzelnen Kanälen die Impulse über ein Ratemeter auf einen Schreiber geleitet werden (zur Einsparung von Ratemetern und Schreibern). Um vergleichbare Parameter für die Beurteilung der Aktivitätskurven zu gewinnen, hat ZUM WINKEL (1961) zwei Standardwerte angegeben:

1. Der *Sekretionswert SW* ergibt sich aus dem Quotienten Aktivitätshöhe nach 3 min dauernder Sekretionsphase: Aktivitätshöhe der Durchblutungsphase (nach Abzug der Nulleffekte von beiden Aktivitätshöhen). Der Grenzwert für SW ist bei 1,25 anzunehmen. Absinken von SW unter 1,0 weist auf Schädigung der tubulären Sekretion hin.

2. Der *Kulminationspunkt K* sollte von der Durchblutungsphase bei nierengesunden Ratten einen zeitlichen Abstand von 2—5 min haben. Verlängerung dieses Zeitraumes kann mancherlei Ursache haben (Tubulusschäden, Entleerungsstörungen, Ansammlung von radioaktivem Hippuran im funktionellen „Nierentotraum").

Diese Methode kann mit Erfolg zur Diagnose von Abflußstörungen an den oberen Harnwegen, zur Kontrolle der Nierenfunktion und zur Prognose des Verlaufes von Obstruktionen verschiedenster Genese verwendet werden.

7. Cystometrie

Für bestimmte Fragestellungen kann die Bestimmung des Fassungsvermögens der Harnblase von Interesse sein, obgleich feinere Differenzierungen am Tier, z. B. zwischen plastischer und elastischer Dehnungsfähigkeit, nicht möglich sind, da Angaben über Auftreten eines steigenden Harndranges naturgemäß nicht zu erlangen sind. Eine Übersicht über die Technik der Blasendruckmessung beim Menschen gibt BAUER (1963). Die Cystometrie arbeitet nach folgendem Prinzip: Der in die Blase eingeführte Katheter ist mit einem Dreiweghahn verbunden. Eine Zuleitung führt zum Manometer (Steigrohr genügt), die andere Zuleitung ist mit einem Irrigatorgefäß verbunden. Mit Hilfe dieses Gefäßes wird körperwarme Flüssigkeit zurFüllung der Blase eingelassen. Durch Umlegen des Hahnes auf das Steigrohr kann zu verschiedenen Zeiten der entsprechende intravesicale Druck abgelesen werden. Der in ml Wasser bestimmte Druck gilt als Maß für den jeweilig bestehenden Detrusortonus. Druckverlauf und Füllungszustand werden in Form von Kurven (Ordinate: cm H_2O als Blasendruck, Abszisse: ml H_2O als Blasenfüllung) aufgetragen. Steilheit, Länge und absolute Druckhöhe zeigen den

Tonus des Detrusors. Je nach Verlauf dieser Druckkurve werden cystometrisch 3 verschiedene Blasentypen unterschieden:

Die *normotone* Blase hält ein großes Füllvolumen lange Zeit bei relativ geringem Binnendruck. Bei Erreichen der Blasenkapazität wird die Miktion unter erheblichem Druckanstieg (Miktionsdruck) ausgelöst.

Die *hypotone* Blase hat ihre plastische Elastizität verloren. Auch bei starker Blasenfüllung ist der Binnendruck noch recht niedrig (schlaffe Blase). Erst als Folge des zunehmenden hydraulischen Druckes kommt es bei starker Blasenfüllung zu einem raschen, kurzen Anstieg des bis dahin niedrigen Druckes.

Die *hypertone* Blase ist eine spastische Blase, die schon bei recht geringer Füllung einen hohen intravesicalen Druck aufweist. Mit zunehmender Füllung steigt dieser Druck steil an, weil der Muskulatur die plastische und elastische Dehnung nur sehr unvollkommen oder überhaupt nicht möglich ist (Harndrang schon bei geringer Füllung).

8. Histologie

Eine sehr wichtige diagnostische Rolle spielt die histologische Untersuchung des Operations- oder Obduktionsmaterials.

Wegen der Bedeutung dieses Verfahrens für die Diagnosestellung sei vorerst auf einige *feingewebliche Besonderheiten des Untersuchungsgutes* hingewiesen.

Die ableitenden Harnwege sind von *Übergangsepithel* ausgekleidet. Diese Epithelart, die den besonderen funktionellen Anforderungen des Harnhohlwegsystems anatomisch in bester Weise entspricht, zeigt einige Besonderheiten. Auf dem basalen Bindegewebe sitzen 2—3 Zelllagen der sog. Intermediärschicht, die lumenwärts von der einreihigen Deckzellschicht begrenzt werden. In der mäßig erweiterten Kaninchenharnblase sind die Deckzellen flach und meist sechseckig. Die Regeneration dieser Zellen erfolgt kontinuierlich durch die Intermediärzellen, die sich nach oben schieben und die einer natürlichen Abnutzung verfallenden Deckzellen aus ihrem Verband lösen [PTOCHOV (1940)]. Die Deckzellschicht ist in der Mäuseblase und bei anderen Nagern durch besonders große Zellen charakterisiert, die auf Grund mikrospektrophotometrischer Bestimmung ihres Desoxyribonucleinsäure-Gehaltes polyploid sind [WALKER (1958)].

Vielleicht hängt mit dieser besonderen Histogenese die Fähigkeit dieser Zellen zu *proliferativen und metaplastischen Veränderungen* zusammen. Die bekanntesten Formen solcher Veränderungen sind Epithelverlagerungen in Form subepithelialer Epithelkrypten, submuköser Ansammlungen solider Epithelnester, subepithelialer Epithelcysten (evtl. sogar als Pyelitis, Ureteritis oder Cystitis cystica) und subepithelial gelegenen schleimbildenden Epithels, das bei den entsprechenden „glandulären" Entzündungsformen vorkommt. Diese proliferativ-metaplastische Fähigkeit des Übergangsepithels bleibt auch nach Autotransplantation (bei Katzen) erhalten [JOHNSON (1957)]. GIANI (1906) war offenbar bisher der einzige, der solche Epithelhyperplasien und Metaplasien experimentell zu erzeugen versuchte (s. S. 337).

Unter dem Übergangsepithel liegt eine *Schicht kollagener Fasern*, die reichlich von *Kapillar- und Lymphgefäßnetzen* durchzogen ist, die sich bis an die Epithelzellen erstrecken, so daß v. MÖLLENDORFF (1930) hier zusätzliche Funktionen (Resorption ?) vermutet. SCHÄR (1939) konnte bei Hunden und Kaninchen nachweisen, daß in der Harnblase bestimmte ionen- und molekulardisperse Stoffe einschließlich Eigenurin *rückresorbiert* werden können. MONTICONE (1943), STELLER und VONDRA (1943) haben dies — letztere auch für Harnstoff — bestätigen können. Mit der Isotopentechnik wiesen SCHÜCK, ANDRYSEK und ANDRYSKOVA (1963) die Resorption von $^{24}NaCl$, ^{42}KCl, $Na^{82}Br$, $Na_2H^{32}PO_4$, $K^{131}J$, Thioharnstoff (^{35}S) und Glucose (^{14}C) durch die Wand der isolierten Kaninchenblase nach. Unter der kollagenen Faserschicht liegt sehr *lockeres Bindegewebe* (beim Meerschweinchen mit schmalen Bündeln einer dünnen Muscularis mucosae im ventralen Anteil und in den lateralen Teilen der Blasenwand) und darunter die eigentliche *Submucosa* als Verschiebeschicht. Das Bindegewebe ist hier sehr locker und weitmaschig, so daß sich leicht Gewebsflüssigkeit ansammeln kann (cave Verwechslung mit entzündlichem Ödem!). Es folgen einige Züge dichten kollagenen Bindegewebes und dann die kräftige Blasenmuskulatur.

Nierenbecken und Ureter zeigen im Prinzip den gleichen Aufbau bis auf *folgende Besonderheiten:* An der *Übergangsstelle des die Papilla bedeckenden Epithels auf das Nierenbecken (Fornix) steht das Epithel in sehr enger Beziehung zu venösen Blutgefäßen und Lymphgefäßen.* An dieser Stelle beginnt auch die Nierenbeckenmuskulatur mit einer inneren Ring- und äußeren Längsschicht, die sich kontinuierlich auf Ureter und Blase fortsetzen. Eine Muscularis mucosae fehlt hier. Das subepitheliale Bindegewebe ist besonders im Uretertrichter des Nierenbeckens und in den Harnleitern locker und gefäßreich gebaut. Dies ermöglicht an diesen Stellen eine leichte, längsverlaufende Faltenbildung der Schleimhaut. Im Bereich dieser Faltenbildung und des Fornix sieht man *normalerweise vermehrt Histiocyten, bei Ratten auch Mastzellen sowie Plasmazellen und Lymphocyten (cave Diagnose chronische Entzündung!).*

Fixierung der Hohlorgane. Dicke und Grad der Faltenbildung des Übergangsepithels sind vom Füllungszustand der Hohlorgane abhängig. Postmortal kommt es unter der Harnzersetzung sehr leicht zur Ablösung des Epithels. Um eine zu starke Schrumpfung der Blase und postmortale Epithelschädigungen zu vermeiden, wird die Blase transurethral oder durch suprapubische Punktion zunächst entleert und anschließend, z. B. mit Bouinscher Fixationsflüssigkeit aufgefüllt. In gleicher Weise verfährt man mit gestauten Ureteren und Nierenbecken. Die Fixationsdauer sollte 2 Std. betragen, längere Fixation ist unschädlich. Nach Unterbindung der Harnröhre werden in üblicher Manier beide Nieren mit Ureteren und Blase im Zusammenhang mit dem ganzen Beckeninhalt nach Spaltung der Symphyse entfernt und in reichlich Fixationsflüssigkeit eingelegt. Die Wahl der Fixierung richtet sich nach den geplanten histologischen Färbungen und histochemischen Reaktionen.

Um bei der Beurteilung pathohistologischer Veränderungen Fehldeutungen zu vermeiden, sei auch an dieser Stelle nochmals auf die durch *Trichodes crassicauda* hervorgerufenen entzündlichen Zellinfiltrate hingewiesen (s. S. 316).

V. Methodik der experimentellen Cystitis

1. Bakterielle Infektion

Um mit Bakterien eine Entzündung der Harnblase zu erreichen, ist es zweckmäßig, den Keimen möglichst viel Zeit zur „Ansiedlung", d. h. zum Eindringen in das Übergangsepithel und durch das Epithel in das Bindegewebe der Submucosa, zu lassen. Da es sehr fraglich ist, ob Bakterien überhaupt in ein intaktes festgefügtes Epithel eindringen können, muß gleich eine weitere pathogenetische Bedingung, die Läsion des Epithels, in Betracht gezogen werden. Beim Übergangsepithel mag es immerhin vorkommen, daß mehrere Voraussetzungen, die zufällig an einer mikroskopisch kleinen Stelle zeitlich zusammentreffen, eine Invasion von Bakterien erleichtern. So kann es möglich sein, daß zum Zeitpunkt der physiologischen Ablösung einiger oberflächlicher Epithelzellen die Blase längere Zeit nicht entleert wird und bei einem bestimmten Blaseninnendruck mikroskopisch kleine Gefügerisse im Epithel das Eindringen von Bakterien ermöglichen.

Instillation. Die Bakterien kann man am einfachsten in Form von Keimsuspensionen in die Blase instillieren. Diese Methode bietet den Vorteil, daß die Bakterien ohne Operation tatsächlich in die Blase gelangen. Bei der intravenösen Zufuhr von Bakterien ist diese Gewähr natürlich nicht gegeben.

Direkte Beimpfung. Die Blase durch Punktion mit Keimsuspensionen zu beimpfen, ist wegen der Gefahr einer Infektion des Stichkanals nicht ratsam.

Diese Gefahr ist geringer, wenn die Beimpfung durch Punktion an der operativ freigelegten Blase erfolgt. Sollen die Keime erst nach und nach in der Blase „frei werden", so suspendiert man sie in Öl, das mit Trägersubstanzen, die sich im körperwarmen Blasenurin auflösen (Paraffine mit niedrigem Schmelzpunkt), emulgiert wird; die Applikation erfolgt durch Blasenpunktion mit dicker Kanüle.

Submuköse Injektion. Müssen die Keime in die Submucosa eingebracht werden, so sind einige methodische Besonderheiten, die SAWAMURA (1910) angegeben hat, zu beachten. Um eine submuköse Injektion an der Blase durchzuführen, wird durch suprapubische Incision der Unterbauch eröffnet. Man zieht die Blase zwischen die Wundränder und preßt Harn in den vorgelagerten Blasenteil. Mit einer langen und dünnen, mit physiologischer Kochsalzlösung gefüllten Nadel sticht man möglichst schräg durch die Blasenwand in die Blase. Dann setzt man die mit der Bakterienaufschwemmung gefüllte Spritze auf und führt die Kanülenspitze vom Blasenlumen aus in die Submucosa ein. Nach der Injektion zieht man die Nadel ins Blasenlumen zurück, spült die Nadelspitze in der Blase vorsichtig mit Harn ab und aspiriert etwas Harn, ehe man mit der Kanüle die Spritze aus der Blase zurückzieht. Auf diese Weise kann eine Infektion des Stichkanals weitgehend vermieden werden.

Alle anderen Methoden der Infektion sind mit mehr oder weniger großen operativen Eingriffen verbunden und sollten nur bei zwingender, aus der Problemstellung hervorgehender Indikation angewandt werden (Einbringung von Keimen in die Nierenarterie, in das Nierenbecken, in partiell gestaute Ureter usw.).

Eine *Harnstauung* kann man durch Verschluß der Urethra oder durch experimentelle Lähmung der Blase erzeugen. Beide Verfahren sind mit Nachteilen behaftet, die noch zu schildern sind (Methodik der Harnretention S. 332). Es wäre deshalb zu erwägen, ob für manche Fragestellungen nicht schon eine Harnverhaltung bei länger dauerndem Dämmerschlaf oder bei Hunden — nach dem Vorschlag von BAISCH (1904) — der Aufenthalt in einer engen Hütte ausreicht, um eine Keimansiedlung zu ermöglichen.

Noch sorgfältiger sollte der Experimentator in der Wahl seiner Mittel beim Einsatz eines weiteren Faktors der Pathogenese sein, bei der experimentell erzeugten *Schleimhaut- bzw. Blasenwandläsion.* Hier sind der Phantasie von der Schädigung durch Ultraschall bis zur Kurettage keine Grenzen gesetzt. Es sollte aber vermieden werden, daß die durch eine falsch gewählte Methode verursachten Veränderungen ihrerseits die ursprüngliche Fragestellung unqualifiziert und unübersichtlich beeinflussen. Das führt zu methodischer Polypragmasie und endet in konstruierten Deutungsversuchen sinnloser Ergebnisse.

Gute und schlechte Beispiele für das methodische Vorgehen sind aus nachfolgender *Übersicht,* die zugleich einen chronologisch geordneten Eindruck über die *Entwicklung der Problemstellung* wiedergibt, zu ersehen.

PETERSEN (1874): Je 30 ml „bakterienhaltige Pasteursche Nährflüssigkeit", „faulendes Blut" oder „faulende Fischjauche" werden bei 16 Hunden ohne und mit Ligatur in die Harnblase instilliert. Ergebnisse: Ohne Ligatur: 3 Hunde zeigen Pyurie; mit Ligatur: 3 Hunde zeigen heftige Cystitis.

DUBELT (1876): *Einführung von Keimen in eine gesunde Blase genügt nicht, um eine Cystitis zu erzeugen.* Ein Trauma der Blase ist zusätzlich erforderlich (Verletzungen der Blasenschleimhaut durch Katheter, Betupfen des Serosaüberzuges der Blase mit Jodtinktur).

GUIARD (1883): „Coccus ureae" aus Cystitisharn wird bei 5 Hunden mit wechselndem Erfolg instilliert.

DROYSEN (1883): Hunde bekommen 5 ml Cystitisharn instilliert und zusätzlich Sand in die Blase. Dies führt zu einer heftigen Cystitis. Sand allein sowie Wechselinstillation von Warm- und Kaltwasser („Erkältung") erzeugen keine Cystitis.

LÉPINE u. ROUX (1885): „Micrococcus ureae“ bei Hunden und Meerschweinchen instilliert in Verbindung mit einer Ligatur für 4—6 Std. führt regelmäßig zu heftiger Cystitis.

BUMM (1886): In die Blase von Ziegen und Hunden eingebrachte Staphylokokken führen nur dann zu einer Cystitis, wenn die Schleimhaut zuvor lädiert oder eine Harnretention erzeugt wird.

CLADO (1887): »Bactérie septique de la vessie«, isoliert aus Cystitisharn und in die Blase instilliert führt bei gleichzeitiger Urethraligatur zu einer Cystitis.

ALBARRAN u. HALLÉ (1888): »Bactérie pyogène« aus Cystitisharn isoliert, erzeugt bei Instillation in die Blase mit Urethraligatur eine Cystitis und vereinzelt Allgemeininfektion.

GUYON (1889): *Ohne künstliche Harnretention ist es nicht möglich, mit den verschiedensten Bakterien* (Staphylokokken, Streptokokken, bactérie pyogène) *beim Tiere eine Cystitis hervorzurufen.*

ROVSING (1890): Die intravenöse Zufuhr pyogener Keime mit Ligatur führt bei Kaninchen zu einer Cystitis, wenn sich (hämatogen) ein Nierenabsceß gebildet hat. Dieselben Keime in die Blase instilliert, erzeugen mit Ligatur eine Cystitis. Nicht pyogene Keime intravenös zugeführt, lassen mit Ligatur keine Cystitis entstehen.

ROVSING (1893): *Escherichia coli erzeugen* bei Kaninchen subcutan, intravenös oder durch Instillation zugeführt, mit und ohne Ligatur wohl *eine Bacteriurie, aber keine Cystitis.* Dieselben Keime intraureteral appliziert in Verbindung mit einer Ligatur des Ureters oder der Urethra erzeugen eine leichte Ureteritis und Pyelitis. Micrococcus pyog. aureus und albus intravesical mit Ureterligatur und intraureteral mit Ureterligatur führen zu einer eitrigen Pyelitis.

Zur Erzeugung einer Cystitis sind außer Bakterien auch eine Läsion der Blasenschleimhaut oder eine Harnretention unbedingt notwendig. Zu dieser Folgerung kam MELCHIOR (1897) aufgrund von Versuchen an Kaninchen und Mäusen.

Die beiden nachfolgenden Autoren verdienen besondere Beachtung, weil sie in der Lage waren, *allein durch Bakterieninstillation ohne weitere Hilfsmaßnahmen eine Cystitis* zu produzieren.

SCHNITZLER (1890, 1892): Injektion von Urobacillus “liquefaciens septicus” in die Kaninchen-Blase führt fast immer ohne jede weitere unterstützende Maßnahme zu einer heftigen Cystitis.

BARLOW (1893): Escherichia coli ist ohne jede weitere Hilfsmaßnahme in der Lage, in der gesunden Blase eine Entzündung hervorzurufen.

WREDEN (1893): Bei Kaninchen wurde oberhalb der Prostata eine Verletzung der Mastdarmschleimhaut gesetzt, die regelmäßig (ohne Ligatur der Urethra) zu einer Cystitis führte.

BAZY (1893): Intravenöse Zufuhr von Bakterien und gleichzeitige Unterbindung der Urethra führt bei Kaninchen zu einer Cystitis.

POSNER u. LEWIN (1896); POSNER u. COHN (1900): Erste Versuche einer Infektion der Harnblase durch künstliche Kotstauung. Gleichzeitige Unterbindung von Rektum und Urethra führte bei Kaninchen zu einer Colicystitis. Bakterien sollen aus dem Darm über Blutkreislauf und Ausscheidung durch die Nieren in den Harn gelangen. Von FALTIN (1901) nachgeprüft und abgelehnt. Äußere Abklemmung der Mastdarmöffnung mit kleinen Arterienklemmen und Kollodiumverbänden war weniger erfolgreich.

VAN CALCAR (1899): Nach mechanischem Verschluß der Analöffnung (Abbinden des Analprolapses bei Kaninchen) kam es zum Auftreten von Darmbakterien im Harn. Da gleichzeitig beide Nieren ausgeschaltet waren (eine durch Exstirpation, die andere durch Anlegen einer Ureterfistel), sollen die Bakterien direkt vom Rectum in die Blase wandern.

FALTIN (1901): In groß angelegten Versuchen wurden die Ergebnisse von WREDEN (1893), POSNER u. LEWIN (1896) nachgeprüft. Ohne Ligatur mußten bei Kaninchen sehr tiefgehende Mastdarmverletzungen mit Kurette, Krotonöl, 1%iger Lapislösung und Verschluß des Anus durch zirkuläre Naht (für 16—24 Std.) gesetzt werden (die meist eine Phlegmone des Beckenbindegewebes nach sich zogen), um eine Cystitis zu erzeugen. Mit Ligatur der Harnröhre gelang es auch ohne Rectumläsion und ohne Bakterieninstillation in die Blase, eine Cystitis zu erzeugen. Eine 48stündige, durch Anusverschluß erzeugte Koprostase verursacht keinen Übertritt von Darmbakterien in die Blase. Länger dauernder Verschluß verursacht schwere lokale und allgemeine Schädigungen, wobei man auch Darmbakterien in der Blase findet.

MARCUS (1901): Bestätigung der Ergebnisse von CALCAR (1899) mit Versuchen an 115 Kaninchen. Da das Blut frei von Bakterien bleibt, sollen diese direkt vom Darm in die Harnwege übertreten.

LE FUR (1901): Versuch, mit intravenöser Injektion verschiedener Bakterien (Streptokokken, Pneumokokken, Escherichia coli) in der Harnblase Ulcerationen zu erzeugen (exp. HUNNER), blieb so gut wie ohne Erfolg.

BAISCH (1904): *Die Urethraligatur als Hilfsmaßnahme wird abgelehnt.* Eine spontane Retention bis zu 24 Std. und noch länger kann man bei Hunden dadurch erreichen, daß man sie in eine enge Kiste sperrt. Suprapubische Eröffnung der Bauchhöhle, Traumatisierung der Blasenaußenwand (Abpräparieren des Peritoneums, Gefäßumstechung) und zusätzliche Injektion von Escherichia coli und Staphylokokken in die Blase von der Bauchhöhle aus führen zu schwerer Cystitis.

SUTER (1907, 1928): Zur Ätiologie: „In all diesen Fragen kann das Tierexperiment nur in sehr eingeschränktem und unvollkommenem Maße die klinische Beobachtung am kranken Menschen ersetzen".

HESS (1913): Alleinige Injektion von Escherichia coli in die Blase verursacht eine rasch wieder abklingende Cystitis. Vorhergehende Injektionen von Terpentin und Paraffin in die Blase verstärkten die Entzündung, und es kam bei den schwersten Fällen sogar zu einer beidseitigen Pyelitis.

MEISSER u. BUMPUS (1921): Aus Zahngranulomen und Tonsillen von 5 Patienten isolierte vergrünende Streptokokken wurden 33 Kaninchen intravenös injiziert. Meist kam es zu Hämorrhagien und Ödemen der Blasenschleimhaut [s. a. BUMPUS u. MEISSER (1921)].

ROSENOW u. MEISSER (1922) versuchten, die Lokalisierung von Keimen in der Blase zu fördern, indem sie aus dem Urin der Versuchstiere die Bakterien isolierten und zusammen mit Urinsediment intravenös injizierten. Sie erhielten mit stark wechselndem Erfolg eine Cystitis.

HINMAN und LEE-BROWN (1927): Intravenös injizierte Erreger aus exstirpierten Blasengeschwüren erzeugen eine umschriebene Cystitis („submuköse Geschwüre").

CREEVY (1934): Die Folgen der Harnröhrenligatur beim Hund wurden untersucht. Je nach Dauer der Unterbindung kommt es zu venöser Stase mit Blutungen und Nekrosen in der Blasenwand, deren Ruptur nach 60- bis 72stündiger Harnretention eintritt.

MEHROTRA (1953): Die alleinige Instillation von 0,4 ml einer Escherichia coli-, bzw. Mikrokokken-Aufschwemmung in die Blase von weiblichen Ratten erzeugt eine geringfügige herdförmige Cystitis. Eine zusätzliche Harnröhrenligatur für 5 Std verschlimmert die Cystitis in starkem Ausmaß.

RÉNYI-VÁMOS und HORVÁTH (1961): Infektion der operativ freigelegten Blasen*wand* mit einer aus menschlichem Harn gezüchteten 24stündigen Escherichia coli-Kultur führt bereits nach 2 Tagen bei Kaninchen und Katzen zu einer schweren, oft phlegmonösen Cystitis.

Die *Ansiedlung von Bakterien auf der Blasenschleimhaut* kann man *durch Erhöhung des intravesicalen Druckes* vermittels eines Infusionsgerätes auf 80 cm H_2O und die dadurch erzeugten Hämorrhagien *erleichtern.*

VERMEULEN und GOETZ (1954): Implantation von Zinkfolien in die Harnblase mit Infektion durch Proteus morganii führt bei männlichen Ratten in kurzer Zeit zu einer schweren Cystitis und Pyelonephritis (Versuche zur experimentellen Erzeugung von Harnsteinen).

Als Beispiel experimenteller Gründlichkeit sei die Methodik zur bakteriellen Erzeugung einer Cystitis von BARLOW (1893) — stellvertretend für viele ähnliche Versuchsanordnungen — im Originaltext zitiert.

„Die Art und Weise meines Vorgehens, um eine Infection der Thierblase zu erzielen, unterschied sich wohl nicht wesentlich von der meiner Vorgänger und ich führe dieselbe auch nur der Vollständigkeit halber hier an. Den zu Versuchszwecken benutzten Kaninchen wurden die Haare an und um die Genitalien möglichst kurz geschoren, die ganze Gegend gründlich mit Wasser und Seife abgewaschen und mit Sublimat 1 : 1000 desinficirt. Die Harnröhre wurde nach Möglichkeit mit 3% Borsäure ausgespült, dann ein in Dampf sterilisirter weicher, mit sterilem Glycerin schlüpfrig gemachter Nelaton-Catheter in die Blase geschoben, vorhandener Urin abgelassen und dann mittels einer, dicht mit dem Catheter verbundenen dampfsterilisirten Asbeststempelspritze 4 Cb.-Cm. einer wäßrigen Aufschwemmung der betreffenden Reincultur in die Blase injicirt. Es versteht sich von selbst, daß der anscheinend normale Urin der Versuchsthiere vor der Inficierung einer genauen Untersuchung unterzogen wurde.

Catheterisirte ich im Laufe der Beobachtungen die inficirten Thiere, so wurden regelmäßig die gleichen Vorsichtsmaßregeln gewählt, wie oben beschrieben. Da, wie ich im zweiten Capitel bemerkte, in den Fällen, bei welchen eine Ligatur der Harnröhre zur Anwendung kommt, die Urethra sich entzündet und Eiter produciren kann, so habe ich bei derart behandelten Thieren stets Harn nur nach Ausspülung der Urethra mittels Catheters zu Untersuchungszwecken genommen. In einzelnen Fällen wurde derselbe auch durch directe Punktion der Blase gewonnen."

In diesen Versuchen benutzte BARLOW neben Kaninchen auch Hunde. „Die letzteren erwiesen sich als unbrauchbar", schreibt er, ohne dafür eine Begründung anzuführen. Infiziert wurden die Tiere mit Escherichia coli, Micrococcus pyogenes var. aureus und Micrococcus pyogenes var. albus, die alle aus menschlichem Cystitisharn gezüchtet wurden.

Escherichia coli halten und vermehren sich in der Kaninchenblase ohne Ligatur bis zu 7 Tagen. Im Harn treten zeitweilig Eiterkörperchen auf. Histologisch finden sich „einige Male" Zellinfiltrate in der Submucosa und Durchwanderung von Leukocyten durch das Epithel. Diese Colicystitis klingt ohne weitere Maßnahme nach 7—8 Tagen ab. Der Befund steht im Widerspruch zu den Ergebnissen von ROVSING (1890), daß in einer gesunden Blase Bakterien für sich allein keine Entzündung hervorrufen können. BARLOW meint, daß dies mit besonders virulenten Kulturen doch möglich sei. Eine kurzfristige Harnröhrenligatur, die bei einem Teil der Kaninchen angelegt wurde, ändert an diesen Befunden nichts. Ligatur bis zum Auftreten von ersten Blutungen bewirkt stärkere Entzündungserscheinungen. Langdauernde Ligatur bis zu massiven Blutungen, dann Lösen der Unterbindung und (nach Leerung der Blase) gleichzeitige Instillation der Coli-Aufschwemmung führten zu „äußerst intensiver" Entzündung an umschriebenen Stellen der Blasenschleimhaut. Bei den Versuchen mit Mikrokokken gelang es nur mit Micrococcus pyogenes var. albus, bei Kaninchen ohne und mit Ligatur Cystitis zu erzeugen.

Über erfolgreiche experimentelle *Erzeugung einer Cystitis durch Pilze* ist nichts bekannt. Mit Soorpilzen kann man beim Tier keine Infektion der Blase erreichen [PLAUT u. GRÜTZ (1928)]. GENTZSCH (1908) konnte an diabetisch gemachten Hunden nachweisen, daß sich Pilze in der Blase nur bei zuckerhaltigem Urin halten. Beim Menschen ist Blasensoor bekannt. Einige seltene Fälle von Cystitis mycotica beim Menschen beschreibt ELLIOT (1955).

Nach diesen Ergebnissen kann man in einer gesunden Blase in den seltensten Fällen durch Bakterien allein — unabhängig von der Art der Applikation — eine Cystitis erzeugen. Die wenigen positiven Versuche [SCHNITZLER (1890 und 1892); BARLOW (1893); vielleicht auch MEHROTRA (1953)] werden von den Nachuntersuchern durch eine außergewöhnlich hohe Virulenz der Erreger erklärt. Ein solcher Befund verleitet dazu, von einer *„Abwehrkraft" oder „Widerstandsfähigkeit" der gesunden Blasenwand* gegen Bakterien zu sprechen. Es handelt sich aber dabei in erster Linie offenbar nicht so sehr um aktive Leistungen des Gewebes, sondern um das *Fehlen einer primären Schädigung* im Sinne von Milieuveränderungen in den Geweben, die eine Ansiedlung von Keimen begünstigen. Aus welchen biochemisch-physikalischen Einzelprozessen solche Veränderungen im Gewebe bestehen, ist zur Zeit noch Gegenstand intensiver Forschung [MEIER (1959)]. Aus dieser Unkenntnis werden Primärschädigungen mit relativ groben Methoden gewissermaßen mehr pauschal zu erzeugen versucht (mechanische und chemische Schleimhautläsionen, Harnröhrenligaturen, Mastdarmverletzungen usw.). Die methodische Schwierigkeit besteht darin, einen einzelnen, hinsichtlich seiner pathogenetischen Bedeutung abzuklärenden Faktor isoliert zu prüfen. Als nahezu unerläßliche unterstützende Maßnahme zur sicheren Erzeugung einer Cystitis wird die *experimentelle Harnverhaltung* betrachtet.

Harnretention in der Blase. Es ist am einfachsten, eine *Ligatur an der Urethra* anzulegen. Eine solche Unterbindung erzeugt eine Harnstauung, bringt aber auch zusätzliche Faktoren ins Spiel, nach denen gar nicht gefragt wurde und von denen man nicht weiß, in welcher Weise sie die pathogenetische Bedeutung der Harnretention für die Entzündung beeinflussen können. Im Falle der Harnröhrenunterbindung wäre zu bedenken, daß es zu *Gewebsschädigungen an der Ligaturstelle* kommt. Als deren Folge wird im Bindegewebe eine ganze Reihe biochemischer Vorgänge ausgelöst, die sich in unmittelbarer Nähe der Blase abspielen und nicht streng lokalisiert bleiben. Weiterhin kann es zu einer reflektorischen Beeinflussung der Blutversorgung der Blase kommen. Solche unerwünschten Begleiterscheinungen, die die Beantwortung einer an sich exakten Fragestellung diffus, unklar und unübersichtlich beeinflussen, lassen die Urethraligatur zur Abklärung der pathogenetischen Rolle der Urinretention als wenig brauchbar erscheinen, wie das BAISCH schon 1904 betont hat.

Methodik der Harnröhrenligatur: Ist aus zwingenden Gründen eine Harnröhrenligatur unerläßlich, so sollte nicht einfach der hervorgezogene Penis an irgendeiner Stelle unterbunden werden. Das führt zu Ödem und Nekrose mit Ansiedlung und Wachstum von Keimen. Nach FALTIN (1901) geht man bei Kaninchen so vor, daß man einen dünnen Seidenfaden an der Penisbasis durch die zarte Falte zwischen Penis und Rektalprolaps und weiter durch die Haut am Penisrücken führt und zuknotet. Die Ligatur liegt dann näher zur Blase, und die Frenulumgefäße werden geschont. Es kommt allenfalls bei mehrtägigem Liegen des Verschlusses zu einem leichten Ödem des Präputiums aber nicht zu Nekrosen.

Folgen der Harnröhrenligatur: Um die allein durch eine Unterbindung hervorgerufenen Folgen festzustellen, wurden Kaninchen in verschiedenen zeitlichen Abständen nach Anlegen der Harnröhrenligatur getötet und die Harnblase sowie die Urethra an der unterbundenen Stelle histologisch untersucht [BARLOW (1893)].

Nach etwa 10stündiger Ligatur finden sich *punktförmige Blutungen in der Mucosa*, die kurze Zeit später größere Ausdehnung annehmen und das Epithel „zerstören". Dann kommt es mit fortschreitender Blasenfüllung zu *Gewebszerreißungen*, zu Fibrinniederschlägen auf dem Epithel und zu immer stärkeren *Blutungen in den Blasenraum*. Bleibt die Ligatur liegen, kann es etwa nach 24 Std. zur *Blasenruptur* kommen, wird sie nach 14—16 Std. gelöst, so halten die Blutungen noch eine kurze Zeit an. Die Blasenwand ist dann *ödematös verdickt*, sie weist aber keine Zeichen einer Entzündung auf. Eine *eitrige Entzündung* zeigt dagegen die Harnröhre *an der Ligaturstelle (cave Verwechslung mit Eiter aus der Blase, wenn nach Lösen der Unterbindung Urin untersucht wird!)*.

Diese Ergebnisse bestätigen die Beobachtungen von GUYON (1890) und GUYON u. ALBARRAN (1890) an Hunden, deren Blase nach 55–60 Std rupturiert. Sie wurden weiterhin von SHIGEMATSU (1928) bestätigt.

Es empfiehlt sich, die *Pathogenese der Urinretention zu analysieren* und sich methodisch nach deren Bedingungen zu orientieren. So wird man bei der Erzeugung einer Retention infolge *Blasenlähmung* methodisch anders vorgehen müssen, als bei *mangelhafter Blasenentleerung* (Restharnbildung) als Folge einer *Prostatahypertrophie* oder *Harnröhrenstriktur.* Nach SATO (1940) kann man bei Hunden eine Harnretention durch Exstirpation der Plexus hypogastrici und pelvici erzeugen, die zunächst einen heftigen Blasenkatarrh mit Hämaturie zur Folge hat. Bereits nach einer Woche gehen diese Erscheinungen zurück. Eine Harnröhrenstriktur könnte durch intraurethral gesetzte Traumen oder durch Bestrahlung mit einem β-Strahler [GUZE und BEESON (1958)], die mechanischen Folgen einer Prostatahypertrophie durch Paraffininjektion in die Prostatagegend zu erzeugen, versucht werden.

Pharmakologisch im Sinne einer Harnretention wirksame Substanzen sind als unterstützende Maßnahmen bisher wenig eingesetzt worden, obgleich dies doch recht naheliegt und unter gebührender Berücksichtigung einer möglichen Beeinflussung der Fragestellung durch das Pharmakon leicht durchführbar ist.

2. Chemische Substanzen

Die experimentelle Erzeugung einer Cystitis mit chemischen Stoffen hat als Prüfmethode auf gesundheitsschädigende Wirkungen eine gewisse gewerbehygienische und toxikologische Bedeutung. Dies trifft gegebenenfalls auch für Pharmaka zu. In einigen Publikationen werden mit chemischen Substanzen erzeugte Cystitiden als pathogenetische Bedingung für andere pathologische Probleme oder als „Modell" für die therapeutische Prüfung von Pharmaka benutzt. Man „braucht" eine Cystitis und erzeugt sie auf einfachste und schnellste Weise mit einer Chemikalie. Begleitende pathologische Nebenwirkungen der verwendeten Substanz bleiben dabei oft genug ohne Beachtung. Bei zahlreichen Vergiftungsfällen wurden klinisch oder autoptisch verschiedene Cystitisformen gefunden. Die schädigenden Substanzen sind auf S. 317, 318 zusammengestellt. Die Zahl der zur experimentellen Erzeugung einer Cystitis verwendeten Substanzen ist klein, und die „chemische" Blasenentzündung tritt im Vergleich zur bakteriellen Blaseninfektion an Bedeutung zurück.

Methodisch verfährt man in den meisten Fällen so, daß die Substanz in die Blase instilliert wird, wobei man offenbar bereit ist, die kaum zu verhindernde Einschleppung von Keimen aus der Urethra — besonders im Anfangsteil dicht hinter dem Orificium ext. sitzen auf jeden Fall immer zahlreiche Keime — in Kauf zu nehmen. Will man eine *Keimeinschleppung vermeiden,* so ist die *direkte suprapubische Injektion in die Blase* nach Spaltung der Haut angebracht.

Durch Instillation einer *5%igen Silbernitrat-Lösung* erzeugte MELCHIOR (1897, 1898) eine Cystitis.

Hämorrhagische, zum Teil mit Ulceration einhergehende Blasenentzündungen kann man durch Instillation einiger ml einer *0,1%igen alkoholischen Salicylsäurelösung* hervorrufen. Die stärksten entzündlichen Veränderungen finden sich bei Kaninchen und Meerschweinchen nach 2 Tagen [HAGER u. MAGATH (1925)].

Die Wirkung einiger *aromatischer Amine* auf die Blasenschleimhaut prüfte GOLDBLATT (1949) durch Instillation, intravenöse und intraperitoneale Injektion. Bei direkter Einwirkung von *o-Toluidin* und *5-chloro-o-Toluidin* kommt es zur Reizung der Blasenschleimhaut, die sich bis zu einer hämorrhagischen Entzündung entwickeln kann.

Mit Instillationen von 0,05 ml *Xylol* in die Harnblase bei weiblichen Ratten konnte MEHROTRA (1953) eine geringfügige Entzündung hervorrufen, die auch auf die Blase beschränkt blieb. Wenn er nach 3 Minuten Instillationsdauer die Blase mit steriler physiologischer Kochsalzlösung auswusch und dann 0,4 ml einer Escherichia coli- oder Mikrokokken-Suspension in die Blase einbrachte, kam es zu einer schweren, alle Wandschichten durchsetzenden Entzündung mit nachfolgender Ureteritis, Pyelitis und Pyelonephritis.

Mit 7%iger, in die Blase von Hunden vermittels Katheter eingebrachter *Silbernitratlösung* erzeugte SALIKOVA (1957) eine akute Cystitis, die die Autorin benötigte, um die Veränderungen der Magenfunktion bei Blasenentzündung zu erforschen. Zu demselben Zweck brachte sie eine chronische Cystitis durch operative Einbringung von Harnsteinen in die Blase zustande.

Um die therapeutische Beeinflussung einer Cystitis durch Cortison zu prüfen, schädigte HERNBERG (1952) bei Kaninchen die Blase durch Spülungen mit *Magnesiumoxyd, Citronensäure* und *Natriumbicarbonat* mit einem p_H um 3,75.

Schädigungen bis zu Totalnekrosen der Blasenwand konnten SCHÖN und WILLE-BAUMKAUFF (1952) durch Instillation von *p-Aminobenzolsulfonamid* bei Hunden hervorrufen. Die Veränderungen entsprechen dem Bild einer schweren Laugenverätzung etwa bei Instillation von Natronlauge mit einem p_H von 12,6.

Der Einfluß eines *Vitamin A-Mangels* auf die Entstehung einer Cystitis war mehrmals Gegenstand experimenteller Untersuchungen. Nach HAGER und MAGATH (1928) soll Vitamin A-Mangel die Ansiedlung des Proteus ammoniae auf der Blasenschleimhaut begünstigen (die Autoren versuchten, mit diesem Keim und Wandschädigungen der Harnblase durch Instillation einer 0,1%igen Salicylsäurelösung Harnsteine zu erzeugen).

KEARNS und TURKELTAUB (1931) äußerten die Vermutung, daß die Entstehung einer inkrustierenden Cystitis, die KEARNS (1928) erzeugt hatte (s. S. 336), durch Vitamin A-Mangel begünstigt wird.

UNGAR und UNGAR (1952) erzeugten bei Ratten durch Vitamin A-Mangel in Verbindung mit subcutanen Injektionen von Tetrachlorkohlenstoff Ammonium-Magnesium-Phosphatkonkremente und in der Blase Schädigungen von isolierten Geschwüren bis zur diffusen hämorrhagischen und nekrotisierenden Cystitis.

HEDENBERG (1954) fütterte 16—21 Tage alte Ratten 3 Wochen lang mit einer Vitamin A-Mangelkost und stellte 11 Wochen später fest, daß der Mangel an Vitamin A in 90% der Fälle zu umschriebenen Hyperkeratosen in der Blasenschleimhaut und zu einer Dilatation von Blase und Ureter geführt hatte. [Angaben über Vitamin A-freie Diäten für die verschiedenen Versuchstiere finden sich bei NELSON, LAMB und HELLER (1922); bei HAGEMANN und SCHMIDT (1960)].

Bei der Fütterung von männlichen Wistar-Ratten mit einer von POLAK (1934) angegebenen Kost, die in modifizierter Form von KOCH, HAASE und MAREK (1953) im Rahmen ihrer experimentellen Arbeiten über die *Erzeugung von Harnkonkrementen* (s. Beitrag von H. HAASE in diesem Handbuch) mit Erfolg benutzt wurde, treten in relativ kurzer Zeit, noch ehe makroskopisch sichtbare Konkremente gebildet sind (etwa ab 10. Fütterungstag), Blasenentzündungen auf.

Über die Verwendung von *Hormonen* speziell zur experimentellen Erzeugung einer Cystitis ist mir nichts bekannt geworden. Literatur über die pathogenetische Bedeutung des Endokriniums bei Cystopathien findet sich bei MOMBAERTS (1957), der zu dieser Frage vom Standpunkt des Klinikers Stellung nimmt.

Aufgrund anderer Fragestellung habe ich bei intravenös mit verschiedenen Keimen infizierten männlichen Wistar-Ratten nach gleichzeitiger *paravesicaler Cortisoninjektion* häufig recht starke entzündliche Zellinfiltrate in den Wandschichten der Blase bis in das Übergangsepithel hinein gesehen [UEBEL (1959)]. Cortison scheint bei genügend hoher Dosierung und entsprechend lokalisierter Wirkung auch in der Blase das „Angehen" einer bakteriellen Entzündung zu fördern.

3. Bestrahlung

Die *Technik der Erzeugung einer Röntgen-Cystitis* ist bei HUEPER, FISHER, CARVAJAL-FORERO u. THOMPSON (1941, 1942) ausführlich geschildert.

Diese Autoren bestrahlten die Blasenregion von 22 männlichen Hunden an 3 aufeinanderfolgenden Tagen unter folgenden technischen Bedingungen: 135 K.V.P.; 5 mA; 20, 25 und 30 cm Abstand von der Blasenvorderseite, von der ein 7 × 7 cm großes Feld bestrahlt wurde. Filter: Am 1. Tag 2 mm Aluminium; am 2. Tag 3 mm Aluminium und am 3. Tag 0,25 mm Kupfer und 0,5 mm Aluminium. Die Dosis der täglichen Einzelbestrahlung betrug 400 r, insgesamt also 1200 r. Vor der Bestrahlung wurde die Blase mit 20—30 ml physiologischer Kochsalzlösung oder mit Bakterienaufschwemmung gefüllt. Der Penis wurde abgeklemmt. Bei 2 Hunden wurde eine Suspension von Bariumsulfat instilliert, um die hintere Blasenwand und das retrovesicale Bindegewebe vor Strahlen zu schützen.

20 Hunde überlebten und wurden in Abständen von 5 Tagen bis 11 Monaten getötet. Es kommt als *Folgen der Strahlenwirkung* zu Epithelschädigungen in Form von „grotesken" Schwellungen syncytialer Zellmassen mit Cysten- und Geschwürsbildungen, und in der Submucosa zu Ödem und entzündlichen Zellinfiltraten. Die Epithelveränderungen bilden sich nach 3 Monaten zurück, Entzündung und Ulcerationen halten länger an.

Auch in der nicht artefiziell infizierten Blase kommt es zu einer Infektion mit Stuhlkeimen. Es ist zu vermuten, daß diese Infektion von dem abgeklemmten Harnröhrenbezirk ausgegangen ist [s. Barlow (1893), S. 329] und nicht etwa durch recto-vesicale Durchwanderung von Keimen zustande kam. Die lange Reparationszeit der Epithelschäden von 3 Monaten ist bei den nicht infizierten Fällen wahrscheinlich auf die fortwährende Urininfiltration zurückzuführen.

4. Sensibilisierung

Es handelt sich um Experimente, bei denen die abführenden Harnwege als Schauplatz allergisch-hyperergischer Reaktionen benutzt werden. Die Methodik entspricht unter Berücksichtigung anatomisch-physiologisch bedingter Abweichungen grundsätzlich den aus der experimentellen Allergie und von der Anaphylaxie her bekannten Sensibilisierungsverfahren. Mit Ausnahme einiger japanischer Autoren [Kanazawa (1955); Segawa (1955)] wird diesem Mechanismus für die Entstehung entzündlicher Veränderungen der ableitenden Harnwege des Menschen keine Bedeutung zugemessen.

Sowohl für die Sensibilisierung wie auch für die Auslösung der Antigen-Antikörperreaktion vermittels Instillation des Antigens in die Blase war zunächst *zu klären, ob aus dem Harnblaseninhalt Eiweiß resorbiert werden kann.* Diese Frage ist vor allen Dingen von japanischen Autoren bearbeitet worden.

Shoji (1927) konnte mit der Präcipitationsprobe im Kaninchenserum nachweisen, daß in die Harnblase von männlichen Kaninchen eingebrachtes menschliches Serum resorbiert wird.

Akaeda (1934) instillierte verschieden konzentrierte Aufschwemmungen von Ziegen- und Rindererythrocyten in die Kaninchenblase. Es kam zu keiner Hämagglutininbildung, dagegen zu einer spezifischen Hämolysinbildung.

Siess (1950) wies die Resorption von Pferdeserum aus der Kaninchenblase mit folgender Methodik nach. Frisches Pferdeserum wurde durch Seitzfilter keimfrei gemacht und in Ampullen abgefüllt. Vor Gebrauch jeweils Sterilitätsprüfung. Zur Sensibilisierung wurden nur weibliche Kaninchen verwendet.

Intraperitoneale Sensibilisierung beim Meerschweinchen: 1. Tag 0,2 ml, 2. Tag 0,1 ml, 4. Tag 0,1 ml Pferdeserum. Volle Sensibilisierung ist 24—31 Tage nach letzter Seruminjektion erreicht. Intravesicale Sensibilisierung: 7 Tage täglich 2mal 10 min Instillation von 0,5—1,0 ml Pferdeserum mit feinausgezogenem Glaskatheter nach Bingel (s. S. 319).

Zu diesem Zweck wurden die Meerschweinchen aufgespannt, die Genitalgegend mit $^1/_2$%igem Sagrotan gewaschen und dann der sterile Katheter eingeführt. Nach Ablassen des Urins langsame Instillation des körperwarmen Serums (zur Vermeidung des Miktionsreizes). Wenn trotzdem eine Miktion erfolgte, wurde nachinstilliert. Meerschweinchen zwischen 300 und 400 g Körpergewicht erhielten 0,8 ml, zwischen 200 und 300 g 0,5 ml Pferdeserum. Als Erfolgsinjektion wurden intrakardial oder intravesical 0,5 ml Pferdeserum am 19. Tag nach der letzten intravesicalen Serumgabe zugeführt. Bei den intraperitoneal sensibilisierten Meerschweinchen wurden Erfolgsinstillationen mit abgestufter Kontaktdauer durchgeführt. Die Tötung der Meerschweinchen (Dekapitation in Chloroformnarkose) erfolgte 2 Std bis 6 Tage nach der Erfolgsinstillation, um die Ausbildung der hyperergischen Cystitis histologisch kontrollieren zu können.

Mit dieser Methodik konnte SIESS nachweisen, daß die — wahrscheinlich passive — Resorption kolloidal gelösten Eiweißes durch Blasen- und Nierenbeckenschleimhaut möglich ist. Jedenfalls läßt die gelungene Sensibilisierung von der Blase aus und die bei derart sensibilisierten Meerschweinchen durch eine Erfolgs-Seruminstillation ausgelöste *hyperergische Cystitis und Cystopyelitis* diesen Schluß zu.

GIRGENSOHN (1936) hat *Kaninchen* mit Schweineserum sensibilisiert und das homologe Serum in den unterbundenen Ureter reinstilliert. Er erhielt eine diffuse, vom Fornix ausgehende Rundzellinfiltration.

KANAZAWA (1955) und SEGAWA (1956) haben mit intravenös und intramuskulär zugeführtem Benzidin, Hydrazobenzol und Benzidinsulfat in der Blase Ablösung und Degeneration des Übergangsepithels, Blutungen und Ödem in der Submucosa und eosinophile Zellinfiltrate erzeugen können. Sie deuten diese Veränderungen im Sinne von SIESS als allergisch-hyperergische Cystitis, zumal in den Nieren Reaktionen vom Shwartzman-Typ auftreten sollen. Aus den mir vorliegenden Mitteilungen über diese Arbeiten geht die Methodik nicht hervor. Anscheinend sind des öfteren in Intervallen diese Substanzen in kleinen Mengen zugeführt worden, und nach längerer Zeit ist das Shwartzman-Phänomen ausgelöst worden.

IWATA und OKAYAMA (1957) versuchten den Mechanismus der Harntraktinfektionen auf ihre Weise zu klären. Aus der Blasenwand von Kaninchen wurde ein Extrakt gewonnen, der mit Escherichia coli-Kulturen versetzt wurde. Der frische Extrakt wurde bei Kaninchen intravenös injiziert und der mit Coli-Keimen gemischte Extrakt in die Blase derselben Kaninchen instilliert. Angaben über die genaue Methodik waren nicht zu erlangen. Aus der englischen Zusammenfassung des japanischen Sonderdruckes geht aber hervor, daß es sich um einen Sensibilisierungsprozeß handelte. Mit Escherichia coli konnten die Autoren auf diese Weise eine subakute Cystitis erzeugen. Mit Staphylokokken blieben die Versuche negativ.

Als Ergänzung zu diesen Ausführungen ist noch zu erwähnen, daß die Harnblase als „Modellorgan" für den Dünndarm zur experimentellen Erzeugung einer Dysenterie und Diphtherie durch Bakterien und deren Toxine anscheinend mit Erfolg benutzt worden ist [BINGEL (1943, 1944); LETTERER und SEYBOLD (1949)].

5. Sonderformen experimenteller Cystitis

a) Inkrustierende Cystitis

Eine inkrustierende Cystitis kann man nach HAGER und MAGATH (1925) mit „Salmonella ammoniae" (gramnegativer Bacillus, ähnlich bei Ozaena vorkommend) hervorrufen. Die Instillation des Keimes in die Blase von Meerschweinchen blieb ohne Erfolg. Erst nach Vorschädigung der Blase durch Instillation von 0,5—1,0 ml einer 0,1%igen alkoholischen Salicylsäurelösung, die nach 2 Tagen ihr Maximum in Form einer Cystitis mit Geschwürsbildung erreicht, und einmaliger zusätzlicher Injektion von 1 ml einer Salmonella-Suspension 2—7 Tage später entstand bei Meerschweinchen und Kaninchen eine inkrustierende Cystitis.

KEARNS (1928): Zunächst Blasenschädigung durch Injektion von 2 ml Alkohol mit 0,1% Salicylsäure, 5 Tage später 2 ml Bouillonkultur von Bac. proteus ammoniae in die Blase eingebracht, führte bei einem von 6 Kaninchen zu einer inkrustierenden Cystitis.

b) Cystitis emphysematosa

Nach experimentell bei einer Hündin erzeugtem Diabetes entstand als Nebenbefund eine Cystitis emphysematosa. Im Gewebe fanden sich keine Keime. Die Gasbildung soll durch Absorption von Bakterienenzymen aus dem glucosehaltigen Urin zustande kommen [HUEPER (1926)]. Nach GOTSCHLICH (1928) sollen gasbildende Coliarten die Ursache sein.

OLT (1921): Ein Schwein mußte nach der Geburt von 6 Ferkeln wegen Lähmung der hinteren Extremitäten notgeschlachtet werden. Es fand sich eine Cystitis emphysematosa mit massenhaft aerogenen Colibakterien im Blasenlumen, weniger in der Blasenwand.

c) Cystitis cystica

GIANI (1906): Nach suprapubischer Cystostomie bei Kaninchen Einführung einer mit Tuberkelbacillen beladenen 1,5 cm dicken Celloidinröhre. Es kam zu einer chronischen Reizung der Schleimhaut und nach 15 Tagen zur Bildung von Epithelsprossen. Nach 40 Tagen fanden sich typische Cysten. Auch nach Auskratzung und Versenkung von Schleimhautlappen der Kaninchenblase in Blasenwunden kommt es zu Cystenbildungen.

Anhang: Die experimentelle Reizblase

Als „Reizblase" bezeichnet der Kliniker eine Störung der Blasen*funktion*, die subjektiv durch heftigen Harndrang, häufiges Urinieren und Brennen bei der Miktion charakterisiert ist und spärliche objektive Befunde aufweist. Die Kapazität der Blase ist vermindert. Entzündliche Erscheinungen fehlen. Der Harn ist klar, enthält kein Eiweiß, und das Sediment zeigt keine pathologischen Befunde. Cystoskopisch ist die Schleimhaut blaß. Ihre Gefäße sind allerdings infolge starker Füllung besonders gut zu erkennen.

Pathophysiologisch versteht man unter einer „Reizblase" eine Blase, die eine gegenüber der Norm *erhöhte Wandspannung* aufweist und *vermehrt kleinschlägige Kontraktionen* ausführt [SCHMIEDT (1955)]. Dieser Zustand läßt sich bei Kaninchen und Meerschweinchen durch Instillation einer *hypertonischen Kochsalzlösung* oder einer *0,03—0,1%igen Senföllösung* erzeugen und eignet sich zur Prüfung von Spasmolytika [SCHMID und ZOEPPRITZ (1952)]. Die Autoren gehen dabei in üblicher Versuchsanordnung so vor, daß die Blasenkontraktionen unter Zugrundelegen eines bestimmten, durch Instillation der genannten Lösungen erzeugten Blaseninnendruckes über ein geschlossenes Flüssigkeitssystem an einer Waage mit Registrierhebel als Druckschwankungen gemessen werden (bei Kaninchen). Bei Meerschweinchen wurden die Druckschwankungen volumetrisch mit Luftsäule auf eine Mareysche Kapsel übertragen und der auf die Blase wirkende Druck von einer Wassersäule im Nebenschluß abgelesen.

Eine *Übererregbarkeit der Blase* sahen CHIARI und FRÖHLICH (1911) bei Katzen nach *Oxalsäurevergiftung*.

Als „Reizmittel" kommen natürlich auch die *Parasympathicomimetika* (Pilokarpin, Physostigmin, Muscarin, Cholinchlorhydrat, Acetylcholin) und Kalium in Frage, weil sie den Tonus der Blase erhöhen. Dasselbe trifft für Acetyl-β-methylcholin [DEAKIN (1935); GERNON, EWART and HERROLD (1935); LEVIN (1938); LANGWORTHY (1940); WINTER (1941) und Carbaminoylcholin [WINTER (1941)] zu.

Über lokale Reizungen der Blasennerven oder die Anwendung von Kälte- und Nässeeinwirkung zur Erzeugung nervöser Blasenstörungen im Sinne einer „Reizblase" ist mir bei der Durchsicht der Literatur nichts bekannt geworden.

VI. Experimentelle Ureteritis

Die Harnleiter sind als Verbindungswege zwischen Nierenbecken und Blase mehr oder weniger an den von diesen Organen ausgehenden krankhaften Prozessen beteiligt [SUGIMURA (1911)]. Umgekehrt bleibt ein primär in den Wandschichten beginnender entzündlicher Prozeß — mag er von der Umgebung auf einen Harnleiter übergreifen, hämatogen oder vom Lumen aus entstehen — sicher nicht allzulange im Ureter lokalisiert. Eine *isolierte* Ureteritis ist deshalb klinisch und pathologisch-anatomisch von geringer Bedeutung. Alle Versuche, lokal am Ureter entzündliche Veränderungen hervorzurufen, sind demzufolge aufgrund ganz anderer Fragestellungen, die auf bedeutendere pathologische Probleme — insbesondere auf die Pyelonephritis — abzielten, unternommen worden. Die einschlägigen Publikationen sind in den Abschnitten über experimentelle Pyelitis, Pyelonephritis und Hydronephrose erwähnt, so daß sich eine Wiederholung an dieser Stelle erübrigt.

Um die *Harnleiterwand zuverlässig zu infizieren*, legt man den Ureter frei (möglichst auf lumbalem Wege, um eine Verschleppung der Keime in den Peritonealraum zu vermeiden), ritzt mit der Spitze eines Skalpells die Tunica adventitia mehrfach ein und verreibt die Bakteriensuspension in die lädierte Ureterwand.

Bei diesem Vorgehen werden die *Lymphgefäße des Ureters*, die sich nach den Untersuchungen von RÉNYI-VÁMOS, HORVÁTH und TÓTH (1960) *nur* in dieser Schicht befinden sollen, infiziert.

VII. Methodik der experimentellen Pyelitis und Pyelonephritis

Von allen Harnwegsentzündungen ist die Pyelonephritis klinisch die wichtigste und folgenschwerste Form, soll doch die durch eine solche chronische Entzündung hervorgerufene Nierenschrumpfung die häufigste Schrumpfnierenart überhaupt sein [WILDBOLZ, H. (1952); BOEMINGHAUS (1954); MINDER (1953)]. Die Pyelitis ist dabei allenfalls nur das Initialstadium und nach neuerer Ansicht zumindest beim Erwachsenen klinisch kein eigenes Krankheitsbild [WILDBOLZ, E. (1958)]. Zwei Bedingungen sind für das *Entstehen einer Pyelonepihrits* unerläßlich: *Infektion* und Druckanstieg im Nierenbecken infolge *Harnstauung*.

Allerdings konnten GIRGENSOHN (1936) und GIRGENSOHN u. MILETTI (1939) nachweisen, daß über die zwischen den Lymphwegen der Blase und der Ureteren zum Nierenbecken bestehenden direkten Lymphbahn-Verbindungen [SAKATA (1903); BAUEREISEN (1911) Infektionen auch ohne Harnstauung ins Nierenbecken aufsteigen können. BEESON (1955) mißt in seiner ausführlichen Besprechung der Pathogenese diesem Infektionsweg aber praktisch keine besondere Bedeutung zu. Bei bereits bestehender Harnstauung ist die Infektion von den Lumina der Harnwege aus wahrscheinlicher.

Die Möglichkeit einer aufsteigenden Infektion selbst entgegen einem langsam fließenden Harnstrom bei weitgestelltem Ureter haben in origineller Weise WEYRAUCH und BASSETT (1951) mit einem „künstlichen Harntrakt" in vitro nachweisen können.

Von großer Wichtigkeit ist die *Dauer der Harnstauung*, wie MALLORY, CRANE und EDWARDS (1940) nachweisen konnten, indem sie eine bereits manifeste Infektion des Parenchyms durch Lösen der Ureterligatur zum Stillstand bringen konnten. Die Entzündung greift vom Pyelon über den Fornix auf die perivasculären Lymphspalten und das Nierenbecken über. Die Pyelitis besteht dann schon eine Zeit lang, wenn später nach einem gewissen Ausmaß des durch die Hydronephrose bedingten Parenchymumbaues ein Aufsteigen der Infektion möglich wird. Im Interstitium des Nierenparenchyms breitet sich dann die Infektion streifenförmig rindenwärts aus. Später werden die entzündeten Gewebsbezirke bindegewebig-sklerotisch und schrumpfen (chronische Pyelonephritis — pyelonephritische Schrumpfniere). Im Verlauf einer Pyelonephritis kommt es häufig zu infektiösen Veränderungen auch der unteren Harnwege. Schon bald hatte sich aufgrund von Versuchen herausgestellt, daß das Vorhandensein von Bakterien allein keine langdauernde Infektion des Nierenbeckenbindegewebes und Nierenparenchyms hervorruft. „Von dieser Tatsache kann man sich leicht im Tierversuch überzeugen, wo man ohne Gewebsschädigung oder Harnstauung kaum zum Ziele kommt" [PUTSCHAR (1934)].

Viele Autoren versuchten, die für die Pathogenese der Pyelonephritis sehr wichtige Frage zu klären, unter welchen Bedingungen es möglich ist, daß sich *im Blut kreisende Keime im Nierenparenchym bzw. Nierenbecken ansiedeln*, vermehren und auf diese Weise eine Entzündung hervorrufen können. Hierbei steht zunächst das Problem der Durchlässigkeit der Glomerulumcapillarschlingen und postglomerulären Capillaren für Bakterien im Vordergrund (s. S. 319). Als relativ leicht zu erzeugender wichtiger mitbedingender pathogenetischer Faktor ist die *Beeinträchtigung der Blutzirkulation* zu nennen. LUCAS (1908) konnte an Hunden nachweisen, daß schon bei Steigerung des intraureteralen Druckes eine Verlangsamung des venösen Blutstromes in den Nieren eintritt. HARTMANN und KÜHNE (1962) fanden mit angiographischen Methoden nach einseitiger Ureterligatur bei Kaninchen eine langanhaltende funktionelle Verengung der Nierenhauptarterie bis auf 80% ihres ursprünglichen Kalibers. Es ist möglich, daß auch aus diesem Grund die Harnstauung eine so große pathogenetische Rolle spielt. 1911 zeigte BREWER an Hunden, bei denen nach intravenöser Zufuhr von Escherichia coli eine Bakteriämie bestand, daß die partielle Unterbindung der Nierenarterie oder Nierenvene die Ausbildung von Nierenabscessen begünstigt. Diese Befunde wurden von NEWMAN (1913) und LEVY u. Mitarb. (1937) bestätigt. Neuere Untersuchungen von GUZE und BEESON (1956, 1958) zeigen deutlich, wie außerordentlich wichtig das Ausmaß der Harnstauung für die Ausbildung einer Pyelonephritis ist. Eine partielle Obstruktion der Ureteren machte trotz bestehender leichter Harnstauung weder bei Kaninchen noch bei Ratten das Nierenparenchym für intravenös injizierte Escherichia coli empfänglich.

Eine gute Einführung in Pathogenese, Pathophysiologie und Mikroflora der Pyelonephritis findet sich neben klinischen Angaben bei QUINN und KASS (1960).

Die Zahl der Versuche, durch *Bakterien allein* eine Pyelonephritis zu erzeugen, ist klein. Sehr zahlreich dagegen sind die Experimente, durch *Infektion in Verbindung mit einer Harnstauung* oder *mit Hilfe anderer Maßnahmen* dieses Krankheitsbild zu erzeugen. Eine besondere pathogenetische Bedeutung und experimentelle Bearbeitung wurde dem *vesico-uretero-pelvinen Harnreflux* gewidmet. Nach diesen Gesichtspunkten wird im folgenden die Methodik geschildert.

1. Infektion

Intravenöse Infektion. In den meisten Fällen wird die Infektion durch intravenöse Keimapplikation herbeigeführt, um die Frage nach der hämatogenen Entstehung einer Pyelonephritis zu klären. Vielfach werden dazu Erreger benutzt, die bei gleichartigen Spontanerkrankungen der Versuchstiere isoliert und gezüchtet werden.

HELMHOLZ und BEELER (1917, 1918) injizierten coliforme Keime in die Ohrvene. Bei 11 von 66 Kaninchen konnten sie Nierenschädigungen im Sinne einer Pyelitis und Pyelonephritis nachweisen. Mit einem aus einer spontanen Pyelitis eines Kaninchens isolierten Keim erzeugten sie in derselben Weise bei 17 von 31 Kaninchen — und nach intravesicaler Zufuhr derselben Keime bei 10 von 15 Kaninchen — eine Pyelitis.

Allein durch intravenöse Bakterieninjektionen ohne weitere unterstützende Maßnahmen konnte auch DE NAVASQUEZ (1950, 1956) *nahezu regelmäßig eine Pyelonephritis erzeugen*. Die Methodik dieser viel zitierten Experimente sei etwas ausführlicher geschildert.

Erwachsene, männliche Kaninchen (Albino, weiße Himalaya und belgische Riesen) von etwa 2 kg wurden in Stoffwechselkäfigen mit Auffangvorrichtung für den Urin gehalten. Als Katheter wurde ein gekrümmtes, rundes Silberrohr mit seitlichen Löchern (Größe 1, englisches Maß) benutzt. Die Katheterisierung wurde in Rückenlage ohne Anaesthesie ausgeführt.

Bei diesen Experimenten (1950) wurden *koagulasepositive Micrococcus pyogenes var. albus und Serratia marcescens* in die Ohrrandvene injiziert und 15, 30, 60 und 120 min nach der Infektion eine linksseitige Nephrektomie ausgeführt.

Die exstirpierte Niere wurde in einer sterilen Petrischale 18 Std bei 37° inkubiert, damit die Bakterien als Kolonien leichter gefunden werden konnten. Die Organe wurden dann fixiert und in Paraffin eingebettet. Gram-Färbung.

Die meisten Kaninchen überlebten die einseitige Nephrektomie und wurden 6—48 Std nach der Bakterien-Injektion getötet.

Die rechte Niere wurde dann in derselben Weise wie die linke untersucht. Eine Hälfte wurde inkubiert und dann fixiert, die andere wurde ohne Inkubation sofort fixiert. Injiziert wurde einmalig eine Aufschwemmung von 1000 Millionen Micrococcus albus bzw. Serr. marcescens in 1 ml physiologischer NaCl-Lösung pro kg Körpergewicht. Durch steriles Katheterisieren wurde alle 2 Std Urin entnommen und kultiviert. Der in der Zwischenzeit spontan gelassene Urin wurde aufgefangen und ebenfalls kultiviert.

Trotz Verunreinigung durch andere Bakterien (Escherichia coli, Enterokokken und Proteus vulgaris) konnte Serr. marcescens wiedergefunden werden, als Zeichen dafür, daß die Bakterien in die Harnwege eingedrungen waren.

Bei den Versuchen, eine Pyelonephritis zu erzeugen, wurde der Oxfordstamm von „Staph. aureus“ (Micrococcus pyogenes var. aureus) benutzt, und zwar eine Suspension von 50 Millionen Bakterien pro ml physiologischer NaCl-Lösung pro kg Körpergewicht. Diese Dosis war geeignet, bei genügend langer Überlebenszeit der Kaninchen eine Pyelonephritis zu erzeugen.

Mit dieser Methodik erhielt der Autor folgende Ergebnisse. Die intravenös applizierten koagulasepositiven Mikrokokken erzeugten bei Kaninchen regelmäßig eine Pyelonephritis in der nicht obstruierten Niere. Die Infektion war vom „descendierenden“ Typ und begrenzte sich selbst in ihrer Ausdehnung. Die Lokalisation der Staphylokokken wird durch die Produktion von Koagulase ermöglicht. Diese erzeugt in den Nierencapillaren eine Agglutination der Bakterien. Die Koagulase diffundiert in das umgebende Parenchym und führt zu einer Koagulationsnekrose, die eitrig eingeschmolzen wird. Der eitrigen Einschmelzung folgt die bindegewebige Organisation mit Narbenbildung, die einer als Folge einer ischämischen Atrophie in menschlichen Nieren auftretenden Vernarbung entspricht.

Weiter konnte der Autor nachweisen (1956), daß die *alleinige intravenöse Applikation von Escherichia coli oder Pseudomonas aeruginosa* nur dann zu einer Pyelonephritis bei Kaninchen führte, wenn bei diesen durch vorherige Mikrokokkeninfektion *im Nierengewebe Narben* erzeugt worden waren. Der Autor vermutet, daß durch die vorausgehende Kokkeninfektion die Tubuli deformiert werden und daß besonders die *erweiterten Tubuli (Nephrohydrose)*[1] auf Interstitium und Gefäße einen erhöhten Druck ausüben, wobei die Blutzirkulation herabgesetzt und die Ansiedlung der Bakterien ermöglicht wird.

Heptinstall und Gorrill (1955) injizierten einmalig bei 16 Chinchilla- und Rex-Kaninchen beiderlei Geschlechts 0,5 bzw. 1,0 ml einer Aufschwemmung eines *koagulasepositiven, Mannitol fermentierenden Stammes von Micrococcus pyogenes var. aureus* (aus Abscess eines Patienten isoliert) in Pufferlösung (1,0 ml der Aufschwemmung enthielten 200 Millionen Keime) in die Ohrvene. Um die Mortalität

[1] Der Begriff „Nephrohydrose“ stammt von W. Ehrich (1932) und bezeichnet die *Harnstauung innerhalb der Lumina der Harnkanälchen.* Eine solche Stauung ist *experimentell erzeugbar* und wird als unterstützende Maßnahme bei der experimentellen Pyelonephritis benutzt (s. S. 349).

zu senken, erhielten die Kaninchen 2 Tage nach der Infektion 600000 bis 4 Millionen Einheiten Prokainpenicillin. Nach 4 Monaten wurden die 12 überlebenden Kaninchen getötet. Alle zeigten eine chronische Pyelonephritis mit Vernarbungsprozessen.

Ebenfalls ohne jegliche unterstützende Maßnahme gelang es WOODS (1960), mit 7 Monate lang intravenös zugeführten Escherichia coli von besonders starker Virulenz bei 13 von 20 Ratten eine Pyelonephritis zu erzeugen.

Nach FREEDMAN (1960) sind 10^6 Keime eines virulenten Staphylococcus aureus-Stammes die Minimalmenge, die nach i.v. Zufuhr bei Ratten zu einer Pyelonephritis führt. Um mit der gleichen Anzahl Colikeimen vergleichbare Veränderungen zu erzielen, muß man zusätzlich den Ureter unterbinden. GORRILL und DE NAVASQUEZ (1960) erzeugten durch i.v. Injektion von $2 \cdot 10^6$ Keimen von Staphylococcus aureus 8354 bei jugendlichen Mäusen in einem hohen Prozentsatz Pyelonephritiden mit Spätschäden, wie Hydronephrose und Cystenbildungen.

GUZE, GOLDNER und KALMANSON (1961): Verschiedene Stämme von Streptococcus faecalis var. zymogenes, var. liquefaciens erzeugen nach i.v. Zufuhr bei Ratten Pyelonephritis mit bevorzugter Lokalisation im Nierenmark. *Aufstellung des Begriffes* KID_{50} (kidney infection dosis; $KID_{50} = 10000$ heißt, daß 10000 lebensfähige Keime bei 50% der Versuchstiere eine Niereninfektion hervorrufen).

ERLANDSON und GAGLIARDI (1961) infizierten 16 g schwere CF-1-Mäuse einmalig intravenös mit verschiedenen Enterokokkenstämmen (Streptococcus faecalis var. zymogenes, Streptococcus faecalis Viger). Bei Injektionen von $2{,}8 \cdot 10^8$ Keimen manifestierte sich diese Infektion bei allen Mäusen als chronische Pyelonephritis mit Bakteriurie.

Lokale Infektion. Lokale Infektionsmethoden sind weniger gebräuchlich, weil sie im Bereich des Nierenbeckens und Ureters immer mit relativ großen operativen Eingriffen verbunden sind, deren Auswirkungen auf die Fragestellung des Versuches gescheut werden.

MONTALDO (1942) gelang es, an Kaninchen ohne Stauung durch mehrfach wiederholte *Injektionen von Escherichia coli-Aufschwemmungen in das Fettgewebe des Nierenbeckens* Pyelonephritis und bei einem von 20 Kaninchen sogar eine pyelonephritische Schrumpfniere hervorzurufen.

Im Rahmen ihrer experimentellen Untersuchungen über den Mechanismus der aufsteigenden Harnwegsinfektion ohne Obstruktion injizierten VIVALDI, COTRAN, ZANGWILL und KASS (1959) *Proteus vulgaris direkt in die freigelegte Blase* von männlichen Ratten (150—200 g). 60% der Nieren zeigten 4 Tage später histologisch und bakteriologisch eine Pyelonephritis. Durch zusätzliches Einlegen einer kleinen Glasperle in die Blase konnte die Pyelonephritisrate bis zu 95% gesteigert werden.

Nach intravesicaler Inoculation von Proteus mirabilis erzeugten COTRAN, VIVALDI, ZANGWILL und KASS (1963) bei Ratten eine aufsteigende Pyelonephritis. In diesen Nieren waren noch nach 13 Monaten mit der Antikörper-Fluorescenzmethode *Bakterienantigene* nachweisbar. Diese Antigene induzieren in den Nieren eine dauernde Antikörperproduktion und damit eine chronische Entzündung. Aufgrund dieser Modellversuche vertreten diese Autoren der Bostoner Schule die Meinung, die Pyelonephritis entstehe grundsätzlich durch Ascension von Keimen aus der infizierten Blase (!).

Aufgrund ihrer experimentellen Befunde über Verteilung und Verweildauer der Antigene in Rattennieren nach i. v. Zufuhr von Escherichia coli kommen SANFORD, HUNTER und DONALDSON (1962) dagegen zu dem Schluß, daß die lange Verweildauer von Coliantigenen im Narbengewebe des Parenchyms den Entzündungsprozeß *nicht* unterhält. Es entsteht im Gegenteil eine stärkere aktive Immunität.

FREEDMAN (1960) injizierte *Bakterien direkt in das Nierenparenchym.* Dabei zeigte sich eine unterschiedliche Empfänglichkeit von Rinde und Mark. Während die Rinde mehr als 100000 Keime benötigte, genügten zur Infektion des Markes 10 Staphylokokken.

SCHLEGAL, RAFFII, FLINNER und O'DELL (1964) eröffneten bei Hunden die Blase und brachten vermittels eines Ureterenkatheters, der 15 min liegen blieb, Escherichia coli in ein Nierenbecken. Es kam zu einer einseitigen akuten Pyelonephritis.

2. Infektion in Verbindung mit Harnstauung

Die Harnstauung wird meist durch partielle oder totale Unterbindung eines oder beider Ureteren — 0,5—1 cm unterhalb der Abgangsstelle aus dem Nierenbecken oder an beliebig anderer Stelle — hervorgerufen.

Methodik der Ureterligatur. Als operatives Verfahren wird die *lumbale* Freilegung des Ureters ohne Eröffnung der Bauchhöhle bevorzugt. Dazu legt man größere Tiere auf die Seite mit geringer Erhöhung der unteren Brustkorbhälfte und leichter Drehung der Abdominalseite nach oben. Die hinteren Extremitäten sollen leicht angewinkelt liegen. Dann bestimmt man für die Schnittführung 3 Orientierungspunkte: 1. den unteren Rippenbogenrand in der Lumbalgegend, 2. den äußeren Rand des Musc. ilio-costalis (bei größeren Tieren besser tastbar bei Streckung der oben liegenden hinteren Extremität), 3. Krümmung des Darmbeinkammes mit Spina iliaca ant. sup. Der Schnitt wird am Übergang des dorsalen zum lumbalen Teil des Rippenbogens begonnen und etwas medial (abdomial) vom Musc. ilio-costalis schräg nach vorn und unten in Richtung auf die Spina iliaca ant. sup. geführt. Nach Durchtrennung der Weichteile und Muskelschichten (Musc. latissimus dorsi, obliquus externus, serratus post., obliquus internus) gelangt man auf die Aponeurose des Musc. transversus und sieht die Nieren durchschimmern. Die Incision der Aponeurose führe man nicht zu hoch an die Rippen, um eine Verletzung der Pleura zu vermeiden. Nun ist noch die retrorenale Fascie möglichst weit hinten, über dem Musc. quadratus lumb., fern vom Peritoneum zu öffnen, wobei das perirenale weiche Fettgewebe vorquillt. Die Niere kann nun vorsichtig freigelegt und der Ureter isoliert werden. Bei Hunden kann man ohne Gefahr einer Nekrose den Ureter vom Nierenbecken bis zur Blase isolieren (MARGARUCCI). Im allgemeinen sollte man aber, um sicher Nekrosen zu vermeiden, in jedem Fall mit der nur unbedingt notwendigen Isolierung auszukommen suchen (MONARI).

Bei kleinen Versuchstieren (ab Kaninchen) kann diese *Operation in einfacher Weise* auch so durchgeführt werden, daß man etwa parallel zur Wirbelsäule einen Längsschnitt tief durch den Musc. quadratus lumborum bis auf die Fettkapsel der Niere ausführt. Nach dem Auseinanderschieben der Kapsel kann man leicht den Ureter finden und ohne Verletzung des Peritoneums abbinden.

Die üblichen Ligaturverfahren führen nach den sehr ausführlichen experimentellen Untersuchungen von KAWASOYE (1912) immer zu *Urinaustritten* infolge Einbruchs des Fadens in das sich immer weiter ausdehnende und dünner werdende Uretergewebe. Das gilt sowohl für die einfache Abbindung einer Ureterschleife nach STOECKEL (Ureter wird geknickt und die Knickung abgebunden), als auch für den Ureterverschluß durch doppelte Abknickung nach STOECKEL. Erst durch *Knotung des* (natürlich durchtrennten) *Ureters* oberhalb der Ligatur, die einfach sein kann, wird der Austritt von Urin ins periureterale Bindegewebe zuverlässig verhindert, weil jetzt Stauungsdruck und Ausweitung der Wandschichten im Bereich der Ligaturstelle durch den Knoten, der immer noch etwas Urin durchlassen kann, verhindert werden.

Von manchen Autoren wird die lumbale Methode besonders bei Katzen und Kaninchen wegen schwerer Zugänglichkeit des Ureters abgelehnt und der *transperitoneale Weg* bevorzugt [ANDLER (1927); BLATT (1928)]. Der erforderliche Medianschnitt kann dabei von der Symphyse bis zum Oberbauch geführt werden. Durch Anwendung von Antibiotica—wenn die Problemstellung eine solche erlaubt — kann man das Risiko einer Peritonitis einschränken.

Eine *einfache transperitoneale Operationsmethode* gibt MORISON (1939) an. Er öffnet das Abdomen durch einen kurzen, suprapubischen Medianschnitt, zieht die Blase über die Symphyse nach unten, wobei die Ureteren sichtbar werden und unterbindet dicht über der Einmündungsstelle.

Um eine *partielle Ligatur*, die das Lumen lediglich einengt aber nicht völlig verschließt, zu erreichen, bedient man sich des von WEYRAUCH (1957) angegebenen Verfahrens. Bei Kaninchen wird in Äthernarkose durch Medianschnitt des Abdomens der obere Ureteranteil freigelegt. Dann wird eine kurze, stumpfe Kanüle Nr. 23 an den Ureter angelegt und beide — Ureter mit Kanüle — werden mit einem Seidenfaden umschlungen. Nach Knüpfen und Sicherung des Knotens wird die Nadel unter der Ligatur parallel zum Ureter weggezogen. Der Faden bleibt liegen und weitere Eingriffe entfallen. Auf diese Weise entsteht eine Einengung des Ureters ohne Totalverschluß, die eine mäßig starke Hydronephrose verursacht.

Eine *totale, aber zeitlich befristete Ureterligatur* kann nach HEPTINSTALL und GORRILL (1955) in folgender Weise angelegt werden: In Nembutal-Narkose wird bei Kaninchen von der Lendengegend her die linke Niere freigelegt und ein dicker Nylonfaden (U. S. P. Größe 5) um den proximalen Teil des Ureters gelegt. Die Fadenenden werden durch die Lumbalmuskulatur nach hinten geführt und außerhalb der Muskulatur unter der Haut verknotet. Hautschluß durch Wundklammern. Nach der gewünschten Zeitdauer der Ligatur wird die Hautwunde geöffnet, der Nylonfaden auf einer Seite möglichst tief durchschnitten und durch sanften Zug am anderen Ende entfernt.

Eines ähnlichen Ligaturverfahrens bedienten sich THELEN, ROTHER und SARRE (1956) mit folgenden Modifikationen: In Narkonumalnarkose mit Ätherzusatz wird bei Kaninchen beiderlei Geschlechts von einem Paravertebralschnitt aus eine Niere freigelegt und luxiert. Eingebunden wird eine mittelstarke Injektionskanüle (Nr. 1). Der Knoten muß sehr vorsichtig geknüpft werden, um eine Verletzung des Ureters zu vermeiden. Nach Entfernung der Kanüle und Reposition der Niere werden die Enden der Seidenfäden zur Wunde herausgeleitet. Wundschluß nach Einstreuen von Penicillinpuder. Nach der gewünschten Zeit wird die Unterbindungsstelle anhand der Fadenenden aufgesucht, die Ligatur am Ureter in situ geöffnet und der Faden entfernt. (Versuche mit Catgutfäden, die sich auflösen sollten und damit die 2. Operation überflüssig gemacht hätten, schlugen fehl, da sich die Fäden selbst nach Wochen noch nicht aufgelöst hatten.)

Im Gegensatz zum Ligaturverfahren hat sich die „*Obstipationsmethode*" zur Erzielung eines Harnstaues [SIEBER (1912); DAVID und MCGILL (1923); NECKER und GARA (1928)] nicht durchsetzen können.

Ist eine Ligatur unerwünscht, so kann eine partielle Ureterobstruktion durch *lokale Bestrahlung* mit einem β-Strahler nach der Methode von GUZE und O'SHEA (1958) versucht werden (Methodik, S. 347, 348).

Eine rein *pharmakologische Beeinflussung der Harnleiter- und Blasentätigkeit* durch *Ephedrin* mit dem Ergebnis einer Harnretention beschreiben BALYEAT und RINKEL (1932).

Vom *Adrenalin* ist bekannt, daß es bei normalen Tieren eine Erschlaffung der Blasenmuskulatur hervorruft [ELLIOTT (1907); STREULI (1916); ABELIN, (1919); EDMUNDS und ROTH (1920); YOUNG und MACHT (1924); ROSE und DEAKIN (1928); MACDONALD und M'CRAE (1930)].

Morphin setzt die Zahl der peristaltischen Wellen herab, ebenso *Kälte* (STERN) sowie *Ligatur der Nierenarterie* und der den Ureter versorgenden Arterien (ENGELMANN).

Mit *Infektion in Verbindung mit einer Harnstauung* als Hilfsmaßnahme sind folgende wichtige, die pathogenetischen Kenntnisse fördernde Experimente durchgeführt worden (chronologisch geordnet).

ALBARRAN (1889): Injektion von Escherichia coli in den Ureter mit darauffolgender Ligatur desselben führt zu Pyelonephritis.

SCHMIDT u. ASCHOFF (1893): Bestätigung der Ergebnisse von ALBARRAN. *Die intraureterale Infektion soll eine große pathogenetische Rolle spielen.*

KOCH (1908): Durch intravenöse Injektionen von wenig virulenten Staphylokokken bei Kaninchen entstehen eitrige Markherde; die Keime sind im Nierengewebe nur kurze Zeit nachweisbar. Hochvirulente Keime siedeln sich in Rinde und Mark etwa gleichmäßig ab.

ALBARRAN (1910): Nach *intrapelviner* Einbringung von Bakterien und Ureterligatur entstehen in dieser Niere Pyelonephritis und in der anderen Niere Eiterherde.

HESS (1912, 1913): Die *intrapelvine Zufuhr* von Escherichia coli führt bei gleichzeitiger, vorausgehender oder nachfolgender partieller Ureterligatur zu einer Pyelonephritis. Eine mäßig starke, experimentell erzeugte Cystitis läßt bei gleichzeitiger partieller Uretereinengung eine Pyelitis entstehen.

SIEBER (1912): Versuche zur Ätiologie der Pyelitis gravidarum an 4 Kaninchen. *Keine Ligatur* des Ureters, sondern *nur Umschlingung und seitliche Verziehung des Ureters* (etwa in der Mitte) durch eine, an einem entfernten Muskel angeheftete offene Catgutschlinge. Es werden nur aus dem Kot der verwendeten Kaninchen isolierte Keime zur Infektion der Blase benutzt. Ein anderes Kaninchen erhält 20 Tropfen Tinctura Opii simpl. peroral oder 10 Tropfen Tinctura Cantharidum per os. Die Ergebnisse gestatten so gut wie keine Aussage zum Thema.

MOSKALEFF (1913): Nach Harnstauung durch Trauma kommt es zu einer Harnwegsinfektion.

BREWER (1911, 1914): Versuche, „die Widerstandskraft einer Niere durch Trauma, durch Einführen eines Fremdkörpers oder durch das Hervorbringen einer künstlichen Hydronephrose herabzusetzen" und in Verbindung mit intravenös injizierten Streptokokken, Escherichia coli, Typhusbakterien, Pyocyaneus, Pneumokokken bei Kaninchen und Hunden oder durch Drosselung der Blutzufuhr in Verbindung mit intravenöser Bakterienzufuhr eine Pyelonephritis und Harnwegsinfektion hervorzurufen, waren z. T. erfolgreich.

LEPPER (1921): Eine *kurzfristige Ureterligatur* von 15 min *begünstigt sehr die Erzeugung einer Pyelonephritis* nach intravenöser Zufuhr von coliformen Keimen bei Kaninchen. Die kontralaterale Niere bleibt gesund.

HELMHOLZ (1921—1929): Zahlreiche experimentelle Arbeiten über Pyelitis.

WALKER (1922): Bakterien und Farbstoffe werden ins Ureterlumen mit und ohne Ligatur gebracht. 10—16 Std später sind die Farbstoffe in den Wandschichten des proximalen Ureterabschnittes und der Nierenkapsel nachweisbar. Blut und Harn bleiben steril.

DAVID u. MCGILL (1923): Eine *leichte Harnstauung genügt,* um bei Hunden eine *intraureterale ascendierende Infektion* hervorzurufen. Hydronephrose durch Opiumobstipation und Einbringung von Escherichia coli führt zu Coliinfektion der Nieren.

NECKER u. GARA (1928): Nach Zufuhr von Escherichia coli und künstlich erzeugter Obstipation entsteht keine Entzündung der Harnwege.

MALLORY, CRANE u. EDWARDS (1940): Bei 1,5—2 kg schweren Kaninchen wurde der linke Ureter etwa in der Mitte *partiell* unterbunden. Die *intravenöse Injektion von Escherichia coli* (2 Stämme aus Pyelonephritikerurin, 1 Stamm aus Kaninchenkot, injiziert wurden etwa 800 Millionen Keime) erfolgte sofort bis zu 8 Wochen nach der Ligatur. In Abständen von 30 min bis zu 11 Monaten nach der Infektion wurden die Kaninchen durch Chloroform getötet. Ein Teil der Kaninchen wurde 4 oder 5 Tage nach der Infektion reoperiert und bei denen, die Nierenrindenabsceß zeigten, wurde die Ligatur gelöst und das betreffende Kaninchen am Leben gelassen. Mit dieser Methode konnte *bei etwa 75% der Kaninchen eine typische Pyelonephritis* hervorgerufen werden. Die Erfolgsrate ist aber in erster

Linie von der *Virulenz der Keime* abhängig. Dies konnten die Autoren mit demselben Keim sehr schön nachweisen (Virulenzverlust auf der Agarkultur, Virulenzsteigerung durch Tierpassagen). Die Entfernung der Ligatur 4 und 5 Tage nach der Bakterieninjektion bringt die Infektion der Niere zum Stillstand.

HEPTINSTALL u. GORRILL (1955): Mit der von den Autoren angegebenen Ligatur-Methodik (s. S. 343) wurden folgende Experimente durchgeführt. 36 Chinchilla- bzw. Rex-Kaninchen beiderlei Geschlechts im Alter von 9 Monaten erhielten *nach der Ligatur 0,5 bzw. 1,0 ml einer Suspension coliformer Keime* (V. 2), die aus menschlichen Faeces in Bouillonkultur gezüchtet waren. 1 ml dieser Kultur wurde einem Kaninchen *intravenös injiziert*. Exitus nach 3 Tagen. Aus den Nieren dieses Kaninchens wurde der Keim isoliert und bei 4°C auf Nährböden gehalten.

Einen Tag vor der Infektion wurden die Keime in Bouillon übertragen und 4 Std bei 37°C unter Schütteln bebrütet, zentrifugiert und in kalter Pufferlösung resuspendiert, so daß in 1 ml Suspension $4{,}5 \times 10^8$ Keime enthalten waren. 3 Tage nach der Infektion wurde die Hautwunde geöffnet, bei allen Tieren der Nylonfaden und bei 14 von den 36 Kaninchen gleichzeitig die kontralaterale Niere entfernt. Bei 13 weiteren Kaninchen wurde diese *Nephrektomie* zeitlich gestaffelt 4—16 Wochen nach dem Lösen der Ligatur durchgeführt. In dieser Gruppe wurde der Blutdruck mit der Ohrarterienkapsel von GRANT und ROTHSCHILD (1934) unter Beachtung der von PICKERING u. PRINZMETAL (1937, 1938) angegebenen Vorsichtsmaßregeln wöchentlich zweimal gemessen. Gelegentlich wurden auch Blutharnstoffbestimmungen durchgeführt.

Zeitlich gestaffelt bis zu 3 Monaten nach der Nephrektomie wurden die Kaninchen getötet und histologisch untersucht. Die unterbundenen Nieren zeigten meist eine beträchtliche Vergrößerung und wiesen *zahlreiche Abscesse im Mark*, weniger in der Rinde auf. 5 Wochen nach der Infektion erschienen die Nieren von normaler Größe, waren aber jetzt *von reichlich Bindegewebe durchsetzt*. Waren die Vernarbungsprozesse stark ausgebildet, so kam es bei den Kaninchen, bei denen die andere Niere entfernt worden war, zu *Blutdruckerhöhungen* (sonst nicht).

GUZE u. BEESON (1956): Die *intravenöse Zufuhr von Escherichia coli und Serr. marcescens* führte bei Ratten zu einer schweren eitrigen Nephritis, wenn die *Ligatur 24 Std vor der Infektion* angelegt wurde; Anlegen einer Ligatur *nach* der Infektion machte die Niere *weniger anfällig*. Der Ausbildungsgrad einer durch i.v. Injektion von E. coli hervorgerufenen Pyelonephritis bei Kaninchen ist sehr stark von der *zeitlichen Anordnung einer vorübergehenden Ureterobstruktion* abhängig [PRÁT und BENEŠOVA (1963)].

THELEN, ROTHER u. SARRE (1956): Nach Anlegen einer *zeitlich befristeten Ligatur* (Methodik s. S. 343) erhielten die Kaninchen je 0,1 ml der verwendeten *Keimsuspension in das Lumen, in die Wand und in das Fettgewebe des Nierenbeckens injiziert*.

Als Keime verwendete man je 3 aus menschlichen Faeces isolierte und dann zu einem Pool vereinigte *Escherichia coli- und Streptococcus faecalis-Stämme*. Von den Agar- bzw. Blutagarnährböden wurden die Keime abgeschwemmt und in physiologischer NaCl-Lösung so suspendiert, daß der Trübungsgrad III der McFarland-Skala erreicht wurde. Nach 10 bis zu 180 Tagen wurden die Kaninchen durch Narkonumal-Überdosierung getötet, die Harnleiter auf Durchgängigkeit geprüft (durch Sondierung, Durchspülung und röntgenologisch nach retrograder Kontrastfüllung). Nierenbeckenabstriche wurden bakteriologisch, die Nieren histologisch untersucht.

Dabei ergab sich, daß sich mit Hilfe *vorübergehender, 5 Tage dauernder Harnstauung* und *bakteriell ausgelöster Entzündung bei Kaninchen mit großer Regelmäßigkeit eine Pyelonephritis*, bei genügend langer Überlebenszeit etwa ab 30. Versuchstag auch eine *pyelonephritische Schrumpfniere* erzeugen läßt. Entscheidend für diesen Erfolg war das *Ausmaß der Einengung des Harnleiterlumens*, „*das einerseits eine für das Angehen der Infektion ausreichende Harnstauung erzielte, andererseits die Entstehung einer Hydronephrose verhinderte*". Wurde diese optimale Drosselung des Harnabflusses nicht erreicht, so kam es entweder zu einer fortschreitenden Hydro- und Pyonephrose oder aber — bei zu geringer Stauung — zu einer nur geringfügigen Entzündung mit Abheilung. Bei Infektion mit Escherichia coli kam es öfters zu einem septischen Verlauf. Deshalb bewährte sich die Enterokokkeninfektion für die Erzeugung einer Pyelonephritis besser. Die Ligatur des Ureters ohne Infektion und die alleinige Infektion des Pyelons führen nicht zur Pyelonephritis.

WEYRAUCH, ROSENBERG, AMAR u. REDOR (1957): 24 Std nach der auf S. 343 geschilderten partiellen Ligatur erhielten die Kaninchen 0,1 ml einer auf Desoxycholat-Nährboden gezüchteten *Escherichia coli-Reinkultur* von etwa 3 Billionen Keimen/1,0 ml Bakteriensuspension *einmalig intravenös injiziert*. 2 Tage bis 4 Monate später wurden sie getötet. Fast alle Kaninchen zeigten auf der partiell ligierten Seite eine *schwere Pyelonephritis*, ein Fünftel der Tiere wies zusätzlich auf der nicht unterbundenen Seite eine geringe Pyelonephritis auf. Die partielle Ligatur allein ohne Infektion führte zu keiner Entzündung.

Den Einfluß der von den Untersuchern häufig als unterstützende Maßnahme angewandten *Dauer-Ligatur* des Ureters auf die *Lokalisierung intravenös zugeführter Bakterien* untersuchten BRUMFITT u. HEPTINSTALL (1958). Sie verwendeten *Escherichia coli* eines an Pyelonephritis erkrankten Patienten, die im gefriergetrockneten Zustand in Ampullen aufbewahrt wurden.

Die Keime wurden bei Bedarf 18 Std auf Trypton-Bouillon gezüchtet, zentrifugiert und in Phosphatpuffer suspendiert. Die Keimzahl wurde näherungsweise durch Trübungsmessung so eingestellt, daß in 1 ml Suspension etwa 400×10^6 Keime enthalten waren. Weibliche Wistarratten (180—200 g) erhielten 0,5 ml *dieser Suspension in die* unter leichter Äthernarkose freigelegte *Vena jugularis*, Wundverschluß durch fortlaufende Naht.

Gruppe I: 40 Ratten blieben ohne Ureterligaturen. 15 min bis 14 Tage nach der Bakterieninjektion wurden je 4 Ratten in verschiedenen zeitlichen Abständen getötet und die *Keimzahlen im Herzblut und in den Nieren bestimmt*. Gruppe II: Bei 76 Ratten wurde der linke Ureter von der Lumbalgegend her freigelegt und 1 cm distal vom Nierenbecken unterbunden, 30—45 min später erfolgte die Bakterieninjektion. Die Ratten wurden in Untergruppen von 6—70 Tieren in denselben zeitlichen Abständen wie bei Gruppe I getötet und die *Keimzahlen bestimmt*. Gruppe III: Bei 31 Ratten wurde der linke Ureter temporär 6 Std lang mit einem dicken Seidenfaden umschlungen und gegen die Rückenmuskulatur gepreßt [Technik s. bei HEPTINSTALL u. GORRILL (1955), S. 343]. 30—45 min später erfolgte die Bakterieninjektion und 6 Std nach der Injektion wurde in leichter Äthernarkose der Seidenfaden entfernt und damit die Ureterkompression aufgehoben. Untergruppen von 4—6 Ratten wurden in verschiedenen zeitlichen Abständen von einem Tag bis 4 Wochen getötet und die Keimzahlen bestimmt. Gruppe IV: Bei 21 Ratten wurde der Ureter 24 Std lang ligiert, sonst wie Gruppe III.

Die Keimzahlbestimmungen wurden in folgender Weise vorgenommen: Nach Eröffnung von Thorax und Abdomen in leichter Äthernarkose wurde mit einer sterilen Pasteurschen Pipette Herzblut entnommen und davon 0,1 ml in 9,9 ml Pufferlösung eingegeben. Dann wurden verschiedene Verdünnungen angefertigt und davon jeweils 0,5 ml auf Agarplatten ausgegossen. Nach dem Trocknen der Platten (4 Std bei 37°C) wurden sie über Nacht bebrütet und am nächsten Tag die Kolonien gezählt. Die Nieren wurden entfernt und in je 9 ml Pufferlösung in Glashomogenisatoren homogenisiert. Mit dem Homogenat wurde in derselben Weise wie mit dem Blut verfahren.

Es ergab sich, daß bei Ratten *ohne Ligatur das Blut nach 24 Std* und die Nieren zwischen dem 7. und 14. Tag nach der Infektion wieder *keimfrei* wurden (Gruppe I). Bei *Dauerligatur* begann das *Blut nach 2 Tagen keimfrei zu werden*, während sich in der linken Niere von diesem Zeitpunkt an *Abscesse* bildeten. Die rechte Niere (ohne Ureterligatur) wurde ab 7. Tag allmählich keimfrei (Gruppe II). Die *6stündige*, linksseitige *Ureterligatur führte* in der linken Niere bis zu 24 Std. *zu einer starken Keimvermehrung*. Ab 14. Tag begann die Niere keimfrei zu werden. Herzblut und rechte Niere verhielten sich wie in Gruppe I und II. Die unterbundenen Harnleiter zeigten keine Erweiterung. Im Nierenparenchym fanden sich keine Abscesse. In Gruppe IV (24stündige Ligatur) war das Blut ab Untersuchungsbeginn (2 Tage nach Infektion) steril. In der linken Niere fanden sich hohe Keimzahlen sowie vereinzelte Rindenabscesse. Vom 4. Tag an nahm die Anzahl der Keime wieder ab. Die rechte Niere begann bereits ab 7. Tag, die linke ab 4. Woche wieder steril zu werden.

Ähnliche Versuche hat GORRILL (1956) an Kaninchen durchgeführt. Er untersuchte *Mark- und Rindenparenchym getrennt* und fand, daß sich die Bakterien *im Mark sofort vermehrten*, während *in der Rinde bis zu 90 min kein Anwachsen* der Bakterienzahl stattfand.

GUZE u. BEESON (1956) benutzten für dieselbe Fragestellung Ratten. Sie fanden, daß die 24 Std vor der *intravenösen Zufuhr von Escherichia coli und Serratia marcescens* durch Ureterligatur obstruierte Niere im Vergleich zur gesunden nicht in der Lage war, Keime vermehrt abzufangen. Erst durch spontane Vermehrung der Erreger in loco kam es zu einem Anstieg der Keimzahl innerhalb von 4—6 Std und bis zu 24 Std zu einer schweren eitrigen Entzündung der Nieren.

FREEDMAN und BEESON (1958) injizierten *Escherichia coli* bei Kaninchen mit einer dünnen Nadel *in die freigelegte Niere* bei gleichzeitiger *Ureterligatur*. Bei direkter Injektion in das *Mark* waren nur *10*, in die *Rinde etwa 100000 Erreger* (jeweils injiziertes Volumen: 0,05 ml) *notwendig, um eine Infektion angehen zu lassen*. Die corticalen Abscesse blieben rundlich und lokalisiert, während die Markabscesse sich gegen die Rinde zu ausbreiteten (wie dies von der menschlichen Pyelonephritis bekannt ist). Die Injektion der Erreger in das Nierenbecken führte nur dann zu einer Infektion, wenn zugleich eine Harnstauung hervorgerufen wurde. (Eine solche wurde auch bei der Inoculation in das Mark erzeugt, so daß nicht zu entscheiden ist, ob das Mark auch ohne Ureterligatur empfindlicher als die Rinde ist.)

Den *Einfluß der Dauer der Ureterligatur* (Polyäthylen-Faden nach außen geführt und über der Haut geknüpft) auf Ausmaß und Verlauf einer durch eine Standard-Suspension von intravenös injizierten Escherichia coli-Keimen bei Kaninchen hervorgerufenen Infektion untersuchten PRÁT u. Mitarb. (1959). I. Gruppe: Infektion 6—24 Std nach der Ligatur, die nach 48 Std gelöst wurde. II. Gruppe: Dauerligatur, Infektion 2—4 Tage postoperativ. Zu beiden Gruppen Kontrollen ohne Infektion. 2 Monate nach der Infektion fand sich bei 19 von insgesamt 23 Kaninchen eine purulente akute Pyelonephritis, bei den Kontrollen nur eine Hydronephrose in wechselnd starker Ausbildung ohne Entzündung. Ab 3. Monat zeigten die Kaninchen der Gruppe I (zeitlich begrenzte Ligatur) eine chronische Pyelonephritis, 14mal (von 22 Kaninchen) mit typischer Schrumpfnierenbildung. In Gruppe II führte der Dauerverschluß nach dem 3. Monat zur Ausbildung einer schweren Hydronephrose mit Parenchymschwund zu diesem Zeitpunkt, aber die entzündlichen Erscheinungen waren wieder abgeklungen.

Ureterligatur und mechanische Nierenschädigungen werden als unterstützende Maßnahmen von GUZE und BEESON (1957, 1958) abgelehnt, weil sie der „natürlichen“ Pathogenese nicht entsprechen. Statt dessen erzeugte man eine *partielle Ureterobstruktion durch lokale Bestrahlung*, die das Nierenparenchym nicht so schnell und stark schädigen soll. Die Bestrahlung des Ureters wurde *in folgender Weise ausgeführt* [GUZE u. O'SHEA (1958)]:

Bei Kaninchen und Ratten wurde in Narkose (10—12 mg Pentobarbitalnatrium intraperitoneal bei Ratten, 20—25 mg intravenös bei Kaninchen) ein Einschnitt direkt unter und parallel zum linken unteren Rippenrand gemacht. Ein kleiner Ureterabschnitt, ungefähr 2—3 cm unterhalb des Nierenbeckenausgangs, wurde vom umgebenden Gewebe befreit und mit einem untergeschobenen runden Holzstäbchen gestützt. Ein Strontium^{90}-Bestrahlungsgerät (Tracerlab) wurde dann mit leichtem Druck an den Ureter gelegt. Dieses Bestrahlungsgerät enthält 100 mC Strontium^{90} gleichmäßig auf einen Durchmesser von 5 mm verteilt. Es ist ein reiner β-Partikel-Strahler mit einer Leistung von 102,6 rep (roentgen equivalent physical) pro Sekunde an der Oberfläche. Nachdem die gewünschte Bestrahlung appliziert war, entfernte man Gerät und Hölzchen, und der Ureter wurde in seine normale Lage zurückgebracht. Das Peritoneum wurde mit unterbrochenen Baumwollnähten geheftet und die Hautwunde mit Metallklammern geschlossen.

Bei den Ratten kam es nach 700 rep zu einer unvollständigen Obstruktion des Ureters. Einige Ratten, die 1000 rep erhielten, wurden ebenfalls untersucht. Bei Kaninchen führten 6000 rep zu einer unvollkommenen Obstruktion des Ureters mit mäßiger Hydronephrose. Bestrahlung mit 4000 rep verursachte eine Ausdehnung des proximalen Ureterabschnittes (intravenöses Pyelogramm, Technik s. S. 324) und eine geringe Vergrößerung der Niere. Verschiedene Zeit nach der Pyelographie wurden die Tiere mit Escherichia coli infiziert. Eine Woche nach der Infektion wurden die Nieren entfernt, homogenisiert und die Zahl der Kolonien in der Kultur bestimmt.

Mit dem auf diese Weise erzeugten unvollständigen Ureterverschluß ließ sich nur bei etwa 20% der Ratten und Kaninchen mit intravenös zugeführten Escherichia coli eine Pyelonephritis erzeugen, während bei kompletter Ureterobstruktion durch Ligatur diese Infektion in fast allen Fällen zum Erfolg führt.

Vivaldi, Cotran, Zangwill u. Kass (1959) injizierten für Ratten *hochvirulente Proteus vulgaris-Keime* in die durch Abdominalschnitt *freigelegte Harnblase*, in die zusätzlich eine *Glasperle* eingelegt wurde. Ohne weitere Maßnahmen erzeugten die Autoren *regelmäßig eine Pyelonephritis*. Eine einseitige Ureterligatur verhinderte die aufsteigende Infektion, machte aber die betreffende Niere anfälliger für eine Infektion, wenn die Keime intrakardial zugeführt wurden.

Heptinstall und Brumfitt (1960) versuchten eine *Reaktivierung der abheilenden pyelonephritischen Läsionen durch Ureterverschluß*. Zu diesem Zweck ligierten sie bei weiblichen Ratten beide Ureter und injizierten 30—45 min später Escherichia coli. 24 Std später lösten sie die Ureterligaturen. Bei einer Gruppe dieser Tiere wurden 6 Wochen später die linken Ureter total verschlossen und die Tiere 48 Std später getötet. Bakterienzählungen führten sie in beiden Nieren und im Herzblut durch. Eine weitere Gruppe wurde ebenso behandelt, mit dem Unterschied, daß die Ureterligatur erst 3 Monate nach der Infektion erfolgte. Es kam auf diese Weise zu einer einwandfrei nachweisbaren starken Vermehrung der Bakterien in der linken Niere mit ligiertem Ureter. Ein solches Aufflammen einer geheilt erscheinenden Pyelonephritis bei akuter Harnstauung ist ein beim Menschen gut bekanntes Ereignis. Die Glatt-Formen von E. coli waren besser geeignet als die Rauh-Formen [Brumfitt und Heptinstall (1960)].

Mit einem aus dem Blut eines an Pyelonephritis leidenden Patienten isolierten, bei Ratten nach kurzfristiger einseitiger Ureterligatur in die Schwanzvene injizierten Enterokokkenstamm erzeugten Seneca, Zinsser und Lattimer (1962) zu 85% eine Bakteriurie. Der Bakteriennachweis im Parenchym der unterbundenen Niere war zu 55%, in der nicht unterbundenen Niere zu 22% positiv. Pyelonephritische Veränderungen fanden sich auch in den bakterien-negativen, nicht unterbundenen Nieren.

Behrendt und Schneider (1962) untersuchten mit der Blutgefäßdarstellung von Slonimski und Cunge (1937) Schnitte aus pyelonephritischen Nieren von einem Tag bis zu sieben Monaten nach Infektion. Blasennahe Unterbindung des li. Ureters bei Meerschweinchen mit einem Perlonfaden, der durch die seitliche Bauchwand geführt und über einer Glasperle fixiert wurde; anschließend intrapelvicale Injektion einer nach der McFarland-Skala verdünnten Escherichia coli-Bouillonkultur (Trübungsgrad 3 nach THELEN, ROTHER und SARRE, nochmals 1:500 und 1:1000 verdünnt). 2 Tage später Lösen des Perlonfadens, so daß der li. Harnleiter wieder durchgängig wurde.

Nephrohydrose. DE NAVASQUEZ (1956) hatte die Aufmerksamkeit der Untersucher auf die pathogenetische Bedeutung einer *Harnrückstauung in den Nierenkanälchen* für die Ansiedlung von Keimen und das Angehen und die Ausbreitung einer infektiösen Pyelonephritis gelenkt. Schon 1957 wurde diese Idee von BEESON, ROCHA und GUZE aufgegriffen. Sie *setzten bei Kaninchen mit einem Thermokauter im Nierenmark*, in verschiedenen Teilen der Rinde und an den Papillen *Nekrosen* von etwa 2—4 mm im Durchmesser. Der Teil des Parenchyms, dessen Nephren durch die geschädigten Markbezirke und an diesen vorbeiziehen, ist besonders leicht für eine Infektion mit Escherichia coli anfällig, weil beim Sitz der Schädigung im Mark besonders zahlreiche Tubuli verschlossen und gestaut werden. Bei der Hälfte der Kaninchen kam es auch dann zu einer Pyelonephritis, wenn das Mark kauterisiert und die Keime in den Blasenurin gebracht wurden.

Eine offenbar recht elegante Methode zur Erzeugung einer Nephrohydrose mit nachfolgender Escherichia coli-Infektion geben WOODS, WELT, HOLLANDER und NEWTON (1959, 1960) an. Sie benutzten die von FOURMAN, MCCANCE und PARKER (1956) gefundene Tatsache, daß ein *temporärer Kaliummangel* bei Ratten trotz nachfolgender Kaliumzufuhr zu Nierendauerschäden führt, die OLIVER, MCDOWELL, WELT, HOLLIDAY, HOLLANDER, WINTERS, WILLIAMS und SEGAR (1957) als Proliferation des Epithels der Sammelröhren mit interstitieller Bindegewebsvermehrung, gefolgt von einer Obstruktion der Sammelröhren mit Erweiterung der proximal gelegenen Tubuli beschreiben.

WOODS u. Mitarb. prüften, ob Ratten, die sich von einem temporären Kaliummangel bereits wieder erholt hatten, eine erhöhte Anfälligkeit für Pyelonephritis zeigten. Weiße männliche Sprague-Dawley-Ratten im Gewicht von 128—260 g wurden 4 Wochen bei einer Diät gehalten, die kein Kalium, Natrium, keine Phosphate und Chloride enthielt. Die genaue Methode zur Erzeugung eines Kaliummangelzustandes ist bei HOLLANDER u. Mitarb. (1957) angegeben.

Escherichia coli, aus Pyelonephritikerharn isoliert, wurden einer Ratte mit Ureterligatur intravenös injiziert, aus der infizierten Niere isoliert und in Bouillon 3 Std inkubiert, mit Parafilm verschlossen, gefroren und bei —20° C aufbewahrt. Einige Tage vor der Infektion wurden die gefrorenen Kulturen aufgetaut, auf 37° C erwärmt und für 12 Std inkubiert. Dann wurde zur Vermehrung der Keime ein kleines Stück Impfmaterial in 150 ml Bouillon eingebracht. Aus der Bouillon wurden die Escherichia coli zentrifugiert und mit steriler physiologischer Kochsalzlösung so aufgeschwemmt, daß etwa 100 Millionen Escherichia coli in 1 ml Aufschwemmung enthalten waren. 1 ml wurde bei Ratten intravenös injiziert.

Die Infektion erfolgte sofort, 6 und 7 Monate nach dem 4wöchigen Kaliummangel. Der *4wöchige Kaliummangel führt zu einer Erweiterung der Rindenkanälchen*, wahrscheinlich durch Obstruktion. Diese Ratten sind für eine durch Escherichia coli erzeugte Pyelonephritis anfälliger. KIME, MCNAMARA, LUSE, FARMER, SILBERT und BRICKER (1962) stellten dies auch an Ratten fest, die 12 Monate mit Diphenylamin gefüttert worden waren.

Indessen konnten CARONE, KASHGARIAN und EPSTEIN (1959) an männlichen weißen Sprague-Dawley-Ratten (100—250 g) und männlichen weißen Schweizer Mäusen (etwa 30 g) nachweisen, daß nach 2—8wöchiger Verfütterung einer Kaliummangeldiät die intravenöse Zufuhr von 150—200 Millionen Escherichia coli bei Ratten im Vergleich zu den normal ernährten Kontrollen weder zu einer Erhöhung der Keimkolonien in den Nieren noch zu histologischen Nierenveränderungen führte. Mit Mäusen war das Ergebnis ebenfalls negativ (4 Wochen lang Kaliummangeldiät, 75—100 Millionen Escherichia coli-Keime intravenös). Die

Versuche wurden mit Streptococcus faecalis (Lancefield Gruppe D) wiederholt. Die Nieren-Infektionen waren nun in der Kaliummangelgruppe 3 mal häufiger als bei den Kontrollen, sie beschränkten sich aber nicht auf die Nieren.

Solche in der Literatur relativ häufig zu findenden Widersprüche experimenteller Ergebnisse dürften wohl in erster Linie auf Virulenzunterschiede der Bakterien zurückzuführen sein.

Bei Ratten können nach WAHID, EL-NAGA und TARKHAN (1956) durch eine *einmalige Injektion von 125 mg Alloxan/kg Körpergewicht Narbenfelder im Nierenparenchym* erzeugt werden. Ab 2—4 Wochen nach der Injektion (bis zu 6 Monaten beobachtet) zeigen die Nieren schon eine Zunahme des Bindegewebes. Ob bei solcherart vorbehandelten Ratten Infektionen mit Escherichia coli zu einer Pyelonephritis führen, ist meines Wissens noch nicht geprüft.

Es gibt noch *weitere Möglichkeiten der experimentellen Erzeugung einer Nephrohydrose* [TOLLENS (1904); KOSLOWSKI (1951); STAEMMLER (1956)], die aber (noch) nicht für die hier vorliegende Problemstellung benutzt wurden. Hingewiesen sei noch auf eine operative Methode von KETTLER, SIMON und DAVID (1958), die auf S. 364 beschrieben ist.

3. Infektion in Verbindung mit anderen unterstützenden Maßnahmen (außer Harnstauung)

In einer Anzahl von Publikationen ist der Versuch gemacht worden, eine Infektion mit anderen Schädigungen als mit künstlicher Harnstauung zu kombinieren. Solche zusätzliche Maßnahmen entfernen sich bei einzelnen Experimentatoren manchmal bedenklich von der tatsächlichen Pathogenese. So versuchte MEHROTRA (1953) durch Instillation von Xylol in die Blase und nachfolgende Infektion mit Escherichia coli oder Mikrokokken über eine Cystitis und Ureteritis zu einer Pyelitis und Pyelonephritis zu kommen.

Eine wesentliche Erhöhung der im Nierenparenchym abgesiedelten Keimzahlen erzielten BRAUDE, SHAPIRO und SIEMIENSKI (1955) dadurch, daß sie unmittelbar nach der intrakardialen Injektion von 0,5 ml einer Escherichia coli-Suspension (18 Std alte Tryptose-Bouillonkultur) in Äthernarkose bei Ratten die Nierenlager durch die intakten Bauchdecken 5 min lang kräftig zwischen Daumen und Zeigefinger massierten [mit dieser Methode gelang es schon ORTH (1907), bei Kaninchen intravenös zugeführte Tuberkelbacillen in den Nieren verstärkt anzusiedeln]. Sie erzeugten so auch ohne Ligatur, d. h. ohne Harnstau, in zahlreichen Fällen eine Pyelonephritis.

Später führten diese Autoren [SHAPIRO, BRAUDE und SIEMIENSKI (1956)] ergänzend dazu folgende Experimente aus.

61 männliche Sprague-Dawley-Ratten (150—200 g schwer) erhielten 0,5 ml einer 18 Std bebrüteten Escherichia coli-Tryptose-Bouillonkultur, die total 10^5—10^8 Keime enthielt, täglich bis zu 26 Wochen intravenös injiziert. Zusätzlich wurden täglich die Nierenlager durch die intakten Bauchdecken massiert. Urinproben wurden zeitweise durch Cystotomie entnommen und bakteriell sowie mikroskopisch untersucht. Herzblut wurde von Zeit zu Zeit bakteriologisch und auf Harnstoffgehalt untersucht. Alle 2 Wochen wurde der Blutdruck plethysmographisch nach WILLIAMS, HARRISON und GROLLMAN (1939) bestimmt. 42 Wochen nach Infektionsbeginn wurden die Ratten getötet. Die eine Hälfte jeder Niere wurde mit sterilem Sand zu Brei verrieben und auf Blutagar, EMB-Agar und Tryptosebouillon auf Escherichia coli-Wachstum getestet. Die andere Nierenhälfte wurde histologisch untersucht.

Alle infizierten Ratten mit Nierenmassage zeigten eine Pyelonephritis. Die Infektion allein (ohne Massage) erzeugte nur bei 3 von 12 Ratten eine Pyelonephritis. Bei nahezu allen infizierten Ratten konnten Escherichia coli aus dem Blasenharn gezüchtet werden, während die Blutkulturen immer negativ blieben. Der Bluthamstoff blieb normal.

Mit derselben Methode konnten diese Autoren (1959a) bei 200 Ratten *mit verschiedenen intracardial injizierten Keimen* — Escherichia coli, Proteus morganii,

Streptococcus zymogenes — *eine Pyelonephritis erzeugen*. Die durch Escherichia coli hervorgerufenen Pyelonephritiden klangen von selbst ab. Bei der Infektion mit Proteus morganii kam es zu eitrigen Parenchymeinschmelzungen und in vielen Fällen auch zur Steinbildung. Streptococcus zymogenes verursachte besonders im Mark Entzündungsprozesse. Pseudomonas aeruginosa und Enterokokken führten — wie Escherichia coli auch — nur zu schwach ausgebildeter Pyelonephritis (1959b). Die unterschiedlichen Schweregrade der Infektionen werden auf fermentative Leistungen der Bakterien (Urease der Proteus-Keime), auf Endotoxinbildung (bei gramnegativen Bakterien) und auf die besondere Beschaffenheit der Zellwände (bei Enterokokken) zurückgeführt.

Durch experimentelle *Harnsäure- und Quecksilberchloridschädigungen* der Rattenniere und Escherichia coli-Infektion konnte ROCHA (1958) keine signifikant erhöhte Pyelonephritis-Rate erzielen. Dasselbe gilt für Ratten, bei denen mit Vitamin D eine Nephrocalcinose erzeugt worden war [CARONE und EPSTEIN (1959)].

STUDER, ZBINDEN und FUST (1958) erzeugten nach i.v. Zufuhr von Staphylococcus aureus haemolyticus und Nierenmassage bei Ratten mit hohen Dosen von *Phenacetin* oder *Acetylsalicylsäure* vor und nach der Infektion besonders schwerverlaufende Pyelonephritiden. HEDWALL und HEEG (1961) konnten diese Ergebnisse nicht reproduzieren, jedenfalls nicht mit Phenacetin. Vor- und Nachbehandlung mit *Thyroxin* (0,5 mg/kg/d s.c. in 2,0 ml 0,9% NaCl) verstärkten die bakteriellen Schädigungen der Nieren. E. CLAUSEN (1962) versuchte, durch 8monatige tägliche Vorschädigung von Kaninchen mit 1,0 g, später 1,5 g Phenacetin bzw. Acetylsalicylsäure p.o. und nachfolgende i.v. Zufuhr eines toxischen Escherichia coli-Stammes die nephrotoxischen Wirkungen dieser Analgetica abzuklären. Die histologischen Veränderungen entsprechen einer *interstitiellen Nephritis*, wie sie MIESCHER u. Mitarb. (1958) erzeugten, aber nicht reproduzieren konnten.

L. ANGERVALL, L. LEHMANN und K. LINCOLN (1962) kombinierten die orale Phenacetin- und N-acetyl-p-aminophenol-Zufuhr bei Sprague-Dawley-Ratten mit intracardialer Injektion von 5 ml einer Bouillon-Kultur von E. coli und 5 min langer Massage der linken Niere durch die intakten Bauchdecken, um eine interstitielle Nephritis zu erzeugen. Alle linken Nieren und 19 rechte Nieren von 45 Ratten zeigten entzündliche Veränderungen.

Die Frage nach der *Anfälligkeit topographisch gezielter chemischer Nierenschädigungen für nachfolgende Escherichia coli-Infektion* untersuchten ROCHA (1959) und ROCHA, GUZE und BEESON (1959).

Weiße männliche Sprague-Dawley-Ratten (200—300 g) erhielten jeden 5. Tag 1 mg *Quecksilberchlorid* intramuskulär (1 mg Quecksilberchlorid in 0,2 ml aqua dest. gelöst), um eine Schädigung der Epithelien in den proximalen gewundenen Harnkanälchen zu erzeugen. Eine andere Gruppe erhielt einmalig intraperitoneal 500 mg *Natrium-N^4-Acetylsulfathiazol* (100 mg/ml). 1—2 Wochen später erhielten die Ratten 150—200 Millionen Escherichia coli-Keime intravenös injiziert (0,5 ml einer 4 Std lang bei 37°C bebrüteten Rinderherzbouillon-Kultur; an 10fach verdünnten Proben dieser Kultur wurden auf Agarplatten Keimzählungen durchgeführt). Eine Woche später wurden die Nieren in Pentobarbital-Narkose unter sterilen Bedingungen entfernt und mit 9 ml Nährflüssigkeit homogenisiert. Dieses Homogenat entsprach einer Verdünnung 10^{-1}. Das Homogenat wurde dann 10fach mit derselben Nährflüssigkeit verdünnt. Von den Verdünnungen 10^{-1} und 10^{-3} wurden Platten gegossen, 48 Std bebrütet und die Kolonien ausgezählt.

Bei diesem Vorgehen zeigte es sich, daß die Sublimatschädigung der proximalen Tubuli keine erhöhte Anfälligkeit für die Ansiedlung von Escherichia coli zur Folge hatte. Die durch das Sulfonamid im Bereich der Sammelröhren gesetzten Schäden dagegen förderten die Empfänglichkeit des Nierengewebes für die Escherichia coli-Infektion. Die genannten Schädigungen allein ohne nachfolgende Infektion führten nicht zu spontanen Keimabsiedlungen.

Die *Bedeutung der Nierenstrombahn als mitbedingender pathogenetischer Faktor* bei einer Infektion ohne Obstruktion versuchen folgende Arbeiten abzuklären.

Woods (1958) untersuchte die Frage, ob die bei Ratten nach Gabe von *Desoxycorticosteron-trimethylacetat* (DOCA) auftretende *Arteriosklerose der Nieren die Entstehung einer Pyelonephritis begünstigen kann.* 50—60 g schwere weibliche Sprague-Dawley-Ratten erhielten in Abständen von 14 Tagen 3—4mal eine Injektion von DOCA und als Trinkflüssigkeit eine 1%ige NaCl-Lösung. Die Tiere waren vor Versuchsbeginn einseitig nephrektomiert worden. Nach Ausbildung der Hypertonie (Zunahme des systolischen Druckes um 30 mm Hg nach 2 Wochen, Ausbildung der Arteriosklerose nach 6—12 Wochen) wurde den Ratten eine Suspension von Escherichia coli intravenös injiziert, und 2—15 Tage später wurden sie getötet. Die Nieren wurden bakteriologisch und histologisch untersucht. In einer ersten Versuchsreihe erkrankten 7 von 12 Versuchstieren an einer Pyelonephritis, in einer zweiten Reihe fand sich bei 16 von 21 Hypertonie-Tieren und 3 von 21 Kontrolltieren eine Pyelonephritis. Der Verfasser folgert aus seinen Ergebnissen, daß die mit DOCA + NaCl induzierte *Hypertonie zur Entstehung einer Pyelonephritis prädisponiert.* Mit demselben Colikeim erzeugte Woods (1960) bei 29 weiblichen Sprague-Dawley-Ratten (100—140 g) durch intravenöse Zufuhr von 100 Millionen Keimen eine Pyelonephritis ohne Harnstauung erzeugende Maßnahmen. Wenn sich nach dieser Dosis noch keine deutliche Bakteriurie (über 100000 Keime pro ml) entwickelte, wurden nochmals 12 Millionen Keime injiziert (die Methodik der bakteriologischen Differentialdiagnostik zwischen Colikeimen und Staphylokokkenarten ist in dieser Arbeit genau angegeben). Auf diese Weise wurde eine persistierende, 7 Monate dauernde Coliausscheidung erzielt, die bei 9 Ratten zu einer Pyelonephritis führte.

Jones und Shapiro (1962) steigerten die Empfänglichkeit des Nierenparenchyms von Ratten für i.v. zugeführte E. coli-Keime mit einer passageren, durch einmalige i.v. Injektion von 10 γ *Angiotensin* erzeugten Blutdrucksteigerung. Heptinstall und Stryker (1962) kamen zu entgegengesetzten Befunden. Dagegen soll eine 20 min anhaltende *Nierenischämie* bei Kaninchen das Angehen i.v. zugeführter Colikeime im Nierenparenchym fördern. Es entsteht aber nicht das typische Bild einer Pyelonephritis [Prát, Benesová und Cervinka (1962)]. Einen Schritt weiter gingen Godley und Freedman (1964), indem sie 20 min nach intravenöser Coli-Infektion bei Ratten die *Nierenarterie und/oder die Nierenvene ligierten.* Die dadurch erzeugte Ischämie des Nierenmarkes bei gesteigertem interstitiellem Gewebsdruck erhöhte die Infektionsrate beträchtlich. Lang anhaltende Venenligatur ohne Infektion soll zu interstitiellen entzündlichen Nierenveränderungen führen.

Über die Folgen vorübergehender experimenteller Nierenischämie bei Ratten liegen umfangreiche Untersuchungen von Cain u. Mitarb. vor (1963).

Die bei Ratten durch i.v. Injektion eines Streptococcus faecalis-Stammes erzeugte Pyelonephritis selbst soll nach Guze und Kalmanson (1961) dagegen keine Blutdrucksteigerung hervorrufen [laufende Blutdruckkontrolle über 20 Monate mit der Methode nach Williams u. Mitarb. (1939)].

Am Modell der aufsteigenden Proteus- und Coli-Infektion konnten Boshell, Hunter, Warren und Lupton (1963) nachweisen, daß ein 2 Wochen vorher erzeugter *Alloxan-Diabetes* zu einer erhöhten Anfälligkeit und bei den mit Proteus infizierten Ratten zu besonders schweren Entzündungen führt.

Nach Braude und Siemienski (1960) soll *Urease* aus Proteusbacillen ein wichtiger Faktor für das Angehen einer Proteus-Infektion in der Niere sein.

Durch *Ansäuerung des Nierenparenchyms* erzielten Freedman und Beeson (1961) eine weit höhere Empfindlichkeit gegen Staphylokokken-Infektion.

Methodik: Statt Trinkwasser erhalten Ratten Ammoniumchlorid. 4 bis 8 Tage nach dieser Ansäuerung werden 10^7 Staphylococci albi oder Escherichia coli i.v. zugeführt. Ansäuerung allein führt zu keinen morphologischen Änderungen; nicht „angesäuerte" infizierte Ratten zeigen nur geringfügige pyelonephritische Veränderungen; „angesäuerte" infizierte Ratten zeigen dagegen eine schwere Pyelonephritis.

Um die *Anfälligkeit des Nierenparenchyms für Bakterien beim nephrotischen Syndrom* zu klären, injizierten ROSENAU, YAMAUCHI, BRAINERD und HOPPER (1961) zweimal 0,3 ml einer 0,5%igen Lösung von Aminonucleosid/100 g Ratte s.c. und anschließend Escherichia coli i.v. Nach 2 Std bis zu 30 Tagen wurden die Ratten getötet. Bei den Tieren mit einer *Aminonucleosid-Nephrose* fand sich eine statistisch gesicherte Steigerung der pyelonephritischen Veränderungen. Die Colibakterien waren bei den nephrotisch gemachten Ratten bis zu 30 Tagen länger nachweisbar.

4. Infektion über periureterale Lymphwege (ascendierende lymphogene Infektion)

Die experimentelle Erzeugung einer über die periureteralen Lymphwege ascendierenden Infektion ist aus methodischen Gründen mit großen Schwierigkeiten verbunden, die in der Hauptsache darin bestehen, zuverlässig eine mit Inoculation von Keimen verbundene Schädigung der periureteralen Lymphwege zu bewerkstelligen.

EISENDRAHT und KAHN (1916): Aufschwemmungen von Escherichia coli, Micrococcus pyogenes var. aureus und Proteus vulgaris wurden mit einem Katheter (Nr. 4 oder 5 F.) in die Blase von 27 Hunden und Kaninchen instilliert. Anhand von Stufenschnitten von Blase, Ureter und Nierenbecken konnte die Ausbreitung der Infektion über die periureteralen Lymphwege verfolgt worden. Es kam zur Ureteritis und Pyelitis. Bei 6 Hunden konnten die zugeführten Keime aus Nieren beckenharn in Reinkultur gezüchtet werden.

WEINER (1929): Die Versuchsanordnung von EISENDRAHT schließt urogene aufsteigende Infektion nicht aus. Bei Kaninchen wurde eine Infektion der leicht mit einer feinen Injektionsnadel geritzten Ureteroberfläche mit Pseudomonas aeruginosa gesetzt. Tötung der Kaninchen nach 5—10 Tagen. Es fanden sich Infiltrationsherde in den Lymphbahnen des Ureters mit Übergreifen auf die Blasenwand und nierenwärts. In den Nieren kam es zum Bild der ascendierenden Pyelonephritis mit Rindenabscessen.

5. Die experimentelle Erzeugung des Harnrückflusses

In der Pathogenese der Pyelonephritis spielt weiterhin die Frage eine Rolle, ob es möglich ist, daß Keime aus der Blase — etwa bei manifester infektiöser Cystitis — nierenbeckenwärts entgegen dem peristaltischen Harntransport wandern können. Eine ganze Reihe von klinischen und experimentellen Beobachtungen spricht für eine solche Möglichkeit. NECKER stellte 1928 den Begriff der „*Rückstoß-*" oder — bei permanentem vesico-renalem Reflux — den der „*Rückstauungs-Infektion*" auf. Die entscheidende Bedingung für das Zustandekommen eines solchen Reflux ist eine Insuffizienz des Sphinctermechanismus der Ureteren an der Einmündung in die Blase.

LEWIN und GOLDSCHMIDT (1893) füllten transurethral die Blase von Kaninchen stoßweise mit einer Farbstofflösung und beobachteten etwa gleichzeitig *mit dem stärksten Injektionsdruck ein kräftiges Hochschießen des gefärbten Urins* in die

Ureteren, als dessen Ursache sie die Diskrepanz zwischen der Weite der Harnleiteröffnung und dem Druck in der Harnblase betrachteten.

Courtade und Guyon (1894): Bei einem Druck von 1,5 cm Hg kommt es bei Kaninchen regelmäßig, bei Hunden bei einem Druck von selbst 5 cm Hg selten zu einem Zurückströmen des Urins.

Blum (1907): Starke Lapislösung intravesical erzeugt Rückstoßinfektion.
Feleki (1909): Janetsche Spülungen erzeugen Rückstoßinfektion.
Wildbolz, H. (1909): Bei Kaninchen kommt es bei einem Blasendruck von 1,5—2,0 cm Hg zu einem Rückfluß.

David (1918): Auf Grund von Experimenten meint er: "It is possible in an unobstructed bladder to infect the urinary tract by direct extension of the infection from the bladder through the lumen of the ureter."

Necker, F. (1921): 9 ehemalige Soldaten aus Russisch-Polen und Galizien hatten sich zum Zwecke der Selbstbeschädigung mit einem „weißen Pulver" (Chinin? Kochsalz?) versetzten Fremdurin, z. T. in großen Mengen und mehrmals, in die Blase instillieren lassen. Bei allen kam es im Verlauf der nächsten Monate und Jahre zu einer hartnäckigen beiderseitigen Pyelitis, deren urogen ascendierende Entstehung aber vom Autor abgelehnt wird. Es soll sich vielmehr um ein kontinuierliches intramurales Fortschreiten der vom Trigonum der Blase ausgehenden Entzündung handeln.

Cunningham (1924): *Bei zunehmender Blasenfüllung* zeigen bis 87% von 75 weiblichen Kaninchen *Regurgitation des Urins.*

Gayet (1924): Reflux nach Reizung der Blase mit ätzenden Flüssigkeiten.
Illyes: Intravesicale, starke Lapislösung kann zur Rückstoßinfektion führen.
Andler (1927): Reflux nach Einbringung ätzender Flüssigkeiten in die Blase.

Gruber und Rabinovitch (1930) schlitzten bei Hunden ein Ureterostium und inokulierten hochvirulente Escherichia coli in die Blase [Methodik der Operation bei Gruber, (1930)]. Auf der geschlitzten Seite konnten sie regelmäßig, auf der nichtoperierten zu 30—60% eine Pyelitis erzeugen.

Fuchs (1936) hat im Fornixbereich Resorption aus dem Nierenbecken experimentell nachgewiesen („physiologische Resorption im Nierenbecken"). Eine Fornixruptur, die an sich schon bei geringen intrapelvinen Drucksteigerungen eintreten kann, ist dazu nicht die Voraussetzung.

Eine *Insuffizienz der Ureterensphincter auf chemischem Wege* erzeugten Auer und Seager (1937) bei Hunden, Kaninchen und Meerschweinchen, indem sie *physiologische Kochsalzlösung* oder — weniger erfolgreich — eine *25%ige Magnesiumsulfatlösung* in die Umgebung der in der Blasenwand verlaufenden Ureterenanteile injizierten. Bei Meerschweinchen injizierten sie 0,5 ml und bei Hunden 2,0 ml. Das entstehende Ödem machte den Klappenmechanismus insuffizient, und der physiologische Druck in der Harnblase von 2—12 mm Hg genügte, um einen Reflux ins Nierenbecken hervorzurufen.

In den letzten Jahren ist experimentell über dieses Problem offenbar nichts mehr publiziert worden. Es sei aber folgender, methodisch vielleicht verwertbarer Hinweis gegeben. Ney und Horowitz (1950) benutzten ein Parasympathicotonicum („Furmethide" ® = Furfuryltrimethylammoniumjodid) bei 2 Patienten, die als Folge einer Blasenlähmung eine große Restharnmenge und einen Reflux aufwiesen. Bei beiden Patienten kam es unter dieser Medikation zu schwerer akuter Pyelonephritis unter gleichzeitiger Verminderung des Restharns. Bei dem vorhandenen Reflux hatte das Blasentonicum den Rest leichter in die Ureter und Nierenbecken zurücktreiben können als gegen den höheren Widerstand des Schließmuskels die gewünschte Blasenentleerung zu erleichtern. *Ein Parasympathicus-erregendes Medikament kann also bei stark hypotonischer oder atonischer Blase einen Reflux auslösen.*

6. Sonderformen experimenteller Pyelitis und Pyelonephritis

a) Pyelitis pseudofollicularis et follicularis

Jakoby (1929) gelang es, durch Implantation von sterilen Nierensteinfragmenten und terpentingetränkten Hollundermarkstücken ins Pyelon eine chronische aseptische Entzündung mit *Neubildung von Lymphfollikeln* hervorzurufen. Christeller (1927) erzeugte bei Hunden und Katzen eine Pyelitis pseudofollicularis in derselben Weise.

b) Allergisch-toxische Pyelonephritis

Thelen, Rother und Sarre (1956) erzeugten eine „allergisch-toxische" Pyelonephritis durch 3tägige *Vorimmunisierung* von Kaninchen durch intravenöse Infektionen virulenter Enterokokken in Verbindung mit der operativen Erzeugung einer Harnverhaltung durch Anlegen einer partiellen Ureterstenose (Methode s. S. 343), die nach 5 Tagen wieder beseitigt wurde, und gleichzeitigen *Vaccineinjektionen ins Nierenbecken*, dessen Wand und Umgebung. Im weiteren Verlauf bildeten sich auch Schrumpfnieren aus.

Weyrauch, Rosenberg und Redor (1957): 16 Kaninchen wurden 6 Wochen lang mit 1,0 ml einer Vaccine aus mit Hitze abgetöteten Escherichia coli 4mal im Abstand von 10 Tagen vorbehandelt (dieses Verfahren erzeugt beim Menschen einen deutlichen Antikörpertiter). 24 Std nach Ureterligatur wurden lebende Escherichia coli intravenös injiziert. Bei 4 Kaninchen kam es zu einer schweren, bei 8 Kaninchen zu einer mäßig starken Pyelonephritis, während der Rest gesund blieb.

Beeson und Rowley (1959) beschreiben eine mit der Ammoniak-Produktion gekoppelte Anti-Komplement-Wirkung des Nierenrinden- und Nierenmarkgewebes.

Die *pathogenetische Bedeutung der Immunität* für die experimentelle Erzeugung einer Pyelonephritis bei Ratten versuchten Braude und Siemienski (1961) sowie Sanford, Hunter und Souda (1960, 1961), letztere mit der Technik von Braude, Shapiro und Siemienski (1955), in groß angelegten Experimenten abzuklären. Die mit Escherichia coli infizierten Ratten entwickelten zirkulierende Agglutinine. Diese Tiere erwarben eine Resistenz gegen Neuinfektion mit demselben Bakterienstamm. Die mit Proteus mirabilis infizierten Ratten verhielten sich ebenso, während die mit dem Klepsiella-Stamm infizierten Tiere keine zirkulierende Agglutinine erzeugten und keine Resistenz entwickelten. Eine solche ließ sich nur durch passive Übertragung eines konzentrierten Antiserums hervorrufen.

Morard, Bariéty und Lagrue (1962) versuchten, bei Ratten das Angehen i.v. zugeführter Colikeime durch abwechselnde Injektionen von *Anti-Nierenserum* zu fördern.

Anhang: Experimentelle Papillennekrose

Die erstmalig von Friedreich (1877) beschriebene Papillennekrose erlangt neuerdings, übrigens nicht nur bei Diabetikern [Simon u. Mitarb. (1957)], zunehmende klinische Bedeutung. Da ihre Pathogenese – jedenfalls die des infektiösen Typs – eng mit dem Bestehen einer Pyelonephritis zusammenhängt [Zollinger (1960)] und deshalb ihre experimentelle Erzeugung mit den bisher besprochenen Methoden verknüpft ist, wird sie an dieser Stelle abgehandelt.

Schon Paul Ehrlich erwähnt 1886 in seinem Bericht über experimentelle und klinische Befunde bei „Thallin", einem Chemotherapeuticum bei Typhus abdominalis mit *Tetrahydro-p-chinamisol* als Wirksubstanz, das Auftreten von Nekrosen an den Nierenpapillen der Versuchstiere[1].

Die schon bekannten Papillennekrosen bei *länger bestehender Hydronephrose* untersuchte NIEBERLE (1901) bei Kaninchen. Er kam zu dem Schluß, daß „die Papillennekrose nicht notwendig eine Begleiterscheinung jeder Hydronephrose ist".

Gelegentlich anderer Versuchsziele (Absorptionswege aus dem Nierenbecken bei totaler Ureterobstruktion) beobachtete MORISON (1939) an Kaninchen mit *einige Tage bestehender Ureterligatur* im Bereich der Nierenpapille Zerstörungen des Epithels mit „Rupturen" in der Papille. Auch MALLORY, CRANE und EDWARDS (1940) fanden bei Kaninchen, an denen sie eine Pyelonephritis erzeugten, Papillennekrosen.

MUIRHEAD, VANATTA und GROLLMAN (1949, 1950) konnten bei 18 von 24 jungen Hunden durch Ureterligatur neben Hydronephrose eine Papillennekrose mit nachfolgender Pyelitis erzeugen. Die Versuche zeigten, daß die papillennahen Gebiete bei steigendem Druck in den harnabführenden Wegen weitgehend ischämisch und schließlich nekrotisch werden.

ROBBINS und ANGRIST (1949) gingen von der Vorstellung aus, daß — wie auch beim Diabetiker — ein *Mangel an ungesättigten Fettsäuren* pathogenetisch eine Rolle spielen könnte. Tatsächlich gelang es ihnen, durch Verfütterung einer fettfreien Diät bei Ratten Papillennekrosen zu erzeugen.

Durch Verfütterung einer *calorien- und vitaminreichen,* zu 0,06% aus *Mono-N-Methylanilin* bestehenden Diät an je 20 männliche (562 Tage lang) und weibliche Ratten (479 Tage lang) konnten WHITE und MORI-CHAVEZ (1952) 10mal eine Papillennekrose mit Epithelhyperplasie, Epithelverlust, Hämorrhagien und Dilatation der Sammelröhren hervorrufen.

Eine Änderung des interstitiellen Gewebsmilieus zur Erzeugung einer Papillennekrose benutzten die folgenden Autoren. BESWICK und SCHATZKI (1960) erzeugten ein *interstitielles Papillenödem durch partielle und komplette Venenligatur* und damit verbundener Drosselung des venösen Rückflusses aus der Papille, die dann nekrotisch wurde.

GLOOR und JENNY (1960) injizierten Kulturextrakt von *Escherichia coli* und *Enterokokken* und zusätzlich *Vinylamin* (75 mg/kg intraperitoneal), das bei vorhandener Bakteriämie zu einer Blut- und Urinstase im Papillenbereich und damit zu einer Papillennekrose führte. Auch Vinylamin allein führt bei Ratten zu einer abakteriell-toxischen Papillennekrose [REHNS und LEVADITI (1901), MANDEL und POPPER (1951)].

Als Nebenbefund erhielt SEN GUPTA (1962) Papillennekrosen nach wochenlanger Verfütterung von 4-Äthylsulfonylnaphthalen-1-Sulfonamid bei verschiedenen Tieren.

Mit dem Modell der ascendierenden Proteus-Pyelonephritis der Bostoner Forschergruppe (s. S. 341) konnten BOSHELL, HUNTER, WARREN und LUPTON (1963) an Alloxan-diabetischen Ratten Nekrosen der Papillenspitzen erzeugen.

Die zahlreichen Versuche, mit Phenacetin oder anderen Analgetica-Bestandteilen Papillennekrosen zu erzeugen, führten nur selten zum Ziel. ABRAHAMS, RUBENSTEIN und LEWIN (1963) haben nach Verfütterung eines Phenacetin-Aspirin-Coffeingemisches bis zu 14 Monaten Papillennekrosen erzielen können. Nähere experimentelle Angaben fehlen jedoch.

[1] SCHUMACHER (1958) berichtet über einen Todesfall, der nach Einnahme eines in der klinischen Prüfung befindlichen Medikamentes, das diese Substanz als chemischen Grundkörper besitzt, auftrat und bei der Obduktion „infarktähnliche ischämische Nekrosen in den Markkugeln beider Nieren" aufwies.

Die Übersicht zeigt, daß es keine Standardmethode zur Erzeugung von Papillennekrosen gibt. Unter Berücksichtigung der Pathogenese und der experimentellen Problemstellung wird man dieses oder jenes Verfahren verwenden oder modifizieren müssen.

VIII. Experimentelle Erzeugung tuberkulöser Entzündungen der ableitenden Harnwege

Nach wie vor spielt die Harnwegstuberkulose klinisch eine große Rolle. Allein etwa 30% aller primär-chronischen Cystitiden sind tuberkulöser Natur [Boshamer (1953)].

Im einschlägigen Schrifttum gibt es eine große Zahl von Untersuchungen über die experimentelle Tuberkulose der abführenden Harnwege. Eine *direkte hämatogene Infektion* derselben ist — z. B. bei bestehender, fortschreitender Lungentuberkulose — grundsätzlich möglich, aber sicher selten. Meist ist die Infektion *Folge einer bereits bestehenden Nierentuberkulose*, zumal die „Ausscheidung" von Tuberkelbakterien durch die unveränderten Glomerulumcapillarschlingen nicht gesichert ist. Methodisch bringen diese Arbeiten kaum etwas Neues, stammen sie doch nahezu alle aus einer Zeit, in der die Ligaturverfahren dominierten.

Zunächst herrschte — noch von Rokitansky (1861) her — die Anschauung, daß die Harnblase oder die Geschlechtsorgane primär hämatogen infiziert werden. Daran schließt sich die Tuberkulose der Harnleiter, des Nierenbeckens und der Nieren durch Ausbreitung der Infektion an. Die primär hämatogene Tuberkulose des Nierenparenchyms wurde nur für die miliare Erscheinungsform anerkannt. Dafür sprechen auch die zahlreichen Tierversuche, bei denen die *Tuberkelbakterien direkt in die Blutbahn injiziert* wurden, wobei ausnahmslos das Bild der *akuten Miliartuberkulose* entstand, an der die Tiere rasch zugrunde gingen, ohne daß eine Tuberkulose der Harnhohlorgane entstanden war. Pels-Leusden (1911) erkannte, daß bei diesen Versuchen die Virulenz der Bakterien und die Empfänglichkeit der verwendeten Tiere zu groß waren. Er benutzte deshalb erstmalig *schwach virulente Keime in öliger Aufschwemmung* bei Tieren mit geringerer Tuberkuloseempfänglichkeit. Eines der Versuchsprotokolle sei wegen der eindringlichen und klaren Schilderung im Wortlaut zitiert:

„Ziegenbock, ca. 1/2 Jahr alt. 17. 7. 03. In Äthernarkose und linker Seitenlage nach sorgfältigster Desinfektion Freilegung der rechten Niere von einem Schnitt oben am Rippenbogen beginnend und abwärts bis fast zum Darmbeinkamm reichend am Rande der langen Rückenstrecker. Nach Durchtrennung der Aponeurose zwischen den letzten und den queren und schrägen Bauchmuskeln kommt man sofort auf das perirenale Fettgewebe, welches stumpf durchtrennt wird. Das Peritoneum wölbt sich stark vor. Ohne Blutung gelingt es, die hoch oben unter dem Rippenbogen liegende Niere auszulösen und zur Wunde herauszudrängen. Die großen Gefäße treten am oberen Rande des Nierenbeckens ein, die Vene nach vorn, die Arterie nach hinten gelegen. Am unteren Beckenende treten noch einige accessorische Gefäße ein, die aber ein sehr viel kleineres Caliber haben. Dreht man die Niere um ihre Längsachse nach vorn und zieht sie bauchwärts an, so wird die Arterie auf eine Strecke von gut 3 cm sichtbar und zwar als ein ca. tanzbleistiftdicker Strang, der kräftig pulsiert. Mit einer ganz feinen gebogenen Stahlcanüle wird in der Richtung des Blutstromes ganz flach, schräg gerichtet, eingestochen, bis das rhythmische Ausfließen von Blut zeigt, daß die Canülenspitze sich im Lumen des Gefäßes befindet. In einem Achatmörser waren schon vorher 3 ccm sterilisierten Olivenöls mit einer kleinen Platinöse einer ganz alten, schon oft übergeimpften Tuberkelbacillenbouilloncultur ca. 10 Min. lang verrieben und ein Theil dieser Emulsion in eine gut auf die Canüle passende Spritze gefüllt. Es handelte sich um *Rindertuberkulosebacillen.* Leider ist mir diese sehr wenig virulente Cultur dann zu Grunde gegangen. Von dem Gemisch werden 0,3 ccm in die Arterie eingespritzt, worauf die Niere an der Oberfläche ein etwas fleckiges Aussehen bekommt, was zweifellos auf circumscripte Embolien zurückzuführen ist. Nach der Herausnahme der Canüle spritzt es im Strahl aus der Arterie, welche daher ganz oberflächlich mit einer König'schen Klemme, also nur an der Adventitia gefaßt wird. Abbinden mit ganz feinem Catgut, wonach die Blutung sofort steht. Nach einigen Minuten wird die Niere zurückgelagert und der Fascienmuskelspalt mit einer Anzahl von Catgutnähten vereinigt. Darüber Hautnähte, welche die Fascie nochmals mitfassen und eine fortlaufende Hautseidennaht, welche die Wundränder exakt aneinanderlegt. Jodoformcollodiumverband."

Mit dieser Methodik konnte PELS-LEUSDEN erstmalig bei Tieren eine *chronische* Nierentuberkulose erzeugen, die sich primär im Mark manifestierte und zur Erzeugung einer descendierenden Infektion der Harnwege geeignet war.

Eine solche Infektion geht besonders gut an, wenn zusätzlich eine *Harnstauung* besteht. Das wies im Tierversuch HANSEN (1903) nach, der durch *intraureterale Injektion von humanpathogenen Tuberkelbakterien* in Verbindung mit *Ureterligatur* eine *Nierenbeckentuberkulose* erzeugte. Beimpfung der Blase mit 24stündiger Harnstauung in der Blase durch Harnröhrenligatur führten dagegen nicht zum Ziel. MEINERTZ (1908) wies darauf hin, daß die Harnstauung auf die venösen Nierengefäße einen Druck ausübt und die dadurch ausgelöste Blutumlaufstörung Absiedlung und Wachstum der Tuberkelbakterien begünstigt.

Ähnliche oder gleiche Ergebnisse erhielten mit derselben Methodik BERNARD und SALOMON (1903, 1905, 1906), KAPPIS (1905, 1906), MAUGEAIS (1907, 1908), ALBARRAN (1909) und WILDBOLZ, H. (1908, 1909).

H. WILDBOLZ berichtet in seinem Handbuchbeitrag von 1927 auch über eigene positive Versuche zur Erzeugung einer *aufsteigenden* Infektion *ohne* Harnstauung mit und ohne artefiziell hervorgerufener Antiperistaltik. Wurde bei diesen Versuchen — vor der *Injektion der Tuberkelbakterien in die Blase* — ein Ureter unterbunden, dann erkrankte immer nur die Niere auf der Seite des nicht ligierten Ureters. Dies war der Beweis, daß die Nierenbeckentuberkulose *nicht* etwa *hämatogen* entstanden war. Diese Ergebnisse wurden von Nachuntersuchern bestätigt [TOSATTI (1910), SUGIMURA (1911)].

In einem Beitrag zur Frage der aufsteigenden Tuberkuloseinfektion hat GIANI (1907) *mit Tuberkelbakterien gefüllte Celloidinröhrchen* in die Blase eingelegt. Er kam zu der Auffassung, daß es nicht zu einer Verschleppung der Keime gegen den Urinstrom kommt (s. dagegen S. 353). Eine Blasentuberkulose entstünde meist sekundär bei bereits bestehender Cystitis.

Zur Methodik der *hämatogenen descendierenden tuberkulösen Entzündung* der ableitenden Harnwege seien folgende Arbeiten angeführt:

KRAEMER (1956) infizierte Meerschweinchen mit Kulturaufschwemmungen menschlicher Tuberkelbakterien durch feinste *intratracheale Zerstäubung* und durch intrakardiale Injektion. Eine Tuberkelbakteriurie trat nur nach Parenchymläsionen mit zerstörendem Einbruch in das ableitende Harnkanälchensystem auf.

Um die Empfänglichkeit von Ratten für intraperitoneal zugeführte Tuberkelbakterien zu steigern, behandelte LÜCHTRATH (1958) die Tiere vorher mit *Nierenantiserum* und *Cortison.*

JANSEN (1959) fand bei sensibilisierten Kaninchen schon 20 min nach intrakardialer Injektion einer Tuberkelbakterienaufschwemmung eine Bacillenausscheidung im Urin.

HAFERLAND (1962) versprühte *intrabronchial* eine feine Aufschwemmung des bovinen Stammes „Ravenel" mit einer nephelometrisch eingestellten Keimzahl von 200000/ml. Nach Intubation wurden Hunden davon etwa 100000 Keime eingeblasen. Bis zu 34 Tage wurde Katheterurin mit Hilfe von Ausstrichen (Ziehl-Neelsen-Färbung) und Meerschweinchenversuchen auf Tuberkelbakterien untersucht. Die Bakterienausscheidung war nur im Tierversuch, jedoch nicht vor dem 21. Tag nach der aerogenen Lungeninfektion nachweisbar. Die Ausstriche blieben immer negativ. In einer anderen Versuchsgruppe wurde der linke Ureter 2 cm unterhalb des Nierenbeckenabganges doppelt ligiert. 7 Tage später nach Ausbildung einer Hydronephrose und funktioneller Umschaltung auf die andere Niere wurden die Kaninchen in derselben Weise intrabronchial infiziert. Bei dieser Versuchsanordnung wurde der Urin sowohl im Ausstrich wie auch im Meerschweinchenversuch bereits am 6. Tag positiv.

IX. Experimentelle Hydronephrose

Eine experimentelle Hydronephrose wird in simpler Weise durch eine einfache *Ureterligatur* ohne Durchtrennung oder durch zwei Ligaturen mit Durchtrennung des Ureters zwischen den beiden Unterbindungsstellen hervorgerufen. Die verschiedenen operativen Methoden sind bereits im Abschnitt über experimentelle Erzeugung einer Pyelonephritis mit Hilfe von Harnstauung (s. S. 342) geschildert. Wichtige, verschiedene pathogenetische Probleme bearbeitende Publikationen sind, um Wiederholungen zu vermeiden, in nachfolgender Übersicht chronologisch zusammengestellt.

1882 teilten Straus und Germont mit, daß die aseptisch ausgeführte vollständige Ligatur des Ureters zu einer Hydronephrose führt. Diese heute banal anmutende Feststellung war damals sehr wertvoll, weil Cohnheim mißverständlich über die Folgen eines völligen Harnleiterverschlusses geäußert hatte, ein solcher Verschluß führe zu einer „Atrophie" des Nierengewebes, das zugrunde ginge und einen vom Bindegewebe durchwachsenen Rest hinterließe.

Von da ausgehend, nahm die Bearbeitung des Problems etwa folgenden Verlauf:

Albarran (1889): Nach Ureterligatur wird die Niere atrophisch, die kontralaterale Niere wird hypertrophisch und übernimmt die Funktion der ausfallenden Niere.

Guyon und Albarran (1890): *Nach Ureterunterbindung steigt der Druck im Nierenbecken schnell an* (manometrische Untersuchungen).

Lindemann (1894, 1895, 1898): Untersuchungen über morphologische und kreislaufphysiologische Veränderungen nach Ureterligatur bei Hunden und Kaninchen.

Stoudensky (1899): Der *Schwund der Papille* bei Hydronephrose beruht nicht auf Atrophie, sondern *ist Folge einer Nekrose* (bestätigt von Sheehan und Davis, 1959).

Morris (1901): Obstruktion des Ureters führt frühzeitig zu einer allgemeinen Atrophie des Nierengewebes.

Fabian (1904) beschreibt auf Grund zahlreicher Versuche an Kaninchen die Morphologie von 15 min bis zu 750 Tagen bestehenden Hydronephrosen. Übersicht über deutsche Literatur.

Ponfick (1910): Ausführliche Histologie der Veränderungen des Nierenparenchyms auf Grund von Ligaturversuchen an Kaninchen von 4—210tägiger Dauer. Einteilung in 3 pathomorphogenetische Entwicklungsabschnitte.

Beer (1912): Erzeugt einseitig Hydronephrose durch Ureterunterbindung und injiziert Bakterienkulturen.

Kawasoye (1912): Groß angelegte experimentelle Studie zum künstlichen Ureterverschluß bei Kaninchen und Hunden mit Auswirkungen auf Morphologie und Funktion des Nierenparenchyms (methodische Angaben über Ligaturen s. S. 342).

Scott (1912): Hunde wurden in Äthernarkose zwischen Seiten- und Bauchlage fixiert, so daß die Eingeweide von der Wirbelsäule wegrutschen. Das Haar wird in der Lendengegend rasiert und das Operationsfeld mit Seife und Wasser gewaschen und mit Jodtinktur desinfiziert. Ein schmaler, etwa 2,5 cm langer Einschnitt wurde etwa 5 cm seitlich parallel zu den Dornfortsätzen der Lendenwirbel über dem Darmbeinkamm durch Haut, Fascien und Musc. quadratus lumborum angelegt und der Ureter ohne Eröffnung des Bauchfells freigelegt. Neben der üblichen Unterbindungsmethode (2 Ligaturen im Abstand von 1 cm) versuchte der Autor auch, einen *intermittierenden Verschluß* anzulegen. Er legte ein schmales Gummiband um den Ureter. Der Urin ging durch, wenn er die Elastizität des Gummis überwunden hatte. Da die Elastizität des Gummis im Körper aber bald verlorengeht, funktioniert dieser Mechanismus nur die ersten Stunden nach Anlegen des Gummibandes. Der Grad der Hydronephrose ist von der Dauer der Unterbindung abhängig.

PRIMBS (1913) zeigte am überlebenden Meerschweinchenureter, daß infektiös-toxische Einwirkungen auf die Ureterwand zur Dilatation des Ureters führen.

GHOREYEB (1914) fand, daß einige Tage nach Ureterligatur die obstruierte Niere nicht mehr so leicht künstlich durchströmt werden kann, weil das erweiterte Nierenbecken den venösen Abfluß aus der Niere behindert.

KEITH und SNOWDEN (1915) und KEITH und PULFORD (1917) bestätigen die experimentellen Ergebnisse von SCOTT (1912).

HINMAN (1923): Führt die Arbeiten von SCOTT weiter. Er erzeugt an Hunden durch Ureterligatur Hydronephrosis und beschreibt die auch in der anderen Niere auftretenden Folgen über eine Beobachtungszeit bis zu 2 Jahren. Einführung des Begriffes „renal counterbalance".

HINMAN und MORISON (1924, 1926): Bei dauerndem und vollkommenem Ureterverschluß erfolgt der *Flüssigkeitswechsel in den oberen Harnwegen durch pyelovenösen (= pelvirenalen) Reflux.*

HINMAN und LEE-BROWN (1924): Zusammenfassende experimentelle und historische Übersicht zum Problem des *pyelovenösen Reflux* (Nachweis von anatomischen Verbindungen zwischen Nierenbecken und Nierenvenen durch Injektion von Berliner Blau in die Ureteren).

ANDLER (1925): Prüfung der Innervationsverhältnisse durch „*Entnervung*" *des Harnleiters und Nierenbeckens* bei Katzen und Kaninchen als *unterstützende Maßnahme* für die experimentelle Erzeugung einer dynamischen Hydronephrose. „Entnervung" schädigt die Peristaltik und fördert die Harnstauung.

KITANI (1925): Ureterligatur bei Hunden, Kaninchen und Ratten bis zu 4 Wochen in Verbindung mit vitaler Karminspeicherung zeigt, daß das Parenchym bis zu dieser Zeit erholungsfähig bleibt. Der Begriff „hydronephrotische Schrumpfniere" wird abgelehnt.

HELMHOLZ und FIELD (1926) beobachteten bei 3 von 20 Hunden mit 18stündiger und länger dauernder Ureterligatur Niereninfarkte. In der Wand des Beckens kommt es in der Nähe des Fornix zu Fissuren.

BLATT (1928): *Partielle Sympathektomie des Ureters* ruft eine „dynamisch-funktionelle" Hydronephrose hervor.

Technik der Sympathektomie des Ureters. In einer Ausdehnung von 1—4 cm wird die ganze Circumferenz des Ureterrohres mit Skalpell und feinen Pinzetten von der Tunica adventitia befreit (abgeschabt). Dies ist der Fall, wenn die vorher rauhe, faserige, grau-weiße Oberfläche ganz glatt und rosarot erscheint. Das sympathektomierte Ureterstück wurde dann mit Isophenallösung bestrichen. Nach Blutstillung Verschluß der Bauchdecken. Kontrolloperationen nach 2 bis $3^1/_2$ Monaten.

BOEMINGHAUS (1929, 1930): Ureterligatur bei jungen Hunden im Wachstumsalter führt zu großen Wassersacknieren; bei älteren, nicht mehr wachsenden Hunden kommt es zu einer deutlich geringeren Dilatation des Nierenbeckens. Er lehnt auf Grund von Injektionen schattengebender Substanzen in das Pyelon von Hunden einen pyelovenösen Reflux ab. *Eine Resorption aus dem Nierenbecken sei nur über die Harnkanälchen möglich* [Literatur zu diesem Thema wird ausführlich referiert (1929b)].

FUCHS, R. (1930): Die unter Druck stehende Flüssigkeit in einem Hydronephrose-Sack kann außer in Nierenvenen (HINMAN und LEE-BROWN) auch in Lymphgefäße der Nieren eindringen [durch PERSKY u. Mitarb. (1956, 1960) mit der Isotopentechnik bestätigt].

BEACH (1931) hebt bei Hunden und Kaninchen durch Aufpinselung von Nicotinsäure auf die Außenfläche der Ureteren deren Motorik auf. Derselbe Autor ersetzte Teile des Ureters durch eine Glasröhre.

JOHNSON (1932) beschreibt die histologischen Frühveränderungen in hydronephrotischen Kaninchennieren.

FUCHS (1936): Ureterligatur von verschiedener Dauer in Verbindung mit Druck auf die kranke und gesunde Niere bis zur *Fornixruptur:* Es zeigt sich, daß zu Beginn der Stauung der dazu benötigte Druck besonders niedrig ist (Minimum bei 48 Std.).

MAATZ (1941): Bei jungen Hunden, Kaninchen und Ratten entwickelt sich nach einseitiger Harnstauung die Hydronephrose schneller als bei älteren.

PIERRO (1941): „Denervierung“ der Niere bei Kaninchen führt zu einer Verstärkung der Hydronephrose.

GREENE (1944) *dehnte bei Hunden den Ureter durch Einführung von Garceau-Kathetern von steigender Größe*, wobei — wahrscheinlich durch lokale Wandschädigungen des Ureters — eine sog. „adynamische Hydronephrose“ entstehen soll.

MAATZ und KRÜGER (1937): Die durch Ureterligatur bei Hunden hervorgerufene Erweiterung des Nierenbeckens bewirkt eine beträchtliche *Reduktion der venösen Zirkulation.*

LEVY, MASON, HARRISON und BLALOCK (1937): Der venöse Blutstrom ist bei Hunden besonders stark am 3. und 4. Tag nach Anlegen der Ligatur reduziert.

HERDMAN und JACO (1950): Beweis der Verlangsamung des Blutumlaufes in den Nieren bei akuter Hydronephrose durch serienmäßig hergestellte *Angiographien.*

IDBOHRN und MUREN (1956): Bei Kaninchen einseitige Ligatur und *Bestimmung des venösen Rückstromes* aus beiden Nieren. Von der ersten Woche an kam es auf der ligierten Seite zu einem Rückgang der Durchblutung auf 40% des Ausgangswertes. Dieser Ausfall wurde von der gesunden Niere fast vollständig kompensiert.

BIANCHI und DELL'ADAMI (1950): Kreislaufphysiologische Untersuchungen bei experimenteller Hydronephrose.

STRONG (1940), ebenso HINMAN (1945) geben eine detaillierte Schilderung der Nierenparenchymveränderungen nach experimenteller Hydronephrose.

DUNCAN und GOODWIN (1949): Bei Kaninchen wird der Ureter nahe der Blase mit Zellophanstreifen umhüllt. Der Fremdkörperreiz erzeugt eine Fibrose der Ureterwand, die zu einer Nierenbeckenerweiterung führt.

SPITZNAGEL und SCHRÖDER (1951) erzeugten bei Ratten eine partielle Ureterobstruktion, indem sie den mobilisierten Ureter U-förmig durch die benachbarte Körperwand führten und in dieser Stellung fixierten.

ERÄNKÖ und NIEMI (1954): Bei männlichen Wistar-Ratten wurde in Äthernarkose der linke Ureter zwischen doppelter Ligatur durchschnitten. 1—16 Tage nach der Operation Tötung durch Dekapitation. Bei anderen Ratten wurde der Ureter mit kleinen Arterienklemmen für 2—6 Tage abgeklemmt. Diese Ratten wurden 10—20 Tage nach der Entfernung der Klemmen getötet. Nachweis der sauren und alkalischen Phosphatase nach Gomori. Beide Fermente verschwinden aus den Tubuli contorti mit zunehmender Dauer der Hydronephrose.

POLITO und PALCHETTI (1958): Partielle Stenosierung eines Ureters bei 12 Kaninchen führte mit zunehmender Hydronephrose zu einer Abnahme der Lipase und Lipoide in der entsprechenden Niere.

GIRGENSOHN (1954) gibt eine erschöpfende pathogenetische Einteilung der „*perirenalen Hydronephrose*“. Der von ihm selbst beobachtete Fall bei einem Kaninchen 6 Monate nach extraperitonealer Ureterligatur kann durch *Urinaustritte* [KAWASOYE (1912)] erklärt werden. Auch DOMANIG (1957), der bei 25 Ratten den Ureter durchtrennte und unversorgt ließ, konnte *Cystenbildungen durch Urinaustritt* in das Bindegewebe erzeugen.

PERSKY, STORAASLI und AUSTEN (1955): *Neue Methode zur intrapelvinen Druckregulierung und Druckmessung* (s. S. 364).

KERR (1956): Einseitige Ligatur bei Hunden 7—28 Tage lang. Anschließend Bestimmung der *Erholungsfähigkeit des Nierengewebes* durch gleichzeitige Bestimmungen der Glomerulumfiltration (anhand von Inulin- und exogener Kreatinin-Clearance) und der effektiven renalen Plasmadurchströmung (vermittels der p-Aminohippursäure-Clearance). Die funktionelle Restitution erfolgt nach Lösen der Ligatur nur langsam, erreicht nie die Leistung der nicht obstruierten Niere und ist um so besser, je kürzer die Abklemmung dauerte.

Idbohrn (1956): Einseitige Ligatur bei 159 Kaninchen (2—3 kg) mit *angiographischen Untersuchungen der Nierengefäße* (ausführliche methodische Angaben über Nierenangiographie!) mit histologischer Kontrolle bis zu 12 Wochen. Wiedereröffnung des ligierten Ureters bis zu einer Woche nach der Ligatur führte zu einer guten Wiederherstellung der Funktion. Nach 4 Wochen war die Parenchymfunktion erloschen.

Meerson (1956): Morphologische Nierenveränderungen im Verlauf von 2—70 Tagen nach Ureterligatur. Ein Teil der Kanälchen soll nicht atrophisch werden (=sog. funktionelle Reserve der hydronephrotischen Niere). Es sind dies z. T. Nephren, die reflektorisch bei der Ligatur ausgeschaltet werden.

Holder (1956): Bei Hunden wird operativ die Blase eröffnet. Dann wird *in den Ureter ein Laminariastift eingeführt* und mit einem Ureterkatheter in die gewünschte Höhe geschoben. Der Verschluß ist vollständig, wenn der Stift konzentrisch quillt. Bei exzentrischer Quellung ist der Verschluß unvollständig.

Cavazanna und Ambrosetti (1957): *Morphologische Veränderungen der Nierenbeckenwand* bei Hydronephrose. Zuerst kommt es zu einer Muskelhypertrophie, dann schiebt sich ein teils fibröses, teils elastisches Bindegewebe zwischen die Muskelfaserbündel, gefolgt von kollagen-reticulärem, bleibendem Bindegewebe.

Henschel (1957): Bei 43 Inzuchtmäusen beiderlei Geschlechts (28—40 g) wurde der linke Ureter ligiert und durchtrennt. Die Mäuse wurden 3—200 Tage nach der Operation getötet. Beide Nieren wurden entfernt, mit Nierenbeckeninhalt gewogen, uneröffnet in Formalin fixiert und transversal in Höhe des Hilus geschnitten. Die transversalen Teilumfänge wurden in Millimeter gemessen und die Glomerula je Transversalschnitt gezählt.

Es ergab sich, daß es bei Hydronephrose nicht nur zu einer Erweiterung des Nierenbeckens, sondern auch zur *Dehnung des Parenchyms* kommt (plastisch-viscöse Dehnung mit gegenseitiger Gefügeverschiebung der Strukturelemente des Nierenparenchyms).

Guze und Beeson (1957): Bei weißen männlichen Sprague-Dawley-Ratten (150—250 g) wurde in Pentobarbital-Narkose (10—12 mg Pentobarbitalnatrium intraperitoneal) mit einem 2 cm langen Schnitt, genau unter und parallel zum Rand der untersten Rippe, ein kurzes Stück des Ureters freigelegt, vom umgebenden Bindegewebe befreit und mit einem Seidenfaden ligiert. Vom gleichen Tage an erhielten die Ratten täglich 6,25 mg Cortison subcutan ("cortone acetate" Merck). Die Ratten wurden nach 4, 8 und 15 Tagen getötet. Kontrollgruppen mit Ligatur blieben ohne Cortison. Ergebnis: *Cortison verhindert in der Niere die Folgen der Ureterligatur* (keine Organvergrößerung, weniger Flüssigkeit, geringere Erweiterung der Tubuli). Die Hypertrophie der gesunden Niere konnte dagegen durch Cortison nicht verhindert werden.

Guze und O'Shea (1958) erzeugten eine Hydronephrose durch *Bestrahlung des Ureters mit einem β-Strahler*; dabei bildete sich allmählich ein partieller Ureterverschluß mit Harnstauung aus (Methode s. S. 347, 348).

Giunti (1958): Neue Methoden zur Erzeugung einer Hydronephrose durch *neuromuskuläre Schädigung des Ureters* (s. S. 365).

Kettler, Simon und David (1958): Erzeugung einer Hydronephrose (und Nephrohydrose) bei Kaninchen durch *partielle tangentiale Dekortikation* (s. S. 364).

Murnaghan (1959): Hundeureter werden quer durchgeschnitten und reanastomosiert. Dabei bildet sich ein zirkulärer Bindegewebsring, der die Peristaltikwellen blockiert und eine Hydronephrose entstehen läßt. Implantation der Ureteren in das Colon hat denselben Effekt. Einer solchen *Behinderung der Peristaltik wird eine größere pathogenetische Rolle zugeteilt als der Stenose.*

Sheehan und Davis (1959): Bei Kaninchen (2—3,6 kg) beiderlei Geschlechts wurde nach Eröffnung der Bauchhöhle durch Medianschnitt der Ureter 2 cm unterhalb des Nierenpols dreifach ligiert. Die Nieren wurden zu verschiedenen

Zeiten nach der Ligatur (1 Tag bis 4 Monate) operativ entfernt. 3 Versuchsgruppen: Gruppe I: Bei 12 Kaninchen wurde die andere Niere belassen. Gruppe II: Bei 4 Kaninchen wurde bei Vornahme der Ligatur die andere Niere entfernt. Gruppe III: Bei 13 Kaninchen wurde die kontralaterale Niere 3 Wochen bis 5 Monate vor der Ligatur entfernt. Die Kaninchen der Gruppen II und III wurden 1—3 Tage nach der Ligatur getötet. Während der ersten 3 Wochen steigt das Nierengewicht auf das Dreifache an. Die Rinde wird stark gedehnt. Bereits gegen Ende der ersten Woche beginnt die Entwicklung einer interstitiellen Fibrose auf Grund von Durchblutungsstörungen mit Infarktbildung. Es finden sich auch beginnende Pyelonephritiden. Vom ersten Tag nach der Ligatur an kommt es histologisch unter anderem zu einer Erweiterung der distalen gewundenen Harnkanälchen. Vom zweiten Tag an beginnt auch eine Erweiterung der Sammelröhren.

Giroud, Martinet und Roux (1959): Verabreicht man trächtigen Ratten *vom 8. Tag der Gravidität an täglich 50000 E Vitamin* A, dann kommt es bei den Embryonen in einem hohen Prozentsatz zu *Mißbildungen der unteren Harnwege.* Vitamin A verzögert die Resorption der Membran, die die Ureterenostien in den ersten Tagen der Embryonalzeit verschließt, so daß sie bis zum 21. Tag der Tragzeit persistiert. Häufig findet sich bei den neugeborenen Ratten eine *doppelseitige Uro-Hydronephrose*[1].

Sheehan und Davis (1960): Anwendung von *Dieffenbach-Klammern* zur Erzeugung einer Harnstauung (s. S. 365).

Antoine und de Mintera (1960): Nach Unterbindung des linken Ureters 2 cm unterhalb des Nierenpoles mit einem Nylonfaden wurden bei 16 Kaninchen von 3 Tagen bis $10^1/_2$ Monaten Urinkontrollen, Rest-N-Bestimmungen und Pyelogramme durchgeführt. Kurz vor der Tötung wurden arterieller Blutdruck sowie Keimgehalt in der Harnblase und im Hydronephrosesack bestimmt. Die Autoren bestätigen die frühzeitige Entwicklung einer Nephrohydrose und die schon bekannte Tatsache, daß die Urinsekretion trotz zunehmender Ausbildung der Hydronephrose über mehrere Monate anhält.

Rodriguez (1960) ligierte den linken Ureter bei Kaninchen am Blaseneintritt und bei einer anderen Versuchsgruppe am Nierenbeckenabgang. Tötung der Tiere paarweise aus jeder Gruppe nach 1 und 2 Wochen, 1, 2 und 4 Monaten. Die Kaninchen mit hoher Ligatur zeigten ein frühzeitigeres Sistieren der Harnproduktion. Bei den Tieren mit tiefer Ligatur kam es im Gefolge einer ausgedehnten Hydroureternephrose zur Diffusion von Harn in den periureteralen Raum und sogar in die freie Bauchhöhle.

Gömöri und Takácsy-Nagy (1960) untersuchten das Verhalten der Glomerulusfiltration bei Ratten nach Abklemmen eines Ureters.

Govan (1961) fand schon 4 Tage nach einseitiger Ureterligatur eine Erweiterung der Sammelrohre mit nachfolgender cystischer Erweiterung. Bis zu 4 Tagen sind diese Veränderungen reversibel. Besteht die Obstruktion länger als 7 Tage, treten irreversible Schädigungen auf.

Holle und Schneider (1961): Verhalten der Nierengefäße bei Meerschweinchen nach Unterbindung des Ureters in Blasennähe von einem Unterbauchschnitt aus.

Denneberg, Hansson und Hedenskog (1961): Histopathologischer Ablauf der Nierenveränderungen von 2 Std bis 8 Wochen nach Ureterligatur bei Katzen.

Weaver und Hol (1961): Erzeugung einer *intermittierenden Stenose* bei Kaninchen durch Befestigung des oberen Uretersegmentes am unteren Nierenpol durch eine Naht.

Ulm und Miller (1962): Versenkung des Ureters in einen operativ angelegten Tunnel im Musc. psoas major bei Hunden. Dies führt ebenfalls zu einer intermittierenden Hydronephrose, deren Entwicklung durch Öffnung des Tunnels und Freilegung des Ureters unterbrochen werden kann.

David (1963): Ureterligatur bei Kaninchen und Mäusen für 1—29 Tage mit anschließender elektronenmikroskopischer Untersuchung.

[1] Über die Verwendung von Versuchstieren mit Mißbildungen des Urogenitalsystems zur Erzeugung von Hydronephrosen oder Entzündungen ist nichts bekannt. Ein Rattenstamm mit zahlreichen Mißbildungen (Fehlen einer Niere, Cystenniere, fehlender Ureter, inkompletter Ureter bei beiden Geschlechtern) ist von Deringer u. Heston (1956) aus dem National Cancer Institute, Bethesda, Md. USA, beschrieben.

Die Zusammenstellung zeigt, daß die experimentell erzeugte Hydronephrose zur Lösung zahlreicher pathogenetischer Teilprobleme benutzt wurde, die bei allen möglichen, mit Harnstauung einhergehenden Krankheiten eine Rolle spielen können.

Methodische Besonderheiten bringen folgende Arbeiten.

PERSKY, STORAASLI und AUSTEN (1955) benutzten eine Methode, die eine *Regulierung des Druckes im Nierenbecken* gestattet. Bei 10—12 kg schweren Hunden wurden in Nembutal-Narkose in das proximale Ureterende ein Schenkel eines Quecksilbermanometers und eine Doppelkanüle eingebunden. Dadurch wurde ein akuter, kompletter Verschluß des Harnleiters erzeugt und ein *Flüssigkeitsaustausch im Nierenbecken ohne Änderung des Druckes* ermöglicht (alle 5 min Druckmessung im Nierenbecken).

Ohne Veränderung des intrapelvischen Druckes wurden *radioaktive Stoffe* verschiedener Teilchengröße (etwa 250 mC in 30 ml Lösung) *in das Nierenbecken* eingebracht und die Radioaktivität des Jugularvenenblutes alle 5 min mit einem Scintillationszähler gemessen. Appliziert wurden NaJ(J^{131}), menschliches Serum-Albumin markiert mit J^{131}, Mol.-Gew. 50000, und kolloidale Goldlösung (Au^{198}) mit einer mittleren Teilchengröße von 0,1 μ. Der Nierenbeckendruck stieg nach dem Verschluß rasch an und erreichte nach 15—20 min ein Maximum von 120 mm Hg; dann sank er im Verlauf einer Stunde ziemlich gleichmäßig auf Werte von 80—60 mm Hg ab. Die Radioaktivität im Blut erreichte stetig ansteigend am Ende des Versuches 4000 Impulse/min (bei Verwendung von NaJ- oder Albuminlösung). Mit kolloidalem Gold wurden nur Werte von etwa 1000 erreicht, bedingt durch die rasche Ausfilterung der Goldteilchen durch das RES (Radioaktivität in Leber, Milz und Niere stieg an).

Die Versuche bestätigen, daß Rückresorption bzw. Reflux des Nierenbeckeninhaltes unter bestimmten Verhältnissen eintreten kann. Dies erklärt die bei Hydronephrose anhaltende Harnsekretion, solange funktionstüchtiges Nierengewebe vorhanden ist. Der Druck im Nierenbecken bleibt infolge der Rückresorption *unter* dem Nierenfiltrationsdruck. Der Weg des Rücktransportes ist noch ungeklärt. Einfache Diffusion kann nur für kleinste Teilchen (wie Na- oder Jodid-Ionen) in Frage kommen. Der direkte pyelovenöse Weg ist wahrscheinlicher als ein pyelolymphatischer oder pyelointerstitieller Rückfluß. — Ein pyelotubulärer Rücktransport wäre für Albuminteilchen möglich. Kolloidale Goldteilchen könnten durch Risse im Nierenbeckenepithel durchtreten.

KETTLER, SIMON und DAVID (1958) *verglichen die morphologischen Auswirkungen* einer experimentellen *Hydronephrose* mit denen einer experimentellen *Nephrohydrose* auf die Harnkanälchen. Die Hydronephrose erzeugten sie bei 17 Kaninchen in klassischer Weise durch doppelte Ureterligatur 1—2 cm unterhalb des Nierenhilus und die Nephrohydrose [EHRICH (1932)] auf folgende Weise.

Bei 48 Kaninchen wurden in Basinarkon-Äther-Narkose transperitoneal von der linken Niere ein bis drei flache ovale Rindenstücke mit Rasierklingen abgeschält. Der Eingriff erfolgte am Margo lateralis, möglichst fern von den Polen. Der Nierenhilus wurde niemals berührt. Die Größe der entnommenen Rindenlappen schwankte zwischen 2—8 mm Längsdurchmesser und 0,5—1,5 mm Dicke. Gegenüber BING (1949), der allerdings eine völlige „Corticektomie" durchführte, wurde die vorübergehende Abklemmung der Nierenarterie unterlassen, um Durchblutungsstörungen zu vermeiden. Keine lokale Anwendung von Hämostyptica. Von 3 Std. bis zu 124 Tagen wurden die Kaninchen getötet. Innerhalb 24 Std. hatte sich eine geringe, vom zweiten Tag an eine zunehmende *Erweiterung der Hauptstücke und Schleifenanteile* ausgebildet. Vom 3.—4. Tag fand sich eine besonders hochgradige Dilatation der Harnkanälchen im Bereich des Schleifenanteils. Bis zum 9. Tag nahm die allgemeine Erweiterung der Nephren noch weiter zu, um dann wieder zurückzugehen. Bei der durch Ligatur erzeugten Hydronephrose kam es erst am 5. und 6. Tag zu einer Erweiterung der Kanälchen, die aber nicht so stark war wie bei der Nephrohydrose. Im späteren Verlauf allerdings kam es allmählich zu einer fortschreitenden Erweiterung, die schließlich stärker war als bei der durch partielle Dekortikation erzeugten Nephrohydrose. Bei der Nephrohydrose kam es ab zweitem Versuchstag, bei der Hydronephrose ab 6. bis 14. Tag zu einer Atrophie der Harnkanälchenepithelien. Auch diese Autoren kommen zu dem Schluß, daß dem sog. pyelo-lymphatischen Reflux keine große Bedeutung zukommt.

Einen neuen, offenbar aber nicht sehr erfolgreichen methodischen Weg zur Erzeugung einer Hydronephrose ging GIUNTI (1958). Bei Hunden wurde eine *neuromuskuläre Schädigung der Ureteren* durch lokale Injektionen von *Diphtherietoxin* und von *9%igem Papaverinum hydrochloricum* hervorgerufen. Die Versuche mit Diphtherietoxin verliefen negativ. Papaverin bewirkte eine deutliche Erweiterung des Ureters und der Kelche. Eine Hydronephrose trat aber nur bei einem Tier auf, bei welchem sich im Ureter entzündliche Veränderungen fanden. Der Autor schließt aus diesen Versuchen, daß funktionelle Störungen zu einer leichten Erweiterung der ableitenden Harnwege führen können.

DOMINGUEZ und ADAMS (1958) führten an 20 Hunden einen Ureterverschluß in einfacher Weise durch *dauernde Infusion von Kochsalzlösung in das Nierenbecken unter konstantem Druck* herbei (ohne Ligatur). Bei solchen Hunden wurde *radioaktives Diodrast gleichmäßig intravenös infundiert* und die Radioaktivität des Blutes während einer Kontrollzeit, während des Ureterverschlusses und während der Wiedereröffnung des Ureters gemessen. Es fand sich, daß der Verschluß eines Ureters durch Kochsalzinfusionen innerhalb 1 Std. zu einer deutlichen bilateralen Verminderung der Diodrast-Clearance führt. Diese Herabsetzung der Nierenfunktion ist auf der Seite des Ureterverschlusses stärker ausgeprägt, in 3 von den 20 Fällen kam es jedoch zu einem gegenteiligen Ergebnis. *Der erhöhte intrapelvine Druck führte wahrscheinlich zu einem Verschluß der Foramina papillaria.* Während des Ureterverschlusses kam es nur zu einem geringen pyelovenösen Diodrastfluß. Wird der Druck im Nierenbecken auf 75 mm Hg und darunter gesenkt, öffnen sich die Urinporen mehr oder weniger, so daß ein konzentrierter Urin in das noch unter Druck stehende Pyelon ausströmt. Dabei steigt, gekennzeichnet durch die erhöhte Blutradioaktivität, das Diodrast im Blutstrom plötzlich an, was wohl auf das Vorhandensein von pyelovenösen Verbindungswegen zurückzuführen ist. Die Wiedereröffnung des Ureters kann anhaltenden Verschluß der Foramina papillaria, fortbestehenden pyelovenösen Rückfluß oder zusätzliche Verminderung der Diodrastausscheidung als Folge des intratubulären Druckabfalles nach sich ziehen.

Eine *traumatische Methode eines temporären Ureterverschlusses* haben SHEEHAN und DAVIS (1960) angegeben. Bei erwachsenen Kaninchen wurde in Äthernarkose das Abdomen eröffnet. Eine kleine, aber sehr kräftige *Dieffenbach-Druckklammer* (5 mm breit) wurde am rechten Ureter 1—2 cm unterhalb des unteren Nierenpols so angelegt, daß der Ureter mit seinen Gefäßen stark zusammengedrückt wurde. *Nach 6 Std.* wurde das Abdomen wieder eröffnet und die *Klammer entfernt.* Der oberhalb der Klammer liegende Teil des Ureters ist dann beträchtlich erweitert, und die umgebenden Gefäße sind stark mit Blut gefüllt. Unterhalb der Klammer ist der Ureter schmal. Der Ureteranteil, der sich unter der Klammer befand, ist so stark zusammengepreßt, daß man nicht den Eindruck hat, daß er sich wieder öffnet oder überhaupt noch überlebend ist. Schon $^1/_2$ min nach Entfernung der Klammer kann man beobachten, wie sich der untere Ureteranteil langsam ausdehnt und seinen normalen Durchmesser nach 1—2 min wieder erreicht hat. Die Autoren konnten nicht entscheiden, ob die Füllung dieses unteren Ureterabschnittes von der Blase her oder andersartig erfolgte. Der abgeklemmte Ureterteil bleibt jedenfalls unverändert zusammengepreßt, und es gelingt nicht, durch Druck auf den oberhalb der Druckstelle gelegenen, gestauten Ureterteil Urin nach unten durchzudrücken. *Das gepreßte Ureterstück öffnet sich erst während der nächsten Stunden*, wie an einseitig nephrektomierten Kaninchen nachgewiesen werden konnte. Diese Ureterabklemmung wurde an drei verschiedenen Versuchsgruppen durchgeführt: Gruppe I: Die linke Niere wurde 1—6 Monate vor der Abklemmung des rechten Ureters entfernt. Gruppe II: Die linke Niere wurde 7 Tage nach der Abklemmung des rechten Ureters entfernt. Gruppe III: Die linke Niere wurde belassen. Auf Grund dieser Versuchsanordnung konnte die Rolle, die die andere (rechte) Niere bei der Pathogenese der Hydronephrose und assoziierter Nierenparenchymschäden spielt, abgeklärt werden. Ergebnisse zu Gruppe I: Die belassene rechte Niere nimmt ihre Funktion einige Stunden nach Abklemmen ihres Ureters wieder auf. Am ersten Tag werden nur 20—50 ml Urin, am zweiten Tag jedoch schon wieder normale Mengen produziert. Allerdings bestand noch tagelang eine erhebliche Albuminurie. Nach 4—5 Wochen wurde ein Teil der Tiere getötet. Die anderen Kaninchen zeigten zunehmend renale Störungen mit schweren Hämaturien. Der Blutharnstoff stieg an, und auch diese Tiere wurden getötet. Bei der Sektion zeigte sich das nierennahe Ureterstück noch immer erweitert. Durch das gepreßte Ureterstück konnte Urin durchgedrückt werden. Die Niere war stark vergrößert (kompensatorische Hypertrophie als Folge der entfernten linken Niere und infolge von Parenchymschäden nach Ureterobstruktion). Das Nierenbecken war leicht erweitert, aber viel weniger stark als nach 4wöchiger permanenter Ureterligatur.

Bei einem Tier kam es zur *Papillennekrose*. Histologisch kam es zu denselben Veränderungen wie nach Dauerligatur. 4 Tiere mit Nierenversagen hatten alle eine mikroskopische Papillennekrose (Tiere ohne Nierenversagen hatten keine). In der Rinde kam es zur Narbenbildung als Folge einer Ischämie nach Ureterobstruktion [Sheehan und Davis (1959)]. Die Elastica int. der Gefäße zeigte Rupturen, die bei den getöteten Kaninchen aber schon abgeheilt waren.

Gruppe II: Diese Kaninchen besaßen zum Zeitpunkt der Abklemmung zwei gesunde Nieren. Nach 8 Tagen Entfernung der linken Niere. Die Kaninchen wurden dann noch 12—32 Tage am Leben gelassen, und während dieser Zeit trug die belassene rechte Niere die gesamte Urinproduktion. Makroskopisch war das nierennahe Uretersegment bei 4 Kaninchen nur gering erweitert. Bei 3 Kaninchen bestand eine Hydronephrose. Mikroskopisch sah man keine Papillennekrosen. Gruppe III: Diese Kaninchen wurden bis zu 60 Tagen nach Ureterkompression getötet. Der obere Ureteranteil war nicht mehr dilatiert. Die Niere erschien normal, und histologisch fanden sich keine Läsionen. Am Ureter war nach längerer Zeit der abgeklemmte Teil fibrös verdickt, sein Durchmesser normal, in der Umgebung von geringen entzündlichen Zellinfiltraten durchsetzt und seine Muskulatur z. T. durch Bindegewebe ersetzt.

Über die experimentelle Erzeugung einer *primären Pyonephrose* ist im erreichbaren Schrifttum nichts zu finden.

Eine *sekundäre Pyonephrose* entsteht durch *Infektion einer Hydronephrose*. Sie tritt als Komplikation bei der experimentellen Hydronephrose auf. Ihre experimentelle Erzeugung ist durch Harnstauung in Verbindung mit lokaler oder hämatogener Infektion möglich. So ist sie auch experimentell eigentlich die (kurzfristige) Vorstufe einer Pyelonephritis.

Literatur

Abelin, J.: Die physiologische Tätigkeit der Harnblase und ihre Beeinflussung durch Produkte der inneren Sekretion und andere wirksame Substanzen. Z. Biol. **69**, 373 (1919).

Abrahams, C., A. H. Rubenstein, and N. W. Lewin: Phenacetin-induced papillary-damage in experimental animals. Nature (Lond.) **200**, 695 (1963).

ADLER, A.: Die Herausbeförderung des Harns. Im Handbuch der normalen und pathologischen Physiologie, herausgegeben von A. BETHE, G. v. BERGMANN, G. EMBDEN u. A. ELLINGER, Bd. 4, 815. Berlin: Julius Springer 1929.

AKAEDA, M.: Studien über Resorption und lokale Reaktion der Harnblase bei Antigenzuführung. (I. Mitt. B.) Blasenimmunisierung mit roten Blutkörperchen. Okayama-Igakkai-Zasshi **46**, 3074 (1934); ref.: Z. urol. Chir. **41**, 392 (1936).

ALBARRAN, J.: Étude sur le rein des urinaires. Paris 1889.

— Operative Chirurgie der Harnwege. Ins Deutsche übertragen von E. GRUNERT. Jena: Fischer 1910.

—, et N. HALLÉ: Note sur une bactérie pyogène et son rôle dans l'infection urinaire. Bull. Acad. méd. (Paris) 3. Serie, Teil 19, S. 310 (1888).

ANDLER, R.: Die Atonie des Harnleiters mit Dilatation und Hydronephrose, ihr klinisches Vorkommen und ihre tierexperimentelle Erzeugung. Z. urol. Chir. **17**, 298 (1925).

— Blasenverätzung infolge Abortversuches. Zbl. Gynäk. **96**, 2922 (1927).

ANDRYSEK, O., u. O. SCHÜCK: Der Durchtritt von Radiojod (^{131}J) durch die Wand einer isolierten Harnblase des Kaninchens. Atompraxis **7**, 261 (1961).

— — Die Resorption einiger radioaktiver Substanzen durch die Wand einer isolierten Harnblase des Kaninchens. Atompraxis **8**, 170 (1962).

ANGERVALL, L., L. LEHMANN and K. LINCOLN: Induction of interstitial nephritis in rats fed phenacetin and Napa (N-acetyl-p-amino-phenol). Acta path. microbiol. scand. **54**, 274 (1962).

ANTOINE, B., et H. DE MINTERA: Anatomo-pathologie rénale expérimentale. I. Néphropathics chroniques ascendantes expérimentales chez le lapin. Rev. franç. Étud. clin. biol. **5**, 273 (1960).

ASHER, L. M., and J. K. SOKOL: Experimental bacterial localization. Amer. J. Path. **17**, 273 (1941).

AUER, I., and L. D. SEAGER: Experimental local bladder edema causing urine reflux into ureter and kidney. J. exp. Med. **66**, 741 (1937).

AUFRECHT, E.: Über Schrumpfniere nach Cantharidin. Zbl. med. Wiss. **1882**, 849.

BAISCH, K.: Bakteriologische und experimentelle Untersuchungen über Cystitis nach gynäkologischen Operationen. Beitr. Geburtsh. Gynäk. **8**, 297 (1904).

BALYEAT, R. M., and H. J. RINKEL: Urinary retention due to use of ephedrine. J. Amer. med. Ass. **98**, 1545 (1932).

BARLOW, R.: Beiträge zur Ätiologie, Prophylaxe und Therapie der Cystitis. Arch. Derm. Syph. (Berl.) **25**, 355 (1893).

BARNEY, J. D.: The effects of ureteral ligation, experimental and clinical. Surg. Gynec. Obstet. **15**, 290 (1912).

BARSOTTI, M., and E. C. VIBLIANI: Bladder lesions from aromatic amines. Statistical considerations and prevention. Arch. industr. Hyg. **5**, 234 (1952).

BAUER, K. M.: Zur Technik der Blasendruckmessnung (Cysto- und Sphincterometrie). Urologe **2**, 40 (1963).

BAUER, TH., and H. B. HERRMANN: Zit. nach PASCHKIS.

BAUEREISEN, A.: Über die Lymphgefäße des menschlichen Ureters. Z. gynäkol. Urol. **2**, 235 (1911).

BAZY, M.: Cystite par infection descendante. Ann. génit. urin. **11**, 815 (1893).

BEACH, W.: Atony of the ureter in the production of hydronephrosis. J. Urol. (Baltimore) **15**, 367 (1931).

BEER, E.: Experimental study of the effects of ureteral obstruction on kidney function and structure. Amer. J. med. Sci. **143**, 885 (1912).

BEESON, P. B.: Factors in the pathogenesis of pyelonephritis. Yale J. Biol. Med. **28**, 81 (1955).

— H. ROCHA and L. B. GUZE: Experimental pyelonephritis. Influence of localized injury in different parts of the kidney on susceptibility to hematogenous infection. Trans. Ass. Amer. Phycns **70**, 120 (1957).

—, and D. ROWLEY: The anticomplementary effect of kidney tissue. J. exp. Med. **110**,685 (1959).

BEGOUIN, P.: Tentative d'avortement; injection d'une solution saturée de sel gris (chlorure de sodium) dans la vessie; gangrène et expulsion totale de la muqueuse et d'une partie de la couche musculaire; néphrite consécutive. Arch. clin. Bordeaux **1**, 479 (1892).

BEHRENDT, W., u. H.-J. SCHNEIDER: Über das Verhalten der Nierengefäße bei experimenteller Pyelonephritis. Virchows Arch. path. Anat. **335**, 668 (1962).

BELL, E. T.: Exudative interstitial nephritis (pyelonephritis). Surgery **11**, 261 (1942).

Bergey's Manual of Determinative Bacteriology. Edited by R. S. BREED, E. G. D. MURRAY, A. P. HITSCHERS and Sixty Contributors. 6the Edition. Baltimore: Williams & Wilkins **1948**.

Bernard, L., et M. Salomon: Sur les lésions du rein, provoquées par l'extrait éthéré du bacille tuberculeuse. C. R. Soc. Biol. (Paris) **55**, 1306 (1903).
— — Recherches sur la tuberculose rénale. J. Physiol. Path. gén. **1905**, Nr. 2, 303; Ref.: Jber. Erkrk. Urogen. appar. I, 1905.
— — Lésions rénales provoquées par le Bacille de Koch injecté dans les voises urinaires. C.R. Soc. Biol. (Paris) 21. Jan. 1905, S. **94**; ref.: Jber. Erkrk. Urogen. appar. I, 1905.
— — Retentions rénales tuberculeuses expérimentales. Bull. Soc. anat. Paris **81**, 604 (1906).
Beswick, I. P., and P. F. Schatzki: Experimental renal papillary necrosis. A.M.A. Arch. Path. **69**, 733 (1960).
Bianchi, E., e G. Dell'Adami: I reflessi vascolari renali dopo legatura ureterale. Arch. ital. urol. **24**, 325 (1950).
Bing, J.: Effect of partial corticectomy and partial medullectomy on the kidneys of various mammals. Acta med. scand. Suppl. **234**, 26 (1949).
Bingel, K. F.: Eine tierexperimentelle Methode zum Studium der Infektion mit gramnegativen Darmbakterien, insbesondere der Ruhr. Z. Hyg. Infekt.-Kr. **125**, 110, 574, 610 (1943 bis 1944).
Blatt, P.: Erzeugung von dynamisch-funktionell bedingten Hydronephrosen durch Sympathektomie am Ureter. Z. urol. Chir. **25**, 148 (1928).
Blum, V.: Zur Kenntnis der Harnretention im Kindesalter und zur Frage der Pyocyanoussepsis. Verh. dtsch. Ges. Urol. 1. Kongr. **1907**, S. 382.
Boeminghaus, H.: Zur Pathogenese der Hydronephrosen. Arch. klin. Chir. **158**, 445 (1930).
—, u. A. Hendriock: Experimenteller und klinischer Beitrag zur Frage des pelvi-renalen und des sog. pyelovenösen Übertritts. Arch. klin. Chir. **155**, 435 (1929a).
— Röntgenologische Untersuchungen über die Resorption schattengebender Lösungen in verschiedenen Hohlorganen, insbesondere in Niere, Nierenbecken und Ureter bei akuten Stauungszuständen. Arch. klin. Chir. **155**, 451 (1929b).
— Urologie. München: Banaschewski-Verlag 1954.
Book, M. H.: The permeability of the kidney to bacteria. Amer. J. Path. **9**, 569 (1933).
Boshamer, K.: Lehrbuch der Urologie. 5. Aufl., S. 96. Stuttgart: G. Fischer 1953.
Boshell, B. R., E. O. Hunter jr., Th. L. Warren, and Ch. H. Lupton jr.: Experimental pyelonephritis in the alloxan diabetic animal. Diabetes **12**, 56 (1963).
Braude, A. I., A. P. Shapiro and J. Siemienski: Haematogenous pyelonephritis in rats. I. Its pathogenesis when produced by a simple new method. J. clin. Invest. **34**, 1489 (1955).
— — — Hematogenous pyelonephritis in rats. III. Relationship of bacterial species to the pathogenesis if acute pyelonephritis. J. Bact. **77**, 270 (1959).
—, and J. Siemienski: Role of bacterial urease in experimental pyelonephritis. J. Bact. **80**, 171 (1960).
— — The influence of endotoxin on resistance to infection. Bull. N. Y. Acad. Med. **37**, 448 (1961).
Brewer, G. E.: The present state of our knowledge of acute renal infections. J. Amer. med. Ass. **57**, 179 (1911).
— Beobachtungen über akute hämatogene Infektionen der Niere. Z. urol. Chir. **2**, 36 (1914).
Brumfitt, W., and R. H. Heptinstall: Experimental pyelonephritis: The influence of temporary and permanent ureteric obstruction on the localization of bacteria. Brit. J. exp. Path. **39**, 610 (1958).
— — Experimental pyelonephritis: The effect of renal vein constriction on bacterial localization and multiplication in the rat kidney. Brit. J. exp. Path. **40**, 145 (1959).
— — Experimental pyelonephritis: The relationship of bacterial virulence to the establishment of the renal lesion. Brit. J. exp. Path. **41**, 552 (1960).
Brumpt, E.: L'homme est-il le seul semeur de germes dans le cas de la bilharziose vésicale? Bull. Acad. Méd. (Paris) **100**, 813 (1928).
— Rôle des bilharzies dans la production de certain cancers. Étude cutique à propos d'un cas nouveau. Ann. Parasit. hum. comp. **8**, 75 (1930).
Bumm, E.: Zur Ätiologie der puerperalen Cystitis. Verh. dtsch. Ges. Gynäk. **1886**.
Bumpus, H. C., and J. G. Meisser: Focal infection and selective localization of streptococci in pyelonephritis. Arch. int. Med. **27**, 326 (1921).
Bürger, L.: Blutungen in Brücke und verlängertem Mark bei Methylalkoholvergiftung des Menschen. Berl. klin. Wschr. **1912**, 1705.
Cain, H., u. St. Fazekas: Studien über die Folgen einer vorübergehenden experimentellen Nierenischämie. Virchows Arch. path. Anat. **336**, 389 (1963); **337**, 33 (1963); **337**, 53 (1963).
Calcar, van: L'étiologie de la cystite infectieuse. Ann. mal. Org. gén.-urin. **1899**.
Carasso, R., et B. N. Halpern: Recherches expérimentales sur la perméabilité du rein normal aux germes microbiens. C. R. Soc. Biol. (Paris) **141**, 388 (1947).

CARONE, F. A., M. KASHGARIAN and F. H. EPSTEIN: Effect of acute potassium deficiency on susceptibility to infection with particular reference to the kidney. Yale J. Biol. Med. **32**, 100 (1959).
—, and F. H. EPSTEIN: Zit. nach F. A. CARONE, M. KASHGARIAN and F. H. EPSTEIN (1959).
CAVAZANNA, P., et A. AMBROSETTI: Les modifications histopathologiques du bassinet dans l'hydronéphrose. Urol. int. (Basel) **4**, 96 (1957).
CHIARI, R., u. A. FRÖHLICH: Erregbarkeitsänderung des vegetativen Nervensystems durch Kalkentziehung. Naunyn-Schmiedebergs Arch. exp. Path. Pharmak. **64**, 214 (1911).
CHRISTELLER, E.: Über lymphatische Gewebsreaktionen im Nierengebiet. Klin. Wschr. **1927**, 279.
CIRIO, L.: Sulle netrosclerosi pielonefritiche (richerche sperimentali ed osservazioni anatomopatologiche). Pathologica **31**, 361 (1939).
CLADO, S.: Études sur une bactérie septique de la vessie. Thèse de Paris 1887.
CLAUSEN, E.: Nephrotoxic effect of phenacetin and acetylsalicylic acid in animal experiments. Acta med. scand. **172**, 419 (1962).
CLIZA, S.: Über Cystoskopie und intravenöse Pyelographie bei Haustieren. Arch. Tierheilk. **63**, 307 (1931).
COHNHEIM, J.: Vorlesungen über die allgemeine Pathologie, Bd. II.
COTRAN, R. S., E. VIVALDI, D. P. ZANGWILL, and E. H. KASS: Retrograde proteus pyelonephritis in rats. Bacteriologic, pathologic and fluorescentantibody studies. Amer. J. Path. **43**, 1 (1963).
COURTADE, D., et J. F. GUYON: Sur le reflux du contenu vésical dans les urétères. Ann. hal. Org. gén.-urin. **12**, 561 (1894).
CREEVY, C. D.: Distension of the urinary bladder. Arch. Surg. (Chicago) **28**, 948 (1934).
CUNNINGHAM, J. H., and R. C. GRAVES: Renal infections. Surg. Gynec. Obstet. **39**, 39 (1924).
CZERWONKA, H.: Vergiftung mit Cantharidenpulver. Med. Welt **1929**, 86.
DAVID, H.: Submikroskopische Strukturveränderungen der Niere bei akuter und subakuter Harnstauung (Hydronephrose). Acta biol. med. germ. **10**, 164 (1963).
DAVID, V. C.: Ascending urinary infection, an experimental study. Surg. Gynec. Obstet. **26**, 150 (1918).
— and E. C. MCGILL: The relation of the bowel to B. coli kidney infections. J. Urol. (Baltimore) **10**, 233 (1923).
DAWSON, P. M.: Observations on the epithelium of the urinary bladder. Bull. Johns Hopk. Hosp. **9**, 155 (1898).
DEAKIN, R.: A clinical demonstration of effect of mecholyl. Urol. cutan. Rev. **29**, 110 (1935).
DEAN, A. C.: Ulceration of bladder as late effect of radium application to uterus. J. Amer. med. Ass. **89**, 1121 (1927).
—, and D. P. SLAUGHTER: Bladder injury subsequent to irradiation of uterus. J. Urol. (Baltimore) **46**, 917 (1941).
DENNEBERG, T., E. HANSSON, and I. HEDENSKOG: Functional studies with J^{131} labelled Hypaque in experimental hydronephrosis. Acta chir. scand. **121**, 465 (1961).
DERINGER, M. R., and W. E. HESTON: Abnormalities of urogenital system in strain A × C line 9935 rats. Proc. Soc. exp. Biol. (N. Y.) **91**, 312 (1956).
DOEPNER (1908): Zit. nach C. ADRIAN: Über Simulation krankhafter Zustände der Harnorgane. Z. urol. Chir. **2**, 101 (1914).
DOMANIG JR., E.: Über die experimentelle Erzeugung von Harnaustritten bzw. von sog. Harnniederschlägen. Virchows Arch. path. Anat. **330**, 651 (1957).
DOMINGUEZ, R., and F. B. ADAMS: Renal function during and after acute hydronephrosis in the dog. Lab. Invest. **7**, 292 (1958).
DROYSEN (1883): Zit. nach BAISCH.
DUBELT, P.: Über die Entstehung des Blasenkatarrhs. Naunyn-Schmiedebergs Arch. exp. Path. Pharmak. **5**, 195 (1876).
DUNCAN, G. W., and W. E. GOODWIN: Experimental urinary tract obstruction produced by cellophane sclerosis. Surgery **25**, 113 (1949).
EDMUNDS, C. W., and G. B. ROTH: The point of attack of certain drugs acting on the periphery. J. Pharmacol. exp. Ther. **15**, 189 (1920).
EHRICH, W.: Die Nierenerkrankungen bei Bence-Jonesscher Proteinurie. Z. klin. Med. **121**, 396 (1932).
EHRLICH, P.: Experimentelles und Klinisches über Thallin. Dtsch. med. Wschr. **1886**, 849 und 889.
EISENDRAHT, D. N., and J. V. KAHN: The role of the lymphatics in ascending renal infections. J. Amer. med. Ass. **66**, 561 (1916).
ELLINGER, A.: Studien über Kantharidin. Arch. exp. Path. **45**, 89 (1901); **58**, 424 (1908).
ELLIOT, A.: Cystitis mycotica. Nord. Med. **54**, 1348 (1955).
ELLIOTT, T. R.: The innervation of the bladder and urethra. J. Physiol. (Lond.) **35**, 367 (1907).

ENGELHARDT, W.: Schädigungen der Niere und ableitenden Harnwege durch Wismut. Derm. Wschr. **80**, 338 (1925).
ENGELMANN: Zit. nach A. ADLER.
ENGLUND, S. E.: Observations on the migration of some labelled substances between the urinary bladder and the blood in the rabbit. Acta radiol. (Stockh.) Supp. **135**, 9 (1956).
ERÄNKÖ, O., and M. NIEMI: Histochemically demonstrable phosphatases in the kidney of hydronephrotic rats. Acta path. microbiol. scand. **35**, 357 (1954).
ERLANDSON JR., A. L., and L. A. GAGLIARDI: The pathogenesis of experimental enterococcal pyelonephritis in mice. J. infect. Dis. **108**, 181 (1961).
FABIAN, E.: Die Niere der Kaninchen nach der Unterbindung ihres Harnleiters. Bibl. med., Abt. Path. u. path. Anat. Stuttgart **18**, 1 (1904).
FALTIN, R.: Experimentelle Untersuchungen über die Infektion der Harnblase. Zbl. Krkh. Harn- u. Sexualorg. **12**, 401, 465 (1901).
FEDOROFF, S. P.: Sur la question de l'ablation totale de la vessie dans les cas de tumeurs malignes. J. Urol. med. chir. **22**, 370 (1926).
FELEKI, H.: Über Pyelitis. Folia urol. **4**, 330 (1909).
FOURMAN, P., R. A. MCCANCE and R. PARKER: Chronic renal disease in rats following temporary deficiency of potassium. Brit. J. exp. Path. **37**, 40 (1956).
FREEDMAN, L. R.: Experimental pyelonephritis. VI. Observations on susceptibility of the rabbit kidney to infection by a virulent strain of Staphylococcus aureus. Yale J. Biol. Med. **32**, 272 (1960).
—, and P. B. BEESON: Experimental pyelonephritis. IV. Observations on infections resulting from direct inoculation of bacteria in different zones of the kidney. Yale J. Biol. Med. **30**, 406 (1958).
— — Experimental pyelonephritis. VIII. The effect of acidifying agents on susceptibility to infection. Yale J. Biol. Med. **33**, 318 (1961).
FRIEDREICH, N.: Über Necrose der Nierenpapillen bei Hydronephrose. Virchows Arch. Path. Anat. **69**, 308 (1877).
FRÖHNER, E.: Lehrbuch der Toxikologie für Tierärzte. Stuttgart: F. Enke 1927.
FRONSTEIN, R. M.: Gangrän der Harnblase. Nov. chir. Arch. (russ.) **2**, 179 (1922). Ref.: Z. urol. Chir. **13**, 111 (1923).
FUCHS, F.: Die physiologische Rolle des Fornixapparates. Z. urol. Chir. u. Gynäk. **42**, 80 (1936).
FUCHS, R.: Pyelovenous backflow in the human kidney. J. Urol. (Baltimore) **23**, 181 (1930).
GALIÉNKOVSKY, A. Y.: Zit. nach C. ADRIAN: Über Simulation krankhafter Zustände der Harnorgane.
GAYET, G.: Un nouveau cas d'urétères forcés. Lyon. chir. **21**, 778 (1924).
GENTZSCH, W.: Über pathogene Sproßpilze bei Diabetes. Dissert. Jena 1908. Zit. nach PLAUT und GRÜTZ (1928) S. 133.
GERGENS, E.: Über die toxische Wirkung der Chromsäure. Naunyn-Schmiedebergs Arch. exp. Path. Pharmak. **6**, 148 (1877).
GERNON, I. T., E. E. EWART and R. D. HERROLD: The use of acetylbetamethylcholine chloride in the treatment of neurogenetic bladder and allied conditions. Med. Rec. (N. Y.) **141**, 141 (1935).
GHOREYEB, A. A.: A study of the circulation of the kidneys following ligation of one ureter. J. exp. Med. **20**, 191 (1914).
GIANI, R.: Experimenteller Beitrag zur Entstehung der Cystitis cystica. Zbl. allg. Path. path. Anat. **17**, 180 (1906).
— Neuer experimenteller Beitrag zur Entstehung der Cystitis cystica. Beitr. path. Anat. **42**, 1 (1907).
— Beitrag zur Frage der aufsteigenden Tuberkuloseinfektion des Harnapparates. Zbl. Bakt. u. Parasitol. **43**, 339 (1907).
GIRGENSOHN, H.: Die Ausbreitungswege der Pyelitis. Klin. Wschr. **1936**, 1361.
— Experimenteller Beitrag zur Frage der perirenalen Hydronephrose. Zbl. allg. Path. path. Anat. **91**, 313 (1954).
—, u. M. MILETTI: Anatomische Untersuchungen zur lymphogenen Ausbreitung der Entzündung in den ableitenden Harnwegen. Klin. Wschr. **1939**, 673.
GIROUD, A., M. MARTINET et C. ROUX: Considérations à propos des hydronéphroses par hypervitaminose A chez l'embryon de rat. Arch. Anat. path. N. S. **7**, 113 (1959).
GIUNTI, G.: Contribution expérimentale à la pathogène de l'hydronéphrose dynamique. Semaine Hôp. Path. Biol. Arch. d'Anat. path. S. 145 (1958).
GLOOR, F., et M. JENNY: Nécrose papillaire et néphrite interstitielle chronique. Helv. med. Acta **27**, 218 (1960).
GODLEY, J. A., and L. R. FREEDMAN: Experimental pyelonephritis. XI. A comparison of temporary occlusion of renal artery and vein on susceptibility of rat kidney to infection. Yale J. Biol. Med. **36**, 268 (1964).

GÖMÖRI, P., and L. TAKÁCSY-NAGY: Glomerular filtration and reversibility in experimental hydronephrosis. Urol. int. (Basel) **10**, 385 (1960).

GOLDBLATT, M. W.: Acute haemorrhagic cystitis and vesical tumours induced by chemical compounds in industry. Proc. 9the Intern. Congr. ind. Med., London 1949, 1948 (497—504). Ref.: Excerpta med. (Amst.) Sect. V, **5**, 344 (1952).

GOODGOLD, A. L., and F. REUBI: Appraisal of the Sternheimer-Malbin urinary sediment stain in the diagnosis of pyelonephritis. Urol. int. (Basel) **1**, 225 (1955).

GORRILL, R. H.: The effect of obstruction of the ureter on the renal localization of bacteria. J. Path. Bact. **72**, 59 (1956).

—, and S. DE NAVASQUEZ: The pathogenesis and evolution of experimental pyelonephritis in the mouse with special reference to comparable conditions in man. J. Path. Bact. **80**, 239 (1960).

GOTSCHLICH, E.: Allgemeine Morphologie und Biologie der pathogenen Mikroorganismen. Hdb. d. pathogenen Mikroorganismen v. W. KOLLE, R. KRAUS und P. UHLENHUTH, Bd. I, 1. S. 282. 3. Aufl. Jena u. Berlin u. Wien: Urban & Schwarzenberg 1928.

GOVAN, D. E.: Experimental hydronephrosis. J. Urol. (Baltimore) **85**, 432 (1961).

GRANT, R. T., and P. ROTHSCHILD: Device for estimating blood pressure in rabbit.

GRAWITZ, P.: Beiträge zur systematischen Botanik der pflanzlichen Parasiten mit experimentellen Untersuchungen über die durch sie bedingten Krankheiten. Virchows Arch. path. Anat. **70**, 546 (1877).

GREENE, L. F.: The renal and ureteral changes induced by dilating the ureter. J. Urol. (Baltimore) **52**, 505 (1944).

GROLLMAN, A., E. E. MUIRHEAD and J. VANATTA: Rôle of the kidney in pathogenesis of hypertension as determined by a study of the effects of bilateral nephrectomy and other experimental procedures on the blood pressure of the dog. Amer. J. Physiol. **157**, 21 (1949).

GRUBER, CH. M.: III. The function of the ureterovesical valve and the experimental production of hydroureters without obstruction. J. Urol. (Baltimore) **23**, 161 (1930).

—, and J. RABINOVITCH: Ascending infection of the kidney and kidney pelvis. J. Urol. (Baltimore) **24**, 233 (1930).

GRUBER, G. B.: Lichtungs- und Lagestörungen der ableitenden Harnwege. In Handbuch der speziellen pathologischen Anatomie und Histologie. Bd. VI/2, S. 701. Berlin: Springer 1934.

GUIARD, P. F. (1883): Zit. nach BAISCH.

GUYON, F.: Note sur les conditions de réceptivité de l'appareil urinaire à l'invasion microbienne. Ann. Mal. Org. gén.-urin. **7**, 257 (1889).

— Note sur l'anatomie et la physiologie pathologiques de la rétention d'urine. Ann. thérap. méd. chir. (Paris) **6**, 10 (1890).

— Pathogénie des accidents infectieux chez les urinaires. Bull. méd. (Paris) **6**, 775 (1892).

—, et J. ALBARRAN: Anatomie et physiologie de la rétention d'urine. Arch. Méd. exp. **2**, 181 (1890).

GUZE, L. B., and P. B. BEESON: Experimental pyelonephritis. I. Effect of ureteral ligation on the course of bacterial infection in the kidney of the rat. J. exp. Med. **104**, 803 (1956).

— — Observations on the reliability and safety of bladder catheterization for bacteriologic study of the urine. New Engl. J. Med. **255**, 474 (1956).

— — The effect of cortisone on experimental hydronephrosis following ureteral ligation. J. Urol. (Baltimore) **78**, 337 (1957).

— — Experimental pyelonephritis. II. Effect of partial ureteral obstruction on the course of bacterial infection in the kidney of the rat and the rabbit. Yale J. Biol. Med. **30**, 315 (1958).

— B. H. GOLDNER, and G. M. KALMANSON: Pyelonephritis. I. Observations on the course of chronic non-obstructed enterococcal infection in the kidney of the rat. Yale J. Biol. Med. **33**, 372 (1961).

—, and G. M. KALMANSON: Pyelonephritis. III. Observations on the association between chronic pyelonephritis and hypertension in the rat. Proc. Soc. exp. Biol. (N. Y.) **108**, 496 (1961).

—, and W. O'SHEA: Experimental hydronephrosis produced by beta irradiation of the ureter. J. Urol. (Baltimore) **79**, 801 (1958).

HAENDLY, P.: Pathologisch-anatomische Ergebnisse der Strahlenbehandlung. Strahlentherapie **12**, 1 (1921).

HAFERLAND, W.: Über den zeitlichen Zusammenhang zwischen experimenteller Lungentuberkulose und Tuberkelbakteriurie. Beitr. Klin. Tuberk. **126**, 7 (1962).

HAGEMANN, E., u. G. SCHMIDT: Ratte und Maus. Berlin: de Gruyter 1960.

HAGER, B. H., and TH. B. MAGATH: The formation of vesical calculi. J. Amer. med. Ass. **90**, 266 (1928).

— — The etiology of incrustated cystitis with alkaline urine. J. Amer. med. Ass. **85**, 1352 (1925).

HANSEN, P. N.: Recherches expérimentales sur la tuberculose génito-urinaire, surtout sur la tuberculose du rein. Ann. Mal. Org. gén.-urin. **21**, 1 (1903).

HARTMANN, G., u. W. KÜHNE: Angiographische und morphologische Gefäßveränderungen nach einseitiger Ureterligatur im Tierexperiment. Verh. dtsch. Ges. Urol. (Sdbd. Z. Urol.) 1962: 85.

HEDENBERG, I.: Macroscopic and microscopic changes and stone formation in the urinary tract in experimentally produced vitamin A deficiency in rats and some notes on the effect of large dosis of vitamin A on the uterine, vaginal and vesical epithelium. Acta chir. scand., Suppl. **192**, 1-87 (1954).

HEDWALL, PH., u. E. HEEG: Die Beeinflussung einer Staphylokokken-Infektion der Rattenniere durch Analgetica. Arzneimittel-Forsch. **11**, 909 (1961).

HEGLER, C.: Arsenwasserstoffvergiftungen, gewerbliche. In Sammlungen von Vergiftungsfällen, herausgegeben von H. FÜHNER, Bd. 2, 205 (1931). Berlin: Vogel 1931.

HEIDLER, H.: Cystitis dissecans gangraenescens actinogenetica. Z. Geburtsh. Gynäk. **92**, 1 (1927).

HELMHOLZ, H. F.: Modes of infection in pyelitis. Arch. Pediat. **38**, 453 (1921).

— The pathologic changes in experimental ascending and hematogenous pyelitis. J. Urol. (Baltimore) **8**, 301 (1922).

— Further studies on pyelitis. Sth. med. J. (Bgham, Ala.) **19**, 501 (1926).

— Experimental pyelitis and its relationship to the urinary infections. Brit. J. Child. Dis. **26**, 247 (1929).

—, and C. BEELER: Focal lesions produced in the rabbit by colon bacilli isolated from pyelocystitis cases. Amer. J. Dis. Child. **14**, 5 (1917).

— — Experimental pyelitis in the rabbit. J. Urol. (Baltimore) **2**, 395 (1918).

—, and M. R. BOWERS: The kidney: A filter of bacteria. VII. The passage of bacillus coli through the kidney with acute staphylococcic lesions. Amer. J. Dis. Child. **31**, 856 (1926).

—, and R. S. FIELD: The acute changes in the rabbit's kidney, particularly the pelvis, produced by ligating the ureter. J. Urol. (Baltimore) **15**, 409 (1926).

—, and F. MILLIKIN: Kidney: Filter for bacteria; presence of bacteria in blood kidney and urine after varying intervals following intravenous injection. Amer. J. Dis. Child. **29**, 497 (1925).

HENKELS, P.: Neue Wege zur Diagnostik der Erkrankungen des gesamten Harntraktus einschließlich der Nieren beim Hunde mit Hilfe des Röntgenogramms. Dtsch. tierärztl. Wschr. **33**, 43 (1925); zit. nach CLIZA.

HENSCHEL, E.: Über die plastische Dehnung des Nierenparenchyms bei der experimentellen Hydronephrose der weißen Maus. Virchows Arch. path. Anat. **329**, 751 (1957).

HEPTINSTALL, R. H., and R. H. GORRILL: Experimental pyelonephritis and its effect on blood pressure. J. Path. Bact. **69**, 191 (1955).

—, W. BRUMFITT: Experimental pyelonephritis: Reactivation of the healing lesion by ureteral occlusion. Brit. J. exp. Bact. **41**, 381 (1960).

—, and M. STRYKER: Experimental pyelonephritis. A study of the susceptibility of the hypertensive kidney to infection in the rat. Bull. Johns Hopk. Hosp. **111**, 292 (1962).

HERDMAN, J. P., and N. T. JACO: Renal circulation in experimental hydronephrosis. Brit. J. Urol. **22**, 52 (1950).

HERNBERG, C. A.: Cortisone inhibition of chemical irritation of rabbits bladder. Ann. Med. intern. Fenn. **41**, 50 (1952).

HESS, O.: Experimentelle Untersuchungen über das Bacterium coli als Eitererreger. Dtsch. med. Wschr. **1912**, 1405.

— Untersuchungen über die Bact. coli-Infektion der Harnorgane. Mitt. Grenzgeb. Med. Chir. **26**, 135 (1913).

HINDSE-NIELSEN, S.: Cystographie mit Bromnatriumlösung — Cystitis gravis — Exitus letalis. Zbl. Chir. **1929**, 1681.

HINMAN, F.: Renal counterbalance. J. Urol. (Baltimore) **9**, 289 (1923).

— Hydronephrosis: Structural changes. Surgery **17**, 816 (1945).

—, and R. K. LEE BROWN: Pyelovenous backflow, its relation to pelvic reabsorption to hydronephrosis and to accidents of pyelography. J. Amer. med. Ass. **82**, 607 (1924).

—, and D. M. MORISON: An experimental study of the circulatory changes in hydronephrosis. J. Urol. (Baltimore) **11**, 435 (1924).

— — Comparative study of circulatory changes in hydronephrosis, casco-cavernous tuberculosis and polycystic kidney. J. Urol. (Baltimore) **11**, 131 (1924).

— — Experimental hydronephrosis: Arterial changes in the progressive hydronephrosis of rabbits with complete ureteral obstruction. Surg. Gynec. Obstet. **42**, 209 (1926).

—, and M. VECKI: Pyelovenous backflow. Fate of phenolsulphonephthalein in normal renal pelvis with ureter tied. J. Urol. (Baltimore) **15**, 267 (1926).

HOLDER, E.: Die mechanische Hydronephrose und ihre Fähigkeit im Experiment. Ergebn. Chir. Orthop. **40**, 266 (1956).

— Zur Prognose der mechanischen Hydronephrose. Neue Ergebnisse experimenteller Untersuchungen. Dtsch. med. Wschr. **81**, 1192 (1956).

HOLLANDER, W. jr., R. W. WINTERS, T. F. WILLIAMS, J. BRADLEY, J. OLIVER and L. G. WELT: Defect in the renal tubular reabsorption of water associated with potassium depletion in rats. Amer. J. Physiol. **189**, 557 (1957).

HOLLE, G., u. H.-J. SCHNEIDER: Über das Verhalten der Nierengefäße bei einseitiger experimenteller Hydronephrose. Virchows Arch. path. Anat. **334**, 475 (1961).

HUEPER, W. C.: Cystitis emphysematosa. Amer. J. Path. **2**, 159 (1926).

— F. A. BRIGGS and H. D. WOLFE: Experimental investigation on the etiology of aniline tumors. J. industr. Hyg. **20**, 85 (1938).

— C. V. FISHER, J. DE CARVAJAL-FORERO and M. R. THOMPSON: A method for the experimental production of chronic bacterial cystitis in dogs. J. Urol. (Baltimore) **45**, 186 (1941).

— — — — The pathology of experimental roentgen-cystitis in dogs. J. Urol. (Baltimore) **47**, 156 (1942).

IDBOHRN, H.: Renal angiography in experimental hydronephrosis. Acta radiol. (Stockh.) Suppl. **136**, 1-85 (1956).

—, and A. MUREN: Renal blood flow in experimental hydronephrosis. Acta physiol. scand. **38**, 200 (1956).

ILLYÉS, G. v.: Erfahrungen über Nierenchirurgie. Folia urol. 8, 430 (1913).

IWATA, S., and S. OKAYAMA: Experimental study on mechanism of urinary tract infections (especially on cystitis). J. Urol. (Japan) **48**, 902 (1957).

JAKOBY, M.: Über lymphatische Gewebsreaktionen an Nieren und Harnwegen und ihre Beziehungen zu lokalen Entzündungsprozessen. Z. Urol. **21**, 141 (1927).

— Ureteritis cystica. Z. Urol. **23**, 722 (1929).

JAKSCH, R.: Vergiftungen. Nothnagels spezielle Pathologie und Therapie. Bd. 1. Wien 1897.

JANSEN, H., Habil.-Schr. Dresden 1959, zit. nach HAFERLAND, W.: Über den zeitlichen Zusammenhang zwischen experimenteller Lungentuberkulose und Tuberkelbakteriurie. Beitr. Klin. Tuberk. **126**, 7 (1962).

JOEST, E.: Spezielle pathologische Anatomie der Haustiere. Bd. 3, S. 376. Berlin: Schoetz 1923.

JOHNSON, C. M.: The pathogenesis of hydronephrosis. J. Urol. (Baltimore) **27**, 279 (1932).

JOHNSON, F. R.: Some proliferative and metaplastic changes in transitional epithelium. Brit. J. Urol. (Baltimore) **29**, 112 (1957).

JONES, R. K., and A. P. SHAPIRO: Increased susceptibility to pyelonephritis during acute hypertension by angiotensin. Clin. Res. Proc. **10**, 30 (1962).

JONGH, J., DE: Ein Fall von Terpentinvergiftung. Ther. Mh. **1915**, 583; Zit. in Ned. T. Geneesk. **1915**, 807.

KALLISTRATOS, G.: Pharmakologische Untersuchungen der Nierensteinlösungsmittel im Tierversuch. Urologe **2**, 236 (1963).

KANAZAWA, M.: On Benzidine Cystitis. Vortrag auf der 44. Vers. d. Jap. urol. Ges. 1. April 1955. Ref. in Jap. Z. Urol. **46**, 524 (1955) Schriftliche Mitteilung an Verf.

KAPPIS, M.: Experimente über die Ausbreitung der Urogenitaltuberkulose bei Sekretstauung. Arb. path.-anat. Inst. Tübingen **5**, 379 (1906).

KASS, E. H.: II. Int. Symp. über Pyelonephritis, Boston USA, Juni 1964; ref. nach Med. Klin. **59**, 1885 (1964).

—, and H. S. SOSSEN: Prevention of infection of urinary tract in presence of indwelling catheters. J. Amer. med. Ass. **169**, 1181 (1959).

KATZ, Y. J., S. R. BOURDO, and R. S. MOORE: Effect of pyrogen and adrenal steroids in pyelonephritis. Lancet **1962**, 1140.

KAUFMANN, E.: Lehrbuch der speziellen pathologischen Anatomie. 7. u. 8. Aufl., S. 1110, Bd. 2. Berlin u. Leipzig: de Gruyter u. Co. 1922.

KAWASOYE, M.: Experimentelle Studien zum künstlichen Ureterverschluß. Z. gynäk. Urol. **3**, 113, 172 (1912).

KAZMIN, M., L. PERSKY, and J. P. STORAASLI: Backflow patterns in experimental chronic hydronephrosis. J. Urol. (Baltimore) **84**, 10 (1960).

KEARNS, W. M., and S. M. TURKELTAUB: Incrusted cystitis. J. Urol. (Baltimore) **26**, 465 (1931).

— Alkaline incrusted cystitis, urethritis and prostatitis. J. Urol. (Baltimore) **20**, 125 (1928).

KEITH, N. M., and D. G. PULFORD JR.: Experimental hydronephrosis. Arch. intern. Med. **20**, 853 (1917).

—, and R. R. SNOWDEN: Functional changes in experimental hydronephrosis. Arch. intern. Med. **15**, 239 (1915).

KERR W. S. JR.: Effects of complete ureteral obstruction in dogs on kidney function. Amer. J. Physiol. **184**, 521 (1956).

Kettler, L. H., H. Simon u. H. David: Vergleichende experimentelle Untersuchungen über Nephrohydrose und Hydronephrose. Virchows Arch. path. Anat. **331**, 466 (1958).

Kime, S. W. jr., J. J. McNamara, S. Luse, S. Farmer, C. Silbert, and N. S. Bricker: Experimental polycystic renal disease in rats: Electron microscopy, function and susceptability to pyelonephritis. J. Lab. clin. Med. **60**, 64 (1962).

Kitani, Y.: Hydronephrotische Atrophie oder hydronephrotische Schrumpfniere? Experimentelle Untersuchungen über Hydronephrose. Virchows Arch. path. Anat. **254**, 115(1925).

Koch, J.: Über die hämatogene Entstehung der eitrigen Nephritis durch den Staphylokokkus. Z. Hyg. Infekt.-Kr. **61**, 301 (1908).

Koch, Fr. E., H. Haase u. M.-L. Marek: Zur Frage des Spontanzerfalls von Harnkonkrementen. Münch. med. Wschr. **95**, 440 (1953).

Koslowski, L.: Experimentelle Untersuchungen zur Pathogenese und Morphologie des Crush-Syndroms. Zbl. allg. Path. path. Anat. **87**, 49 (1951).

Kramer, V.: Gerichtsärztliche Beurteilungen von Sublimatvergiftungen. Vjschr. gerichtl. Med. 3. Folge **33**, 36 (1907).

Kraemer, H. J.: Experimentelle und histo-pathologische Studie über die ersten Veränderungen der hämatogenen Nierentuberkulose. Urol. int. (Basel) **2**, 39 (1956).

Langworthy, O. R., L. C. Kolb and L. G. Lewis: Physiology of micturition. Baltimore: Williams & Wilkins Comp. 1940.

Le Fur, R. F.: Des ulcérations vésicales en particulier de l'ulcère simple de la vessie. Paris: G. Steinheil 1901.

Lépine u. Roux (1885): Zit. nach Baisch.

Lepper, E. H.: The production of coliform infection in the urinary tract of rabbits. J. Path. Bact. **24**, 192 (1921).

Letterer, E., u. G. Seybold: Untersuchungen mit dem Bingelschen Harnblasenversuch über den Angriffspunkt der Ruhr- und Diphtheriegiftstoffe am Gewebe. Z. Hyg. Infekt.-Kr. **129**, 466 (1949).

Leube, W. O.: Beiträge zur Frage vom Vorkommen der Bacterien im lebenden Organismus, speziell im frisch gelassenen Harn der Gesunden. Z. klin. Med. **3**, 233 (1881).

Levin, P. M.: The action of acetylbetamethylcholine chloride (Mecholyl) in neurogenetic disturbances of the urinary bladder with a note on the mechanism of spinal shock. J. Pharmacol. exp. Ther. **62**, 449 (1938).

Levy, S. E., M. F. Mason, T. R. Harrison and A. Blalock: The effects of ureteral occlusion on the blood flow and oxygen consumption of the kidneys of unanesthetized dogs. Surgery **1**, 238 (1937).

Lewin, L., u. H. Goldschmidt: Versuche über die Beziehungen zwischen Blase, Harnleiter und Nierenbecken. Virchows Arch. path. Anat. **134**, 33 (1893).

Lindemann, W.: Über das Sekretionsvermögen der Nierensubstanz nach Harnleiterunterbindung. Zbl. allg. Path. path. Anat. **5**, 471 (1894).

— Über Veränderungen der Vascularisation der Nieren bei Harnleiterunterbindung. Zbl. allg. Path. path. Anat. **6**, 184 (1895).

— Über Veränderung der Nieren infolge Ureterunterbindung. Z. klin. Med. **34**, 299 (1898).

Lister, J.: Trans. roy. Soc. Edinb. **1875**.

Löwenstein, S.: Trichodes crassicanda specifica, eine Causa directa in der Ätiologie der Tumoren. Beitr. klin. Chir. **76**, 750 (1911).

Lucas, D. R.: Physiological and pharmacological studies of the ureter. I.: Amer. J. Physiol. **17**, 392 (1906); II.: N. Y. med. J. **10**, VIII (1907); III.: Amer. J. Physiol. **22**, 245 (1908).

Lüchtrath, H.: Die Histogenese der Nierentuberkulose bei Ratten. Virchows Arch. path. Anat. **331**, 382 (1958).

Maatz, R.: Die Altersabhängigkeit der Nierenveränderungen bei einseitiger Harnstauung. Z. Urol. **35**, 13 (1941).

—, u. E. Krüger: Das Verhalten der Nierendurchblutung bei der experimentellen Hydronephrose. Z. Urol. **31**, 756 (1937).

MacDonald, A. D., and E. D. M'Crae: Observations on the control of the bladder. The effects of nervous stimulation and of drugs. Quart. J. exp. Physiol. **20**, 379 (1930).

Mackay, N. R.: Tolerance of the bladder to intracavitary irradiation. J. Urol. (Baltimore) **76**, 396 (1956).

Mallory, G. K., A. R. Crane and J. E. Edwards: Pathology of acute and of healed experimental pyelonephritis. Arch. Path. (Chicago) **30**, 330 (1940).

Mandel, E., and H. Popper: Experimental medullary necrosis of the kidney. A morphologic and functional study. Arch. Path. **52**, 1 (1951).

Marchand, F.: Über die Intoxikation durch chlorsaure Salze. Virchows Arch. path. Anat. **77**, 455 (1879).

Marcus, H.: Zur Frage der Durchgängigkeit des Darmes für Bakterien. Wien. klin. Wschr. **14**, 11 (1901).

MARGARUCCI, O.: Zit. nach J. ALBARRAN: Op. Chirurgie der Harnwege. S. 428 (1910).
MAUGEAIS, G.: De l'action d'un rein malade sur le rein du côté opposé; étude expérimentale et clinique. Thèse de Paris **1907/08**.
MEERSON, F. Z.: Zum Problem der Wiederherstellung der Funktion der Niere nach lange bestehender Hydronephrose. Arh. Patol. **18**, 109 (1956); ref.: Kongr.-Zbl. ges. inn. Med. **178**, 213 (1957).
MEHROTRA, R. M. L.: An experimental study of the vesical circulation during distension and in cystitis. J. Path. Bact. **66**, 79 (1953).
MEIER, R.: Biochemische Kausalzusammenhänge des Entzündungsvorganges. In Medizin. Grundlagenforschg., herausgegeben von K. H. BAUER. Bd. II, S. 385. Stuttgart: Thieme 1959.
MEINERTZ, J.: Tuberkulose und Blutströmung. Untersuchungen über experimentelle Nierentuberkulose unter geänderten Zirkulationsverhältnissen (venöser Hyperämie der einen Niere durch Unterbindung ihres Ureters). Virchows Arch. path. Anat. **192**, 393 (1908).
MEISSER, J. G., and H. C. BUMPUS: Focal infections in relation to submucous ulcer of the bladder and to cystitis. J. Urol. (Baltimore) **6**, 285 (1921).
MELCHIOR, M.: Cystitis und Urininfektion. Berlin: Karger 1897.
— Berichte über 52 bakteriologisch untersuchte Fälle von infektiösen Erkrankungen der Harntrakte. Mschr. Krkh. Harn- u. Sexualapp. **3**, 584 (1898).
MELEN, D. R.: Haematuria due to cantharides poisoning. Urol. cutan. Rev. **26**, 337 (1922).
MIESCHER, P., U. SCHNYDER u. U. KRECH: Zur Pathogenese der „interstitiellen Nephritis" bei Abusus phenacetinhaltiger Analgetica. Tierexperimentelle Untersuchungen. Schweiz. med. Wschr. **88**, 432 (1958).
MINDER, J.: Lehrbuch der Urologie. 2. Aufl. Bern, Stuttgart: Huber 1953.
MOCK, Y.: Gangrène massive de la vessie par injection de caustique. Ann. Mal. Org. gén.-urin. **2**, 1633 (1911).
MÖLLENDORFF, W. v.: „Der Exkretionsapparat". In Handbuch der mikroskopischen Anatomie des Menschen; herausgegeben von W. v. MÖLLENDORFF, Bd. VII/1, S. 268. Berlin: Springer 1930.
MOMBAERTS, J.: Où sont les cystopathies endocrines? Acta urol. belg. **25**, 84 (1957).
MONARI, N.: Zit. nach J. ALBARRAN: Operative Chirurgie der Harnwege, S. 428 (1910).
MONTALDO, G.: Die experimentelle pyelonephritische Schrumpfniere. Virchows Arch. path. Anat. **309**, 461 (1942).
MONTICONE, C.: Sull' assorbimento e la escrezione della mucosa vesicale. Arch. ital. Urol. **18**, 280 (1941); ref.: Z. urol. Chir. **46**, 294 (1943).
MORARD, J. C., J. BARIETY et G. LAGRUE: Pyélonephrite lente provoquée chez le rat par injections successives de sérum anti-rein et de colibacilles. C. R. Soc. Biol. (Paris) **156**, 809 (1962).
MORISON, D. M.: Routes of absorption in total ureteral obstruction. Arch. Surg. (Chicago) **38**, 1108 (1939).
MORRIS, G. E.: Acute hemorrhagic cystitis from inhalation of a paint remover. Arch. industr. Hyg. **6**, 22 (1952).
MORRIS, H.: Surgical Diseases of the Kidney and Ureter. London: Cassel and Co. 1901.
MORSON, A. C.: Gangraenous cystitis of gonococcal origin. Brit. med. J. **1919**, 129.
MOSKALEFF, M. N.: Zur Lehre der Pyelonephritisätiologie. Ann. Univ. Kiew **53**, 1 (1913); ref.: Zbl. ges. Chir. **3**, 487 (1913).
MOTZ, B., et P. DENIS: Anatomie pathologique des cystites aiguës. Ann. méd. gén.-urin. **21**, 898 (1903).
MÜLLER, A.: Erfahrungen über die Behandlung von Anilintumoren der Blase. Z. Urol. **25**, 411 (1913).
MUIRHEAD, E. E., J. VANATTA and A. GROLLMAN: Papillary necrosis of the kidney. A clinical and experimental correlation. I. Amer. J. Physiol. **157**, 21 (1949); II. J. Amer. med. Ass. **142**, 627 (1950).
MURNAGHAN, G. F.: Experimental aspects of hydronephrosis. Brit. J. Urol. **31**, 370 (1959).
NAVASQUEZ, S. DE: Experimental pyelonephritis in rabbit produced by staphylococcal infection. J. Path. Bact. **62**, 429 (1950).
— Further studies in experimental pyelonephritis produced by various bacteria, with special reference to renal scarring as a factor in pathogenesis. J. Path. Bact. **71**, 27 (1956).
NECKER, F.: Die artefizielle Pyelitis. Z. urol. Chir. **6**, 69 (1921).
—, u. GARA: Zit. nach F. NECKER: Pyelitis, Pyelonephritis und Pyonephrose. Handbuch der Urologie von LICHTENBERG, VOELCKER und WILDBOLZ. Bd. 3, S. 690. Berlin: Springer 1928.
NELSON, V. E., A. R. LAMB and V. G. HELLER: The effect of vitamine deficiency on various species of animals. Amer. J. Physiol. **54**, 335 (1922).

NEUMANN, H.: Über die diagnostische Bedeutung der bakteriologischen Urinuntersuchung bei inneren Krankheiten. Berl. klin. Wschr. **1888**, 117, 143, 176.

NEWMAN, D.: Chronic cystitis and retention of urine, treatment by drainage and its beneficial effect upon damaged kidneys. Practitioner **90**, 672 (1913).

NEY, CH., and W. HOROWITZ: Complication with the use of a parasympatheticstimulating drug. Development of acute pyelonephritis in neurogenic bladder.

NIEBERLE, O.: Über die Nierenpapillennekrose bei Hydronephrose. Inaugural-Diss., Gießen 1921.

OLIVER, J., M. MACDOWELL, L. G. WELT, M. A. HOLLIDAY, W. HOLLANDER JR., R. W. WINTERS, T. F. WILLIAMS and W. E. SEGAR: The renal lesions of electrolyte imbalance. 1. The structural alterations in potassium — depleted rats. J. exp. Med. **106**, 563 (1957).

OLT, A.: Über das Intestinalemphysem des Schweines und eine gleichartige Abweichung an der Harnblase. Beitr. path. Anat. **69**, 549 (1921).

ORTH, J.: Zit. nach H. WILDBOLZ: Die Tuberkulose der Harnorgane in Handbuch der Urologie von A. v. LICHTENBERG, F. VOELCKER u. H. WILDBOLZ. Bd. 4, S. 1. Berlin: Julius Springer 1927.

OTTOW, B.: Blasen-Bauchdeckenfistel mit Nekrose des Schambeins infolge einer Röntgenverbrennung. Zbl. Gynäk. **1927**, 2936.

— Radiumschädigungen an Blase und Mastdarm. Klin. Wschr. **50**, 2356 (1929).

PADTBERG, J. H.: Über die Stopfwirkung von Morphin usw. bei Koloquintendurchfällen. Arch. Physiol. **139**, 318 (1911).

PASCHKIS, R.: Malakoplakie in Handbuch der Urologie, von A. v. LICHTENBERG, F. VOELCKER und H. WILDBOLZ, Bd. 5, S. 141. Berlin: Springer 1928.

PASTEUR, M. L.: De l'origine des ferments. C. R. Acad. Sci. (Paris) **1860**, I 841.

— Expériences relatives aux générations dites spontanées. C. R. Acad. Sci. (Paris) **50**, 303 (1860).

— De l'origine des ferments. Nouvelles expérimences relatives aux générations dites spontanées. C. R. Acad. Sci. (Paris) **50**, 849 (1860); **51**, 675 (1860).

PATCH, F. S.: Gangrenous cystitis. J. Urol. (Baltimore) **19**, 713 (1928).

PELS-LEUSDEN, E.: Experimentelle Untersuchungen zur Pathogenese der Nierentuberkulose. Langenbecks Arch. klin. Chir. **95**, 245 (1911).

PERSKY, L., F. J. BRONTE, and G. AUSTEN: Mechanism of hydronephrosis: Radiographic backflow patterns. J. Urol. (Baltimore) **75**, 190 (1956).

— — and G. A. HUBAY: Mechanism of hydronephrosis: The route of backflow. Surg. Forum **7**, 645 (1956).

—, J. P. STORAASLI and G. AUSTEN JR.: Mechanism of hydronephrosis: newer invastigative techniques. J. Urol. (Baltimore) **73**, 740 (1955).

PETERSEN, O.: Experimentelle Studien über Pathogenese und Therapie der Cystitis. Inaugural-Diss. Dorpat 1874.

PETRI, E.: Pathologische Anatomie und Histologie der Vergiftungen. In Handbuch der speziellen pathologischen Anatomie und Histologie von F. HENKE und O. LUBARSCH. Bd. 10, S. 144, 344, 561 (1930a, b, c). Springer

PHILIPPOWICZ, W.: Über das Auftreten pathogener Mikroorganismen im Harne. Wien. med. Blätter, Nr. 22 u. **23** (1885).

PICKERING, G. W., and M. PRINZMETAL: Experimental hypertension of renal origin in rabbit. Clin. Sci. **3**, 357 (1937/38).

PIERRO, V. DI: L'idronefrosi nei rapporti dell'innervazione renale. Ricerche sperimentali. Med. sper. **8**, 627 (1941).

PLAUT, H. C., u. O. GRÜTZ: Die Hyphenpilze oder Eumyceten. In Handbuch der pathologischen Mikroorganismen, von W. KOLLE, R. KRAUS und P. UHLENHUTH. Bd. 5, 1, S. 133, 3. Aufl. Jena: Fischer; Berlin und Wien: Urban & Schwarzenberg 1928.

POLAK, A.: Experimental study on relation of diet to formation of calculi in kidneys and bladder. Ned. T. Geneesk. **78**, 166 (1934).

POLITO, M., et G. PALCHETTI: Sull' attività lipasica del rene in corso d'idronefrosi sperimentale Arch. ital. Urol. **31**, 325 (1958).

PONFICK, E.: Über Hydronephrose. Beitr. path. Anat. **49**, 127 (1910).

POSNER, C., u. J. COHN: Über die Durchgängigkeit der Darmwand für Bakterien. Berl. klin. Wschr. **1900**, 798.

—, u. A. LEWIN: Untersuchungen über die Infektion der Harnwege. Zbl. Krkh. Harn- u. Sexualorg. **7**, 406 (1896).

PRÁT, V., and D. BENEŠOVÁ: The significance of the time relationship between temporary ureteral occlusion and E. coli bacteriaemia for the development of experimental chronic pyelonephritis in the rabbit. Urol. int. (Basel) **15**, 156 (1963).

— — i F. ČERVINKA: Experimentalni pyelonefritis. VI. Vztah mezi přechodnou ischémii ledviny a hematogenní Kolibacilárni infekci u Králíka. Čas. Lek. ces. **101**, 361 (1962).

PRÁT, V., D. BENEŠOVÁ, L. PÁVKOVÁ and F. ČERVINKA: The relationship of urinary obstruction to experimental chronic pyelonephritis in the rabbit. Acta med. scand. **165**, 305 (1959).

PRIMBS, K.: Untersuchungen über die Einwirkung von Bakterientoxinen auf den überlebenden Meerschweinchenureter. Z. urol. Chir. **1**, 600 (1913).

PTOCHOV, M. P.: Zur Frage über den Bau des Übergangsepithels der Kaninchenharnblase. Arch. Anat. **23**, 53 (1940).

PUTSCHAR, W.: Die entzündlichen Erkrankungen der ableitenden Harnwege und der Nierenhüllen einschließlich der Pyelonephritis und der Pyonephrose. In Handbuch der speziellen pathologischen Anatomie und Histologie, von O. LUBARSCH u. F. HENKE, Bd. 6, Teil II, S. 333. Berlin: Springer **1934**.

QUINN, E. L., and E. H. KASS: Biology of Pyelonephritis. Boston (Mass.): Little, Brown & Comp. 1960.

REDECHA, R.: Die Cystoskopie und das Katheterisieren der Harnleiter in der Tiermedizin. Z. Tiermed. **14**, 241 (1910).

REHNS, J., u. C. LEVADITI: Nierenpapillennekrosen durch Vinylamin. Arch. int. Pharmacodyn. 8, 45 (1901).

RÉNYI-VÁMOS, F.: Die Bedeutung des Lymphgefäßsystems in der Verbreitung der Infektion. Acta med. scand. **155**, **397** (**1956**).

— u. L. HORVÁTH: Experimentelle Angaben zur Pathologie und Pathogenese der von der Harnblase ausgehenden Pyelonephritis. Z. ges. exp. Med. **135**, 216 (1961).

— — u. J. TÓTH: Das Lymphgefäßsystem des Ureters und seine Rolle in der Verbreitung der Infektion. Urol. int. (Basel) **10**, 103 (1960).

REUBI, F., A. GOODGOLD et A. SCHMIDT: La présence de cellule Sternheimer-Malbin dans le sédiment urinaire est-elle liée à l'existence d'une pyélonéphrite. Helv. med. Acta **20**, 392 (1953).

ROBBINS, E. D., and A. ANGRIST: Necrosis of renal papillae. Ann. intern. Med. **31**, 773 (1949).

ROCHA, H.: Pielonefrite hematogênica experimental em ratos após o uso de N4-acetilsulfotiazol sódico. Bol. Hosp. Clin. Fac. Med. Bahia **5**, 16 (1959).

—, L. B. GUZE, L. R. FREEDMAN and P. B. BEESON: Experimental pyelonephritis. III. The influence of localized injury in different parts of the kidney on susceptibility to bacillary infection. Yale J. Biol. Med. **30**, 341 (1958).

— — and P. B. BEESON: Experimental pyelonephritis. V. Susceptibility of rats to hematogenous pyelonephritis following chemical injury of the kidneys. Yale J. Biol. Med. **32**, 120 (1959).

— Lesao renal e infecciosidade. Tese apresentada a Faculdade de Medicine da Universidade de Bahia 1958.

RODRIGUEZ, O. S.: Experimental hydronephrosis. Effects of ureteral participation. J. Urol. (Baltimore) **84**, 704 (1960).

ROKITANSKY, K. v.: Lehrbuch der pathologischen Anatomie, Bd. 3, S. 342. Wien 1861.

ROSE, D. K., and R. DEAKIN: A cystometric study of the pharmacology of the bladder. Surg. Gynec. Obstet. **46**, 221 (1928).

ROSENAU, W., H. YAMAUCHI, H. BRAINERD and J. HOPPER JR.: Experimental pyelonephritis with aminonucleosis-induced nephrotic syndrome. Proc. Soc. exp. Biol. (N. Y.) **107**, 201 (1961).

ROSENOW, E. C., and J. G. MEISSER: Elective localization of bacteria following various methods of inoculation, and production of nephritis by devitalization and infection of teeth in dogs. J. Lab. clin. Med. **7**, 707 (1922).

ROVSING, T.: Die Blasenentzündungen und ihre Ätiologie, Pathogenese und Behandlung. Berlin 1890.

— Klinische und experimentelle Untersuchungen über die infektiösen Krankheiten der Harnorgane. Übersetzung: Berlin 1898.

SAKATA, K.: Über den Lymphapparat des Harnleiters. Arch. Anat. u. Physiol. Anat. Abtlg. I, S. 1 (1903). Ref.: Jber. Leist.ges. Med. **38**, 27 (1903).

SALIKOVA, M. V.: Veränderungen der Magenfunktion bei experimentell hervorgerufener Cystitis. Urologija **22**, 39 (1957).

SANFORD, J. P., B. W. HUNTER and P. DONALDSON: Localization and fate of Escherichia coli in hematogenous pyelonephritis. J. exp. Med. **116**, 285 (1962).

— — and L. L. SOUDA: The role of immunity in the pathogenesis of experimental hematogenous pyelonephritis. J. exp. Med. **115**, 383 (1962).

SARRE, H.: Allergische Krankheiten von Niere und ableitenden Harnwegen. Münch. med. Wschr. **96**, 515 (1954).

— R. KLUTHE u. K. ROTHER: Nieren und ableitende Harnwege. Münch. med. Wschr. **100**, 1450 (1958).

SATO, N.: Die Blaseninnervation und ihr Tonus. 1. Mitt. Veränderungen des Blasentonus nach der Durchschneidung der Nervi pelvici und der Nervi hypogastrici. Okayama-Igakkai-Zasshi **52**, 2482 (1940).
— Die Blaseninnervation und ihr Tonus. 2. Mitt. Verhalten des Blasentonus nach der Exstirpation der Plexus hypogastrici und Plexus vasicales. Okayama-Igakkai-Zasshi **52**, 2503 (1940).
SAWAMURA, S.: Experimentelle und literarische Studien über die Verbreitungsweise und -wege der Urogenitaltuberkulose. Dtsch. Z. Chir. **103**, 203 (1910).
SCHÄR, W.: Experimentelle Untersuchungen über das Resorptions- und Ausscheidungsvermögen der Blasenschleimhaut. Z. urol. Chir. **44**, 183 (1939).
SCHEDEL, H.: Beitrag zur Kenntnis des Chlorbariums. Stuttgart: Fr. Enke 1903.
SCHLEGAL, J. U., P. RAFFII, R. FLINNER and R. O'DELL: Studies in acute experimental pyelonephritis. Invest. Urol. **1**, 362 (1964).
SCHMID, W., u. U. ZOEPPRITZ: Über die experimentelle Erzeugung und Beeinflussung von Spasmen der Harnblase. Naunyn-Schmiedebergs Arch. exp. Path. Pharmak. **216**, 302 (1952).
SCHMIDT, M. B., u. L. ASCHOFF: Die Pyelonephritis in anatomischer und bakteriologischer Beziehung. Jena: Fischer 1893.
SCHMIEDT, E.: Zur Behandlung von Reizzuständen der Harnblase. Dtsch. med. Wschr. **80**, 687 (1955).
SCHNITZLER, J.: Zur Ätiologie der akuten Cystitis. Zbl. Bakt. u. Parasitenk., Jena **8**, 789 (1890).
— Zur Ätiologie der Cystitis. Wien: Braumüller 1892.
SCHÖN, H., u. H. WILLE-BAUMKAUFF: Gefahren der intravesikalen Sulfonamidbehandlung. Z. Urol. **44**, 433 (1951).
SCHÜCK, O., O. ANDRYSEK u. J. ANDRYSKOVÁ: Zit. nach Umschau **63**, 249 (1963); s. auch bei ANDRYSEK, O. (1961, 1962).
SCHUMACHER, H.-H.: Zur Pathogenese der Nierenpapillennekrose. Zbl. allg. Path. path. Anat. **98**, 485 (1958).
SCHWEIZER, F.: Über das Durchgehen von Bacillen durch die Nieren. Virchows Arch. path. Anat. **110**, 255 (1887).
SCOTT, G. D.: Experimental hydronephrosis produced by complete and incomplete ligation of the ureter. Surg. Gynec. Obstet. **15**, 296 (1912).
SEGAWA, Y.: Studies on benzidine cystitis (1956). Schriftl. Mitt. an Verf.
SENECA, H., H. H. ZINSSER and J. K. LATTIMER: Experimental enterococcal pyelonephritis. I. Effect of tetracycline, prednisone and tetracycline plus prednisone. J. Urol. (Baltimore) **87**, 213 (1962).
SEN GUPTA, K. P.: Hyperplasie of urinary tract epithelium induced by continous administration of sulphonamide derivatives. Brit. J. Cancer **16**, 110 (1962).
SHAPIRO, A. P., A. I. BRAUDE and J. SIEMIENSKI: Hematogenous pyelonephritis in rats. II. Production of chronic pyelonephritis by Escherichia coli. Proc. Soc. exp. Biol. (N. Y.) **91**, 18 (1956).
— — — Hematogenous pyelonephritis in rats. IV. Relationship of bacterial species to the pathogenesis and sequelae of chronic pyelonephritis. J. clin. Invest. **38**, 1228 (1959).
SHEEHAN, H. L., and J. C. DAVIS: Experimental hydronephrosis A. M. A. Arch. Path. **68**, 185 (1959); J. Path. Bact. **78**, 105 (1959).
— — Experimental hydronephrosis without mechanical obstruction of the ureter. Brit. J. Urol. **32**, 53 (1960).
SHIGEMATSU, H.: Étude expérimentale de la rétention d'urine. J. Urol. méd. chir. **25**, 16 (1928).
SHOJI, G.: The resorption of heterogenous proteins from the muccus membrane of the urinary bladder. Acta derm. (Kyoto) **9**, 101 (1927); Ref.: Z. urol. Chir. **23**, 179 (1927).
SIEBER, H.: Experimentelle Beiträge zur Ätiologie der Pyelitis gravidarum. Z. gynäk. Urol. **3**, 298 (1912).
SIESS, M.: Experimentelle Untersuchungen über die Resorption von artfremdem Eiweiß in Harnblase und Nierenbecken und über die allergisch-hyperergische Cystitis und Cystopyelitis. Virchows Arch. path. Anat. **318**, 476 (1950).
SIMON, H. B., N. A. BENETT and J. L. EMMETT: Zit. nach SARRE, H., R. KLUTHE und K. ROTHER.
SIMON, L.: Hämaturie nach großen Urotropingaben. Z. Urol. **8**, 253 (1914).
SLONIMSKI, P., u. M. CUNGE: Eine neue Methode zur elektiven Färbung der Blutgefäße im ZNS. Folia morph. (Warszawa) **7**, 126 (1937).
SPITZNAGEL, J. K., and H. A. SCHROEDER: Experimental pyelonephritis and hypertension in rats. Proc. Soc. exp. Biol. (N. Y.) **77**, 672 (1951).
STAEMMLER, M.: Die akuten Nephrosen. III. Mitteilung. Die Crush-Niere im Tierversuch. Virchows Arch. path. Anat. **329**, 245 (1956).
STELLER, L., u. N. VONDRA: Resorption der Blase. Z. urol. Chir. **46**, 57 (1943).
STERN, L.: Zit. nach ADLER.

STERNHEIMER, R., and B. MALBIN: Clinical recognition of pyelonephritis, with a new stain for urinary sediments. Amer. J. Med. **11**, 312 (1951).

STOUDENSKY, A.: Über die Nierenpapillennekrose bei Hydronephrose. Z. Heilk. **20**, 459 (1899).

STRAUS, I., and U. GERMONT: Des lésions histologiques du rein, chez le cobaye, à la suite de la ligature de l'uretère. Arch. Physiol. norm. path. **9**, 286 (1882).

STRAUSS, O.: Schädigungen durch Röntgen- und Radiumstrahlen. In Lehrbuch der Strahlentherapie, herausgegeben von H. MEYER, Bd. 1, S. 979, Berlin, Wien: Urban & Schwarzenberg 1925.

STREULI, H.: Beiträge zur Physiologie der Drüsen. Z. Biol. **66**, 167 (1916).

STRONG, K. C.: Plastic studies in abnormal renal architecture: Parenchymal alterations in experimental hydronephrosis. Arch. Path. (Chicago) **29**, 77 (1940).

STUDER, A., G. ZBINDEN u. B. FUST: Weitere tierexperimentelle Untersuchungen zur Frage Schmerzmittelmißbrauch und interstitielle Nephritis. Schweiz. med. Wschr. **88**, 469 (1958).

SUGIMURA, S.: Über die Beteiligung der Ureteren an den akuten Blasenentzündungen nebst Bemerkungen über ihre Fortleitung durch die Lymphbahnen der Ureteren. Virchows Arch. path. Anat. **206**, 20 (1911).

— Zur Frage der aszendierenden Urogenitaltuberkulose beim Weibe. Mschr. Geburtsh. Gynäk. **34**, 674 (1911).

SURY-BIENZ, E. v.: Zur Kasuistik von Intoxikationen. Vjschr. gerichtl. Med. **34**, 251 (1907).

SUTER, F.: Zur Ätiologie der infektiösen Erkrankungen der Harnorgane. Z. Urol. **1**, 97, 207, 327 (1907).

— Die entzündlichen Erkrankungen der Harnblase. In Handbuch der Urologie von LICHTENSTEIN, VOELKER, WILDBOLZ. Bd. 3, S. 803. Berlin: Springer 1928.

TAPLIN, G. V., O. M. MEREDITH JR. and H. KADE: The radioactive (I^{131}-tagged) Rose Bengal uptake-excretion test for liver function using external gamma-ray scintillation counting techniques. J. Lab. clin. Med. **45**, 665 (1955).

— — — Radioactive Diodrast and Rose Bengal tests for kidney and liver functions. Amer. industr. Hyg. Ass. Quart. **18**, 65 (1957).

— — — and C. CH. WINTER: The radioisotope renogram. J. Lab. clin. Med. **48**, 886 (1956).

THELEN, A., K. ROTHER u. H. SARRE: Experimentelle Untersuchungen. zur Pathogenese der pyelonephritischen Schrumpfniere. Urol. int. (Basel) **3**, 359 (1956)

VAN TIEGHEIM: Recherches sur la fermentation de l'urée et de l'acide hippurique. Thèse de Paris 1864.

TOLLENS: Über die Folgen der Markkegelobliteration der Kaninchenniere. Virchows Arch. path. Anat. **177**, 477 (1904).

TOSATTI, C.: Zit. nach H. WILDBOLZ. Clin. Chir. 1910.

UEBEL, H.: Im Rahmen von Infektionsversuchen unter örtlicher Cortisonwirkung erhobene unveröffentlichte Befunde. Arzneimittel-Forsch. **4**, 551 (1954).

ULM, A. H., and F. MILLER: An operation to produce experimental reversible hydronephrosis in dogs. J. Urol. (Baltimore) **82**, 337 (1962).

UNGAR, H., and R. UNGAR: Further studies on the pathogenesis of urate calculi in the urinary tract of white rats. Amer. J. Path. **28**, 291 (1952).

VERMEULEN, C. W., and R. GOETZ: Experimental urolithiasis. VIII. Furadantin in treatment of experimental proteus infection with stone formation. J. Urol. (Baltimore) **72**, 99 (1954).

VIVALDI, E., R. COTRAN, D. P. ZANGWILL and E. H. KASS: Ascending infection as a mechanism in pathogenesis of experimental non-obstructive pyelonephritis. Proc. Soc. exp. Biol. (N. Y.) **102**, 242 (1959).

WAHID, H. A., I. A. EL-NAGA and A. A. TARKHAN: In the kidneys of alloxan-diabetic rats. Acta med. scand. **155**, 325 (1956).

WALKER, B. E.: Polyploidy and differentiation in the transitional epithelium of mouse urinary bladder. Chromosoma (Berl.) **9**, 105 (1958).

WALKER, K. M.: Ascending infections of the kidney. Lancet **202**, 684, 964 (1922) und Proc. roy. Soc. Med. **5**, Nr. 10, sect. urol. **45** (1922).

WATSON, E. M., C. C. HERGER, and H. R. SAUER: Irradiation reactions in bladder, their occurence and clinical course following use of x-ray and radium treatment of female pelvic disease. J. Urol. (Baltimore) **57**, 1038 (1947).

WEAVER, R. G., and R. HOL: An experimental production of hydronephrosis in the dog. Urol. int. (Basel) **11**, 127 (1961).

WEINER, K.: Klinische und experimentelle Erfahrungen über die ascendierende Infektion der Harnwege und Wirkung der Dekapsulation bei diesen Erkrankungen. Z. urol. Chir. **27**, 1 (1929).

WEYRAUCH, H. M.: Zit. nach WEYRAUCH, H. M., M. L. ROSENBERG, A. D. AMAR and M. REDOR (1957).

—, and J. B. BASSETT: Ascending infection in an artificial urinary tract. An experimental study. Stanf. Med. Bull. **9**, 25 (1951).

WEYRAUCH, H. M., M. L. ROSENBERG, A. D. AMAR and M. REDOR: Effects of antibiotics and vaccination on experimental pyelonephritis. J. Urol. (Baltimore) 78, 532 (1957).
WHITE, J., and P. MORI-CHAVEZ: Acute necrotizing renal papillitis experimentally produced in rats fed mono-N-methylaniline. J. nat. Cancer Inst. 12, 777 (1952).
WILDBOLZ, E.: Die Pyelitis. Dtsch. med. J. 9, Sonderh. 122 (1958).
—, and G. PORETTI: The treatment of cancer of the bladder by radioactive cobalt. J. Urol. (Baltimore) 74, 93 (1955).
WILDBOLZ, H.: Lehrbuch der Urologie und der chirurgischen Erkrankungen der männlichen Geschlechtsorgane. 4. Aufl. völlig umgearb. von EGON WILDBOLZ. Berlin-Göttingen-Heidelberg: Springer 1959. 3. Aufl. Berlin-Göttingen-Heidelberg: Springer 1952.
— Experimentell erzeugte ascendierende Nierentuberkulose. Z. Urol. 2, 39 (1908).
— Experimentelle Studie über ascendierende Nierentuberkulose. Folia urol. 3, 679 (1909).
— Die Tuberkulose der Harnorgane. In Handbuch der Urologie von A. v. LICHTENBERG, F. VOELCKER u. H. WILDBOLZ. Bd. 4, S. 1. Berlin: Springer 1927.
— Lehrbuch der Urologie und der chirurgischen Erkrankungen der männlichen Geschlechtsorgane. 3. Aufl. Berlin-Göttingen-Heidelberg: Springer 1952.
WILLIAMS, J. R., T. R. HARRISON and A. GROLLMANN: A simple method for determing the systolic blood pressure in unanesthetized rat. J. clin. Invest. 18, 373 (1939).
WINTER, I. C.: The pharmacology of micturation. The effect of drugs on the bladder and urethra with autonomic supply intact. J. Urol. (Baltimore) 46, 952 (1941).
— The action of morphine on the urinary bladder of the unanesthetized dog: a comparison with the action of parasympathomimetic drugs. J. Urol. 45, 388 (1941).
WOLFF, U.: Wirkung der Bariumsalze auf den menschlichen Organismus. Dtsch. Z. ges. gerichtl. Med. 1, 522 (1922).
WOODS, J. W.: Susceptibility of rats with hormonal hypertension to experimental pyelonephritis. J. clin. Invest. 37, 1686 (1958).
— Non-obstructive Escherichia coli pyelonephritis in the rat. Proc. Soc. exp. Biol. (N. Y.) 104, 116 (1960).
— L. G. WELT and W. HOLLANDER JR.: Susceptibility of rats to experimental pyelonephritis during potassium depletion. J. clin. Invest. 40, 599 (1961).
— L. G. WELT, W. HOLLANDER JR. and M. NEWTON: Susceptibility of rats to experimental pyelonephritis during and after potassium depletion. J. clin. Invest. 38, 1056 (1959).
— — — — Susceptibility of rats to experimental pyelonephritis following recovery from potassium depletion. J. clin. Invest. 39, 28 (1960).
WREDEN (1893): Zit. nach BAISCH.
WÜRZ, P.: Vergiftung mit Bariumpräparaten bei Röntgenuntersuchungen. Dtsch. Z. gerichtl. Med. 4, 173 (1924).
WYSSOKOWITSCH, W.: Über die Schicksale der in's Blut injicierten Mikroorganismen im Körper der Warmblüter. Z. Hyg. Infekt.-Kr. 1, 3 (1886).
YOUNG, H. H., and D. I. MACHT: A contribution to the physiology and pharmacology of the trigonum vesicae. J. Pharmacol. exp. Ther. 22, 329 (1924).
ZEISS, L.: Beitrag zur Frage der Röntgen- und Radiumschädigungen der Blase. S.-B. Berl. urol. Ges. 22. III. 1927; Z. Urol. 21, 626 (1927).
ZOLLINGER, H. U.: Papillennekrosen der Niere bei Diabetes mellitus. Dtsch. med. Wschr. 70, 775 (1944).
ZUM WINKEL, K.: Isotopen-Nephrographie bei Aminonucleosid-Nephrose. Klin. Wschr. 39, 757 (1961).
—, u. D. DE MARIA: Zit. nach ZUM WINKEL, K. (1961).
— K. E. SCHEER u. J. BECKER: Erfahrungen mit der Isotopen-Nephrographie. Med. Welt 1960, 576.

Namenverzeichnis

Kursive Seitenzahlen beziehen sich auf die Literatur

Sachverzeichnis